Neurologie
9. Auflage

Neurologie

Marco Mumenthaler

9., neubearbeitete Auflage
72 Abbildungen, 51 Tabellen

1990
Georg Thieme Verlag Stuttgart · New York

Prof. Dr. med. MARCO MUMENTHALER,
Direktor der Neurologischen
Universitätsklinik, Inselspital,
CH-3010 Bern

*CIP-Titelaufnahme der Deutschen
Bibliothek*

Mumenthaler, Marco:
Neurologie / Marco Mumenthaler. –
9., neubearb. Aufl. – Stuttgart ;
New York : Thieme, 1990

1. Aufl. 1967
2. Aufl. 1969
3. Aufl. 1970
4. Aufl. 1973
5. Aufl. 1976
5. Aufl., 1. Nachdruck 1978
6. Aufl. 1979
7. Aufl. 1982
7. Aufl., 1. Nachdruck 1984
7. Aufl., 2. Nachdruck 1985
8. Aufl. 1986
8. Aufl., 1. Nachdruck 1988

1. polnische Aufl. 1972
1. französische Aufl. 1974
1. italienische Aufl. 1975
1. spanische Aufl. 1976
1. englische Aufl. 1977
1. portugiesische Aufl. 1977
2. polnische Aufl. 1979
2. spanische Aufl. 1982
2. englische Aufl. 1983
1. japanische Aufl. 1983
1. türkische Aufl. 1984
2. italienische Aufl. 1984
3. englische Aufl. 1990

Wichtiger Hinweis: Medizin als Wissenschaft ist ständig im Fluß. Forschung und klinische Erfahrung erweitern unsere Kenntnisse, insbesondere was Behandlung und medikamentöse Therapie anbelangt. Soweit in diesem Werk eine Dosierung oder eine Applikation erwähnt wird, darf der Leser zwar darauf vertrauen, daß Autoren, Herausgeber und Verlag größte Mühe darauf verwandt haben, daß diese Angabe genau dem **Wissensstand bei Fertigstellung des Werkes** entspricht. **Dennoch ist jeder Benutzer aufgefordert,** die Beipackzettel der verwendeten Präparate zu prüfen, um in eigener Verantwortung festzustellen, ob die dort gegebene Empfehlung für Dosierungen oder die Beachtung von Kontraindikationen gegenüber der Angabe in diesem Buch abweicht. Das gilt besonders bei selten verwendeten oder neu auf den Markt gebrachten Präparaten und bei denjenigen, die vom Bundesgesundheitsamt (BGA) in ihrer Anwendbarkeit eingeschränkt worden sind. Benutzer außerhalb der Bundesrepublik Deutschland müssen sich nach den Vorschriften der für sie zuständigen Behörde richten.

© 1967, 1990 Georg Thieme Verlag,
Rüdigerstraße 14, D-7000 Stuttgart 30

Printed in Germany

Satz: Druckhaus Götz KG, D-7140 Ludwigsburg (Linotype System 5 [202])
Druck: Clausen & Bosse, Leck

ISBN 3-13-380009-4   1 2 3 4 5 6

Vorwort zur 9. Auflage

Seit dem Erscheinen der 1. Auflage dieses Buches sind nunmehr 22 Jahre verstrichen, seit der 8. Auflage drei Jahre. Jede Neuauflage stellt für den Autor eine Chance und die Verpflichtung dar, Neuentwicklungen und neuen Erkenntnissen im Fachbereich der Neurologie Rechnung zu tragen. Auch diesmal sind solche zu berücksichtigen gewesen, so z. B. die veränderte Situation bei der Abklärung des Hydrozephalus im Kindesalter, die erweiterten diagnostischen Möglichkeiten dank der Computertomographie und der Magnetresonanz, die zunehmende Bedeutung der Borrelieninfektionen des Nervensystems oder neue therapeutische Möglichkeiten, wie die lokalen Botulinusinjektionen beim Blepharospasmus oder die Plasmapherese bei der Polyradikulitis und der Myasthenie. Auf manche Lücke haben Leser hingewiesen: Für ihre Anregungen und Kritiken sei auch hier herzlich gedankt.

Die vorliegende 9. Auflage möge trotz Erweiterungen und Ergänzungen ein handliches Nachschlagewerk für die tägliche Praxis bleiben. Aus diesem Grunde wurde der Vollständigkeit des Sachregisters besondere Aufmerksamkeit geschenkt. Das reichhaltige Literaturverzeichnis soll den Zugang zu einem vertieften Studium einzelner Aspekte erleichtern.

Bei der Fertigstellung des Manuskriptes haben wertvolle Hilfe geleistet Frau Elisabeth Stutz, Frau Sabine Utiger und Frau Kathrin Bolt. Ihnen sei hierfür herzlich gedankt. Ebenso gebührt Herrn Dr. med. h. c. G. Hauff und den Mitarbeitern des Georg Thieme Verlages Dank für die stets so verständnisvolle Betreuung der verlegerischen Gestaltung. Den Bemühungen des Verlages und vor allem auch von Frau Margaret Hadler ist es zu verdanken, daß zugleich mit dieser 9. deutschen auch eine damit identische 3. englische Auflage des Buches erscheinen kann.

Davos, im Herbst 1989

Marco Mumenthaler

Inhaltsverzeichnis

Vorbemerkungen

Die nachfolgenden Ausführungen zur Klinik der organischen Nervenkrankheiten *setzen beim Leser* die propädeutischen Grundkenntnisse der Neuroanatomie, der Neurophysiologie und der Neuropathologie *voraus.* Auch müssen ihm die Prinzipien der neurologischen Befunderhebung und der grundsätzlichen Bedeutung pathologischer Befunde bekannt sein.

Die Ausführungen sind zunächst nach einem topographischen Prinzip *gegliedert,* indem jene Krankheiten zusammen besprochen werden, die sich vorwiegend an einem bestimmten Teil des Nervensystems manifestieren. In den Unterabschnitten werden dann die einzelnen ätiologischen Gruppen besprochen. Dies konnte jedoch nicht überall durchgeführt werden, da gewisse Krankheiten verschiedene Systeme befallen und an verschiedenen Orten des Nervensystems Läsionen setzen. Dort, wo die ätiologische Krankheitseinheit im Vordergrund steht

– zum Beispiel bei der multiplen Sklerose – oder dort, wo das klinische Erscheinungsbild das wesentliche Element der Diagnostik darstellt – zum Beispiel bei der Epilepsie –, wurde auf eine Einordnung in die topographische Systematik verzichtet.

Innerhalb eines Krankheitsbildes wurde eine *einheitlich gegliederte Darstellung* angestrebt: Aus Gründen der Platzökonomie wurde dies allerdings nicht überall stur durchgeführt, im besonderen nicht bei nur kurz dargelegten Erkrankungen.

Die nachfolgenden Ausführungen erheben keinen Anspruch auf Vollständigkeit. Sie wollen und können nicht auf die *Ergänzung durch umfangreichere Lehr- und Handbücher* (10, 64, 152, 162, 212, 336, 880, 892, 947, 980, 1100) oder Werke zur neurologischen Differentialdiagnostik (102, 121, 772) und zur Therapie in der Neurologie (289, 525, 931, 976, 1167) verzichten.

1. Erkrankungen, die vorwiegend das Gehirn und seine Hüllen betreffen

Hirnkrankheiten können gekennzeichnet sein durch:

- **Allgemeinsymptome** wie
  - Kopfweh,
  - Bewußtseinsstörungen,
  - (generalisierte) epileptische Anfälle,
  - ein allgemeines Psychosyndrom,
  - Meningismus,
  - Hirndruckzeichen (Erbrechen, langsamer Puls).

- **Lokalisatorische Symptome**
  - fokale neurologische Ausfälle,
  - neuropsychologische Ausfälle,
  - Sehstörungen,
  - Hirnnervenausfälle,
  - fokale epileptische Anfälle.

Keines dieser Symptome ist obligat, und sie können in unterschiedlicher Kombination und Ausprägung vorhanden sein.

Angeborene und perinatal erworbene Läsionen des Gehirns

Die zerebralen Bewegungsstörungen (CP, zerebrale Kinderlähmung, psychomotorische Retardierung)

Definition: Unter diesem Begriff versteht man unabhängig von der Ätiologie eine meist schon im Laufe des ersten Lebensjahres evidente Verzögerung der motorischen und meist auch der psychischen Entwicklung.

Entstehungsmechanismus: Anomalien während der Gravidität, Frühgeburt, pathologischer Geburtsverlauf, Geburtsgewicht unter 2000 oder über 4000 g und anderes mehr führen meist über eine Hypoxie des Gehirns gehäuft zu einer zerebralen Bewegungsstörung. Die Apgar-Skala vermittelt ein Maß der bei der Geburt beurteilten Vitalitätsgrade. Hierbei werden Herzfrequenz, Atmung, Muskeltonus, Reflexantwort auf Stimulation der Fußsohle und die Hautfarbe beurteilt und mit 0 bis 2 Punkten bewertet. 5×2 Punkte, also total 10 Punkte, sind der höchste „score". Dies wird 1, 5 und 10 Minuten nach der Geburt festgehalten. Mißbildungen (S. 7), intrauterine Affektionen (S. 13), ein Icterus gravis (S. 14) sind weitere Ursachen zerebraler Bewegungsstörungen.

Klinisches Bild: *Alarmzeichen* sind schon eine der oben angeführten Besonderheiten bei der Geburt, Zyanose, verspäteter erster Schrei, Ernährungsschwierigkeiten, abnorme Schlaffheit oder aber fixiertes hohles Kreuz, Tendenz zu Opisthotonus, Spastizität mit Schwierigkeiten beim Wechseln der Windeln. Auch Schielen und Linkshändigkeit finden sich gehäuft.

Am *Reflexverhalten* (184) können schon früh Anomalien auffallen: kein Kopfheben in Bauchlage im 3. Monat, abnorm starker Handgreifreflex, gesteigerte tonische Labyrinthreflexe, gesteigerte Halsreflexe, Drehen „en bloc" bei den Stellreflexen auf den Körper. Am Ende des 4. Monats sollte die Kopfkontrolle im Sitzen sicher sein, der Kopf in Bauchlage angehoben werden und beide Hände zusammen beim Spiel gebraucht werden. Moro-Reflex am Abklingen, Sprungbereitschaft und Landau-Reflex stellen sich ein. Pathologische Phänomene wie oben. Am Ende des 6. Monats sind sehr verdächtig bzw. sicher pathologisch (wenn dominant) ein noch vorhandener tonischer Halsreflex und ein Moro-Reflex, fehlen-

der Landau-Reflex, Labyrinthstellreflex und Sprungbereitschaft. Das Kind sollte den Kopf in Rückenlage heben, sich auf den Bauch drehen können, sich einer Lärmquelle zuwenden und die Hand als Ganzes unter Einbezug des Daumens gebrauchen. Sitzt mit Unterstützung. Am Ende des 9. Monats sind auf eine zerebrale Bewegungsstörung verdächtig, nebst den schon früher als pathologisch bezeichneten Reflexen, das Fehlen der Stemm- oder Hinkreaktion und ein Vorhandensein des Körperstellreflexes auf den Körper. Das Kind sollte frei sitzen, wobei die Lendenkyphose flacher wird. Die *normale motorische Entwicklung von Säugling und Kleinkind* ist in Abb. 1.**1** dargestellt, das *normale Reflexverhalten* in Tab. 1.**1**.

Untersuchungsbefunde: Es kann zunächst während einiger Wochen bis zu einem halben Jahr eine Hypotonie vorliegen („floppy infant"). Auf eine mehrere Monate andauernde Phase dystoner, wechselnder, lage- und reizabhängiger Tonussteigerung

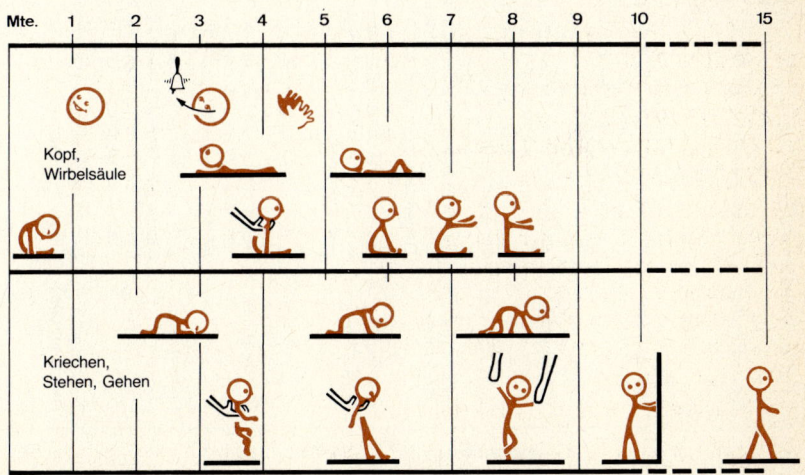

Abb. 1.**1**   Motorische Entwicklung von Säugling und Kleinkind

Tabelle 1.1   Reflexverhalten im Säuglings- und Kleinkindalter

Bezeichnung	Prüfungsmodus und Effekt	Zeit	Zerebrale Bewegungsstörung	Bemerkungen
Puppenaugenphänomen	Am liegenden wachen Säugling passives Drehen des Kopfes zur Seite. Augen verbleiben in der ursprünglichen Richtung	Geburt bis 10. Tag	Persistiert	
Schreitreflex	Kind passiv unter Achseln gehalten. Fußsohlen berühren leicht die Unterlage. Schreitbewegungen, Körper vom Untersucher mitgeführt	Erste Lebenswochen		
Gekreuzter Streckreflex	Passives maximales Beugen von Hüfte und Knie in Rückenlage: Strecken des Gegenbeines und Spitzfuß	Immer pathologisch	Fußtonus beachten	Spinaler Reflex
Gekreuzter Beugereflex	Passives maximales Beugen von Hüfte und Knie in Rückenlage: Gegenbein auch gebeugt	Geburt bis 7.–12. Monat	Pathologisch nach erstem Jahr	Differentialdiagnostisch: Mitbewegungen bei Hüftgelenkskontrakturen anderer Genese
Stützreaktion	Beine: Stellen auf Beine oder Druck von unten mit der Hand erzeugt Beinstrecken. Arme: auf Druck Strecken	Geburt zunehmend bis 4.–6. Monat	Überschießend, persistierend	Physiologische Astasie im 2. und 3. Monat
Fußstellreflex	Kind unter Achseln gehalten. Fußrücken berührt Kante einer Tischplatte leicht. Bein aktiv gehoben und auf Tischplatte gesetzt	Nur in den ersten Lebenswochen		
Tonischer Handgreifreflex	Berühren der Hohlhand mit dem Finger: Faustschluß	Geburt bis 3. Monat	Nach dem 3. Monat verstärkt	Verdächtig nach 3 Monaten, pathologisch nach 6 Monaten

Haltungsreflexe · Lagereaktionen

Tonischer Fußgreifreflex	Berühren der Fußsohle erzeugt Einkrallen der Zehen	Geburt bis 12. Monat	Fehlen beim Neugeborenen, später zunehmend	Wenn ausgeprägt, behindert die Krallenstellung der Zehen das Gehen
Tonischer Rückgratreflex	Bestreichen der Rückenhaut in Bauchlage: Neigen auf die gleiche Seite, homolaterales Bein gestreckt, gegenseitiges gebeugt	In den ersten Lebensmonaten	Verstärkt	Meist nur angedeutet
Asymmetrischer tonischer Halsreflex (Nackenreflex)	Rückenlage (oder Bauchlage), Kopf langsam passiv drehen: Haltungs- oder Tonusänderung. Gesichtsseitiger Arm gestreckt, gesichtsseitiges Bein in Knie und Fuß gestreckt. Hinterkopfseitiger Arm gebeugt, Bein in allen Gelenken gebeugt	Geburt bis 5.–6. Monat. Nicht im Schlaf	Verstärkt, nach dem 6. Monat auch im Schlaf	Gelegentlich spontan
Symmetrischer tonischer Halsreflex (Nackenreflex)	Rückenlage, Kopf gebeugt: Beugen beider Arme, Strecken der Beine in den Hüften, gelegentlich auch andere Gelenke	Geburt bis 5.–6. Monat. Nicht im Schlaf	Verstärkt, nach dem 6. Monat auch im Schlaf	
Tonischer Labyrinthreflex	Rückenlage, passives Beugen des Kopfes: Kopf und Schultern aktiv retrahiert, Anspannen von Rumpf und Hüftextensoren. Mund öffnen	Nie rein	Gesteigert	Spastiker liegen ungern auf dem Bauch!
	Bauchlage, Rückwärtsneigen des Kopfes: Kopf beugen, Beugen und Adduktion der Arme und Beine	Selten rein	Gesteigert	
Labyrinthstellreflex auf den Kopf	Kopf heben in Bauchlage. Kopfhängelage nach unten: Kopfretraktion	Beginnt im 2. Monat. Ab 3.–4. Monat bis 6. Monat	Fehlt	
	Körper im Sitzen nach der Seite geneigt: Kopf in die Senkrechte	Ab 3.–4. Monat andauernd, aber überlagert	Verspätet	Unter Umständen asymmetrisch (bei Halbseitensyndrom)

Haltungsreflexe

Stellreflexe

Lagereaktionen

Tabelle 1.1 (Fortsetzung)

	Bezeichnung	Prüfungsmodus und Effekt	Zeit	Zerebrale Bewegungsstörung	Bemerkungen
Stellreflexe	Landau-Reflex	Ventralsuspension: Kopf dorsal-extendiert, Rumpf und Beine gestreckt. Passives Kopfbeugen: alle Gelenke gebeugt	4.–18. Monat	Fehlend, verspätet, eventuell verlängert	
	Kopfstellreflex auf den Körper	Rückenlage, Kopf passiv schnell auf Seite: nach einem Drittel Drehung folgt Rumpf mit Torsion	Geburt, abklingend bis 12. Monat	Verspätet, länger-dauernd, Drehung en bloc	Drehung en bloc behand-lungsbedürftig
	Körperstellreflex auf den Körper	Rückenlage. Am Schultergürtel (oder Beckengürtel). Drehen: In der ersten Stufe folgt Körper en bloc. In der zwei-ten Stufe folgt Körper mit Torsion.	Geburt bis 4.–6. Monat	Verstärkt, eventuell verlängert	Negativ, wenn Becken erst bei 80 Grad mitgeht
	Moro-Reflex	Rückenlage: Hüfte rechtwinklig ge-beugt, Seitwärtsdrehen des Rumpfes an den Oberschenkeln	4.–6. bis 14. Monat Geburt bis 6. Monat		
		Rückenlage. Schlag auf Unterlage oder Halten von Rumpf und Kopf in der Schwebe und plötzliches Fallenlassen des Kopfes: Arme auf die Seite und dann wie zu einer Umklammerung nach vorne bewegt, Hände geöffnet	Geburt bis 4.–7. Monat	Länger positiv	Fehlen in den ersten Mona-ten bei schwerer zerebraler Schädigung
Gleichgewichtsreaktionen	Stemmreaktion	Aus jeder Körperstellung heraus An-stoßen: Anspannen der gleichseitigen Muskeln	Im Sitzen vom 7. Monat an	Verspätet oder feh-lend bzw. ungenü-gend	
	„Hinkereaktion"	Aus jeder Körperstellung heraus ansto-ßen: Abstützen, eventuell übers Kreuz	Im Sitzen vom 7. Monat an	Verspätet oder feh-lend bzw. ungenü-gend	Im Stehen auf kranke Seite hin besser. Im Sitzen auf kranke Seite hin unter Um-ständen Kreuzungsversuch
	Sprungbereit-schaft („para-chute reflex")	Aus Ventralsuspension oder Kniestand plötzlich nach vorne: Arme strecken, Hohlhand aufsetzen	Vom 6.–9. Monat an	Gar nicht, verspätet oder unvollständig	Pathologisch, auch wenn asymmetrisch oder Hand ge-schlossen aufgesetzt. Eine

folgt schließlich die eigentliche Spastizität. In manchen Fällen treten (mit oder ohne Spastizität) auch unwillkürliche Bewegungen (Athetose, Chorea, Choreoathetose, Torsionsdystonien, Tremor), Ataxie und Rigor auf. Dazu kommen manchmal epileptische Krampfanfälle. Die psychischen Leistungen sind mehr oder weniger stark beeinträchtigt. Unter den Begriff der Oligophrenie werden die deutlichen angeborenen oder frühkindlich erworbenen Minderungen der psychischen Fähigkeiten subsumiert. Bei manchen Kindern führen mehr oder weniger ausgeprägte agnostische und apraktische Symptome u. a. zu einer *Störung der Feinmotorik,* des Zeichnens und der räumlichen Erfassung. Diese Kinder wirken oft tolpatschig, ungeschickt, aber motorisch unruhig und hyperkinetisch. Sie zeigen oft auch choreiforme Bewegungen. Letztere können aber willentlich unterdrückt werden und verschwinden bei Intentionsbewegungen. Man spricht in solchen Fällen von „clumsy children" oder auch von „débilité motrice". Die gute verbale Intelligenz steht meist im Gegensatz zu spärlichen Leistungen in praktisch-manuell orientierten Testen. Es bestehen komplexe Beziehungen zur Legasthenie. Der Neurostatus ist normal, aber das EEG fast immer diffus abnorm. In manchen Fällen liegt eine Epilepsie vor. Diesem Symptomenkomplex liegt so gut wie immer eine minimale, angeborene oder geburtstraumatische zerebrale Schädigung zugrunde. Vereinzelte Symptome dürften auf einer anlagemäßigen Störung der zerebralen Organisation beruhen. Tab. 1.**2** gibt einen Überblick über die zerebralen Bewegungsstörungen.

Früherfassung: Diese ist aufgrund der Feststellung eines Entwicklungsrückstandes und gewisser pathologischer Befunde bei der neurologischen Untersuchung des Kleinkindes möglich. Zwar tritt bei 25% der Fälle spontan eine Besserung auf, 50% jedoch können durch eine entsprechende frühzeitige Behandlung mehr oder weniger weitgehend rehabilitiert werden. Dies ist der Grund, warum die Früherfassung notwendig ist. Mit spezieller, dem Reflexverhalten des zerebral geschädigten Kindes angepaßter Übungstherapie (117) kann heute vieles erreicht werden. 25% der Kinder bleiben allerdings schwer geschädigt.

Mißbildungen und genetisch bedingte Fehlbildungen des Gehirns

Die meisten hierher gehörenden Läsionen manifestieren sich bei oder unmittelbar nach der Geburt, bei einzelnen treten die Symptome aber erst im Laufe der frühkindlichen Entwicklung in Erscheinung. Es liegt meist eine gestörte psychomotorische Entwicklung vor mit Intelligenzdefekt. Oft finden sich epileptische Anfälle und eventuell fokale zerebrale bzw. zerebelläre Symptome. Tab. 1.**3** gibt einen Überblick über die einzelnen Formen.

Fehlen oder Fehlbildung einzelner Hirnteile

Am häufigsten besteht eine *Mikropolygyrie,* wobei zahlreiche schmale Windungen in begrenzten Regionen des Neokortex oder aber generalisiert vorhanden sind. Bei der *Pachygyrie* sind die sekundären Windungen vermindert, bei der *Agyrie* oder *Lissenzephalie* können die Windungen ganz fehlen. Bei der *Arhinenzephalie*

Tabelle 1.2   Wichtigste Formen der zerebralen Bewegungsstörungen

Benennung	Besonderheiten	Pathologisch-anatomisches Substrat	Ursachen
Diplegia spastica infantilis (Little)	Spastizität der Beine viel ausgeprägter als der Arme. Spitzfüße. Scherender Gang. Geistig oft normal	Pachymikrogyrie, lobäre Sklerose	Perinataler Schaden (Entwicklungsstörung, Embryopathie, Icterus gravis)
Kongenitale zerebrale Monoparese	Am häufigsten Arm- und Gesichtslähmung	Porenzephalie, lokalisierte Atrophie	Geburtstraumatisch (Asphyxie, Blutung)
Kongenitale Hemiparese	Arme stärker betroffen als Beine. Epileptische Anfälle bei ca. 50%. Geistig meist defekt	Porenzephalie	Geburtstraumatisch (Asphyxie, Blutung)
Kongentiale Tetraparese (bds. Hemiplegie)	Arme stärker als Beine betroffen, gelegentlich bulbäre Zeichen. Epileptische Anfälle. Geistig stark defekt	Porenzephalie, beidseits. Oft Hydrozephalus	Geburtstraumatisch (Asphyxie, Blutung). Außerdem pränataler Schaden
Kongenitale Pseudobulbärparalyse	Schluckstörungen mit Trinkschwierigkeiten. Sprechstörungen. Geistig meist normal	Beidseitige Läsion kortikobulbärer Bahnen	Pränataler Schaden oder Geburtstrauma. Mißbildung (Syringobulbie)
Atonisch astatisches Syndrom (Foerster)	Hypotonie und Schwäche der Muskeln. Stehunfähigkeit. Koordinationsstörung. Geistig stark defekt	Atrophie des Stirnhirns? Zerebelläre Defekte?	?
Athetose double und kongenitale Chorea (Choreoathetose)	Athetotische oder andere unwillkürliche Bewegungen, oft kombiniert mit spastischen Paresen	Stammganglstiendefekte. Status marmoratus (Vogt). Status dysmyelinisatus bei spätem Beginn	Entwicklungsstörungen, perinatale Schäden, insbesondere Icterus gravis
Kongenitaler Rigor	Rigor ohne unwillkürliche Bewegungen, Haltungsanomalien. Keine Pyramidenzeichen. Hochgradiger geistiger Defekt. Epileptische Anfälle	Status marmoratus	Entwicklungsstörungen, perinatale Schäden, insbesondere Icterus gravis
Kongenitale zerebelläre Ataxie	Ataxie, Intentionstremor und Koordinationsstörung der Bewegungen. Motorischer Entwicklungsrückstand. Artikulationsstörungen. Eventuell kombiniert mit anderen motorischen Syndromen	Mißbildungen des Kleinhirns	Entwicklungsstörungen des Zerebellums

Tabelle 1.3   Die wichtigsten Mißbildungen und genetisch bedingten Fehlbildungen des Gehirns

1. *Fehlen oder Fehlbildung einzelner Hirnteile*

– Mikropolygyrie	Lokal vermehrte schmale Windungen
– Pachygyrie	Verminderung sekundärer Windungen
– Agyrie	Fehlen von Windungen
– Lissenzephalie	Wie Agyrie
– Arhinenzephalie	u. a. Fehlen von N. und Tractus olfactorius, evtl. Balkenmangel
– Zyklopie	Verschmelzen der Augenanlagen
– Holotelenzephalie	1 Ventrikel im rostralen Großhirn u. a. m.
– Dandy-Walker-Syndrom	Zystische Erweiterung IV. Ventrikel und Hydrozephalus
– Arnold-Chiari-Mißbildung	Kaudalverlagerung Oblongata und zungenartige Kleinhirnfortsätze

2. *Mikrozephalie* — Kopf und Gehirn verkleinert

3. *Meningoenzephalozelen* — Unvollständiger Neuralrohrschluß
   - Spina bifida occulta
   - Meningozele
   - Myelomeningozele
   - Myelomeningozystozele
   - offener Anenzephalus

4. *Sinus pericranii* — Meist frontal, Gefäßmißbildung in Verbindung mit venösem Sinus

5. *Kranialer Dermalsinus* — Mittellinie, meist okzipital, oft mit Dermoidzyste verbunden

6. *Phakomatosen* — Mehrere Systeme tangierende Fehlbildungen mit Beteiligung des zentralen Nervensystems
   - Tuberöse Hirnsklerose (Bourneville)
   - Enzephalofaziale Angiomatose (Sturge-Weber)
   - Von Hippel-Lindau-Krankheit
   - Neurofibromatose (von Recklinghausen)

fehlen entweder lediglich der N. olfactorius und der Tractus olfactorius, oder es erscheinen beide Hemisphären rudimentär und bei fehlendem Balken verschmolzen. Gelegentlich besteht zugleich auch eine *Zyklopie*. Bei *Holotelenzephalie* (nur ein einheitlicher Ventrikel im rostra-

len Großhirn) findet sich klinisch eine Mikrozephalie, stark beieinander stehende Augen im Sinne eines Hypotelorismus und Spaltbildung. Kleinhirnteile können fehlen oder unvollständig angelegt sein. Das *Dandy-Walker-Syndrom* des Kindes (975) ist durch eine enorme, gelegentlich supratentoriell sich ausdehnende, zystische Vergrößerung des vierten Ventrikels mit Hydrozephalus und Ausweitung der hinteren Schädelgrube gekennzeichnet. Es entsteht durch eine Atresie der Foramina Luschkae und Magendii und ist oft von einer Dysgenesie des Wurmes, einer Agenesie des Corpus callosum, einer Aquäduktstenose und kaudalen Hirnnervenausfällen begleitet (1085). Bei der *Arnold-Chiari-Mißbildung* (843) finden sich ein Teil der Medulla oblongata und zungenartige Fortsätze des Kleinhirns unterhalb des Foramen occipitale magnum im zervikalen Wirbelkanal. Diese Fehlbildung kann – muß aber nicht – mit einer Spina bifida und mit einem Hydrozephalus einhergehen. Gelegentlich findet sich auch eine Anomalie des kraniozervikalen Überganges (S. 21).

Mikrozephalie

Verschiedene pränatal einwirkende Noxen, vor allem die Zytomegalie (S. 13) – und in 15% auch Erbfaktoren –, können zu einer *Mikrozephalie* führen (570). Zur letzteren Gruppe gehört auch das Xeroderma pigmentosum, mit durch Licht bewirkten Hautveränderungen, aber auch begleitet von Kleinwuchs, Debilität, Taubheit und spinozerebellaren Störungen (745a). Die Kleinheit des Gesichtsschädels ist mit vorspringenden Augenbrauenwülsten und fliehendem Kinn kombiniert („Vogelgesicht"). Schwachsinn ist die Regel. Häufig finden sich spastische Paresen, Athetosen, epileptische Anfälle, Strabismus, Nystagmus und Optikusatrophien. Das EEG ist in zwei Dritteln der Fälle abnorm, ein Hydrozephalus oder Gehirnmißbildungen sind nicht selten.

Meningoenzephalozelen

Das Neuralrohr, das um den 19. Embryonaltag sich auszubilden beginnt, ist in der Regel sowohl im kranialen wie im spinalen Anteil am Ende des 1. Monats geschlossen. Die Mesenchymanlagen bilden u. a. die umgebenden Hüllen und Knochen. Entwicklungsstörungen können zu unterschiedlich ausgeprägten Fehlbildungen führen. Der weitaus häufigste Sitz dieser Mißbildungen ist die Okzipitalregion.

Klinische Formen: Am Gehirn und am Rückenmark können *folgende Defekte* vorkommen:

– Unvollständiger Knochenschluß: Cranium bifidum occultum (Spina bifida occulta).

– Austreten von Hirnhäuten durch den Knochendefekt, von der Haut überdeckt: Meningozele.

– Durch den Defekt treten die Hirnhäute, z. T. mit Gehirn- bzw. Rückenmarkssubstanz, aus: Enzephalomeningozele (Myelomeningozele).

– Das in den Sack ausgetretene Gehirn enthält auch einen Teil des flüssigkeitshaltigen Ventrikelsystems: Enzephalomeningozystozele (Myelomeningozystozele).

– Das Neuralrohr hat sich nicht geschlossen, so daß die mißgebildete Gehirnanlage als offene Neuralplatte unbedeckt vorliegt: offener Anenzephalus (vollständige Rhachischisis).

Therapie: Nur Meningozelen und Enzephalomeningozelen sind im Prinzip operabel. Ein Eingriff sollte in den ersten Lebensstunden durchgeführt werden. Es muß allerdings besonders sorgfältig erwogen werden, wie weit damit für das Neugeborene und nicht zuletzt für seine Umgebung etwas Sinnvolles erreicht wird, wobei begleitende spinale Mißbildungen, Hydrozephalus, psychische Einstellung der Eltern usw. zu berücksichtigen sind. Um so wichtiger ist die intrauterine Früherfassung der Mißbildungen von Gehirn und Rückenmark. Dies ist mittels Bestimmung des kindlichen Eiweißes im Blut der Mutter, des Alpha-Fetoproteins, möglich. Eine von 15 Schwangerschaften mit erhöhtem Wert, aber nur eine von 10 000 mit normalem Wert waren von solchen Mißbildungen betroffen (409).

Differentialdiagnose: Nicht mit einer Meningozele zu verwechseln ist ein nicht immer in der Mittellinie, meist frontal gelegener *Sinus pericranii* (823). Dies ist eine meist kongenitale, mit einem venösen Sinus in Verbindung stehende Gefäßmißbildung, die zu einer im Liegen hervorstehenden, oft im Stehen verschwindenden weichen Vorwölbung führt, in der Regel ohne Beschwerden und ohne andere Ausfälle. Meist okzipital und in der Mittellinie dagegen liegt der mit einer lokalen Vorwölbung einhergehende *kraniale Dermalsinus* (376). Radiologisch ist fast immer ein Knochendefekt sichtbar. Die meisten Fälle sind von einer Dermoidzyste begleitet.

Phakomatosen

Die hierher gehörenden Fehlbildungen (s. Tab. 1.**3**) manifestieren sich meist nicht nur am Gehirn, sondern auch an der Haut, am peripheren Nervensystem und sogar an inneren Organen (22).

Tuberöse Hirnsklerose (Bourneville) (382, 834).

Diese ist **klinisch** charakterisiert durch

- Schwachsinn,
- epileptische Anfälle,
- Adenoma sebaceum,
- intrakranielle Verkalkungen,
- knotige Tumoren am Herzen, an Niere und Retina.

Während der *psychische Defekt* schon in den zwei ersten Lebensjahren manifest wird, sind *pigmentarme Flecken* („white spots") nur in drei Viertel der Fälle vorhanden. Mehr als fünf solcher Flecken sind auf eine tuberöse Hirnsklerose verdächtig. Dies gilt auch für weniger als fünf Flecken, wenn eine Epilepsie vorliegt. Das *Adenoma sebaceum* (Naevus Pringle) wird oft erst im Laufe der ersten Lebensjahre sichtbar. Es findet sich um die Nase und auf der Stirn, kann diskret wie eine Akne oder aber wulstig-knotig und entstellend sein. *Intrakranielle Verkalkungen* sind vielfach erst nach dem zweiten bis vierten Lebensjahr im Röntgenbild sichtbar. Die *epileptischen Anfälle* sind praktisch immer schon in den ersten zwei Lebensjahren manifest, zunächst oft als Blitz-Nick- und Salaamkrämpfe (S. 277). Die *Nieren* weisen an der Oberfläche oder in der Rinde knotige, mesenchymale Tumoren, meist Angiomyolipome, auf; am Herzen kommen Rhabdomyome vor. Durch Gliawucherung bedingte, knotige Prominenzen an der *Retina* sind ophthalmoskopisch oft gut sichtbar. Im Gehirn finden sich knotige Auftreibungen der Gyri, die u. a. abnorme, große Astrozyten enthalten. Solche Zellanhäufungen sind gelegentlich auch in der Marksubstanz oder intraventrikulär vorhanden. Die Erkrankung wird dominant vererbt und hat eine hohe Mutationsrate. Sie beruht auf einer gestörten Histogenese. Bei Verdacht sollte mittels CT oder MRI der Nachweis von Tuberomen schon in den ersten Lebensmonaten angestrebt werden (genetische Beratung der Eltern).

Enzephalofaziale Angiomatose (Sturge-Weber)

Diese Phakomatose tritt zwar meist sporadisch auf, wird aber wahrscheinlich dominant vererbt mit wechselnder Penetranz. Sie ist **klinisch** durch die Kombination eines Gesichtsnävus im Gebiete eines oder mehrerer Trigeminusäste mit einer (fokalen) Epilepsie, einem Intelligenzdefekt und eventuell mit einer kontralateralen Hemiparese charakterisiert. **Röntgenologisch** lassen sich geschlängelte Verkalkungen an der Gehirnoberfläche nachweisen, welche geschlängelten Gefäßen, meist Kapillaren und kleinen Venen in den Meningen der parietookzipitalen Konvexität, entsprechen.

Von Hippel-Lindau-Krankheit

Im Rahmen dieser einfach dominant vererbten Erkrankung liegt **klinisch** eine Angiomatose der Retina, kombiniert mit einem und selten mehreren Kleinhirnangiomen, vor. Dieses letztere sitzt meist lateral in der Wand einer Zyste und beginnt im mittleren Lebensalter Kleinhirnsymptome und Hirndruckzeichen zu verursachen. Gelegentlich finden sich Angiome an den inneren Organen. Die **Therapie** besteht in der vollständigen Entfernung des Wandknotens der Kleinhirnangiome. Bei frühzeitiger Erkennung ist die Prognose der operierten Fälle gut.

Neurofibromatose (von Recklinghausen-Krankheit) (909)

Diese Phakomatose ist **klinisch** durch das Vorkommen von zahlreichen Neurofibromen, die sich aus den bindegewebigen Nervenscheiden entwickeln, gekennzeichnet. Diese können sowohl an den *peripheren Nerven* (progrediente periphere Paresen) wie auch an den *Nervenwurzeln* (radikuläre Ausfälle) sitzen. Hier können sie dann bei intraspinaler Ausdehnung zu einer Rückenmarkskompression mit Querschnittssymptomatik führen. Bei Entwicklung in einem Foramen intervertebrale bewirkt diese eine röntgenologisch, in den halbschrägen Aufnahmen faßbare Ausweitung des Foramens und die Entstehung einer sogenannten *Sanduhrgeschwulst* mit teils intraspinaler (Tumorsymptome), teils extraspinaler Ausdehnung (s. Abb. 1.**29**). *Intrakraniell* finden sich Neurinome besonders am N. vestibulocochlearis und erzeugen die Symptome eines eventuell beidseitigen Kleinhirnbrückenwinkeltumors (S. 38). Auch am N. opticus und an der Retina kommen die Tumoren vor (Sehstörungen) und gelegentlich auch innerhalb des zentralen Nervensystems (Epilepsie und Symptome eines raumfordernden Prozesses). Neurofibrome können auch maligne entarten. Gehäuft finden sich bei diesen Patienten auch Meningeome. An der *Haut* sind die oft ausgedehnten kutanen Neurofibrome sowie Pigmentanomalien (graubraune Café-au-lait-Flecken, Epheliden) charakteristisch. Der Erbmodus ist autosomaldominant, und zirka 90% stellen Neumutationen dar.

Auch die *Ataxia teleangiectasia* gehört möglicherweise zu den Phakomatosen, wird aber auf S. 139 besprochen.

Tabelle 1.**4**   Intrauterin erworbene Affektionen des Gehirns

- Embryopathie nach Röteln
- Angeborene Toxoplasmose
- Konnatale Zytomegalie
- Konnatale Lues
- Alkoholembryopathie

Intrauterin erworbene Affektionen des Gehirns

Tab. 1.**4** gibt einen Überblick über diese, durch Einwirken pathologischer Faktoren während der fetalen Entwicklung entstehenden Hirnläsionen.

Embryopathie nach Röteln

Bei Erkrankung der Mutter an Röteln während der ersten drei Monate einer Gravidität besteht zu ca. 10% die Wahrscheinlichkeit einer Schädigung des Fetus. Je später die Mutter erkrankt, desto weniger wahrscheinlich ist eine Wirkung auf die Frucht (336). Die häufigsten Defekte bestehen in

- Katarakt,
- Taubheit (Entwicklungsstörungen des Corti-Organs),
- Mikrozephalie und
- Herzfehler.

Angeborene Toxoplasmose

Eine erstmalige Erkrankung der Schwangeren an Toxoplasmose führt zunächst im Rahmen einer Parasitämie zur Entstehung von plazentaren Herden und in der zweiten Hälfte der Schwangerschaft zu einer generalisierten Infektion des Fetus. Es kommt dadurch zu einem Stadium des generalisierten (z. T. schon intrauterinen) Befalls des kindlichen Organismus, dann zu einem Stadium der floriden Enzephalitis. Hierbei treten allgemeine zerebrale Symptome, Krämpfe und ein Hy-

drozephalus in Erscheinung. Der Liquor ist pathologisch. Auch diese Krankheitsphase spielt sich meist noch intrauterin ab, so daß der weitaus größte Teil dieser erkrankten Kinder bereits im Stadium des postenzephalitischen Schadens zur Welt kommt. Sie zeichnen sich aus durch

- psychomotorische Retardierung,
- Krampfanfälle,
- progredienten Hydrozephalus,
- röntgenologisch faßbare intrazerebrale Verkalkungen (15%),
- Chorioretinitis (15%).

Die serologische Diagnostik ist bei der postnatal erworbenen Toxoplasmose aufgeführt (S. 55).

Konnatale Zytomegalie

Diese bewirkt

- Früh- und Mangelgeburten,
- Mikrozephalie (Leitsymptom),
- Hydrozephalus,
- Krämpfe,
- Lähmungen,
- intrazerebrale, insbesondere periventrikuläre Verkalkungen,
- an den anderen Organen
  - Chorioretinitis,
  - interstitielle Pneumonien,
  - Hepatitiden,
  - Anämien und
  - Knochenveränderungen.

Die intravitale Diagnose stützt sich auf die Zytologie des Harnsedimentes, den Virusnachweis und die Komplementbindungsreaktion im späteren Säuglingsalter. Selten wurden auch Fälle beschrieben, die bei der Geburt unauffällig waren, bei denen sich aber dann postnatal eine progrediente zerebrale Symptomatologie einstellte (140).

Konnatale Lues

Diese Form der Lues mit neurologischen Erscheinungen ist bei einer frischen Syphilis der Mutter häufiger als bei späteren Stadien. Sie ist charakterisiert durch

– allgemeine Stigmata, wie
  • Sattelnase,
  • Rhinitis,
  • Rhagaden um den Mund,
  • Hauterscheinungen,
  • Hepatosplenomegalie,
  • Periostitis,
  • später Zahndefekte (Hutchinson-Zähne),
  • Keratitis interstitialis und
  • Gehörstörungen;
– Erscheinungen von seiten des zentralen Nervensystems,
– akute luische Leptomeningitis (innerhalb der ersten Lebensmonate),
– chronische meningovaskuläre Lues (eventuell später).

Die Luesreaktionen in Blut und Liquor sind meist positiv. Nicht selten tritt eine Chorioretinitis auf. Spätere Erscheinungen der metaluischen Reihe (S. 59) können im Laufe der Jahre hinzukommen, so im besonderen eine progressive Paralyse oder eine Tabes dorsalis.

Alkohol-Embryopathie

(oder Fetopathie)

Wir verstehen darunter die Beeinträchtigung der Frucht durch Alkoholabusus der Mutter während der Gravidität (851, 1032, 1179). Nebst verschiedenen Mißbildungen besteht vor allem

– Kleinwuchs,
– psychomotorische Retardierung,
– Mikrozephalie und
– faziale Dysmorphie (kurze Nase, schmale Lippen, Mikrognathie).

Geburtstraumatische Gehirnstörungen

Subduralhämatom

Es ist dies die häufigste hämorrhagische geburtstraumatische Komplikation. Die Blutungsquellen sind ein zerrissener Sinus (Tentorium) oder Brückenvenen. Meist geht eine schwere, eventuell eine Zangengeburt voraus. Klinisch lassen sich die Anzeichen einer zerebralen Schädigung nachweisen, und eine Punktion des Subduralraumes ergibt Blut oder blutig tingierte Flüssigkeit. Die Behandlung besteht in wiederholten Punktionen, eventuell in einer Kraniotomie.

Intrazerebrale Blutungen und intraventrikuläre Blutungen

Diese führen meist zum Tode. Kleinere Hämorrhagien und kleine multiple Blutungen können das Bild einer zerebralen Bewegungsstörung ergeben. Die Symptomatologie ist nicht von derjenigen nach *Geburtsasphyxie* mit anschließenden Erweichungen zu unterscheiden. In solchen Fällen finden sich später pathologisch-anatomisch zum Beispiel verdünnte sklerotische Windungen *(Ulegyrie)*, Bildung von gekammerten Hohlräumen *(Porenzephalie)* und *Status marmoratus* der Stammganglien. Dieser ist durch einen Überfluß an myelinisierten Fasern gekennzeichnet und geht mit Athetose oder Athétose double einher (S. 125).

Icterus gravis neonatorum

Definition: Durch Rhesusinkompatibilität kommt es zur Ablagerung von Bilirubin, besonders in den Stammganglien und dadurch später zu motorischen Paresen sowie dystonen und athetotischen Bewegungen, Schwerhörigkeit und Intelligenzstörungen.

Pathophysiologie und pathologische Anatomie: Wenn eine rhesusnegative Mutter, die durch eine frühere Gravidität oder Transfusionen von rhesuspositivem Blut Antirhesusagglutinine gebildet hat, erneut einen Fetus mit rhesuspositivem Blut trägt, so dringen die Antirhesusagglutinine durch die Plazenta hindurch und zerstören die rhesuspositiven Erythrozyten des Fetus. Es kommt zu einem sogenannten Kernikterus mit Ablagerung von Bilirubin in verschiedenen Hirnstammstrukturen. Vor allem sind der Nucleus subthalamicus, der Globus pallidus, der Nucleus dentatus, die untere Olive und einige andere Hirnstammstrukturen von gelbem Pigment durchsetzt. Dabei scheint neben den hohen Konzentrationen von indirektem Bilirubin im Blut auch eine anoxische Schädigung der befallenen Strukturen pathogenetisch eine Rolle zu spielen.

Klinisches Bild: Beim Neugeborenen finden sich Ödeme, eine Anämie, eine Erythroblastose und schon bei der Geburt oder innerhalb der ersten Tage ein rasch zunehmender Ikterus. In etwa 20% der Fälle von Erythroblastose tritt ein sogenannter Kernikterus auf. Die Kinder werden zwischen dem 2. und dem 5. Tag des Ikterus apathisch, trinken nicht, weisen Zuckungen auf, einen Opisthotonus, Atmungsunregelmä-ßigkeiten und sterben in schweren Fällen nach 3–7 Tagen. In den meisten Fällen allerdings überleben die Kinder, weisen aber Defekte auf im Sinne einer zerebralen Kinderlähmung mit motorischen Störungen, Paresen, unwillkürlichen dystonen oder athetotischen Bewegungen, Schwerhörigkeit und Intelligenzstörungen.

Diagnostisch ist die Bestimmung des Bilirubinspiegels entscheidend.

Therapie: In den blanden Fällen Phototherapie beim Ansteigen des Bilirubinspiegels über 10 mg pro 100 ml und bei einem Bilirubinspiegel von 20 mg oder mehr Exsanguinotransfusion.

Hydrozephalus (336)

Definition: Beim Hydrozephalus sind die inneren und/oder äußeren Liquorräume vergrößert. Tab. 1.5

Tabelle 1.**5**   Terminologie und verschiedene Formen von Hydrozephalus

Hydrocephalus internus	Erweiterung nur der Ventrikel
– occlusivus	bei Verschluß des Liquorabflusses aus dem Ventrikelsystem (z. B. Aquäduktverschluß)
– communicans	bei erhaltenem Liquorabfluß aus dem IV. Ventrikel
– malresorptivus	bei verzögerter Liquorrückresorption (z. B. Verklebung der Zisternen oder Resorptionsbehinderung in den Pacchionischen Granulationen)
Hydrocephalus externus	Erweiterung der äußeren Liquorräume (über der Rinde und/oder der Zisternen)
Hydrocephalus externus et internus	Summe der zwei oben genannten
Hydrocephalus e vacuo	Innerer und äußerer Hydrozephalus als Ausdruck eines primären Hirngewebsschwundes

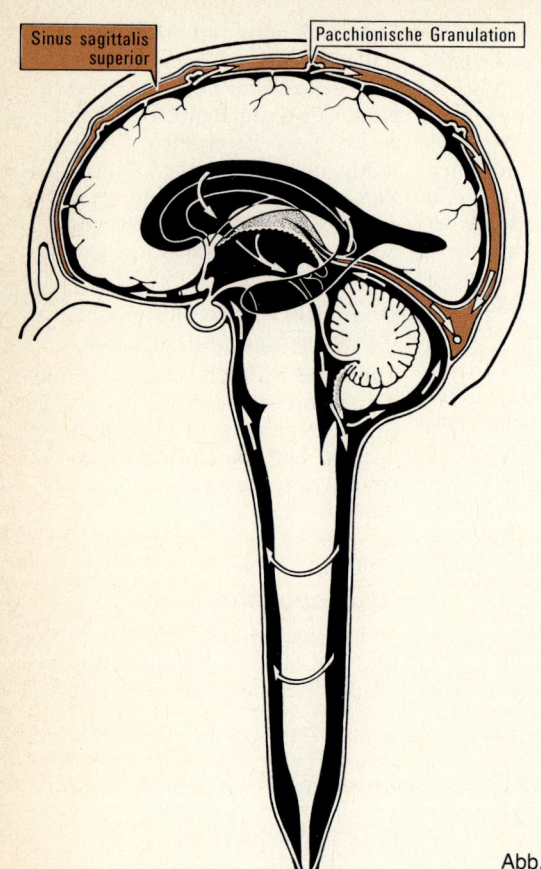

Sinus sagittalis superior

Pacchionische Granulation

Abb. 1.2   Zirkulation des Liquor cerebrospinalis (nach *Gardner*)

beschreibt die verschiedenen Formen.

Pathophysiologie: Der Liquor cerebrospinalis wird im Plexus choroideus der Seitenventrikel, des III. und des IV. Ventrikels gebildet. Er fließt aus den Seitenventrikeln durch die Foramina Monroi (interventricularia) in den III. Ventrikel, von hier durch den Aquaeductus Sylvii (cerebri) in den IV. und von diesem durch das medial gelegene Foramen Magendii (Apertura mediana ventriculi quarti) und die beiden seitlichen Foramina Luschkae (Aperturae laterales ventriculi quarti) in die Cisterna cerebellomedullaris bzw. die Cisternae pontis laterales (Abb. 1.2). ⅓ gelangt dann zunächst in die perimedullären Subarachnoidalräume, während ⅔ direkt durch das System der basalen Zisternen und schließlich durch die Pacchioni-Granulationen in die großen Sinus und damit wieder in den Blutstrom gelangen. Auch eine Entstehung von Liquor im Subarachnoidalraum gilt als wahrscheinlich.

Pathogenese: Ein Hydrozephalus entsteht dann, wenn der Liquorfluß irgendwo auf dem soeben beschriebenen Wege behindert wird. Die Ausbildung eines inneren Hydrozephalus durch Liquorüberproduktion wird intermittierend nach Entzündungen und Traumen postuliert und kommt als progrediente Erkrankung bei Plexuspapillomen im Kindesalter vor. Die letztere Form ist operativ korrigierbar. Im einzelnen sind folgende Entstehungsmechanismen möglich:

Okklusivhydrozephalus:

- Tumor im III. Ventrikel (Kolloidzyste usw.),
- Fehlen, Gliose, Stenose oder Fehlbildung des Aquädukts,
- Tumor der hinteren Schädelgrube,
- Obliteration der Foramina Luschkae und Magendii,
- Mißbildung, insbesondere Arnold-Chiarische (eventuell mit Meningozele).

Kommunizierender Hydrozephalus:

- Verlegung der Zisternen durch entzündliche Verklebungen (nach Meningitis),
- Verlegung des subarachnoidalen Maschenwerkes durch Status nach Blutungen,
- subdurales Hämatom,
- Liquorabflußbehinderung durch Thrombose venöser Sinus (z. B.

beim „otitischen" Hydrozephalus, S. 19),
- *Hydrocephalus e vacuo* bei Schwund von Hirnparenchym, z. B. bei Hirnatrophie.

Je nach Ursache wird der Hydrozephalus schon intrauterin sich ausbilden (deutlicher Hydrozephalus in 0,2% aller Geburten) und eine Spontangeburt u. U. unmöglich machen, oder er wird postnatal sich entwickeln.

Klinisches Bild, Diagnostik und Therapie: Diese sollen gesondert nach den einzelnen (ätiologisch unterschiedlichen) Hauptkategorien besprochen werden.

Kongenitaler bzw. frühkindlicher Hydrozephalus

Klinisch ist dieser charakterisiert durch einen von Anfang an abnorm großen und progressiv zunehmenden Kopfumfang (Abb. 1.**3**). Die Fontanellen sind weit und eventuell vorgewölbt. Die Perkussion des Schädels kann ein schepperndes Geräusch verursachen (bruit du pot fêlé). Durch die vorgewölbten Stirnknochen und das Herunterdrängen der Orbitalplatte ist an den Augen die obere Partie der Sklera sichtbar, so daß die Iris wie eine „untergehende Sonne" hinter dem Unterlid einzutauchen scheint. Bei der Diaphanoskopie beleuchtet man im verdunkelten Zimmer, z. B. durch eine dicht auf die Kalotte gepreßte Kartonhülse, mit einer starken Lichtquelle die Schädeloberfläche. Beim normalen Säugling oder wenn der Hirnmantel jedenfalls dicker als 1 cm ist, sieht man einen höchstens 1,5 cm breiten Lichthof um den Rand der Hülse.

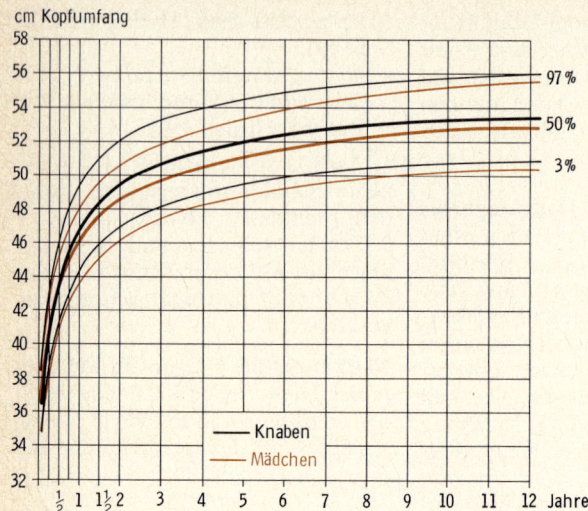

Abb. 1.3 Kopfumfang bei Kindern. Die Prozentzahlen geben den statistischen Mittelwert an bzw. den Anteil der Kinder, bei welchen der Kopfumfang kleiner als der angegebene Grenzwert ist

Bei innerem Hydrozephalus mit dünnem Hirnmantel ist er deutlich breiter. Beim Frühgeborenen kann der Lichthof allerdings bis zu 3,5 cm breit sein. Die somatische und geistige Entwicklung der Kinder ist verzögert, und ohne Therapie bzw. spontanen Stillstand treten zunehmende Demenz, Spastizität, Krampfanfälle und der Exitus ein.

Hilfsuntersuchungen: Bei Verdacht auf Hydrozephalus wird, solange die Fontanelle noch offen ist, eine Sonographie des Schädels durchgeführt. Bei Bestätigung der Diagnose wird ein Schädel-CT gemacht. Bei aktivem progredientem Hydrozephalus mit periventrikulären Aufhellungen im CT wird sofort ein ventrikuloperitonealer Shunt angelegt. In der glei-

chen Narkose sind schon vorher Druckmessungen und Liquoruntersuchungen auf entzündliche Veränderungen vorausgegangen. Beim älteren Säugling und beim Kleinkind, bei welchem der Hydrozephalus schon längere Zeit besteht, wird nach dem CT vor der Operation eine intrakranielle Druckmessung unter Sedation durchgeführt. Bei normalen basalen Druckwerten erfolgt eine Messung über 24–48 Std. zur Erfassung von Druckspitzen im REM-Schlaf. Bei nicht progredientem oder bei ungeklärtem Hydrozephalus wird eine Isotopen- oder, ausnahmsweise, eine Kontrastmitteluntersuchung durchgeführt. Als einzige Kontraindikation für eine weitere Abklärung oder Behandlung eines

Hydrozephalus gilt eine schwere begleitende Hirnmißbildung.

Prognose: Der unbehandelte Hydrozephalus im Kindesalter hat eine mehr als 50%ige Letalität. Von den Überlebenden, Nichtbehandelten entwickeln sich nur einige wenige normal. Durch die Shunt-Chirurgie ist die gesamte Letalität bei über 10jähriger Beobachtungszeit auf weniger als 10% gesunken, die Operationsletalität beträgt weniger als 1%. Mehr als ⅔ der Kinder mit behandeltem isoliertem Hydrozephalus ohne begleitende Mißbildung entwickeln sich körperlich und geistig normal.

Differentialdiagnose: Ein großer Kopf kommt im Rahmen einer oft familiären Makrozephalie vor. Diese meist auch großen und schweren Kinder sind sonst gesund und zeigen eine normale psychomotorische Entwicklung. Es fehlt das Phänomen der untergehenden Sonne, und die Computertomographie ist normal. Im Verlaufe der weiteren Beobachtung bleibt der (zu große) Kopfumfang parallel zu den Perzentilen.

Therapie: Das Ergebnis der Hilfsuntersuchungen entscheidet über das therapeutische Vorgehen. Gelegentlich wird man eine Passagebehinderung (z. B. Atresie der Foramina Luschkae und Magendii) direkt angehen, viel häufiger aber eine Shunt-Operation ausführen. Bei Okklusivhydrozephalus kann auch eine Ventrikulozisternostomie nach Torkildsen gemacht werden (Ableitung vom Hinterhorn durch einen Drain in die Cisterna cerebellomedullaris). Bei kommunizierendem Hydrozephalus wird durch eine ventrikulovenöse Shunt-Operation, z. B. mittels eines Spitz-Holter-Ventils, der Liquor aus dem Seitenventrikel in die V. jugularis und die V. cava oder aber in den Peritonealraum abgeleitet. Wenn der Hirnmantel weniger als 1,5 cm mißt, ist die Prognose auf alle Fälle schlecht.

Otitischer Hydrozephalus

So wird nicht ganz treffend eine Hirndrucksteigerung infolge Liquorabflußbehinderung bei einer Thrombose – meist des Sinus transversus – bezeichnet. Das Syndrom tritt viel häufiger nach rechtsseitiger als nach linksseitiger Otitis, aber auch nach anderen primären Prozessen auf. Es ist durch Kopfweh, Erbrechen, Stauungspapillen und oft beidseitige Abduzensparese gekennzeichnet. Meist sind Kinder befallen. Die Prognose ist bei geeigneter Behandlung des primären Prozesses gut.

Hydrocephalus malresorptivus

(aresorptiver Hydrozephalus, Hydrozephalus mit normalem Liquordruck)

Dies ist eine Affektion des Erwachsenenalters, die aber dennoch aus didaktischen Gründen an dieser Stelle aufgeführt werden soll.

Klinische Charakteristika:
Diese sind

- zunehmende Gehstörungen mit
- Paraspastik,
- Urininkontinenz,
- wechselnde psychoorganische Veränderungen,
- eine zur Behinderung der Liquorrückresorption führende Vorerkrankung, wie

- Subarachnoidalblutung,
- Schädel-Hirn-Trauma,
- Meningitis,
- Sinusthrombose.

Keines dieser Elemente ist obligat. Die Diagnose wird wohl zu oft gestellt (1188).

Hilfsuntersuchungen: Im Computertomogramm läßt sich die symmetrische Erweiterung der inneren Liquorräume bei normalen oder sogar besonders engen äußeren Liquorräumen nachweisen. Charakteristisch ist oft die schlagartige Besserung nach Lumbalpunktion. Bei der Zisternographie mit Radioisotopen diffundiert das markierte Albumin gegen den verlangsamten Liquorstrom in die Ventrikel (344). Dieser Test allein ist kein zuverlässiges Kriterium. Eine wichtige Hilfe bei der Diagnosestellung ist die fortlaufende Registrierung des intraventrikulären (229) oder des lumbalen Liquordruckes (443), wobei ein dauernd oder intermittierend leicht erhöhter Druck die Differenzierung von aresorptivem Hydrozephalus gegenüber einem degenerativen hirnatrophischen Prozeß ermöglicht. Ein Infusionstest gestattet zu messen, wie weit eine fortlaufend intrathekal zugeführte Flüssigkeitsmenge normal aus den Liquorräumen rückresorbiert wird oder aber zu einer Liquordruckerhöhung führt (675, 676).

Therapie: Sie ist bei gesicherter Diagnose denkbar und besteht in einer ventrikuloatrialen Shunt-Operation (s. oben). Davon profitieren am ehesten jene Patienten, bei welchen ein klares, ätiologisch verantwortliches Ereignis vorausgegangen war (1058)

und die das vollständige neurologische und psychopathologische Syndrom (s. oben) aufweisen (868). Nur etwa ein bis zwei Drittel der operierten Patienten werden tatsächlich durch den Eingriff gebessert (390). Bei progredientem psychoorganischem Syndrom und/oder spastischem Syndrom ohne faßbare Ursache, selbst bei pathologischem Isotopenzisternogramm, ist die Shunt-Operation nicht gerechtfertigt (898).

Kraniostenosen (241, 334, 336)

Bei vorzeitiger Synostosierung einer Sutur des Schädels wird die harmonische Vergrößerung der Kalotte mit dem wachsenden Gehirn gestört. Es werden folgende **klinische Typen** von Kraniostenosen unterschieden:

- *Skaphozephalus* (= Dolichozephalus) bei Synostosierung der Sagittalnaht (häufigste Form).
- *Oxyzephalus* bei Synostosierung von mindestens der Sagittal- und der Koronarnaht. Druck in Richtung der großen Fontanelle, so daß ein nach vorn oben spitz zulaufender Schädel entsteht (zweithäufigste Form).
- *Brachyzephalus* bei Synostosierung der Koronar- und Lambdanaht.
- *Plagiozephalie* bei einseitiger oder teilweiser Synostosierung einer Naht und unsymmetrischem Kopfwachstum (häufiger aber als Folge eines asymmetrischen Muskeltonus bei zerebraler Bewegungsstörung).
- *Crouzon-Krankheit* mit Synostosierung von Schädel- und Gesichtsknochen, vor allem Koronarnaht und Maxillarnähten. Gesicht und Schädel sind breit, die Augen weit auseinanderstehend, das Kinn vorspringend.

Es kommt also zunächst zu einer Verschiebung der Proportionen des wachsenden Schädels, später in manchen Fällen zu einer Störung der geistigen Entwicklung, zu Krampfanfällen und zu Hirndruckzeichen. Die **Therapie** sollte frühzeitig, möglichst vor dem 4. Lebensmonat, einsetzen. Sie besteht in der Exzision von Knochenstraßen beidseits der synostosierten Naht (684).

Anomalien des kraniozervikalen Überganges (261)

Systematik: Es können, eventuell miteinander kombiniert, *folgende Fehlbildungen* vorhanden sein:

– Atlasassimilation,
– Os odontoideum,
– habituelle Densluxation,
– Okzipitalwirbel,
– Spina bifida atlantis,
– Platybasie und
– basale Impression.

Bei dieser letzteren überragt im seitlichen *Schädelröntgenbild* die Spitze des Dens epistrophei die Chamberlainsche Linie (Verbindung vom Hinterrand des harten Gaumens zum dorsalen Rand des Foramen occipitale) die McGregorsche Linie (Verbindung vom Hinterrand des harten Gaumens zum tiefsten Punkt der Okzipitalschuppe) um mehr als 5 mm. An der Halswirbelsäule kommen zusätzlich

Blockwirbelbildungen im Sinne eines Klippel-Feil-Syndromes vor. Gelegentlich sind damit auch Fehlbildungen des nervösen Zentralorgans, so namentlich eine Arnold-Chiari-Mißbildung (S. 10), kombiniert.

Klinisch fallen manchmal ein kurzer Hals und ein tiefliegender Haaransatz auf. Neurologische Symptome treten in der Regel langsam progredient erst im Erwachsenenalter auf. Charakteristisch ist eine Kombination von kaudalen Hirnnervenausfällen, Hirnstammsymptomen (Nystagmus) und Ausfällen von seiten der langen Bahnen (meist beidseitige Pyramidenbahnzeichen, Sensibilitätsstörungen, eventuell dissoziiert). Häufig wird die Fehldiagnose multiple Sklerose gestellt. Die optimale **Therapie** ist noch nicht eindeutig definiert; im besonderen steht noch nicht fest, ob die großzügige okzipitale Dekompression oder eine Shuntung nützt. Wenn eine operative Dekompression – übrigens auch bei gleichzeitiger Arnold-Chiari-Mißbildung – durchgeführt wird, dann sollte diese mit einer plastischen Deckung des Duradefektes und unter Vermeidung einer Retroflexion des Kopfes bei der Narkose durchgeführt werden (238a).

Schädel-Hirn-Trauma (223)

Die **Häufigkeit** von Schädel-Hirn-Traumen nimmt stetig zu, vor allem wegen der Verkehrsunfälle. Sie beträgt in den Industrieländern etwa 8000 Fälle pro Million Einwohner pro Jahr, wovon etwa die Hälfte in ein Spital eingewiesen werden müssen. Rund 2,5–5% der Verletzten benötigen später eine Rehabilitation.

Je nach Schwere des Traumas unterscheiden wir *folgende* **Typen:**

– *Schädelprellung* ohne Verletzung des Gehirns und ohne kommotionelle Beschwerden. Sie soll hier nicht näher behandelt werden.
– *Commotio cerebri* (mit oder ohne Schädelfraktur);
– *Contusio cerebri* (nicht immer mit Fraktur und ausnahmsweise auch

ohne Kommotio einhergehend), durch indirekte Gewalteinwirkung entstanden;
- *Concussio cerebri:* offene Hirnverletzung, immer mit Knochenverletzung einhergehend;
- posttraumatische Früh- und Spätkomplikationen, eventuell mit *Compressio cerebri.*

Die Grenze zwischen bloßer Schädelprellung und Kommotio und diejenige zwischen Commotio und Contusio cerebri sind gelegentlich nicht ganz leicht zu bestimmen. Das Vorliegen oder das Fehlen einer Schädelfraktur sagt nichts über die Schwere der eigentlichen Hirnschädigung aus. Oft hinterläßt ein Schädel-Hirn-Trauma gravierende *Dauererfolgen.*

Anamneseerhebung und Untersuchungsbefunde bei Schädeltraumatikern

Unfallanamnese: Hierbei sollte auf folgendes geachtet werden:
- genauer Zeitpunkt, Art und Richtung der Gewalteinwirkung,
- eventuell Kopfbedeckung,
- Erinnerung an das Unfallereignis oder eventuell retrograde Amnesie für die davorliegende Zeit,
- Dauer der anterograden Amnesie im Anschluß an den Unfall,
- Erbrechen.

Untersuchung: Beim frischen Schädeltraumatiker beachte man:
- den Bewußtseinszustand,
- äußere Verletzungen, insbesondere Schädelverletzungen,
- Blutung aus Nase oder Ohren und im Rachen,
- Brillenhämatom,

- Allgemeinzustand und insbesondere Kreislaufverhältnisse (Schock!),
- Neurostatus (speziell Pupillen, Sehfunktionen, Nystagmus, Gehör, Paresen, Pyramidenzeichen),
- Schädelröntgen, neuroradiologische und eventuell elektroenzephalographische Untersuchung.

Begutachtung: Bei der späteren Beurteilung eines Schädeltraumatikers beachte man:
- die *Unfallanamnese* (s. oben);
- die *Beschwerden* sowie deren Charakter und Intensität, namentlich: Kopfschmerzen, Schwindel, Unsicherheit beim Stehen und Gehen, Gedächtnisstörungen, Reizbarkeit, Ermüdbarkeit, Antriebsstörungen, Liquorfistel;
- eventuell anamnestisch faßbare posttraumatische *Komplikationen,* namentlich: Geruchssinnstörungen, epileptische Anfälle, Seh- und Gehörstörungen;
- pathologische *Untersuchungsbefunde,* namentlich: Anosmie, Vestibularisstörungen, Gehör- und Sehstörungen, Paresen und Pyramidenzeichen, ein psychoorganisches Syndrom oder ein hirnlokales Psychosyndrom, eventuell Elektroenzephalogramm und Röntgenbefunde. Eine Fraktur der Schädelkalotte heilt im Kindesalter rasch. Gelegentlich kommt hier aber auch eine „wachsende Fraktur" vor. Beim Erwachsenen bleiben Schädelfrakturen in einem geeigneten Röntgenbild 2–3 Jahre, in Einzelfällen auch länger sichtbar.
- Selbst bei erwiesener Gehirnkontusion ist das CT später häufig unauffällig.

Commotio cerebri

Definition: Die Commotio cerebri, die Hirnerschütterung, wird nicht von einer faßbaren groborganischen Läsion des Gehirns begleitet und erzeugt dementsprechend weder Dauersymptome noch klinisch faßbare neurologische Ausfälle. Sie ist durch einen eventuell sehr kurzen Bewußtseinsverlust, durch eine kurze retrograde Amnesie, oft durch Erbrechen und durch postkommotionelle Kopfschmerzen, Schwindel und vorübergehende Hirnleistungsschwäche charakterisiert. Abgesehen von der leichten Schädelprellung geht jedes einigermaßen relevante Schädeltrauma mit dem Bilde einer Commotio cerebri einher.

Charakteristika: Entscheidend ist eine *Bewußtseinsstörung* (954), die u. U. von sehr kurzer Dauer sein kann. Für den Außenstehenden kann sie sogar scheinbar fehlen (Verunglückter steht z. B. sofort wieder auf), für den Patienten besteht aber fast immer eine faßbare amnestische Lücke. Häufig, aber nicht obligat, ist eine *retrograde Amnesie,* wobei Ereignisse vor dem Unfall nicht erinnert werden. Die *anterograde Amnesie* nach dem Unfall bis zum Wiedereinsetzen der lückenlosen Erinnerung deckt sich nicht etwa mit der Bewußtlosigkeit, wohl aber weitgehend mit dem (oft nicht ohne weiteres faßbaren) *posttraumatischen Dämmerzustand.* In der Regel überschreitet bei einer einfachen Commotio cerebri die Dauer der Bewußtlosigkeit nicht eine Viertelstunde, diejenige des Dämmerzustandes nicht 1 Stunde. Ist erstere länger als 1 Stunde, letztere länger als 24 Stunden, so liegt eine Contusio cerebri vor (s. unten). Zur Commotio cerebri gehört mit ziemlicher Regelmäßigkeit *Erbrechen.*

Untersuchungsbefund: Dieser ist mit Bezug auf Unfallfolgen immer normal, ebenso Lumbalpunktion und Elektroenzephalogramm.

Postkommotionelle Beschwerden: Diese treten in der Regel unmittelbar nach dem Trauma auf und klingen dann über eine mehr oder weniger lange Zeit allmählich ab. Im Vordergrund stehen *Kopfschmerzen,* meist diffus, gelegentlich schon am Morgen vorhanden, oft erst im Laufe des Tages bei Belastung auftretend. Sie werden regelmäßig durch Sonnenbestrahlung und Alkoholgenuß, vielfach durch häufiges Bücken und Aufrichten verstärkt. Oft besteht *Schwindel,* meist ein unbestimmter Schwankschwindel mit Unsicherheit beim Gehen, insbesondere bei raschen Bewegungen und bei Aufwärts- und Abwärtsblicken (Treppensteigen). Gelegentlich finden sich allerdings mehr lokalisierte, intensiv bohrende Kopfschmerzen, die verdächtig auf eine meningeale Narbe sein können. Die Patienten klagen ferner über eine allgemeine *Hirnleistungsschwäche,* namentlich Gedächtnisstörungen (Namen), Konzentrationsschwierigkeiten, rasche Ermüdbarkeit und Reizbarkeit. Diese Beschwerden können je nach Schwere des Traumas, aber auch in Abhängigkeit von der Persönlichkeit und der Einstellung des Patienten, über Wochen oder Monate andauern. Obwohl zweifellos die Entwicklung einer Unfallneurose gerade bei versicherten Schädeltraumatikern nicht so selten ist, sind in vielen Fällen doch echte Beschwerden über Monate und Jahre vorhanden. Dies ist allerdings nicht identisch mit Arbeitsunfähigkeit und Entschädigungswürdigkeit.

Therapie: Bettruhe höchstens während einiger Tage, dann neurovegetativ stabilisierende Medikation und zuversichtliche Haltung des Arztes.

Contusio cerebri und penetrierende Hirnverletzungen

Definition: Bei der Contusio cerebri liegt eine morphologisch faßbare Schädigung der Gehirnsubstanz vor. Die Bewußtlosigkeit und der posttraumatische Dämmerzustand (954) sind in der Regel längerdauernd als bei der Commotio cerebri. Als Ausnahme findet sich aber auch einmal eine Contusio ohne Kommotio, insbesondere bei einer kleinflächigen lokalen Gewalteinwirkung.

Befunde: In der Regel bestehen schon initial neurologische Symptome als Hinweis auf eine herdförmige Gehirnläsion. Eine traumatische Anosmie (S. 343) ist um so häufiger, je schwerer das Schädeltrauma war, und ist praktisch immer Zeichen einer durchgemachten Contusio cerebri.

Herzrhythmusstörungen sind bei kontusioneller Hirnschädigung häufig (1123) und auch experimentell belegt (307). Die Lumbalpunktion wird blutigen oder xanthochromen Liquor ergeben, das Computertomogramm zeigt in der Regel den Kontusionsherd bzw. ein Hämatom. Nach Wochen oder Monaten allerdings kann es auch ganz unauffällig sein.

Posttraumatische Beschwerden: Epileptische Anfälle sind immer Anzeichen einer durchgemachten Contusio cerebri (s. unten). Die subjektiven Beschwerden entsprechen im übrigen denjenigen nach Commotio cerebri und sind vielfach, aber nicht notwendigerweise, intensiver. Hinzu kommen jeweils die Beschwerden aufgrund der lokalen zerebralen Läsion (also z. B. Paresen, Gehbehinderung, Sprachstörungen, Sehstörungen usw.) und in vielen Fällen eine posttraumatische Enzephalopathie (s. unten).

Posttraumatische Komplikationen und Spätfolgen

Systematik: Es können auftreten:
– ein Epiduralhämatom,
– ein Subduralhämatom,
– ein intrazerebrales Hämatom,
– verschiedene Hirnnervensymptome,
– fokale neurologische Ausfälle,
– eine Liquorfistel
– mit aufsteigender Meningitis oder Hirnabszeß
– ein aresorptiver Hydrozephalus,
– eine posttraumatische Enzephalopathie mit einem psychoorganischen Syndrom.

Die Komplikationen nach Schädel-Hirn-Trauma sind schematisch in Abb. 1.**4** dargestellt.

Intrakranielle Hämatome

Die intrakraniellen Hämatome können als Früh- oder als Spätkomplikation auftreten. Eine sorgfältige

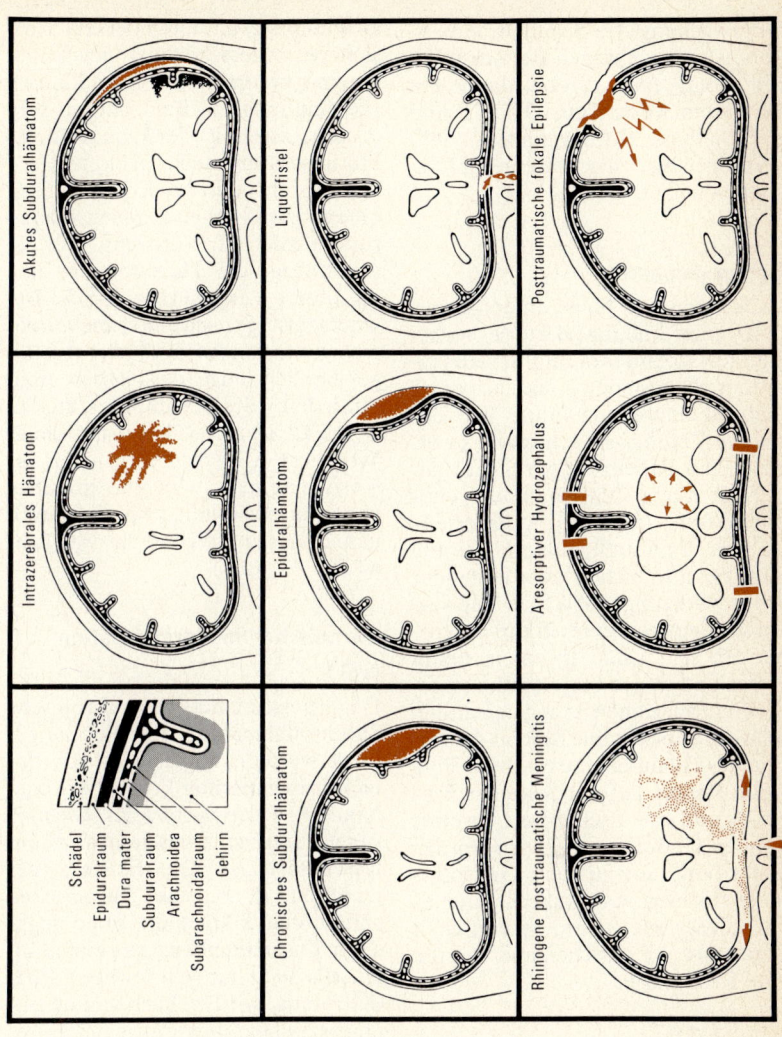

Akutes Subduralhämatom

Liquorfistel

Posttraumatische fokale Epilepsie

Intrazerebrales Hämatom

Epiduralhämatom

Aresorptiver Hydrozephalus

Schädel
Epiduralraum
Dura mater
Subduralraum
Arachnoidea
Subarachnoidalraum
Gehirn

Chronisches Subduralhämatom

Rhinogene posttraumatische Meningitis

Abb. 1.4
Schematische
Darstellung der
Komplikationen
nach Schädel-
Hirn-Trauma

Überwachung des Schädeltraumatikers ist gerade wegen der sekundären Compressio cerebri durch ein Hämatom wesentlich. Das CT und eventuell die Arteriographie (587) vermögen hier entscheidend zur Diagnostik beizutragen.

Epiduralhämatom

Es ist meistens Folge einer Zerreißung einer Meningealarterie, wobei Blut zwischen Dura und Schädelkalotte sich ansammelt und zu einer Gehirnkompression führt. War das initiale Trauma ein schweres, so erwacht der Patient oft gar nicht oder nur für kurze Zeit (fehlendes oder kurzes freies Intervall). Andererseits ist ein Epiduralhämatom gerade auch bei nur leichter oder fehlender Hirnschädigung möglich, so daß also ein eindeutiges freies Intervall vorhanden sein kann. In einem tiefen Koma und wegen begleitender anderer Gehirnläsionen ist es gelegentlich schwer, klinisch eine Seitenlokalisation des Hämatoms zu machen. Eine weite Pupille auf der Seite des Prozesses und eine Frakturlinie daselbst können Hinweise sein. Die *sofortige* Entlastung, also je nach Transportmöglichkeiten auch außerhalb eines spezialisierten neurochirurgischen Zentrums, ist entscheidend für die gute Restitution.

Akutes Subduralhämatom

Das akute subdurale Hämatom tritt in der Regel im Rahmen einer schweren traumatischen Gehirnschädigung als Kontusionsblutung auf und kann sich demnach auch ohne freies Intervall an die initiale Bewußtlosigkeit anschließen. Eine sichere Unterscheidung gegenüber einem Epiduralhämatom ist klinisch oft nicht möglich. Beim akuten Subduralhämatom ist der Liquor immer blutig, was aber auch bei bloßer Contusio cerebri und bei Kontusion mit einem zusätzlichen Epiduralhämatom möglich ist. Verdächtig auf ein raumforderndes Hämatom ist eine sekundäre Verschlechterung der Bewußtseinslage nach einem mehr oder weniger freien Intervall oder das ungewöhnlich lange Ausbleiben einer Aufhellung des Bewußtseins. In diesem Fall ist das CT entscheidend. Wo diese Untersuchung nicht zur Verfügung steht, wird eine Probetrepanation notwendig sein. Subduralhämatom bei Arachnoidalzyste s. S. 40.

Chronisches Subduralhämatom
(181)

Das (posttraumatische) chronische Subduralhämatom soll hier aufgeführt werden, obgleich es von der nichttraumatischen Form, der sogenannten *Pachymeningosis haemorrhagica interna,* klinisch nicht zu unterscheiden ist. Die Existenz der letzteren, d. h. eines chronischen subduralen Hämatoms ohne jeglichen Zusammenhang mit einem allenfalls auch nur sehr leichten Schädeltrauma, wird vielfach von neurochirurgischer Seite ernstlich in Frage gestellt. Ein Trauma, gelegentlich allerdings ein leichtes, dürfte in etwa ¾ der Fälle vorhanden sein. Bei antikoagulierten Patienten, die über Kopfweh klagen, denke man immer an ein hier nicht selten *beidseitiges chronisches Subduralhämatom.*

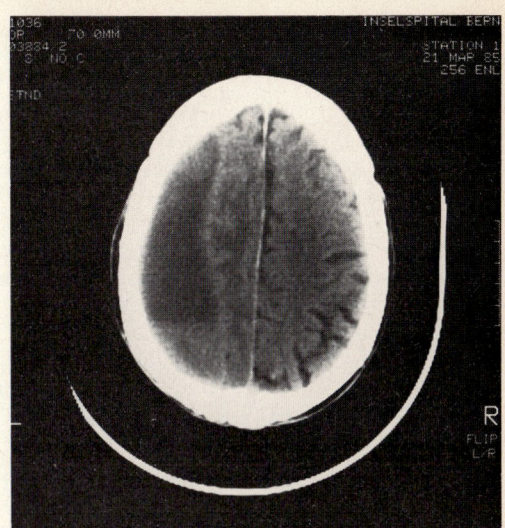

Abb. 1.5 Chronisches Subduralhämatom links im Computertomogramm. Die Gehirnoberfläche ist von der Kalotte abgedrängt. Bei dem auf dem Rücken liegenden Patienten senkt sich der dichtere Teil der Hämatomflüssigkeit nach okzipital (Spiegelbildung)

Klinisch treten nach einem allenfalls nur leichten Trauma meist mit, oft aber auch ohne Brückensymptome einige Wochen später die Erscheinungen des Subduralhämatoms auf. In der Regel erreichen dieselben nach 2–3 Monaten ihr Maximum. Meist handelt es sich um ältere Patienten, viel häufiger um Männer als um Frauen. Im Vordergrund stehen Kopfschmerzen. Charakteristisch ist eine progrediente, zunächst wechselnde Bewußtseinsstörung, schließlich eine tiefe Somnolenz bei manchmal minimalen oder fehlenden neurologischen Ausfällen. Bestätigend ist ein xanthochromer Liquor bei oft niedrigem Liquordruck. Beweisend ist das *CT,* welches die Abdrängung der Hirnoberfläche von der Kalotte durch das bikonvexe Hämatom zeigt (Abb. 1.**5**). Es gibt allerdings eine Phase, in welcher das Hämatom mit dem Gehirn isodense Werte aufweist und dann als solches nicht sichtbar ist. Die **Therapie** besteht bei großen Hämatomen in der chirurgischen Entleerung durch Bohrlöcher oder durch osteoplastischen Lappen. Bei kleinen Hämatomen ist auch ein spontanes Abklingen der Symptome möglich.

Subdurales Hygrom

Beim Erwachsenen stellt dies eine meist dünne Liquoransammlung über der Großhirnhemisphäre dar, die auch ohne Trauma und gelegentlich zusammen mit einem Liquorunterdrucksyndrom (S. 475) auftritt. Die klinischen Symptome und die Therapie sind bei einer großen Liquoransammlung gleichartig wie beim Subduralhämatom. Bei Säuglingen und Kleinkindern wird ein oft beidseitiges subdurales Hygrom Tage bis Wochen nach Meningitiden nachgewiesen. Ungünstiger Verlauf der Meningitis verpflichtet zu Probepunktionen und eventuell zum wiederholten Abpunktieren oder chirurgischen Ausräumen des Hygroms.

Intrazerebrales Hämatom

Dieses wirkt raumfordernd sowie durch das kollaterale Ödem. Auch hier finden sich nebst der Bewußtseinsstörung neurologische Ausfälle, ein blutiger oder xanthochromer Liquor und ein pathologischer CT-Befund.

Hirnnervenausfälle

Hierzu gehört zum Beispiel die Anosmie, die in zwei Dritteln der Fälle bleibend ist (S. 343). Optikusläsionen sind ebenfalls in der Regel endgültig, während Augenmuskelparesen vielfach eine gute Rückbildungstendenz nach ca. 3–4 Monaten haben. Unbestimmte Sehstörungen können auf eine durch das Trauma vorübergehend dekompensierte Heterophorie zurückgehen. Eine eigentliche Läsion des visuellen Systems kann durch normale visuelle evozierte Potentiale ausgeschlossen werden (316). Traumatische arteriovenöse Fisteln im Sinus cavernosus s. S. 100. Über die posttraumatische Fazialisparese s. S. 376. Die traumatischen Gehörstörungen nach Schädelbasisfrakturen können durch Innenohrschädigung, häufiger aber durch eine Läsion des N. vestibulocochlearis bewirkt worden sein. Letztere sind einer operativen Therapie nicht zugänglich und haben dementsprechend eine schlechte Prognose. Bei einer Basisfraktur, die

sich in das Foramen jugulare hinein erstreckt, kann es zu einer Schädigung der hier austretenden Nn. glossopharyngeus, vagus und accessorius kommen (Siebenmann-Syndrom, syndrome du trou déchiré postérieur), mit Gaumensegelparese, Schluckstörungen, Heiserkeit und Lähmung des M. sternocleidomastoideus sowie des oberen Trapeziusanteils.

Herdförmige Schädigung einzelner Gehirnteile

Dadurch kommt es u. a. zu Hemiparesen, zentralen Sensibilitätsstörungen, Gesichtsfeldausfällen, Sprachstörungen oder anderen neuropsychologischen Ausfällen. Pseudobulbäre Symptome sind selten. Nach schwerem Trauma, oft mit Schädelbasisfraktur, kann sich meist innerhalb einiger Tage ein Diabetes insipidus entwickeln (spezifisches Gewicht des Urins weniger als 1005). Bei Überlebenden bildet sich das Symptom meist allmählich spontan zurück. Eine Differenzierung gegenüber einer Polyurie bei allerdings hohem spezifischem Gewicht bei einem Schwartz-Bartter-Syndrom ist nötig. Durch das CT lassen sich gelegentlich auch eine lokale Hirnatrophie oder Narben nachweisen.

Nackenbeugezeichen

Dieses (S. 257) kann Wochen bis Monate nach einem Schädeltrauma in Erscheinung treten. Bei normalem Neurostatus und normalen Röntgenbildern, inkl. Funktionsaufnahmen der Halswirbelsäule, verschwindet das Symptom innerhalb einiger Monate (32).

Zerebrale Fettembolie

Besonders bei Fraktur langer Röhrenknochen treten in 1–5% der Fälle klinisch manifeste Zeichen einer Fettembolie auf. $^4/_5$ davon weisen neurologische Symptome auf (500a). Diese treten 12 Stunden bis 3 Tage nach der Verletzung auf und sind charakterisiert durch das Bild einer diffusen Hirnschädigung, die sich eventuell an ein initiales Koma anschließt. Man beachte den Lungenbefund, Hautpetechien und Fettembolie in den Retinalgefäßen.

Liquorfistel, Meningitis, Hirnabszeß

Auf dem Boden einer Basisfraktur mit Zerreißung der Dura kann es zu einer *Liquorfistel,* am häufigsten in den Nasenraum, kommen. Der Nachweis erfolgt durch Auffangen der Flüssigkeit und Untersuchung derselben (z. B. Zuckergehalt). Durch Jugularvenendruck kann der Liquorfluß verstärkt werden. Farbstoffinjektionen sind nicht ungefährlich. Eine Methylenblauinjektion zum Fistelnachweis ist kontraindiziert und die Isotopenzisternographie mit Nachweis des Radioisotops im Nasenraum vorzuziehen. Als Komplikation einer solchen Fistelbildung kann eine *aufsteigende eitrige Meningitis,* meist rezidivierend und durch Pneumokokken bedingt, auftreten. Das Intervall zwischen Fraktur und Meningitis kann gelegentlich viele Jahre betragen. Auf dem gleichen Wege, oder aber infolge einer penetrierenden Gehirnverletzung, kann ein *Hirnabszeß* entstehen. Während die meisten Liquorrhoen spontan verschwinden, muß beim Persistieren nach 2–3 Wochen eine Operation (Fascia-lata-Plastik

der Dura bzw. Deckung einer Lücke mit einem Dura-Periost-Lappen) vorgenommen werden.

Gutartige posttraumatische intrakranielle Drucksteigerung

Auch nach leichten bis mittelschweren Schädeltraumata kann es, wohl durch Thrombose eines venösen Sinus, zu einer Liquorabflußbehinderung und zu Hirndruckzeichen kommen. Dies tritt mit einer Latenz von Tagen bis Monaten nach dem Trauma auf und ist durch Kopfweh, Nausea, verschwommenes Sehen, Stauungspapillen und eventuell Abduzensparese, nicht aber durch fokale neurologische Ausfälle gekennzeichnet. Der Liquordruck ist erhöht. Die Symptome bilden sich spontan zurück.

Posttraumatische Enzephalopathie

Ein Hirn-Dauerschaden ist um so häufiger, je länger die initiale Bewußtlosigkeit war (954). Wahrscheinlich spielen neben den direkten Einwirkungen des Traumas auch kontusionsferne Nekrosen, Blutungen, gefäßabhängige Erweichungen sowie Axonzerreißungen eine Rolle. Klinisch äußert sich diese Enzephalopathie in einem organischen Psychosyndrom und einem hirnlokalen Psychosyndrom, wobei die amnestischen Störungen, die Störungen der Triebe und Antriebe sowie die oft beträchtliche Persönlichkeitsveränderung zu einer schweren Invalidität führen können. Dabei wird immer wieder festgestellt, daß eine genaue endgültige Beurteilung der Dauerschäden meist erst zwei oder mehr Jahre nach dem Trauma möglich ist, wobei scheinbar paradoxerweise gelegentlich auch eine Progredienz der Symptome festgestellt wird. Möglicherweise spielt hier ein progredienter kommunizierender Hydrozephalus bei Liquorresorptionsstörung (nach Blutung in die Subarachnoidalräume) eine Rolle (S. 19). Sozial stellt dies die gravierendste Folge eines Schädel-Hirn-Traumas dar.

Posttraumatische Epilepsie

Sie tritt so gut wie ausschließlich nach schwerem Schädel-Hirn-Trauma und gehäuft in den ersten Wochen und Monaten nach dem Trauma auf und soll auf S. 287 besprochen werden.

Hirndruck und Hirntumoren

Hirndruckzeichen und Pseudotumor cerebri

Hirndruckzeichen

Diese sind so lange auf einen raumfordernden intrakraniellen Prozeß verdächtig, bis ein solcher sicher ausgeschlossen ist. In Tab. 1.6 sind die hauptsächlichsten Hirndruckzeichen zusammengefaßt.

Ursachen eines erhöhten *intrakraniellen Druckes:*

– Intrakranielle Raumforderung,
– Enzephalitiden,
– Meningitiden,
– Schädel-Hirn-Trauma,
– Thrombosen venöser Sinus,
– Liquorabflußbehinderung bei
  • Mißbildung des kraniozervikalen Überganges,
  • Aquäduktstenose,
  • posthämorrhagischer oder postmeningitischer Arachnopathie.
– Stark erhöhtes Liquoreiweiß bei
  • Polyradikulitis (576),
  • spinalem Tumor, insbesondere Neurinom (1111).
– Medikamente und toxische Substanzen:
  • Bleiintoxikation,
  • Steroidmedikation,
  • Ovulationshemmer,
  • Tetracyclin-Medikation,
  • Insektizide.
– Neurobruzellose (259a).
– Höhenkrankheit.

Bei letzterer ist nebst dem Lungenödem, Retinablutungen und koronaren Durchblutungsstörungen übrigens das Hirnödem eines der Leitsymptome bei zu raschem Aufstieg. Sofortiges Verbringen in eine geringere Höhe und die Hirndrucktherapie (s. unten) sind entscheidend (481).

Pseudotumor cerebri

Die ätiologisch ungeklärten Fälle, vielfach aber auch ganz einfach jene, die nicht durch einen organischen, faßbaren, intrakraniellen Prozeß verursacht werden, hat man auch als Pseudotumor cerebri oder als *„benign intracranial hypertension"* bezeichnet (120, 170, 509). Neurostatus und Neuroradiologie sind immer normal, mit Ausnahme der Stauungszeichen an den Papillen, eines verbreiterten blinden Fleckes und gelegentlich besonders enger Ventrikel bei den neuroradiologischen Untersuchungen. Der Liquor zeigt au-

Tabelle 1.**6**   Hirndruckzeichen

Subjektiv	Kopfschmerzen (diffus und dauernd, am Morgen ausgeprägter). Erbrechen (nüchtern, im Bogen). Apathie
Alarmsymptome (Einklemmung)	Benommenheit. Atemstörungen. Bradykardie. Hypertonie. Cerebellar fits (Opisthotonus und Streckspasmen von Armen und Beinen). Pupillenerweiterung
Augensymptome	Stauungspapille (kann innerhalb von Stunden auftreten). Vergrößerter blinder Fleck. Amblyopische Attakken. Okulomotoriusparese, eventuell Abduzensparese
Schädelröntgen	Vertiefte Impressiones digitatae, weite Sella. Porotisches Dorsum sellae. Nahtsprengung bei Jugendlichen
CT	Bei Hirnschwellung enge Ventrikel, periventrikuläre Luminiszenz. Evtl. Nachweis der Ursache des Hirndruckes
EEG	Diffus abnorm, unspezifisch
Liquor	Druck über 200 mm Wasser (LP jedoch im Prinzip kontraindiziert). Liquordruck kann normal sein bei okzipitozervikaler oder spinaler Passagestörung

ßer der Druckerhöhung normale Werte. Die **klinische Symptomatologie** umfaßt vor allem folgende Besonderheiten:

– jüngere Frauen überwiegen,
– oft adipös,
– relativ oft bei Gravidität (263),
– Kopfweh, meist diffus,
– gelegentlich mit Erbrechen,
– oft Schwindel und Tinnitus,
– gelegentlich Nystagmus,
– Doppelbilder und Sehstörungen,

Ursächlich finden sich nur bei etwa drei Viertel der Fälle ätiologische Faktoren (s. oben). Bei etwa einem Viertel liegen Mittelohraffektionen vor. Im **Verlauf** ist die vollständige Erholung die Regel, Rückfälle sind eine Seltenheit. Bei 8% dieser Patienten finden sich später als Folge der Stauungspapillen dauernde Vi-

susbeeinträchtigungen (120). Das Risiko einer schweren Visusbeeinträchtigung ist im besonderen bei Patienten mit arterieller Hypertonie recht groß (224). Die abnehmende Größe des blinden Fleckes bei der Gesichtsfeldprüfung ist ein besonders gutes Maß für das Ansprechen auf die entwässernde Therapie (509). **Therapeutisch** wiederholte Lumbalpunktionen sowie bei Hirndruck und Hirnödem Dexamethason, 4 mg 4 × tgl. i.v., später per os. Evtl. Harnstofflösung, Mannitol oder Sorbit. Furosemid 40 mg i.v., 2–3 × tgl.

„Empty sella" (333, 1153)

Wenn auch nicht einzig nur bei erhöhtem Hirndruck, kommt es bei diesem besonders oft bei ungenügend festem Diaphragma sellae zu einer Ausdehnung des Subduralraumes in die Sella hinein. Hierbei kann man dann im CT eine scheinbar leere Sella mit Luftwerten darstellen. Ist dies bei Pseudotumor cerebri der Fall, dann finden sich besonders oft Sehstörungen.

Hirntumoren (397, 952, 1206)

Häufigkeit

Auf 10 000–20 000 Menschen erkrankt einer an einem Hirntumor. Es kommen jene etwa 20% Patienten hinzu, bei welchen im Rahmen eines anderen Malignoms das Gehirn und seine Hüllen von einer Metastase befallen werden, ohne daß dies allerdings klinisch manifest zu sein braucht (886). In einem stationären psychiatrischen Krankengut ist die Häufigkeit primärer Hirngeschwülste mit 1‰ noch wesentlich höher (571).

Ursachen

Für die Entstehung der Hirngeschwülste ist neben einem allgemeinen Faktor der abartigen „humoralen" Anlage ein örtlicher Faktor verantwortlich (1206). Dieser steht mit der embryonalen Histogenese im Zusammenhang und hat zur Folge, daß gleiche Geschwülste immer wieder mit gleicher Lokalisation auftreten, besonders oft auch in jenen Hirnteilen, welche in der dorsalen Schließungsrinne liegen. Traumatische Faktoren werden mit verschwindend seltenen Ausnahmen nicht mitspielen (1206).

Allgemeine Symptomatologie der Hirntumoren

Allgemeine Charakteristika: Verschiedenen Tumoren sind zunächst gewisse Zeichen der intrakraniellen Raumforderung gemeinsam:

– stetige Progredienz der Erscheinungen (aber: Progredienz z. B. auch bei Entzündungen, seltener bei vaskulären Prozessen. „Apoplektiforme" Symptome bei Tumoren mit Blutung in die Geschwulst),
– vielfach Kopfweh (stetig, diffus, oft auch nachts, im Laufe des Tages oft abnehmend), bei einem Drittel etwa als Frühsymptom,
– manchmal Hirndruckzeichen (s. Tab. 1.**6**),
– psychische Veränderungen (Reizbarkeit, Ermüdbarkeit, Gedächtnisschwäche, allgemeines und hirnlokales Psychosyndrom),
– epileptische Anfälle (häufiger generalisiert als fokal), in etwa ¼ der Fälle als erstes Symptom.

In Tab. 1.**7** sind die hauptsächlichsten Hirntumoren und ihre Häufigkeit in einem neurochirurgischen Krankengut aufgelistet. Die *Besonderheiten der einzelnen Hirntumoren* werden weiter unten beschrieben.

Fokale klinische Symptome: Diese kommen zu den oben beschriebenen allgemeinen Symptomen bei Hirntumoren früher oder später meist auch hinzu. Sie sind zum Teil lokalisatorisch verwertbar, so zum Beispiel eine kontralaterale motorische oder sensible Symptomatik bei Tumoren der Großhirnhemisphäre.

Lokalisatorisch irreführende Symptome können durch die Massenverschiebung vorkommen.

– Der kontralaterale Pedunculus cerebri kann gegen den Tentoriumschlitz gepreßt werden und homolaterale Pyramidenzeichen verursachen.

Tabelle 1.**7** Häufigkeit der verschiedenen Hirntumoren in einem gepoolten neurochirurgischen Krankengut (aus *Cushing* 1932, *Olivecrona* 1967 und *Zülch* 1965; gemäß *Adams* u. Mitarb.)

	%
Gliome	
– Glioblastoma multiforme (Astrozytom IV)	20
– Astrozytome I–III	10
– Ependymom	6
– Medulloblastom	4
– Oligodendrogliom	5
Meningeome	15
Hypophysenadenom	7
Neurinome	7
Metastasen	6
Kraniopharyngeome, Dermoide, Epidermoide, Teratome	4
Angiome	4
Sarkome	4
Nicht klassifizierbar (vor allem Gliome)	5
Diverse (Pinealome, Chondrome, Granulome usw.)	3
	100

– Bei Einklemmung des Hirnstammes im Tentoriumschlitz durch eine Herniation des Unkus führen intramedulläre Blutungen vor allem zu beidseitigen Pyramidenzeichen.
– Durch eine Kompression der Aa. cerebri posteriores gegen den Tentoriumrand kommt es zur Infarzierung der Sehrinde mit diversen, auch beidseitigen Gesichtsfeldausfällen.
– Das Auftreten einer Okulomotoriusparese (zunächst Mydriase und Ptose, später erst Augenmotilitätsstörungen) deutet auf ein Anpressen des dritten Hirnnerven gegen das Lig. petroclinoidale hin.

– Eine Abduzensparese ist (wegen des besonders langen intrakraniellen Verlaufes dieses Nerven) ein unspezifisches und lokalisatorisch nicht verwertbares Zeichen eines erhöhten Hirndruckes.

Hilfsuntersuchungen

Für die weitere Diagnostik ist heute vor allem die *Computertomographie* (29, 790) entscheidend, zu der in absehbarer Zeit als Ergänzung oder Alternative das *MRI* (magnetic resonance imaging), auch *NMR* (nuclear magnetic resonance) genannt, hinzukommen wird. Man vergesse allerdings nicht, daß ein negatives CT niemals einen Hirntumor „ausschließt", im besonderen nicht z. B. ein (infiltrativ wachsendes) Astrozytom. Der Kliniker wird also unter Umständen bei entsprechender Zunahme der Symptome die Untersuchung wiederholen müssen. Alle anderen Hilfsmethoden sind hinter der Computertomographie zurückgetreten. Als Ergänzung zum CT wird präoperativ in manchen Fällen noch die *Arteriographie* notwendig sein (587), wobei die *digitale Subtraktionsangiographie* mit intravenöser Kontrastmittelgabe (607) eine besonders wenig invasive Methode darstellt. In anderen Fällen wird eine *stereotaktische Biopsie* über die Operationsindikation bzw. die Strahlentherapie entscheiden müssen. Das *Elektroenzephalogramm* ist bei Großhirntumoren oft pathologisch, kann aber besonders bei tiefliegenden Geschwülsten und solchen der Mittellinie normal oder uncharakteristisch verändert sein. Metastasen sind erst von einer etwa 2 ccm entsprechenden Größe an im EEG nachweisbar. Der *Liquor* ist entweder normal oder weist bei ventrikelnahen bzw. oberflächlichen Tumoren eine uncharakteristische Eiweiß- und Zellzahlvermehrung auf. Obligat ist eine nennenswerte Eiweißerhöhung bei (größeren) Akustikusneurinomen. Im Liquorzellsediment können bei entsprechender Verarbeitung Tumorzellen nachgewiesen werden. Die *Schädelleerauf-*

nahmen können eventuell Hirndruckzeichen, wie vertiefte Impressiones digitatae, eine weite Sella mit porotischem Dorsum sellae (Unterscheidung gegenüber intrasellärem Tumor!), Nahtsprengungen bei Jugendlichen oder, bei Kleinhirntumoren, eine tiefe hintere Schädelgrube mit dünner Okzipitalschuppe, ergeben. Der Epiphysenkalk oder eventuell ein Falxknochen kann verlagert sein. Der Knochen kann Sklerosierungen bei Meningeom oder Destruktionen bei Metastasen aufweisen. Bei Meningeomen können außerdem abnorm tiefe Gefäßfurchen sichtbar sein. Manche Tumoren können Verkalkungen zeigen (Meningeome, Oligodendrogliome, Kraniopharyngeome, Plexuspapillome, Tuberkulome, Balkenlipome). Große Aneurysmen können sichelförmige Verkalkungen aufweisen.

Die einzelnen Hirntumoren

Gliome

Glioblastoma multiforme (Astrozytom Grad IV). Dieses wächst sehr rasch und ist sehr bösartig. Es ist die häufigste primäre Hirngeschwulst, tritt vorwiegend zwischen dem 40. und 60. Lebensjahr auf und wächst infiltrierend. Es findet sich vor allem in den Großhirnhemisphären, wächst gelegentlich durch den Balken hindurch auf beide Seiten (Schmetterlingsgliom) sowie in die Stammganglien. Es stellt etwa 90% der Gliome in der Großhirnhemisphäre des Erwachsenen dar. Die Anamnese beträgt Wochen bis wenige Monate. Es treten nebst den allgemeinen Tumorsymptomen bald Paresen, Sprachstörungen und andere fokale Ausfälle auf. Die Überlebensdauer beträgt auch nach Operation meist nur wenige Monate bis höchstens 2 Jahre. Auch die Kombination von Operation, Röntgenbestrahlung und zytostatischer Chemotherapie vermag die Prognose nur wenig günstiger zu gestalten (1005).

Großhirnastrozytome vom niedrigeren Malignitätsgrad I oder II. Sie treten gehäuft zwischen dem 30. und 40. Lebensjahr auf. Sie wachsen meist langsam, manchmal sind sie recht gut abgrenzbar, gelegentlich jedoch wachsen sie infiltrierend im Marklager von Stirn- und Schläfenlappen. Hier kann der Tumor bei ausgereiften Formen während Jahren langsam zunehmend klinische Symptome hervorrufen. Am häufigsten sind psychische Veränderungen, eine allmählich progrediente Hemiparese, Ataxie, Stauungspapillen, Kopfweh und epileptische Anfälle, wobei der Tumor zu Beginn neuroradiologisch nicht faßbar ist. Bei umschriebenen, fibrillären Astrozytomen kommen Rezidive gelegentlich erst nach Jahren vor, und es sind auch Dauerheilungen nach Operationen bekannt. In anderen Fällen allerdings kann ein Übergang in ein Glioblastom stattfinden. In manchen Fällen scheint sich der tumoröse Prozeß plurifokal zu entwickeln, mit sehr unterschiedlichem histologischen Malignitätsgrad der Zellen, so daß von einer eigentlichen Gliomatose des Gehirns gesprochen werden kann (225).

Kleinhirnastrozytome (Piloides Astrozytom des Kleinhirns) (242, 1000). Sie sind wesentlich gutartiger als die Großhirnastrozytome. Sie kommen gehäuft zwischen dem 5. und dem 15. Lebensjahr vor (25% der Hirntumoren des Kindesalters und Jugendalters). Es sind gut abgrenzbare, oft zystische Tumoren, die vor allem in den Kleinhirnhemisphären, dann aber auch im Wurm und in der Brücke sitzen. Sie verursachen langsam progrediente Kleinhirnsymptome mit Ataxie, Gleichgewichtsstörungen, Nystagmus und manchmal schon früh Hirndruckzeichen. Sofern sie makroskopisch radikal entfernt werden können (oft wegen des Sitzes schwierig), kann eine Dauerheilung erzielt werden.

Ependymome (952, 1000, 1206). Auch sie kommen vorwiegend im Kindes- und Jugendalter, selten auch beim Erwachsenen vor. Sie machen etwa 4% aller Hirntumoren aus (1206) und entwickeln sich aus Ependymzellen, die in die Tiefe des Gewebes verlagert sind. Histologisch ist die Anordnung der Zellen unter Bildung von perivaskulären Pseudorosetten charakteristisch. Die Geschwulst entwickelt sich irgendwo in der Nachbarschaft des Ventrikelsystems, häufiger infra- als supratentoriell. Der Prädilektionssitz ist die Gegend um den IV. Ventrikel. Intraspinale Ependymome sind besonders häufig in der Lumbalregion lokalisiert. Durch seine Lokalisation verursacht der Tumor sowohl zerebelläre Symptome als auch vor allem – oft zunächst ausschließlich – Liquorabflußbehinderungen mit entsprechenden Hirndruckzeichen. Ungewohnte (Dauer-)Kopfschmerzen beim Kind sind also besonders auf ein Ependymom verdächtig. Die Geschwulst ist relativ gutartig, und es sind Überlebenszeiten über sehr viele Jahre bekannt, um so länger, je älter das Kind bei der Erstmanifestation war (1014). Der Sitz am Boden

des IV. Ventrikels macht eine radikale Exstirpation oft unmöglich. Der Operation sollte immer die Nachbestrahlung folgen. Diese sollte auch immer die ganze Wirbelsäule umfassen. Die kombinierte Operation und Strahlentherapie können zu einer 10-Jahres-Überlebenszeit bei fast 70% führen (967).

Medulloblastom. Diese maligne Geschwulst des Kindes- und Jugendalters macht 20% der Hirntumoren bei Jugendlichen aus. Sie liegt in 9 von 10 Fällen im unteren Kleinhirnwurm (837), kommt aber auch in den Kleinhirnhemisphären und in der Brücke vor. Sie wächst infiltrierend, füllt oft den IV. Ventrikel aus (und erzeugt dadurch eine Behinderung der Liquorpassage) und setzt Abtropfmetastasen auf dem Liquorwege. Dies verursacht dann Rückenmarks- oder Kaudasymptome. Das Medulloblastom verursacht ähnliche Symptome wie die Kleinhirnastrozytome (s. oben). Selbst nach makroskopisch radikaler operativer Entfernung und nach Röntgenbestrahlung, worauf der Tumor gut anspricht (103), stellen sich nach Monaten bis Jahren immer Rezidive ein. Immerhin beträgt die 5-Jahres-Überlebensrate 47%, die 10-Jahres-Überlebensrate 42% und ist um so höher, je radikaler die Tumorexzision war (837).

Oligodendrogliome. Sie treten am häufigsten zwischen dem 35. und 45. Lebensjahr auf. Sie können sich verdrängend oder infiltrierend im Großhirn oder in den Stammganglien entwickeln, im Jugendalter besonders auch im Thalamus. In mehr als der Hälfte der Fälle sind sie im Stirnhirn lokalisiert. Der Tumor wächst sehr langsam, und es vergehen meist mehrere Jahre zwischen den ersten Symptomen und der Diagnosestellung. Nebst den sich im Verlauf von vielen Monaten entwickelnden lokalen Tumorsymptomen kommen besonders häufig epileptische Anfälle vor, die bei etwa der Hälfte der Patienten sogar das erste Tumorsymptom darstellen und schließlich bei 70% der Fälle vorhanden sind. Nach „radikaler" Operation treten zwar immer Rezidive auf, jedoch gelegentlich erst nach 3–5 Jahren, so daß die mittlere postoperative Überlebenszeit mit 5 Jahren ähnlich derjenigen bei Großhirnastrozytomen ist. Bei nur partieller Tumorresektion vermehrt eine anschließende Strahlentherapie die Anzahl der nach 5 Jahren Überlebenden auf 36% (644a).

Hirnstammgliome (429). Diese sind zwar histologisch unterschiedlich zuzuordnen, nehmen aber wegen ihrer typischen Symptomatologie eine besondere Stellung ein. Sie treten vorwiegend vor dem 20. Jahre auf. Sie zeichnen sich durch progrediente Symptome von seiten der Brücke und der Oblongata aus. Folgende Symptome treten im Verlauf weniger Wochen bis Monate auf:

– nukleäre Hirnnervenlähmungen mit
  • Schluckstörungen,
  • Trigeminusausfällen,
  • peripherer Fazialisparese,
– ein hemifazialer Spasmus,
– Augenmotilitätsstörungen,
– Symptome von seiten der langen Bahnen
  • Pyramidenzeichen,
  • Extremitätenparese,
  • eventuell dissoziierte Sensibilitätsstörungen.

Die Differenzierung gegenüber anderen, meist vaskulären Tumoren, einer Hirnstammenzephalitis bzw. einer multiplen Sklerose ist oft schwierig. Die Tumoren sind nicht operabel. Der Wert der Röntgentherapie ist nicht gesichert. Ein ventrikuloatrialer Shunt kann nötig werden. Die Überlebenszeit beträgt im Mittel nur ein Jahr (429).

Optikusgliome und *Chiasmagliome* (1000, 1088). Diese Tumoren kommen fast ausschließlich bei Kindern und Jugendlichen vor, doppelt so häufig bei Mädchen. Charakteristisch sind

– Visusstörungen,
– Gesichtsfeldausfälle,
– Exophthalmus,
– später Zwischenhirnsymptome
  • Polyurie,
  • Adipositas,
  • Infantilismus,
  • Vigilanzstörungen.

Bei 14% findet sich eine Neurofibromatose (1088). In der Rhese-Aufnahme der Foramina optica ist dasjenige der befallenen Seite bei vorderen Gliomen auf mehr als 7 mm ausgeweitet. Das CT kann sehr hilfreich sein. Dies schließt dann die anderen, differentialdiagnostisch in Frage kommenden Prozesse (Hypophysentumor, intraorbitales Meningeom, mediales Keilbeinflügelmeningeom, Hand-Schüller-Christian-Erkrankung) aus. Die operative und Strahlentherapie erlaubt bei den vorderen Gliomen eine Langzeitheilung von 85%, bei den hinteren von 50% (1088).

Hypothalamustumoren. Sie liegen im rostralen Boden des III. Ventrikels, vor allem bei Kindern in den ersten zwei Lebensjahren. Es handelt sich meist um Astrozytome, die eine progrediente Abmagerung bis zur Kachexie ohne Nahrungsverweigerung und ohne Beeinträchtigung des normalen Verhaltens des Kindes verursachen (Russell-Syndrom). Dieses Zustandsbild muß gegenüber einer – allerdings bei älteren Mädchen auftretenden – Anorexia mentalis abgegrenzt werden.

Meningeome

Es handelt sich um grundsätzlich benigne Geschwülste, die von der harten Hirnhaut ausgehen und langsam über Jahre verdrängend wachsen. Selten können sie maligne entarten (1115). Gehäuft findet sich auch zugleich eine andere maligne Geschwulst (86), u. a. Mammakarzinome (739). Sie sind die häufigste mesodermale intrakranielle Geschwulst und werden vor allem zwischen dem 40. und dem 50. Lebensjahr manifest. Sie können aber auch als Zufallsbefund bei einer neuroradiologischen Untersuchung oder bei der Autopsie gefunden werden.

Obwohl sie grundsätzlich irgendwo an der Dura sich entwickeln können, haben sie einige *Lieblingslokalisationen*

– über der Konvexität,
– in der Parasagittalregion frontoparietal,
– über der Sylvischen Region,
– an der Falx,
– in der Olfaktorius-Rinne,
– am kleinen Keilbeinflügel,
– am Tuberculum sellae,
– an der (zerebellären) Seite des Tentoriums,
– im Kleinhirnbrückenwinkel,
– im Bereich des Foramen magnum,
– im Spinalkanal.

Die angrenzenden Knochenpartien zeigen eine Verdichtung und radiäre, spikulaartige Strukturen. Auch Exostosen können auftreten. Gewisse flache Meningeome „en plaque" können sich weitgehend intraossär

entwickeln und müssen dann gegenüber einer Osteofibrosis plastica Jaffe (254) abgegrenzt werden. Alle supratentoriellen Meningeome führen häufig zu epileptischen Anfällen, oft als erstes klinisches Symptom.

Das *Olfaktoriusmeningeom* entwickelt sich halbkugelig am Boden der vorderen Schädelgrube. Es erzeugt oft als einzigen neurologischen Ausfall eine Anosmie. Es kann sich außerdem durch Kopfweh, eine Stirnhirnsymptomatologie und epileptische Anfälle äußern. Das *Meningeom des kleinen Keilbeinflügels* neigt besonders zur Hyperostosebildung. Bei lateral gelegenen Meningeomen erscheint dadurch die Schläfengrube ausgefüllt. Es können diskrete Halbseitensymptome und bei medialem Sitz Optikusläsionen und ein Exophthalmus auftreten. Die *Meningeome des Tuberculum sellae* erzeugen eine Chiasmaläsion. Die *Meningeome des Sinus sagittalis superior* und diejenigen der *Falx* erzeugen nicht selten eine (rein motorische) Prädilektionsparese der unteren Extremitäten (Mantelkantensyndrom). Dies kann gelegentlich doppelseitig sein und dann als spastische Paraparese imponieren und muß gegenüber einer Rückenmarksschädigung abgegrenzt werden. Die *Meningeome im Bereich des Foramen occipitale magnum* sind diagnostisch besonders schwierig zu deuten und erzeugen Symptome, die allzu oft als Ausdruck einer multiplen Sklerose verkannt werden. *Intraventrikuläre Meningeome* kommen hauptsächlich im Trigonumbereich vor und können intermittierende Symptome durch das Verlegen eines Foramen interventriculare Monroi (heftige Kopfwehattacken und Erbrechen) erzeugen. Für den Nachweis eines Meningeoms ist das CT u. U. dem MRI überlegen, weil in letzterem Verkalkungen nicht zur Darstellung gelangen.

Hypophysenadenome

Nur etwa jedes 10. erzeugt eine Ausweitung der Sella und die Zeichen

eines intrakraniellen raumfordernden Prozesses. Sie kommen vor allem zwischen dem 30. und 50. Lebensjahr vor. Klinisch finden sich bei
allen Hypophysenadenomen *endokrine Störungen:* beim selteneren *eo-
sinophilen Adenom* die Akromega-
lie, beim *chromophoben Adenom*
die Zeichen einer Hypophyseninsuf-
fizienz mit dünner, runzliger Haut
und sekundärem Ausfall zugeordneter Drüsen, im besonderen der
Schilddrüse und der Gonaden. Beim
Prolaktinom (Prolaktin mehr als 100
ng/ml) tritt vor allem eine Galaktor-
rhoe auf und eine meist sekundäre
Amenorrhoe, beim Mann Potenzstörungen. Größere Hypophysen-
tumoren erzeugen *Gesichtsfeldausfälle* (in der Regel eine bitemporale
Hemianopsie) und im Röntgenbild
eine schüsselartig oder ballonartig
erweiterte Sella. Die Gesichtsfelder
bzw. die Visusstörungen erholen sich
bei sellären und parasellären Tumoren um so besser, je deutlicher
noch vorhandene Restfunktionen
sind, je kürzer die Dauer der Visus-
störung war und je langsamer progredient der Tumor wächst. Das *basophile Adenom* (Morbus Cushing)
erzeugt keinen raumfordernd wirkenden Tumor, vielmehr bewirkt es
durch die vermehrte ACTH-Produk-
tion und dadurch erzeugte Cortison-
Ausschüttung der Nebennierenrinde
Stammfettsucht, Hypertonie, Osteoporose und Glukosurie sowie Striae,
Hirsutismus und Amenorrhoe.

Neurinome

Diejenigen des N. vestibulocochlearis (statoacusticus) sind die weitaus
häufigsten. Diese sogenannten *Aku-
stikusneurinome* manifestieren sich
meist zwischen dem 30. und 50. Lebensjahr und erzeugen das charakteristische klinische Bild des *Kleinhirnbrückenwinkeltumors:* progrediente
Gehörsabnahme, Ohrgeräusche,
Gleichgewichtsstörungen, Trigeminusausfälle, Fazialisparese und später eventuell Kleinhirnsymptome,
Pyramidenzeichen und Hirndruckzeichen. Gelegentlich ist ein Akustikusneurinom Teilmanifestation eines Morbus Recklinghausen (S. 12)
und dann nicht selten beidseitig. Viel
seltener wird dieses Syndrom durch
andere Prozesse, z. B. ein Meningeom oder ein Epidermoid, hervorgerufen. Zu Beginn finden sich meist
Ohrgeräusche (Tinnitus), zunehmende Taubheit sowie eine Gleich-
gewichtsstörung. Der retrolabyrin-
thäre Sitz der Schwerhörigkeit kann
u. a. durch ein negatives Recruitment (S. 379) belegt werden.
Später kommen Trigeminusausfälle
mit Sensibilitätsstörungen im Gesicht und eventuell einer Keratitis
neuroparalytica sowie eine periphere Fazialisparese hinzu. Schließlich
können Kleinhirnsymptome, Druck-
erscheinungen auf den Hirnstamm
mit Pyramidenzeichen und Hirndruckzeichen (Stauungspapillen)
auftreten. Im Liquor findet sich immer eine Eiweißerhöhung. Die Diagnose stützt sich auf die Klinik und
die CT-Untersuchung. Bei sehr kleinen Tumoren kann eine Darstellung
des Foramen acusticus internus
durch Luft oder ein positives Kontrastmittel nötig werden. Die operative Therapie mit mikrochirurgischer
Technik vermag meist den N. facialis
und den N. trigeminus zu schonen.

Zerebrale Metastasen (886, 1161)

Am häufigsten finden sich Metastasen vom Bronchuskarzinom (bei Männern) und vom Mammakarzinom (bei Frauen), gefolgt von den Melanomen und den Hypernephromen. Wenn sie klinisch manifest werden, sind sie in mindestens drei Viertel der Fälle schon multipel. Dies gilt vor allem auch für die Melanommetastasen. Besonders beim Bronchuskarzinom ist die Hirnmetastase oft das erste Symptom des Leidens. Für den Neurologen gehören die Hirnmetastasen zu den häufigsten intrakraniellen Geschwülsten. In der Literatur schwanken die Angaben zwischen 4 und 20% der Hirngeschwülste. Von 122 wegen scheinbar solitärer Hirnmetastase operierten Patienten (1161) lebten 4 Jahre später nur noch 5%. Supratentorielle Lokalisation, makroskopisch vollständige Resektion und höheres Lebensalter sind prognostisch günstige Faktoren, ebenso sind Hypernephrommetastasen häufiger solitär als Bronchuskarzinom- oder Melanommetastasen. Meningosis carcinomatosa s. S. 209, paraneoplastische Enzephalopathie s. S. 162.

Mißbildungstumoren

Zu diesen gehören zunächst die *Kraniopharyngeome*. Sie müssen differentialdiagnostisch besonders gegenüber Hypophysengeschwülsten abgegrenzt werden. Sie kommen am häufigsten im Kindes- und Jugendalter mit einem Maximum im zweiten Lebensjahrzehnt vor. Es sind allerdings auch die ersten klinischen Symptome bei alten Menschen (meist als Optikusausfälle) beschrieben worden. Obwohl auch rein supraselläre Formen vorkommen, sind fast immer auch endokrine Störungen vorhanden. Der Tumor dringt viel mehr als die Hypophysenadenome in das Zwischenhirn und in den III. Ventrikel vor mit entsprechenden klinischen Symptomen (Hydrozephalus, Trieb- und Antriebsstörungen, Diabetes insipidus usw.). Die Kraniopharyngeome sind nicht selten verkalkt. Obwohl sie an und für sich gutartig sind, lassen sie sich oft aus technischen Gründen nicht radikal entfernen. Weitere Mißbildungstumoren (Teratome) sind die *Epidermoide* (400), die einen Altersgipfel zwischen 25 und 45 Jahren zeigen, sowie *Dermoide* des Kindesalters. Erstere finden sich an der Schädelbasis und im Kleinhirnbrückenwinkel. Dermoide liegen besonders parapituitär, parapontin und in der Oberkiefer-Augen-Schlußlinie. Entsprechend dieser Lage finden sich vor allem Chiasmasymptome, basale Hirnnervenausfälle, eine Hirnstammkompression, epileptische Anfälle und eventuell psychische Symptome und Hirndruckzeichen. Selten sind diese sehr langsam und verdrängend wachsenden Prozesse auch im Wirbelkanal lokalisiert. Wenn eine radikale Entfernung gelingt, ist die Prognose gut. Wahrscheinlich sind die meisten *„Pinealome"* ebenfalls Teratome. Die Kompression des Aquäduktes führt zu einem Okklusivhydrozephalus. Es finden sich (eventuell erst später) eine Blickparese nach oben und weite, nicht auf Licht, aber gut auf Konvergenz reagierende Pupillen (Parinaud-Syndrom). Junge Männer sind besonders oft betroffen.

Weitere Hirntumoren

Einige seien wegen ihrer Seltenheit nur kurz erwähnt: *Maligne Lymphome* können auch primär mono- oder plurilokulär irgendwo im Groß- oder Kleinhirn entstehen, sie wachsen sehr rasch und infiltrierend. Sie entwickeln sich besonders bei immunosupprimierten Individuen. Die Therapie besteht selten in Teilresektion, vor allem in Ganzhirnbestrahlung und Chemotherapie (500a). Selten metastasieren Lymphome von anderen Organen in das Gehirn. Eine intermittierende Liquorabflußbehinderung können Tumoren im Ventrikelsystem bewirken, so die bereits erwähnten Meningeome, aber auch eine *Kolloidzyste des III. Ventrikels* (649) (S. 474). Das *Plexuspapillom* kommt gehäuft im ersten Lebensjahrzehnt vor, besonders in den ersten zwei Jahren. Es sitzt am häufigsten im IV. Ventrikel, wächst verdrängend, kann später verkalken, setzt Abtropfmetastasen und ist einer Radikalexstirpation zugänglich. In unseren Breiten sind *Gummata* und *Tuberkulome* selten. Man suche immer nach anderen Manifestationen des Grundleidens. Ebenfalls selten sind *Hydatidenzysten,* während die *Zystizerkose* des Nervensystems (709, 978a) in Gegenden, in welchen der Befall mit Taenia solium endemisch ist, bei bis zu 4% der Betroffenen vorkommt. Sie wirkt sich bei etwa der Hälfte der Fälle wie eine Raumforderung aus (978a). Angiomatöse Tumoren des Gehirns s. S. 98.

Differentialdiagnostik der Hirntumoren

Andere raumfordernde intrakranielle Prozesse müssen erwogen werden, im besonderen

– ein chronisches Subduralhämatom (S. 26) (oft Trauma in der Anamnese, wechselnde Bewußtseinsstörung, oft wenig neurologische Symptome, xanthochromer Liquor);
– Hirnabszesse (S. 63) (oft rasch progredient, anfänglich Fieber und andere entzündliche Symptome, hohe Senkung, Quelle für eine metastatische Abszeßbildung, eventuell Entzündungszellen im Liquor);
– Arachnoidalzysten (besonders die fast nur bei Knaben und fast immer links vorkommende, mit einer Aplasie des frontalen und temporalen Operkulums einhergehende Arachnoidalzyste, die von einer Schädelasymmetrie begleitet

ist und nach Schädeltrauma leicht durch ein Subduralhämatom kompliziert wird (686);
– Tuberkulome (Verkalkungen), Gummen und sonstige Granulome (Boeck);
– Parasiten (Echinokokkus).

Enzephalitiden können tumorartige Symptome bewirken:

– akute Herpesenzephalitis (S. 51) (akuter Verlauf, Temporallappensymptome, eventuell xanthochromer und entzündlicher Liquor);
– akute Hirnstammenzephalitiden (Differenzierung gegenüber Hirnstammgliomen).
– Auch eine multiple Sklerose kann klinisch und sogar radiologisch gegen einen Hirntumor schwer abgrenzbar sein (963).

Vaskuläre Störungen täuschen gelegentlich einen Hirntumor vor:

– Progrediente ischämische Erweichungen ohne eindeutiges Insultereignis (im besonderen ein- und eventuell doppelseitige Karotisthrombosen, s. S. 75).
– Eine Enzephalorrhagie ist meist als solche erkennbar, wirkt aber raumfordernd und muß u. U. wie ein Tumor operativ angegangen werden.
– Ein arteriovenöses Angiom (S. 98) kann lange Zeit lediglich (fokale) epileptische Anfälle mit oder ohne apoplektische Ereignisse und Herdsymptome hervorrufen.

Lokalisierte zerebrale Atrophien, in erster Linie

– einseitige progressive aszendierende Lähmungen nach Mills (über Jahre vom Bein zum Arm aufsteigende motorische Hemiparese mit diskreten Muskelatrophien bei lokaler Hirnatrophie);
– gewisse Fälle von Morbus Pick (progrediente fokale neurologische Ausfälle mit psychischen Symptomen verbunden).

Hirndruckzeichen nach Ausschluß eines raumfordernden Prozesses werden als *Pseudotumor cerebri* zusammengefaßt (S. 30).

Therapie des Hirndruckes

Eine Therapie des Hirndruckes bzw. des Hirnödems ist am wirksamsten bei Hirntumoren, kann aber auch bei Pseudotumor cerebri (s. S. 30), nach Apoplexien oder Schädel-Hirn-Trauma angewendet werden. Im Vordergrund steht die Gabe von Dexamethason (Decadron), 4 mg alle 6 Stunden i. v., später per os. Eventuell auch 50–150 mg wasserlösliches Cortison. Dann 200–500 ml Harnstofflösung (30 g Harnstoff auf 70 ml einer 10%igen Invertzuckerlösung), 60 Tropfen pro Minute. Mannit in 20%iger Lösung (Osmofundin) oder Sorbit 40%, 2,5–3 g/kg innerhalb 30–60 Minuten. Bei bewußtseinsgestörten Patienten Katheter einlegen. Furosemid (Lasix) 40 mg i. v., eventuell 2- bis 3mal täglich als Diuretikum.

Erregerbedingte Erkrankungen des Gehirns und seiner Hüllen

Die entzündlichen Erkrankungen des Nervensystems, d. h. vor allem die Meningitiden und Enzephalitiden, sind entweder primär oder dann Teilausdruck eines allgemeinen Befalls des Organismus. Die Trennung in diese beiden Lokalisationen eines entzündlichen Befalles des zentralen Nervensystems ist hierbei durchaus willkürlich und Überschneidungen im klinischen Einzelfall sind möglich. Es sollen hier vor allem jene Aspekte behandelt werden, mit denen sich der Neurologe am ehesten wird auseinandersetzen müssen, namentlich die klinischen Charakteristika, das praktische Vorgehen und die differentialdiagnostische Abgrenzung der einzelnen Enzephalitiden und Meningitiden.

Tab. 1.**8** gibt eine systematische *Übersicht über die erregerbedingten Erkrankungen des Gehirnes und seiner Hüllen.* Nur jene Formen sollen nachfolgend näher beschrieben werden, die besonders häufig oder aus anderen Gründen besonders wichtig sind.

Meningitiden

Allgemeines und Einteilung: Durch verschiedene Erreger können die Meningen mehr oder weniger akut, mehr oder weniger intensiv, mehr oder weniger langdauernd und mehr oder weniger ausschließlich befallen werden. Wie im Einzelfalle das klinische Bild sein wird, hängt vom Erregertyp, von der Erregermenge, vom Allgemeinzustand bzw. der Abwehrlage des Befallenen, von Begleitaffektionen und von der Behandlung ab.

Die Unterteilung der Meningitiden in eitrige und aseptische, in akute und chronische ist deshalb im Einzelfall nicht ganz befriedigend, da Überschneidungen bestehen (anbehandelte, ursprünglich eitrige Meningitiden, leukozytäres Frühstadium von später lymphozytären Vi-

Tabelle 1.8   Übersicht über erregerbedingte Erkrankungen des Gehirnes und seiner Hüllen

Erreger	Lokalisation (M = Meningen, E = Gehirn, RM = Rückenmark, W = Wurzeln)			Bemerkungen
1. Protozoen und Würmer				
Toxoplasmose	M (+)	E +		KBR, Dye-Test s. S. 55
Trichinen, Zystizerkose, Echinokokkus (709, 978a)		E +		Epileptische Anfälle, Befall anderer Organe, Hirndruck, Liquorpleozytose u. -eosinophilie, Bluteosinophilie
Schistosomiasis (1003b)				
2. Bakterien				
Kokken	M +++	E (+)		V. a. Meningokokkus, Pneumokokkus, Haemophilus influenzae; selten Staphylococcus aureus, Streptokokken, Klebsiellen, Proteus, Pseudomonas. Evtl. Hirnabszesse
Salmonellosen Brucellosen (259a, 826a)	M ++			
Leptospiren	M +	E ++		Erythem, Myalgien, Lungeninfiltrate, Konjunktivitis. Bei Immunsupprimierten und Geschwächten. V. a. Hirnstammbefall. Abszesse
Listeria monocytogenes				
Tularämie Spirochaeta pallida	M (+)	E +++	RM +	Meningitis im Frühstadium. Progressive Paralyse. Tabes
Mycobacterium tuberculosis	M ++	E (+)	W +	Tbc in Vorgeschichte, in anderen Organen oder Umgebung. In LP Zucker besonders niedrig, weniger als 1000 Zellen, Monozytär. Befall basale Hirnnerven
Shigella clostridium Neisseria gonorrhoeae Chlamydia trachomatis und psittaci				Ornithose, Lymphogranuloma inguinale

3. Pilze

Blastomyces	M ++			Eintritt Lunge, Hautbefall
Cryptococcus neoformans		E ++		Eintritt Lunge oder Haut, chronisch, v. a. ältere und geschwächte Personen
Sporotrichose	M +			Evtl. Abszeßbildung
Actinomyces	M (+)	E +		Ähnlich Tbc-Meningitis
Coccidiomyces	M +			
Moniliasis	M (+)	E ++		
Mukormykose	M (+)	E ++		V. a. bei geschwächten Individuen, Diabetes, Alkoholismus, Drogenabhängigen, evtl. auch Hirnabszeß
Aspergillose	M (+)	E ++		
Nokardiose	M +	E ++		
Histoplasma				

4. Rickettsien

Q-Fieber	M +		Kopfweh, Allgemeinsymptome, Exantheme
Fleckfieber		E +	Kopfweh, Allgemeinsymptome, Exantheme
Rocky Mountain spotted fever		E +	Kopfweh, Allgemeinsymptome, Exantheme

5. Viren

Poliomyelitis	M ++	RM ++		Nacken- und Rückenschmerzen,
Coxsackie	M ++	RM +	W +	zweigipflig Exanthem, Pleurodynie (Bornholm-Krankheit), Neuritis, evtl. Orchitis
Echo	M ++	RM +	E +	Exantheme
Mumps	M +			Besonders hohe Zellzahl, lebenslange Immunität. V. a. Männer. Evtl. mit Parotitis, Pankreatitis, Orchitis, Oophoritis, Ertaubung

epidemisch, v. a. Kinder, Maximum Spätsommer

Tabelle 1.8 (Fortsetzung)

Erreger	Lokalisation (M = Meningen, E = Gehirn, RM = Rückenmark, W = Wurzeln)				Bemerkungen
	M	E	RM	W	
Grippe					
Arboviren					
Frühsommer-Meningoenzephalitis	M (+)	E ++			Jahreszeitlich und geographisch gebunden
Radikulomyoenzephalitis	M ++		RM +		
Louping ill		E +			
Eastern and Western Equine-Enzephalitis (USA)	M +	E +			
St. Louis-Enzephalitis					
Encephalitis japonica					
Enzephalomyokarditis	M +	E +			Herzbeteiligung. Nager als Wirt
Encephalomyelitis myalgica epidemica		E +			Muskelschmerzen, psychische Auffälligkeiten, neurasthenisches Bild
Herpes simplex	M (+)	E ++			Schwerste, rasch progrediente Enzephalitis mit schlechter Prognose
Herpes zoster	M (+)	E +	RM +	W +	Hauteruption. Meist lebenslange Immunität. Bei 5% begleitendes Malignom. 1/3 Dauerschmerzen
Lymphozytäre Choriomeningitis	M ++	E +	RM +		Hausmaus als Wirt. Lungensymptome. Spätherbst/Winter. Besonders hohe Zellzahl. Evtl. Blutungen in Hirn u. Rückenmark
Epstein-Barr	M +				Mononucleosis infectiosa. Halsweh. Adenopathie. Exanthem. Leberbefall
Uveomeningitisches Syndrom					Augenbefall
Rabies					Biß durch tollwütige Tiere. Selten Dysphagie. Erregungszustände, Schlundspasmen. Tödlich

rusmeningitiden, chronisch verlaufende, ursprünglich akute Meningitiden usw.). Immerhin kann aus didaktischen Gründen im großen und ganzen diese Einteilung weiterhin gelten. Wir unterscheiden:

- akute eitrige (bakterielle) Meningitis,
- akute „aseptische" lymphozytäre Meningitis,
- chronische Meningitiden.

Allgemeine Symptome: Eine Meningitis weist meisfens folgende Charakteristika auf:

- immer Kopfweh, u. U. sehr intensiv, diffus, eventuell beidseits okzipital,
- oft Rückenweh,
- fast immer Fieber, eventuell sehr hoch,
- oft Übelkeit und Erbrechen,
- eventuell Somnolenz und Benommenheit,
- eventuell epileptische Anfälle,
- immer Meningismus (und positiver Lasègue),
- immer pathologischer Liquorbefund mit
  • Zellzahlerhöhung (s. einzelne Formen),
  • meist Eiweißerhöhung,
  • gelegentlich Zuckererniedrigung (bei den eitrigen Formen sowie chronischen bakteriellen und Pilzmeningitiden).

Akute eitrige Meningitis

Ätiologie: bakterieller Befall der Meningen entweder

- hämatogen,
- per contiguitatem von Herden im Kopfbereich aus oder

- durch Einbringen der Erreger von außen, z. B.
  • bei offenen Schädel-Hirn-Verletzungen,
  • Punktionen oder
  • Shunt-Operationen.

Die Erreger sind beim Erwachsenen am häufigsten der Pneumokokkus und der Meningokokkus, bei Kindern der Haemophilus influenzae (1001), der etwa $\frac{1}{5}$ der kindlichen eitrigen Meningitiden ausmacht. Bei Säuglingen kommen im besonderen Escherichia coli, Streptokokken der Gruppe B, eventuell Pseudomonas, Listeria und Staphylokokken in Frage.

Symptome: Allgemeines s. S. 41. Bei der eitrigen Meningitis sind folgende Besonderheiten zu beachten:

- Die Symptome steigern sich innerhalb von Stunden zu einem dramatischen schweren Krankheitsbild.
- Kopfschmerzen (und Rückenschmerzen) sind außerordentlich intensiv.
- Das Fieber ist sehr hoch (kann aber bei alten Leuten mit schlechter Abwehrlage und bei Säuglingen auch einmal fehlen).
- Der Meningismus ist massiv, mit positivem Kernig (Anziehen der Beine) und Brudzinski (Flexion von Hüfte und Knie beim Prüfen des Meningismus). Auch hier eventuell Ausnahmen bei älteren Leuten und Säuglingen.
- Sehr rasches Auftreten von Erbrechen, Benommenheit, Somnolenz und Koma.

Diagnose: Die *Liquorpunktion* ist entscheidend. Sie zeigt über 1000 Zellen pro ml, meist zwischen 1000 und 10 000, gelegentlich bis zu 100 000. Werte über 50 000 wecken Verdacht auf einen durchgebrochenen Hirnabszeß. 80–90% der Zellen sind polynukleär. Monozytäre Elemente können bei chronischem Verlauf und anbehandelten Fällen überwiegen. Das Eiweiß ist praktisch immer erhöht, ebenso der Druck. Beträgt dieser über 400 mm Wasser, dann besteht Gefahr einer Einklemmung bei Hirnschwellung (oder bei durchgebrochenem Abszeß). Der Liquorzucker ist meist niedriger als 40% des Blutzuckers. Die vor einer Therapie durchzuführende Untersuchung eines direkten Ausstriches mit Gramfärbung wird meist den Bakteriennachweis erlauben. Kulturen müssen angesetzt werden und sind in etwa ¾ der Fälle positiv. Auch Blutkulturen sollten angesetzt werden, da sie besonders bei den drei häufigsten Erregern auch bei negativen Liquorkulturen positiv sein können.

Prognose: Diese hängt von der Intensität des Befalles, von Begleiterkrankungen, von der Abwehrlage und der Therapie ab. Die Mortalität ist bei den Neugeborenenmeningitiden mit über 50% am höchsten. Sie ist auch bei der (Meningitis mit) Meningokokkensepsis (Waterhouse-Friederichsen-Syndrom) wegen des Nebennierenbefalls mit Vasomotorenkollaps sehr hoch. Bei der Pneumokokkenmeningitis beträgt sie bis 30%, beim Haemophilus influenzae bis 15%. Besonders die Meningitiden des Neugeborenen hinterlassen bei bis zu 50%, jene im Kindesalter bei zwischen 10 und 20% Residuen, so z. B. Taubheit, Hydrocephalus malresorptivus, Epilepsie und Intel-

ligenzdefekte. Bei älteren Individuen sind diese Komplikationen viel seltener. Seit 1963, seit der Ampicillin-Ära, ist die Mortalität der eitrigen Meningitiden in unterschiedlichem Maße je nach Erreger zurückgegangen: für alle Erreger zusammen von 1446 Todesfällen bei 7803 Erkrankungen (18,53%) auf 1883 Todesfälle bei 14 402 Erkrankungen (13,07%) (164).

Therapie: Diese sollte unmittelbar nach der Lumbalpunktion einsetzen: beim Erwachsenen Penicillin-G (20 Millionen Einheiten pro Tag in der intravenösen Infusion). Ampicillin (4stündlich 2,0 g i. v.) und Gentamycin (8stündlich 80 mg i. m.). Durch diese drei Medikamente werden nicht nur die drei oben genannten häufigsten Erreger beeinflußt, sondern auch die meisten gramnegativen Erreger, inklusive Pseudomonas und Klebsiella-Aerobacter-Gruppe sowie Proteus, schließlich auch die allermeisten Staphylokokken, inkl. die penicillasefesten. Bei Verdacht auf oder Nachweis von Haemophilus influenzae (1001) sollte wegen zunehmend häufiger Ampicillin-Resistenz Chloramphenicol, 100 mg pro kg pro Tag während drei Tagen, dann 50 mg pro kg pro Tag gegeben werden. Die Behandlung sollte in unverminderter Dosis während 14 Tagen durchgeführt werden. Bei der Neugeborenenmeningitis wird die Behandlung mit Ampicillin und Aminoglykosid begonnen. Beim Nachweis von gramnegativen Darmkeimen wie E. coli wird auf ein Cephalosporin der 3. Generation (z. B. Ceftriaxon) gewechselt. Im Säuglings- und Kindesalter wird bei den üblichen häufigsten Erregern ebenfalls ein Cephalosporin der 3. Generation oder Cefuroxin als Monotherapie angewendet. Beim Vorhandensein einer Haemophilus-influenzae-Infektion wird, solange keine Beta-Lactamase produzierenden Stämme vorliegen, Ampicillin eingesetzt und Chloramphenicol nur in Reserve behalten wegen der im Kindesalter besonders häufigen Nebenwirkungen. Beim kulturellen Nachweis von Meningo- oder Pneumokokken Penicillin G.

„Aseptische" oder lymphozytäre (seröse) Meningitis

Ätiologie: uneinheitlich. Die Erreger können aus der Gruppe der Bakterien stammen oder aber zu den Protozoen, den Pilzen, den Rickettsien und vor allem am häufigsten zu den Viren gehören.

Symptome: Allgemeines s. S. 41. Bei den serösen Formen dazu folgende Besonderheiten:

– bei allen Kopfweh,
– meist weniger hohes Fieber als bei eitrigen Meningitiden,
– besonders oft Zeichen eines anderen Organbefalles (z. B. Lungenbefall bei tuberkulöser Meningitis),
– zweigipfliger Krankheitsverlauf, besonders bei viralem Befall,
– besonders oft Zeichen eines Mitbefalles von Hirnnervenwurzeln, einer Polyradikulitis, einer Enzephalitis oder Myelitis.

Diagnose: Hierfür und besonders für die Abgrenzung gegenüber einer eitrigen Meningitis ist zunächst die *Liquorpunktion* wichtig. Sie ergibt eine Zellzahl von weniger als 100 bis zu 1000 Zellen pro ml. Mehr als 1000 Zellen finden sich besonders häufig bei lymphozytärer Choriomeningitis, bei Mumps und Echo 9. Am ersten Tag sind bis 50% polymorphkernige vorhanden, dann fast ausschließlich mononukleäre bzw. lymphozytäre Elemente. Das Eiweiß ist höchstens wenig erhöht, der Zucker bei den viralen Formen normal. Ist der Zucker erniedrigt, dann muß an bestimmte bakterielle Infekte (Tuberkulose) oder z. B. an einen Pilzbefall gedacht werden. Der direkte Ausstrich zeigt bei viraler Ätiologie keine Erreger, wohl aber (u. U. mit Spezialfärbungen) bei Pilzen und bestimmten Bakterienarten. Bei dieser Gruppe kommt dem Erregernachweis mittels *Kulturen* einerseits und der *serologischen Diagnostik* andererseits besondere Bedeutung zu. Für die viralen Erkrankungen sind in Tab. 1.**9** das zu untersuchende Material und die zu wählende Methodik aufgeführt unter Hinweis auf die klinischen Hauptsymptome.

Besondere ätiologische Formen: Die *viral bedingten Meningitiden* stellen zahlenmäßig die Hauptgruppe dar. Die häufigsten Erreger sind Enteroviren (Echo, Coxsackie, Polio). Es folgen Mumps, Herpes II, lymphozytäre Choriomeningitis und Adenoviren. Unter den Arboviren ist bei uns das durch Zecken übertragene Virus der Frühsommer-Meningoenzephalitis (FSME) zu nennen. Mindestens ein Drittel der Fälle werden trotz eingehender virologischer Untersuchungen nicht geklärt. Leptospiren (eine Spirochäte) erzeugen gleichartige Symptome.

Tabelle 1.9   Untersuchungsmaterial und Untersuchungsmethoden bei Verdacht auf Viralerkrankungen des ZNS

	Frühstadium immer 1. Blut	Spätstadium immer 2. Blut	Methode der Wahl
Meningitis			
Mumpsvirus	**Liquor,** Rachen, Urin	(Urin)	IgM, Z, T
Enteroviren	Liquor, Rachen, **Stuhl**	**Stuhl**	Z
Herpes-simplex-Typ (1), 2	Liquor, Rachen, **Bläschen,** hep. Blut		Z, N, T
Varicella-Zoster-Virus	Liquor, **Bläschen**		IgM, Z
Epstein-Barr-Virus			IgM, N
Lymphozyt. Choriomening.	Liquor		T, Z
Arboviren			IgM, T
Meningoenzephalitis			
Herpes-simplex-Typ 1, 2	Liquor, Rachen, **Bläschen, hep. Blut** (Hirn)	(Hirn)	N, Z, T
Mumpsvirus	**Liquor,** Rachen, (Urin)	(Urin)	IgM, Z, T
Rötelnvirus	Liquor, Rachen, Urin		IgM, Z, T
Masernvirus	Liquor, Rachen	(Hirn)	T, IgM, Z
Arboviren		Hirn	IgM, T
Enteroviren	**Liquor,** Rachen, **Stuhl**	(Stuhl)	N
Adenoviren	Liquor, **Rachen, Stuhl,** Urin		Z, N, T
Zytomegalie-Virus	Liquor, Rachen, **Urin, hep. Blut**	**Urin**	Z, IgM, T
Varicella-Zoster-Virus	Liquor, **Bläschen**		Z, IgM, T
Epstein-Barr-Virus	hep. Blut		IgM, N
Lymphozyt. Choriomening.	Liquor		T, Z
Rabies	Liquor, Hirn		T, N
Spinale paralytische Erkrankung			
Poliovirus 1, 2, 3	(Liquor), **Rachen, Stuhl**	Stuhl	Z, (T)
andere Enteroviren	**Liquor, Rachen, Stuhl**	Stuhl	Z
Mumpsvirus	**Liquor,** Rachen, Urin	(Urin)	IgM, Z
Arboviren		(Hirn)	IgM, KBR
Guillain-Barré-Syndrom *Chronische ZNS-Erkrankungen*	nach Rücksprache mit Virologen		Spezialuntersuchungen

Z: Viruszüchtung   N: Virusnachweis   T: Titeranstieg

(Diese Tabelle wurde von Dr. *U. Schilt* vom Institut für Hygiene und medizinische Mikrobiologie der Universität Bern zusammengestellt. Siehe auch

Die *Mumps-Meningoenzephalitis* wird um so häufiger diagnostiziert, je häufiger bei einem Mumpsinfekt lumbalpunktiert wird. Die zentralnervöse Beteiligung besteht meist lediglich in einer eher leichten Meningitis. Nur in wenigen Prozent treten Bewußtseinsstörungen oder gar zentralnervöse Ausfälle auf. Da andererseits nur jeder zweite Mumpsfall überhaupt mit nennenswerten allgemeinklinischen Manifestationen einhergeht und unter den letzteren vielfach eine Parotisschwellung fehlt, muß grundsätzlich bei jeder serösen Meningitis und Meningoenzephalitis mittels Komplementbindungsreaktion nach einem Mumpsinfekt gesucht werden. Die Prognose ist im übrigen bei den meningitischen Formen gut, und bei den Enzephalitiden treten nur bei etwa einem Drittel Spätschäden (Verhaltensstörungen, Anfälle) auf. Eine plötzliche Ertaubung kommt bei Mumps besonders bei Kindern vor.

Die *Meningitis tuberculosa* ist zwar selten geworden und ist heilbar. Zu spät erkannt, hat sie aber eine so schlechte Prognose, daß man die Diagnose nicht verpassen darf. Daran denken muß man

- bei einem meningitischen Krankheitsbild, das sich im Verlauf von etwa einer Woche progredient entwickelt,
- im Liquor ein vorwiegend lymphozytäres Zellbild mit weniger als 300 Zellen, jedoch mit erniedrigtem Liquorzucker aufweist,
- mit Befall von basalen Hirnnerven einhergeht
- und ein besonders schweres klinisches Bild bietet;
- meist (aber nicht ganz obligat) in der Vorgeschichte oder bei der Untersuchung sich Hinweise für eine Tuberkulose anderer Organe ergeben,
- eventuell mit Tuberkulose in der Umgebung des Patienten.

Fokale zerebrale Symptome kommen ebenfalls vor. Im Liquor können zu Beginn auch polymorphkernige Leukozyten vorliegen, bald jedoch nur noch Lymphozyten. Der Liquorzucker ist immer tief (im Gegensatz zur viralen Meningitis). Im direkten Ausstrich müssen die säurefesten Stäbchen in der Ziehl-Neelsen-Färbung oft lange und sorgfältig gesucht werden. Der kulturelle Nachweis benötigt fast 4 Wochen. Bei klinischem Verdacht muß jedoch auch bei negativem Ergebnis der direkten Suche im Liquorausstrich die Tripeltherapie mit Isoniazid, Ethambutol und Rifampicin sowie eventuell mit Prednison sofort eingeleitet werden. Die Behandlung muß über ein bis zwei Jahre fortgesetzt werden. Sarkoidose s. S. 55.

Chronische Meningitis

Es gibt teils erregerbedingte Meningitiden, teils andere meningeale Reizprozesse, die klinisch als chronische Meningitis verlaufen. Dabei finden sich im Liquor während Monaten Zellzahlen bis zu 50 oder gar zu 500. Es handelt sich meist um Lymphozyten und große monozytäre Elemente sowie Retikulumzellen. Der Eiweißgehalt kann sehr stark ansteigen. Klinisch kann das Bild allerdings sehr bland sein, und die Patienten sind u. U. völlig beschwerdefrei und ambulant. Ursächlich denkt man vor allem an folgende Erkrankungen: tuberkulöse Meningitis (behandelt), Lues, Pilzmeningitiden, Toxoplasmose, gewisse Leptospirosen und Brucellosen, rezidivierende Meningitis nach Mollaret (751), Lymphogranulomatose Hodgkin, Sarkomatose und Karzinomatose der Meningen (1036), Boeck-Sarkoid. Daneben können aber ätiologisch ungeklärte Formen über viele Monate und Jahre verlaufen und schließlich spontan vollständig abklingen (474).

Es ist wichtig festzuhalten, daß perimeningeal lokalisierte Infektionen, wie z. B. ein Hirnabszeß, eine „aseptische Meningitis" verursachen können. Wenn ein diesbezüglicher Verdacht besteht, dann sollte vor einer Lumbalpunktion eine CT- oder MRI-Untersuchung durchgeführt werden. Wird dadurch ein Abszeß identifiziert, dann ist die LP zu unterlassen.

Enzephalitiden

Viele der im vorausgegangenen Kapitel erwähnten Meningitiden gehen mit einer Beteiligung des nervösen Zentralorgans, d. h. mit einer Enzephalitis oder Enzephalomyelitis einher. Dennoch scheint es aus didaktischen Gründen sinnvoll, im folgenden jene erregerbedingten Erkrankungen, deren hauptsächliche Lokalisation üblicherweise das Gehirn ist, gesondert als Enzephalitiden zu besprechen.

Ätiologie: Die ätiologische Diagnose ist oft schwierig, manchmal sind die übrigen internistischen Organbefunde (so z. B. embolische Herdenzephalitis, Sarkoidose) wichtig. Die bakteriologisch-serologischen Laborbefunde sind meist entscheidend. Für den direkten Erregernachweis bzw. Virusnachweis muß Material (Stuhl, Sputum, Serum oder Liquor) aus den ersten Tagen der Erkrankung eingesandt werden. Für die serologischen Proben muß Serum zu Beginn sowie nach 3–4 Wochen (Auftreten komplementbindender Serumantikörper) eingesandt werden. Ein Titeranstieg ist entscheidend, eventuell ein Wiederabsinken eines bereits hohen Titers nach vielen Monaten. Die Hautteste werden nicht selten noch später positiv. Näheres hierzu ist oben in Tab. 1.**9** dargestellt.

Diagnose: Die *wichtigsten Charakteristika* einer Enzephalitis sind die folgenden:

- eventuell Vorkrankheit ohne Befall des Nervensystems (besonders bei Virusenzephalitiden) mit Symptomen, die entweder charakteristisch (z. B. Fleckfieber, Masern) oder unspezifisch (z. B. Grippe) sein können,
- mehr oder weniger intensives Kopfweh, meist frontoorbital,
- eventuell Erbrechen, Lichtscheu, Gliederschmerzen, Nacken- und Rückenschmerzen,
- Schlaf-wach-Rhythmusstörungen,
- meist schwerkrankes Aussehen,
- Benommenheit bis zu tiefgreifender Bewußtseinsstörung und Verwirrtheit,
- Fieber, das aber diskret sein kann,
- eventuell Hirnnervenausfälle, neurologische Herdsymptome oder Stauungspapillen,
- eventuell zerebrale Reizerscheinungen (epileptische Anfälle, Myoklonismen, choreatische Bewegungsstörungen),
- eventuell allgemeine Hirndruckzeichen,
- im Liquor Zellzahlerhöhung (selten normal, meist bis 1000) und Eiweißerhöhung,
- im Elektroenzephalogramm meist unspezifische Allgemeinveränderungen,
- das CT kann die Parenchymveränderungen zeigen,
- die übrigen neuroradiologischen Untersuchungen sind in der Regel normal, selten findet sich das Bild eines „raumfordernden Prozesses" (z. B. bei der hämorrhagischen Herpesenzephalitis des Schläfenlappens).

Virusbedingte Enzephalitiden

Nur einige der häufigeren bzw. charakteristischen Enzephalitisformen sollen einzeln besprochen werden.

Für die übrigen sei auf Tab. 1.**8** bzw. auf die Literatur (10, 980) hingewiesen.

Herpes-simplex-Enzephalitis

(855)

Diese Affektion entspricht der früher als akute hämorrhagische Enzephalitis beschriebenen Erkrankung. Die Häufigkeit macht etwa 10% der Enzephalitiden aus. Die jährliche Inzidenz beträgt in Schweden 2,3 Fälle pro Million Einwohner (1021). Die **klinischen Symptome** beginnen nach unspezifischen grippalen Prodromi mit Fieber über 38,5°C. Zunächst stellen sich die uncharakteristischen allgemeinen Zeichen einer Enzephalitis (s. oben) ein. Nach einigen Tagen treten die spezifischeren Zeichen eines Schläfenlappen-Stirnhirnbefalles auf mit Hemisymptomen, anderen Herdzeichen, Gesichtsfeldstörungen und epileptischen Anfällen. Rasch stellen sich zunehmende psychische Veränderungen, ein Delir und Somnolenz bis zum Koma ein. Im CT ist u. U. eine nekrotische Läsion im Schläfen-Stirnhirn-Bereich sichtbar, die erst später und keineswegs immer hämorrhagisch wird. Das *EEG* zeigt charakteristische periodische scharfe Wellen alle 2–3 Sekunden, eventuell eine fokale Verlangsamung (196). Im *Liquor* findet sich eine lymphozytäre Zellzahlerhöhung bis zu 700 Zellen und meist leicht erhöhtes Eiweiß zwischen 50 und 200 mg%; der Zucker kann normal oder etwas erniedrigt sein. In 5–10% der Fälle ist der Liquor jedoch normal. Ein *Virusnachweis* im Liquor oder Serum gelingt so gut wie nie. Ein Titeranstieg der neutralisierenden Antikörper im Serum im Laufe von Wochen kommt für die Diagnose der akuten Krankheitsphase zu spät, ist nur in einem Teil der Fälle vorhanden und kommt auch bei Herpes labialis vor (638). Letzten Endes kann nur eine *Hirnbiopsie* die Diagnose wirklich sichern (74). Der begründete klinische Verdacht genügt offenbar nicht und wurde selbst im Krankengut einer besonders erfahrenen Gruppe nur in 57% von 182 Fällen (1163, 1164) bestätigt. Die **Prognose** war ohne Behandlung in 70% letal, und nur 10% zeigten Heilung. Die Prognose der therapierten Fälle ist um so besser, je jünger die Patienten sind und je weniger tief ihre Bewußtseinsstörung ist. Von den komatösen Patienten über 30 Jahren zeigte keiner eine Heilung (1164). Die **Therapie** geschieht heute entweder mit Adenin-Arabinosid (1163), 10–20 mg/kg i. v., oder mit dem weniger toxischen Acyclovir, 15–30 mg/kg i. v. Gewisse Autoren fordern wegen der Nebenwirkungen von Adenin-Arabinosid die Bestätigung der Diagnose durch die Hirnbiopsie (1164). Andere beginnen beim noch nicht komatösen jüngeren Patienten die Therapie, wenn die Klinik mit fokalen Läsionen, der Liquorbefund, der EEG- und der CT-Befund mit der Diagnose vereinbar sind. In einer Studie von über 50 bioptisch bestätigten Fällen war die Wirkung von Acyclovir sogar besser (1021). Die Acyclovir-Behandlung wird durch die Gabe von Antiepileptika, Ulkus- und eventuell Hirnödemprophylaxe begleitet.

Durch Arboviren verursachte Enzephalitiden

Insekten dienen als Virusreservoir und übertragen den Erreger beim Stechen auf ein Wirbeltier, vor allem auch auf den Menschen, an dem sie sich wiederum infizieren. Diese Enzephalitisformen treten dementsprechend mehr oder weniger regional gebunden und saisonabhängig auf, meist im Frühsommer bis gegen den Herbst zu. In den USA kommen die *Pferdeenzephalitis,* das *Louping ill,* die *St. Louis-Enzephalitis,* in Zentral- und Südamerika die *Venezuela-Pferdeenzephalitis* und in Zentraleuropa vor allem die *russische Frühjahrs-Sommer-Enzephalitis* und die *zentraleuropäische Enzephalitis* (Zeckenenzephalitis) vor. Letztere tritt gehäuft in der Tschechoslowakei, in Österreich und in Jugoslawien auf und wird durch die Zecke Ixodes ricinus übertragen. Die Inkubation beträgt 10–16 Tage, der Krankheitsverlauf ist zweigipflig. Meist handelt es sich um meningitische Formen mit erhöhter Zellzahl, zunächst Polymorphkernigen, im Liquor. Die Prognose ist gut, das Positivwerden der Komplementbindungsreaktion diagnostisch entscheidend.

Rabies-Enzephalitis

Sie wird durch den *Biß tollwütiger Tiere* nach einer Inkubationszeit von einigen Wochen bis zu mehreren Monaten verursacht. Nach Prodromen mit Fieber und Kopfweh treten psychische **Symptome** mit Reizbarkeit, Angst und Erregungszuständen auf, begleitet von Schluckstörungen, Spasmen der Gesichts- und Schlundmuskulatur sowie „Hydrophobie". Es folgen Erschlaffungsgefühl des Gesichtes, Dysarthrie, epileptische Anfälle und psychotische Zustände, selten eigentliche Paresen, und ohne Therapie tritt der Tod nach einigen Tagen ein. Die **Behandlung** besteht beim befallenen Individuum in der sofortigen Gabe von Immunserum und gleichzeitiger passiver Immunisierung.

Enzephalitis lethargica

(„Schlafkrankheit", von Economo-Enzephalitis)

Diese Form ist gehäuft in den Jahren zwischen 1917 und 1925 in der ganzen Welt aufgetreten. Sie dürfte sporadisch allerdings auch heute noch vorkommen. Nach uncharakteristischen Prodromi zeigen die meisten Patienten – oft mit wenig oder ohne Fieber – eine auffallende Somnolenz. Gelegentlich stellt sich Verwirrtheit ein. Bei manchen Patienten treten Augenmotilitäts- und Pupillenstörungen auf, andere zeigen eine ausgesprochene Hyperkinese mit Schlafsucht, wieder andere werden steif und bewegungsarm. Diese manifesten Enzephalitiden haben eine hohe Mortalität von ca. 40%, und die Überlebenden bleiben in der Mehrzahl der Fälle stark behindert. Daneben aber sind zahlreiche blande Fälle ohne manifeste zentral-nervöse Erscheinungen vorgekommen, bei welchen mit einer Latenz von Monaten oder vielen Jahren das typische Bild des postenzephalitischen Parkinsonismus (S. 111) auftrat.

Einige **weitere virusbedingte Enzephalitiden** *und Meningitiden* sind lediglich in Tab. 1.**8** erwähnt worden. Eine Reihe weiterer Affektionen könnte durchaus auch in diesem Kapitel über Enzephalitiden abgehandelt werden, wurden aber aus verschiedenen Gründen an anderer Stelle dargelegt: Die Creutzfeld-Jakob-Krankheit (S. 176), das Kuru (S. 141), die paraneoplastische progressive multifokale Leukoenzephalopathie (S. 162), die Zoster-Affektionen (S. 403) und die Poliomyelitis anterior acuta (S. 213).

Subakute sklerosierende Panenzephalitis

(SSPE)

Unter diesen Begriff werden hauptsächlich drei, ursprünglich als eigene Krankheitseinheiten beschriebene Formen zusammengefaßt, nämlich die *Einschlußkörperchen-Enzephalitis Dawson,* die Panenzephalitis Pette-Döring und die *Panencephalitis sclerosans van Bogaert.* Die **klinischen Symptome** beginnen schleichend, meistens bei Kindern im Schulalter. Zunächst fallen diskrete, dann deutliche psychische Veränderungen (Gereiztheit, Leistungsabfall, Ermüdbarkeit) auf. Nach einigen Wochen treten Sprachstörungen hinzu, vor allem aber charakteristische unwillkürliche Bewegungen. Durch Lärm und andere Außenreize werden Myoklonien und Zusammenzucken ausgelöst. Es kommen auch choreatische und athetotische Bewegungen vor. Die **Prognose** ist schlecht: Die charakterlichen Veränderungen nehmen zu, die Sprache versiegt, es treten vegetative Störungen auf, und schließlich erstarren die Kranken in einer extrapyramidalen Tonussteigerung. Der Endzustand entspricht einer Dekortikation. Der Verlauf erstreckt sich über mehrere Monate, selten einige Jahre. Pathognomonisch ist das *Elektroenzephalogramm,* welches periodisch alle drei bis vier Sekunden über allen Ableitungen auftretende Gruppen hoher langsamer Wellen zeigt, wobei eine solche Wellengruppe fast identisch mit der vor oder nach ihr auftretenden Nachbargruppe ist. Fast immer sind diese elektrischen Phänomene mit myoklonischen Zuckungen synchron. Im *Liquor* zeigt sich bei normaler Zellzahl eine charakteristische, sehr ausgeprägte Gammaglobulin-Zunahme, im Serum und Liquor ein erhöhter Titer der Masernantikörper (149). Daß auffallend viele dieser Kinder die Masern sehr früh hatten, könnte die Annahme rechtfertigen, daß die Infektion noch in Gegenwart mütterlicher passiver Antikörper stattfand. Es entsteht eine abnorme Relation zwischen Masernvirus und Immunoreaktion des Wirtes. Die Häufung der Erkrankung bei Knaben und bei der Landbevölkerung wäre mit einer zusätzlichen Infektion durch ein Virus aus einem Tierreservoir vereinbar (149). **Therapeutisch** scheinen Isoprinosin (Inosiplex) (287) und Amantadin einen gewissen Effekt zu haben (921).

Epidemische myalgische Enzephalomyelopathie

(epidemische Neuromyasthenie) (495)

Dieses eigenartige Krankheitsbild tritt gelegentlich isoliert, vor allem aber in Hausepidemien auf. Die **Ätiologie** der Krankheit ist unbekannt, ein Virusinfekt wahrscheinlich (495), im besonderen ein solcher mit dem Coxsackie-B-Virus (83a). Auch die Möglichkeit einer organischen Quecksilberintoxikation wurde erwogen. Die **Symptome** treten vor allem bei Frauen auf. Die Erkrankung entwickelt sich subakut oder schleichend mit Muskel- und unbestimmten Gliederschmerzen, Parästhesien, Muskelzuckungen, Kopfweh, allgemeiner Abgeschlagenheit und in der Hälfte der Fälle etwas Fieber. Wesentlich sind die psychischen Symptome: Die Patienten sind reizbar, launisch, gefühlslabil und zeigen oft unvernünftige, hysterisch anmutende Reaktionen. Objektiv läßt sich eine ausgesprochene Druckdolenz der Muskeln sowie der Sehnen und des Periostes nachweisen. Eine oft verzeichnete Muskelschwäche ist wohl auf Schmerzhemmung und mangelnde Mitarbeit zurückzuführen. Die Muskeleigenreflexe sind normal, Dysästhesien und Hypästhesien kommen vor, der Gang ist unsicher. Der Liquor ist immer normal. An und für sich ist die **Prognose** gut. Heilung tritt meist nach einigen Wochen ein. In einzelnen Fällen aber kommen rezidivierende Störungen während Monaten und bis zu Jahren vor.

Radikulomyelomeningoenzephalitis bei Borreliose

(176, 588, 904)

Einige Tage bis einige Wochen nach einem Zeckenbiß stellen sich als erste **Symptome** lokal eine Rötung und Schwellung im Sinne eines Erythema migrans ein. Tage bis Wochen später treten intensive lokale (radikuläre) Schmerzen auf. Es gesellen sich dann polyradikulitische und myelitische Zeichen hinzu: Areflexie, Paresen der Extremitäten, Fazialisparesen, seltener auch Symptome von seiten der langen Rückenmarksbahnen. Wahrscheinlich kommen auch akut myelitische Krankheitsbilder vor. Als Begleitsymptome können eine Lyme-Arthritis (368), eine Myokarditis, Leberbefall und Augensymptome (inkl. N. opticus) auftreten. Zunehmend häufig wird über ein chronisches Stadium berichtet, bei welchem nach Ablauf eines Jahres oder mehr Zeichen einer chronischen Myeloenzephalitis auftreten mit Spastik, Paresen und psychopathologischen Erscheinungen. Immer findet sich eine Zellzahlerhöhung bis zu mehreren hundert Drittel-Zellen im Liquor, ebenso eine Eiweißvermehrung und eine Vermehrung von

Immunglobulinen. Die **Diagnose** beruht in den typischen Fällen auf dem Zeckenstich in der Vorgeschichte und den Hautveränderungen. Bei etwa der Hälfte der Patienten allerdings fehlen ein oder beide Elemente. Ein erhöhter Borrelientiter im Serum ist bei IgA 1 : 124 verdächtig, bei 1 : 1062 praktisch beweisend für eine Borrelieninfektion. Allerdings belegt nur ein IgM-Titer eine frische Borreliose. Bei frischer Infektion mit akutem Borrelienbefall des zentralen Nervensystems ist der Antikörpertiter im Liquor höher als im Serum. Die **Prognose** ist bei der vorwiegend radikulomyelitischen Form gut, und die Schmerzen sowie die Krankheitssymptome bilden sich innerhalb einiger Wochen bis Monate vollständig zurück. **Therapeutisch** sollte dennoch – im Hinblick auf die oft sehr intensiven Schmerzen sowie auf die Möglichkeit der Entwicklung einer progredienten und chronischen Form – eine Behandlung z. B. mit 20 Millionen E. Penicillin i. v. täglich während 14 Tagen durchgeführt werden. **Ätiologisch** ist ein Befall mit der durch Zecken, möglicherweise auch anderen Insekten übertragenen Borrelia burgdorferi, eine Spirochäte, verantwortlich. Der Durchseuchungsgrad der Bevölkerung beträgt in der Bundesrepublik und in der Schweiz etwa 10%.

Durch Pilze erzeugte Meningoenzephalitiden

Meningoenzephalitis durch Cryptococcus neoformans

(1025)

Die Infektion erfolgt meist durch die Atemwege, eventuell aber auch durch die

Haut. Dieser Hefepilz erzeugt beim Menschen ausschließlich oder doch klinisch im Vordergrund stehende zentral-nervöse **Symptome.** Die Krankheit befällt Männer häufiger als Frauen. Meist finden sich Kopfschmerzen, Erbrechen, Bewußtseinsstörungen, dann unterschiedlich intensive fokale neurologische Ausfälle und Hirnnervensymptome. Im *Liquor* findet sich eine Pleozytose (bis 400 Lymphozyten) und mäßige Eiweißerhöhung. Liquorzucker meist erniedrigt. Besonders im Tuschepräparat läßt sich der von einer Kapsel umgebene, kugelige Erreger nachweisen. Früher oder später wird der Allgemeinzustand des Patienten schwer beeinträchtigt. Die **Prognose** ist schlecht. Die Mehrzahl der Fälle verläuft rasch progredient, und der Tod tritt innerhalb einiger Monate ein. Es gibt aber nicht wenige Kranke, die manches Jahr mit dem Bilde einer chronischen Meningitis im Liquor überlebten und sogar arbeitsfähig blieben. **Therapeutisch** wird Amphotericin B i. v. verabreicht.

Blastomykose

Diese durch den Pilz Blastomyces dermatitidis verursachte Erkrankung befällt vor allem im Freien arbeitende Männer. Die Eintrittspforte ist meist die Lunge, und mit der Zeit werden die meisten Organe befallen. In der Lunge und in der Haut sind je bei etwa der Hälfte der Patienten Herde vorhanden. In 3 bis 10% der Fälle, gar in 33% der Patienten mit einer Systemaffektion, wird auch das Nervensystem betroffen (384). Dies geschieht entweder per contiguitatem von Knochenherden her oder hämatogen vor allem in das Hirnparenchym. Eine Meningitis tritt meist erst spät in Erscheinung, sehr selten einmal isoliert. Die Differenzierung muß im besonderen gegenüber einem tuberkulösen Befall des Nervensystems bzw. einer Kryptokokkose gemacht werden.

Durch Protozoen verursachte Hirnerkrankungen

Toxoplasmaenzephalitis

Die angeborene Erkrankung ist bereits auf S. 13 beschrieben worden. Auch postnatal kann eine Toxoplasmainfektion mit zerebrospinalen Manifestationen erworben werden (987). Die **Symptome** sind meist die einer akuten oder subakuten Meningoenzephalitis, Meningomyelitis oder -radikulitis. Es kann aber auch zu schubweise auftretenden Symptomen von unterschiedlicher Lokalisation, wie bei einer multiplen Sklerose, kommen. Der *Nachweis der Erreger* geschah früher durch die Komplementbindungsreaktion des mit lebenden Toxoplasmen durchgeführten Sabin-Feldman-Testes. Heute ermöglicht der Immunofluoreszenztest auch den Direktnachweis der Erreger im Liquor (536). Die **Therapie** besteht in der kombinierten Gabe von Pyrimethamin (Daraprim) mit einem Ultralangzeitsulfonamid (z. B. Fansidar) und Spiramycin.

Sarkoidose

(Morbus Besnier-Boeck-Schaumann)

Es ist keineswegs gesichert, daß die Sarkoidose **ätiologisch** eine erregerbedingte Erkrankung darstellt. Da sie sich aber am zentralen Nervensystem vor allem als eine Meningoenzephalitis darstellen kann, sei sie hier besprochen. Die **Symptome** von seiten des Nervensystems (986a, 1060a, 1168) sind klinisch in ca. 5–10% der Fälle, autoptisch deutlich häufiger nachzuweisen. Am häufigsten sind die dienzephalen Bilder, vor allem mit Diabetes insipidus, eventuell mit Chiasmabefall. Außerdem kommen abgegrenzte Granulome, isoliert oder multipel, vor, die als raumfordernde Prozesse wirken oder das Bild einer multifokalen Affektion mit Hirnnervenbefall ergeben, wodurch eine multiple Sklerose nachgeahmt wird. Auch psychoorganische Veränderungen bis hin zu dementiellen Bildern können vorkommen. Am Rückenmark können die Symptome einer Querschnittsmyelitis auftreten. Selten kann auch eine periphere Neuropathie auftreten (1168). Die Myopathie bei Sarkoidose wird auf S. 524 beschrieben werden. Bei zentralem Befall finden sich im *Liquor* immer Eiweiß- und mäßige Zellzahlvermehrung bis 200 Zellen. Die **Prognose** ist sehr ernst, der Verlauf chronisch und langsam progredient, und die Fälle sprechen **therapeutisch** unterschiedlich auf Corticosteroide an. Bei genügend hoher Dosierung sowie frühzeitiger und konsequenter Behandlung mit Anpassung der Dosis an die klinischen Symptome spricht eine Mehrheit der Fälle gut an (1060a).

Durch Bakterien erzeugte Bilder

Listeriose (1017)

Dieser grampositive Erreger kommt ubiquitär vor und kann auch auf den Menschen übertragen werden. Nebst verschiedenen, meist allgemeinen und Lokalsymptomen kann er auch eine Meningoenzephalitis erzeugen. Die **Symptome** bestehen meist in einem akuten zerebralen Krankheitsbild mit Erbrechen, Kopfweh und hohem Fieber. Der Prozeß ist meist im Gebiet der Brücke und der Medulla oblongata lokalisiert und bewirkt entsprechende Lokalsymptome, wie Schlucklähmung, Vestibularisausfälle und Augenmotilitätsstörungen. Der Erreger kann aber bei Neugeborenen und auch bei Erwachsenen mit durch Malignome oder Medikamente verringerter Resistenz, insbesondere bei Immunosuppression, eine oft subakute und chronische Meningoenzephalitis verursachen. Meningismus kann fehlen, wechselnde Benommenheit und epileptische Anfälle treten auf. Im *Liquor* findet sich eine Zellzahlerhöhung bei niedrigem Liquorzucker, wobei die Erreger aus der Rückenmarksflüssigkeit isoliert werden können. Ohne **Behandlung** (Penicilline, Tetracycline) kann der Exitus innerhalb weniger Tage eintreten.

Embolische Herdenzephalitis

Hier handelt es sich **ätiologisch** um eine bakterielle subakute Endokarditis, bei welcher (septische) Partikel verschleppt werden und zu multiplen zerebralen Embolien führen. Die **Symptome** sind zunächst entweder jene eines gröberen apoplektischen Insultes mit klinisch faßbaren Ausfällen, wie z. B. eine Hemiparese, oder aber kleiner Insulte. Eine Häufung solcher Episoden mit Mikroembolien in kleine Arteriolen und Kapillaren sind das eigentliche Charakteristikum der embolischen Herdenzephalitis. Sie können ohne massive neurologische Ausfälle zu psychischen Störungen, einer kurzen Bewußtlosigkeit, Verwirrtheit, zu Kopfschmerzen, zu epileptischen Anfällen und zu Wesensveränderungen führen. Auch pseudobulbäre Symptome kommen vor. Selten kommt es auch zu einer metastatischen eitrigen Meningitis. Es können sekundär embolisch mykotische Aneurysmen mit Subarachnoidalblutung, intrazerebraler Massenblutung oder Hirnabszessen entstehen. Der *Liquorbefund* zeigt diskrete entzündliche Veränderungen. Der Herzbefund und die übrigen Zeichen der Sepsis werden die richtige Diagnose erlauben.

Rickettsienerkrankungen

Unter diesen sind der Flecktyphus und das Q-Fieber die praktisch wichtigsten. Sie werden von einem tierischen Reservoir durch Insekten auf den Menschen übertragen. Zunächst finden sich Allgemeinsymptome mit Fieber, Kopfweh, schwerem Krankheitsgefühl, einem Exanthem (außer bei Q-Fieber) etc. Nach einigen Tagen treten zunehmende enzephalitische Symptome in Erscheinung mit Benommenheit, Verwirrtheit, Koma, Optikusbefall, eventuell fokalen neurologischen Ausfällen. Höchstens beim Q-Fieber finden sich meningitische Zeichen. Der Liquor ist in der Regel normal. Spontane Erholung ist möglich. Die Therapie besteht in Chloramphenicol und Tetracyclinen.

Durch Immunreaktion bedingte Enzephalopathien

Nicht durch Erreger bedingt, sondern pathogenetisch auf eine Immunreaktion gehen die Enzephalopathien nach Infektionskrankheiten sowie nach Schutzimpfungen (Pocken, Masern, Röteln und Tollwut) zurück. Nebst den unten näher zu beschreibenden seien die bei 5% der Fälle auftretenden neurologischen Komplikationen einer Mycoplasma-pneumoniae-Infektion erwähnt. Diese bestehen in Meningoenzephalitiden, Myelitiden und Radikulitiden (188a, 883a, 1153a).

Masernenzephalitis (1, 366)

Diese tritt bei 1–5 von 1000 Masernfällen auf. Sie gehört zu den parainfektiösen Enzephalitiden, die nach ätiologisch unterschiedlichen, sonst harmlosen Infektionskrankheiten (Masern, Röteln, Varizellen) auftreten können. Klinisch gleichartig kommt dies aber auch z. B. nach Pockenschutzimpfung vor. Das *histologische Bild* mit der perivenösen Infiltration ist recht einheitlich. Daraus wird u. a. abgeleitet, daß **pathogenetisch** diese heterogenen Gruppen auf einen einheitlichen Mechanismus, nämlich auf eine Antigen-Antikörper-Reaktion zurückzuführen sind. Ein direkter Befall des Gehirns durch das Masernvirus scheint nicht vorzuliegen (366). Die klinischen **Symptome** der Masernenzephalitis beginnen meist am 4. bis 6. Tage des Exanthems, wenn das Fieber oft schon im Abklingen ist. Es treten innerhalb von Stunden Kopfweh, Erbrechen, Benommenheit und Koma auf. Es finden sich epileptische Anfälle, zerebrale und auch medulläre neurologische Ausfälle. Die *Lumbalpunktion* kann Zellzahlen bis zu 400 ergeben. Die **Prognose** ist schlecht: Etwa 10% der Fälle sterben in den ersten paar Tagen. Von denjenigen, die sich erholen, weisen praktisch alle später noch neurologische Symptome auf, und überdies zeigt etwa die Hälfte mehr oder weniger gravierende psychische Defekte.

Enzephalitis nach Pockenschutzimpfung

Diese tritt im Mittel bei einer von 100 000, zeitweise aber bei einer von 1000 Impfungen auf. Besonders gehäuft kommt sie nach Erstimpfungen jenseits des Kleinkindesalters vor, wird jedoch nicht unter 2 Jahren, kaum je über 30 Jahren beobachtet. **Klinisch** treten die enzephalitischen Erscheinungen 8, längstens 25 Tage – meist 9–12 Tage – nach der Impfung auf. Der Beginn ist akut mit

Kopfweh, Erbrechen, Fieber und Krämpfen sowie unterschiedlichen neurologischen Ausfällen. Die akute Phase dauert 1–2 Wochen. Zellzahl- (bis 100) und Eiweißerhöhung im Liquor. Die **Prognose** ist ernst, und die Mortalität beträgt 10–50%, wobei der Exitus am häufigsten zwischen dem 15. und dem 18. Krankheitstag erfolgt. Wird die kritische Phase überstanden, so erholen sich diese Schwerkranken oft erstaunlich gut, wobei allerdings Restparesen und andere Störungen zurückbleiben können.

Lues des Nervensystems

(1148)

Allgemeiner Überblick und Terminologie zur Lues des Nervensystems

Etwa 10% der nicht durch frühzeitige Behandlung sanierten Luiker – auch bei konnataler Lues – entwickeln klinische Symptome eines Befalls des Nervensystems. In jedem der drei Stadien der Lues kann das Nervensystem betroffen werden:

– Sind lediglich die Seroreaktionen positiv, findet sich aber weder klinisch noch im Liquor ein Hinweis für eine Beteiligung des Nervensystems, so spricht man von einer *Lues latens seropositiva.*
– Die Spirochäten erreichen u. U. aber schon vor dem Exanthem, also vor den generalisierten Erscheinungen der in der 5.–12. Woche nach der Infektion beginnenden Sekundärperiode, das Nervensystem, so daß fast 10% der Fälle in dieser Phase schon eine Lymphozytose des Liquors auf-

weisen. Man spricht dann von einer *Lues latens liquorpositiva.*
– Treten dann klinische Symptome hinzu, wird man von einer eigentlichen *Neurolues* sprechen können. Man kann diese in drei Haupttypen unterteilen, zwischen denen es vielfache Übergänge und Kombinationen gibt:
  • *Lues cerebrospinalis,* die vorwiegend durch entzündliche Veränderungen der Meningen und der Gefäße charakterisiert ist, wobei einmal akute exsudative, dann wieder mehr proliferative Aspekte im Vordergrund stehen können.
  • *Tabes dorsalis* mit ihren systematisierten, vor allem im Rückenmark lokalisierten Veränderungen und
  • *progressive Paralyse* mit den vorwiegend zerebralen Symptomen. Die beiden letztgenannten stellen zusammen die sogenannten *metaluischen Erkrankungen* dar.

Die Häufigkeit der Lues cerebrospinalis, verglichen mit der Tabes und der progressiven Paralyse, beträgt 4 : 3 : 5.

Serologischer Nachweis der Lues

Reaktionen im Serum (318, 413) dienen dem Nachweis der Lues an sich. Zunächst Nicht-Treponemen-Teste, die gereinigtes Cardiolipin mit Lecithin als Antigen zum Nachweis von Reaginen brauchen. Zu diesen gehört zum Beispiel der VDRL-Test. Er ist in fast einem Viertel bis einem Drittel der primären Syphilis und auch der Spätfälle negativ. Unter den spezifischen Treponemen-Testen sind der TPHA- und vor allem der FTA-(Fluoreszenz-Treponemenantikörper-Absorptions-)Test zu erwähnen. Er ist nur in etwa 5% der Spätfälle negativ. Auch eine quantitative Auswertung der Testresultate ist möglich und erlaubt Rückschlüsse auf Aktivität, Reinfektion, Behandlungsresultat bzw. weitere Behandlungsbedürftigkeit. Der 19-S-IgM-FTA-Absorptionstiter ist nur solang positiv, als lebende Treponemen im Körper vorhanden sind. Er gibt also einen zuverlässigen Hinweis auf die Behandlungsbedürftigkeit. Diese Teste lassen aber alle keinen sicheren Schluß zu, ob das ZNS mitbefallen ist. *Teste im Liquor* (413) sowie die Beurteilung der Relation der IgG-Konzentration in Serum und Liquor unter Verwertung der übrigen (vor allem zytologischen) Liquorbefunde erlauben sichere Rückschlüsse. Eine positive VDRL-Reaktion im Liquor läßt praktisch immer auf einen Mitbefall des zentralen Nervensystems schließen, ist allerdings auch bei erfolgreich behandelter Lues des Nervensystems noch positiv. Er kann andererseits bei ZNS-Befall selten auch einmal negativ ausfallen. Die Aktivität einer Neurolues ergibt sich aus einer erhöhten Zellzahl oder Eiweißvermehrung (s. auch Therapie S. 62). Auch erhöhte IgG-Werte im Immunopherogramm des Liquors und erhöhtes IgM im Serum lassen auf eine aktive Neurolues schließen.

Lues cerebrospinalis

In der *Sekundärperiode* kann eine *fatale akute syphilitische Meningoenzephalitis* mit zelligen Infiltraten der Meningen, Endarteriitis der meningealen und zerebralen Gefäße, Hirnnervenausfällen, zentralen Lähmungen, Krampfanfällen und Koma auftreten. Die Zellzahl im Liquor ist stark erhöht. Gelegentlich werden in dieser Phase auch Polyneuritiden beschrieben.

In der *Tertiärperiode,* d. h. 2 oder mehr Jahre nach der Infektion, gehen die *verschiedenen Erscheinungsformen der Lues cerebrospinalis* auf vaskuläre und perivaskuläre Entzündungen mit obliterierender Endarteriitis zurück. Dies erzeugt Nekrosen mit Kaseifizierungen, andererseits aber auch proliferative, granulomatöse Veränderungen, d. h. Gummata.

– Die *gummöse zerebrale Leptomeningitis* ist vorwiegend basal lokalisiert und durch die membranartige Verdickung der Meningen charakterisiert. Klinisch bestehen Kopfschmerzen, oft Pupillenanomalien, eventuell Hirnnervenausfälle, Chiasmasymptome, Anfälle und psychische Symptome.
– Eine *luische zerebrale Arteriitis* kann zu apoplektischen Insulten mit Erweichungen führen.
– *Zerebrale Gummata* sind selten groß und können dann als raumfordernder Prozeß wirken. Meist sind sie subkortikal in den Hemisphären lokalisiert.
– Die *Pachymeningitis spinalis (hypertrophica)* geht entweder von einer Ostitis des Wirbelkanals aus, oder sie kann sich unabhängig davon entwickeln. Am häufigsten ist sie im Zervikalbereich lokalisiert. Die Dura ist verdickt und mit der Arachnoidea verwachsen. Die Gefäße sind entzündlich verändert. Im Vordergrund stehen starke Schmerzen, Muskelatrophien an den oberen Extremitäten, radikuläre Sensibilitätsstörungen, aber auch Querschnittssymptome (s. unten).
– Bei der *syphilitischen Myelitis* und Meningomyelitis sind Meningen und Blutgefäße verändert und führen zu teils oberflächlichen Rückenmarksveränderungen, aber auch zu Erweichungen ganzer Rückenmarkssegmente. Es treten zunächst gürtelförmige Schmerzen und nach Wochen Rückenmarksquerschnittssymptome auf.
– Bei der von Erb beschriebenen *luischen Spinalparalyse* entwickeln sich

die soeben beschriebenen Symptome sehr viel langsamer, zugleich mit Blasenstörungen, aber praktisch ohne Sensibilitätsausfälle.

- Im Rahmen der luischen Meningomyelitiden können die Muskelatrophien ganz im Vordergrund stehen, so daß man von *luischen Myatrophien* spricht.

- Bei der *Radiculitis luica* stellen Schmerzen und Sensibilitätsstörungen, eventuell zusammen mit einem Zoster, das Hauptsymptom dar.

- Die *Optikusatrophie* kann im Rahmen der Lues cerebrospinalis, sei es auf arteriitischer, sei es auf mechanisch-arachnitischer Basis, auftreten. Auch eine Papillitis mit dem Aspekt einer Stauungspapille kommt vor. Ein Optikusbefall kann aber auch ein Symptom der metaluischen Erkrankung sein.

Tabes dorsalis

Allgemeines: Die Tabes dorsalis gehört zu den metaluischen Manifestationen am Nervensystem. Sie tritt im Mittel 8–12 Jahre nach der Infektion auf und ist vor allem durch anfallartige „lanzinierende" Schmerzen, Ataxie, fehlende Muskeleigenreflexe und Pupillenstörungen (reflektorische Pupillenstarre, S. 365 und 367) gekennzeichnet. Die Tabiker machen etwa 30% der Patienten mit Neurolues aus, wobei Männer 4mal häufiger als Frauen betroffen werden.

Subjektive Beschwerden: Hierbei stellen *Schmerzen* ein Frühzeichen dar. Diese treten plötzlich auf, dauern Sekunden bis Minuten, schießen meist „lanzinierend" in die Beine oder andere Körperstellen ein. Es finden sich schmerzhafte *tabische Krisen* in Epigastrium, Rektum, Penis, Blase usw. Ebenfalls häufig sind *Parästhesien* und *Sensibilitätsstörungen* und dadurch bedingte Gehbehinderungen („Gehen wie auf Watte") sowie die Gangstörungen wegen der *Ataxie*. Meist *irreversible Blasenstörungen* treten u. U. frühzeitig auf, im besonderen eine große, atonische Blase mit viel Restharn, aber ohne Schmerzen. Früh stellt sich auch *Impotenz* ein.

Klinische Untersuchungsbefunde: Es lassen sich immer zunächst *Störungen der Sensibilität* nachweisen. Anfänglich ist zumindest der Vibrationssinn, später der Lagesinn herabgesetzt oder aufgehoben. Die Schmerzempfindung ist besonders in tiefen Strukturen vermindert (fehlender Hodendruckschmerz und Achillessehnendruckschmerz). Die (perineale) Schmerzempfindung erfolgt verzögert. Zum Teil aufgrund der Tiefensensibilitätsstörung findet sich in etwa $\frac{1}{3}$ der Fälle eine Ataxie, die bis zu einer schweren Gehbehinderung führen kann. Sie wird besonders deutlich beim Augenschluß oder in der Dämmerung. Der Strichgang und der Romberg-Versuch sind entsprechend pathologisch. Die Störung der Muskelafferenzen durch die Hinterwurzeln hat eine oft ausgeprägte Hypotonie mit abnorm ausgiebiger Beweglichkeit der Gelenke zur Folge. Aus dem gleichen Grunde verschwinden bei mehr als der Hälfte der Patienten die *Muskeleigenreflexe,* meist zunächst die Achillessehnenreflexe und dann die Patellarsehnenreflexe. Selten kommen Pyramidenzeichen hinzu. Früher oder später kommen bei etwa 90% der Tabiker *Pupillenanomalien* hinzu. Meist finden sich anisokore, enge, entrundete Pupillen, die auf Licht schlecht oder gar nicht reagieren. Es sind alle Übergänge bis zur voll ausgebildeten reflektorischen Pupillenstarre (Argyll Robertson), die bei etwa 20% der Tabiker vorkommt, zu beobachten (S. 365 und 367). Etwa jeder 10. Patient hat eine *Optikusatrophie,* die meist auch bei energischer Therapie bis zur Amaurose fortschreitet. Seltener finden sich *Augenmotilitätsstörungen. Trophische Störungen* können sich als chronisches *Ulcus perforans* der Fußsohle oder als *tabische Arthropathie* mit schweren Gelenkdestruktionen (Charcot-Gelenk) manifestieren.

Im *Liquor* finden sich bis 80 mononukleäre Zellen, und das Eiweiß ist entweder normal oder geringgradig erhöht. Wegen der Zunahme der Gammaglobuline sind die Kolloidkurven pathologisch. Die Wassermann-Reaktion ist bei etwa 70% der Fälle im Blut, bei 75% der Fälle im Liquor positiv. In 5% ist sie nur im Blut, in etwa 10% nur im Liquor positiv. Es finden sich immerhin etwa $\frac{1}{3}$ der Fälle, in welchen die Wassermannsche Reaktion sowohl im Blut wie im Serum negativ ist. Die spezifischsten Teste hingegen (TPHA und FTA) sind immer positiv.

Neuropathologie: Schon makroskopisch sind eine Verdünnung und eine Sklerosierung der Hinterstränge des Rückenmarkes sichtbar. Mikroskopisch findet sich eine Degeneration der durch die Hinterwurzel eintretenden exogenen Fasern des Rückenmarkes. Die Hinterstrangfasern sind demyelinisiert, vereinzelt gehen

auch die Axone zugrunde, und die Glia proliferiert.

Progressive Paralyse (1201)

Allgemeines: Die progressive Paralyse macht etwa 45% der Fälle von Neuroues aus. Männer werden 4mal so häufig wie Frauen befallen. Sie tritt 10–15 Jahre nach der Primärinfektion, gelegentlich auch viel später auf, um so früher, je älter der Patient im Zeitpunkt der Infektion war. Im Vordergrund stehen meistens eine progrediente Demenz, oft mit Kritiklosigkeit und expansiven Zügen, epileptische Anfälle, eine verwaschene Sprache, Pupillenstörungen und unterschiedliche neurologische Ausfälle.

Symptome: Diese sind zu Beginn oft uncharakteristisch: Kopfschmerzen, allgemeine Ermüdbarkeit und Schlafstörungen. Bei etwa 10% der Patienten treten epileptische Anfälle auf. Vereinzelte Kranke haben rasch rückbildungsfähige Hemiparesen oder andere fokale Symptome (Lissauer-Typus, Anfallsparalyse).

Klinische Untersuchungsbefunde: Weniger als die Hälfte der Patienten zeigen die bei der Tabes beschriebenen Pupillenstörungen. Charakteristisch ist eine dysarthrische, „verschmierte" Sprache, ein „Silbenstolpern" besonders bei gewissen Testworten (z. B. „Dritte reitende Artilleriebrigade", „Liebe Lilly Lehmann"). Besonders um die Mundregion zeigen sich Muskelzuckungen als „Wetterleuchten". Die Reflexe sind oft gesteigert, nicht selten finden sich Pyramidenzeichen. Gelegentlich besteht eine Optikusatrophie, oder es finden sich Hinterstrangsymptome und andere Zeichen einer Tabes, so daß man von „Taboparalyse" spricht. Gelegentlich kann ein aresorptiver Hydrozephalus sich ausbilden, wobei dann eine Shunt-Operation eine Besserung der durch den Hydrozephalus bedingten Symptome bewirkt.

Psychische Symptomatologie: Diese ist nicht selten eindrücklicher als die neurologischen Störungen. Am häufigsten ist eine allmählich progrediente Demenz mit Gedächtnisabnahme, Affektstörungen, vermindertem Kritikvermögen und entsprechenden ethischen Entgleisungen und sozialem Abstieg. Seltener ist der erregte oder der expansive Typus, wobei groteske Selbstüberschätzungen mit fantastischen Unternehmungen vorkommen.

Liquorbefund und die serologischen Reaktionen sind praktisch immer pathologisch. Die Wassermannsche Reaktion ist sowohl im Serum wie im Liquor wesentlich häufiger positiv als bei der Tabes.

Neuropathologisch erscheint das Gehirn makroskopisch verkleinert, und seine Konsistenz ist erhöht. Die weichen Hirnhäute sind verdickt, vor allem frontotemporal sind die Windungen atrophisch. Die Ventrikel sind erweitert. Mikroskopisch besteht das Bild einer subakuten Enzephalitis. Vor allem im Kortex, im Striatum und im Hypothalamus finden sich ein Ganglienzellverlust sowie eine Zunahme von Astrozyten und Mikroglia. Die Gefäßwände sind verdickt, und es liegen zellige perivaskuläre Infiltrate vor. Im Gehirn lassen sich zahlreiche Spirochäten nachweisen.

Prognose: Diese ist ohne Therapie innerhalb etwa 3 Jahren infaust, und spontane Besserungen kommen nur als Seltenheit vor.

Therapie und Therapiekontrolle bei Neurolues (178, 931, 1067, 1148, 1201):
Indikation zur Behandlung der Neurolues und gleichzeitig Maßstab für die Erfolgsbeurteilung stellen die Aktivitätszeichen im Liquor cerebrospinalis dar. Die Zellzahlerhöhung ist das wesentliche Element und begründet die Indikation zur *Penicillinkur.* Diese wird mit 15–20 Millionen Einheiten im Verlauf von 2–8 Wochen durchgeführt. Eine Kombination mit anderen Behandlungsmethoden bietet keine Vorteile. In Fällen, die trotz korrekt durchgeführter intramuskulärer Penicillin-Behandlung weiterhin Aktivitätszeichen aufweisen, wird die intravenöse Behandlung mit 20 Millionen Einheiten wasserlöslichem Penicillin täglich während 10 Tagen durchgeführt werden.

Liquorkontrolle: im 1. Jahr nach der Behandlung alle 3 Monate, im 2. und 3. Jahr alle 6 Monate und dann einmal jährlich bis zum 5. Jahr. Bei erfolgreicher Kur wird sich innerhalb 6 Monaten die Zellzahl normalisieren und der Eiweißwert deutlich zurückgehen. *Wiederholung der Kur* nach 6 Monaten – bzw. später – ist nur dann indiziert, wenn die Zahl der Zellen 15/3 noch übersteigt. *Verlaufsbeobachtung:* Im Laufe der Jahre werden auch die anderen Liquorveränderungen, namentlich die Eiweißwerte, die Gammaglobulinvermehrung bzw. die pathologischen Kolloidkurven, und zuletzt auch die

Wassermann-Reaktion im Liquor und Serum in manchen Fällen normalisiert. In anderen bleiben gewisse Normabweichungen weiterhin bestehen, was aber nicht als Aktivitätszeichen gewertet werden darf. Der Treponemen-Immobilisationstest nach Nelson gar bleibt im Serum immer, im Liquor fast immer auch nach Heilung einer Neurolues positiv. Bei Patienten, die unter Antibiotika stehen, kann er falsch-positiv sein. Tabische Krisen sprechen auf Carbamazepin, 400–800 mg täglich, an.

Hirnabszesse (146)

Ätiologie: Hirnabszesse entstehen selten direkt traumatisch, viel häufiger metastatisch. Die primäre Infektionsquelle im Organismus ist am häufigsten eine Ohraffektion, dann auch Sinusiiden, Bronchiektasen und andere eitrige Lungenprozesse sowie Endokarditiden (v. a. bei kongenitalen Herzvitien). Bei Kindern geht etwas mehr als die Hälfte der Hirnabszesse auf ein kongenitales Herzvitium zurück, und etwa 5% dieser Herzfehler werden früher oder später durch einen Hirnabszeß kompliziert. In der Ära der Antibiotika werden auch immer mehr, nämlich bis zu 25%, Fälle mit unbekanntem Primärherd beschrieben. Die häufigsten Erreger sind Streptokokkus und Staphylokokkus, seltener Pneumokokkus und andere. Das Intervall zwischen primärem Eiterprozeß und den ersten Symptomen des Hirnabszesses beträgt in etwa der Hälfte der Fälle weniger als 2 Monate, daneben aber kommen Intervalle von vielen Monaten bis zu vielen Jahren vor.

Lokalisation: Abszesse sind wesentlich häufiger im Großhirn als im Kleinhirn (1011) und nur in einigen Prozent der Fälle im Hirnstamm (953) lokalisiert, wo sie dann die Symptomatologie eines chronisch-progredienten Hirnstammglioms nachahmen können. Die Listeriose ist häufig hier lokalisiert (S. 56).

Klinische Symptomatologie: Diese ist nur selten die mehrphasige, wie sie im Rahmen der embolischen Herdenzephalitis (S. 56) vorkommen kann. Dies kann z. B. der Fall sein, wenn ein Hirnabszeß sich auf eine Enzephalorrhagie oder einen zerebralen Infarkt, also auf eine ischämisch oder embolisch entstandene Erweichung aufpfropft. Nachträglich findet sich in solchen Fällen meist im Organismus sonstwo eine Infektquelle (175). Wesentlich häufiger finden sich die rasch progredienten Symptome eines raumfordernden intrakraniellen Prozesses mit Herdsymptomen, eventuell epileptischen Anfällen und Hirndruckzeichen, so daß in erster Linie ein Hirntumor erwogen wird. Die Differenzierung ist um so schwieriger, als die Mehrzahl der Patienten afebril ist. Wohl zeigen die meisten Patienten eine Leukozytose und eine erhöhte Blutsenkungsgeschwindigkeit, aber immerhin ist auch in dieser Beziehung etwa $\frac{1}{4}$ der Kranken unauffällig. Auch die Liquorzellen zeigen bei etwa $\frac{1}{3}$ der Patienten keine Vermehrung. Die Raschheit der Progredienz der Symptome entspricht etwa derjenigen bei einem Glioblastom oder einer Gehirnmetastase. Unter diesen Umständen wird nicht selten erst die neuroradiologische Untersuchung oder gar erst die operative Exploration die endgültige Differenzierung zwischen Tumor und Hirnabszeß ermöglichen. Im CT können Hirnabszesse eine (oder mehrere) Ringfiguren mit Kontrastmittelanreicherung in der Peripherie zeigen.

Therapie: Diese ist abhängig von der Krankheitsphase, der Größe und der Lokalisation des Abszesses. Wirkt ein großer Abszeß raumfordernd, dann besteht im Prinzip das Ziel in einer Radikaloperation, wobei die frühen, nicht abgekapselten Abszesse oft zunächst punktiert, wenn möglich drainiert werden müssen und eine intensive lokale und allgemeine antibiotische Therapie durchzuführen ist. Die Radikaloperation sollte aber am folgenden Tag angeschlossen werden (625). Mehr und mehr werden aber Hirnabszesse auch rein konservativ durch eine angemessene hochdosierte und über 4–6 Wochen anhaltende Antibiose behandelt. Die Mortalität beträgt immer noch etwa 1/3 der Fälle.

Extradurale Abszesse und subdurales Empyem

(108, 354)

Ätiologisch kann ersterer entweder auf dem Boden einer (traumatischen) Osteomyelitis oder per contiguitatem, d. h. durch direkte Durchwanderung aus der Nachbarschaft (z. B. bei Sinusitis frontalis) entstehen. Das subdurale Empyem geht am häufigsten auf eine (akute) Sinusitis frontalis oder ethmoidalis, seltener auf eine Otitis zurück. Die Hälfte der

Patienten ist jünger als 20, beim Empyem überwiegen die Männer.

Die **klinische Symptomatologie** ist je nach Grundleiden unterschiedlich, beginnt aber in der Regel mit den Zeichen einer Osteomyelitis. Unter Fieber, zunehmenden Kopfschmerzen und Unruhe sowie Benommenheit entwickeln sich dann sehr rasch die lokalen Symptome (Hemiparese, epileptische Anfälle). Als Komplikation treten gelegentlich ein Durchbruch in die Subarachnoidalräume mit Meningitis oder ein Hirnabszeß auf. Im Liquor kann die Zellzahl normal oder wenig erhöht sein, sofern es zu keinem Durchbruch in den Subarachnoidalraum gekommen ist. Röntgenologisch läßt sich gelegentlich eine Osteomyelitis im Leerbild nachweisen, und neuroradiologisch kann mit dem CT der extrazerebrale raumfordernde Prozeß dargestellt werden.

Aus einer *Otitis externa* (maligna) kann, besonders bei Diabetikern, eine Osteomyelitis der Schädelbasis sich entwickeln. Der *Erreger* ist Pseudomonas aeruginosa. Leitsymptom ist die Trias: Granulierender knochendestruierender Prozeß im äußeren Gehörgang, Ohrschmerzen und gelblich-grüner Ohrfluß. Es treten *Hirnnervenlähmungen* auf (309), wobei besonders der N. facialis, jedoch in unterschiedlicher Kombination auch andere vom 3. bis zum 12. betroffen sind. Auch die Halswirbelsäule kann von der Osteomyelitis befallen sein, und dann treten entsprechend Ausfälle zervikaler Wurzeln auf. Die **Therapie** besteht in der Evakuation der Eiterung, wobei die Prognose vor der Antibiotikaära infaust war. Aber auch unter kombinierter operativer und antibiotischer Therapie ist mit einer *Mortalität* von ca. einem Drittel zu rechnen.

Durchblutungsstörungen und Blutungen des Gehirns und seiner Hüllen

Physiologische und anatomische Vorbemerkungen betreffend Gehirndurchblutung

Gehirnstoffwechsel

Dieser benötigt als fast ausschließlichen Energielieferanten die Glucose, wovon pro Tag insgesamt 115 g verbraucht werden. Der respiratorische Quotient liegt um 1. Etwa 15% des Herzminutenvolumens werden für das Gehirn verbraucht, das selber aber nur 2% des Gesamtkörpergewichts ausmacht. Klinisch ischämische Symptome treten dann auf, wenn das Blutangebot von normal 58 ml/100 g Gehirn/Min. auf etwa 35–40 ml sinkt.

Regulatorische Mechanismen

Diese gewährleisten innerhalb weiter Grenzen eine genügende Sauerstoffversorgung des Gehirns. Beim wachen Menschen findet bei Drucksenkung zunächst eine kompensatorische Dilatation der Gehirngefäße statt, so daß die Durchblutung mehr oder weniger konstant gehalten wird. Erst unterhalb eines systolischen Wertes von etwa 70 mm Hg beim Gefäßgesunden (oder von 70% des Ausgangswertes beim Hypertoniker) nimmt die Gehirndurchblutung deutlich ab (692). Beim Verschluß einer A. carotis tritt auf der Gegenseite eine Mehrdurchblutung von 70% auf, ja auch schon bei Verschluß der A. meningea media ist eine Mehrdurchblutung der Gegenseite nachweisbar und nicht durch bloße Blutdrucksteigerung zu erklären. Eine Abnahme der Durchblutung des Gehirns findet bei Hyperventilation sowie bei intrakranieller Drucksteigerung statt.

Totale (experimentelle) Ischämie des Gehirns

Hier findet sich nach 2–8 Sekunden kein freier Sauerstoff mehr. Nach 12 Sekunden tritt Bewußtlosigkeit auf, und nach 30–40 Sekunden ist im Elektroenzephalogramm keine elektrische Aktivität mehr nachweisbar. Nach 3–4 Minuten finden sich histologisch faßbare, irreversible Nekrosen des Gehirnparenchyms, und eine totale Ischämie von 9 Minuten kann nicht überlebt werden (Abb. 1.**6**).

Intra- und extrakranieller Kollateralkreislauf

Dieser spielt für das Verständnis vaskulärer zerebraler Insulte eine wichtige Rolle (1104). Die Blutversorgung des Hirns wird im wesentlichen durch die beiden Aa. carotides internae und die zwei Aa. vertebrales gewährleistet. Die wichtigste intrakranielle Kollateralverbindung stellt der Circulus arteriosus cerebri (Willisi) dar, durch welchen an der Hirnbasis die vier Hauptgefäße miteinander in Verbindung stehen. Hierbei ist sowohl ein Übertritt des Blutes von der einen Seite zur anderen, als auch von frontal (Karotisgebiet) nach okzipital (Vertebralisgebiet) und umgekehrt möglich. In Abb. 1.**7** sind diese Kollateralen schematisch dargestellt. Wie weit diese Anastomosen bei Verschluß eines Gefäßes im klinischen Einzelfall zum Tragen kommen und eine funktionell genügende Ersatzdurchblutung gewährleisten, hängt von einer ganzen Reihe von Faktoren ab, namentlich

- Weite der Anastomose,
- Wandbeschaffenheit und Fähigkeit, sich zu erweitern,
- lokale Druckverhältnisse, d. h. Druckgefälle auf dem Umgehungsweg,
- allgemeine Blutdruck- und Kreislaufverhältnisse,

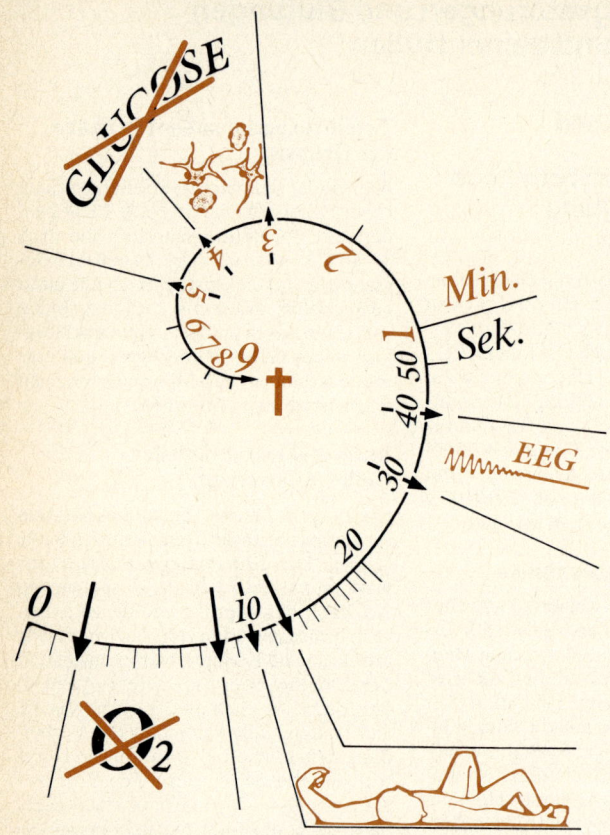

Abb. 1.6 Schematische Darstellung der Wirkung einer totalen Ischämie des Gehirns auf den Stoffwechsel des Gewebes, das Bewußtsein, das Elektroenzephalogramm, die Morphologie der Gehirnganglienzellen und den Glucosegehalt

– Raschheit, mit welcher ein Gefäßverschluß sich einstellt.

Ulzera und Plättchenthrombi

An sklerotisch veränderten Wandpartien der zum Gehirn führenden zervikokranialen Gefäße – die angiographisch als Stenosen oder als Ulzera imponieren können – lagern sich Plättchenaggregate ab. Teile davon werden in distalere, zerebrale Gefäße verschleppt und verursachen Symptome einer zerebralen Ischämie. Dies ist besonders bei Atheromatose der Carotis interna der Fall. Durch den laminären Charakter der Blutströmung können von einer bestimmten Wandstelle aus die Emboli immer wieder in das gleiche zerebrale Gefäß geschleudert wer-

Abb. 1.7 Die wichtigsten Kollateralen der zervikobrachialen Arterien und ihrer Äste:

1 A. carotis externa – A. facialis – A. angularis – A. ophthalmica – Karotis-Siphon

2 A. carotis externa – A. occipitalis – Muskeläste – A. vertebralis

3 A. subclavia – A. thyrocervicalis – okzipitale Muskeläste – A. vertebralis

4 A. vertebralis – meningeale Äste – Aa. spinales

5 A. cerebri anterior – A. pericallosa – Rr. callosi – A. cerebri posterior

6 A. cerebri anterior dextra – A. communicans anterior – A. cerebri anterior sinistra

7 A. cerebri media – Rr. parietooccipitales – A. cerebri posterior

8 Karotis-Siphon – A. communicans posterior – A. cerebri posterior

9 Karotis-Siphon – A. choroidea anterior – A. choroidea posterior – A. cerebri posterior

10 A. cerebri posterior – Rr. corticales – A. cerebelli superior

11 A. cerebelli superior – Rr. corticales – A. cerebelli inferior anterior

12 A. cerebelli inferior anterior – Rr. corticales – A. cerebelli inferior posterior

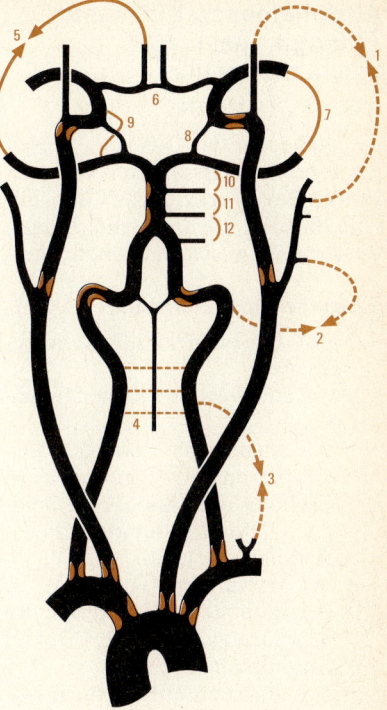

den, so daß auch rezidivierende monosymptomatische Insulte (s. intermittierende Durchblutungsstörung) zustande kommen können. Der Nachweis solcher Mikroembolien, teilweise auch von Cholesterinkristallen in Retinalgefäßen, kann für die Klärung der Pathogenese eines zerebralen Insultes wichtig sein. Es ist schwer zu entscheiden, ob im Einzelfall die früher genannten hämodynamischen Faktoren oder aber Mikroembolien die Hauptrolle spielen.

Topik

Wir müssen uns von der Vorstellung lösen, daß der Läsionsort im Gehirnparenchym mit der Lokalisation des pathologischen Prozesses am zerebralen Gefäßsystem topographisch übereinstimmen muß. Eine lokalisierte Ischämie in einer bestimmten Zone der Gehirnsubstanz ist meist nicht nur Folge einer lokalen, anlagebedingten oder erworbenen Veränderung der unmittelbar zuführenden Zerebralarterien. In der Regel kommt noch eine weitere Ursache hinzu, wie eine allgemeine Verminderung des Blutangebotes an das Gehirn, z. B. durch Blutdruckabfall, durch Verminderung des Herzminutenvolumens oder eine Einengung eines weiter herzwärts gelegenen Anteils des Gefäßsystems.

Allgemeines zu Klinik und Ätiologie vaskulärer zerebraler Insulte

(270, 358, 692, 1104)

Ungefähr 15% der Todesfälle entfallen auf einen vaskulären zerebralen Insult. Davon sind etwa ¾ ischämische Insulte. Männer und Frauen werden etwa gleich häufig betroffen.

Klinische Charakteristika:

– Meist Personen in höherem Lebensalter,
– Ausnahmsweise bei jungen Individuen
  • bei massiven Risikofaktoren (Hypertonie, Nicotinabusus, Diabetes, Progerie, Hyperlipidämie, Homozystinurie, Ovulationshemmer),
  • bei Arteriitiden,
  • bei Embolien oder Herzrhythmusstörungen im Rahmen einer Kardiopathie,
  • bei dissezierendem Karotisaneurysma (S. 76),
– „Schlag"artiges Auftreten von (zentralen) neurologischen Symptomen.
– Selten innerhalb von Stunden bis Tagen progrediente neurologische Erscheinungen (PS = progressive stroke).
– Topographisch hinweisend auf einen Ort einer
  • Großhirnhemisphäre,
  • des Hirnstammes (S. 77).
– Selten von einer vorübergehenden Bewußtseinsstörung begleitet.
– Eventuell auslösende Ursachen, wie z. B.
  • Blutdruckabfall (im Schlaf, postprandial, plötzliche Orthostase, Herzinfarkt),

  • Herzrhythmusstörungen.
– Oft Vorliegen von vaskulären Risikofaktoren (s. unten).
– Klinischer oder instrumenteller Nachweis pathologischer Herz-Kreislauf-Verhältnisse,
  • Herzinfarkt im EKG,
  • Herzrhythmusstörungen,
  • Emboliequelle am Herzen,
  • Stenosegeräusche in den zerebrovaskulären Gefäßen bzw. pathologisches Ergebnis einer dopplersonographischen Untersuchung.
– Entwicklung,
  • sehr rasche und vollständige Rückbildung (TIA = transiente ischämische Attacke),
  • langsamere, aber vollständige Rückbildung (PRIND = primary reversible ischemic neurological deficit)
  • oder fehlende bzw. unvollständige Rückbildung mit Zurückbleiben von Dauerausfällen (CS = completed stroke),
  • PS = progressive stroke (s. oben).

Ätiologische Faktoren: Die folgenden liegen üblicherweise vor bzw. müssen in jedem Fall gesucht werden:

– Arteriosklerose der zervikalen und zerebralen Gefäße. Man suche nach
  • Stenosegeräuschen im zervikobrachialen Bereich,
  • Stenosegeräuschen und Pulsabschwächungen anderer Gefäßbezirke des Organismus,
  • dopplersonographischen Hinweisen auf Einengung bzw. Verschluß zervikaler Gefäße (vgl. Abb. 1.**9**).

– Vaskuläre Risikofaktoren,
- Hypertonie,
- Diabetes mellitus,
- Nicotinabusus,
- Adipositas,
- Hyperlipidämie,
- Ovulationshemmer,
- Polycythaemia vera,
- gewisse familiäre Erkrankungen,
  Rendu-Osler-Syndrom (S. 170),
  Homozystinurie,
  Fabry-Erkrankung,
  Ehlers-Danlos-Syndrom,
  Pseudoxanthoma elasticum.
– Vorliegen einer (generalisierten) Arteriopathie,
– Kollagenkrankheit,
- Livedo reticularis generalisata (Sneddon-Syndrom) (899, 1050),
- Arteriitis cranialis (sehr selten intrakraniell),
- fibromuskuläre Dysplasie zerebraler Gefäße (1027),
- spontanes oder posttraumatisches disseziierendes Aneurysma der Carotis interna (S. 76).
– Emboliequellen, namentlich
- lokale Plaques an großen zervikalen Gefäßen als Quelle von Plättchenthrombi, namentlich an der Karotisbifurkation,
- Herzaffektionen als Quelle großer Embolie,
  Herzinfarkt mit Herzwandthrombus,
  Vorhofflimmern ohne oder mit rheumatischem Herzklappenfehler (5- bzw. 17mal höheres Embolierisiko [1183]),
  Endokarditis,
  Mitralklappenprolaps (Click-Syndrom) mit mesosystolischem Click bei holosystolischem Geräusch (S. 72),

eventuell erst im Echokardiogramm nachweisbar (67),
eventuell familiär (910),
Vorhofmyxom.
– Auftreten einer plötzlichen (lokalen) vaskulären Insuffizienz als Ischämieursache,
- allgemeiner Blutdruckabfall (Ruheinsult in der Nacht mit Realisieren der Parese beim Erwachen, Belastungsinsult z. B. nach schweren Mahlzeiten, Entspannungsinsult anschließend an besonders intensive Beanspruchung),
- akuter Blutverlust, z. B. innere Blutung,
- Herzinfarkt,
- Subclavian steal syndrome (S. 82),
- lokale Gefäßkompression z. B. einer A. vertebralis beim Kopfdrehen oder manualtherapeutischer Behandlung der HWS,
- Koronarchirurgie (1011a),
- Herztransplantation mit bis zu 60% vaskulären zerebralen Komplikationen (753a).

Akute Durchblutungsstörungen im Großhirnbereich

Beginn: Der klassische Schlaganfall im Großhirnbereich (270, 358, 1104) ist durch eine – wie der Name schon sagt – plötzlich, meist im Schlaf oder aus vollem Wohlbefinden heraus auftretende fokale Symptomatologie, meist eine Hemiparese, charakterisiert. Gelegentlich gehen aber während Stunden Kopfschmerzen und allgemeines Unwohlsein voraus, und manchmal bilden sich die neurologischen Ausfälle nicht schlagartig,

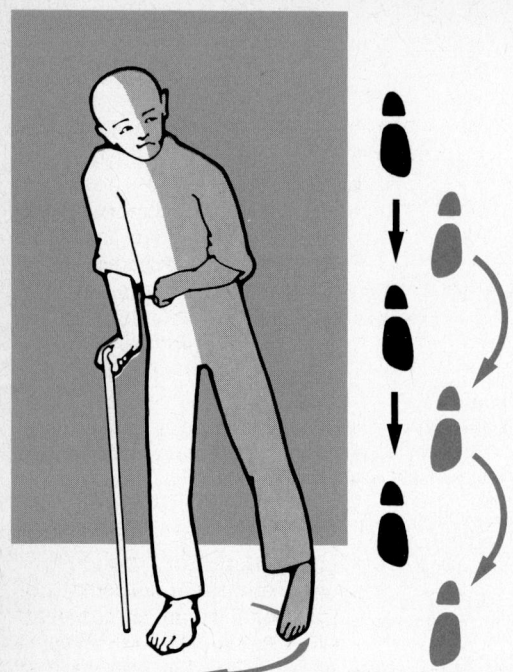

Abb. 1.**8**   Typische Haltung des Hemiplegikers beim Gehen. Zirkumduktion des spastisch gelähmten Beines mit Überwiegen des Streckertonus und angewinkeltem gelähmten Arm mit Überwiegen des Flexorentonus

sondern im Verlauf von Stunden, selten von 1–2 Tagen, aus (progressive stroke). Die anamnestischen Besonderheiten und ätiologischen Faktoren sind oben schon zusammenfassend dargelegt worden.

Klinische Symptome: Diese sind bei den verschiedenen ätiologischen Formen – hämodynamisch bedingte Insuffizienz, Gefäßthrombose, extrakranielle Karotisstenose oder Embolie – die gleichen. Gewisse Besonderheiten der zwei letztgenannten Gruppen allerdings sollen weiter unten aufgeführt werden.

Im *akuten Stadium* beachte man die Atmung, den Kreislauf und das Be-

wußtsein. Man findet neurologisch – bei Erweichungen im Ausbreitungsgebiet der A. cerebri media – die zunächst oft totale motorische Hemiplegie. Liegt die Erweichung in der *Capsula interna* selber (versorgt durch die lentikulostriären Äste der A. cerebri media), so bewirkt der Ausfall der hier auf kleinem Raum zusammengedrängten kortikospinalen, kortikobulbären, thalamokortikalen und optischen Bahnen schwerwiegende Symptome. Anfänglich ist der Tonus meist schlaff, die Reflexe sind normal oder vermindert, der Babinski-Reflex ist allerdings meist schon positiv. Die Sensibilität ist meist nicht oder nur in geringerem

Ausmaße betroffen. Fälle von *rein motorischer Hemiplegie* können bei einer kleinen Erweichung in der Capsula interna oder im Pes pedunculi (208) vorkommen. Eine Ableitung der zerebralen sensiblen evozierten Potentiale nach Stimulation des N. medianus auf der paretischen Seite kann allerdings oft doch einen Mitbefall sensibler Bahnen zeigen (207). Man suche noch bewußt nach einer *Hemianopsie* und beachte *Störungen der Sprache* und andere *Kommunikationsstörungen* (S. 178). Bei der gewöhnlichen Apoplexie besteht kein Meningismus, und der *Liquor* ist zunächst meist normal und weist später gelegentlich bei ausgedehnten Erweichungen eine Pleozytose auf. Bei sekundärer hämorrhagischer Infarzierung kann auch eine Xanthochromie auftreten.

In *späteren Stadien* tritt nach Tagen oder gar erst nach Wochen die Spastizität in den Vordergrund, wobei am Arm eine Beuge-, am Bein eine Streckspastizität überwiegt. Kopf und Augen sind der Herdseite zugewendet (déviation conjuguée), der Patient „schaut sich die Bescherung an". Die Rückbildung der Beinlähmung spielt sich in der Regel rascher ab als diejenige der Armparese. Später zirkumduziert der Patient beim Gehen das paretische Bein und schwingt den gelähmten und leicht flektierten Arm nicht mit (Wernikke-Mannscher Prädilektionstypus) (Abb. 1.**8**). Im Positionsversuch der Arme weist ein leichtes Absinken, eine Flexion im Ellenbogen oder auch nur der Finger („main creuse" der Franzosen) und gelegentlich eine Tendenz zur Abduktion des Kleinfingers („digiti quinti sign" [27]) auf die betroffene Seite hin.

Besonderheiten bei Großhirninsulten

Der Verschluß eines bestimmten Arterienastes hat auch eine bestimmte Symptomatologie zur Folge. Der Verschluß des Hauptstammes der A. cerebri media z. B. führt zu einer stärkeren Parese von Arm und Gesicht bei nur leichtem Befall des Beines sowie zu einer Hemianopsie. Ein Verschluß der *A. cerebri anterior* geht in der Regel ohne Bewußtlosigkeit einher. Es kommt zu einer rein motorischen spastischen Parese des kontralateralen Beines. Ein *Thalamusinfarkt* (123c, 366a) kann je nach Lokalisation sehr unterschiedliche Symptome mit Gesichtsfeldstörungen, vor allem aber auch mit Störungen des Gedächtnisses verursachen. Dies ist besonders deutlich und kann über Jahre persistieren, wenn der Infarkt – bei Versorgung beider Thalamus von einem medialen Arterienstamm aus – bilateral ist (366a). Bei *thalamusnahen Herden* (7, 232) kann es zu u. U. verzögert auftretenden, hartnäckigen, oft brennenden, halbseitigen Schmerzen kommen. Berührungen werden unangenehm und oft verzögert und langdauernd empfunden. Die Temperaturunterscheidung ist gestört, so daß fast eine dissoziierte Sensibilitätsstörung auftreten kann. Ein *Horner-Syndrom* (S. 250) auf der Herdseite ist nicht selten, ebenso eine herdseitige Verminderung oder Aufhebung der thermoregulatorischen *Schweißsekretion* (985). Dies ist als Ausdruck einer *subthalamischen Läsion* der ungekreuzt absteigenden zentralen Sympathikusbahn zu interpretieren. Auch eine Überempfindlichkeit auf Lichtreize wurde beschrieben (232). Am häufigsten zu Beginn des Insultes, selten nach Wochen und Jahren, treten bei etwa 10–20% der Gehirnischämien *epileptische Anfälle* auf. Diese können generalisiert oder fokal sein. Seltener entwickelt sich daraus eine chronische Epilepsie. Bei beidseitiger perisylvischer Ischämie mit lokalisierter Erweichung im vorderen Operkulum kann es zu einer mehr oder weniger isolierten Diplegie der oralen und der Schlundmuskulatur bei Willkürbewegungen bei erhaltener automatischer Motorik kommen, dem *Foix-Chavany-Marie-Syndrom* (685). Als *Aphemie* wird eine bei Läsion der Pars opercularis, des unteren Gyrus parietalis bzw. der darunterliegenden Markregion links auftretende Dysarthrie ohne Aphasie bezeichnet (982).

Untersuchung des Bewußtlosen

Hier muß die Untersuchung mit besonderer Technik die neurologischen Ausfallssymptome nachzuweisen versuchen. Zunächst beachte man, daß der bewußtlose Patient mit einer ganz frischen Apoplexie Kopf und Augen vom Herd weggewendet hält. Selbst beim Bewußtlosen ist es gelegentlich möglich, Hinweise für neurologische Ausfälle zu gewinnen. Eine Fazialisparese kann bei erhaltener Schmerzreaktion durch die Erzeugung einer Schmerzgrimasse nachgewiesen werden. Das passive Hochheben des Oberlides gelingt auf der paretischen Seite leichter. Wenn noch erhalten, weist der Kornealreflex einen Seitenunterschied auf. Auf der paretischen Seite ist in Rückenlage das Bein stärker auswärtsrotiert (1003). Die passiv hochgehobenen Extremitäten

fallen auf der paretischen Seite rascher und schlaffer auf die Unterlage zurück. Ein Schmerzreiz wird auf der gesunden Seite prompter durch eine eventuell gezielte Abwehrbewegung beantwortet. Schließlich können Reflexdifferenzen oder Pyramidenzeichen nachweisbar sein.

Zerebrale Embolien

Diese besondere ätiologische Form eines akuten zerebralen Insultes macht nur etwa 10% aller Apoplexien aus. Bei fast der Hälfte der Fälle ist eine Mitralstenose mit gleichzeitigem Vorhofflimmern der Ausgangspunkt, in ⅓ der Fälle ein Herzinfarkt mit Wandthrombosen. Sehr viel seltener liegen andere, oben auf S. 69 aufgeführte Ursachen vor. Die Bedeutsamkeit eines *Mitralklappenprolapses* ist kontrovers (574a). Immerhin kommt er bei 5 bis 20% der jungen Erwachsenen, jedoch bei solchen mit Hirninfarkt bei 40% vor. Der echokardiographische Nachweis ist nicht immer leicht und erfordert eine große Erfahrung des Untersuchers. Bei dieser Konstellation ist eine Dauerantikoagulation berechtigt. Die Diagnose einer zerebralen Embolie darf gestellt werden, wenn eine der oben genannten kardialen Erkrankungen vorliegt, die neurologischen Ausfälle oft ohne Bewußtseinsverlust schlagartig während des Tages auftreten und von Anfang an voll ausgebildet sind. Der Embolus sitzt häufiger in einer rechtsseitigen zerebralen Arterie als in einer linksseitigen. Oft bilden sich die Symptome rasch zurück. Ein angiographisch eindeutiger Verschluß eines zerebralen Gefäßes ist nicht selten bei Kontrollangiographien oder bei der Autopsie nicht mehr nachweisbar. Kein Meningismus und normale Liquorbefunde.

Prognose der vaskulären Großhirninsulte

Ungefähr ⅓ der Patienten mit Enzephalomalazie stirbt im ersten Anfall, von den übrigen tritt bei etwa der Hälfte ein oft tödliches Rezidiv innerhalb von 5 Jahren auf. Die Patienten erliegen beim Vorhandensein einer Arteriopathie mit transienten ischämischen Attacken etwa gleich häufig einem Herzinfarkt wie einem Hirninfarkt (465). In der akuten Phase stellen hohes Alter, eine vollständige Plegie der Extremitäten, Bewußtseinstrübung sowie eine Kombination von Hemiplegie mit Hemianopsie prognostisch ungünstige Faktoren dar (25a). Auch eine Hypertonie, die bei etwa ⅔ der Patienten vorliegt, hat einen ungünstigen Effekt auf die Prognose des Insultes und auf spätere Rezidive. Möglicherweise ist es gerade das Fehlen konkomitierender Risikofaktoren, das die wesentlich bessere Prognose der Insulte bei Jugendlichen erklärt: 80% werden wieder ganz oder teilarbeitsfähig (469). Therapie (s. S. 83).

Intermittierende Durchblutungsstörungen im Großhirnbereich

Neben den eindrücklichen apoplektischen Insulten mit schwerwiegenden, sich nur langsam zurückbildenden und oft dauernden Ausfällen kennen wir das der *intermittierenden zerebralen Durchblutungsinsuffizienz* („transient ischemic attacks").

Die häufigste Ursache dürften Plättchenthromben sein, die sich von ulzerierten Plaques der A. carotis interna ablösen. Der Volksmund spricht von Berührungen oder Streifungen. Hier treten kurzdauernde zerebrale Störungen von unbestimmtem Charakter oder aber kurzdauernde topisch signifikante neurologische Ausfälle auf. Die Patienten können kurz das Bewußtsein verlieren, um dann eventuell mit Paresen wieder zu erwachen. Sie sind während Stunden verwirrt und desorientiert; sie haben u. U. Wortfindungsstörungen, stoßen mit der Zunge an („Zungenschlägli") oder haben vorübergehend eine Schwäche eines Armes oder eines Beines. Dies kann sich im Laufe von Monaten oder Jahren mehrfach wiederholen, wobei u. U. diskrete Dauerausfälle zurückbleiben oder schließlich die eigentliche Apoplexie sich in fast der Hälfte der Fälle (902) einstellen kann. Etwa ⅓ der Patienten mit einem transitorischen ischämischen Insult stirbt innerhalb von 3–5 Jahren an einem Herzinfarkt oder bekommt eine bleibende Hemiplegie (548). Eben diese letztgenannte häufige Entwicklung verpflichtet den Arzt, bei der ersten Episode einer transienten ischämischen Attacke sorgfältig **nach den (therapierbaren) Ursachen zu suchen.** Sowohl den intermittierenden Durchblutungsstörungen wie auch der Apoplexie mit Dauersymptomen können Gefäßprozesse im intrakraniellen oder auch im extrakraniellen Bereich des arteriellen Systems zugrunde liegen. Während ein Mediaverschluß fast immer sofort zu Dauersymptomen führt, sind transitorische Symptome um so häufiger, je herznäher der pathologische Prozeß liegt. Allerdings haben mehr als 60% der Karotisverschlüsse nur ein- oder zweimal transitorische Symptome vor dem Auftreten irreversibler Ausfälle. Intermittierende Störungen können hierbei hämodynamisch bedingt sein oder aber auf rezidivierenden Embolien von Cholesterinkristallen und Thrombusteilen beruhen.

Prozesse an der A. carotis interna im Halsbereich

Hier sitzt die häufigste zervikale Gefäßstenose (270, 1023, 1104).

Strömungsgeräusche. Die Auskultation am Hals vermag gelegentlich ein pulssynchrones Stenosegeräusch aufzudecken. Dasselbe kann durch Kompression der gegenseitigen Halsschlagader (Vorsicht!) verdeutlicht werden. Ein Strömungsgeräusch ist aber kein ganz zuverlässiges Zeichen. Es kann selten einmal bei vollständigem Verschluß vorliegen, tritt relativ häufig kontralateral zu einer verschlossenen Seite auf, fehlt bei etwa ¾ der Stenosen und ist bei über 10% der Gefäße ohne Einengung hörbar (1203). Nicht selten finden sich zervikal Strömungsgeräusche auch als Zufallsbefund bei zerebral asymptomatischen Individuen (453, 464). Zwar ist das Risiko einer Apoplexie erhöht und wurde in einer 6-Jahres-Beobachtungsstudie bei ca. 14% dieser Individuen (464), verglichen mit 3,4% der Vergleichspersonen ohne Strömungsgeräusche, beobachtet. Eine kombinierte Läsion von Karotis und Vertebralis erhöht ebenfalls das Insultrisiko (453). Dennoch ist die Korrelation zwischen dem Ort des Insultes und dem Geräusch bzw. zwischen der späteren Affektion ganz allgemein (Herzinfarkt!) und dem zervikalen Geräusch nur locker, und die erwähnten Studien gelangen zum Schluß, daß ein asymptomatisches Strömungsgeräusch

Ausdruck einer allgemeinen Arteriopathie sei und alleine keine invasive Diagnostik oder gar gefäßchirurgische Intervention rechtfertige (464).

Abnorm starke Schleifenbildungen oder gar Schlingen im extrakraniellen Karotisverlauf („kinking and coiling") wurden für zerebrale Zirkulationsstörungen verantwortlich gemacht. Eine pathogenetische Bedeutsamkeit dieser Besonderheiten erscheint uns aber sehr fraglich.

Weitere Befunde: Bei Verschluß der A. carotis interna können abnorm kräftige Pulsationen der zur A. ophthalmica führenden Kollateralen in der Periorbitalregion tastbar sein (517). Das Elektroenzephalogramm mit Karotiskompression gibt Hinweise auf das Ausmaß, in welchem eine Hemisphäre auf die Blutzufuhr aus der zweiten großen Halsschlagader (und den Aa. vertebrales) angewiesen ist. Die Messung des Netzhautarteriendruckes kann nützliche Information geben, ebenso die Ophthalmodynamographie (1166). Eine homolaterale Reduktion der visuellen evozierten Potentiale nach Exposition an besonders intensives Licht wurde beschrieben und mit verminderter Regeneration des Sehpigmentes wegen der ungenügenden Retinadurchblutung erklärt (268).

Doppler-Ultraschall-Sonographie (94, 528). Es ist dies die wichtigste Screening-Untersuchung. Sie beruht auf der Tatsache, daß ein Signal auf einer sich bewegenden Oberfläche – hier der Blutstrom in einem Gefäß – reflektiert wird und hierbei eine Änderung seiner Frequenz erfährt. Diese Frequenzänderung ist proportional der Anfangsfrequenz und der Strömungsgeschwindigkeit. Neben der einfachen akustischen Kontrolle kann auch eine Mittelwertbildung zahlreicher Messungen, anläßlich je einer Herzaktion durch das EKG getriggert, mittels Rechner durchgeführt und auf einem Kathodenstrahloszillographen dargestellt werden. Mit dieser Methodik können Strömungscharakteristika in Gefäßen er-

Abb. 1.**9** Dopplersonographische Untersuchung bei Stenose der rechten A. carotis interna. Die Kurven im unteren Teil des Bildes geben einerseits das EKG, andererseits das Dopplersignal (a = Flußanteil gegen Sonde, b = Flußanteil von der Sonde weg) in den zervikalen Gefäßen wieder, links bei der dargestellten Internastenose, rechts als Vergleich bei einer Normalperson. Bei der Internastenose ist vor allem der diastolische Strömungsanteil in der vorgeschalteten A. carotis communis und nachgeschalteten A. carotis interna reduziert.

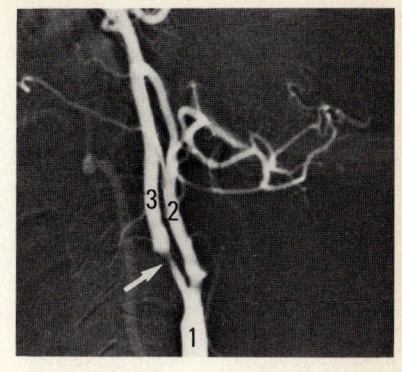

Die bei Stenose auftretenden Turbulenzen anstelle des physiologischen laminären Flusses lassen sich akustisch verstärkt über Kopfhörer oder einen Lautsprecher hören

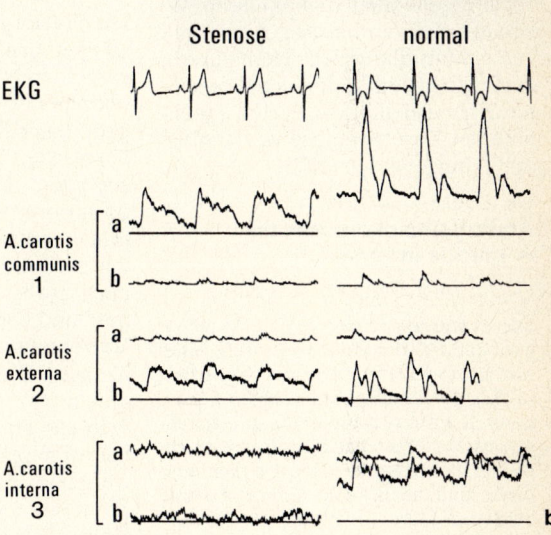

faßt werden. Vor allem können hämodynamisch signifikante Stenosen der Carotis interna mit einer Trefferquote von 90% nachgewiesen werden, allerdings ohne exakte Lokalisation (555). Die Abb. 1.**9** gibt hierfür ein Beispiel. Auch zur Erfassung von Vertebralisverschlüssen (556) und zum Nachweis des Hirntodes liefert die Methodik einen wertvollen Beitrag. Wahrscheinlich werden in Bälde Geräte verfügbar sein, die auch eine Analyse gewisser intrakranieller Gefäße erlauben werden (2).

Verschluß oder Stenose der intrakraniellen Karotis

Gelegentlich liegt dies zusammen mit einer Basilarisstenose vor. Man findet als Umgehungskreislauf ein

Netzwerk von feinen Gefäßen in den Basalganglien. Dies hat den Namen *Moyamoya* (Aussehen einer Rauchwolke) in Japan begründet. Oft finden sich bei den jugendlichen und erwachsenen Patienten vaskuläre Risikofaktoren (820).

Prozeß in der Carotis interna vor Abgang der A. ophthalmica

Hierfür pathognomonisch ist das kombinierte Auftreten eines homolateral zur Karotisstenose gelegenen vorübergehenden monokulären Visusverlustes *(Amaurosis fugax)* mit einer kontralateralen Hemiparese. Auf eine Modifikation der (homolateralen) visuellen evozierten Potentiale bei Karotisstenose wurde oben schon hingewiesen (268).

Aneurysma dissecans der A. carotis interna

(123a, 749a, 750, 1057a, 1156)

Dieses wurde in einem großen Krankengut bei 2,5% der Fälle als Ursache eines ersten vaskulären Insultes verifiziert (123a). Es kann spontan oder posttraumatisch auftreten und ergibt ein charakteristisches klinisches Bild. Es treten zunächst homolateral intensive hemikranielle und hemifaziale Schmerzen und bald ein Horner-Syndrom in Erscheinung. Selten wurde eine homolaterale Hypoglossusläsion mit Zungenlähmung beobachtet (384a). Kontralaterale neurologische Ausfälle stellen sich nur bei einer Minderzahl ein. Eine homolaterale Hypoglossusparese wurde beschrieben. Der Angiographiebefund ist typisch. Eine zystische Medianekrose kann der spontanen Dissektion zugrunde liegen (1156). Die Prognose der spontanen Fälle ist eher ungünstig, und mehr als die Hälfte erliegt der Erkrankung oder bleibt schwer behindert (123a). Bei den traumatischen Fällen wird sie – wohl abhängig von der Selektion des beschriebenen Patientenkollektivs – einmal eher als schlecht (1057a), dann aber wieder eher als gut (749a) bezeichnet.

Akute Durchblutungsstörung im Hirnstamm- und Kleinhirnbereich (Vertebrobasilargebiet)

(96, 1104)

Anatomie

Die Vertebralarterien und die daraus hervorgehende A. basilaris versorgen mit ihren Ästen Teile des oberen Zervikalmarkes, die Oblongata, das Kleinhirn, die Brücke und die meisten übrigen Teile des Mesenzephalon. Die beiden Aa. cerebri posteriores empfangen in ¾ der Fälle ihre hauptsächliche Blutzufuhr aus der A. basilaris, so daß meist also auch große Teile des Okzipitallappens und vor allem die Sehrinde vom Vertebralis- und Basilarissystem abhängen. Die in der Regel aus der linken A. subclavia bzw. aus dem rechten Truncus brachiocephalicus hervorgehenden Aa. vertebrales weisen in ihrem Verlauf durch die Foramina costotransversaria der Halswirbelsäule enge anatomische Beziehungen insbesondere zu den Unkovertebralgelenken auf. Hier können sie einerseits durch spondylotische Randzackenbildungen, andererseits durch Bewegungen der Halswirbelsäule mechanisch komprimiert werden. Reklination und Neigung des Kopfes auf eine Seite bewirken in der Regel eine Drosselung der Durchblutung in der Vertebralarterie der Gegenseite.

Der klassische Hirnstamminsult

Charakteristische Symptomatologie:
Etwa 15% der zerebralen Insulte spielen sich im Vertebrobasilarisbereich ab. Typisch sind:

– *Schlagartiges* Auftreten,
– eventuell *ausgelöst* durch Kopfbewegungen,
– *ohne Bewußtseinsstörung* (mit Ausnahme der eigentlichen seltenen Basilaristhrombose),
– oft von intensivem *Drehschwindel* und Erbrechen begleitet
– bzw. von *Schlucklähmungen und Heiserkeit,*
– oder/und von *Sehstörungen,*
  • Oszillopsie im Rahmen eines Nystagmus,
  • Doppelbilder,
  • Gesichtsfeldausfälle bzw. kortikale Blindheit,
– eventuell mit zerebellären (ataktischen) Symptomen einhergehend,
– mit *gekreuzter* Hirnnerven/Extremitäten-*Symptomatik,*
  • z. B. nukleäre Fazialisparese auf einer Seite und Hemiparese der kontralateralen Extremitäten beim Millard-Gubler-Syndrom.
  • Weitere s. Tab. 1.**10**.

Auslösung: Die Erweichungen im Vertebralisgebiet können unter ähnlichen Umständen wie diejenigen im Karotisgebiet, d. h. bei Blutdruckabfall, z. B. morgens beim Aufstehen, auftreten. Oft ist keine besondere Auslösung faßbar, eher selten ein Mechanismus, der zu einer mechanischen Drosselung der A. vertebralis führen kann (s. oben): Auftreten in Zusammenhang mit extremen Kopfbewegungen, z. B. beim Wäscheaufhängen, beim Rasieren unter dem Kinn, beim Rückwärtsfahren im Auto, beim Haarewaschen in der Badewanne mit zurückgelegtem Kopf, bei chiropraktischen Manövern (280). Eine eigentliche Thrombose der A. vertebralis (605a) wirkt sich um so schwerwiegender aus, je weiter distal sie im Arterienstamm lokalisiert ist. Gesamthaft besteht hierbei eine Mortalität von 25%. Ein beidseitiger Verschluß der A. vertebralis hat Hirnstammsymptome (60%), eine Mortalität von 4,5% pro Jahr und ein Apoplexierisiko von 1,8% pro Jahr zur Folge (123b). Die oben beschriebenen Kleinhirn- und Hirnstammsymptome sind nicht selten von okzipitalem Kopfweh eingeleitet oder begleitet.

Besondere Krankheitsbilder

Bei Hirnstammischämie kommen mehr oder weniger charakteristische Krankheitsbilder zustande, die sich aus der Topik der Läsion ableiten. In typischen Fällen ergeben sich die in Tab. 1.**10** aufgeführten Syndrome, die allerdings kaum je in reiner Form vorliegen werden.

Das Wallenberg-Syndrom

Eines der häufigsten ist das dorsolaterale Oblongatasyndrom (Abb. 1.**10**). *Subjektiv* tritt urplötzlich heftiger Drehschwindel auf, der den Patienten zu Boden wirft. Keine Bewußtseinsstörung, Erbrechen und Heiserkeit (Nucleus ambiguus vagi). *Objektiv* findet sich ein Nystagmus (Nucleus vestibularis descendens), ein gleichseitiger Horner-Symptomenkomplex (zentrale Sympathikusbahn), gleichseitiger Trigeminus-

Tabelle 1.10 Hirnstammsyndrome (Die Umschreibung der einzelnen Syndrome ist in der Literatur uneinheitlich)

Bezeichnung	Lokalisation	Symptome homolateral	Symptome kontralateral	Besonderheiten
Chiray-Foix-Nicolesco-Syndrom (oberes Rubersyndrom)	Mittelhirn, Nucleus ruber	Keine Okulomotoriusparese	Evtl. Hemiataxie, Hyperkinesie, Intentionstremor, Hemiparese (oft kein Babinski), aber evtl. mit Sensibilitätsstörungen	
Benedikt-Syndrom (oberes Rubersyndrom)	Mittelhirn, Nucleus ruber	Okulomotoriusparese, evtl. Blickparese nach Herdseite	Evtl. Hemiataxie, Intentionstremor, Hemiparese (oft kein Babinski)	Schwankender Gang
Claude-Syndrom (unteres Rubersyndrom)	Mittelhirn, Nucleus ruber	Okulomotoriusparese	Hemiataxie oder Hemiasynergie, Hemiparese	Keine Hyperkinesie
Weber-Syndrom	Mittelhirnfuß	Okulomotoriusparese	Motorische Hemiparese	
Parinaud-Syndrom	Vierhügelregion			Blicklähmung nach oben (rostrale Vierhügel), Blicklähmung nach unten (kaudale Vierhügel)
Nothnagel-Syndrom	Vierhügelgegend	Okulomotoriusparese	Hemiataxie	
Raymond-Céstan-Syndrom	Orale Brückenhaube	Blicklähmung nach Herdseite	Sensibilitätsstörung (evtl. auch Trigeminus), evtl. Hemiparese	
Gasperini-Syndrom	Kaudale Brückenhaube	Fazialis-, Abduzens-, Trigeminus- und Akustikuslähmung	Sensibilitätsstörung	Evtl. Nystagmus
Millard-Gubler-Syndrom	Kaudale Brückenhaube	(Periphere) Fazialisparese	Motorische Hemiparese	
Brissaud-Syndrom	Kaudale Brückenhaube	Fazialiskrampf	Motorische Hemiparese	
Foville-Syndrom	Kaudale Brückenhaube	Abduzens- und evtl. Fazialislähmung	Motorische Hemiparese	

Syndrom	Lokalisation			
Babinski-Nageotte-Syndrom	Dorsolaterale Partie des pontobulbären Überganges	Zerebelläre Ataxie, Horner-Komplex	Motorische Hemiparese, Sensibilitätsstörungen	Nystagmus, Lateropulsion (Gebiet der A. cerebelli posterior inferior)
Wallenberg-Syndrom	Dorsolaterale Oblongata	Horner-Komplex, Stimmbandparese, Gaumensegel- und Rachenhinterwandparese, Trigeminusausfall, Hemiataxie	Dissoziierte Sensibilitätsstörung	Nystagmus, Gebiet der A. cerebelli posterior inferior
Céstan-Chenais-Syndrom	Laterale Oblongata	Horner-Komplex, Stimmbandlähmung, Gaumensegel- und Rachenhinterwandparese, Hemiataxie	Motorische Hemiparese, Hemihypästhesie	
Avellis-Syndrom	Laterale Oblongata	Gaumensegel- und Rachenhinterwandparese, Stimmbandlähmung	Motorische Hemiparese, Hemihypästhesie	
Schmidt-Syndrom	Laterale Oblongata	Gaumensegel- und Rachenhinterwandparese, Stimmbandlähmung, Sternokleido- und obere Trapeziusparese, Zungenlähmung	Motorische Hemiparese, Hemihypästhesie	
Tapia-Syndrom	Laterale Oblongata	Gaumensegel- und Rachenhinterwandparese, Stimmband- und Zungenlähmung	Motorische Hemiparese, Hemihypästhesie	
Vernet-Syndrom	Laterale Oblongata	Gaumensegel- und Rachenhinterwandparese, Sternokleidomastoideusparese, Hemiageusie hinteres Zungendrittel, Hemihypästhesie-Schlund	Motorische Hemiparese	
Jackson-Syndrom	Untere Oblongata	Zungenparese	Motorische Hemiparese	

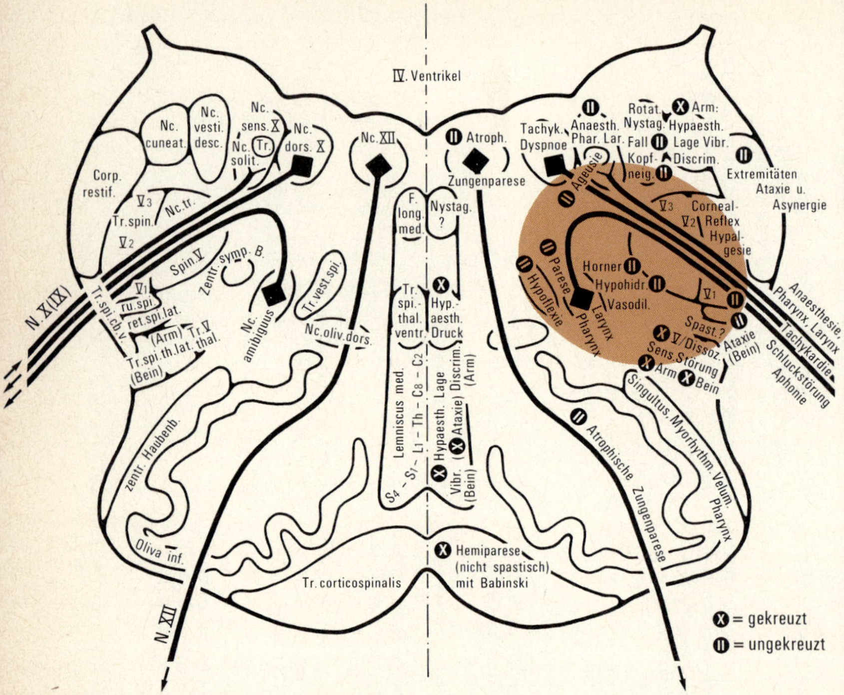

Abb. 1.**10**   Schnitt durch die Oblongata. Die Erweichungszone bei einem Wallenberg-Syndrom (nach *Hassler*)

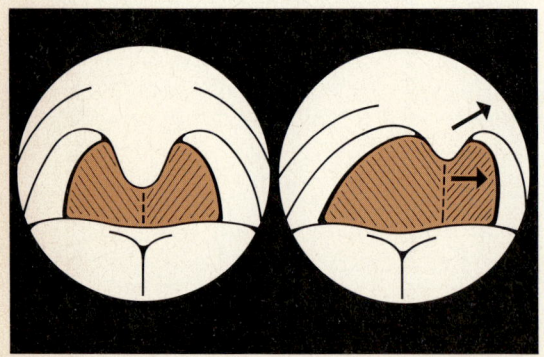

Abb. 1.**11** Kulissenphänomen. Bei rechtsseitiger Vaguslähmung verziehen sich das Gaumensegel und die Rachenhinterwand beim Würgen auf die gesunde linke Seite hin

ausfall (Trigeminuswurzel), gleichseitige Schluckstörung mit Gaumensegel- und Rachenhinterwandparese (Vagus- und Glossopharyngeuskern). Letzteres führt beim Würgen zu einem Verziehen des Gaumensegels und einer Verschiebung der Rachenhinterwand auf die noch innervierte gesunde Seite hin, zum sogenannten Kulissenphänomen (Abb. 1.**11**). Hinzu kommt eine gleichseitige Extremitätenataxie (Tractus spinocerebellaris ventralis) sowie eine gekreuzte dissoziierte Sensibilitätsstörung der Extremitäten und des Rumpfes (Tractus spinothalamicus lateralis). Eine motorische Extremitätenparese, Reflexdifferenzen oder Pyramidenzeichen bestehen meistens nicht. Die akuten Erscheinungen bilden sich in der Regel innerhalb einiger Wochen zurück, und die meisten Patienten erholen sich recht befriedigend. Dem Syndrom liegt eine Ischämie im Gebiete der A. cerebelli inferior posterior, gelegentlich ein Vertebralisverschluß zugrunde, dort wo die Arterie in Höhe des Atlas durch die Dura hindurchtritt. Bei jungen Menschen wurde auch eine „gutartige Form" des Wallenberg-Syndroms mit sehr guter Langzeitprognose beschrieben (99).

Akuter Kleinhirninfarkt

In etwa einer von 200 Sektionen findet sich eine Kleinhirnerweichung. Ein Kleinhirninfarkt kommt häufiger bei Männern vor, und etwa die Hälfte der Patienten sind Hypertoniker. **Klinisch** (578a, 1112a) treten meist zugleich mit Kopfschmerzen akute Zeichen einer Ataxie auf, nicht selten mit Störung der Augenmotilität, Bewußtseinsstörung und Hirndruckzeichen. Dies läßt dann die Prognose ernst erscheinen. **Therapeutisch** muß bei progredienter Symptomatik durch eine externe Liquordrainage und evtl. – sofern keine Hirnstammbeteiligung vorliegt – durch operative Ausräumung dem Entstehen einer akuten hinteren Schädelgrube vorgebeugt werden.

Besondere Erscheinungsformen und Symptome: Isoliert oder mit Hirnstammsymptomen kombiniert, können *kortikale Sehstörungen* bis zur Rindenblindheit auftreten. Die Patienten sehen manchmal nur grau in grau, oder sie sind erblindet, wobei vielfach die Sehstörung geleugnet wird. Eine beidseitige Erblindung oder sonstige schwer faßbare Sehstörung bei älteren Patienten mit erhaltenen Pupillenreflexen ist immer auch auf eine solche vaskuläre kortikale Blindheit verdächtig. Auch nach Vertebralisangiographie sind solche vorübergehende kortikale Erblindungen beschrieben worden.

Bei größeren Erweichungen in der Oblongata kann es zur *akuten Bulbärparalyse* kommen (S. 88) mit doppelseitigen Hirnnervenlähmungen, Schluckstörungen, bulbären Sprachstörungen und mit schweren Extremitätenparesen. Die Pupillen sind eng. Gelegentlich treten klonische Krämpfe auf, eventuell Enthirnungsstarre. Die Prognose ist sehr schlecht. Bei Erweichungen im Brückengebiet kommt es gelegentlich zu einem *Coma vigile* (S. 92). Der bei Hirnstammprozessen sichtbare *Gaumensegelnystagmus,* gelegentlich mit rhythmischen vertikalen Augenbewegungen assoziiert, ist auf eine Schädigung der zentralen Haubenbahn oder des Dentatums zurückzuführen.

Prognose der etablierten Hirnstamminsulte: Diese ist vergleichbar derjenigen bei Großhirninsulten (187) (S. 73).

Die intermittierende vertebrobasiläre Durchblutungsinsuffizienz

Sie ist durch folgende *Besonderheiten* gekennzeichnet:

– über Monate oder Jahre rezidivierende, meist gleichartige Symptome,
– oft ausgelöst durch Kopfdrehen oder -reklination:
– im besonderen
   • Drehschwindel,
   • Doppelbilder,
   • Parästhesien und Sensibilitätsstörungen im Gesicht,
   • vorübergehende kortikale Sehstörungen,
   • Parästhesien der Extremitäten;
– eventuell beidseitige Symptome oder Seitenwechsel derselben;
– okzipitale Kopfschmerzen,
– atonisches Hinstürzen („drop seizures") (S. 300).

Prädisponierende Faktoren für das Auftreten einer vertebrobasilären Insuffizienz sind eine *allgemeine Arteriosklerose,* besonders auch im Rahmen eines Diabetes mellitus. Sie können aber auch durch eine z. B. auf dem Boden einer primär-chronischen Polyarthritis entstandene *atlantoepistropheale Luxation* verursacht werden (530). Eine weitere Ursache ist das sogenannte *„subclavian steal syndrome"* oder Subklavia-Anzapf-Syndrom, wobei die Aa. vertebrales als Umgehungsanastomose fungieren und das Blut somit retrograd durch die Vertebralis der Verschlußseite aus dem Schädelinneren heraus in die A. subclavia fließt. Dies führt besonders bei Betätigung des Armes zu den Anzeichen einer basilären Durchblutungsstörung mit Schwindel.

Amnestische Episode

Dies ist wahrscheinlich ebenfalls Ausdruck einer Durchblutungsstörung im Basilarisgebiet und namentlich einer vorübergehenden Hypoxie beidseits im Hippokampus. Man spricht auch von transitorischer globaler Amnesie („ictus amnesique") (332, 339, 779, 780, 1046, 1047). Die *Schilderung der Episode* ist charakteristisch. Der Patient hat die Fähigkeit eingebüßt, Erlebtes in seinem Gedächtnis zu fixieren und hat auch die Erinnerung für die vorausgegangenen Tage, Wochen oder gar Monate verloren (retrograde Amnesie). Er wirkt leicht verstört und ängstlich, da er seinen Zustand vage realisiert. Dennoch vermag er alltägliche und sogar komplexere Handlungen sinnvoll auszuführen. Es werden Patienten in mittlerem und höherem Lebensalter befallen, und die Störung dauert meist nur Stunden. Der *somatische Untersuchungsbefund* ist normal. Zunächst kehrt die Merkfähigkeit wieder, dann schränkt sich im Lauf von Stunden oder Tagen die retrograde Amnesie immer mehr ein. Schließlich bleibt nur noch für die eigentliche amnestische Episode eine Erinnerungslücke zurück. *Rückfälle* kommen nur selten vor. Ähnliche Erscheinungen bei jüngeren Personen konnten wir nach der Einnahme von *Oxychinolinpräparaten* beobachten (777). Es fielen die etwas längere Dauer der Episoden selber und eine permanente zurückbleibende retrograde Gedächtnislücke auf. Eine amnestische Störung findet sich als Rarität bei Tumoren und bei der sogenannten *amnestischen Enzephalitis,* oft kombiniert mit epileptischen Anfällen. Eine Besonderheit stellt eine vorübergehende *topographische Amnesie* dar (755).

Kriterien für eine weitere Abklärung bei vaskulären zerebralen Insulten.

Diese soll in Abhängigkeit von folgenden Elementen und mit folgender Methodik geschehen:

– Nur dann, wenn sich die initialen neurologischen *Symptome* vollständig oder weitgehend *zurückgebildet* haben.
– Nur dann, wenn *keine Hinweise* für eine schwere *generalisierte Arteriopathie* oder ein sonstiges gravierendes Leiden vorliegen.
– Man schließe eine kardiogene Emboliequelle aus.
– Man analysiere *klinisch* (auskultatorisch, palpatorisch) die *zervikokranialen Gefäße* und
– führe eine sorgfältige *dopplersonographische Untersuchung* durch.
– Wenn letztere Anhaltspunkte für eine hämodynamisch signifikante Stenose oder für eine potentiell emboligene Plaque ergibt
– und die Gesamtsituation eine gefäßchirurgische Therapie als möglicherweise aussichtsreich erscheinen läßt,
– führe man eine sorgfältige und vollständige *arteriographische Untersuchung* sowohl der extrakraniellen wie der intrakraniellen Gefäßabschnitte durch.

Therapie der zerebralen Durchblutungsstörungen

Prophylaxe: Im Hinblick auf die oft enttäuschenden Ergebnisse der Behandlung etablierter vaskulärer Insulte sei auf die Wichtigkeit der Prophylaxe der Apoplexien hingewiesen: Beseitigung bzw. Bekämpfung der Risikofaktoren (s. S. 68), frühzeitige ätiologische Präzisierung der intermittierenden Durchblutungs-

störungen im Hinblick auf eine Beseitigung der Ursachen.

Konservative Behandlung des vaskulären zerebralen Insultes (270, 1104): Bei der *Behandlung des kardiovaskulären Apparates* soll eine Hypertonie nur dann sofort behandelt werden, wenn sie extrem hohe Werte aufweist, im besonderen im Rahmen einer hypertensiven Enzephalopathie (S. 87). Vielmehr muß nicht selten der Blutdruck auf die für den Patienten gewohnten Werte, u. U. sogar zu hypertonischen Werten zurückgeführt werden, z. B. durch Etilefrinhydrochlorid (Effortil), 7–10 mg, oder Norfenefrin (Novadral) i. v. oder durch i. v. Infusionen makromolekularer Lösungen. Beim Vorliegen einer Herzinsuffizienz Digitalisierung, eventuell Behebung von Herzrhythmusstörungen.

Durchblutungsfördernde Maßnahmen wie z. B. die Infusion von 200–500 mg Papaverinum hydrochloricum in 1 Liter Mischinfusion über 8 Stunden sind insofern problematisch, als sie vor allem die Gefäße der nicht geschädigten Bezirke erweitern. Wir wenden sie nicht an.

Ein Hirnödem droht nur ausnahmsweise bei großen Erweichungen (zunehmende Benommenheit, Cheyne-Stokessche Atmung). Es wird durch Corticosteroide und Diuretika wie bei Hirntumoren behandelt (S. 41) oder mit Glycerin (374, 1208).

Zur *Verbesserung der Fließeigenschaften des Blutes* wird Dextran verschrieben (387). Man gibt z. B. 500 ml Dextran als 40%ige Dextranlösung, als Makrodex 6% oder Reomakrodex über mehrere Tage. Man beachte eine namhafte Blutdrucksteigerung, der mit Diuretika oder eventuell Antihypertensiva entgegengewirkt werden muß.

Die *Antikoagulation* ist nur bei Morbus embolicus und bei Mitralklappenprolaps berechtigt. Sie sollte erst 3 Wochen nach einem schweren Insult (oder nach Ausschluß einer größeren Erweichung bzw. einer Hirnblutung mittels Computertomographie) begonnen werden, um nicht eine Blutung in eine Erweichung zu provozieren. Bei rezidivierenden ischämischen Episoden bei nachgewiesener Karotisstenose hat die Antikoagulation eine wahrscheinliche Wirksamkeit, welche derjenigen einer Endarterektomie etwa gleichkommt (1217). Allerdings ist die signifikante Verminderung der Rückfälle bei Antikoagulation nur im Verlauf des ersten Monates nach dem ersten Insult sicher nachweisbar. Auf die Überlebensrate hingegen wirkt sich die Antikoagulation nicht aus (1159). Andere Autoren haben bei kritischer Wertung der Literatur alles in allem keine gesicherte Wirksamkeit der Antikoagulation bei intermittierender Insuffizienz annehmen können (161).

Thrombolytika können vorerst nicht eindeutig befürwortet werden.

Aggregationshemmer sollten in jedem Fall nach 2–3 Wochen verschrieben werden (133, 973, 1219). Man verabreiche zunächst eine der gut magenverträglichen Acidumacetylosalicylicum-Präparate, 2 × 500 mg pro Tag, bis 1 Jahr ohne Rezidive verstrichen ist. Die Indikation ist statistisch nur für Männer

belegt, aber es schiene absurd, nicht auch Frauen zu behandeln (187). Bei Unverträglichkeit des Acidum acetylosalicylicum kann Sulfinpyrazon verschrieben werden oder ein Kombinationspräparat von Acidum acetylosalicylicum und Dipyridamol. Diese Kombination scheint bei Infarkten im Karotisbereich günstiger als das bloße Acidum acetylosalicylicum zu wirken, während dies für Infarkte im vertebrobasilären Bereich nicht erwiesen ist (133).

Gefäßchirurgische Behandlung:
Diese ist in ihrer Indikation wohl noch nicht ganz endgültig geklärt. Noch 1978 konnte bei transienten ischämischen Attacken in einer Langzeitstudie von 225 Fällen kein Unterschied in der Prognose bei unbehandelten, konservativ behandelten und bei gefäßchirurgisch behandelten Patienten nachgewiesen werden (1103). Die chirurgische Therapie hat aber durch zunehmende Erfahrung, aber auch durch verbesserte operative Technik und durch die Einführung der Externa-Interna-Anastomosen (1210) in ihrer Indikation Wandlungen erfahren. Heute dürfte – eine exzellente (mikro-)chirurgische Technik vorausgesetzt – etwa folgendes gelten:

– Gefäßchirurgische Maßnahmen haben prophylaktischen Wert und wirken sich nicht kurativ auf vorhandene neurologische Symptome aus.

– Sie sind bei gewissen (vorwiegend) isolierten Gefäßprozessen vertretbar, nicht jedoch bei ausgedehnten generalisierten arteriosklerotischen Veränderungen.

– Eine Operation ist bei Verschluß

der A. carotis communis und der A. subclavia indiziert.

- Bei einem Prozeß an der A. carotis interna an der Bifurkation ist ein Eingriff
  • vertretbar, wenn vorübergehende Symptome sich mehr oder weniger ganz zurückgebildet haben und ein unvollständiger Verschluß vorliegt (322, 395, 1217). Hierbei scheint es nicht entscheidend, ob die Stenose hämodynamisch wirksam ist oder nicht (395).
  • Sind Ausfälle zurückgeblieben oder ist ein Totalverschluß vorhanden, so ist die Indikation nicht zu bejahen.
  • Die Endarterektomie einer stenosierten Karotis bei vertebrobasilärer Insuffizienz ist nicht wirksam (715).
- Als Indikation für eine Externa-Interna-Anastomose – meist die A. temporalis superficialis mit einem Ast der A. cerebri media – kann zur Zeit gelten (255, 1210):
  • ein intrakranielles Strömungshindernis vor dem Abgang der A. cerebri media,
  • das Vorliegen transitorischer ischämischer Attacken,
  • insbesondere wenn der Netzhautarteriendruck (evtl. erst im Stehen) zu niedrig ist
  • und keine anderweitig gesicherte kollaterale Blutzufuhr die distal des Strömungshindernisses liegenden Bezirke versorgt.

Morbidität und Mortalität betragen nur wenige Prozent. Mehr als 90% der Anastomosen bleiben offen (629). Neuerdings wird jede Indikation bestritten (1220).

Rehabilitation: Eine ganz entscheidend wichtige Bedeutung kommt der sachgerechten Rehabilitation des Hemiplegikers zu. Diese hat am ersten Tag schon einzusetzen und muß durch geschulte Kräfte genügend lang, oft über Monate, durchgeführt werden. Es ist erwiesen, daß optimal rehabilitierte Patienten ein signifikant besseres funktionelles Ergebnis erreichen als Kranke mit ungenügender Rehabilitation. Hingegen wird die Wirksamkeit der logopädischen Therapie bestritten (644).

Intrazerebrale Blutungen

Enzephalorrhagie in das Großhirn
(217, 359, 457, 540, 1152)

Epidemiologie: Die Großhirnblutungen machen etwa 10–20% der apoplektischen Großhirninsulte aus. Die Zahl der diagnostizierten Fälle ist seit Einführung der Computertomographie auf das Dreifache angestiegen (359). Die Männer überwiegen, und 80% sind Hypertoniker. Das Durchschnittsalter liegt etwas tiefer als jenes bei Enzephalomalazie, aber immerhin sind ¾ älter als 50.

Klinik: In fast ⅔ der Fälle liegt das Hämatom in den Stammganglien. Als *(juvenile) akute subkortikale Blutung* bezeichnet man – vielleicht etwas restriktiv – akut, meist zugleich mit heftigen lokalisierten Kopfschmerzen auftretende Halbseitensymptome. Diesen liegen meist ein subkortikales Hämatom bei einem kleinen *Angiom* zugrunde. Man denke auch immer an eine akute Blutung in einen Tumor oder eine Tumormetastase. Die Blutungen können auch multipel sein (1152) und in das Ventrikelsystem durchbrechen (217). Dies kann auch Ausdruck einer sekundären *Blutung in einen Hirninfarkt* bei Gefäßverschluß sein (217). Auch unter Antikoagulantienbehandlung kann es zu spontanen intrazerebralen Hämatomen kommen, ebenso bei Gefäßmißbildungen (457). Während in der Regel die Symptome abrupt, und zwar meist am Tage bei der Arbeit einsetzen, weisen immerhin etwa 10% einen allmählichen Beginn auf. Nur etwas mehr als die Hälfte ist zu Beginn bewußtlos. Meist liegt dann ein tiefes Koma mit stertoröser Atmung und mit Streckkrämpfen vor, und die Prognose ist schlecht. Bei ¾ der Fälle liegt ein Ventrikeldurchbruch vor, bei ca. 15% bricht das Hämatom durch den Kortex. Dennoch liegt praktisch nie eine massive Subarachnoidalblutung vor.

Hilfsuntersuchungen: Der *Liquor* ist nur dann xanthochrom, wenn das Hämatom oberflächen- oder ventrikelnahe ist, und ist nur dann blutig, wenn es durchbricht. In 15% der Fälle ist der Liquor völlig normal (457). Im *CT* läßt sich die Blutung nachweisen, die in ⅔ der Fälle mehr oder weniger raumfordernd wirkt. In einem großen Krankengut läßt sich rückblickend folgern, daß vor der CT-Ära rund ¼ der intrazerebralen Hämatome als Erweichungen fehlgedeutet wurden (278). Das Hämatom zeigt zu Beginn einen hypodensen Randsaum. Wenn ausnahmsweise die Größe im Laufe der Wochen nicht abnimmt und wie üblich bei den Hämatomen ein ringförmiges Enhancement bei Kontrastmittelgabe (bis zur 9. Woche) auftritt, ist die

Differenzierung gegenüber einer Blutung in einen Tumor schwierig (457). Üblicherweise resorbiert sich ein Hämatom im Laufe von höchstens 6–8 Wochen. Gelegentlich muß mittels Arteriographie ein Angiom gesucht werden.

Therapie: Da eine wirksame konservative Behandlung nicht bekannt ist, rechtfertigt sich in manchen Fällen die neurochirurgische Ausräumung des Hämatoms. Bei frühzeitigem Eingreifen und Verwendung der mikrochirurgischen Technik kann ein großer Teil der Patienten bei Erhaltung einer befriedigenden Autonomie nach neurochirurgischen Erfahrungen gerettet werden (540), während von internistischer Seite ein Effekt der Operation nicht als erwiesen betrachtet wird (359). Die Beurteilung der gleichen Fälle durch verschiedene Spezialisten ergibt ausgeprägte Divergenzen in der Therapieplanung (694).

Spontane Kleinhirnblutung

(Kleinhirnapoplexie) (142, 606, 733, 829)

Diese macht etwa 10% aller intrazerebralen Blutungen aus. In mehr als der Hälfte der Fälle besteht eine arterielle Hypertonie, andere Patienten sind antikoaguliert oder haben ein Angiom. Meist ohne äußeren Anlaß treten intensive, vorwiegend okzipitale Kopfschmerzen, Schwindel und Brechreiz auf. Störungen der Bewegungskoordination und eine Gangataxie sind die Regel, ebenso Dysarthrie und eine meist horizontale Blicklähmung oder ein Blickrichtungsnystagmus. Ein Meningismus findet sich bei 40%, der Liquor ist in 80–90% der Fälle blutig. Unbehandelt geraten ⅔ der Patienten innerhalb von Stunden bis Tagen ins Koma. Der CAT oder das Vertebralisarteriogramm sichern die Diagnose. Spontane Besserungen wurden ganz selten beschrieben (829), so daß die möglichst frühzeitige Operation trotz einer gesamthaft hohen Operationsmortalität unbedingt angezeigt ist (142).

Vaskuläre Enzephalopathien

Hypertensive Enzephalopathie
(205, 692)

So bezeichnen wir die bei schwerer fixierter Hypertonie vorkommenden zerebralen Störungen mit Kopfweh, Verwirrtheit, Benommenheit und psychischem Abbau. Krisenhafte Verschlimmerungen sind meist mit zusätzlicher Blutdrucksteigerung verbunden. Auf dem Boden der hypertonischen Schübe kommt es wahrscheinlich zu Spasmen kleiner Arterien. Es können dann eine zunehmend starke Bewußtseinsstörung, Erbrechen, Papillenödem mit Blutungen, Amaurosen, Hemianopsien, epileptische Anfälle und erhöhter Liquordruck in Erscheinung treten. Die Therapie besteht in einer energischen Blutdrucksenkung mit Hypotensiva und in einer Hirnödembehandlung (S. 41).

Generalisierte zerebrale Arteriosklerose

Diese liegt der *arteriosklerotischen Demenz* zugrunde, die auf S. 172 abgehandelt wird.

Subkortikale Enzephalopathie (Binswanger) (183, 329a, 658, 1214)

So wird eine chronische progrediente, schubweise verlaufende, vaskuläre Großhirnaffektion bezeichnet. Die Häufigkeit wird je nach analysierter Population zwischen ein und einigen Prozent angegeben (329a). Sie ist durch Stimmungs- und Bewußtseinsschwankungen, gelegentlich Zeichen vaskulärer Insulte, später pseudobulbärer Symptome und meist Zeichen einer vaskulären Insuffizienz auch in anderen Organen charakterisiert. Die meisten Patienten stehen im mittleren Lebensalter, praktisch alle haben eine Hypertonie. Der Verlauf kann sich bis auf 10 Jahre erstrecken. Die vaskulären Läsionen sind pathologisch-anatomisch vor allem in den subkortikalen Großhirnbezirken lokalisiert und bestehen in einer ausgeprägten Verdickung der Wandung kleiner Gefäße mit Erweichungsherden und Gliose. Es findet sich auch immer ein allgemeiner Hydrozephalus. Im EEG findet sich eine diffuse Veränderung, zusammen mit fokalen Alterationen von wechselnder Lokalisation. Charakteristisch ist der CT-Befund (658) mit einer diffus verminderten Dichte der weißen Substanz, einer globalen Hirnatrophie und eventuell multiplen Infarktzonen.

Thrombangiitis obliterans
(von Winiwarter-Bürger-Krankheit)

Epidemiologie: Diese Affektion kann auch einmal die Gehirngefäße weitgehend isoliert betreffen. Sie befällt Männer häufiger als Frauen und tritt sowohl bei jüngeren Erwachsenen wie aber auch im höheren Lebensalter auf.

Pathologisch-anatomisch liegen größere Erweichungen bzw. kleine Rindenherde (granuläre Atrophie) vor. Charakteristisch sind die Veränderungen an den Gefäßwänden selber. In der A. temporalis können immer histochemisch positive Befunde (Elastika) vorhanden sein.

Klinisch unterscheidet sie sich nicht von der zerebralen Arteriosklerose, so daß u. U. nur das Auftreten in jüngeren Jahren bzw. das Vorhandensein von Anzeichen der Erkrankung an anderen Körperteilen (Claudicatio intermittens, pektanginöse Beschwerden) die klinische Vermutungsdiagnose erlauben. Im Serum finden sich als Unterscheidungsmerkmale gegenüber einer gewöhnlichen Arteriosklerose Anti-elastica-Antikörper und vermehrtes IgE. Die Blutsenkungsreaktion kann erhöht sein und die Rheumaserologie pathologisch. Der Liquor kann entzündliche Veränderungen aufweisen. Die Prognose ist schlecht.

Multiinfarktdemenz

Diese wurde als eigene Entität beschrieben (608), bei welcher die Summierung zahlreicher Insulte sich nicht so sehr in neurologischen Ausfällen als vielmehr in einer progredienten Demenz äußert.

Pseudobulbärparalyse

Pathogenetisch entsteht sie meist auf dem Boden einer zerebralen Arteriosklerose mit oder ohne Hypertonie. Das Substrat sind mehrere ischämische Herde *beidseits* im Bereich der kortikobulbären Bahnen. Die Beidseitigkeit ist deshalb die Voraussetzung für das Zustandekommen pseudobulbärer Symptome, weil die Kerne der kaudalen Hirnnerven bilateral eine zentrale Innervation empfangen.

Klinisch typisch ist somit ein früherer apoplektischer Insult mit Halbseitensymptomen in der Anamnese, wobei sich diese vollständig zurückgebildet haben können und zu denen später ein neues vaskuläres Ereignis hinzukommt. Erst dieses letztere erzeugt nunmehr die eindrücklichen pseudobulbären Symptome im Sinne einer *akuten Pseudobulbärparalyse*. Das gleiche kann sich aber auch ohne gröberes akutes Ereignis auf dem Boden kleiner Insulte als *Status lacunaris* entwickeln. Die klinische Symptomatologie könnte als „zentrale

spastische Paraparese der Mund- und Schlundmuskulatur" umschrieben werden.

Charakteristika:

– Schlecht artikulierte, dysarthrische Sprache (S. 179), im Extremfall ist das Sprechen unmöglich (Anarthrie).
– Die Zunge kann nur unvollständig herausgestreckt und nur plump bewegt werden.
– Nie finden sich Atrophien oder Faszikulationen der Zunge.
– Der Schluckakt ist hochgradig behindert, so daß die Speisen lange im Mund liegenbleiben.
– Die Eigenreflexe der Gesichtsmuskulatur sind gesteigert (Masseterreflexe, periorale Reflexe).
– Nicht selten haben diese Patienten auch im Bereich der Extremitäten Symptome, die auf eine Pyramidenbahnläsion hinweisen.
– Es fallen eine Affektlabilität und eine (scheinbare) Affektinkontinenz mit Zwangslachen und Zwangsweinen auf.

Differentialdiagnose: Wichtig ist einerseits die Abgrenzung gegenüber nichtvaskulären pontinen Prozessen. Sogar extraaxiale pontine Raumforderungen können pseudobulbäre Symptome, insbesondere auch Zwangslachen und Zwangsweinen, verursachen. Bei der echten Bulbärparalyse (S. 231) sind zwar schließlich immer Faszikulationen und Atrophien der Zunge vorhanden, initial aber können die Symptome von seiten des zentralen motorischen Neurons im Vordergrund stehen, so daß die Abgrenzung von der Pseudobulbärparalyse dann schwierig sein kann.

Das Koma und andere Folgen einer akuten anoxischen zerebralen Schädigung

Pathogenese: Eine akute (diffuse) ungenügende Versorgung des Gehirnes mit Sauerstoff kann Folge eines kardialen Versagens, eines Schocks, einer Atmungsbehinderung, einer CO-Intoxikation, eines Hirntraumas mit traumatischer Hirnschwellung oder anderer Faktoren sein. Dies führt zunächst zu einem *Koma* (877). Zum Koma kann es sowohl bei diffusen, beidseitigen Läsionen der Großhirnhemisphäre als auch nach mehr lokalisierter Schädigung der dienzephalen Strukturen kommen.

Klinik: Der Patient ist auch durch stärkste Reize nicht zu einer willkürlichen, d. h. bewußt gewollten Handlung zu bringen. Unbewußte, reflektorische Vorgänge sind allerdings provozierbar, und die vegetativen Funktionen können intakt sein. Auch innerhalb der komatösen Zustände ist eine graduelle Unterteilung der Schwere des Komas wichtig. Sie erlaubt Rückschlüsse auf die Prognose bzw. auf die Progredienz oder die Rückbildungstendenz der Bewußtseinsstörung. Man soll deshalb nicht bloß von Koma sprechen, sondern die Tiefe desselben spezifizieren.

Abstufungen der Komatiefe:
- auf (Schmerz-)Reize gezielte Abwehrbewegungen;
- auf (Schmerz-)Reize reagierend, aber ohne gezielte Abwehrbewegungen;
- keinerlei Reaktionen, auch nicht auf starke Schmerzreize, jedoch erhaltene Reflexe (Lichtreaktion der Pupillen, Korneal-, Würg- und Muskeleigenreflexe);
- keinerlei Reaktionen auf starke Schmerzreize und Erlöschen (aller oder einzelner) der genannten Reflexe bei erhaltener spontaner Atemtätigkeit, Kreislaufregulation und Herzaktion;
- keinerlei Reaktion, keine Reflexe und Sistieren der spontanen Atemtätigkeit (der Kreislaufregulation) bei erhaltener Herzaktion. Der Patient muß beatmet werden (der Kreislauf gestützt). Der Patient befindet sich an der Schwelle des zerebralen Todes.

Besonderheiten der Haltung:
Beim komatösen Patienten können Haltungsbesonderheiten auf die Lokalisation der Hauptläsion hinweisen. Bei diffuser (anoxischer) Läsion beider Großhirnhemisphären kommt es zu einer als *Dekortikationsstarre* bezeichneten Haltung mit Flexion der Arme und Überstreckung der Beine. Als *Dezerebrationshaltung* wird eine Überstreckung der Arme mit Adduktion und Einwärtsrotation derselben sowie Flexion der Hände und Finger zugleich mit Extensionsspasmen der Beine und oft Opisthotonus bezeichnet (Abb. 1.**12**). Sie kommt vor allem im Rahmen beidseitiger tiefer dienzephaler und rostraler Mittelhirnläsionen vor, wurde aber auch bei beidseitigen Hemisphärenschädigungen beobachtet. Die beiden Formen abnormer Haltung im Koma werden durch (zusätzliche) Hemisphärenläsion und durch Stimuli modifiziert und wechseln sogar miteinander ab.

Atmungsanomalien im Koma sind in Tab. 1.**11** definiert und in ihrer lokalisatorischen Bedeutung umschrieben.

Auch die *Pupillenanomalien beim komatösen Patienten* haben lokalisatorische Bedeutung:
- isokor, eng, auf Licht reagierend: bei dienzephaler Läsion und metabolischen Störungen,
- anisokor, einseitig weit, hier weder direkt noch konsensuell auf Licht reagierend: Okulomotoriusläsion z. B.

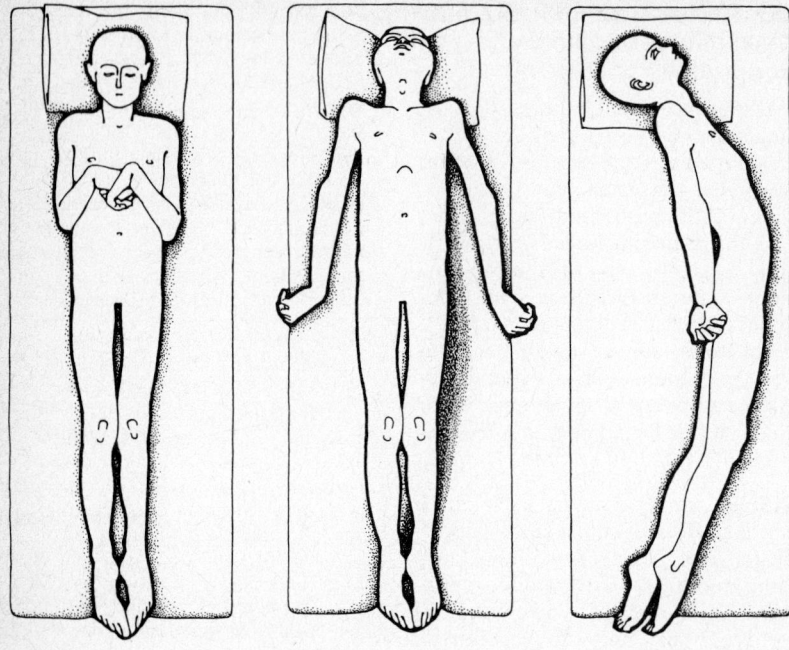

Abb. 1.12 Haltung des Menschen bei Dekortikation (links) sowie bei der Dezerebration (Mitte und rechts) (aus *Mumenthaler* [773])

bei homolateraler supratentorieller Raumforderung (eventuell mit einem kontralateralen Hemisyndrom);
– isokor, mittelweit, nicht reagierend bei Mittelhirnläsionen;
– isokor, sehr weit, nicht reagierend, eventuell mit einem Hippus (rhythmischer spontaner intermittierender Erweiterung) bei Läsion des Mittelhirndaches;
– extrem enge „Stecknadelkopf"-Pupillen bei Läsion der Brücke.

Hilfsuntersuchungen: Im Koma können auch die Ergebnisse gewisser Hilfsuntersuchungen auf die Lokalisation bzw. das Ausmaß der Schädigung hinweisen, insbesondere die somatosensorischen und die akustischen evozierten Potentiale (1141).

Prognose bei komatösen Patienten:
Diese ist vom Grad der erlittenen Hirnschädigung abhängig. In einer großen Serie von reanimierten Patienten blieben nur bei 30% keine nennenswerten neurologischen Störungen zurück (84). In der Gruppe mit besserer Prognose ist das Koma meist schon initial weniger tief und innerhalb von 24 Stunden nach dem akuten Ereignis sind praktisch alle Patienten klar (1026). Dank der Untersuchung der evozierten Potentiale beim komatösen Patienten kann z. B. nach Schädel-Hirn-Trauma eine recht zuverlässige Voraussage betreffend der Erholungschancen, be-

Tabelle 1.11   Atmungsanomalien zerebralen Ursprungs

Bezeichnung	Definition	Lokalisation	Bemerkungen
Cheyne-Stokessche Atmung (Periodische Atmung)	Hyperpnoe und Apnoe alternieren	Diffuser tiefsitzender Hemisphärenschaden oder dienzephale Läsion	Durch Lungenstauung und verlangsamte Kreislaufzeit gefördert
Zentrale reflektorische Hyperpnoe	Anhaltende Hyperventilation mit Hypokapnie	Rostraler Hirnstamm und Tegmentum; rostrale Formatio reticularis	Selten
Apneusis	Kurzdauernder Respirationskrampf bei voller Inspiration. Varianten: kurze Atempausen in Inspiration	Mittlere oder kaudale Brücke und dorsales Tegmentum	Z. B. bei Infarkt infolge Basilarisverschluß
Ataktisches Atmen (Biotsche Atmung)	Regelloses Abwechseln von oberflächlicher und tiefer Atmung mit unregelmäßigen Pausen	Dorsomediale Oblongata	Vor allem Prozesse in der hinteren Schädelgrube, Meningitiden
Zeitweiliger Verlust der automatischen Atmung ("Undines Fluch")	Normale Atemtätigkeit im Wachzustand, aber Sistieren im Schlaf oder bei Ablenkung	Läsion retikulospinaler Projektionen des Atemzentrums in der Oblongata	Bei akuten Erkrankungen der Oblongata DD: Obstruktion der oberen Atemwege mit Schlaf-Apnoe

sonders bei Berücksichtigung der somatosensorischen evozierten Potentiale, gemacht werden (31). Dank der modernen Reanimationsmaßnahmen kann ein Koma überlebt werden („coma dépassé").

Bei (wieder möglicher) spontaner Atemtätigkeit und Kreislauffunktionen kann eine Reihe von besonderen klinischen Zustandsbildern zurückbleiben.

Hirntod

Beim Hirntod fällt der Blutdruck ohne Stützung ab, die Körpertemperatur sinkt unter 35°C. Spinale Reflexe können noch auslösbar sein (919), nicht aber die zephalen Reflexe. Letzteres kann z. B. durch das Fehlen einer Reflexantwort im M. orbicularis oculi bei elektrischer Reizung des N. supraorbitalis dokumentiert werden (720). Klinisch fällt der okulozephale Reflex aus: Bei plötzlichem passiven raschen Drehen des

Kopfes führt der damit ausgelöste Vestibularisreiz nicht mehr zum Verharren der Bulbi in der ursprünglichen Blickrichtung, sondern sie bleiben gewissermaßen fixiert in den Orbitae und gehen mit dem Kopf „en bloc" mit. Im EEG fehlt jegliche hirnelektrische Aktivität („Null-linien-EEG"), das Arteriogramm zeigt keinen Kontrastmitteleinstrom in die intrakraniellen Gefäße („arrêt circulatoire").

Apallisches Syndrom

Gelegentlich kann es nach scheinbar guter initialer Erholung mit einem freien Intervall von Tagen zu diesem charakteristischen Zustandsbild kommen. Der Patient liegt ohne oder mit spärlichen spontanen Bewegungen passiv da. Es fehlen oft Flucht- und Abwehrbewegungen. Passiv eingegebene Haltungen werden lange beibehalten. Primitivreflexe, wie Saugreflexe und Greifreflexe, treten in den Vordergrund. Das Zwangsgreifen und Nachgreifen von gesehenen oder getasteten Objekten wird als „grasping" bezeichnet. Rigor und extrapyramidale Hyperkinesien können sich entwickeln. Im Initialstadium waren nicht selten Streckkrämpfe und Massenbewegungen vorhanden. Da der Patient meist mit offenen Augen daliegt und wach aussieht, jedoch nicht fixiert und keine sinnvollen Reaktionen auf Ansprechen und andere Reize zeigt, spricht man auch von „Coma vigile".

Akinetischer Mutismus

So wird ein Zustand bezeichnet, der sowohl nach zerebraler Hypoxie mit diffuser Marklagerläsion als auch bei Mittelhirnprozessen mit Ausfall der Formatio reticularis vorkommen kann. Er wurde übrigens auch bei einem beidseitigen Arteria-cerebri-anterior-Verschluß beobachtet (342). Die Patienten können sich zwar bewegen und – in Widerspruch zur oben stehenden Bezeichnung – sogar sprechen, aber man kann sie nicht dazu anspornen.

„Locked-in"-Syndrom (811)

Dieses ist vom soeben genannten Zustandsbild zu unterscheiden. Diese Patienten sind tatsächlich stumm und akinetisch. Eine Läsion in der Brücke auf Höhe der Abduzenskerne führt zu einer Unterbrechung der kortikobulbären und kortikospinalen Bahnen mit Tetraparese. Erhalten sind nur die Lidbewegungen und die vertikalen Blickbewegungen. Damit können sich die nicht bewußtlosen Patienten verständigen. Ursächlich liegt meist eine Blutung oder Erweichung, seltener ein Tumor, zugrunde.

Alphakoma (1157)

Sowohl bei Erweichungen des Hirnstammes als auch nach Anoxie kann ein eigentliches tiefes Koma mit einem praktisch normalen Alpharhythmus im EEG auftreten. Dieses ist vom Coma dépassé zu unterscheiden.

Klüver-Bucy-Syndrom (21)

Eine Schädigung des limbischen Systems, im besonderen eine beidseitige Läsion mediobasaler Temporallappengebiete, kann auch beim Menschen dieses vom Tierexperiment her bekannte Zustandsbild bewirken. Alles wird zum Mund geführt, hier setzen orale Automatismen ein, es entwickelt sich eine Hypersexualität und eine allgemeine Enthemmung mit Verlust der Scham, gelegentlich Euphorie und Freßsucht. Dies kommt auch im Rahmen des posttraumatischen apallischen Syndromes vor (367).

Die akute Subarachnoidalblutung

Allgemeines

Folgendes sind die Charakteristika:

- *Schlagartig,* also innerhalb von Bruchteilen einer Minute, tritt
- *äußerst intensives Kopfweh* auf;
- meist geht kein *besonderes Ereignis* voraus, und nur in etwa einem Drittel der Fälle wird von einer ungewohnten Anstrengung (Lastenheben, Pressen beim Stuhlgang, Koitus) berichtet;
- etwa ein Drittel der Patienten wird *bewußtlos*, ein weiteres Drittel benommen, und
- oft tritt *Nausea* oder Erbrechen auf.
- Die *Lokalisation des Kopfwehs* ist in den meisten Fällen diffus, gelegentlich aber okzipital.
- Bei der *klinischen Untersuchung*
  • findet sich immer Meningismus (und ein positiver Lasègue), der allerdings bei tief Bewußtlosen fehlen kann.
  • Bis auf einen positiven Babinski bei der Hälfte der Patienten ist der Neurostatus in der Regel im übrigen unauffällig (Ausnahmen s. unten).
  • In $\frac{1}{10}$ der Fälle findet sich eine flächige, meist papillennahe präretinale Fundusblutung, unter dem Glaskörper und seltener in denselben hinein, und als Spätfolge davon am hinteren Glaskörperpol gelegentlich eine als Terson-Syndrom bezeichnete konische Membran (1151a).
- Entscheidend und Voraussetzung für die Diagnose ist der *blutige Liquor* bei der Lumbalpunktion, von der 8. Stunde an etwa nach der Blutung ist er auch xanthochrom.
- *Hilfsuntersuchungen* s. unten.

Dieses klinische Bild findet sich sowohl, wenn die Blutungsquelle ein basales Aneurysma ist, als auch, wenn ein arteriovenöses Angiom vorliegt. Bei einer spinalen Blutungsquelle ist der akute Schmerz nicht selten zuerst im Rücken und später (am liegenden Patienten) im Kopf lokalisiert. Bei genauer Befragung finden sich bei fast $\frac{1}{5}$ der Fälle – häufiger bei Gefäßmißbildungen als bei basalen Aneurysmen – kurze uncharakteristische Episoden (Kopfwehanfälle, Übelkeit, welche dem akuten Ereignis um wenige Tage bis maximal drei Wochen vorausgehen) (1108).

Den *Schweregrad der Subarachnoidalblutung* pflegt man im Hinblick auf das Operationsrisiko nach Botterell (132) in 5 Grade einzuteilen: 1. bewußtseinsklar, mit oder ohne Blut im Liquor, 2. benommen, ohne signifikante neurologische Ausfälle, 3. benommen, mit neurologischen Ausfällen und wahrscheinlichem intrazerebralem Hämatom, 4. ausgeprägte neurologische Ausfälle und Verschlechterungstendenz wegen eines großen intrazerebralen Hämatoms oder älterer Patient mit weniger schweren Ausfällen, aber mit vorbestehender degenerativer zerebrovaskulärer Erkrankung, 5. moribund oder nahezu moribund. Versagen vitaler Funktionen und Streckkrämpfe.

Aneurysma einer basalen Hirnarterie

Die häufigste Quelle der oben beschriebenen Subarachnoidalblutung ist ein Aneurysma einer basalen Hirnarterie. Es entwickelt sich im Laufe des Lebens an Stellen, wo anlagemäßig eine Schwäche der Elastica interna besteht, also vor allem an den Verzweigungen der großen (basalen) Hirnarterien.

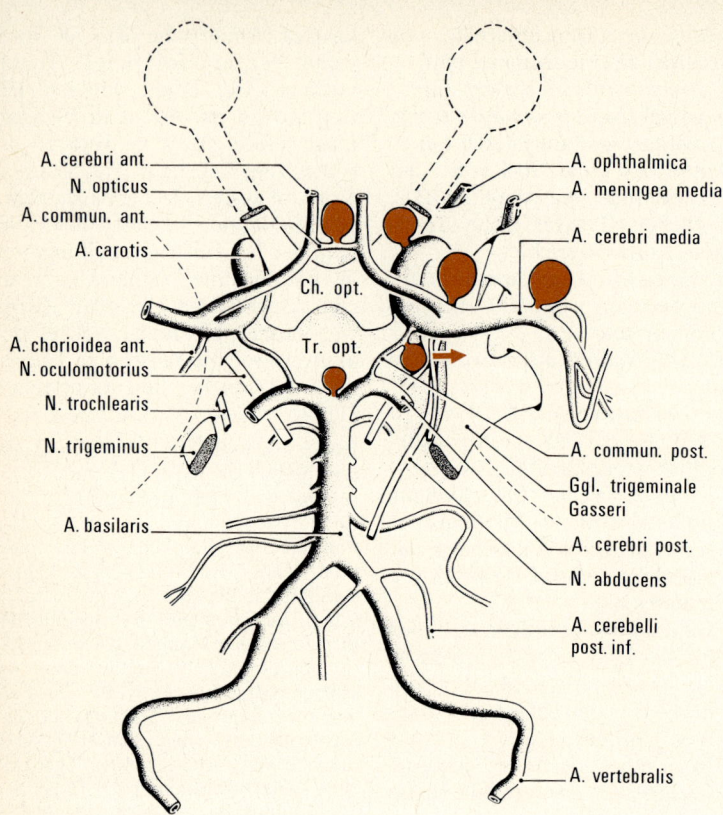

A. cerebri ant.

N. opticus

A. commun. ant.

A. carotis

Ch. opt.

A. chorioidea ant.

N. oculomotorius

N. trochlearis

N. trigeminus

Tr. opt.

A. basilaris

A. ophthalmica

A. meningea media

A. cerebri media

A. commun. post.

Ggl. trigeminale Gasseri

A. cerebri post.

N. abducens

A. cerebelli post. inf.

A. vertebralis

Abb. 1.13 Häufigster Sitz der basalen Aneurysmen und deren Beziehung zu den Hirnnerven (nach *Krayenbühl* und *Yasargil*)

Die *häufigsten Lokalisationen* sind in Abb. 1.**13** dargestellt, wobei ein Aneurysma in ca. 50% der Fälle an der A. communicans anterior lokalisiert ist. In etwa gleicher Häufigkeit (je ca. 10%) findet sich dasselbe an der intrakraniellen Endstrecke der A. carotis, der A. communicans posterior und der A. cerebri media. Andere Lokalisationen und multiple Aneurysmen sind sehr viel seltener. Im weiteren kommen – auch ohne klinisch faßbare Lokalsymptome – als intrakranielle Blutungsquelle oberflächliche Angiome an Groß- und Kleinhirn sowie traumatische Aneurysmen der A. meningea vor. Aus einem großen Routineautopsiematerial ergibt sich, daß beim Vorliegen eines basalen Aneurysmas dasselbe immerhin in etwa 50% der Fälle rupturiert. Dies trifft in besonderem

Maße für Aneurysmen der A. communicans anterior zu und für solche bei Patienten, die jünger als 65jährig sind (926). Zigarettenrauchen und die gleichzeitige Einnahme von Ovulationshemmern sollen bei Frauen das Risiko einer Subarachnoidalblutung sehr nennenswert vergrößern (861).

Klinisches Bild: Dieses entspricht zunächst dem oben geschilderten allgemeinen Syndrom der akuten Subarachnoidalblutung. Besonders häufig finden sich bei Subarachnoidalblutungen – aber gelegentlich auch bei anderen vaskulären intrakraniellen Prozessen (Apoplexie, Hirnvenenthrombose) – Elektrokardiogrammveränderungen mit T-Umkehr und ST-Senke, die einen akuten Myokardinfarkt annehmen lassen. Man suche auch nach einer Aortenisthmusstenose mit entsprechender Hypertonie des zervikobrachialen Gefäßbezirkes, im besonderen bei akuten Subarachnoidalblutungen Jugendlicher.

In einzelnen Fällen kann aus **Besonderheiten des klinischen Bildes** auf die Lokalisation und Art der Blutungsquelle geschlossen werden:

– Ein Aneurysma der *A. communicans anterior* kann bei massiver Blutung in die Basis des Stirnhirns zu meist diskreten Halbseitensymptomen führen. In der Regel besteht dann auch eine mehr oder weniger ausgeprägte Bewußtseinsstörung und bei Ventrikeleinbruch ein tiefes Koma.

– Das *intrakranielle Aneurysma der A. carotis interna* kann *supraklinoidal*, also im Subarachnoidalraum, aber auch *infraklinoidal*, also extradural, liegen. Es führt dann nicht zur Subarachnoidalblutung. Die Karotisaneurysmen

bewirken oft plötzliche oder aber auch langsam progrediente Augenmuskelparesen, nicht selten auch einen Optikus- oder Chiasmabefall, einen Exophthalmus, Trigeminussymptome im ersten Ast und ein Hemisyndrom. In einzelnen Fällen täuschen sie klinisch (Gesichtsfeldstörungen, innersekretorische Störungen) sowie auch röntgenologisch (Sellaerweiterung) einen Hypophysentumor vor. Der arteriographische Nachweis gelingt wegen Thrombosierung des Aneurysmas nicht immer. Ein parasellärer sichelförmiger Kalkschatten kann ein Hinweis sein.

– Das Aneurysma an der Abgangsstelle der *A. communicans posterior* kann gelegentlich auch ohne Subarachnoidalblutung zu einer Okulomotoriusparese sowie zu migräniformen Schmerzen im Ausbreitungsgebiet des 1. Trigeminusastes führen (häufigste Ursache der „migraine ophtalmoplégique"). Gelegentlich bewirkt es durch Druck auf die Hirnschenkel eine kontralaterale Hemiparese.

– Das *Aneurysma der A. cerebri media* liegt meist an der Teilungsstelle derselben in ihre Äste. Es führt deshalb in etwa ¼ der Fälle durch Läsion der Inselregion zu einer kontralateralen Hemiparese und eventuell zu anderen Herdsymptomen (epileptische Anfälle, Aphasie).

– Die Aneurysmen der intrakraniellen *A. vertebralis* und der *A. basilaris* können bulbäre Symptome, zerebelläre Zeichen, das Bild eines Kleinhirnbrückenwinkeltumors oder kaudale Hirnnervenausfälle verursachen. Da dies gelegentlich ohne Subarachnoidalblutung der Fall sein kann, ist die Differenzierung gegenüber einem Tumor nur mittels Arteriographie möglich.

Spinale Blutungsquelle s. oben und S. 220; zerebrale arteriovenöse Angiome s. S. 98.

Praktisches Vorgehen: Bei einer klinisch typischen akuten Subarachnoidalblutung aus einer intrakraniellen Blutungsquelle soll wie folgt vorgegangen werden:

– Sofortige Durchführung einer *Computertomographie des Schädels,* die nicht selten die Lokalisation des Aneurysmas bzw. einer anderen Blutungsquelle und die Ausdehnung eines allfälligen Hämatoms zeigt. Bei sofortiger CT-Untersuchung läßt sich die Blutung in 96% der Fälle am Blutungstag nachweisen, aber nur in 74% am 3. Tag (8).
– Bei Blutungsnachweis im CT erübrigt sich die *Lumbalpunktion.* Sonst ist sie auszuführen (auf Xanthochromie achten, Vergleich mit Wasser), ebenso vor einer CT-Untersuchung, wenn Zweifel an der Diagnose bestehen (s. postkoitales Kopfweh S. 471) oder wenn kein CT verfügbar ist.
– Eine gründliche *arteriographische Abklärung* ist anzuschließen
  • bei nachgewiesener Subarachnoidalblutung
  • oder bei klinisch praktisch sicherer Diagnose,
  • sofern der Patient in einem operablen Zustand ist
  • und operationswillig ist,
  • bzw. immer bei intrazerebralem Hämatom im Computertomogramm.
  Es sollten grundsätzlich beide Karotiden und, wenn nötig, auch eine A. vertebralis arteriographisch dargestellt werden.

In fast 10% der Fälle läßt sich auch bei eingehender angiographischer Abklärung keine Blutungsquelle nachweisen, wobei die Prognose gerade bei diesen Patienten gut ist. Nur 8,7% derselben haben bei einer katamnestischen Studie ein Blutungsrezidiv aufgewiesen, allerdings nennenswert häufiger jene mit einer Hypertonie (20%) als die Normotoniker (3%) (1013). Überlebten diese Patienten die ersten 6 Monate, dann bestanden nur noch 0,86% Rückfallrisiko pro Jahr (810). Das Vorliegen von Vasospasmen intrakranieller Arterien kann mit einer besonderen dopplersonographischen Technik nachgewiesen werden (2) und ist für das Verhalten des Chirurgen wichtig.

Spontanverlauf: Dieser ist dadurch charakterisiert, daß rund 30–45% bei der ersten Blutung bzw. innerhalb weniger Wochen an einer Nachblutung sterben. Von den Überlebenden stirbt wiederum etwa die Hälfte innerhalb einiger Jahre an einem Blutungszrezidiv. Bei einer katamnestischen Studie von bis zu 21 Jahren trat für alle Patienten, die mindestens 6 Monate die erste Blutung überlebten, ein Blutungsrezidiv in den ersten 10 Jahren bei 3,5% jährlich auf. Die durchschnittliche Mortalität dieser Rezidive betrug 67%, unabhängig vom Alter der Patienten, aber mit einer etwas schlechteren Prognose bei Hypertonikern und bei Frauen, wenn diese ein Aneurysma der A. communicans posterior aufwiesen (1177). Eine weitere Studie von 568 nicht operierten Fällen ergab, daß innerhalb von 6 Monaten 40% ein Blutungsrezidiv hatten. Im ersten Jahrzehnt muß mit einer jährlichen Rezidivrate von 2,2%, im 2. Jahrzehnt von 0,86% gerechnet werden. 78% aller Rezidivblutungen waren tödlich (809).

Prognostisch ungünstig sind u. a. tiefes Koma, Augenmuskelparesen und andere neurologische Symptome (s. unten). Dem Vorliegen von angiographisch nachweisbaren Vasospasmen, dem eine ungünstige Auswirkung auf die Prognose zugeschrieben wurde, scheint jedoch kein bestimmtes klinisches Korrelat zu entsprechen und keine Bedeutung für die Mortalität oder die Spätergebnisse nach chirurgischer oder konservativer Therapie zuzukommen (745).

Operative Therapie: Die schlechte spontane Prognose läßt grundsätzlich in den meisten Fällen ein chirurgisches Vorgehen, heute mit mikrochirurgischer Technik, als indiziert erscheinen. Besonders schwere Blutungen mit tiefem Koma und bestimmter Sitz des Aneurysmas stellen Ausnahmen dar. Die Überlebenschancen derjenigen Patienten, die nicht an der ersten Blutung ad exitum kamen, werden durch den Eingriff verdoppelt. Es ist bei Patienten in gutem Allgemeinzustand, abgeklungener meningealer Reaktion und normalen neurologischen Befunden baldmöglichst zu operieren. Vorsicht ist bei Patienten mit arteriellen Spasmen geboten, die u. U. durch transkranielle Dopplersonographie nachgewiesen werden können (3). Noch in den vergangenen 20 Jahren wurde ein statistisch signifikanter Effekt des Eingriffes bei Berücksichtigung des beachtlichen Operationsrisikos nicht einheitlich bejaht. Im einzelnen hing die operative Prognose von vielen und statistisch schwer zu fassenden Faktoren ab. Es ist die Operationsindikation bei Aneurysmen der A. cerebri media z. B. nur bei Männern bejaht worden. Bei Aneurysmen der A. communicans posterior schien die Ligatur der A. carotis der konservativen Therapie überlegen zu sein, während ein direktes Angehen ein zu hohes Operationsrisiko darzustellen schien. Eine statistische Analyse aller publizierten Serien aus der Literatur, wobei die Ergebnisse der konservativen und der chirurgischen Behandlung verglichen wurden, konnte noch Anfang der siebziger Jahre keine signifikant bessere Prognose der operierten Fälle erkennen lassen (28). Dieses wenig übersichtliche Bild erfuhr in den letzten Jahren durch die immer konsequentere Anwendung mikrochirurgischer Methoden und durch die zunehmende Spezialisierung einiger Neurochirurgen auf die Mikrochirurgie zerebraler Gefäße (1192, 1193) eine deutliche Wandlung mit entscheidender Senkung der Operationsmortalität und der operativen Komplikationen. Es ist deshalb heute die Indikation zu mikrochirurgischem Vorgehen durch einen erfahrenen Neurochirurgen – mit den oben angedeuteten Ausnahmen – zu bejahen.

Die während einiger Zeit propagierte konservative Behandlung mit der antifibrinolytisch wirkenden Tranexansäure, besonders in Erwartung der chirurgischen Therapie, hat sich nicht als wirksam erwiesen (1129).

Spätfolgen nach Subarachnoidalblutung: Dazu gehört der kommunizierende Hydrocephalus internus aresorptivus erwähnt (1194). Dieser ist um so häufiger, je schwerwiegender die Blutung war, besonders wenn auch arterielle Spasmen nachgewiesen wurden. Eine solche Erweiterung des Ventrikelsystems tritt bei fast ⅓ der Patienten auf, ist schon nach wenigen Wochen sichtbar und kann progredient über viele Monate bis zu Jahren zunehmen. Es ist u. U. eine Behandlung mittels ventrikuloatrialem Shunt nötig. Psychoorganische Symptome, Verhaltensstörungen, Spastizität und epileptische Anfälle sowie auffallend oft eine Blutdruckerhöhung können auftreten.

Arteriovenöses Angiom

Anatomie: Das arteriovenöse Angiom (Angioma racemosum arteriosum) – oft auch arteriovenöses Aneurysma genannt – stellt eine kongenitale Fehlbildung dar. Es besteht aus abnorm weiten zuführenden und abführenden Gefäßen, zwischen welchen ein Kapillarknäuel liegt. Daneben finden sich arteriovenöse Kurzschlüsse. Die einzelnen Anteile können hierbei histologisch oder angiographisch unterschiedlich ausgebildet sein und sind histologisch abnorm strukturiert. Die meisten arteriovenösen Aneurysmen liegen oberflächlich im Bereich der Meningen und reichen mehr oder weniger tief in die Gehirnsubstanz hinein. Selten sind rein subkortikal gelegene oder gar intraventrikuläre Angiome. Weitaus am häufigsten ist der supratentorielle Sitz, meist ausschließlich oder teilweise von der A. cerebri media versorgt. Die rechte und die linke Seite sind etwa gleich häufig betroffen. Selten sind die subtentorielle und die extrakranielle Lokalisation (A. carotis externa und Muskeläste der A. vertebralis). *Angiome des Hirnstammes* (138) können sich erst im 3. bis 5. Lebensjahrzehnt durch Hirnnervensymptome, zerebelläre Symptome und Pyramidenzeichen manifestieren und einen u. U. sehr protrahierten Verlauf über 10 und mehr Jahre aufweisen. Eine Besonderheit stellen die orbitalen arteriovenösen Aneurysmen dar, die zu einem einseitigen pulsierenden Exophthalmus führen können, der bei Kopftieflage zunimmt.

Klinische Symptome (857) können u. U. ganz fehlen. In typischen Fällen aber finden sich mehr oder weniger ausgeprägt und verschieden kombiniert folgende Symptome und Befunde, die meist erstmals zwischen dem 10. und dem 30. Altersjahr auftreten und beide Geschlechter gleich häufig betreffen:

– Als häufigste Manifestation bei über 50% der Fälle (1205) subarachnoidale (oder intrazerebrale) Blutungen, in ¼ nach sehr unterschiedlichem Intervall rezidivierend und in etwa 20% tödlich (1221). Die Wahrscheinlichkeit eines Blutungsrezidivs beträgt 2–3% jährlich (154a, 502a), wobei die Größe des Angioms oder eine allfällig vorhandene arterielle Hypertonie für die Prognose unwesentlich sind. In einer Population von mehr als 200 konservativ behandelten Fällen betrug nach 20 Jahren das Risiko einer Blutung 42%, einer Epilepsie 18% und eines neurologischen Defizits 27%. Das Sterberisiko lag bei 29% (226a).

– Epileptische Anfälle. Diese kommen bei etwas über 40% der Angiomträger vor (1205) und sind meist, aber keineswegs immer fokal. Bei etwa ¼ der Angiomträger tritt der epileptische Anfall als

Initialsymptom ohne vorausgegangene Blutung in Erscheinung (857).

- Kopfschmerzen. Diese kommen bei fast der Hälfte der Patienten vor und haben vielfach Migränecharakter, z. T. mit typischen Flimmerskotomen. Eine monotone Wiederholung der Attacken mit gleichartiger Symptomatik sollte den Verdacht auf ein Angiom wecken.
- Neurologische Symptome im Rahmen einer intrakraniellen Blutung, wobei die juvenile subkortikale Blutung (S. 85) einen Sonderfall darstellt.
- In etwa ¼ der Fälle liegt ein pulssynchrones intrakranielles Strömungsgeräusch vor, das besonders häufig über dem Auge oder über dem Mastoid hörbar ist.
- Das CT ist auch ohne Kontrastmittelgabe praktisch bei allen Angiomen pathologisch.

Therapie: Diese hängt von der Symptomatologie, der Ausdehnung und dem Sitz des Angioms ab. Eventuell genügt eine antiepileptische Medikation, sofern nur Anfälle vorliegen und die Exstirpation des Angioms technisch schwer ist. Das nicht rupturierte Angiom sollte nicht operativ behandelt werden (30a), wohl aber durch einen erfahrenen Neuroradiologen embolisiert werden (s. u.). Sind Blutungen aufgetreten und/oder neurologische Symptome, so muß nach sorgfältiger angiographischer Untersuchung die Möglichkeit einer mikrochirurgischen Exstirpation geprüft werden (667). Sie ist allgemein bei kleineren und günstig gelegenen Angiomen zu bejahen.

Bei großen und ungünstig gelegenen ist das durchschnittliche Operationsrisiko, besonders bei Patienten über 50 Jahren, eher größer als das Risiko des Spontanverlaufes. Ausnahmen sind bei ganz besonders erfahrenen Operateuren zu postulieren. Etwa ⅔ der Angiome stellen eine Operationsindikation dar. Die sehr ausgedehnten, diffusen arteriovenösen Angiome sind inoperabel und auch die Karotisligatur wegen der stark ausgebildeten Kollateralen wirkungslos. Die künstliche Embolisierung der zuführenden Gefäße verdrängt in zunehmendem Maße das chirurgische Vorgehen. Diese Form der interventionellen Radiologie ist in geübter Hand und mit entsprechenden Kathetern heute die Methode der Wahl zur Behandlung zerebraler und vor allem auch spinaler arteriovenöser Angiome. Für besonders lokalisierte kleinere Angiome kommt eine stereotaktisch applizierte Strahlenbehandlung in Frage.

Kavernome (kavernöse Angiome)
(950a, 1016a, 1057b)

Diese seltene Gefäßmißbildung stellt *pathologisch-anatomisch* eine gut begrenzte Anhäufung von Gefäßen ohne dazwischenliegendes Nervengewebe dar. Sie können irgendwo im Gehirn oder auch im Hirnstamm lokalisiert sein und sind selten einmal auch multipel. Sie manifestieren sich *klinisch* durch epileptische Anfälle oder/und durch Blutungen. *Radiologisch* stellen sie sich im CT als hyperdenser Bezirk mit positivem Enhancement dar. Auch die häufig vorkommenden kleinen Verkalkungen sind hier sichtbar. Im MRI lassen sich die ebenfalls häufigen Hämosiderinanhäufungen zeigen. Die *Therapie* besteht in der mikrochirurgischen Exstirpation.

Arteriovenöse Fisteln im Sinus cavernosus

Die so gut wie immer traumatisch entstehenden arteriovenösen Fisteln im Sinus cavernosus führen zu einem pulsierenden Exophthalmus mit Schmerzen, praller Füllung konjunktivaler und retinaler Gefäße, Störung der Augenmotilität und des Visus sowie einem oft subjektiv empfundenen und immer auskultatorisch nachweisbaren pulssynchronen Strömungsgeräusch. Die chirurgische Therapie führt nur in etwa ⅓ der Fälle zum Erfolg, und das technische Procedere (Embolisierung durch Muskelstücke, extrakranielle Gefäßligatur, intrakranielle Gefäßligatur) muß von Fall zu Fall aufgrund des Arteriographiebefundes geplant werden (857).

Venöse zerebrale Thrombosen

Epidemiologie: Die venösen zerebralen Thrombosen (488) können septisch oder bland sein und sind in den allermeisten Fällen eine Folge eines anderen Primärleidens. Am häufigsten liegt eine Thrombose des Sinus sagittalis superior und der Venen der Großhirnkonvexität vor. Frauen erkranken viel häufiger als Männer.

Klinische Symptome: Diese können wie folgt resümiert werden:

– Eventuell eine manifeste, thrombosefördernde, allgemeine *Vorkrankheit* oder lokale Affektion,
  • Thrombophlebitis migrans,
  • Hyperkoagulabilität z. B. im

Puerperium (¼ der Fälle) oder nach Operationen.
  • Einnahme von Ovulationshemmern (945),
  • Blutkrankheiten,
  • Infekt im Kopfbereich, wie Sinusitis oder Otitis,
  • Schädeltrauma.
– Oft, aber keineswegs immer, findet sich ein Vorstadium von Stunden bis Tagen mit Kopfweh und Übelkeit.
– Meist setzen die neurologischen Symptome akut ein mit
  • schlagartigem, intensivem Kopfweh,
  • Brechreiz oder Erbrechen,
  • meist fokalen epileptischen Anfällen,
  • Bewußtseinsstörung bis zum Koma.
– Es finden sich oft ein Meningismus
– und fokale neurologische Ausfälle, vor allem Halbseitensymptome;
– seltener Stauungspapillen, Augenmotilitätsstörungen, Dyskinesien (1034), venöse Stauung an Kopf und Gesicht,
– gelegentlich Allgemeinsymptome wie Fieber, erhöhte Blutsenkungsgeschwindigkeit und Leukozytose.
– In etwa der Hälfte der Fälle ist der Liquor blutig oder xanthochrom.
– Bei einseitiger otogener Thrombose des Sinus transversus wurde früher als diagnostisches Hilfsmittel der einseitig nicht ansteigende Queckenstedt-Test verwendet, sofern auch die beidseitige Kompression keinen stärkeren Anstieg des Druckes bewirkte als die Kompression der gesunden Gegenseite.

Hilfsuntersuchungen: Das Computertomogramm kann den klinischen Verdacht erhärten, die Arteriographie den venösen Verschluß beweisen.

Prognose: Diese ist nicht gut. Fast die Hälfte der Patienten kommt ad exitum, Kinder allerdings viel seltener. Es können nebst vollständigen Restitutionen auch Fälle mit schweren Restsymptomen, wie Hemiparesen, psychoorganisches Syndrom oder Epilepsie vorkommen. Bei Kindern kann sich meist 1–2 Wochen nach einer scheinbar abgeheilten Otitis media der auf einer Thrombose eines Sinus sigmoideus bzw. transversus beruhende *otitische Hydrozephalus* ausbilden (S. 19). Rezidive einer puerperalen zerebralen Sinus-thrombose kommen in etwa ⅓ der Fälle mit erneuter Gravidität vor.

Therapie: Diese besteht auch in den scheinbar blanden Fällen in Antibiotika, Ödembekämpfung und Antikonvulsiva. Wir und auch andere Autoren (369) können uns nicht zur Antikoagulation entschließen, da sich pathologisch-anatomisch venös bedingte Stauungsblutungen im Gehirnparenchym sowie Subarachnoidalblutungen finden. Manche Autoren jedoch befürworten Antikoagulantien, da ihnen die Gefahr einer Ausdehnung der Thrombose mit entsprechenden Stauungsblutungen als das größere Übel erscheint. Der Liquor darf allerdings makroskopisch keine Blutbeimengungen enthalten.

Extrapyramidale Syndrome

Anatomie: Zum extrapyramidalen System als Funktionseinheit gehören

- das Corpus striatum (Nucleus caudatus und Putamen),
- der Nucleus lentiformis (Putamen und Globus pallidus),
- das Corpus Luysi (Nucleus subthalamicus),
- die Substantia nigra und
- der Nucleus ruber.

Diese Kerngebiete stehen untereinander, aber auch mit dem Thalamus, mit dem Kortex sowie mit Mittelhirnstrukturen durch auf- und absteigende Fasersysteme in Verbindung. Dies ist am Beispiel des Parkinson-Syndroms in Abb. 1.**14** dargestellt.

Pathophysiologie: Die genannten Kerngebiete sind im Sinne komplexer *Regelkreise* untereinander verknüpft. Diese Regelkreise dienen beim Gesunden der Ausarbeitung automatischer und halbautomatischer Bewegungsabläufe, der Tonusregulierung sowie der Harmonisierung der motorischen Aktivität. Fällt in einem solchen Regelsystem ein Glied aus, dann kommen entweder Impulse ungehemmt zur Auswirkung (z. B. als Tremor oder als dystone Bewegung), oder es resultiert eine pathologische Daueranspannung des Muskels (z. B. als Rigor und Akinesie). Impulshemmend wirken allgemein das Putamen, der Nucleus caudatus und die Substantia nigra, impulsfördernd der Globus pallidus. Dennoch findet sich pathologisch-anatomisch nicht immer eine feste Zuordnung bestimmter Veränderungen zu bestimmten klinischen Bildern. Als Beispiel sei eine für

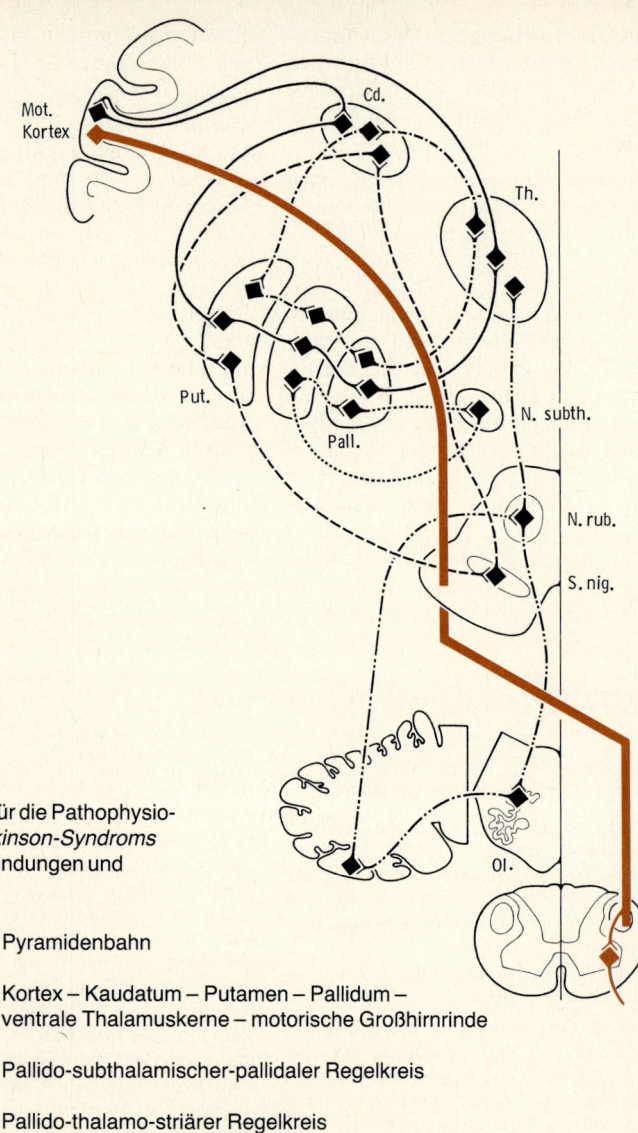

Abb. 1.**14** Für die Pathophysiologie des *Parkinson-Syndroms* wichtige Verbindungen und Bahnen

———— Pyramidenbahn

◆———< Kortex – Kaudatum – Putamen – Pallidum – ventrale Thalamuskerne – motorische Großhirnrinde

◆·········< Pallido-subthalamischer-pallidaler Regelkreis

◆—·—·—< Pallido-thalamo-striärer Regelkreis

◆— — —< Striato-nigro-striärer Regelkreis

◆—··—··< Rubro-olivo-zerebello-rubraler Regelkreis

die Entstehung des Tremors vorgelegte Hypothese erwähnt (308): Bei Läsionen der Substantia nigra und Funktionsausfall von hemmenden nigrostriären Bahnen stimuliert das Pallidum in verstärktem Maße die ventrolateralen Thalamuskerne. Diese reagieren nun mit rhythmischen Entladungen auf Afferenzen aus dem Kleinhirn. Letzteres erhält seinerseits afferente Impulse über den Tractus spinocerebellaris ventralis aus tieferen motorischen Zentren. Diese können sowohl vom motorischen Kortex wie auch reflektorisch aus der Peripherie erregt werden.

Biochemie der Reizübertragungen: Diese ist für das Verständnis der extrapyramidalen Erkrankungen wesentlich. Das Dopamin ist die Überträgersubstanz der nigrostriären Neurone, die einen hemmenden Einfluß auf die cholinergen Interneurone des Striatums ausüben. Die Gamma-Aminobuttersäure (GABA) z. B. dient den hemmenden striopallidalen und strionigralen Verbindungen als Überträger. Im Striatum und in der Pars compacta der Substantia nigra sind beim Gesunden etwa 80% des zerebralen Dopamins enthalten, das beim Parkinson-Kranken sehr stark vermindert ist (Näheres hierzu s. S. 114).

Einteilung der Erkrankungen des extrapyramidalen Systems

Man unterscheidet ein

– *akinetisch-rigides Syndrom* mit
  - Verminderung der Spontanaktivität und
  - der Mitbewegungen,
  - Tonussteigerung und
  - unwillkürlichen Bewegungen (Repräsentant hiervon ist das Parkinson-Syndrom);

– ein *hyperkinetisch-hypotones Syndrom:*
  - unwillkürliche unregelmäßige, meist wechselnd lokalisierte Bewegungen;
  - im Intervall meist herabgesetzter Ruhetonus (Repräsentanten Chorea, Athetose, Ballismus, Dystonien).

Tab. 1.**12** gibt einen Überblick über die wichtigsten extrapyramidalen Syndrome.

Parkinson-Syndrom

(663a, 691, 738)

Epidemiologie: Es wird geschätzt, daß 1–2‰ der Gesamtbevölkerung an einem Parkinson-Syndrom leiden (599), bei den über 60jährigen gar 1% (598). Die jährliche Inzidenz wird (in Japan) mit 10,2 auf 100 000 Einwohner angegeben (430).

Klinische Symptomatologie: Diese ist in Tab. 1.**13** stichwortartig zusammengefaßt. Keines der darin aufgeführten Symptome, im besonderen nicht der Tremor, ist für die Diagnose wirklich obligat. Sie sollen nachfolgend im einzelnen besprochen werden.

Die *Beeinträchtigung der primären Bewegungsautomatismen* ist die eindrücklichste Manifestation, die früher oder später immer im Vordergrund steht. Dies führt zunächst zu einer allgemeinen Reduktion der spontanen Bewegungen, zur *Akinesie.* Hierzu gehört u. a. die starre Mimik (Maskengesicht). Der Lidschlag ist selten, der Kopf wird mit den Schultern und dem Rumpf „en bloc" gedreht, der Ablauf aller Bewegungen ist langsam und harzig. Dadurch erhalten die Kranken ein wenig den Aspekt einer steifen Holzpuppe. Auch die kleine Schrift, die

Tabelle 1.12   Die häufigsten extrapyramidalen Syndrome

Erkrankung	Klinische Charakteristika	Pathologisch-anatomisches Substrat	Ätiologien
Parkinson-Syndrom	Akinesie, Rigor, evtl. rhythmischer Ruhetremor von 4–8/s	Zelluntergang in der Substantia nigra und anderen melaninhaltigen Kernen, im Globus pallidus und Corpus striatum	Genetisch bedingt. Encephalitis (lethargica). Toxisch. Medikamentös (vaskulär)
Chorea	Unwillkürliche, regellose, rasche, asymmetrische, kurzdauernde, distal betonte Bewegungen	Untergang der kleinen Zellen im Nucleus caudatus und Putamen	Genetisch bedingt. Infektiös. Postapoplektisch
Athetose	Unwillkürliche, regellose, wechselnd lokalisierte, langsame, distal betonte Bewegungen. Übertriebene Extremstellungen der Gelenke	Putamen, Nucleus caudatus, äußeres Pallidumglied	Geburtsschädigung (besonders Kernikterus). Genetisch bedingt. Raumfordernde Prozesse. Postapoplektisch
(Hemi-)Ballismus	Unwillkürliche, regellose, blitzartige, ausgiebige, schleudernde Bewegungen mehrerer Gliedmaßenabschnitte	Nucleus subthalamicus (Corpus Luysi)	Erweichungen, Tumor
Dystone Syndrome – Torticollis spasticus – Torsionsdystonie – Lokalisierte Dystonien	Unwillkürliche, mehr oder weniger lang andauernde, tonische Kontraktionen einzelner Muskeln oder Muskelgruppen (gegen den Widerstand der Antagonisten)	Putamen, Thalamus	Genetisch bedingt. Geburtsschädigung (besonders Kernikterus)
Hepatolentikuläre Degeneration (Morbus Wilson)	Progredienter Tremor, „Flügelschlagen", Rigor, Dysarthrie, psychische Alterationen, Lebersymptome. Kayser-Fleischerscher Kornealring	Putamen	Genetisch bedingte Kupferstoffwechselstörung
Myorhythmien	Unwillkürliche, rhythmische Zuckungen ein und derselben Muskelgruppen 1–3/s	Zentrale Haubenbahn beim „Gaumensegelnystagmus"	Geburtsschaden, vaskulär, Enzephalitis
Myoklonien	Unwillkürliche, unregelmäßige, rasche, kurzdauernde Zuckungen einzelner Muskeln oder Muskelgruppen	Nucleus dentatus, untere Olive, Nucleus ruber, evtl. peripheres Nervensystem?	Geburtsschaden, vaskulär toxisch

Tabelle 1.13 Symptomatologie des Parkinson-Syndroms

1. *Beeinträchtigung der primären Bewegungsautomatismen*

   Akinesie
   Fehlende Mitbewegungen
   Pro- und Retropulsion

2. *Erhöhung des extrapyramidalen Tonus*

   Rigor
   Zunahme des Haltetonus
   Zunahme des Antagonistentonus
   Zahnradphänomen
   Haltungsbesonderheiten

3. *Tremor*

4. *Andere somatische Symptome*

   Mikrographie
   Sprachstörungen
   Atemstörungen
   Motorische „Schwäche"
   Gesteigerter Nasopalpebralreflex
   Vegetative Symptome (Salbengesicht, Speichelfluß, Schwitzanfälle)
   Okulogyre Krisen und andere Augenmotilitätsstörungen
   Dystone Bewegungsstörungen

5. *Psychische Symptome*

   Verlangsamung der Denkabläufe
   Stimmungslabilität
   Affektstörungen
   Demenz

6. *Spätsymptome bzw. Auswirkungen der L-Dopa-Therapie*

   On-off-Phänomen
   Medikamentöse Dystonien
   Halluzinationen und Psychosen

Mikrographie der Parkinson-Kranken, ist Ausdruck dieser Bewegungsarmut. Sie ist außerdem durch den Tremor oft verändert. Die *Aufhebung der Mitbewegungen* zeigt sich besonders im fehlenden Schwingen der Arme beim Gehen. Aber auch andere Teste zeigen dieses Phänomen: Setzt man den Patienten auf einen Stuhl und kippt denselben plötzlich nach hinten, so bleiben beim Parkinson-Kranken das reflektorische Beugen des Rumpfes nach vorne und die Flexion der Knie aus. Die *Propulsion* (bzw. Retropulsion) ist dadurch gekennzeichnet, daß der aus dem Stehen vom Untersucher nach vorne (oder hinten) gestoßene Patient seinen Schwerpunkt mit zu kleinen und langsamen Schritten nur mühsam oder überhaupt nicht rasch genug wieder auffangen kann und eventuell sogar stürzt. Dieses Phänomen kann auch beim Stolpern oder z. B. beim Aufstoßen einer Tür, die plötzlich nachgibt, spontan in Gang kommen. Beginnt der Parkinson-Patient dieses Symptom zu realisieren, dann ist dies in bezug auf die Prognose und den Therapieeffekt meist ein ungünstiges Zeichen. Als *paradoxe Kinesie* bezeichnen wir die Tatsache, daß im Gegensatz zur üblichen Bewegungshemmung der Parkinson-Kranke z. B. unter dem Einfluß heftiger Emotionen plötzlich rasch gehen oder flüssig und lebhaft sprechen kann.

Die *Zunahme des extrapyramidalen Tonus* äußert sich als *Rigor*. Er ist als erhöhter, wachsartiger, zähflüssiger, während des ganzen passiven Bewegungsablaufes spürbarer Widerstand nachweisbar. Dies ist in Abb. 1.15 im Vergleich zur (pyramidalen) Spastik dargestellt, bei welcher der erhöhte Muskeltonus vor allem am Anfang der passiven Bewegung spürbar ist. Man weist den Rigor am besten durch passives, unregelmäßiges Beu-

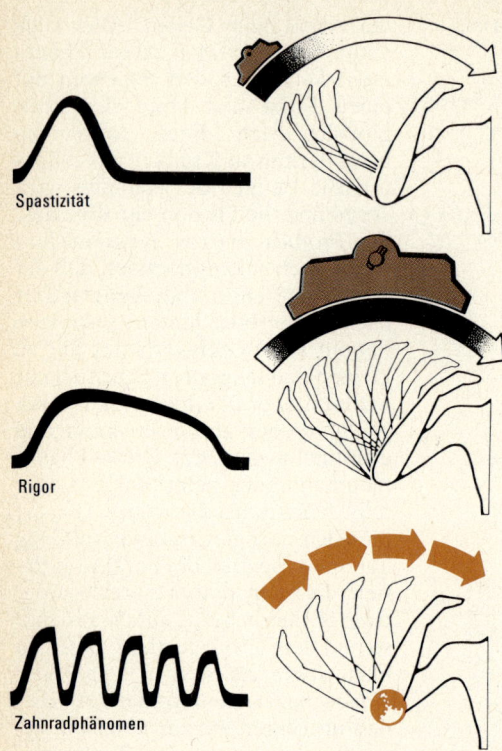

Spastizität

Rigor

Zahnradphänomen

Abb. 1.**15** Schematische Darstellung verschiedener Arten der Tonuserhöhungen

gen und Strecken im Ellenbogengelenk nach. Er ist gelegentlich auch
beim Schütteln des Vorderarmes am
Handgelenk sichtbar. Nebst dem als
Rigor imponierenden erhöhten Muskeltonus findet sich auch eine *Zunahme des Haltetonus*. Man sieht
beim Parkinson-Kranken am Ende
einer passiven Bewegung, wie er jene Muskeln, die zur Fixierung der
eingenommenen Haltung führen,
abnorm stark anspannt. So kontrahiert sich beispielsweise der M. tibialis anterior aktiv kräftig, wenn man
den Fuß des Patienten passiv nach

dorsal extendiert (Fixationsreflex).
Die *Zunahme des Antagonistentonus*
bewirkt, daß beim plötzlichen Wegfall eines Widerstandes, gegen den
ein Muskel angespannt worden war,
die Bewegung durch die ebenfalls
abnorm angespannten Antagonisten
übertrieben brüsk abgebremst wird.
Es ist dies das umgekehrte Phänomen von dem, was wir als „positives
Rebound" bei Kleinhirnerkrankungen kennen. Diese Erscheinung läßt
sich z. B. auch als pathologischer
„Head-dropping-Test" nachweisen:
Wenn der Kopf des liegenden Pa-

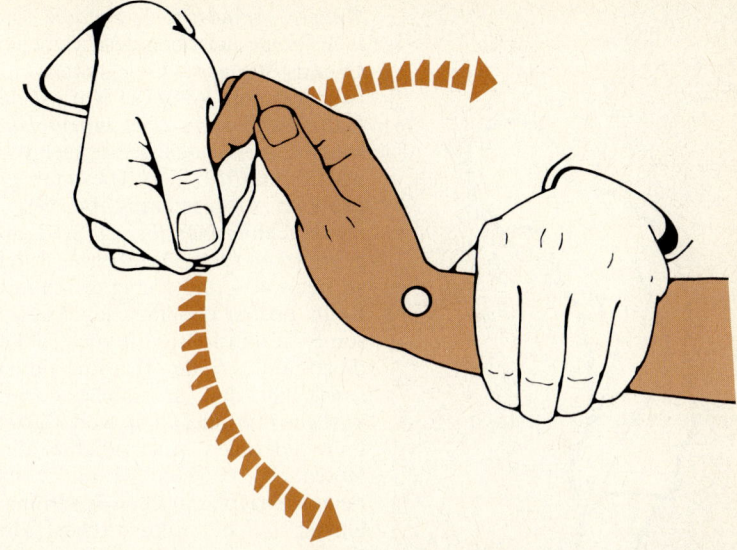

Abb. 1.**16** Vorgehen bei der Prüfung des Zahnradphänomens. Der Untersucher ergreift die Finger des Patienten und bewegt die Hand locker im Radiokarpalgelenk

tienten locker von der Unterlage abgehoben und dann plötzlich losgelassen wird, fällt er nicht schlaff herunter, sondern sinkt langsam ab oder wird längere Zeit über dem Kissen aktiv in der Luft gehalten. Auch sonst liegen diese Patienten nicht selten auf dem Rücken, ohne den Kopf auf die Unterlage aufzulegen, wie wenn sie ein unsichtbares Kissen hätten („oreiller psychique"). Beim Prüfen des Tonus fällt vielfach auch das sogenannte *Zahnradphänomen* auf. Wenn man ein Gelenk mehrmals passiv durchbewegt, hat man den Eindruck, als ob die Gelenkflächen aus zwei Zahnrädern bestehen würden, die sakkadiert in Stufen sich gegeneinander bewegen lassen (s. Abb. 1.**15**). Oft ist dieses Phänomen am Handgelenk besonders deutlich nachweisbar (Abb. 1.**16**).

Der *Tremor* ist als unwillkürliche Bewegung zwar beim Parkinson-Kranken eindrücklich, aber keineswegs obligat (sogenanntes akinetisches Parkinson-Syndrom). Es handelt sich fast immer um einen rhythmischen, regelmäßigen, distal betonten Ruhetremor, der bei aktiver Innervation und bei Intentionsbewegungen abnimmt oder verschwindet. Er hat eine Frequenz von 4–8/s und ist von wechselnder Intensität. Die Finger führen hierbei oft charakteristische, rhythmische Bewegungen aus, die an „Pillendrehen" oder „Geldzählen" erinnern. Emotionen

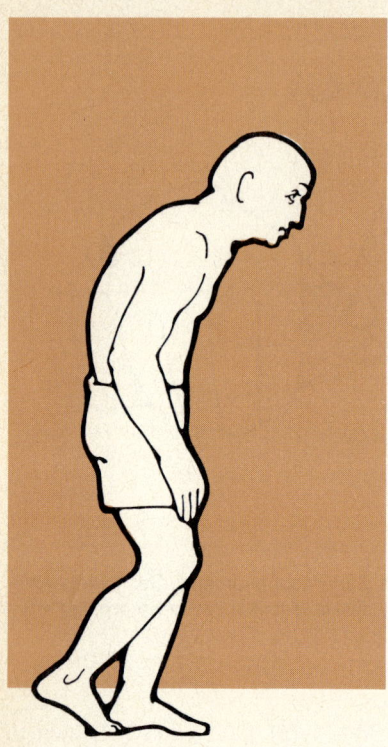

Abb. 1.**17** Typische Haltung eines Parkinson-Kranken beim Gehen

verstärken das Zittern, im Schlaf verschwindet es, und Muskelanspannung sowie Extremstellung der Gelenke verringern es.

Die *Haltung* ist beim Parkinson-Kranken in typischer Weise verändert, was sowohl beim ruhigstehenden als auch beim gehenden Patienten auffällt: Er ist leicht vornübergebeugt, mit etwas flektierten Knien und Ellenbogen. Beim Gehen kommt noch das Fehlen der Mitbewegungen hinzu (Abb. 1.**17**).

Weitere somatische Symptome sind z. T. Folge der oben beschriebenen Grundstörungen. Gelegentlich als Frühsymptom kann der Verlust der Haltungsreflexe zu *gehäuftem Hinstürzen,* meist ungebremst nach vorne, führen (567, 773). Dies muß gegenüber „drop seizures" bei basilärer Durchblutungsstörung (S. 82) abgegrenzt werden. Die *Sprache* ist leise, monoton und wenig artikuliert. Beim postenzephalitischen Parkinson-Syndrom ist sie oft auch sakkadiert, und es finden sich Iterationen sowie Palilalien (mehrfaches unwillkürliches Wiederholen von Sätzen und Satzteilen mit zunehmender Raschheit). Gelegentlich findet sich bei postenzephalitischen Syndromen ein eigentlicher (akinetischer) Mutismus, der lediglich unter emotionellen Einflüssen durchbrochen wird. Mit besonderen Methoden können Störungen der *Atmung* (unregelmäßige Frequenz und Tiefe) nachgewiesen werden. Manchmal hat man den Eindruck einer *motorischen Schwäche,* wobei aber unter gewissen Umständen wieder ein voller Kraftaufwand möglich ist. Dies hat übrigens James Parkinson veranlaßt, das von ihm 1817 beschriebene Syndrom als *„shaking palsy"* zu bezeichnen. Die Muskeleigenreflexe sind normal lebhaft. Obwohl beim unkomplizierten Parkinson-Syndrom in der Regel Pyramidenzeichen nicht nachweisbar sind, gibt es doch zahlreiche Ausnahmen von dieser Regel. Recht konstant ist eine *Steigerung des Nasopalpebralreflexes* sowie der anderen Eigenreflexe der Gesichtsmuskulatur. *Schmerzen* werden von vielen Patienten als Dolenz der Muskeln und Knochen empfunden. Sie sind nicht identisch mit den ebenfalls schmerzhaften Dystonien, wie sie als Nebenwirkung der L-Dopa-Therapie auftreten (663b). Die *vegetativen Begleiterscheinungen* des Parkinson-Syndroms sind beson-ders bei der postenzephalitischen Form eindrücklich (starker Speichelfluß, enormes Schwitzen, Hitzewallungen, abnorm starke Talgsekretion bis zum Salbengesicht). Ausschließlich bei der postenze-

---

Tabelle 1.14   Vereinfachte Skala zur Wertung der Schwere der einzelnen Parkinson-Symptome (Rating Scale nach *Webster* 1968)

1. *Bradykinesie der Hände, inklusive Schreiben*
   0 = normal
   1 = angedeutet verlangsamt
   2 = mäßig verlangsamt, Schreiben stark beeinträchtigt
   3 = schwer verlangsamt

2. *Rigor*
   0 = normal
   1 = angedeutet
   2 = mäßig
   3 = schwer, trotz Medikamenten nachweisbar

3. *Haltung*
   0 = normal
   1 = leicht vornübergebeugt
   2 = Armflexion
   3 = stark vornübergebeugt und Flexion von Arm und Hand sowie Knie

4. *Mitschwingen oberer Extremitäten*
   0 = beidseits gut
   1 = ein Arm vermindert
   2 = ein Arm schwingt nicht
   3 = beide Arme schwingen nicht

5. *Gang*
   0 = normal, Umdrehen mühelos
   1 = verkürzte Schritte, verlangsamtes Drehen
   2 = stärkere Verkürzung der Schritte, Aufschlagen beider Fersen am Boden
   3 = schlurfende Schritte, zeitweise blockiert, Umdrehen sehr langsam

6. *Tremor*
   0 = keiner
   1 = weniger als 2,5 cm Ausschlag
   2 = über 10 cm
   3 = über 10 cm, konstant, Essen und Schreiben unmöglich

7. *Gesicht*
   0 = normal
   1 = angedeutet Hypomimie
   2 = deutliche Hypomimie, Lippen zeitweise offen, evtl. Speichelfluß
   3 = Maskengesicht, Mund offen, Speichelfluß ausgeprägt

8. *Seborrhoe*
   0 = keine
   1 = vermehrtes Schwitzen
   2 = ölige Haut
   3 = starkes Sekret im Gesicht

9. *Sprache*
   0 = normal
   1 = verminderte Modulation, gutes Stimmvolumen
   2 = monoton, nicht mehr moduliert, beginnende Dysarthrie, Verständigungsschwierigkeiten
   3 = ausgeprägte Verständigungsschwierigkeiten

10. *Selbständigkeit*
    0 = nicht beeinträchtigt
    1 = leicht beim Ankleiden behindert
    2 = Hilfe in kritischen Situationen, alles sehr langsam
    3 = unfähig, sich anzukleiden oder zu essen bzw. alleine zu gehen

phalitischen Form (sowie im Rahmen der durch Phenothiazine bewirkten Dyskinesien) finden sich sogenannte *okulogyre Krisen* (Blickkrämpfe). Die Patienten halten während Minuten bis Stunden zwanghaft den Blick starr nach oben gewendet, gelegentlich auch den Kopf nach hinten geneigt. *Blepharospasmen* können beim Postenzephalitiker zu mehr oder weniger langdauerndem krampfhaftem Schluß der Augenlider führen. Gelegentlich Konvergenz- und Akkommodationsstörungen sowie Blickparesen (progressive supranukleäre Lähmung s. S. 112). Bei Postenzephalitikern können nebst den Parkinson-Symptomen auch *dystone Symptome* vorkommen. Eine seltene Besonderheit – gelegentlich in Zusammenhang mit einer L-Dopa-Medikation – ist eine sogenannte *Parkinson-Krise* mit extremer Akinesie, schwerstem Rigor, hohem Fieber infolge Temperaturregulationsstörung und profusem Schweißausbruch.

Psychische Symptome sind in sehr unterschiedlicher Ausprägung fast immer vorhanden. Die Kranken sind oft stimmungslabil und überempfindlich. Vor allem sind die psychischen Abläufe, ähnlich wie die Motorik, verlangsamt, und die Patienten müssen sich gewissermaßen zum Denken zwingen. Auch außerhalb des erblichen Parkinson-Demenz-Komplexes (S. 111) finden sich bei fast einem Drittel der Parkinson-Patienten mehr oder weniger ausgeprägte psychoorganische Veränderungen. Diese Gruppe scheint im Durchschnitt älter zu sein, die Parkinson-Symptome treten später auf und sind rascher progredient, und die Anti-Parkinson-Therapie mit L-Dopa ist weniger wirksam (643).

Die *einzelnen Parkinson-Symptome* können gesondert analysiert und *quantitativ definiert* werden. Dies ermöglicht, das Fortschreiten der Erkrankung bzw. die Wirksamkeit einer Therapie zu beurteilen. Die von WEBSTER 1968 vorgeschlagene Skala (1147) ist in Tab. 1.**14** wiedergegeben.

Besondere ätiologische Formen

Die klinische Symptomatologie ist bei den verschiedenen ätiologischen Formen meist gleichartig. Gewisse Symptome allerdings können bei bestimmten Ätiologien besonders ausgeprägt sein (s. unten). Tab. 1.**15**

Tabelle 1.**15**   Ätiologie des Parkinson-Syndroms

1. *Hereditäre Formen* Parkinson-Krankheit (Paralysis agitans) Parkinsonismus-Demenz-Komplex (Insel Guam)
2. *Parkinsonismus bei anderen degenerativen (Heredo-)Affektionen*
3. *Postenzephalitischer Parkinsonismus*
4. *Arteriosklerotischer Parkinsonismus*
5. *Seltenere Ursachen* Trauma (einmalig; Boxer) CO-Intoxikation Manganintoxikation andere Intoxikationen medikamentös (Phenothiazin; Rauwolfia) Tumor Polycythaemia vera
6. *„Idiopathisch"*

führt einige der Ätiologien eines Parkinson-Syndroms auf.

Echte Parkinson-Krankheit. So oder auch als *Paralysis agitans* bezeichnen wir die familiäre, autosomal-dominante, seltener rezessive bzw. sporadische Form. Vor allem werden Männer betroffen mit einem Krankheitsbeginn zwischen 50 und 60 Jahren. Der Manifestationsgrad ist sehr unterschiedlich, und nur etwa 60% der Anlageträger weisen Symptome auf. Meist stehen die Akinesie und ein feinschlägiger Tremor im Vordergrund. Die Krankheit gehört in die Gruppe der systematischen Atrophien (S. 171). In dieselbe Kategorie gehören auch die familiären Fälle von Kombinationen des *Parkinsonismus mit Demenz,* wie sie mit oder ohne gleichzeitige myatrophische Lateralsklerose bei den Eingeborenen der Insel Guam in den Marianen beobachtet werden. Auch hier werden Männer häufiger betroffen, und der Krankheitsbeginn liegt etwa zwischen dem 30. und dem 65. Jahr. Klinisch stehen Rigor und Akinesie im Vordergrund, während der Tremor ganz fehlen kann. Immer ist mit dem Parkinson-Syndrom auch eine mehr oder weniger ausgeprägte Demenz verbunden.

Postenzephalitischer Parkinsonismus. Diese postinfektiöse Form kann schon während einer Enzephalitis oder aber mit einer Latenz von Monaten bis zu 30 Jahren nach der akuten Erkrankung auftreten. Am besten bekannt sind die Fälle im Anschluß an die in den zwanziger Jahren epidemisch aufgetretene Encephalitis lethargica (S. 52). Es werden aber auch heute noch typische Parkinson-Syndrome im Anschluß an frische und isolierte Enzephalitiden, die nicht die Charakteristika der von Economoschen Form haben, beobachtet. Klinisch sind für die postenzephalitischen Formen die starken vegetativen Symptome charakteristisch. Die Blickkrämpfe, die dystonen Bewegungsstörungen sowie Palilalie und Iterationen (s. oben) sind

pathognomonisch. Epidemiologische Untersuchungen sprechen dafür, daß auch heute auftretende Parkinson-Fälle auf eine (inapperzepte) Infektion mit dem Erreger der Encephalitis lethargica zurückgehen (154).

Medikamentös bedingte Parkinson-Syndrome. Es sind besonders jene nach Phenothiazin-Medikation, seltener nach trizyklischen Thymoleptika und nach Rauwolfia-Alkaloiden zu erwähnen, wobei Akinesie und Rigor und erst in zweiter Linie der Tremor stark ausgeprägt sind. Andere Nebenwirkungen des Chlorpromazins s. S. 156.

Parkinson bei MPTP. Das als „Design-Drug" entwickelte MPTP (1-Methyl-4-Phenyl-1,2,3,6-Tetrahydropyridin) verursacht nach peroraler Einnahme, nach Injektion und auch nach Inhalation ein Parkinson-Syndrom (57a). Pathologisch-anatomisch findet sich ein fast selektiver Untergang der melaninhaltigen Ganglienzellen in der Pars compacta der Substantia nigra. Das gleiche Krankheitsbild wird auch bei Primaten erzeugt, so daß hier ein Modell für das Studium der Parkinsonschen Krankheit zur Verfügung steht. Es ist noch nicht sicher entschieden, ob nach Absetzen der Exposition der Zelluntergang weiterhin progredient verläuft.

Arteriosklerotischer Parkinsonismus. Diese ätiologische Deutung geschieht wohl meist zu Unrecht. So ist Halbseitigkeit des Beginns allein gar kein gültiges Argument und übrigens beim Parkinson-Syndrom gar nicht so selten. Man muß vielmehr andere Zeichen einer Zerebralsklerose fordern, z. B. psychische Alterationen, pseudobulbäre Symptome oder neurologische Herdsymptome. Der Verlauf soll bei der arteriosklerotischen Form oft rasch progredient sein. Der Tremor sei weniger ausgeprägt als bei den postenzephalitischen Formen. Die Patienten sind meist über 60 Jahre alt. Man findet aber unter den verschiedenen Beschreibungen des arteriosklerotischen Parkinsonismus recht widersprüchliche Angaben, so daß von vielen Autoren eine Unterscheidung der idiopathischen und der arteriosklerotischen Form abgelehnt wird.

Idiopathische Form. Diese dürfte in den allermeisten Fällen ohne spezifische Ätiologie vorliegen. Auch diese Form beginnt nicht selten einseitig und ist progredient. Männer werden häufiger als Frauen betroffen, meist im Alter zwischen 50 und 60 Jahren. Die allfällige Rolle der Heredität bei diesen Fällen ist schwer definierbar (579). Die Wahrscheinlichkeit zu erkranken ist bei Kindern von befallenen Eltern 19%, so daß eine einfache Dominanz oder Rezessivität unwahrscheinlich wird. Man muß eine multifaktorielle Genese annehmen.

Degenerative (familiäre) Affektionen. Hier kann es ebenfalls zu Parkinson-Symptomen kommen. Dazu gehören die an anderer Stelle im einzelnen beschriebenen Friedreichsche Ataxie, olivopontozerebelläre Atrophie, orthostatische Hypotonie und die Creutzfeld-Jakob-Krankheit. Der *striatonigralen Degeneration* (742) liegt vor allem ein Befall des Putamens und der Substantia nigra, gelegentlich mit Beteiligung von Oliven, Brücke und Kleinhirn, zugrunde. Klinisch stehen auch hier Parkinson-Symptome, gelegentlich mit Pyramidenzeichen oder zerebellären Symptomen, im Vordergrund. Das Ansprechen auf eine Anti-Parkinson-Therapie ist meist unbefriedigend.

Progressive supranukleäre Lähmung

(Steele-Richardson-Olszewski-Syndrom, „dystonie oculo-facio-cervicale") (264, 1054). Darunter verstehen wir **definitionsgemäß** eine keineswegs extrem seltene Affektion mit akinetischen Parkinson-Symptomen und einer Blicklähmung. Sie ist sporadisch und nur ausnahmsweise familiär. **Klinisch** werden meistens Männer im Alter zwischen 50 und 70 Jahren befallen. In der Regel stellt sich zunächst eine langsam progrediente Bewegungsarmut ein, die innerhalb eines bis mehrerer Jahre zu einer hochgradigen Akinese wird. Aspektiv imponieren die Patienten zunächst als Parkinson-Fälle. Die diagnostisch wichtige Einschränkung der Augenmotilität wird vom Patienten oft nicht bemerkt und führt schließlich zu einer scheinbar vollständigen äußeren Ophthalmoplegie. Während die Willkür- und Folgebewegungen praktisch vollständig aufgehoben sind, ist das Puppenkopfphänomen (S. 359) auslösbar und das Bellsche Phänomen erhalten, wodurch eine nukleäre oder periphere Ophthalmoplegie ausgeschlossen ist. Meistens stellt sich allmählich auch eine Demenz ein, welche bestimmte Charakteristika hat. Sie wurde als „subkortikale Demenz" bezeichnet und ist mit dem psychopathologischen Bild nach beidseitiger Stirnhirnläsion vergleichbar: Vergeßlichkeit, verlangsamte Denkabläufe, Apathie mit gelegentlichen Ausbrüchen von Reizbarkeit und Schwierigkeiten, erworbene Kenntnisse anzuwenden. Die Demenz kann aber auch das präsentierende Symptom sein, und die Augenmotilitätsstörung kann sehr spät oder gar nicht auftreten (244a). In der Hälfte der Fälle sind auch Pyramidenzeichen, gelegentlich zerebelläre Symptome vorhanden. Die **Prognose** ist schlecht, und der Tod erfolgt meist innerhalb weniger Jahre. Vereinzelte Fälle mit dieser Symptomatologie erfüllen die radiologischen und klinischen Kriterien eines Hydrocephalus malresorptivus (S. 19). **Therapeutisch** kann sich die Shuntung vorübergehend günstig auf die Psyche und die Harninkontinenz sowie auf die Gehbehinderung auswirken, nicht aber auf die vertikale Blickparese und die Parkinson-Symptome (754).

Seltene Ursachen eines Parkinson-Syndromes. Ein *traumatisches Parkinson-Syndrom* darf nur diagnostiziert werden, wenn ein einmaliges Trauma eine schwere Commotio und eine Contusio cerebri mit erkennbarer Dauerschädigung der Hirnsubstanz bewirkt hat und die Parkinson-Symptome entweder unmittelbar im Anschluß daran oder mit Brückensymptomen wenige Tage bis Wochen nach dem Trauma sich entwickelt haben. Das *Parkinson-Syndrom bei Boxern* wird auf die zahlreichen Hirnerschütterungen und K.-o.-Schläge dieser Sportler zurückgeführt und ist dann jeweils mit einer Demenz („punch-drunk-state") verbunden. Das Parkinson-Syndrom nach *CO-Intoxikation* tritt mit nur kurzer Latenz von höchstens wenigen Wochen nach der akuten Vergiftung und mit beidseitigen Symptomen auf. Das Parkinson-Syndrom durch *chronische Manganintoxikation* (935) findet sich bei Bergarbeitern, die in der Mangangewinnung (Braunstein) beschäftigt sind, sowie bei Arbeitern gewisser Industriebetriebe. Die klinischen Symptome treten meist erst nach mehrjähriger Exposition auf. Zunächst finden sich Störungen des Gedächtnisses, Desorientiertheit, Erregungszustände und sogar Halluzinationen. Bei allgemeiner Asthenie und Bradykinesie treten dann Rigor, steife Mimik, Zahnradphänomen sowie Ruhetremor und gelegentlich Intentionstremor hinzu. Einzelfälle werden nach *anderen Intoxikationen* beschrieben: Methylalkoholvergiftung, gewisse Schlafmittelintoxikationen, Schwefelkohlenstoff, Schwefeldioxid sowie Thalliumvergiftung. Bei einem autosomal erblichen Leiden mit initialer Depression im höheren Lebensalter, mit Schlafstörungen und schließlich Parkinson-Symptomen wurde biochemisch im Serum und Liquor sowie im Gehirn nach der Autopsie ein *Taurinmangel* nachgewiesen (858). Einzelfälle wurden nach Elektrotrauma, chronischem Subduralhämatom, Hirntumoren (besonders Meningeomen) und Polycythaemia vera beschrieben.

Pathologische Anatomie (391, 1115, 1190)

Beim Parkinson-Syndrom finden sich immer Veränderungen in der Substantia nigra mit Untergang der melaninpigmenthaltigen Ganglienzellen und Zunahme der Faserglia. Sie wurden erstmals in Fällen von postenzephalitischem Parkinsonismus nachgewiesen. Weniger regelmäßig sind auch die anderen melaninpigmenthaltigen Kerne des Hirnstamms, der Globus pallidus, das Corpus striatum, die Formatio reticularis des Hirnstammes, der Nucleus dentatus und der Thalamus betroffen. Obligat sind somit nur die Veränderungen der Substantia nigra. Im Zytoplasma der erkrankten Ganglienzellen finden sich die hyalinen kugeligen, tyrosinhaltigen Lewy-Körper. Zusätzlich können je nach Ätiologie andere pathologisch-anatomische Besonderheiten vorliegen. Beim postenzephalitischen Parkinsonismus z. B. und beim Parkinsonismus-Demenz-Komplex finden sich Alzheimersche Neurofibrillen. Mit Immunofluoreszenzmethoden läßt sich die Reduktion des Dopamins in der Substantia nigra und im Striatum histologisch nachweisen.

Pathophysiologie und Pathochemie (177, 663, 691)

Pathophysiologisch werden die Symptome des Parkinsonismus durch einen anatomischen oder funktionellen Ausfall gewisser Strukturen des in Abb. 1.**14** dargestellten komplexen Systems von Regelkreisen erklärt. Es müssen besonders die folgenden Bahnen und Neuronensysteme erwähnt werden: Efferenzen der Substantia nigra gelangen (mit unbekannter Umschaltung) an die Vorderhornganglienzellen des Rückenmarkes. Die Substantia nigra empfängt aus vielen Feldern der Großhirnrinde anregende, aus dem Corpus striatum hemmende Impulse. Vom vorderen Anteil der Substantia nigra gelangen Efferenzen zum inneren Pallidumglied, die hier umgeschaltet werden, wobei Impulse über die Ansa lenticularis, den Nucleus ventrooralis anterior und den Nucleus lateralis posterior oralis des Thalamus zu den prämotorischen Rindenfeldern (6 A, 4 S) gelangen. Das Symptom der Akinesie kann damit erklärt werden, daß die Anregungen zu nichtwillkürlichen Bewegungen durch die erkrankten Zellen der Substantia nigra nicht mehr in normaler Weise an die Vorderhornganglienzellen geleitet werden. Der Rigor ist die Folge einer gesteigerten Alphaaktivität. Dadurch bedingt ist ein „plastisches Verhalten" der Muskeln, was zu einem zähflüssigen Bewegungsablauf und zu einer Disharmonie der Bewegungen führt.

Biochemisch läßt sich beim Parkinson-Kranken ein Mangel an Dopamin in dem sonst besonders dopaminreichen Kaudatum, Putamen und Niger nachweisen. Dadurch kommt es zu einem Überwiegen der cholinerg übertragenen Impulse innerhalb dieser komplexen Regelsysteme. *Acetylcholin* hat einen exzitatorischen Effekt auf die meisten Neurone des Kaudatums. Bei elektrischer Reizung des Nucleus ventra-

lis anterior des Thalamus läßt sich aus Kanülen im Striatum vermehrt Acetylcholin ausspülen. Cholinomimetische Substanzen bewirken oder verstärken Parkinson-Symptome. Dopamin ist normalerweise im Gehirn selektiv im Kaudatum und Putamen in sehr viel höherer Konzentration als in anderen Gehirnteilen vorhanden. Histochemisch läßt es sich vor allem in dem nigrostriatalen System nachweisen. Bei Parkinson-Kranken ist in diesen Zonen der Dopamingehalt gegenüber der Norm stark herabgesetzt. Pharmaka, die mit dem Catecholaminstoffwechsel im Gehirn interferieren, bewirken Parkinson-Symptome: Rauwolfia-Alkaloide und Chlorpromazinderivate. Acetylcholin und Dopamin stellen somit ein an bestimmte neurale Systeme im Hirnstamm gebundenes Zügelpaar von Überträgersubstanzen dar. Dem Parkinsonismus scheint vor allem ein Ausfall des dopaminergischen Systems zugrunde zu liegen. Dies kann durch infektiöse, mechanische, vaskuläre, toxische oder medikamentöse Schädigung des Systems in seinen grobhistologischen, ultramikroskopischen oder molekularen (enzymatischen) Aspekten bewirkt werden. Dadurch kommt es zu einem Ungleichgewicht mit Überwiegen des cholinergischen Systems. Je nach Ausmaß und Verteilung der zugrundeliegenden Ausfälle hat dies unterschiedliche motorische Symptome zur Folge, die von einer Akinesie über den Tremor bis zur Dystonie reichen können.

Therapie des Parkinson-Syndromes

Die rationale Basis für die Parkinson-Therapie ergibt sich aus dem Nachweis eines Befalles der dopaminergen nigrostriatalen Bahnen und dem nachgewiesenen Mangel an Dopamin im Bereich von Substantia nigra und Striatum. Dies, zusammen mit dem oben zur Pathophysiologie Gesagten, legt folgende Therapiewege nahe:

- eine Substitutionstherapie mit Dopamin,
- eine Behandlung mit Dopaminagonisten,
- eine Gabe von Anticholinergika (zur Verbesserung des Gleichgewichtes zwischen dem beeinträchtigten dopaminergen und dem überwiegenden cholinergen System),
- Beeinflussung der Freisetzung bzw. des Katabolismus des Dopamins in den nigrostriären Neuronen,
- Beeinflussung der Regelsysteme durch stereotaktische Eingriffe.

Medikamentöse Therapie: Diese soll dann einsetzen, wenn der Patient durch seine Symptome nennenswert subjektiv behindert ist. Wir neigen mit anderen Autoren eher zu einem frühen Behandlungsbeginn (688, 763). Die Therapie der Wahl ist heute zunächst der *Dopamin-Ersatz* (65, 178, 663). Da Dopamin selbst nicht vom Blut in das zentrale Nervensystem eindringen kann, wird eine Vorstufe zugeführt, aus welcher auch physiologischerweise in den präsynaptischen Nervenendigungen das Dopamin durch Decarboxylierung entsteht. Diese Vorstufe wird als L-Dopa zugeführt. Im ZNS zu Dopamin decarboxyliert, wirkt sie vor allem auf die Akinesie, in geringerem Ausmaß auch auf die anderen Parkinson-Symptome. Der Effekt ist bei 50–80% der Fälle sehr gut bis befriedigend. Die reine Substanz wird heute nicht mehr gegeben, vor allem da sie nicht gut verträglich ist. Die kombinierte Gabe von L-Dopa und einem Decarboxylasehemmer ermöglicht eine niedrigere Dosierung des L-Dopa. Man beginne mit einer niedrigen Dosis von 62,5 bis 125 mg pro Tag und steigere nun jede Woche um 125 mg bis zu einer Enddosis von in der Regel etwa 500 bis 750 mg täglich. Initial gelegentlich auftretende Magenbeschwerden können durch die Gabe von Motilium gedämpft werden. Bei zu rascher Dosissteigerung und nach langdauernder Medikation sind psychotische Episoden, vor allem agitierte Verwirrtheit, bei mehr als der Hälfte und Demenz bei etwa 10% der Patienten zu beobachten (65). Dies mag vielleicht Ausdruck der durch die Therapie ermöglichten, längerdauernden Evolution des Grundleidens an sich sein. Auch die Gabe von Anticholinergika erhöht bei psychoorganisch abgebauten Parkinson-Kranken die Häufigkeit von Verwirrtheitszuständen erheblich (250).

Das dopaminergisch wirkende *Bromocriptin* ist ein Ergotaminderivat und hat eine Anti-Parkinson-Wirkung, die etwa jener des L-Dopa entspricht (179, 379, 642). Behandlungsbeginn mit 1,25 mg täglich, nach einer Woche 2 × 1,25 mg und jede weitere Woche oder gar alle 2–4 Wochen (1093) um 2,5 mg steigernd bis zur Gesamtdosis von 15–30 mg täglich. Die früher üblichen sehr hohen Dosen sind heute durchwegs durch niedrigere tägliche Dosierungen, auch nur von 5–20 mg täglich, ersetzt worden (787). Bromocriptin soll dort eingesetzt werden, wo die L-Dopa-Wirkung nachläßt oder starke Nebenwirkungen (s. unten) eine Steigerung oder Fortsetzung der L-Dopa-Therapie unmöglich machen. Als Zusatzmedikation zum L-Dopa vermag es auch die Nebenwirkungen der erstgenannten Therapie zu reduzieren (787).

Bei den milderen Formen können zunächst auch die an Nebenwirkungen armen *Parasympathikolytika* und das *Amantadin* (838) angewendet werden. Es werden heute neben den Belladonnawurzelextrakten vor allem synthetische Parasympathikolytika verwendet (Kontraindikation: Glaukom). Eine Kombination von L-Dopa mit 200 mg Amantadin täglich verbessert gelegentlich die Behandlungsresultate. Die früher postulierte Antitremorwirkung der Beta-Blocker bei Parkinsonismus konnte nicht bestätigt werden (690).

Nebenwirkungen der L-Dopa- (und Bromocriptin-)*Therapie.* Auf diese wurde schon in Zusammenhang mit den psychotischen Zuständen hingewiesen. Sehr störend sind die bei etwa ¾ der behandelten Patienten auftretenden *Dyskinesien.* Es sind dies choreatisch anmutende, unwillkürliche Bewegungen, die sowohl orofazial wie auch an den Extremitäten lokalisiert sind. Sie sind auf jene Seite beschränkt oder hier überwiegend, auf welcher die Parkinson-Symptome des Patienten begonnen haben. Gelegentlich stören sie die Umgebung mehr als den Patienten,

können aber auch so ausgeprägt sein, daß der Kranke nicht mehr recht gehen, essen oder reden kann. Manchmal nehmen die unwillkürlichen Bewegungen einen langsameren, dystonischen Charakter an, der sogar schmerzhaft sein kann. Selten treten auch Myoklonien auf. Als „diphasische Dyskinesie" werden heftige, fast hemiballistisch, mit verstärktem Tremor einhergehende Bewegungsstürme von ½ bis 1 Std. Dauer bezeichnet.   „On-off-Phänomen" wird das plötzliche Wechseln von einem befriedigenden Zustand, meist mit orofazialen Dyskinesien, zu einem hochgradig akinetisch-rigiden Zustand von Minuten bis Stunden Dauer benannt (65). All diese Phänomene nehmen mit zunehmender Behandlungsdauer ebenfalls zu. Eine strenge Relation zur Zeit der Medikamenteneinnahme ist nicht zu erkennen. Auch *psychopathologische Phänomene* wie Halluzinationen, Verwirrtheit und psychoseartige Zustände treten bei ca. ¼ der über längere Zeit behandelten Patienten auf (996). Es ist auch letzten Endes gar nicht erwiesen, daß es sich um echte unmittelbare Nebenwirkungen der Medikation handelt. Vielmehr wird eine Störung der Synthese bzw. Speicherung des körpereigenen Dopamins vermutet, die nach jahrelanger Behandlung bei etwa 50% der Patienten auftritt (691). Die erwähnten Nebenwirkungen sind übrigens auch das Hauptargument, weshalb gewisse Autoren für einen möglichst späten Therapiebeginn plädieren (311). Übrigens sei nicht verschwiegen, daß mit zunehmender Dauer der Behandlung die Wirksamkeit der einzelnen Dosis deutlich abnimmt.

Stereotaktische Eingriffe: Neben der medikamentösen Therapie werden diese heutzutage nur noch selten vorgenommen. Sie werden durch ein Bohrloch unter Röntgenkontrolle mit Hilfe eines am Schädelknochen befestigten Zielgerätes durchgeführt. Sie setzen mechanische, chemische, elektrische oder durch Kälte erzeugte Herde entweder im inneren Pallidumglied (Rigor am besten beeinflußt) oder im ventrooralen posterioren Kern des Thalamus (besonders Tremor beeinflußt). Die Operationsmortalität beträgt weniger als 1%. Am besten wird der Rigor, etwas weniger der Tremor, kaum die Akinesie beeinflußt. Langsam progrediente Fälle sind günstiger als rasch progrediente. Besonders geeignet sind einseitige Fälle (Hemi-Parkinson). Aber auch beidseitige Erkrankungen können von einseitiger Operation profitieren. Der Eingriff ist dann vertretbar, wenn trotz korrekter medikamentöser Therapie die Arbeitsfähigkeit oder die soziale Anpassung im Alltag nennenswert beeinträchtigt ist und keine Gegenindikation besteht. Letzteres ist gegeben bei vorausgegangenen apoplektischen Insulten, starkem psychischem Abbau und ausgeprägter Hypertonie. Auch Alter über 65 Jahre erhöht das Operationsrisiko, stellt aber keine absolute Gegenindikation dar.

Prognose

Die Parkinson-Syndrome verschiedener Ätiologie sind – mit Ausnahme der medikamentösen Formen, die als einzige mit wenigen Ausnahmen rückbildungsfähig sind – definitionsgemäß progrediente Affektionen. Innerhalb einiger Jahre führen sie zur Invalidität. Auch die zunächst erfolgreiche L-Dopa-Therapie schiebt lediglich den schicksalhaften Verlauf der Krankheit um einige Jahre auf (112, 664), was auf einen neuropathologischen Prozeß und nicht einen biochemischen Defekt als primäre Krankheitsursache hinweist (112).

Bei 36 verstorbenen Parkinson-Patienten, die mit L-Dopa behandelt wurden, zeigten sich im Gehirn keine anderen Veränderungen als bei jenen Parkinsonisten, die nicht mit L-Dopa behandelt wurden. Im besonderen wies das Vorhandensein von Neuronen der Substantia nigra in den unterschiedlichsten Stadien der Degeneration darauf hin, daß der Krankheitsprozeß während der L-Dopa-Behandlung weitergeht. Auch das Ausmaß der therapeutischen Wirksamkeit der Behandlung stand in keiner Relation zum Ausmaß der pathologischen Veränderungen bzw. des Neuronenverlustes in der Substantia nigra. Es wurden auch keine ungewöhnlichen morphologischen Veränderungen in den Stammganglien bei jenen behandelten Patienten gefunden, die während der Therapie unwillkürliche Bewegungen aufgewiesen hatten (1190). In einer japanischen Studie hatte die Krankheitsdauer im Durchschnitt 7,4 Jahre betragen. Die hauptsächlichsten Todesursachen, im Mittel im Alter von 70 Jahren, waren Herzaffektionen und Lungenentzündung (430).

Chorea (11, 223, 691)

Klinik: Die Chorea gehört zur Gruppe der hyperkinetisch-hypotonen extrapyramidalen Erkrankungen. Sie ist, unabhängig von der Ätiologie, im Einzelfall durch regellose, unsymmetrische, plötzlich einschießende, kurzdauernde, distal betonte, *unwillkürliche Bewegungen* gekennzeichnet. Diese können sehr diskret

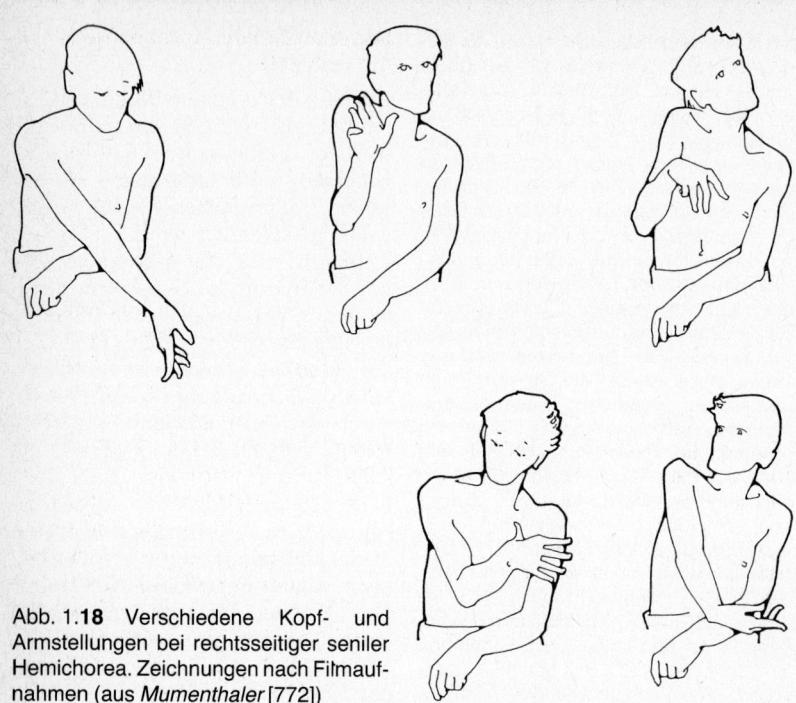

Abb. 1.**18** Verschiedene Kopf- und Armstellungen bei rechtsseitiger seniler Hemichorea. Zeichnungen nach Filmaufnahmen (aus *Mumenthaler* [772])

sein und wie „Verlegenheitsbewegungen" aussehen, so daß ihre organisch-krankhafte Natur anfänglich nicht erkannt wird. Sie können aber auch sehr ausgeprägt, ausfahrend, ziellos und außerordentlich störend sein. Am Gesicht kann dies als Grimassieren und Schmatzen imponieren. Die unwillkürlichen Bewegungen interferieren mit den willkürlichen Bewegungsabläufen, behindern die täglichen Verrichtungen, lassen den Patienten nicht zur Ruhe kommen, gefährden ihn und können zur völligen Erschöpfung führen. Manchmal nehmen sie im Schlafe ab. Die Beimischung athetotischer Be-

wegungskomponenten (S. 124) ist nicht selten. Am Beispiel einer senilen Hemichorea ist dieses Erscheinungsbild nach Filmaufnahmen in Abb. 1.**18** dargestellt. Bei der Untersuchung fällt – abgesehen von den soeben beschriebenen unwillkürlichen Bewegungen – im Neurostatus lediglich der meist erniedrigte Muskeltonus auf. Der übrige Neurostatus ist normal. Am sitzenden Patienten mit hängendem Bein sinkt letzteres nach Auslösen des Patellarsehnenreflexes zeitweise abnorm langsam ab (Gordonsches Kniephänomen) oder macht nachträglich eine zusätzliche Streckbewegung. Beides ist Ausdruck einer Interferenz einer unwillkürlichen Bewegung mit dem Reflexvorgang. Gelegentlich wird beim Einatmen die Bauchwandmuskulatur wie bei einer Phrenikuslähmung eingezogen.

Tab. 1.**16** gibt einen Überblick über die hyperkinetischen extrapyramidalen Syndrome und auch über die einzelnen **ätiologischen Formen** der Chorea. Letztere sollen nachfolgend besprochen werden.

Chorea minor

Diese häufigste Form ist schon 1686 von SYDENHAM beschrieben worden (Chorea rheumatica, Chorea infectiosa). Sie befällt vor allem Mädchen im *Schulalter* und wird vorwiegend zwischen dem 6. und 13. Lebensjahr, selten aber auch bis zum 40. Jahr beobachtet. Ein Zusammenhang mit Infektionskrankheiten im Kindesalter, im besonderen mit dem *Rheumatismus*, ist augenfällig. Bei ca. ⅔ der Fälle lassen sich ein vorausgegangener Gelenkrheumatismus, eine Angina oder eine Endokarditis nachweisen, der nach einigen Wochen die choreatischen Symptome folgen. Eine Prädisposition muß auch aufgrund gehäufter Choreafälle und anderer Nervenleiden in der Familie bejaht werden. Die **Symptome** entwickeln sich innerhalb Tagen bis Wochen, zunächst mit uncharakteristischen Allgemeinbeschwerden wie Müdigkeit, psychische Labilität und Reizbarkeit. Dann stellen sich die unwillkürlichen Bewegungen ein, die zunächst diskret sein können und anfänglich oft als Zappeligkeit oder Verlegenheitsbewegungen gedeutet werden. Sie weiten sich dann innerhalb von Wochen zum typischen Bild einer Chorea aus. Selten ist die Bewegungsstörung anfänglich oder dauernd halbseitig. Fieber ist nur im Beginn vorhanden. Der Liquor ist fast immer normal. Gelegentlich treten psychische Störungen bis zu eigentlichen Psychosen in den Vordergrund. Wenn die Hypotonie und eine Muskelschwäche besonders ausgeprägt sind und die unwillkürlichen Bewegungen mehr oder weniger ganz fehlen, spricht man von *Chorea mollis*. Die **Prognose** der Chorea minor ist im ganzen gut, und die Rückbildung der Symptome tritt nach wenigen Wochen bis höchstens Monaten auf. Allerdings besteht eine beachtliche Rezidivneigung, und etwa ⅓ der Patienten weist Restsymptome auf (Zappeligkeit bei Aufregungen, Ängstlichkeit, Tics). Die **Therapie** besteht vor allem in Salicylaten, in Antihistaminika, Cortison, Pyridoxin und über Jahre verabreichtem Penicillin.

Chorea gravidarum

Diese Form tritt bevorzugt bei einer ersten Schwangerschaft und hier vor allem zwischen dem 3. und 5. Schwangerschaftsmonat auf. Sie unterscheidet sich in bezug auf Begleitumstände, Symptomatologie und Prognose nicht von der Chorea minor. Eine solche ist übrigens bei diesen Patienten auffallend oft in der Kindheit vorausgegangen. Auch nach Einnahme von Ovulationshemmern wurde das Auftreten einer – nach Absetzen des Medikamentes reversiblen – Chorea beobachtet (799).

Tabelle 1.16   Diagnostik der hyperkinetischen extrapyramidalen Syndrome

Name	Beschreibung	Ätiologie	Besonderheiten
Chorea			
Chorea minor	Plötzliche, meist rasche, distal betonte kurzdauernde, regellose, unwillkürliche Bewegungen. Hypotonie	Immunologisch und Streptokokkeninfekt	Besonders nach Angina. Vor allem Mädchen. Maximum zwischen 6. und 13. Lebensjahr
Chorea mollis		Immunologisch und Streptokokkeninfekt	Hypotonie im Vordergrund
Chorea gravidarum		Im 3.–5. Schwangerschaftsmonat	Vor allem in einer ersten Gravidität. Oft früher Chorea minor
Chorea nach Ovulationshemmern			Selten. Reversibel beim Absetzen der Ovulationshemmer
Chorea Huntington		Autosomal dominant erblich	Meist zwischen 30. und 50. Lebensjahr manifest. Mit progressiver Demenz einhergehend
Gutartige familiäre Chorea		Autosomal dominant erblich	In Kindheit beginnend. Später nicht mehr progredient. Keine Demenz
Choreoakanthozytose		Autosomal rezessiv	Vor allem orofazial. Zungenbisse. erhöhte CPK. Reflexe vermindert. Akanthozytose
Postapoplektische Chorea		Vaskulär	Plötzliche Hemichorea und Hemiparese, oft mit Hemiballismus verbunden
Senile Chorea		Vaskulär und degenerativ	Evtl. im Präsenium, evtl. mit Demenz, oft halbseitig betont
Seltenere Formen			Siehe Text S. 122

Athetosen

Status marmoratus	Langsame, übertriebene, gegen den Widerstand der Antagonisten ausgeführte Bewegungen. Distal betont, wirken gequält und verkrampft	Perinatale Asphyxie	Bald nach der Geburt, zunehmende athetotische Hyperkinesien. Oft Schwachsinn. Evtl. zusätzlich Spastik
Status dysmyelinisatus		Ikterus gravis neonatorum	Sofort nach der Geburt beginnend, oft mit anderen Zeichen einer perinatalen zerebralen Schädigung. Später progressiv
Hallervorden-Spatz-Krankheit	Führt zu übertriebenen Extremstellungen der Gelenke (s. Abb. 1.19)	Autosomal-rezessive Störung des Pigmentstoffwechsels	Zwischen dem 5. und 15. Jahr beginnend, choreoathetotische Bewegungen, Rigor, Demenz und in 1/3 Retinitis pigmentosa. Progredient. Tod bis 30 Jahre
Hemiathetose		Fokale Läsion von Pallidum u. Striatum	Halbseitig. Nach der Läsion u. U. mit Latenz auftretend
Ballismus (und Hemiballismus)	Halbseitige, blitzartige, heftige, schleudernde Bewegungen mehrerer Gliedmaßenabschnitte	Läsion des Corpus subthalamicus Luysi, vor allem durch Ischämie bzw. durch ischämische Insulte	Plötzlicher Beginn. Objektiv meist auch Hemiparese

Dystone Syndrome

Torsionsdystonie	Mehr oder weniger langdauernde, langsame, tonische Kontraktionen von Muskeln oder Muskelgruppen, meist gegen den Widerstand der Antagonisten sich durchsetzend	Familiäre Formen	Oft jüdische Familien, Beginn 1. bis 2. Lebensjahrzehnt. Evtl. mit lokaler Dystonie. Später rotierende Bewegungen von Kopf u. Rumpf sowie Extremitätenbewegungen und athetotische Fingerbewegungen
		Symptomatische Formen	z. B. bei Morbus Wilson, Chorea Huntington, Hallervorden-Spatz-Krankheit usw.
Torticollis spasticus	Langsame, gegen den Widerstand der Antagonisten wirkende Kontraktion von Hals- und Nackenmuskeln mit drehenden Kopfbewegungen	Idiopathisch, evtl. nach Nackentrauma und diversen anderen Ursachen	1/3 Heilung, 1/3 unverändert, 1/3 mündet in eine Torsionsdystonie aus
Lokalisierte Dystonien	s. Text S. 129		z. B. Schreibkrampf, faziobukkolinguale Dystonien, oromandibuläre Dystonien usw.

Chronisch-progressive Chorea Huntington

Dieses schwere Leiden ist autosomal-dominant *erblich*. Ein polymorpher DNA-Marker ist genetisch mit dieser Chorea-Form gekoppelt (407), so daß in absehbarer Zeit wohl bei den Nachkommen einer Chorea-Sippe eine Voraussage über ihre Krankheitsanlage möglich sein wird. Vorerst ist die Früherfassung immer noch fraglich. Die Zellkulturen von Lymphozyten der später Krankheitssymptome entwickelnden Individuen scheinen besonders auf Röntgenstrahlen empfindlich zu sein (761). Die visuell evozierten Potentiale (VEP) sind bei manifest Kranken um so pathologischer, je ausgeprägter und langdauernder die Symptome sind. Bei klinisch asymptomatischen Nachkommen sind sie mit der heute angewandten Technik jedoch stets normal. Die **klinischen Krankheitssymptome** werden meist zwischen dem 30. und 50. Lebensjahr manifest. Die Hyperkinesien entwickeln sich ganz allmählich und sind in ihrem Ablauf weniger rasch als bei der Chorea minor. Auch sind mehr athetoide Momente beigemischt. Der Gang ist oft besonders stark beeinträchtigt. Psychische Störungen gehören zum typischen Bild der Huntington-Chorea, sind aber der Intensität der Bewegungsstörung keineswegs parallel und können dieser viele Jahre vorausgehen oder auch erst viel später hinzukommen. Es handelt sich um Störungen der Affekte, Antriebsstörungen, Wahnbildungen, paranoid-halluzinatorische Psychosen, die schließlich in eine Demenz ausmünden. Bei jenen Fällen, bei welchen die Mutter das pathologische Gen überträgt, scheint das Manifestationsalter höher zu sein, doppelt so oft über 50 Jahre als bei den väterlicherseits belasteten Fällen (786). Bei den seltenen, schon im Kindesalter sich manifestierenden Fällen (185) bestehen die initialen Symptome in generalisiertem Rigor und in Spastizität mit Pyramidenzeichen, epileptischen Anfällen und rasch progredienter Demenz. Erst später treten die choreatischen Bewegungen hinzu, und die Progredienz derselben ist besonders rasch. Die **Prognose** ist sehr schlecht, und in steter Progredienz führt das Leiden meist innerhalb von 10–15 Jahren zum Tode. Eine wirksame **Therapie** ist nicht bekannt (Bekämpfung der choreatischen Symptome s. unten).

Gutartige familiäre Chorea

Neben der progredienten Huntingtonschen Chorea gibt es aber auch eine gutartige, wahrscheinlich autosomal-dominante Form ohne Demenz (82). Diese beginnt in der Kindheit, verläuft später aber in manchen Sippen nicht mehr progredient.

Seltenere ätiologische Formen einer Chorea

Ebenfalls familiär, aber autosomal-rezessiv scheint eine als *Choreoakanthozytose* benannte Form zu sein (966). Sie setzt zwischen dem 20. und 30. Jahr ein, zeigt zunächst orofaziale Dyskinesien mit Zungenbissen und erst später in diskreterer Form choreatische Bewegungen der Extremitäten. Die Reflexe sind vermindert oder fehlend, die CPK erhöht und es liegt eine Akanthozytose bei normalem Beta-Lipoprotein vor. Eine Demenz fehlt.

Die *postapoplektische Hemichorea* ist selbst beim Vorhandensein von Erweichungen im Putamen selten. Tritt nach einer Hemiplegie eine Chorea auf, dann ist sie nicht nur von den paretischen Halbseitensymptomen, sondern oft auch von hemiballistischen Bewegungsstörungen begleitet. Eine *Hemichorea bei Tumor* oder anderen raumfordernden intrakraniellen Prozessen ist eine Rarität. Ebenfalls selten sind die Choreafälle nach *Virusenzephalitis*. Die *senile, nicht hereditäre Chorea* gehört in den Rahmen einer senilen Demenz oder kommt als seltenes selbständiges Krankheitsbild im Präsenium vor. Choreafälle wurden bei *Lupus erythematodes* (265), bei *akuten Exanthemen,* bei der *Hallervorden-Spatz-Krankheit,* der *hepatolentikulären Degeneration,* der *Ataxia teleangiectasia,* der *Creutzfeld-Jakob-Krankheit,* bei *Polycythaemia vera* (293), bei *Thyreotoxikose* (321), bei *Hypernatriämie* (1038), *Hyperparathyreoidismus* (1030), nach CO-, Mangan-, Schwefelkohlenstoff-, Hydantoin- und Chlorpromazin*intoxikation* beschrieben. Die Chorea nach *Icterus gravis neonatorum* ist meist mit Athetose und mit anderen Zeichen des durchgemachten Kernikterus verbunden (S. 14). Auch nach *hypoxischer Enzephalopathie* bei der Geburt kann ausnahmsweise eine Chorea auftreten. Bei *portokavaler Enzephalopathie* kommt es selten zu einer Choreoathetose. Bei einer X-chromosomalen, rezessiven Störung des Purinstoffwechsels mit sehr hohen Harnsäurewerten im Serum treten schon in den ersten Lebenstagen und -wochen choreoathetotische und torsionsdystone Symptome auf. Diese sind mit psychomotorischem Entwicklungsrückstand und Automutilation kombiniert *(Lesch-Nyhan-Syndrom)* (210, 748). Das Fehlen der Hypoxanthin-Guanidin-Phosphoriboxyl-Transferase in den Geweben wurde auch autoptisch bestätigt (748). Die übliche Therapie der Gicht beeinflußt die neurologischen Symptome nicht. Die mitgeteilte Wirksamkeit von L-5-Hydroxytryptophan, 6–8 mg/kg, gegen die Selbstverstümmelung der Kinder (748) ist nicht unbestritten geblie-

ben (34). Eine seltene, genetisch bedingte Stoffwechselstörung mit fehlender Glutaryl-CoA-Dehydrogenase-Aktivität zeigt eine *Glutarsäureazidämie* und -azidurie. Klinisch treten in den ersten Lebensjahren choreatische, choreoathetotische oder dystone Bewegungen, Spastizität und Demenz in Erscheinung. Das Leiden ist in der Regel progredient (632), kann aber auch intermittierend auftreten (605). Bei *progressiver Pallidumatrophie* (Hunt), einem sporadisch auftretenden Erbleiden, entwickeln sich choreoathetotische und dystone Bewegungsstörungen, zu denen im Laufe der Jahre auch Tremor, Rigor und Akinesie hinzukommen können. Die Erkrankung manifestiert sich meist zwischen dem 5. und 15. Lebensjahr und schreitet bis ins mittlere Lebensalter fort. Paroxysmale Choreoathetose s. S. 289.

Pathologische Anatomie und Pathophysiologie der Chorea

Pathologisch-anatomisch (391, 1115) findet sich vor allem ein Ausfall der kleinen Ganglienzellen im Striatum, namentlich im Putamen und im Nucleus caudatus. Dadurch kommt es makroskopisch zu einer Abflachung der in die Cella media der Seitenventrikel von lateral eingebuchteten Wand im Frontalschnitt. Ein umschriebener Herd, etwa eine Tumormetastase, führt nur ganz ausnahmsweise zu einer Chorea. Es bedarf vielmehr in der Regel einer diffusen Schädigung dieses Gebietes.

Pathophysiologisch entfällt durch Unterbrechung des Fasciculus strionigralis die Kontrolle der Substantia nigra über Mitbewegungen und Tonus. Die von der Substantia nigra aus den prämotorischen Feldern empfangenen Impulse sendet dieser deshalb unreguliert an die Vorder-

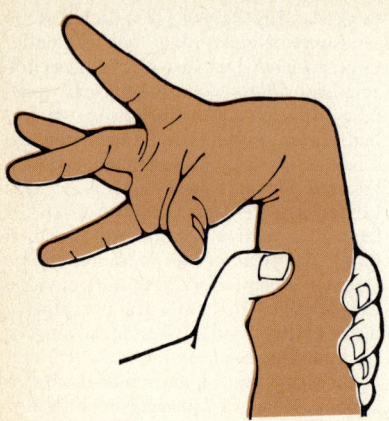

Abb. 1.**19** Typische Handhaltung bei Athetose mit überstreckten Gelenken (Thalamushand) (nach *Hassler*)

hornganglienzellen weiter. Da aber auch die Striatumfasern zum äußeren Pallidumglied ausfallen, wirkt sich dies als Enthemmung sowohl auf die pallidoretikulären Fasern als auch auf das Fasersystem über das innere Pallidumglied, die Ventralkerne des Thalamus und die prämotorischen Rindenfelder 6 A Alpha und 4 S aus. Die von den letzteren ausgehenden Impulse sind somit ihrer physiologischen Kontrolle beraubt und wirken sich ungehemmt auf das retikuläre Hemmungssystem, die Substantia nigra und den Vorderhornapparat aus.

Therapie

Bei den verschiedenen Chorea-Formen werden die unwillkürlichen Bewegungen gemildert, z. B. durch das Perphenazin, mit 4 mg beginnend und bis zur Wirksamkeit steigernd

(526). Pharmaka wie Haloperidol, welche Spätdyskinesien verursachen könnten, sollten vermieden werden.

Athetosen

(11, 691)

Klinik: Die Athetose ist durch unwillkürliche, unregelmäßige, langsam sich abspielende, besonders distal auffallend übertriebene und gequält-verkrampft aussehende *Bewegungen* gekennzeichnet. Hierbei werden die Gelenke oft übermäßig flektiert oder hyperextendiert. Auffällig ist immer eine starke Antagonistenanspannung. Dadurch entstehen bizarr-verkrampfte Stellungen, in denen die Gliedmaßen oft über Sekunden verharren können und die an den Händen besonders eindrücklich sind (Abb. 1.**19**) und mit der Zeit sogar zu Subluxationen der Fingergelenke („Bajonettfinger") führen können. Die Willkürbewegungen sind durch abnorm starke Mitinnervation beeinträchtigt, ebenso der Ablauf automatischer Bewegungen, wie z. B. das Gehen. Nicht selten ist das soeben beschriebene athetotische Bild durch choreatische Momente überlagert. Der *neurologische Befund* ist im übrigen bei unkomplizierten Fällen normal. Die Muskeleigenreflexe sind lebhaft. Eine Neigung zur Dorsalextension der Großzehe entspricht oft einer dystonen Haltungsstörung und ist als „Pseudo-Babinski" zu interpretieren. Das „Strümpell-Phänomen" (Dorsalextension und Supination von Fuß und Zehen beim Versuch, das Knie und die Hüfte gegen den Widerstand des Untersuchers zu beugen) kann gelegentlich nachgewiesen werden. Je nach neurologischem Grundprozeß können im Einzelfall weitere pathologische Befunde vorliegen.

Ätiologische Formen: Der *Status marmoratus* ist die häufigste Ursache der „athétose double" als einer Form der zerebralen Bewegungsstörung. Meistens ist er Folge einer perinatalen Schädigung (Asphyxie). Im Putamen und Nucleus caudatus findet sich ein Ausfall vor allem der kleinen Nervenzellen. Daneben bestehen Hypermyelinisationsherde. Die Symptome treten meist bald nach der Geburt oder innerhalb der ersten paar Lebensjahre, selten später auf. Neben den beidseitigen athetotischen Hyperkinesien vor allem der Arme besteht bei der Hälfte der Fälle Schwachsinn. Andere organische Zeichen einer zerebralen Schädigung können ebenfalls vorkommen, wie z. B. Paraspastik oder Pyramidenzeichen, sind aber selten. Das Leiden wird stationär.

Der *Status dysmyelinisatus* (Vogt) ist durch eine Entmarkung der Eigenfasern des Globus pallidus und einen Untergang der Markfasern im Corpus Luysi gekennzeichnet. Die Pallidumzellen sind hochgradig rarefiziert. Dadurch erscheinen beide Pallidumglieder verkleinert. Pathogenetisch ist das Krankheitsbild wahrscheinlich uneinheitlich, wobei neben Geburtstraumata und Asphyxien in erster Linie ursächlich eine Rhesusinkompatibilität mit *Icterus gravis neonatorum* (S. 14) verantwortlich ist. Die athetotische Bewegungsstörung beginnt hier unmittelbar nach der Geburt oder im 1. Lebensjahr und ist oft von anderen Zeichen einer zerebralen Schädigung begleitet.

Hallervorden-Spatz-Krankheit. Es handelt sich um eine familiäre, wahrscheinlich autosomal-rezessive Krankheit. Meist treten im ersten oder der ersten Hälfte des zweiten Lebensjahrzehntes eine progrediente Rigidität vor allem der Beine, choreoathetotische Bewegungen, oft eine progressive Demenz und epileptische Anfälle auf. In einem Drittel der Fälle liegt eine Retinitis pigmentosa vor. Späterer Erkrankungsbeginn im Erwachsenenalter kommt vor. Der Verlauf ist relativ rasch progredient, und der Tod tritt meist vor Erreichen des 30. Lebensjahres ein. Das Substrat ist eine wohl durch einen genetisch bedingten Enzymdefekt zu erklärende Störung des Pigmentstoffwechsels. Der Globus pallidus und die Zona reticularis der Substantia nigra erscheinen durch intra- oder extrazelluläre Lipopigmentablagerungen verfärbt.

Herdförmige Prozesse können Hemiathetosen verursachen. Diese kommen sowohl im Kindes- wie im Erwachsenenalter vor. Sie treten z. B. nach Geburtstraumata, nach Enzephalitiden, vor allem aber beim Erwachsenen postapoplektisch auf. Hierbei kann zwischen dem vaskulären zerebralen Insult und dem Auftreten der Hemiathetose ein freies Intervall von Wochen bis Monaten liegen. Die spastische Hemiparese ist aber auch dann fast immer noch nachweisbar.

Pathologische Anatomie und Pathophysiologie der Athetosen: Den athetotischen Bewegungsstörungen liegen *pathologisch-anatomisch* Schädigungen des Striatums, des Globus pallidus und selten auch des Thalamus und des Nucleus ruber zugrunde. *Pathophysiologisch* fallen dadurch die Impulse fort, die vom inneren Pallidumglied zu den Thalamuskernen gelangen. Diese letzteren steuern nun nicht mehr die Aktivität der prämotorischen extrapyramidalen Rindenfelder, die ihrerseits nun ungesteuerte Erregungen zu tieferen Zentren und zum Rückenmark senden. Das rubroretikuläre System entbehrt ebenfalls der physiologischen Impulse aus dem Pallidum und empfängt außerdem noch unregulierte Erregungen aus den prämotorischen Rindenfeldern.

Therapie: s. unter dystonen Syndromen S. 129.

Hemiballismus und Ballismus
(11, 691)

Klinik: Charakteristisch ist das Auftreten halbseitiger, blitzartiger, schleudernder, ausfahrender *Bewegungen,* die mehrere Gliedmaßenabschnitte gleichzeitig ergreifen. Dadurch entsteht der Eindruck einer koordinierten Bewegung, die aber übertrieben ist und weit über ihr Ziel hinausschießt. Die Exkursionen sind sehr groß, die Arme oder Beine können deshalb mit Wucht gegen ein Hindernis geworfen werden oder den ganzen Körper herumreißen. Verletzungen kommen nicht selten vor. Während im Schlaf die Hyperkinesie aufhört, kann sie in frischen Fällen am Tag fast ununterbrochen vorhanden sein und wird namentlich durch Außenreize und Affekte verstärkt. Man findet bei der *Untersuchung* in der Regel auch eine Hemiparese.

Ätiologien: Die häufigste Ursache ist ein *vaskulärer Insult,* u. a. mit Erweichung im Bereich des Corpus Luysi. Hier beginnt der Hemiballismus auf der Gegenseite plötzlich. Aber auch in den Fällen von *lokalen raumfordernden Prozessen* setzen die Hyperkinesien plötzlich ein. Der beidseitige *heredodegenerative Ballismus* ist eine Seltenheit.

Pathologische Anatomie und Pathophysiologie: *Pathologisch-anatomisch* liegt eine primäre Läsion des gegenseitigen Corpus Luysi (Nucleus subthalamicus) vor, seltener eine sekundäre Veränderung desselben bei Schädigungen im Corpus striatum und Globus pallidus. *Pathophysiologisch* fallen bei Läsion des Corpus Luysi dessen regulierende Einflüsse auf den großzelligen Ruber-Anteil weg. Dadurch kommt es über den Tractus rubrospinalis zu unregelmäßigen Impulsen an die Vorderhornganglienzellen und zum Bild des Hemiballismus.

Therapie: Reserpin kann günstig wirken (821).

Dystone Syndrome
(11, 691, 965)

Allgemeine Klinik: Wir bezeichnen als Dystonie jene *Störungen der Bewegungsabläufe,* bei welchen einzelne Muskeln oder Muskelgruppen mehr oder weniger langanhaltende, unwillkürliche, tonische Kontraktionen ausführen. Die gestörte Abstimmung von Spannung und Erschlaffung der Agonisten bzw. Antagonisten aufeinander ist ein charakteristisches Merkmal. Diese Störungen können

– entweder sehr lokalisiert immer wieder nur ein und dieselbe Muskelgruppe betreffen, wie z. B. beim Torticollis spasticus oder beim Schreibkrampf,
– oder aber mehr oder weniger generalisiert sein, wie bei der Torsionsdystonie (s. a. Tab. 1.**16**).

Untersuchungsbefund: Dieser ist bis auf die

– eindrücklichen unwillkürlichen Bewegungen
– in der Regel normal oder

– zeigt höchstens die Zeichen eines die Dystonie verursachenden Grundleidens.

Die nur zum Teil auch ätiologisch definierten *einzelnen Dystonieformen* wurden oben schon in Tab. 1.**16** zusammengefaßt. Sie sollen nachfolgend besprochen werden.

Torsionsdystonien

Klinisch finden sich bei der eindrücklichen generalisierten Form (11, 690) langsam kraftvoll ablaufende, vorwiegend rotierende Bewegungen von Kopf, Rumpfgürtel und Rumpf. Sie sind begleitet von unterschiedlichen Extremitätenbewegungen, vor allem aber athetotischen Fingerbewegungen. Dabei scheinen die beteiligten Muskeln dauernd gegen den Widerstand der Antagonisten ankämpfen zu müssen, so daß ein gequälter Eindruck entsteht. Eine einmal eingenommene Haltung wird, selbst wenn sie noch so ungewöhnlich und unbequem ist, oft lange beibehalten. Willkürbewegungen und emotionelle Einflüsse lösen die Torsionen aus, im Schlaf verschwinden sie. Der Tonus ist im übrigen herabgesetzt, die Gelenke oft überstreckbar. Die Patienten nehmen allmählich eine dauernde dystonische Haltung ein, wobei oft z. B. eine übertriebene Lendenlordosierung mit Flexion der Hüften und Einwärtsrotation von Armen und Beinen auffällt. An der Hand werden die gespreizten Langfinger im Grundgelenk hyperextendiert und in den Interphalangealgelenken flektiert gehalten (Thalamushand s. Abb. 1.**19**).

Ätiologie: Als *myostatische Formen der Torsionsdystonie* bezeichnen wir jene Fälle, bei welchen keine Hyperkinesien (mehr) vorhanden sind, sondern ein starker Hypertonus der Muskulatur mit abnormer dystoner Haltung vorliegt.

Hereditäre idiopathische Torsionsdystonien folgen bei den meist jüdischen Familien einem autosomal-rezessiven *Erbgang.* Große, nichtjüdische Familien wurden aber auch beschrieben, bei welchen auch autosomal dominante Übertragung vorliegen kann (11). Der *Krankheitsbeginn* erfolgt meist im 1. und 2. Lebensjahrzehnt, in etwa ⅔ der Fälle vor dem 15. Lebensjahr (690). Zunächst sind *klinisch* oft nur diskrete lokale Bewegungsstörungen vorhanden (Torticollis spasticus, Schreibkrampf), die sich später zum Vollbild der Torsionsdystonie ausweiten können. Bei Beginn im Kindesalter sind meist zunächst Gangstörungen vorhanden, die oft schwer zu deuten sind. Innerhalb 5–10 Jahren schreitet dann das Leiden bei ¾ der Betroffenen zu einer oft schweren, generalisierten Dystonie fort. Bei Beginn im Erwachsenenalter sind hingegen die Initialsymptome oft an Rumpf und oberen Extremitäten zu finden, und nur bei etwa ⅕ entwickelt sich dann eine schwere generalisierte Form (690). In familiären Fällen wurde eine Erhöhung der Dopamin-Beta-Hydroxylase im Serum beschrieben (292).

Pathologisch-anatomisch finden sich immer Veränderungen im Putamen, aber auch in anderen Kerngebieten, wobei die großen Ganglienzellen stärker betroffen sind als die kleinen.

Symptomatische Torsionsdystonien sind z. B. Ausdruck eines beginnenden Morbus Wilson, einer Huntington-Chorea, einer Hallervorden-Spatz-Krankheit, eines Gehirntumors, einer durchgemachten Enzephalitis und im besonderen einer Encephalitis lethargica (S. 52). Auch nach Hirnvenenthrombose kann eine progressive Dyskinesie auftreten (1034). Eine juvenile progressive Dystonie wurde bei einer G_{M2}-Gangliosidose beschrieben (719).

Progressive Dystonie mit ausgeprägten Tagesschwankungen (Segawa) wurde eine in manchen Fällen auch hereditäre Erkrankung genannt (830, 1004), bei welcher im Kindesalter wechselnd lokalisierte dystone Symptome einsetzten. Diese sind je nach Tageszeit sehr unterschiedlich intensiv, alles in allem jedoch in ihrer Intensität im Laufe der Jahre zunehmend. Die Erkrankung spricht sehr gut auf eine L-Dopa-Therapie an.

Torticollis spasticus

Klinisch handelt es sich um das häufigste hyperkinetische extrapyramidale Krankheitsbild aus dem Formenkreis der Dystonien. Es ist durch eine auf Hals- und Nackenmuskeln beschränkte Hyperkinesie gekennzeichnet. Bei den Patienten treten langsame, krampfartig-gequält aussehende Bewegungen auf, wobei meist der Kopf allmählich innerhalb mehrerer Sekunden stark auf eine Seite gedreht und zugleich auf die gleiche oder die Gegenseite geneigt wird. Da auch die antagonistisch wirkenden Muskeln gleichzeitig angespannt werden, hat man deutlich den Eindruck, als ob zwei Kräfte gegeneinander ankämpfen würden und eine die andere allmählich überwindet. Ganz vorwiegend sind der vom N. accessorius innervierte M. sternocleidomastoideus und der obere Trapeziusrand an dem Vorgang beteiligt, daneben aber in wechselndem Maße auch die anderen Nacken- und Halsmuskeln. Der Tortikollis kommt bei Männern gleich häufig wie bei Frauen vor und kann in jedem Lebensalter, gehäuft aber im mittleren Erwachsenenalter, auftreten. Wenn die Aktivität etwa symmetrisch ist, kommt es zu einem kräftigen Zurückziehen des Kopfes

(Retrokollis). Nebst dem häufigeren *mobilen Torticollis spasticus* kann es auch zu einer mehr oder weniger dauernden dystonen Haltung, dem *fixierten Tortikollis,* kommen, der vom angeborenen, durch narbige Muskelverkürzung bedingten Caput obstipum musculare abzugrenzen ist. Willkürbewegungen und emotionale Einflüsse können auslösend wirken. Im Schlaf sistieren die Bewegungen. Gewisse kleine Handgriffe, wie z. B. das leichte Stützen des Kinns, können als „geste antagoniste" die Hyperkinesie unterdrücken. Wenn ein Blepharospasmus und Kontraktionen der Gesichtsmuskulatur den Tortikollis begleiten, kann das unten zu beschreibende Meige-Syndrom entstehen. Psychisch finden sich auffallend häufig abnorme Persönlichkeiten.

Ätiologisch ist der Torticollis spasticus wohl uneinheitlich. Neben erblichen Fällen finden sich in der Anamnese besonders oft Jahre vorher Enzephalitiden. Manchmal ist der Torticollis spasticus Ausdruck einer beginnenden Torsionsdystonie, eines Morbus Wilson oder einer Huntington-Chorea. Auffallend häufig tritt ein Torticollis spasticus im Anschluß an ein Schädel-Hirn-Trauma auf.

Pathologisch-anatomisch liegen immer Striatumläsionen heterogener Art der Störung zugrunde.

Verlauf: Dieser ist bei etwa ⅓ der Fälle intermittierend, bei ⅔ stationär oder progredient, z. B. in Richtung einer Torsionsdystonie.

Differentialdiagnose: Diese umfaßt psychogene Tics, die allzuoft erwogen werden. Im weiteren ist der Tor-

ticollis spasticus – im besonderen seine fixierte Form – gegenüber den
nicht mobilen Formen eines Schief-
halses abzugrenzen. Zu diesen letzteren gehören namentlich die kongenitalen Anomalien der Halswirbelsäule, ein muskulärer Schiefhals bei
geburtstraumatischer Sternokleido-
mastoideusfibrose, die kompensatorische Schiefhaltung des Kopfes auf
die gesunde Seite hin bei
Trochlearisparese, eine Schiefhals-
stellung bei Syringomyelie oder hohem spinalem Tumor (565) oder der
akute Tortikollis bei zervikaler Dis-
kopathie.

Therapie: Zugegebenermaßen ist
diese schwierig. Handelt es sich weder um eine progressive noch eine
wieder spontan regrediente Form,
dann ist die bilaterale intraspinale
Durchtrennung der sensiblen und
motorischen Wurzeln C 1 bis C 4
(Rhizotomie) und des spinalen N.
accessorius zu erwägen. Eine Gefahr
ist eine Instabilität der Kopfkontrolle. Auch stereotaktische Eingriffe
sind in gewissen Fällen empfohlen
worden. Haloperidol-Medikation s.
unten. Versuche mit einer Verhal-
tenstherapie („Biofeedback"-Me-
thode) scheinen vielversprechend zu
sein: Der akustische und visuelle
Ausdruck der EMG-Aktivität der
Halsmuskeln dient dem Patienten als
Signal zur willkürlichen Kontrolle
seiner Muskelaktivität (156). Bei lokalisierten Formen kann die Applikation von Botulinustoxin in die betroffenen Muskeln vorübergehend
wirken (389a, 483a).

Lokalisierte dystone Syndrome

Allgemeines: Bei diesen beschränken
sich die abnormen Bewegungen auf einen
begrenzten Körperteil. Sie sind oft in
ihrer dystonen Natur nicht leicht zu erkennen. Vereinzelte Muskelgruppen
können zu immer wieder auftretenden,
die harmonischen Bewegungen beein-
trächtigenden tonischen Muskelkontraktionen neigen, wodurch sich besonders
bei der aktiven Innervation dieser Muskeln Fehlhaltungen ergeben. Dies kann
die unterschiedlichsten Körperregionen
betreffen, vor allem aber Schultern, Fuß
oder Beine beim Gehen oder die Hand
bei gewissen Verrichtungen.

Schreibkrampf: Dieser ist die häufigste
lokale Dystonie und tritt meist ausschließlich beim Schreiben von Hand auf
(1012). In neuerer Zeit wurden Argumente dafür beigebracht, daß auslösend
für den dystonen Schreibkrampf eine
chronische Läsion des N. medianus bei
Durchtritt unter dem M. pronator teres
wirken könnte (578).

**Dystone Bewegungen von Mund und
Zunge**, meist vorübergehende Störungen
als Nebenwirkung von Medikamenten,
insbesondere Phenothiazin-Derivaten,
werden auf S. 156 beschrieben. Sie können auch als dramatische akute Manifestationen nach einmaligen Medikamen-
tengaben auftreten, ebenso wie auch okulogyre Krisen. Derartige *fazio-bukko-lin-
guale Dystonien* (oder Dyskinesien) treten aber auch bei älteren Leuten auf und
sind z. T. wohl auf Mittellinienläsionen
des Kleinhirns zurückzuführen. Ein solches *oromandibulares dystones Syndrom*
(dystone Kiefer- und Lippenbewegungen
mit forciertem Öffnen oder Schließen des
Mundes sowie mit begleitenden Zungenbewegungen) kann mit einem **Blepharospasmus** (389a) kombiniert sein und wird
auch als **Brueghel-Syndrom** (689) oder als
Meige-Syndrom bezeichnet; es kann auch
familiär vorkommen (816). Nicht selten
ist es mit einer zervikalen Dystonie kombiniert (502). Bei diesen meist älteren

Patienten kann das Bild sich zu einer eigentlichen Torsionsdystonie ausweiten. Vereinzelt finden sich bukkofaziale Dystonien bei fehlerhafter Gebißokklusion. Diese sprechen auf eine odontologische Therapie an (1074). Der differentialdiagnostisch zu erwähnende Spasmus nutans wird auf S. 385 geschildert. Durch dystone Haltungen, manchmal bloß durch einen Tortikollis, manifestiert sich beim Säugling auch ein gastroösophagealer Reflux, das sogenannte Sandifer-Syndrom (1155).

Therapie der dystonen Syndrome: Dystonien sowie choreoathetotische Störungen können in seltenen Fällen durch eine stereotaktische Operation beseitigt werden. Unter den Medikamenten (1079) wirken jene am besten, die einen medikamentösen Parkinson bewirken (690), wie z. B. das Haloperidol, 3–5 mg/Tag, oder Reserpin, 3 × 0,5–3 mg täglich. Bukkolinguale Dystonien sprechen auf Tetrabenazin, 25–200 mg täglich, an. Besonders bei den myostatischen Formen wird eine Therapie mit L-Dopa befürwortet (1176). Dystonien sprachen auch auf Diazepam (1202) und hohe Dosen Bromocriptin an (1048). Der Blepharospasmus kann durch Clonazepam beeinflußt werden, dann aber auch durch lokale Injektion von Botulinustoxin in den M. orbicularis oculi (483a, 1003a).

Andere extrapyramidale Erkrankungen

Essentieller Tremor

Klinik: Dieser unterscheidet sich erscheinungsbildlich nicht vom autosomal-dominant vererbten *familiären Tremor.* Die Prävalenz war in einer USA-Population 414 pro 100 000 Einwohner (411). Ein Zittern der Hände ist regelmäßiges Krankheitssymptom. Häufig besteht außerdem ein Tremor des Kopfes, gelegentlich auch ein solcher der Beine, oder aber Beinschmerzen, Dyskinesien und Ataxie (228). Bei derartigen kombinierten Formen, besonders wenn eine Progredienz besteht, muß selbstverständlich eine andere Ursache des Tremors, z. B. eine hepatolentikuläre Degeneration (S. 150), ausgeschlossen werden. An den Händen findet sich ein Ruhetremor von einer Frequenz von 5–9/s, der bei Aufregungen und beim Versuch, eine Stellung ruhig beizubehalten (Halten eines vollen Glases), zunimmt. Meistens tritt der Tremor schon im 1. Lebensjahrzehnt in Erscheinung (844). Oft wird der Tremor durch Alkoholgenuß gemildert. Selten kann er auch einmal einseitig sein. Es liegt ein Schwund der kleinen Striatumzellen vor. Bei Männern mit überzähligem X-Chromosom scheint ein dem essentiellen Formen ähnlicher Tremor gehäuft vorzukommen (77). Bei Kindern mit später eindeutigem familiärem Tremor finden sich schon im Kleinkindesalter *Anfälle von Schaudern,* die wenige Sekunden dauern, sich in rascher Folge wiederholen können und im Laufe des ersten Lebensjahrzehnts meistens abklingen (1127). Ein häufigeres Auftreten eines Parkinsons bei Patienten mit essentiellem oder familiärem Tremor wurde von einigen Autoren nicht beobachtet (663b, 1082a), während andere eine deutlich höhere Inzidenz von Parkinson bei Patienten mit essentiellem Tremor nachwiesen (366b). Seltener findet sich auch ein (familiärer) nicht progredienter *Intentionstremor* ohne andere krankhafte Erscheinungen. Bei Kindern in den ersten Lebenswochen kann sich eine *Hypomagnesiämie* durch anfallsartigen

Tremor und epileptische Anfälle manifestieren. Der *senile Tremor* hat eine Frequenz von 4–5/s, tritt in Ruhe auf und ergreift nebst den Händen oft auch Kopf und Unterkiefer.

Differentialdiagnose des Tremors: Hier muß der distale rhythmische Tremor des Parkinson-Kranken einbezogen werden, dann die toxischen Tremorformen, wie der Tremor bei Alkoholismus (S. 157) und anderen Suchtkrankheiten, der feinschlägige Tremor bei Hyperthyreose, der unregelmäßige, grobschlägige Tremor bei horizontal seitlich ausgestreckten Armen („Flügelschlagen", „flapping tremor"), bei Leberaffektionen u. a. m.

Therapeutisch sprechen viele der erwähnten Tremorformen, im besonderen der essentielle und der familiäre Tremor, auf Beta-Rezeptorenblocker, wie Propranolol, 3–6mal 20 mg täglich, gut an (1089), evtl. auf Pyridoxin, 900–1200 mg i. m. (566), v.a. aber Primidon, 750 mg und mehr tgl. Febarbamat, z. B. als Atrium, 3–6mal 1 Kapsel täglich.

Organische Tics

Diese sind gelegentlich schwer von psychogenen Tics abzugrenzen und in ihren Ursachen wenig geklärt. Zu den ersteren gehören gewisse *Blepharospasmen* (S. 129) sowie andere konstant auf gewisse Muskelgruppen begrenzte, stereotyp sich wiederholende, aber nicht rhythmische Bewegungen. Wohl organisch ist die Tic-Krankheit mit komplizierten psychomotorischen Abläufen, z. B. als *„syndrome de Gilles de la Tourette"* (346, 373, 630, 800): ticartige Zuckungen vor allem im Hals- und Gesichtsbereich zugleich mit Zwangshandlungen und dem Ausstoßen von unanständigen Ausdrücken im

Sinne einer Koprolalie bei häufiger Linkshändigkeit und motorischen Asymmetrien. Das Syndrom wurde auch als vorübergehendes Phänomen nach Neuroleptikaentzug beobachtet (1018). Gewisse Ähnlichkeiten hat auch die erbliche Erkrankung des *„jumping Frenchman of Maine"*: plötzliche Sprünge auf Schreckreize hin sowie zwanghaftes Wiederholen von Worten im Sinne einer Echolalie und Befehlsautomatismen. Die *Hyperexplexia* ist eine familiäre Erkrankung und wird auch als Startle disease bezeichnet. Sie ist allerdings nicht mit der später zu erwähnenden, nichterblichen Erkrankung des Kindesalters (S. 306) zu verwechseln. Die Hyperexplexia wird autosomal-dominant vererbt. Auf unerwartete äußere Reize reagieren die Betroffenen mit einem heftigen Zusammenzukken oder gelegentlich mit Hinstürzen. Das Bewußtsein bleibt erhalten. In der Kindheit weisen diese Individuen oft einen Hypertonus und eine Hypokinesie auf. Möglicherweise bestehen Beziehungen zum sogenannten „Jerking stiff man"-Syndrom (24).

Elektrophysiologisch liegt eine ausgeprägte C-Antwort 60–75 ms nach peripherer Nervenreizung bei Untersuchung der somatosensorischen evozierten Potentiale vor (687). Die *Jactatio capitis* (336) stellt eine besonders bei Kindern in Rückenlage vorkommende, rhythmischwetzende Bewegung des Kopfes dar. Selten ist sie auch bei Erwachsenen noch vorhanden. Meist liegt ein Milieuschaden vor, und die Behandlung ist eine psychotherapeutische.

Myoklonien

Wir verstehen darunter nichtrhythmische Zuckungen ganzer, einzelner oder mehrerer Muskeln. Ihr Entstehungsort ist nicht notwendigerweise im extrapyramidalen System zu suchen. Sie treten besonders leicht beim Übergang vom Schlaf zum Wachzustand auf, aber auch in der Einschlafphase, z. B. als harmlose *Ein-*

schlafmyoklonien („sleeping jerks"). Myoklonien treten bei Willkürbewegungen als *Aktionsmyoklonus* gelegentlich nach anoxischen Läsionen auf (Lance-Adams-Syndrom), meist mit zerebellären Symptomen vergesellschaftet. Therapie mit Nitrazepam, Primidone oder Chlorpromazin sowie mit L-5-Hydroxytryptophan bis 750 mg, kombiniert mit einem Decarboxylasehemmer (1125). Auch Valproat ist wirksam (923).

Myorhythmien (696)

Es sind dies rhythmische Zuckungen, die immer wieder in ein und derselben Muskelgruppe mit einer Frequenz von 1–3/s sich manifestieren. Sie treten besonders im Gesichtsbereich (Platysma, Orbicularis oculi) und in der Schlundmuskulatur (rhythmisches Vorstrecken der Zunge) auf. Am Zwerchfell äußert sich dies als *Singultus* und kann in sehr hartnäckiger und quälender Weise als „hoquet diabolique" bei Enzephalitis, nach Narkose oder Operation, bei multipler Sklerose (712), aber auch spontan auftreten. Therapie mit 20 mg Methylphenidat (Ritalin) i. v. (670) oder Isomethepten (Octinum), 100–200 mg langsam i. v. (757). Myorhythmien des Gaumensegels bzw. Gaumensegelnystagmus S. 81.

Weitere Formen

Bei der *Myokymie* gehen aufeinanderfolgende Kontraktionswellen über die einzelnen Fasern von Muskeln oder Muskelgruppen (z. B. faziale Myokymien s. S. 377). Sie kommen auch nach Goldtherapie vor (747). Hydantoinmedikation. Als *Paramyoclonus multiplex* werden über Jahre andauernde spontane unregelmäßige Zuckungen besonders der Schultermuskeln bezeichnet. Über *myoklonische Epilepsie* und *Myoklonusepilepsie* s. S. 279. Als *Myoclonus multiplex fibrillare* oder *Chorea fibrillare* (Morvan) (248) werden unregelmäßig verteilte, partielle Muskelzuckungen bezeichnet. Sie sind von Schmerzen, vegetativen Störungen, psychischen Alterationen, eventuell Halluzinationen, einer hartnäckigen Schlaflosigkeit und gelegentlich Schwitzen begleitet. Ursächlich spielen wahrscheinlich toxische Einwirkungen durch Quecksilbersalze eine Rolle.

Pathophysiologisch scheint eine Beeinträchtigung der Tryptophanhydroxylase verantwortlich zu sein. Die Rückbildung innerhalb von Monaten ist die Regel. Die *infantile Polymyoklonie* (286) beginnt in der Kindheit mit unregelmäßigen tanzenden Augenbewegungen, Myoklonien, Ataxie und Reizbarkeit. Der schubweise Verlauf ist protrahiert. Es liegen eine Anomalie im IgG-System und eine Plasmozytose im Liquor vor.

Kleinhirnsyndrome

Funktionen des Kleinhirns: *Aufgabe des Kleinhirns* ist es,

– die Funktion einzelner Muskelgruppen bei einer Bewegung zu koordinieren, wobei
– Agonisten, Hilfsmuskeln und Antagonisten in flüssiger und präziser Weise
– einen gezielten, sparsamen und zweckmäßigen Bewegungsablauf ausführen sollen.

Zur Erfüllung dieser Aufgabe müssen gewisse *anatomische und physiologische Voraussetzungen* erfüllt sein.

– Dem Kleinhirn müssen laufend Informationen über den Stand der Bewegungsabläufe und der Bewegungsintentionen gegeben werden.
– Korrekturen und Anpassungen, die das Kleinhirn ausarbeitet, müssen laufend integriert und die Bewegungsimpulse eingebaut werden.

Das Kleinhirn ist also als *stabilisierendes Regelsystem* aufzufassen, das

– von jedem motorischen Impuls eine Voranmeldung erhält,
– diesen Impuls ständig mit den laufenden sensorischen Rückmeldungen über den Ablauf vergleicht und
– diesen durch Feedback-Mechanismen dauernd korrigiert.

Informationen über Stellung und Gliedmaßen und Aktivität der Muskeln werden

– durch die spinozerebellären Bahnen über das Corpus restiforme (Pedunculus cerebellaris inferior) und zum Teil
– über das Brachium conjunctivum cerebellipetal geführt.
– Ebenfalls über das Corpus restiforme gelangen vestibulozerebelläre Bündel in das Kleinhirn.
– Die Brachia pontis (Pedunculus cerebellaris medius) vermitteln Impulse aus der Großhirnrinde.

Die Efferenzen gelangen

– über das Brachium conjunctivum (Pedunculus cerebellaris superior) aus den Kleinhirnkernen zum Globus pallidus und zum Nucleus lateroventralis des Thalamus der Gegenseite.
– Andere gelangen zum Nucleus ruber und von hier wiederum zum Thalamus bzw. kaudalwärts durch den Tractus rubrospinalis zum Hirnstamm und zum Rückenmark.

Allgemeine Symptomatologie bei Kleinhirnerkrankungen: Bei Kleinhirnläsionen sind die Bewegungen in ihrem harmonischen Ablauf und ihrem normalen Tempo beeinträchtigt, die automatische Koordination der Bewegungen ist gestört. Die hauptsächlichsten Symptome seien im folgenden benannt und definiert:

– *Dyssynergie:* fehlende Koordination der verschiedenen an einer Bewegung beteiligten Muskeln und Muskelgruppen . (Beugen des Rumpfes nach hinten ohne gleichzeitiges Beugen der Knie, dadurch Gefährdung des Gleichgewichts; Gehen auf allen Vieren nicht präzis alternierend über das Kreuz.)
– *Dysmetrie:* fehlendes Maß für die notwendige Ausgiebigkeit und das Tempo einer geplanten Bewegung. (Übertriebenes Öffnen der Finger beim Ergreifen eines kleinen Gegenstandes; zu starkes Heben des Beines, wenn dasselbe mit geschlossenen Augen auf einen Stuhl gestellt werden soll.)
– *Ataxie:* Es arbeiten nicht mehr alle Muskeln zugleich und harmonisch aufeinander abgestimmt auf die optimale Erreichung eines motorischen Zieles hin (Finger-Nase-Versuch, Knie-Hacken-Versuch mit Hin- und Herschwanken um die ideale Bewegungslinie).

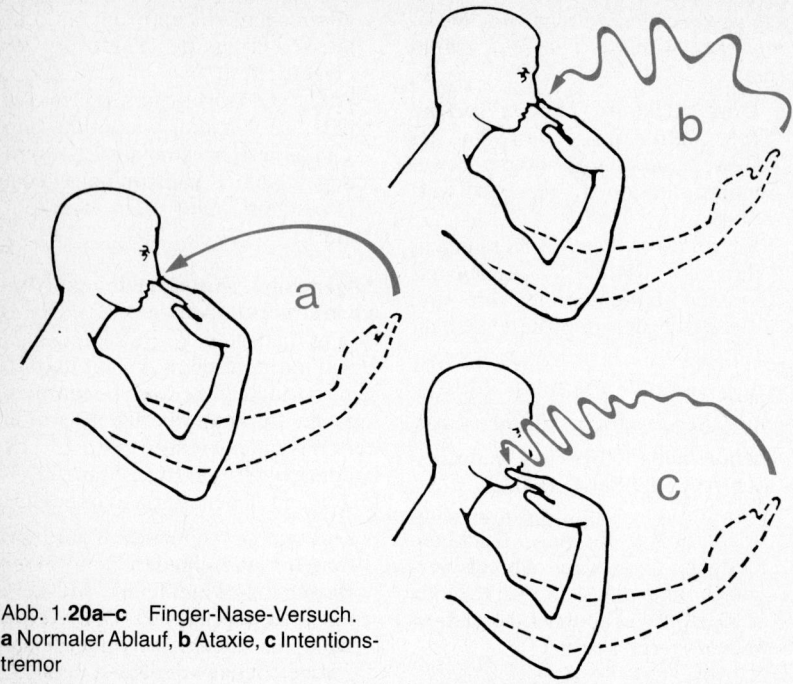

Abb. 1.20a–c   Finger-Nase-Versuch.
a Normaler Ablauf, **b** Ataxie, **c** Intentionstremor

– *Intentionstremor:* zunehmendes
  Abweichen von der idealen Ver-
  bindungslinie bei Annäherung einer Bewegung auf ein Ziel hin. Bei
  Läsionen des Nucleus dentatus
  bzw. seiner Efferenzen (nachweisbar im Finger-Nase-Versuch,
  Abb. 1.**20**, Knie-Hacken-Versuch
  oder Finger-Finger-Versuch).
– *Pathologisches Rebound-Phänomen:* Die Antagonisten werden
  nicht rechtzeitig zur Bremsung einer überschießenden Bewegung
  eingesetzt: Anspannenlassen einer Muskelgruppe und plötzliches
  Wegfallenlassen des Widerstandes durch den Untersucher, z. B.
  kräftiges Anspannen der Ellenbo-

genbeuger (Abb. 1.**21**) oder der
Versuch, beidseits die nach vorne
ausgestreckten Arme gegen den
Widerstand des Untersuchers aus-
einanderzudrücken.
– *Dysdiadochokinese:* Das rasche
  Alternieren der Aktion von Agonisten und Antagonisten spielt
  nicht mehr rasch und flüssig genug: rasche Pro- und Supination
  des Vorderarmes (Abb. 1.**22**), rasches abwechselndes Beklopfen
  des eigenen Oberschenkels mit
  Handrücken und Handvola.
– *Hypotonie* bei passiven Bewegungen (passives Schütteln einer Extremität; abnorm starkes Schlen-
  kern des Armes, wenn der stehen-

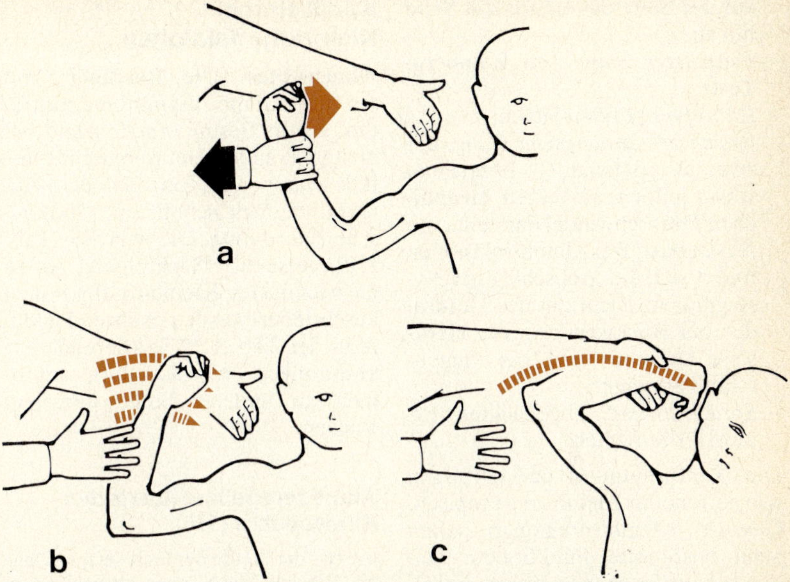

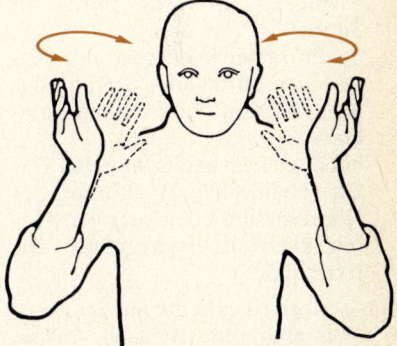

Abb. 1.**21a–c**   Prüfen des Rebound-Phänomens bei Kleinhirnaffektionen. **a** Untersuchungstechnik. **b** Normales Verhalten mit promptem Abbremsen. **c** Pathologisches Rebound-Phänomen mit ungenügendem Abbremsen bei homolateraler Kleinhirnaffektion

de Patient an den Schultern rasch gerüttelt oder um seine eigene Achse hin- und hergedreht wird).

– *Absinken im Positionsversuch:* Die tonische Muskelspannung wird nicht mehr genügend konstant aufrechterhalten. Dadurch kommt es beim Hochhalten der Arme nach vorn bei geschlossenen Augen zu einem Absinken der der Läsion entsprechenden Seite.

– *Vorbeizeigen im Barany-Zeigeversuch:* langsames Senken des hochgehaltenen Armes mit geschlossenen Augen auf ein vorher anvisiertes Ziel. Hierbei weicht der Arm

Abb. 1.**22**   Prüfen der Diadochokinese. Dies geschieht z. B. durch rasche Pro- und Supination der Hand

auf der Seite der Läsion zur Seite hin ab.

- *Unsicherer Stand* (im Romberg-Test),
- *Rumpfataxie* beim Sitzen,
- *unsicherer, breitbasiger Gang,* der zwar als „Schwindel" bezeichnet wird, jedoch nie einen eigentlichen Drehschwindel darstellt.
- *Nystagmus:* Bei Kleinhirnläsionen findet sich ein grobschlägiger Nystagmus in Richtung des Herdes, der bei Blickwendung zur Herdseite zunimmt und bei Augenschluß abnimmt.
- *Sprachstörung:* abgehacktes, explosives Sprechen.

Die Repräsentation der einzelnen Körperteile im Kleinhirn ist topisch. Gewisse Kleinhirnregionen haben auch bestimmte Funktionen. Dadurch kann in groben Zügen einzelnen Symptomen auch eine gewisse **lokalisatorische Bedeutung** zugesprochen werden:

- bei basalen und in der Mittellinie gelegenen Prozessen: Störung der Rumpfhaltung und des Gleichgewichtes, besonders auch im Sitzen;
- bei Prozessen in der rostralen Portion der Mittellinie: Störung der Koordination von Stand und Gang;
- bei Prozessen in den lateralen Teilen (Hemisphären): Störung der Koordination homolateraler (Geschicklichkeits-)Bewegungen der Extremitäten.

Im übrigen ist es heute mit der Computertomographie möglich, fokale Kleinhirnprozesse bzw. Kleinhirnatrophien nachzuweisen.

Klinik einiger Kleinhirnaffektionen

Allgemeines: Die Raschheit, mit welcher Kleinhirnsymptome auftreten, deren Besonderheiten und begleitende andere neurologische Ausfälle erlauben im Einzelfall dem Kliniker vielfach schon eine ätiologische Zuordnung. Dies wurde in Tab. 1.**17** versucht. Nachfolgend sollen die wichtigsten Kleinhirnaffektionen beschrieben werden, während andere in der Tab. 1.**17** figurierende Erkrankungen mit Kleinhirnsymptomen an anderer Stelle dargelegt wurden.

Akute zerebelläre Ataxie des Kindesalters (336)

In etwa der Hälfte der Fälle setzt sie Tage bis Wochen nach einer unspezifischen Vorkrankheit ein. Am häufigsten werden Kinder zwischen dem 2. und 5. Jahr befallen. Der Beginn ist meist subakut, wobei im Vordergrund eine zunehmende Gangunsicherheit, Tremor und Augenmotilitätsstörungen mit Nystagmus stehen. In etwa $\frac{2}{3}$ der Fälle tritt innerhalb Wochen bis Monaten spontan die vollständige Rückbildung der Symptome ein, während ein kleiner Teil der Patienten auch noch nach Jahren Gangunsicherheit und Ataxie aufweisen kann. Es ist unsicher, ob dem Krankheitsbild eine blande Enzephalitis zugrunde liegt. Die transitorische Ataxie im Rahmen des Fisher-Syndroms wird auf S. 311 erwähnt.

Intoxikationen mit Kleinhirnsymptomen

Gewisse Vergiftungen bewirken eine rasch, meist innerhalb von Tagen auftretende und in der Regel vollständig rückbildungsfähige Kleinhirnsymptomatik. Dazu gehören das

Tabelle 1.17 Erkrankungen mit vorwiegender Kleinhirnsymptomatologie

Entwicklung	Affektion	Alter	Besonderheiten
Stunden	psychogene Ataxie	Jugendliche und jüngere Erwachsene	unterschiedliche Symptome bei verschiedenen Testsituationen
Stunden	akute Kleinhirnblutung	jedes	vor allem Hypertoniker; intensives Kopfweh, zunehmende Benommenheit und Hirndruckzeichen
Tage	akute zerebelläre Ataxie des Kindesalters	1. Lebensjahrzehnt	nach unspezifischer Vorkrankheit; meist gute Prognose
Tage	Fisher-Syndrom	jedes	meist junge Erwachsene, vor allem Männer; Augenmotilitätsstörungen und Areflexie; immer gute Prognose
Tage	multiple Sklerose	junge Erwachsene	meist andere Krankheitsschübe vorausgegangen, sehr selten erstes Symptom der MS; oft schlechte Rückbildungstendenz
Tage	Intoxikationen	jedes	z. B. DDT, Diphenylhydantoin, organische Quecksilbersalze, Piperazin, 5-Fluorouracil
Stunden bis Tage (intermittierend)	Hartnup-Krankheit Pyruvatdehydrogenasemangel	frühe Kindheit	autosomal-rezessiv; auch choreoathetotische Symptome
Stunden bis Tage (intermittierend)	familiäre episodische Ataxie	jedes	meist autosomal-dominant; Ataxie, Dysarthrie, Nystagmus; Ansprechen auf Acetazolamid
Stunden bis Tage (intermittierend)	multiple Sklerose	jüngere Erwachsene	anfallsweise mit Dysarthrie, tonische Hirnstammanfälle; Ansprechen auf Carbamazepin
Monate	symptomatische progrediente Kleinhirnatrophie	jedes	z. B. paraneoplastisch

Tabelle 1.17   (Fortsetzung)

Entwicklung	Affektion	Alter	Besonderheiten
Monate	Myxödem	jedes	immer andere schwere Hypothyreosezeichen
Wochen	Kleinhirntumor	vor allem Kinder	bald Hirndruckzeichen
Wochen	Encephalopathia myoclonica infantilis	erste Lebensjahre	rasch progrediente Ataxie mit Myoklonien und Opsoklonus; bei Neuroblastomen; Rückbildungsfähigkeit
Monate bis Jahre	zerebelläre Heredoataxie	jedes	familiäre Belastung; allmähliche Progredienz; oft andere progrediente neurologische Symptome wie Nystagmus, Spastik, Optikusatrophie
Monate bis Jahre	atrophie cérébelleuse tardive à prédominance corticale	4. und 5. Jahrzehnt	zunehmende Gangunsicherheit, seltener Nystagmus; vor allem Rumpfataxie; keine Heredität
Monate bis Jahre	olivopontozerebelläre Atrophie	3. bis 5. Jahrzehnt	Ataxie, Tremor, Parkinson-Symptome, Urininkontinenz. Evtl. Demenz; die Hälfte familiär

DDT, organisches Quecksilber, Piperazin, der Mitosehemmer 5-Fluorouracil und das Diphenylhydantoin. Bei letzterem können allerdings auch persistierende Kleinhirnsymptome vorkommen (57), häufiger bei weiblichen Individuen und solchen mit vorbestehender zerebraler Läsion (S. 154).

Zerebelläre Heredoataxien mit bekanntem Pathomechanismus

(87, 434, 932)

Eine Reihe von Systemaffektionen geht mit einem vorwiegenden Befall des Kleinhirnes einher (87, 391, 431, 434). Bei einigen davon ist der Pathomechanismus bekannt.

Erwähnt seien die *Abetalipoproteinämie* (Bassen-Kornzweig-Krankheit s. S. 145), der *Hexosaminidasemangel*, der *Glutamatdehydrogenasemangel* (605, 874, 875) oder der *Pyruvatdehydrogenasemangel* (547). Auf einem gestörten DNA-Synthesemechanismus beruhen die vor allem mit zerebellären Symptomen einhergehenden *Xeroderma pigmentosum* (918) oder das *Cockayne-Syndrom* (357, 1031) mit seiner oft im Vordergrund stehenden Schwerhörigkeit. Hierzu gehört auch die *Ataxia teleangiectasia* (Louis-Bar-Syndrom) (957). Bei diesem rezessiv erblichen Leiden beginnt die Kleinhirnataxie im Kleinkindesalter und ist langsam progredient, so daß die Kinder vor Erreichen der Adoleszenz invalid sind. Nicht selten bestehen auch choreoathetotische Störungen. Es treten etwas später Teleangiektasien auf, zunächst in der Konjunktiva, dann an anderen Körperteilen, besonders in den Beugen. Es

kommen häufige Lungen- und ORL-Infektionen vor und auffallend langsame Augenbewegungen. Pathologisch-anatomisch finden sich Purkinje-Zellschwund und Körnerzellschwund, aber keine Gefäßanomalien im Kleinhirn selber. Es liegt ein Defekt im IgA-System vor. Die Erkrankung gehört zur Gruppe der Syndrome mit erhöhter Chromosomenbrüchigkeit und erhöhter Neoplasieanfälligkeit (118). Als *Rett-Syndrom* wird eine nur bei Mädchen vorkommende progrediente Ataxie, verbunden mit Autismus, Demenz und Störung im Gebrauch der Hände, bezeichnet (412).

Eine Reihe der zerebellären Heredoataxien mit bekanntem Pathomechanismus zeigt übrigens **intermittierende ataktische Symptome.** Hierzu gehören die *Hartnup-Krankheit* (S. 145), der *Pyruvatdehydrogenasemangel* (547) und andere. Daneben besteht eine *familiäre periodische Ataxie* mit noch nicht geklärtem Pathomechanismus (267, 392, 1181). Die Befallenen haben seit früher Kindheit Episoden von mehreren Stunden bis Tagen Dauer, die sich etwa wöchentlich wiederholen können. Im Anfall treten Ataxie, Dysarthrie, Nystagmus und Schwindel auf. Dazwischen bestehen höchstens leichte zerebelläre Symptome. Die meisten Fälle sind autosomal dominant vererbt (1181). Acetazolamid verhindert übrigens die Anfälle.

Zerebelläre Heredoataxien mit noch ungeklärtem Pathomechanismus

(87, 434)

Eine Störung des Aminosäurestoffwechsels ist bei den meisten das Wahrscheinlichste (932). Die in der Literatur beschriebenen einzelnen *Sippen* unterscheiden sich je durch gewisse Besonderheiten von anderen, so daß nicht ganz einheitliche Krankheitsbilder vorliegen. Die Fälle mit frühem Beginn der Ataxie im ersten und zweiten Lebensjahr sind meist autosomal rezessiv erblich, jene mit spätem Beginn bis im siebten Lebensjahrzehnt meist autosomal dominant. Im Vordergrund steht eine progrediente Ataxie. Später können ein Hypertonus, Paresen, Muskelatrophien, Pyramidenzeichen, Augenmotilitätsstörungen, Nystagmus, Optikusatrophie und eine Demenz hinzukommen. Es besteht eine allmähliche Progredienz, die sich aber im Extremfall über mehrere Jahrzehnte erstrecken kann. Pathologisch-anatomisch finden sich Zelluntergänge verschiedener Kleinhirnkerne, der Kleinhirnrinde, aber auch Atrophien der langen Rückenmarksbahnen. Das *Marinesco-Sjögren-Syndrom* besteht in einer zerebellären Ataxie mit kongenitaler Katarakt und Oligophrenie.

Olivopontozerebelläre Atrophie (92, 391, 1144a). Sie tritt etwa gleich häufig familiär wie sporadisch auf. Sie manifestiert sich zuerst meist im mittleren Lebensalter, gelegentlich aber schon früher und führt innerhalb 1–4 Jahren zum Tode. Im Vordergrund stehen Ataxie, Tremor, Sprach- und Gangstörungen, dann aber auch als charakteristische Symptomgruppe parkinsonistische Züge, wie Rigor und Akinesie, und oft auch Miktionsstörungen. Gelegentlich kommt eine Demenz hinzu. Neben Zellschwund der Kleinhirnrinde und der Kleinhirnkerne finden sich vor allem auch Atrophien der Ponsganglien und in den Oliven, aber auch Zelluntergänge der Substantia nigra und des Locus coeruleus. Ein Glutamatdehydrogenasedefekt liegt in gewissen Fällen vor (875, 932). Als *Typ Menzel* wird eine autosomal-dominante Form bezeichnet, die im Durchschnitt mit 35 Jahren (14–73) beginnt und 12,5 Jahre dauert (4–23). Bei dieser treten gelegentlich auch zusätzliche Symptome wie Chorea, Retinopathie und Sehnervenatrophie auf. Der *Typ Dejerine-Thomas* ist sporadisch, evtl. autosomal-dominant, beginnt später mit 50 Jahren (17–65) und verläuft rascher über 6,5 Jahre (1–18). Hier finden sich zusätzlich autonome Regulationsstörungen, orthostatische Hypotonie, Impotenz und supranukleäre Augenmotilitätsstörungen.

Die *zerebellooliväre Atrophie vom Typ Holmes* ist meist autosomal-dominant vererbt, beginnt im Durchschnitt mit 46 Jahren (10 bis 70) und dauert durchschnittlich 17 Jahre. Spastik, Demenz und Urininkontinenz können sie begleiten. *Dyssynergia cerebellaris progressiva (Ramsay-Hunt-Syndrom).* Die Selbständigkeit dieses Syndromes ist nicht unbestritten und die Abgrenzung gegenüber der Myoklonusepilepsie (S. 280) nicht immer leicht. Die Erkrankung ist charakterisiert durch Myoklonien, welche sich vor allem bei Intentionsbewegungen manifestieren, durch typische zerebelläre

Symptome (meist der Kleinhirnhemisphären), gelegentlich mit zerebellospinalen Zeichen wie Areflexie und meist auch durch epileptische Anfälle. Im Unterschied zur Myoklonusepilepsie besteht keine Demenz. Das Leiden ist im Laufe von Jahren progredient, nicht selten familiär und zeigt ein recht buntes pathologisch-anatomisches Bild (Zeichen wie bei Friedreichscher Ataxie, vor allem aber Befall des Nucleus dentatus, des Pedunculus cerebelli superior, des Nucleus ruber, gelegentlich auch der Kleinhirnrinde).

Systematisierte, nicht erbliche Kleinhirnaffektionen

Atrophie cérébelleuse tardive à prédominance corticale. So haben PIERRE MARIE, FOIX und ALAJOUANINE eine nicht erbliche Kleinhirnerkrankung bezeichnet. Pathologisch-anatomisch ist vor allem das Palliozerebellum symmetrisch betroffen, wobei der Wurm stärkere Veränderungen als die Hemisphären aufweist. Die Purkinje-Zellen sind hochgradig rarefiziert, und die Körner-Zellen sind ebenfalls vermindert. Die primär-degenerative Form beginnt durchschnittlich mit 47 Jahren, meist rasch einsetzend und dann langsam progredient. Im Beginn fallen die Gangunsicherheit auf, eine Rumpfataxie beim Gehen und Sitzen, dann Unsicherheit der Hände. Selten finden sich Nystagmus, manchmal eine Hypotonie der Muskulatur, aber auch Pyramidenzeichen. Die Psyche bleibt in der Regel intakt, und die Lebenserwartung ist nicht verkürzt. Es existieren primär degenerative Formen als Ausdruck eines lokalisierten vorzeitigen Alterungsprozesses (431).

Diffuse Atrophien des Kleinhirns können als symptomatischer Prozeß bei sehr unterschiedlichen Ätiologien einen uneinheitlichen Verlauf nehmen. Zu Beginn kann ein Bild wie bei der oben beschriebenen Atrophie cérébelleuse tardive à prédominance corticale auftreten, und erst der Verlauf läßt auf die primäre pathogene Ursache schließen. Die Spätatrophie des Kleinhirnes bei chronischem Alkoholismus z. B. (S. 157) kann ganz und gar das Bild der Atrophie cérébelleuse tardive à prédominance corticale nachahmen. Die *subakute Kleinhirnrindenatrophie als paraneoplastische Manifestation* wird später beschrieben (S. 162). Als *Encephalopathia myoclonica infantilis* (Kinsbourne) wird ein Syndrom bezeichnet, welches aber nur in etwa der Hälfte der Fälle metaneoplastisch bei Neuroblastomen der Kinder vorkommt (139). Im Alter von wenigen Monaten bis Jahren treten akut bis subakut zerebelläre Symptome, aber auch wechselnde myoklonische Zuckungen der Muskeln sowie regellose Dyskinesien der Augen, ein Opsoklonus (S. 359), auf. Die Kinder sind oft reizbar, später geistig retardiert. Das EEG zeigt keine Krampfpotentiale. Nach Behandlung des Neuroblastoms bzw. beim Fehlen eines Tumors nach ACTH-Behandlung können die Symptome sich weitgehend zurückbilden.

Kuru ist eine in Neuguinea vorwiegend bei jungen Frauen vorkommende Erkrankung. Sie ist durch Gangunsicherheit, Zittern, später andere zerebelläre Symptome und Demenz gekennzeichnet und führt innerhalb von Monaten bis wenigen Jahren zum Tode. Es scheint sich um eine durch Kannibalismus übertragene Slow-virus-Erkrankung zu handeln.

Übrige Kleinhirnsyndrome

Unter den vorübergehenden Kleinhirnsyndromen *bei Infektionskrankheiten* sei dasjenige bei Mononucleosis infectiosa erwähnt (620). Bei *Makroglobulinämie* kann nebst einer Polyneuropathie (S. 328) auch eine progrediente zerebelläre Ataxie auftreten, die auf eine Behandlung des Grundleidens hin sich zurückbildet (1035). Ein *Myxödem* kann außer mit anderen neurologischen Symptomen auch mit zerebellären Zeichen einhergehen (425). Bei der *Sprue des Erwachsenen* können neben den häufigen Polyneuropathien und Strangdegenerationen des Rückenmarkes (S. 331) auch zerebelläre

Bilder, zum Teil mit Gaumensegelnystagmus, vorkommen (324), u. U. vor dem Manifestwerden der Darmsymptome. Nach *Hitzschlag* können bleibende Kleinhirnsymptome auftreten. Die *Kleinhirntumoren* (S. 34), die durch ihre lokalisatorischen Symptome und durch Hirndruckzeichen charakterisiert sind, sollen hier nicht mehr speziell besprochen werden.

Nicht mit einer Kleinhirnerkrankung zu verwechseln sind die unsicheren Bewegungen nach längerem Krankenlager, die sogenannte *„Bettataxie"*. Als *„optische Ataxie"* bezeichnet man eine hochgradige Ungeschicklichkeit beim Ergreifen und Handhaben von Gegenständen, wie sie bei einer beidseitigen Läsion mit Unterbrechung der Verbindung der Sehrinde von der motorischen Bahn vorkommen kann (125).

Stoffwechselstörungen mit Befall des Gehirns

Dank der Fortschritte der Biochemie kennen wir bei einer zunehmend großen Zahl von Gehirnkrankheiten die Stoffwechselanomalien, welche ihnen zugrunde liegen. In der Regel handelt es sich um vererbte Enzymdefekte (11, 864, 932). Diese können sich zum Beispiel dadurch auswirken, daß Zwischenprodukte des Stoffwechsels im Zentralnervensystem, aber auch in anderen Teilen des Organismus gespeichert werden. Den Gehirnstoffwechsel betreffend und mit Bezug auf die häufigsten (früh)kindlichen Gehirnaffektionen kann man vereinfachend sagen, daß dort, wo Phospholipide und Ganglioside angereichert werden, eine Ablagerung dieser Stoffe vor allem im Zellkörper und den Synapsen

stattfindet. Dies führt zu *neuronalen Störungen,* die klinisch zunächst durch Demenz, Krämpfe und Sehstörungen charakterisiert sind. Erst später kommen Spastik und Ataxie hinzu. Wenn hingegen Sulfatide oder Cerebroside anfallen, entsteht das Bild einer *Störung der Markscheiden* (s. unten), bei welcher zu Beginn Pyramidenzeichen, Spastizität und Ataxie vorhanden sind, während Demenz und Krämpfe erst später hinzukommen. Nur einige der häufigsten oder grundsätzlich wichtigsten Speicherkrankheiten seien nachfolgend exemplarisch dargelegt. Eine Klassifizierung kann nach Manifestationsalter (11) oder aber nach Stoffwechseldefekt (864) geschehen.

Störungen des Lipidstoffwechsels

(11, 508, 864, 870, 932)

Morbus Gaucher

Dies ist eine der Glukozeramidosen. Es liegt ihm ein Defekt der Glucocerebrosid-Beta-Glucosidase zugrunde. Er ist durch die Speicherung eines Cerebrosids, wobei in demselben der Galactoseanteil des Kerasins durch Glucose ersetzt ist, in den Zellen des retikulohistiozytären Systems gekennzeichnet (Gaucher-Zellen). Das Leiden ist autosomal-rezessiv. Bei den erwachsenen Formen finden sich Hepatosplenomegalie, Lymphdrüsenvergrößerung und Ablagerung im Knochen, jedoch nur ausnahmsweise Erscheinungen von seiten des Zentralnervensystems (extrapyramidale Symptome und psychische Störungen). Bei den infantilen Formen finden sich neben den oben genannten Symptomen eine zunehmende Tetraspastizität, bulbäre Zeichen, Augenmuskelparesen und psychische Retardierung. Gaucher-Zellen finden sich u. a. auch im Gehirn. Die Mitbeteiligung des peripheren Nervensystems im Sinne einer Polyneuropathie kann mit feinen Meßmethoden elektroneurographisch, dann aber auch mittels Suralisbiopsie elektronenmikroskopisch nachgewiesen werden.

Angiokeratoma corporis diffusum

Bei der X-chromosomal vererbten Fabry-Krankheit (569, 871, 1016), einer weiteren Glukozeramidose, kommt es aufgrund eines Mangels an Ceramidtrihexosidase zu einer Ablagerung der Glykolipide Di- und Trihexoglyceramid in verschiedenen Körperzellen und Geweben. Befallen sind vor allem Haut, autonome Ganglienzellen des Zwischenhirns und Hirnstammes, Hinterwurzelganglien, Hypophyse, glatte Muskulatur der Gefäße, Herzmuskeln, Nierentubuli und -glomeruli. Die klinischen Symptome entstehen entweder durch einen primären Befall der Zellen oder sekundär als Folge des speicherungsbedingten vaskulären Prozesses. Fast obligat sind oft brennende Extremitätenschmerzen, die besonders in der Wärme recht früh schon in der Pubertät auftreten, sowie der Ausfall der Schweißsekretion. Sie sprechen auf Diphenylhydantoin an (651). Wichtig sind vaskuläre zerebrale Insulte. Es findet sich vor allem ein Verlust an unmyelinisierten und an dünnen myelinisierten Nervenfasern (1016). Selten können auch heterozygote Genträgerinnen klinisch Symptome aufweisen, namentlich Schwindel, Tinnitus, Pyramidenzeichen und Blasenstörungen (111). Diagnostisch entscheidend ist die Untersuchung der Uringlykolipide oder die Bestimmung der Alpha-Galactosidase in den Leukozyten.

Gangliosidosen

Weitere Glukozeramidosen wurden ursprünglich als *amaurotische Idiotie* (Tay-Sachs) bezeichnet. Es liegt je nach Typus ein Defekt der Beta-Galactosidase (GM 1-Gangliosidose) oder der Hexosaminidase A (GM 2-Gangliosidose) vor. Die Erkrankung ist durch eine Speicherung von Gangliosiden charakterisiert, die ausschließlich am Nervensystem stattfindet. Hierbei sind die Ganglienzellen ballonartig aufgetrieben, die Gliazellen sind vermehrt und haben ein schaumiges Zytoplasma, und die Markscheiden gehen zum Teil zugrunde. Die Gangliosidspeicherung in der Retina läßt dieselbe weißlich erscheinen, wobei die Fovea normal als kirschroter Fleck hervortritt („cherry red spot"). Das Fehlen der Hexosaminidase kann u. a. in den Haarwurzeln nachgewiesen werden (477). Man kennt eine seltene *konnatale Form*. Bei der *infantilen Form* werden die Kinder im 1. Lebensjahr apathisch, hypoton und bewegungsarm. Eine anfängliche Areflexie weicht einer späteren Tetraspastik mit Reflexsteigerung. Allmähliche Erblindung, Demenz, Marasmus und Exitus innerhalb von 2–3 Jahren. Die *spätinfantile Form* beginnt mit 2–4 Jahren und dauert 3–4 Jahre, die *juvenile Form* beginnt zwischen dem 5. und dem 10. Jahr und führt meist vor dem 20. Lebensjahr zum Tode. Hier treten Sprachstörungen, Sehstörungen bis zur Erblindung, zunehmende Apathie, extrapyramidale Symptome und athetotische Bewegungen, zerebelläre Zeichen, Pyramidenzeichen und zerebrale Krampfanfälle hinzu. Diese Form der Krankheit betrifft nichtjüdische Kinder. Die *Spätform* beginnt nach der Pubertät. Bei Beta-Hexosaminidase-A-Mangel kann – wiederum vorwiegend bei jüdischen Familien – die GM2-Gangliosidose derart von progredienten *spinozerebellaren Symptomen* beherrscht sein, daß die Abgrenzung gegenüber einer Friedreich-Ataxie nicht einfach ist (1172).

Niemann-Picksche Krankheit

Diese gehört zu den Phosphorylceramidosen bei Sphingomyelinasemangel. Hier findet sich eine Speicherung von Sphingomyelin, wobei es noch ungewiß ist, ob ein abnorm intensiver Aufbau, eine Abbaustörung oder eine stereochemische Anomalie des Sphingomyelins beim Morbus Niemann-Pick gegenüber dem normalen Sphingomyelin vorliegt. Die Krankheit ist meist rezessiv erblich, gehäuft bei Patienten jüdischer Abstammung. Sämtliche Gewebe können den Stoff speichern. Neurologische Erscheinungen kommen nur bei der infantilen Form vor. Die Kinder zeigen zunehmenden geistigen Zerfall, sie sind zunächst spastisch, später aber hypoton, und Reflexe fehlen. Später treten Erblindung (bei etwa ¼ findet sich ein kirschroter Makulafleck wie bei der amaurotischen Idiotie) sowie Ertaubung ein. Die Kinder sterben nach ½–3 Jahren an Kachexie.

Heredopathia atactica polyneuritiformis

(Refsum-Krankheit) (549, 901)

Es liegt ein autosomal-rezessiv vererbter Defekt des Lipoidstoffwechsels vor. Der Abbau der Phytansäure ist durch Ausfall der Alpha-Oxidation (Phytansäure-Alpha-Hydroxylase-Mangel) gestört, und es kommt zu einer Speicherung einer Tetramethylhexadecansäure. Die Krankheitssymptome treten im 1. oder 2. Lebensjahrzehnt auf. Neben Knochenanomalien, Ichthyosis der Haut und Herzsymptomen finden sich eine Retinitis pigmentosa, zunehmende Schwerhörigkeit, eine Polyneuropathie, zerebelläre Zeichen und vor allem eine Ataxie. Das Liquoreiweiß ist immer erhöht. Eine konsequente diätetische Behandlung unter Auslassung von Gemüsen, Obst und Butter und Reduktion der tierischen

Fette senkt den Phytansäuregehalt und das Liquoreiweiß und bringt viele der Symptome zur Rückbildung (901).

A-Lipoproteinämien

Hierzu gehört zunächst die A-Beta-Lipoproteinämie, das *Bassen-Kornzweig-Syndrom*. Es geht mit einer Akanthozytose einher und kann von einer zentralnervösen progredienten Symptomatologie begleitet sein (30). Diese ist durch Ataxie und Areflexie, gelegentlich durch Pyramidenzeichen gekennzeichnet, so daß eine Verwechslung mit einer Friedreich-Ataxie oder gar einer multiplen Sklerose möglich ist. Auch eine *Hypo-Beta-Lipoproteinämie* kann mit einem ataktischen Syndrom und Zeichen einer Polyneuropathie, aber ohne Akanthozytose, einhergehen (17). Eine *Akanthozytose mit normalen Betalipoproteinwerten* im Serum kann als autosomal-rezessiv vererbtes Leiden mit Beißen der Zunge, Zeichen einer Polyneuropathie, choreatischen Bewegungsstörungen und erhöhten Serumkreatinkinasewerten einhergehen. Das Krankheitsbild wurde auch als Choreoakanthozytose bezeichnet (966). Die Analphalipoproteinämie, die *Tangier-Erkrankung* (riesige getigerte Tonsillen, Milztumor und Schaumzellen), ist selten einmal von einer Polyneuropathie begleitet.

Störungen des Eiweiß- und Ureastoffwechsels

Diese Enzymopathien führen zu einer Aminosäureanreicherung.

Brenztraubensäure- (phenylpyruvische) Idiotie (11)

Diese rezessiv erbliche Erkrankung beruht auf einer Blockierung der Oxidation von Phenylalanin zu Tyrosin. Da letzteres der Vorläufer für Melanin ist, sind damit die für diese Erkrankung typische Pigmentarmut und das blonde Haar erklärt. Der Abbau des überschüssigen Phenylalanins zu Brenztraubensäure läßt diese im Urin auftreten, wo sie mit der Eisenchloridreaktion nachgewiesen werden kann. Das klinische Hauptmerkmal ist die fortschreitende Verblödung, daneben aber finden sich Tonuserhöhungen und epileptische Anfälle. Die Schädigung des Gehirns spielt sich in den ersten Lebensjahren ab, anscheinend aber nicht mehr nach seiner Ausreifung. Um so wichtiger ist die frühzeitige Therapie durch phenylalaninarme Diät.

Ahornsirupkrankheit (maple syrup disease)

Diese Krankheit geht ebenfalls mit einer zunehmenden Verblödung einher. Sie stellt eine Störung im Stoffwechsel des Valins, des Leucins und des Isoleucins dar. Ihr liegt ein Defekt der verzweigtkettigen Ketosäure-Decarboxylase zugrunde. Der Urin hat einen charakteristischen Geruch.

Hartnup-Krankheit (11, 1083)

Es handelt sich um eine wahrscheinlich autosomal-rezessiv vererbte Störung der tubulären Reabsorption und des intestinalen Transports von Aminosäuren, deren Enzymdefekt nicht präzisiert ist. Es besteht eine Aminoazidurie, vor allem für Alanin, Tryptophan und Histidin. Klinisch finden sich Schübe von pellagraartiger Dermatose, begleitet von Episoden mit Ataxie, Gehstörungen und Nystagmus, sowie eine progrediente Demenz und Spastizität. Pathologisch-anatomisch findet sich ein Schwund von kortikalen Ganglienzellen und von Purkinje-Zellen.

Enzephalopathie mit fettiger Infiltration der Viszera (Reye-Syndrom)

Diese Erkrankung ist **pathogenetisch** noch nicht sicher einzureihen (197, 200,

230, 1216). In gewissen Fällen mag ein Ornithin-Transcarbamylase-Defekt (1094) oder ein Karnitinmangel (197) eine Rolle spielen. Wahrscheinlich ist das Syndrom multifaktoriell bedingt. Aufgrund von Tierversuchen wird ein Zusammenwirken von Viren und Insektiziden diskutiert (230). **Klinisch** werden Kinder im Alter zwischen wenigen Monaten und 8 Jahren befallen. Nach unspezifischen Prodromalzeichen tritt akut ein schweres Krankheitsbild mit Erbrechen, Delirium und Koma, gelegentlich mit Krampfanfällen, auf. Es finden sich Pyramidenzeichen, später ein Dekortikationszustand. Die Leber ist vergrößert und hart. Hypoglykämien und erhöhte Transaminase- und Ammoniakwerte im Serum sind häufig. Eine terminale Gelbsucht kommt nur selten vor. Liquor bis auf erniedrigten Zucker normal, aber abnorme Leberfunktionsteste und erhöhter Rest-N. Es findet sich **pathologisch-anatomisch** eine Degeneration von Neuronen ohne entzündliche Befunde. Die gelbe, vergrößerte Leber ist periportal mit Fett, vor allem mit Triglyceriden, infiltriert, ebenso die Nierentubuli und das Herz. Das Glykogen fehlt praktisch vollständig. Daraus wurde auch die Möglichkeit einer **Therapie** mit Ornithin oder Arginin abgeleitet (1094).

Störungen des Kohlenhydratstoffwechsels

Gargoylismusgruppe

Als Repräsentant sei die *Dysostosis multiplex* (Pfaundler-Hurler-Krankheit) (11) erwähnt. Sie ist durch eine Ablagerung von Mucopolysacchariden im Bindegewebe, im Periost, im Knorpelgewebe und in den Gefäßwänden sowie von hexosaminfreiem Gangliosid im Gehirn gekennzeichnet. Die Krankheitssymptome dieses autosomal und gelegentlich ge-schlechtsgebundenen rezessiven Leidens manifestieren sich meist schon im 1. oder 2. Lebensjahr. Es besteht Zwergwuchs mit verschiedenen Knochendeformitäten und klobigfratzenhafter Deformierung des Gesichtsschädels. Die psychische Retardierung wird zur Demenz. Gelegentlich finden sich extrapyramidale Störungen sowie Gehör- und Sehstörungen.

Glykogenosen

Bei der *Pompe-Krankheit* (S. 515) kann auch eine zerebrale Mitbeteiligung vorliegen. Die *Myoklonusepilepsie* (UNVERRICHT-LUNDBORG) geht mit abnormer Speicherung von Mucopolysacchariden, vor allem im Gehirn, einher (S. 280). Die *subakute nekrotisierende Enzephalomyelopathie* (LEIGH) führt unter zunehmender Demenz, rollenden Augenbewegungen und Kachexie zum Tode. Pyruvat und Lactat sind im Blut erhöht. Es wird bei der häufigeren, familiären (vielleicht autosomal-rezessiven) infantilen Form eine Störung der Gluconeogenese mit Mangel an Pyruvatcarboxylase vermutet. Die seltenen, sporadischen Formen des Jugendlichen und des Erwachsenen sind durch einen chronischen und später subakuten Verlauf charakterisiert, mit fokalen und Hirnstammsymptomen. Es finden sich in Stammganglien, Hypothalamus, Hirnstamm, Kleinhirn und Rückenmark multiple Herde von Parenchymnekrosen mit Gliaproliferation (1020).

Intermittierende Störungen des Zuckerstoffwechsels

Klinik der Hypoglykämien (159, 678b). Die Symptomatologie ist bei den verschiedenen ätiologischen Formen nicht unterschiedlich: *Bewußtseinsstörungen* (Koma mit Schwitzen, Pyramidenzeichen) von einer halben bis zu mehreren Stunden Dauer, *neurologische Herdsymptome* mit zentralen Paresen auch außerhalb des Komas, Doppelbilder, unsicherer Gang und *epileptische Anfälle*. Neben Grand-mal-Anfällen kommen vor allem psychomotorische Anfälle vor mit Dämmerattacken sowie Erregungszustände, die bis zu Tagen andauern können. Auch elementare und komplexe Myoklonien sowie Jackson-Anfälle wurden beschrieben (159). Diese anfallsartigen Störungen treten mit Vorliebe längere Zeit nach der letzten Nahrungsaufnahme auf, können aber auch durch die Nahrungsaufnahme selber provoziert werden und somit postprandial auftreten, besonders bei Kindern. Das Elektroenzephalogramm zeigt nicht selten neben einer diffusen Allgemeinstörung einen Herdbefund, besonders häufig temporal, auch außerhalb der Anfälle. Wichtig ist die Blutzuckerbestimmung im Anfall bzw. die Provokation eines Anfalles mittels Hungerversuch. Neben den anfallsartigen Störungen finden sich auch passagere oder auch bleibende neurologische Ausfälle, im besonderen Mono- bzw. Hemiparesen, Hemianopsien, Rigor, progrediente Myatrophien, die symptomatologisch ganz einer myatrophischen Lateralsklerose entsprechen können, sowie schließlich auch Demenzen.

Ursachen einer Hypoglykämie. Es seien erwähnt: die flüchtige Hypoglykämie des *Neugeborenen* (diabetische Mütter, Unterkühlung, nach Atemnotsyndrom). Vereinzelt können Anfälle durch das mit dem Nahrungseiweiß zugeführte *Leucin* ausgelöst werden. Gewisse angeborene Enzymopathien können ebenfalls mit Hypoglykämien einhergehen (Glykogenosen, Galaktosämie, Fructoseintoleranz, gestörte Glykogenese). Gewisse *Medikamente* induzieren Hypoglykämien (Salicylate, Paracetamol, Antihistaminika) und im besonderen die Applikation von Insulin und Sulfonylharnstoff. Auch *Glucose* kann unter bestimmten Voraussetzungen Hypoglykämien provozieren, so beim späten Dumping-Syndrom und in der Frühphase des Erwachsenendiabetes. *Inselzelladenome* können sowohl bei bloßer Betazellhyperplasie als auch, in wenigen Prozenten, bei einem Adenokarzinom des Pankreas zu schweren Hypoglykämien führen (159). Auch *andere endokrine Erkrankungen* gehen gelegentlich mit Hypoglykämien einher (Nebennierinsuffizienz, Hypophysenvorderlappeninsuffizienz und Hypothyreose). Bei einzelnen schlecht ernährten *Alkoholikern* können 3–12 Stunden nach Alkoholeinnahme Hypoglykämien auftreten. Auch gewisse *Hepatopathien* und selten auch große *retroperitoneale Tumoren* (Neurofibromatose) sind gelegentlich von Hypoglykämien begleitet. Seltene Ursachen sind Fasten, Malignome, Enteritis oder Myxödem. Für 90% der Fälle sind ein Diabetes mellitus (Insulin), Alkoholismus oder Sepsis verantwortlich (678b).

Therapie. Diese wird beim Vorliegen eines Insuloms eine operative sein, sonst wird sie im Vermeiden der oben erwähnten auslösenden exogenen Ursachen, in der Behandlung einzelner der erwähnten Grundkrankheiten und jedenfalls in häufigen Kohlenhydratmahlzeiten, u. U. in Corticosteroid-Gaben bestehen.

Leukodystrophien, zum Teil pathogenetisch noch ungeklärt, und andere Speicherkrankheiten

Allgemeines: Die Entmarkungskrankheiten (Leukodystrophien, Lipodystrophien der Markscheiden) (11, 508, 870, 932, 1114) sind nur zum Teil in ihren biochemischen Aspekten geklärt. Der klinische Verdacht ergibt sich dann, wenn ein zunehmender motorischer Entwicklungsrückstand, progrediente Spastik, Sehstörungen und schließlich auch eine psychische Retardierung allmählich progredient in Erscheinung treten. Die Diagnostik ist eine biochemische und beinhaltet die Suche nach Abbauprodukten des Myelins und nach dem Enzymdefekt (932). Nützliche gruppendiagnostische Hinweise kann auch das CT ergeben (1154).

Metachromatische Leukodystrophie

Sie weist Ablagerungen von Sulfatiden im zentralen Nervensystem, aber auch in den peripheren Nerven sowie vor allem in der Niere auf. Dadurch ist eine Diagnosestellung durch Messung der Erregungsleitungsgeschwindigkeit eines peripheren Nerven, durch Nervenbiopsie und durch Nachweis metachromischer Substanzen sowie einer Verminderung der Arylsulfatase A im Urin möglich. Man unterscheidet eine infantile, eine juvenile und eine adulte Form. Die rezessiv-erbliche Erkrankung wird anfänglich durch die Entstehung eines Pes valgus und eine allgemeine Hypotonie eingeleitet. Später entwickelt sich eine spastische Tetraparese mit Pyramidenzeichen. Das Liquoreiweiß ist schon früh erhöht. Der Verlauf ist innerhalb weniger Jahre letal.

Alexander-Krankheit
(345, 791, 1140)

Es handelt sich um eine pathogenetisch nicht geklärte Erkrankung der frühen Kindheit. Es treten ein Verlust erworbener motorischer Fähigkeiten auf, psychischer Abbau, epileptische Anfälle und eine Makrozephalie. Ein Zerfall der weißen Substanz, besonders im Frontalbereich, und Rosenthal-Fasern – wohl als Abbauprodukt von Gliazellen – sind charakteristisch (345). Das Auftreten im Erwachsenenalter ist eine Rarität (1140).

Globoidzellen-Leukodystrophie Krabbe

Weitere Repräsentanten der Glukozeramidosen sind die Zerebrosidsulfatidose (Morbus Scholz mit Arylsulfatase-A-Mangel) und die Galaktozerebrosidose. Letztere manifestiert sich meist im 1., eventuell im 2. Lebensjahr und verläuft sehr rasch letal. Von Anfang an bestehen spastische Paresen mit Pyramidenzeichen und Rigor, später treten pseudobulbäre Zeichen, Ataxie, eine zunehmende Demenz und schließlich Enthirnungsstarre auf. Die abnormen, im Zentralnervensystem abgelagerten Stoffe sind Cerebroside, die sich vor allem in den mehrkernigen Riesenzellen (Globoidzellen) der demyelinisierten Regionen finden.

Degenerative diffuse Sklerose vom Neutralfettypus

(972)

Diese ist klinisch der metachromatischen Leukodystrophie so ähnlich, daß die Diagnose in der Regel erst histochemisch aufgrund der im ganzen Marklager vorhandenen sudanophilen Lipoide beim Fehlen von Metachromasie gestellt werden kann. Sie wird geschlechtsgebunden rezessiv vererbt und schreitet innerhalb Monaten bis Jahren mit zunehmendem geistigen Zerfall, neurologischen Symptomen und epileptischen Anfällen bis zum Tode fort.

Pelizaeus-Merzbacher-Krankheit

(chronische infantile Zerebralsklerose)

Diese rezessiv-autosomal erbliche Affektion ist wahrscheinlich auf eine Störung des Glycerinphosphatidstoffwechsels der Markscheiden zurückzuführen (1114). Das Leiden wird schon in den ersten Lebensjahren manifest, gelegentlich schon in den ersten Lebensmonaten, wobei Tremor, zerebellär-ataktische Störungen, ein Nystagmus sowie Gehstörungen im Vordergrund stehen. Später bildet sich eine zunehmende spastische Paraparese aus. Sprachstörungen sind die Regel sowie eine Demenz. Der Krankheitsverlauf beträgt einige Jahre, selten aber auch bis zu mehreren Jahrzehnten.

Batten-Kufs-Krankheit (186)

Es ist dies eine Gruppe von genetisch bedingten Speicherkrankheiten. Deren gesamtes Merkmal ist die Ablagerung von histochemisch und ultrastrukturell charakteristischem, abnormem, autofluoreszierendem Material in den Zytosomen von Ganglienzellen, jedoch z. B. auch in Hautzellen, Muskelzellen und Zellen der Darmschleimhaut. Gewisse Eigenschaften dieser biochemisch noch nicht exakt definierten Substanz ähneln denjenigen des Alterspigmentes, so daß auch die Bezeichnung *Zeroidlipofuszinose* vorgeschlagen worden war. Bei der infantilen und spätinfantilen Form (Jansky-Bielschowsky), die meist im Alter zwischen 1 und 3½ Jahren beginnt, stehen epileptische Anfälle, Degeneration der Retina und psychomotorischer Zerfall im Vordergrund, die innerhalb Jahren zum Tode führen. Der Beginn kann aber auch im jugendlichen (Spielmeyer-Vogt) oder Erwachsenenalter (Kufs) liegen (Hallervorden-Spatz-Krankheit s. S. 125).

Adrenoleukodystrophie (760)

Diese geschlechtsgebundene rezessiv vererbte Krankheit befällt Knaben im 1. und 2. Lebensjahrzehnt. Sie manifestiert sich in der Regel zunächst durch psychische Veränderungen, Gangstörungen, Visusverlust, Dysarthrie und eine zunehmende spastische Tetraparese. Während bei den jugendlichen Patienten die Zeichen der Nebenniereninsuffizienz ganz im Hintergrund stehen, können sie bei der Erwachsenenform in den Vordergrund treten und lediglich von einer Paraspastik begleitet sein (168). Es wurde eine ebenfalls von einer Nebenniereninsuffizienz begleitete progrediente Paraparese beschrieben (404). Klinisch fanden sich epileptische Anfälle, Persönlichkeitsveränderungen und eine Paraparese, wobei pathologisch-anatomisch nur eine Demyelinisation der kortikospinalen und spinozerebellaren Bahnen vorlag.

Diffuse Zerebralsklerose Schilder

(Encephalitis periaxialis diffusa)

Manche der soeben erwähnten Erkrankungen und einzelne, die an anderer Stelle aufgeführt wurden, sind früher unter diesen Begriff subsumiert worden. Es gibt aber wohl auch echte Fälle, die der ursprünglichen Beschreibung von Schilder entsprechen: im Kindes- oder jugendlichen Alter auftretend, mit progredientem oder schubförmigem Verlauf, charakterisiert durch Demenz, Hemi- oder Tetraparese, pseudobulbäre Zeichen, kortikale Blindheit und Taubheit; im Liquor ähnliche Veränderungen wie bei multipler Sklerose. Es finden sich fokale, gelegentlich einen ganzen Lappen betreffende Demyelinisationen mit sekundärer Faserglиavermehrung und entsprechender Verhärtung des Gewebes. Vielleicht gehört die Balo-Sklerose (S. 264) hierher. Der Tod tritt nach Monaten oder Jahren ein.

Störungen des Kupferstoffwechsels

Kupferstoffwechsel

Normalerweise wird Kupfer in geringen Mengen aus dem Darm resorbiert. Im Serum sind 98% des Kupfers an ein Alpha-2-Globulin, das Coeruloplasmin (normal 200–350 mg/l), gebunden. Wenige Prozent sind als freies Kupfer an das Serumalbumin gebunden und stellen das im Stoffwechsel aktive Transportkupfer dar. Eine Störung kann theoretisch auftreten bei ungenügender Kupferzufuhr, bei gestörter Kupferresorption aus dem Darm oder vor allem bei ungenügendem Vorhandensein des Kupfertransporteiweißes, des Coeruloplasmins.

Hepatolentikuläre Degeneration

(Wilson-Krankheit, Pseudosklerose Westphal-Strümpell) (11, 264a).

Dies ist die wichtigste unter den Kupferstoffwechselstörungen. Sie ist **klinisch** gekennzeichnet durch einen zunehmenden distal betonten Tremor der Hände, häufig einen Rumpftremor und Kopfwackeln. Der Tremor der Arme ist Leitsymptom. Er kann als Ruhetremor oder aber als Intentiontremor imponieren, und besonders charakteristisch ist seine Zunahme beim Seitwärtshochhalten der Arme. Er hat dann

den Aspekt eines distal betonten, unregelmäßigen Nachlassens des Haltetonus, was zu einer Art Flattern führt, das als „Flügelschlagen" oder „flapping tremor" bzw. „Asterixis" bezeichnet wird. Dies kann auch bei anderen Affektionen vorkommen, namentlich bei portokavaler Enzephalopathie (s. S. 169), aber auch bei fokalen thalamischen oder parietalen Prozessen (319). Dieses Zittern führte übrigens zur Bezeichnung „Pseudosklerose" im Vergleich zur multiplen Sklerose. Bei manchen Patienten entwickeln sich ein zunehmender Rigor, Dysarthrien, Dysphagien, grimassierendes Lachen, Torsionsbewegungen, epileptische Anfälle und Spastizität. Gelegentlich kommen schwere Verhaltensstörungen vor, die vielfach als schizophrene Psychosen gedeutet werden. Die Leberveränderungen entsprechen einer typischen *multilobulären Zirrhose* und kommen in 25% der Fälle von Morbus Wilson ohne oder mit nur geringfügigen neurologischen Symptomen vor, besonders bei Kindern und Jugendlichen. Die Ablagerung brauner Pigmentgranula in der Descemet-Membran, nahe dem Limbus corneae, führt zu dem für Morbus Wilson pathognomonischen, grün-gelblich-braunen *Kayser-Fleischer-Kornealring*. Er ist – gelegentlich allerdings nur mit der Spaltlampe – praktisch in allen Fällen mit klinischen neurologischen Symptomen zu sehen (1165). Bei rein hepatischen Fällen kann er allerdings fehlen. Nierensymptome und Osteomalazie sind weniger eindrückliche Erscheinungen. Die **Diagnose** stützt sich *klinisch* auf die Kombination progredienter neurologischer Symptome, vor allem des Tremors mit psychischen Auffälligkeiten, mit einem Kornealring und mit den Zeichen einer Leberzirrhose. *Labordiagnostisch* liegen eine Erniedrigung des Coeruloplasmins unter 200 mg/l sowie eine Vermehrung des freien Kupfers im Serum und der Kupferausscheidung im Urin (mehr als 0,6 μmol/24 Std.) vor. Eine Sicherung der Diagnose ist mittels eines Radiokupfertestes und einer Bestimmung des Kupfergehaltes in der Leberbiopsie möglich. Mittels *Computertomographie* lassen sich bei vielen Patienten mit zerebraler Beteiligung hypodense Zonen nachweisen, immer in den Stammganglien, aber gelegentlich auch im Bereich der Kleinhirnkerne (439). Eine Modifikation während der Behandlung ist ebenfalls nachweisbar (439, 1171), die aber nicht immer mit dem klinischen Verlauf korreliert. Die *MR-Untersuchung* zeigt in den T_2-gewichteten Bildern beim Vorliegen neurologischer Symptome regelmäßig Signaländerungen im Kaudatum, im Putamen, in der Marksubstanz, aber auch in Pons und Mittelhirn (1051a).

Die **Erblichkeit** des Leidens ist autosomal-rezessiv, und es kommen auch isolierte Fälle vor. Die Genhäufigkeit beträgt 1 : 140 – 1 : 200, die Krankheitshäufigkeit 1 : 250 000 bis 1 : 1 Million. Der Krankheitsbeginn liegt meistens zwischen dem 10. und 40. Jahr. Die mittlere Krankheitsdauer beträgt 4–5 Jahre, aber es sind auch akute und langsamer progrediente Fälle mit einer Dauer bis zu 40 Jahren bekannt. Die **Pathophysiologie** der Wilsonschen Krankheit ist gut bekannt. Das Coeruloplasmin ist stark vermindert, aber das freie Kupfer vermehrt. Dadurch ist die Kupferausscheidung im Urin vermehrt, vor allem aber kommt es zu vermehrter Kupferablagerung in den an sich schon am reichlichsten Kupfer enthaltenden Geweben. Dies betrifft namentlich das Gehirn und insbesondere die Basalganglien sowie die Leber. Dies kann z. B. mit der Atomabsorptionsspektralphotometrie in 2 mg Leberbiopsiegewebe nachgewiesen werden.

Die **Therapie** besteht in D-Penicillamin, nicht jedoch in D-L-Penicillamin (da das L-Isomer besonders nierentoxisch wirken kann). Durchschnittlich werden 1000 mg täglich, verteilt vor den Mahlzeiten, gegeben. Kupferarme Diät. Zur Verhinderung der Kupferresorption aus dem Darm 3 × 20 mg Kaliumsulfid in Gelatinekapseln. Regelmäßige Bilanzkontrolle zur eventuellen Erhöhung der Dosis. Eine Urinkupferausscheidung von über 1 mg/Tag reicht in der Regel für eine negative Kupferbilanz aus. Wegen der potentiellen Nebenwirkungen des D-Penicillamins (Erzeugung einer Myasthenie oder gar eines Lupus erythematodes) wird die Behandlung mit Zinksulphat empfohlen (472a).

Andere hereditäre Störungen des Kupferstoffwechsels

(1174)

Eine weitere, *mit der Wilsonschen Krankheit nicht identische* Affektion ist durch progressive Demenz, spastische Dysarthrie, Parese der vertikalen Augenbewegungen, Gangstörungen und Splenomegalie gekennzeichnet. Es finden sich weder Sensibilitätsstörungen noch Pyramidenzeichen. Ein Kornealring fehlt. Die Erkrankung beginnt vor der Pubertät und schreitet über viele Jahre langsam fort. Das Coeruloplasmin kann zu Beginn normal sein, später ist es erniedrigt, jedoch in geringerem Ausmaße als beim Wilson. Der Kupferstoffwechsel ist ähnlich demjenigen bei Genträgern der Wilsonschen Krankheit.

Bei der X-chromosomal-rezessiv vererbten *Menkes-Krankheit* („kinky hair disease") (238, 347) treten in den ersten Lebensmonaten epileptische Anfälle, psychischer Abbau, Erblindung, Hyperthermie und Knochenstörungen bei abnorm drahtigem Haar in Erscheinung. Es findet sich eine Verminderung des Coeruloplasmins und des Kupfergehaltes im Serum bei reduzierter Kupferabsorption im Darm.

Andere Allgemeinerkrankungen mit zentralnervösen Symptomen

Es gibt kaum eine den Gesamtorganismus treffende Allgemeinerkrankung, bei welcher nicht das Nervensystem in mehr oder weniger deutlichem Maße beteiligt ist. Nachfolgend sollen nur jene beschrieben werden, bei welchen neurologische Symptome im Vordergrund stehen oder für die Diagnosestellung wegleitend sein können. Die Einteilung erfolgt nach den sich aus den nachfolgenden Kapitelüberschriften ergebenden Hauptkategorien.

Intoxikationen mit zentralnervösen Symptomen

Metalle

Vergiftungen mit metallischem Quecksilber (1134) bzw. mit anorganischen Quecksilbersalzen bewirken einen bei Bewegungen zunehmenden feinschlägigen Tremor, zunächst der Hände, später aber des Kopfes, der Zunge und der Beine. Es sind keine Sensibilitätsstörungen und keine Reflexanomalien vorhanden. Die Sprache ist gelegentlich undeutlich. Es treten Entzündungen der Mundschleimhäute (Stomatitiden), ein abnorm starker Speichelfluß, Linsentrübungen und psychische Veränderungen im Sinne eines neurastheniformen Syndroms, von Depressionen und von fehlendem Selbstvertrauen auf. *Organische Quecksilbersalze,* zu denen z. B. auch Insektizide gehören, verursachen Dermatosen, Katarakt, Diarrhö und Nausea. Neurologisch kommen vor allem Parästhesien und Taubheitsgefühl der Finger, selten Tremor oder Ataxie vor. Häufig finden sich eine verwaschene Sprache, Dysphagien und eventuell Pyramidenzeichen. Es kann zu pathologisch-anatomisch nachweisbaren Veränderungen am Groß- und Kleinhirn kommen. Im Rahmen einer Vergiftung von Fischen durch Industrieabfälle, die organisches Quecksilber enthielten, kam es durch Verspeisen dieser Fische zu schweren, z. T. tödlich endenden Intoxikationen (Minamata disease). Andere Fälle haben eine von der myatrophischen Lateralsklerose nicht sicher unterscheidbare Symptomatologie mit Muskelatrophien, Faszikulationen und Pyramidenzeichen. Aber auch anorganisches Quecksilber kann u. U. ähnliche Erscheinungen wie organisches verursachen (1134).

Zusammenfassend weist eine **Quecksilberintoxikation** folgende *Hauptmerkmale* auf:

– Zittern,
– verwaschene Sprache,
– Stomatitis,
– neurasthenische Symptome,
– evtl. Parästhesien,
– evtl. Symptome, ähnlich einer ALS.

Bleiintoxikation kann bei *Kindern* viel häufiger und intensiver als beim Erwachsenen akute schwere zerebrale Symptome bewirken: Kopfweh, Erbrechen, Krämpfe, Stauungspapillen, eventuell Abduzensparese und Optikusatrophie. Wegen des bedrohlichen Hirndruckes werden sogar operative Dekompressionen durchgeführt. *Beim Erwachsenen* treten allmählich Allgemeinsymptome wie Reizbarkeit, Kopfweh, Tremor, Nausea, Erbrechen, Koliken usw. auf. Es kann aber auch zu Delirien und Koma kommen. Bis zu 30% dieser Patienten sterben. Bei der Untersuchung achte man u. a. auf den Bleisaum am Zahnfleisch, die basophile Tüpfelung der Erythrozyten, erhöhten Druck und vermehrtes Eiweiß im Liquor. Therapeutisch werden chelierende Substanzen, z. B. Versene, angewendet. Es sei auch hier schon auf die *Bleineuropathie* hingewiesen, die sich meist als *„Radialisparese"* mit Fallhand äußert. Es tritt innerhalb Tagen bis Wochen eine zunehmende Schwäche der langen Fingerstrecker, später auch der Handextensoren auf. Gelegentlich werden auch andere Nervengebiete betroffen. Die Sensibilität ist objektiv meist intakt. Am häufigsten werden Arbeiter in Akkumulatoren- und Bleifarbenfabriken betroffen. Wahrscheinlich ist sowohl die akute (reversible) als auch die seltene progrediente und persistierende Enzephalopathie bei chronischem Einatmen von Benzin auf dessen Bleigehalt zurückzuführen (1121).

Zusammenfassend weist eine **Bleiintoxikation** folgende *Hauptmerkmale* auf:

– Hirndruckzeichen, insbesondere Kopfweh,
– Optikusatrophie,
– epileptische Anfälle,
– Delirien,
– periphere Neuropathie, insbesondere Fallhand,
– Koliken.

Wismutsalze. Durch die chronische Einnahme dieser nicht löslichen Salze wurde eine *Enzephalopathie* verursacht, wobei in der Regel lediglich eine chronische Obstipation (169), in anderen Fällen ein Status nach Kolektomie wegen Karzinoms (172) Grund für die Medikamenteneinnahme waren. Die eingenommenen Dosen lagen innerhalb der therapeutischen Breite, die Dauer der regelmäßigen Medikation schwankte zwischen Wochen und Jahren. Die Serumspiegel des Wismuts waren um das 10- bis 100fache höher als bei Patienten ohne Nebenwirkungen

(655). Eine seltene Intoxikations-
quelle ist die langdauernde Anwendung einer wismuthaltigen Sommer-
sprossen-Creme (589). Über einige
Wochen stellen sich zunächst eine
zunehmende Müdigkeit, Verstim-
mungen, Kopfweh und Zittern ein.
Dann treten sehr rasch innerhalb 1–2
Tagen Verwirrtheit, myoklonische
Zuckungen, Gangstörungen, Ataxie
und Dysarthrie hinzu. Man findet
zerebelläre Zeichen, eine Hypotonie, manchmal Pyramidenzeichen
und gesteigerte Eigenreflexe im Gesicht. Epileptische Anfälle sind selten, immer finden sich typische
EEG-Veränderungen (1072), und
im Computertomogramm lassen sich
wohl wegen Einlagerung von Wis-
mutatomen abnorm hyperdense Bezirke in den Stammganglien nachweisen, die durch Kontrastmittelinjektion nicht modifiziert werden
(740). Der Liquor ist normal. Beim
Absetzen des Wismut tritt in der
Regel eine vollständige Rückbildung
der Symptome ein. Tödliche Verläufe wurden jedoch auch beschrieben
(655).

Zusammenfassend weist eine **Wis-
mutintoxikation** folgende *Hauptmerkmale* auf:

– Verwirrtheitszustände,
– Gangstörungen,
– Ataxie,
– Dysarthrie,
– Myoklonien.

Arsen- und Thalliumvergiftungen.
Hier sind die Polyneuropathien eine
häufige Intoxikationsfolge (S. 333).
Beim Thallium kann es aber zusätzlich auch zu einer subakuten Myelopathie mit Optikusbefall, also ge-

samthaft zu einem der SMON (S.
265) ähnlichen Bilde kommen (81).

Organische Lösungsmittel und andere Industrieprodukte

Die *chronische Trichloräthylenver-
giftung* („Tri") äußert sich in einem
neurasthenischen Syndrom mit Al-
koholintoleranz, in einer toxischen
Enzephalose mit organischem Psychosyndrom, Retrobulbärneuritis
und peripherer Polyneuropathie.
Letztere steht auch bei den Vergiftungen mit *Schwefelkohlenstoff* und
mit dem in Industrieleimen enthaltenen *n-Hexan* (S. 335) ganz im Vordergrund. Das *Toluol* hingegen verursacht häufiger psychoorganische
Veränderungen bis hin zur Demenz
sowie Pyramidenzeichen, zerebelläre und Hirnstammsymptome und
Hirnnervenausfälle (475a).

Die *Triarylphosphatvergiftung* wird
auf S. 333 näher abgehandelt. Die im
Vordergrund stehende Polyneuropathie wird nicht selten von zentralnervösen Zeichen begleitet, wobei in
zunehmendem Maße im Laufe der
Jahre eine Spastizität mit Pyramidenzeichen ganz in den Vordergrund
treten kann. Die *akute CO-Intoxikation* kann nebst den akuten Störungen des Bewußtseins ein Parkinson-
Syndrom zur Folge haben (S. 113).

Pharmaka

Tab. 1.**18** gibt einen Überblick über
jene Pharmaka, bei denen der Neurologe besonders häufig Nebenwirkungen sehen wird.

Hydantoin-Intoxikation. Diese kann
schon bei einer Dosierung dieses Antiepileptikums innerhalb der übli-

Tabelle 1.**18**   Pharmaka und die häufigsten durch sie verursachten neurologischen Symptome

Pharmaka	Hauptsächlichste neurologische Symptome	Bemerkungen
Chlorpromazinderivate (und andere Neuroleptika)	Hypokinetische Parkinson-Symptome, orale Dyskinesien. Malignes Neuroleptikasyndrom: Fieber, Rigor, Stupor	Selten Dauerausfälle. Akathisie. S. 156
Diphenylhydantoin	Ataxie, Nystagmus, Dysarthrien, selten Myasthenie	Selten zerebelläre Dauersymptome. S. 154
Lithiumsalze	Tremor, Ataxie, Polyneuropathien, Rigor, Krämpfe, Koma	Selten Dauerausfälle
Oxychinolinderivate	Polyneuropathien, Myelopathien mit Spastik, Optikusneuropathie (SMON), amnestische Episode	Zusammenhang wahrscheinlich, aber Mechanismen komplex
Penicillin	Myoklonien, epileptische Anfälle, Bewußtseinsstörungen	Bei 200 Millionen pro Tag und mehr
Wismutsalz	Enzephalopathie: Verwirrtheit, Tremor, Ataxie, Gangstörung	CT mit Hyperdensitäten. S. 153

chen therapeutischen Breite auftreten. Sie ist durch Zahnfleischhypertrophie, zerebelläre Ataxie, Nystagmus und verwaschene Sprache gekennzeichnet. Seltener treten Ballismus, choreoathetotische Bewegungen oder paroxysmale Dyskinesien (277, 885) in Erscheinung. Selten ist eine Myasthenie oder eine äußere (supranukleäre) Ophthalmoplegie (1042). Wir sahen auch einen Singultus. Das Liquoreiweiß kann erhöht sein. Bei Mesantoin findet sich auch ein Chloasma des Gesichtes. Während die Symptome in der Regel reversibel sind, kann es selten auch zu Kleinhirndauerschäden kommen (1007). Der Wurm ist bevorzugt. Frauen scheinen gefährdeter zu sein, ebenso Patienten mit vorbestehen-

der Hirnschädigung (57). Polyneuropathien sind meist subklinisch (885).

Zusammenfassend weist eine *Diphenylhydantoin-Intoxikation* folgende *Hauptmerkmale* auf:

– Ataxie,
– Nystagmus,
– Gangstörungen,
– dysarthrische Sprache,
– Zahnfleischhypertrophie.

Penicillin-Enzephalopathie. Es tritt manchmal ein neurotoxisch bedingtes Syndrom bei hochdosierter Penicillintherapie von 20 und mehr Millionen Einheiten pro Tag auf. 24–48 Stunden nach Therapiebeginn treten myoklonische Zuckungen, epileptische Anfälle und eine zunehmende Bewußtseinsstörung bis zum Koma auf. Diese Erscheinungen zeigen sich bei Konzentration des Penicillins im Liquor von mehr als 10 Einheiten pro ml.

Neuroleptika. Besonders bei (chronischer) *Chlorpromazinmedikation* werden neben den akinetischen Parkinson-Symptomen (S. 111) und choreatischen Bewegungsstörungen später auftretende *orale dystone Phänomene* mit abnormen Zungen- und Lippenbewegungen, Atem- und Phonationsstörungen sowie dystonen Kopf- und Rumpfbewegungen beschrieben. Diese Nebenerscheinungen können durch gleichzeitige Gabe von Antiparkinsonmitteln gemildert werden und verschwinden so gut wie regelmäßig rasch nach dem Absetzen der Medikation. Besonders sehr eindrückliche Mund-Zungen-Dyskinesien können akut nach einmaliger Gabe gewisser Phenothiazinderivate (z. B. Thiethylperazin, S. 129) auftreten. Dystone Bewegungsstörungen im Zungen-Mund-Bereich können auch ausnahmsweise nach Absetzen der Medikation im Anschluß an eine Langzeitbehandlung auftreten und dann persistieren (71). Sie werden als *tardive Dystonien* oder *Spätdyskinesien* bezeichnet. Gelegentlich bleibt auch als Dauererscheinung eine *Akathisie,* eine ständige Unruhe von Gesicht und Extremitäten, zurück. Dies tritt in der Regel erst beim Absetzen des Medikamentes oder bei starker Dosisreduktion auf. Das Serumeisen ist bei diesen Patienten erniedrigt und die Eisenbindungskapazität erhöht (154a), wie übrigens auch beim Restless-legs-Syndrom (S. 490). Auch ein Gilles-de-la-Tourette-Syndrom wurde beschrieben. In den frühen Phasen nach Verabreichung verschiedener Neuroleptika kann auch ein sogenanntes *malignes Neuroleptika-Syndrom* auftreten, das durch Fieber, Rigor der Muskulatur und Stupor gekennzeichnet ist (756, 872, 1215). Gelegentlich gehen als Warnsymptome Schwitzen, Tachykardie und Blutdruckschwankungen voraus. Die CPK ist erhöht. Pathogenetisch spielt die Blockierung der Dopaminrezeptoren in den Stammganglien und im Hypothalamus eine Rolle. Der Ausgang ist in etwa einem Drittel der Fälle letal. Es bestehen gewisse Beziehungen zur malignen Hyperthermie (S. 517). Zur Behandlung wurden L-Dopa-Präparate, Amantadinhydrochlorid und Bromocriptin verwendet, vor allem aber Dantrolen, 100 mg täglich per os. Ein ähnliches Syndrom konnte auch nach Absetzen einer L-Dopa-Therapie bei Parkinson-Patienten beobachtet werden.

Lithiumsalze. Diese Behandlung erzeugt bei etwa ⅔ der Patienten geringfügige Nebenwirkungen, wie Tremor, Rigor und Zahnradphänomen. Ein Diabetes insipidus sowie Gewichtszunahme sind häufig. Selten hingegen sind schwere, akute Nebenwirkungen, im besonderen Rigor, Hypokinesie, Mutismus, Krämpfe und Koma (266), ebenso eine Polyneuropathie (833). Dauerausfälle sind die Ausnahme (266). Nach einer *Lachgasexposition* wurden Myeloneuropathien beschrieben (622).

Bei Behandlung mit *Interferon* ist eine Enzephalopathie beschrieben worden (1075).

Alkohol

Tab. 1.**19** gibt einen Überblick über die Folgen des chronischen Alkoholismus auf das Nervensystem (416, 450). Die *Polyneuropathie* ist am häufigsten (s. S. 332).

Psychopathologie

Nebst einer *Alkoholdemenz* kommen eine *Korsakow-Psychose* sowie ein *Delirium tremens* vor. Letzteres tritt besonders bei (erzwungener) Alkoholabstinenz nach 2 bis 4 Tagen auf und ist durch Rastlosigkeit, Zittern, Schlafstörungen, Verwirrtheit und Halluzinationen gekennzeichnet.

Epileptische Anfälle

Diese leiten in 10% der Fälle ein Delirium tremens ein oder begleiten es. Sie sind fast immer generalisiert. Diese Entzugsanfälle sind wesentlich häufiger bei Konsumenten von konzentriertem Alkohol („rum-fits") und wiederholen sich nur bei erneutem Delir. Wesentlich seltener tritt bei chronischen Alkoholikern im Alter eine echte Epilepsie auf.

Tabelle 1.**19**   Folgen des chronischen Alkoholabusus auf das Nervensystem

1. *Akute Auswirkung der Alkoholeinnahme*
   - akuter Rausch
   - pathologischer Rausch
   - Alkoholvergiftung
   - Dipsomanie

2. *Psychopathologie des chronischen Alkoholabusus*
   - Prädelir
   - Delirium tremens
   - Alkoholhalluzinose
   - Alkohol-Korsakow
   - Eifersuchtswahn
   - paranoische Entwicklung
   - hepatische Enzephalopathie (portokavale Enzephalopathie)
   - Alkoholdemenz
   - Persönlichkeitsveränderung bei chronischem Alkoholabusus
   - alkoholbedingte Hypoglykämie

3. *Alkoholepilepsie*
   - auslösend bei Anlage
   - ein Delirium einleitend
   - „Rum-fits"

4. *Alkoholenzephalopathien*
   - Encephalopathia haemorrhagica superior (Wernicke)
   - Marchiafava-Bignami
   - zentrale pontine Myelinolyse
   - Kleinhirnrindenatrophie (S. 141)
   - Bleienzephalopathie bei Moonshine-Trinkern

5. *Alkoholmyelopathie*
   - bei portokavalem Syndrom
   - funikuläre Spinalerkrankung bei Mangelernährung

6. *Tabak-Alkohol-Amblyopie*

7. *Alkohol-Polyneuropathie*

8. *Alkohol-Myopathie*
   - akut mit Rhabdomyolysis
   - chronische, evtl. mit Kardiomyopathie
   - Kombination, proximale Myopathie und Neuropathie
   - subklinische Formen

9. *Pachymeningosis haemorrhagica interna*

10. *Alkoholembryopathie*

Encephalopathia haemorrhagica superior

(Wernicke) (440)

Diese Erkrankung kommt z. B. auch bei Hämodialyse vor. Praktisch immer sind beidseitige Augensymptome vorhanden, namentlich eine beidseitige Abduzensparese, Blicklähmungen, internukleäre Ophthalmoplegie (984), Nystagmus und Pupillenanomalien. Immer finden sich Desorientiertheit, Verwirrtheit, mangelnde Konzentrationsfähigkeit und gelegentlich Apathie und Somnolenz. Der Zustand kann schließlich in eine echte Korsakow-Psychose ausmünden oder von einem Delirium tremens überlagert werden. Häufig findet sich zugleich eine Polyneuropathie, gelegentlich eine Ataxie. Pathologisch-anatomisch liegen hämorrhagische Parenchymnekrosen der paraventrikulären Regionen des Thalamus sowie um den III. Ventrikel, den Aquädukt und den IV. Ventrikel sowie den Corpora mamillaria vor. Die Mortalität beträgt etwa 10%. Therapeutisch ist die sofortige intravenöse Zufuhr von Thiamin, 3–4 × 100 mg und mehr, entscheidend.

Marchiafava-Bignami-Krankheit

Es liegt eine akute Demyelinisation des Balkens, manchmal auch größerer Teile des Centrum semiovale, vor (189). Sie soll besonders bei Rotweintrinkern auftreten. Klinisch finden sich epileptische Anfälle, Verwirrtheit, Spastizität und Pyramidenzeichen, schließlich ein Koma.

Zentrale pontine Myelinolyse

(737)

Diese ist seltener und meist letal. Sie ist durch Augenmotilitätsstörungen, Sprachstörungen sowie Schluckbeschwerden und psychische Alterationen charakterisiert. Schließlich kann es zu einem eigentlichen Locked-in-Syndrom kommen. Pathogenetisch spielt die Ernährungsstörung des Alkoholikers wohl die Hauptrolle, und es bestehen Beziehungen zur Pellagra. In diesem Sinne spricht auch die Tatsache, daß auch bloße Fehlernährung sowie Leberkrankheiten zum gleichen Bilde führen können. Eine zu rasche Rehydratation des Patienten mit Hyponatriämie kann ebenfalls den pathologischen Prozeß auslösen (737). Übrigens lassen sich mit der Kernspintomographie die Läsion und ihre Evolution nachweisen (259).

Myopathien

Beim chronischen Alkoholiker kommen drei Formen von Myopathien vor, nämlich eine akute Form mit Rhabdomyolysis, eine chronische, eventuell mit Kardiomyopathie, eine Kombination von proximaler Myopathie und Neuropathie sowie subklinische Formen.

Andere Suchtmittel

Heroin. Zum Teil bedingt durch die Fremdbeimengungen, treten neben den psychosozialen Folgen auch neurologische Symptome auf, vor allem Koordinationsstörungen, Tremor, Nystagmus und Sensibilitätsstörungen. Im weiteren kommen vor: Ataxie, Parkinson-Symptome, toxische Amblyopien, eine Myelitis transversa, Neuritiden, Myopathien und eine Rhabdomyolysis (90). Bei langjährigem chronischem Konsum von *Haschisch* wird u. a. eine Demenz beschrieben.

Bei *Benzinschnüfflern* ist eine Enzephalopathie bekannt (S. 153).

Auf die Polyneuropathie bei *Leimschnüfflern* wird auf S. 335 hingewiesen.

Der Parkinsonismus bei *MPTP* wurde auf S. 111 erwähnt.

Nervengifte

Pathophysiologie: Es handelt sich vor allem um Verbindungen, die das für den Abbau des Acetylcholins am peripheren und zentralen Nervensystem wichtige Enzym Acetylcholinesterase blockieren. Zu ihnen gehören gewisse organische Phosphorverbindungen, die als Insektenvertilgungsmittel dienen (1135) und von denen die wichtigsten chemischen Kampfstoffe für Kriegszwecke abgeleitet wurden. Diese Alkylphosphate phosphorylieren die Cholinesterase und hemmen deren Aktivität. Diese Bindung ist während Minuten bis Stunden noch reversibel, die Enzym-Nervengiftverbindung wandelt sich dann aber durch ein als „Alterung" bezeichnetes Phänomen zu einem unlösbaren Komplex. Bei dieser Vergiftung wird das anfallende Acetylcholin nicht mehr abgebaut, und diese Acetylcholin-Intoxikation führt zu einem Depolarisationsblock der Synapsen.

Klinik: An den *efferenten Endigungen* des *parasympathischen Systems* (Muscarinwirkung) kommt es zu einer Dauerkontraktion der glatten Muskulatur, was u. a. zu Bronchospasmen mit asthmoider Atemstörung führt, zu Pupillenverengerung mit forcierter Nahakkommodation, zu Darmkoliken mit Durchfällen, zu unwillkürlichem Urinabgang und orthostatischem Blutdruckabfall. Es kommt zu einer Pulsverlangsamung, zu vermehrter Speichel-, Tränen- und Bronchialsekretion. An den *motorischen Endplatten der quergestreiften Muskulatur* und an den autonomen Ganglien (Nicotinwirkung)

wird ein Depolarisationsblock mit Faszikulationen und motorischer Lähmung sowie einer Blutdruckerhöhung erzeugt. An den *Synapsen des zentralen Nervensystems* erzeugt die Vergiftung Angstgefühle, Erregungszustände, schließlich Krämpfe oder zentralen Atemstillstand.

Therapie (475): Diese muß immer in der Intensivstation durchgeführt werden und besteht in der Frühphase in Oximgaben, vor allem aber immer in Gaben von sehr hohen Atropindosen, die bis zu Hunderten von mg gehen, sowie in Beatmungsmaßnahmen.

Endokrine Störungen mit neurologischen Symptomen

Hypothyreose (1078)

Meist im Rahmen eines schweren Myxödems können folgende **neurologische Symptome** auftreten:

Zerebelläre Symptome mit Gleichgewichtsstörungen, Ataxie und gestörter Bewegungskoordination, seltener Dysarthrie und Nystagmus (425).

Befall des peripheren Nervensystems mit Parästhesien (bei 80% der Hypothyreotiker), Sensibilitätsstörungen und ein Karpaltunnelsyndrom.

Verzögerte Erschlaffung eines (Achillessehnen-)Reflexes kann bei etwa ¾ der Patienten mit Hypothyreose nachgewiesen werden. Sie ist wohl ebenso wie das Bestehenbleiben eines Wulstes bei Beklopfen des Muskels (Myxödem), Muskelkrämpfe und Muskelschwäche (S. 522) Ausdruck einer *Beeinträchtigung der Muskulatur* selber. Muskelhyperplasie bei myxödematösem Athletismus s. a. S. 522.

Hirnnervenausfälle. Gehörsabnahme und Tinnitus sind häufig. Selten sind Schwindel, Ptose, Heiserkeit (Infiltration der Stimmbänder durch Mucopolysaccharide), Gesichtsschmerzen und Kopfschmerzen.

Psychische Veränderungen sind bei der kongenitalen Form (Kretinismus) klassisch und kommen bei der fortgeschrittenen erworbenen Form in einigen Prozent ebenfalls vor. Sie bestehen in Apathie, Gedächtnisstörungen, Demenz, Psychosen mit Halluzinationen, epileptischen Anfällen und können schließlich in ein myxödematöses Koma ausmünden.

Liquor. Das Eiweiß ist nicht selten erhöht.

Alle Symptome sind bei medikamentöser Korrektur der Hypothyreose reversibel.

Hyperthyreose (1078)

Am häufigsten bei der diffusen hyperthyreoten Struma (mit Exophthalmus), aber ebenso bei den selteneren Formen des toxischen Schilddrüsenadenoms, bei der Thyreoiditis oder einem TSH-sezernierenden Hypophysentumor können folgende **neurologische Symptome** auftreten:

Muskelsymptome: thyreotoxische *Myopathie* (S. 521). Eine thyreotoxische *periodische Lähmung* mit Anfällen von lokalisierter oder generalisierter Muskelschwäche von Minuten bis Tage Dauer. Auslösung und Befunde ähnlich wie bei der familiären paroxysmalen Lähmung (S. 520). Eine Hyperthyreose kann mit einer *Myasthenia gravis* kombiniert sein, die jeweils bei einer Dekom-

pensation der Hyperthyreose sich ebenfalls verschlechtert.

Polyneuropathie. Diese ist sehr selten.

Zentralnervöse Symptome: Eine Spastizität mit Pyramidenzeichen kommt selten einmal vor und ist reversibel. Sehr häufig ist ein *Tremor* und selten eine reversible *Chorea,* letztere wohl durch eine Überempfindlichkeit der Dopaminrezeptoren bei der Hyperthyreose.

Augensymptome: Der gelegentlich auch einseitige *Exophthalmus,* die Lidretraktion (Graefe-Zeichen) und die Konvergenzstörung (Möbius-Zeichen) sind am geläufigsten. Es kommen aber auch eine *Ophthalmoplegie* und eine *Optikusneuropathie* vor.

Hypoparathyreoidismus

Klinisch können sowohl der postoperative als auch der idiopathische Hypoparathyreoidismus von einer Reihe von neurologischen Symptomen begleitet sein (478):

- Tetanie (Einschlafgefühl der Extremitäten, Karpopedalspasmus, Pfötchenstellung, Stridor s. a. S. 304),
- epileptische Anfälle (selten zunächst halbseitig als Hemitetanie),
- Kopfweh und Stauungspapillen,
- Stammgangliensymptome, z. B. choreoathetotische Bewegungen (1030),
- Muskelschwäche und Muskelzuckungen,
- abnorme Ermüdbarkeit, Apathie, Verwirrtheit, Halluzinationen und eigentliche toxische Psychosen,

– Magenschmerzen, Nausea und Erbrechen,
– meist lebhafte Muskeleigenreflexe, positives Chvostek-Zeichen und Trousseau-Zeichen.

Manche dieser Symptome verschwinden bei Normalisierung der Hypokalzämie (478).

Labormäßig sind im Serum das Phosphor vermehrt und das Calcium vermindert. Im Urin findet sich eine Hypokalzurie bei azidotischer Stoffwechsellage, eventuell aber eine Hyperkalzurie. Der Liquordruck ist oft erhöht. Augenärztlich kann eine Cataracta punctata festgestellt werden.

Radiologisch finden sich perivaskuläre Verkalkungen der Stammganglien sowie in der tieferen Großhirn- und Kleinhirnrinde. Beim Vorliegen derartiger Verkalkungen müssen allerdings differentialdiagnostisch noch andere Affektionen erwogen werden: Encephalitis lethargica, CO-Intoxikation, Status nach Anoxie, tuberöse Hirnsklerose, Toxoplasmose und Hypothyreoidismus. Familiär finden sich solche bei der progredienten Fahrschen Krankheit.

Pseudohypoparathyreoidismus

Im Rahmen der hereditären Osteodystrophie Albright fehlt das Parathormon nicht, sondern ist im Überschuß vorhanden. Es kann aber nicht auf die Nierentubuli im Sinne einer Verminderung der Resorption von Phosphor wirken, so daß das gleiche humorale Syndrom wie beim Hypoparathyreoidismus zustande kommt. Dieses spricht aber nicht auf Parathormongaben an.

Pseudopseudohypoparathyreoidismus

So wird eine Affektion bezeichnet, bei welcher zwar keine Störung der Phosphor-Calcium-Relation im Serum vorliegt, die aber im übrigen die gleichen Merkmale wie der Pseudohypoparathyreoidismus hat (mit Ausnahme der Tetanie sowie der intrakraniellen Verkalkungen): Kleinwuchs, Sattelnase, Brachydaktylie, Exostosen, verdickte Schädelkalotte, subkutane Verkalkungen, Zahndystrophien, Katarakt, epileptische Anfälle und psychische Retardierung. Beide Erkrankungen beruhen möglicherweise auf einer Anomalie der Tubulusepithelien bzw. auf einer hier lokalisierten funktionellen Störung des Parathormons.

Hyperparathyreoidismus

(842)

Klinisch treten folgende Symptome auf:

– Depressionen, Verwirrtheitszustände, Stimmungslabilität, Unruhe, Ermüdbarkeit, Schlafstörungen,
– Retardierungen und schließlich Demenz. Letzteres kann auch bei anders verursachten Hyperkalzämien in Erscheinung treten (422).
– Motorische Schwäche,
– Ataxie, Augenmotilitätsstörungen, Spastik,
– epileptische Anfälle,
– selten zerebrale Insulte auf dem Boden von Vasospasmen,
– Hyporeflexie und verminderte Empfindlichkeit auf sensible Reize,
– Schluckstörungen und Konstipation,
– myopathische Erscheinungen mit Muskelatrophien,
– Faszikulationen.

Malignome und ihre Fernwirkung auf das Nervensystem

Nicht nur durch direkten Befall, sondern als Fernwirkung können Malignome sich am Nervensystem auswirken. Diese *metaneoplastischen neurologischen Erscheinungen* (455, 812) sind in Tab. 1.**20** zusammengefaßt.

Subakute Kleinhirnrindenatrophie

Es ist dies eine der häufigsten Manifestationsformen am zentralen Nervensystem. Männer und Frauen sind gleich häufig betroffen. Beim Primärtumor handelt es sich besonders häufig um ein Bronchus- oder Ovarialkarzinom. Es kommen allerdings auch andere Malignome in Frage, wie z. B. ein Morbus Hodgkin. Häufig treten neurologische Symptome vor dem Manifestwerden des Tumors auf. Der Beginn ist meist subakut mit Gang- und Koordinationsstörungen, bald auch mit zerebellären Sprachstörungen. Oft kombinieren sich die Kleinhirnsymptome bald mit dem Befall anderer Systeme, z. B. mit Doppelbildern, Pyramidenbahnzeichen, Hinterstrangsymptomen, Polyneuropathie oder Demenz. Im Liquor findet sich besonders oft eine Eiweißerhöhung bei normaler Zellzahl. Der Verlauf kann innerhalb Monaten letal sein oder aber während Jahren langsam progredient. Histologisch liegt – im Gegensatz zum Beispiel zu den lokalisierten, alkoholbedingten Formen – ein diffuser Befall der Kleinhirnrinde vor mit weitgehendem Schwund der Purkinje-Zellen.

Tabelle 1.**20**   Metaneoplastische Manifestationen am Nervensystem und an der Muskulatur

1. *Enzephalomyelitiden*
   - multifokale Leukoenzephalopathie
   - diffuse Polioenzephalopathie mit psychischen Symptomen (limbische Enzephalitis)
   - Hirnstammenzephalitis
   - zentrale pontine Myelinolyse
   - Kleinhirnenzephalitis
   - Myelitis
   - Enzephalopathie bei endokrin aktiven Tumoren
     • Hyperparathyreoidismus
     • Nebennierenrindentumoren
     • Insulome
   - Enzephalopathie bei Paraproteinämien
   - Opsoklonus (besonders bei Neuroblastomen)

2. *Subakute Kleinhirnrindenatrophie*

3. *Chronische Myelopathie*

4. *Periphere Neuropathien*
   - sensorische Neuropathie mit Hinterstrangbeteiligung
   - gemischte periphere Neuropathie
   - Mononeuritis multiplex (bei Vaskulitis)

5. *Myopathien*
   - Polymyositis
   - Dermatomyositis
   - Eaton-Lambert-Syndrom
   - Myopathien bei endokrin aktiven Tumoren

Progressive multifokale Leukoenzephalopathie

(455)

Pathologisch-anatomisch findet sich diese Erkrankung bei Karzinomen, jedoch vorwiegend bei Leukosen und Retikulosen (Leukämie, Lymphosarkom, Hodgkin, Boeck, Sarkoid). Sie wurde jedoch auch nach Anoxie beobachtet. Es bestehen diffuse, mehr oder weniger große Demyelinisationsherde bei erhaltenen Achsenzylindern, die vor allem in der weißen Substanz des Gehirns, seltener aber auch im Rückenmark vorkommen. Die Astrozyten sind stark vergrößert, Entzündungszellen kommen vor. **Klinisch** kommt die Krankheit entsprechend dem Grundleiden im mittleren und höheren Lebensalter vor. Die Symptome setzen meist rasch ein und führen innerhalb weniger Monate zum Tod. Es treten Paresen, gelegentlich bis zur Tetraplegie sich ausweitend, Gesichtsfelddefekte, Kleinhirnsymptome, Verwirrtheit, Demenz und Koma auf. Der Liquor ist normal, das Elektroenzephalogramm unspezifisch verändert. Im Computertomogramm sind unter Umständen die Entmarkungsherde sichtbar, die immer mit der Kernspintomographie zur Darstellung gelangen. **Pathogenetisch** wird u. a. die Möglichkeit diskutiert, daß eine Virusenzephalitis bei einer besonders verminderten immunologischen Abwehrlage (schwerkranke Patienten, röntgenbestrahlt bzw. mit Corticosteroiden und Immunodepressoren behandelt) vorliegen könnte.

Multifokale vaskuläre Läsionen

Durch intravaskuläre Gerinnung kann es zur Entstehung von Fibrinthrombi, besonders bei Patienten mit Lymphomen und Leukämie, kommen. Dadurch können vaskuläre multifokale Läsionen entstehen mit psychischen Symptomen und multiplen Herdausfällen (219).

Weitere metaneoplastische Syndrome: Opsoklonus s. S. 359, Polyneuropathien s. S. 336, Myopathien s. S. 523.

Kollagenkrankheiten sowie Immunkrankheiten und Nervensystem

Periarteriitis nodosa

Hier kommen neben der häufigeren Polyneuropathie (S. 329) auch zentralnervöse Komplikationen vor. *Subjektiv* Kopfweh, Sehstörungen, Schwindel und Krampfanfälle. *Objektiv* ein psychoorganisches Syndrom, Hemiparesen, Stauungspapillen und eine Retinopathie. Der Liquor ist gelegentlich, das EEG oft abnorm. Auch das *Cogan-Syndrom* (S. 380) wird heute in diesem Rahmen verstanden.

Lupus erythematodes

Hier ist das Nervensystem in etwa 25% der Fälle beteiligt. **Klinisch** treten am häufigsten auf dem Boden einer Vaskulopathie *zentralnervöse Erscheinungen* auf (265, 531a, 590, 925): Hemiparesen, extrapyramidale, vor allem auch choreatische Bewegungsstörungen (265), epileptische Anfälle und Querschnittssyndrome. Seltener sind *Retrobulbärneuritiden* (410), *psychotische Episoden, Polyneuropathien* (S. 330) und (vakuoläre) *Myopathien* (S. 523).

Diese multilokulären Symptome machen eine Differenzierung gegenüber einer Enzephalomyelitis, einer demyelinisierenden Erkrankung oder einer Raumforderung nötig, ebenso aber eine Abgrenzung gegenüber sekundären Auswirkungen von Lupusbefall anderer Organe auf das Nervensystem und von den Nebenwirkungen der Lupustherapie (531a).

Sjögren-Syndrom

Pathogenetisch scheinen die neurologischen Symptome mit einer Vaskulitis zusammenzuhängen, die ihrerseits mit dem Vorliegen von Antikörpern gegen Zytoplasma korrelierten. **Klinisch** finden sich fokale zerebrale Störungen, Querschnittsmyelitiden, chronische Myelopathien, Optikusbefall und aseptische Meningoenzephalitiden. Auch eine begleitende Polyneuropathie ist nicht selten.

Angiitis granulomatosa des zentralen Nervensystems (375)

Es handelt sich um eine Riesenzellarteriitis nicht bekannter Ätiologie. Sie ist auf das zentrale Nervensystem beschränkt und verursacht nebst Kopfschmerzen Verwirrtheitszustände und fokale neurologische Ausfälle. Sie führt innerhalb von Wochen zum Tod. Gelegentlich sind Corticosteroide wirksam.

Thrombotische Mikroangiopathie

(thrombotisch-thrombozytopenische Purpura Moschkowitz)

Hier führen multiple Verschlüsse kleinster Gefäße durch Plättchenthromben zu einer hämolytischen Anämie mit Ikterus, einer Thrombozytopenie, zu Hautblutungen, Nierensymptomen und anderen Erscheinungen von seiten der inneren Organe. Vielfach kommt es aber auch zu neurologischen Symptomen mit diffusen oder lokalisierten zentralnervösen Ausfällen und vor allem mit einer Polyneuropathie (S. 330).

Papulosis atrophicans maligna

(Kohlmeier-Degos) (710)

Es handelt sich um eine Mikroangiopathie mit hyalinen Thromben. Charakteristisch sind die Hautveränderungen, die von gastrointestinalen Symptomen und vor allem auch von vielfältigen neurologischen Symptomen begleitet werden: herdförmige Ausfälle am zentralen Nervensystem, Rückenmarkssymptome, Polyneuropathie, Hirnnervenausfälle usw.

Wegener-Granulomatose

Hier finden sich granulomatöse Veränderungen sowie fokale Arteriitiden in den Atmungsorganen, in den Nieren und in anderen Teilen des Organismus. Nicht selten ist auch das Nervensystem mitbetroffen. Dies kann entweder durch eine lokale destruktive Wucherung der Granulome aus der Nase durch die Schädelbasis hindurch zu einem Befall von Hirnnerven und besonders der Augenmuskelnerven und des Nervus opticus führen. Andererseits können auch durch eine Vaskulitis Symptome am zentralen und am peripheren Nervensystem, ähnlich wie bei der Arteriitis nodosa, hervorgerufen werden.

Erworbener Immundefekt (AIDS, HIV-Befall)

Bei dem erworbenen Immundefektsyndrom handelt es sich **pathogenetisch** um einen Befall mit dem HIV-Virus, das fast immer durch Geschlechtsverkehr oder direkten Kontakt mit Körperflüssigkeiten übertragen wird. Bis Ende 1987 waren in den USA allein 50 000 Fälle und auf der ganzen Welt schätzungsweise 150 000 beobachtet worden. Während früher fast ausschließlich Homosexuelle, Gruppen mit großer Promiskuität und Süchtige mit intravenösem Drogenkonsum betroffen waren, werden nunmehr zunehmend häufig auch Individuen, die nicht einer Risikogruppe angehören, befallen und ebenso Kinder von HIV-positiven Müttern. Die Patienten stehen im mittleren Erwachsenenalter. Das System der zellgebundenen Immunität versagt, und es kommt dadurch zu einer Abwehrschwäche gegenüber Infekten und zu gewissen Neoplasien. **Klinisch** am häufigsten ist eine Pneumonie durch Pneumocystis carinii bzw. Kaposi-Sarkom (502). Aber zahlreiche andere opportunistische Infektionen und andere Tumoren, besonders Lymphome, kommen vor. **Neurologische Symptome** treten bei ca. 30–40% der AIDS-Patienten auf (328a, 560a, 1024). Am häufigsten entwickeln sie sich bei den Patienten, die eine Pneumocystis-carinii-Pneumonie aufgewiesen haben. In erster Linie kommen Enzephalitiden vor, die durch langsam progrediente neuropsychologische Defekte, Unwohlsein und psychotische Entwicklung charakterisiert sind. Sie sind als AIDS-Dementia-Komplex eine zunehmend häufige Ursache von rasch auftretender Demenz im jüngeren Erwachsenenalter. Als Ursache liegt ihr wohl meist ein direkter Befall des Gehirnes mit dem HIV-Virus oder ein solcher mit dem Zytomegalievirus zugrunde. Im weiteren werden Toxoplasmoseabszesse, Meningitiden durch Cryptococcus, Candida und Mycobacterium, ZNS-Lymphome, Myelopathien und sekundäre vaskuläre Mitbeteiligung des zentralen Nervensystems bei Vaskulopathien durch Embolien oder Hirnblutungen beobachtet. Die häufigen peripheren, symmetrischen Neuropathien sind demyelinisierend und oft durch schmerzhafte Dysästhesien charakterisiert. **Therapeutisch** werden die Infektionen bzw. die Tumoren als solche behandelt. Die Erfolgschancen sind allerdings gering, da der Immundefekt weiterbesteht und die allermeisten Patienten den immer wieder rezidivierenden bzw. neuen Infektionen erliegen.

Niereninsuffizienz und Nervensystem

Pathogenese

Für das Auftreten neurologischer Symptome bei Patienten mit Niereninsuffizienz (889) sind die abnormen Konzentrationen von Elektrolyten und Nichtelektrolyten im Liquor und Serum verantwortlich, vor allem aber auch deren Beziehung zueinander und die Raschheit der Konzentrationsänderungen. Hierzu s. auch S. 166.

Akute Niereninsuffizienz

Hier finden sich einerseits psychotische Episoden vom akuten exogenen Reaktionstypus. Es können auch flüchtige Doppelbilder und vorübergehende Amaurosen sowie Miosen und Anisokorien auftreten. Hemiplegien und Hemianopsien sind Ausdruck vaskulärer Krisen. Häufig findet sich eine Muskelschwäche, und die Muskeleigenreflexe sind lebhaft oder gesteigert oder aber abgeschwächt oder erloschen (besonders bei Hyponatriämie). Pyramidenzeichen sind nicht obligat. Es finden sich auch extrapyramidale Hyperkinesien als Myoklonien. Gelegentlich beobachtet man einen „flapping tremor" sowie Faszikulationen der Muskeln.

Chronische Niereninsuffizienz

Hier sind einerseits ähnliche Symptome wie bei der akuten Niereninsuffizienz möglich. Andererseits finden sich chronisch-enzephalopathische Beschwerden mit Stimmungsschwankungen, neurasthenischer Reizbarkeit bei gleichzeitiger Leistungsreduktion sowie Schlafstörungen. Die neurologischen Befunde und auch das Elektroenzephalogramm können hierbei normal sein. Besonders bei subakuter Verschlechterung treten Faszikulationen und Myoklonien sowie eine Muskelschwäche in den Vordergrund. Letztere kann Ausdruck eines sekundären Hyperparathyreoidismus (mit renaler Osteodystrophie) sein und nach subtotaler Parathyreoidektomie sich zurückbilden (624). Hinzu kommen die Symptome des nephrogenen Hypertonus mit vaskulären Insulten oder hypertensiven Krisen. Tritt zugleich auch eine nephrogene Polyneuropathie auf (S. 327), dann kann die Kombination von Muskelatrophien und Areflexie der unteren Extremitäten bei Hyperreflexie der oberen Extremitäten und Faszikulationen das Bild einer myatrophischen Lateralsklerose imitieren. Obwohl keine strenge Beziehung zwischen den neurologischen Ausfällen und dem Ausmaß der renalen Insuffizienz besteht, finden sich neurologische Symptome meist erst, wenn der Serumkreatininspiegel auf Werte zwischen 6 und 10 mg/100 ml angestiegen ist. Zerebrale Krampfanfälle gar finden sich fast stets erst im Endzustand, wenn die hochgradige Einschränkung der Glomerulusfiltrationsrate zu einer starken Überwässerung geführt hat.

Zerebrales Dysäquilibriumsyndrom

Hierzu kann es im Rahmen der Dialyse kommen, besonders nach der *schnellen extrakorporalen Hämodialyse*. Es ist gekennzeichnet durch Bewußtseinsstörungen, progrediente enzephalopathische Beschwerden und sogar Krampfanfälle.

Auch eine Verschlechterung der Polyneuropathie wurde unmittelbar im Beginn einer Dialyse beobachtet. Verantwortlich für die zerebralen Symptome ist die verzögerte Ausscheidung des Harnstoffes aus dem Liquor bei rasch absinkendem Serumspiegel mit entsprechendem osmoregulativen Wassereinstrom in das zentrale Nervensystem. Es werden auch einmal die für eine Wernicke-Enzephalopathie (S. 158) und für eine zentrale pontine Myelinolyse (S. 158) typischen Symptome gefunden.

Dialyse-Enzephalopathie (1173)

So wurde eine nach *langer Hämodialyse* auftretende, schwere, progrediente Symptomatik bezeichnet. Sie beginnt mit Sprechhemmungen, Stottern, myoklonischen Zuckungen, dann psychischen Alterationen und endet letal. Charakteristisch sind EEG-Veränderungen mit bilateral synchronen Ausbrüchen von langsamen Wellen mit Spitzen und Sharp waves, wie sie allerdings auch bei Neoplasmen, Intoxikationen und auch bei Urämie vorkommen. Eine Behandlung mit Diazepam normalisiert das EEG und führt zur Besserung der klinischen Symptome (628, 789).

Elektrolytstörungen mit zerebralen Symptomen

(41, 703, 796)

Störungen der Natriumkonzentration (41)

Pathophysiologie

Die Osmolarität der extrazellulären Körperflüssigkeit, für welche ganz vorwiegend die Konzentration an Natriumionen verantwortlich ist, wird durch Mechanismen reguliert, welche die Wasseraufnahme bzw. -ausscheidung steuern. Dies sind der Durst, das antidiuretische Hormon und die Nierenfunktion. Wasserretention führt – bei konstantem Natriumbestand – zu einer Hypoosmolarität und vermehrte Ausscheidung zu einer Hyperosmolarität. Daneben kann aber auch der Natriumbestand an sich Modifikationen erfahren. Bei normal regulierter Osmolarität bestimmt der Natriumbestand das extrazelluläre Flüssigkeitsvolumen des Körpers, erkennbar an Kreislaufsymptomen. Für die neurologische Symptomatik ist die Osmolarität und nicht der Natriumbestand entscheidend. Änderungen der Serumosmolarität wirken sich innert weniger Stunden auf den Liquor und die extrazelluläre Flüssigkeit des Gehirns aus. Eine Hypoosmolarität im Serum führt in der Regel dann, wenn sie 260 mosm/l unterschreitet, durch Wasserverschiebung nach intrazellulär zu einem Hirnödem, eine Hyperosmolarität bei Werten über 330 mosm/l zu einer Wasserverschiebung nach extrazellulär und zu Gewebsschrumpfung. Ein wesentlicher Faktor ist die Raschheit, mit welcher die Osmolaritätsänderung stattfindet.

Hypernatriämie

Diese und damit ein hyperosmolares Syndrom sind **ursächlich** Folge eines Wasserdefizits relativ zum Natrium, einer Natriumverschiebung relativ zum Wasser oder einer gestörten Osmoregulation. Ein Wasserdefizit entsteht, falls die Zufuhr normale oder abnorme Verluste nicht deckt. Kochsalzmedikationen bei Säuglingen und Kleinkindern, fehlerhafte Infusionstherapie oder Instillation hypertoner Kochsalzlösungen in Körperhöhlen (z. B. krimineller Abort) führen zu Natriumüberschuß. Üblicherweise reagiert der Körper mit einem Durstgefühl und Wasseraufnahme und verhindert das Auftreten eines hyperosmolaren Zustandes. Ist eine adäquate Wasseraufnahme unmöglich, fehlt bei Hypothalamusstörungen das Durstempfinden oder dekompensiert ein Diabetes insipidus, so entsteht ein akutes oder chronisches Hypernatriämiesyndrom. Extrem hohe Blutzuckerwerte beim nicht ketoazidotischen Coma diabeticum gehen mit einer Hyperosmolarität und entsprechenden klinischen Symptomen einher, ohne daß eine Hypernatriämie vorliegen muß. Die **Symptome** entsprechen jenen einer metabolischen Enzephalopathie. Sie bestehen zunächst in Veränderungen des Bewußtseins mit Reizbarkeit, Agitiertheit, Orientierungsstörungen, verminderter Konzentrationsfähigkeit und Aufmerksamkeit, eventuell auch deliranten Zuständen. Schließlich tritt dann Benommenheit bis zum Koma auf. Der Muskeltonus ist meist erhöht, die Reflexe sind gesteigert, und es können myoklonische Muskelzuckungen, selten auch epileptische Anfälle (besonders bei Beginn der Therapie) auftreten. Im Serum findet sich die Hypernatriämie, wobei neurologische Symptome bei akuter Änderung sich ab 150 mval/l, bei chronischer Änderung ab 160 mval/l finden. Der Liquor zeigt bei normaler Zellzahl eine Eiweißerhöhung. Das EEG ist lediglich im Sinne einer verlangsamten Grundaktivität abnorm. Die **Prognose** ist schlecht: Die Mortalität beträgt je nach Statistik zwischen 10 und 70%, und etwa 10% bleiben dauernd neurologisch geschädigt. **Pathologisch-anatomisch** finden sich multiple petechiale Blutungen im Kortex und in der subkortikalen weißen Substanz sowie Thromben in Kapillaren, Venen und den Sinus. Die **Therapie** besteht grundsätzlich in der langsamen Korrektur der Hyperosmolarität. Die Normalisierung soll im Verlauf von 48 Stunden erfolgen. Bei der hypovolämischen Form geschieht dies durch orale oder parenterale Zufuhr von Kochsalz und Wasser, bei der isovolämischen durch Kohlenhydratlösungen, bei der hypervolämischen zugleich mit Diuretika. Eine akut aufgetretene Hypernatriämie darf und soll rascher korrigiert werden als eine chronisch entstandene.

Hyponatriämie

Dies bedeutet Überschuß an Wasser im Vergleich zum Natriumbestand. **Ursächlich** resultiert eine Hyponatriämie aus Wasserüberschüssen, die allfällige Natriumverluste übertreffen, oder aus Natriumdefiziten, die ein allfällig gleichzeitiges Wasserdefizit übertreffen. Hyponatriämie kann auch Ausdruck einer gestörten Osmoregulation sein. Ödemkrankheiten wie Niereninsuffizienz, Leberzirrhose oder nephrotisches Syndrom sowie terminale Niereninsuffizienz sind die häufigsten Ursachen der hypotonen Überwässerung, während renale Salz- und Wasserverluste infolge Diuretikatherapie, Aldosteronmangel oder Salzverlustniere sowie extrarenale Verluste durch Erbrechen und Diarrhoe am häufigsten zum hypoosmolaren Wassermangelzustand führen. Eine überfahrene Osmoregulation beruht auf exzessivem Flüssigkeitskonsum oder fehlerhafter Infusionstherapie, eine gestörte in der Regel auf einer inadäquaten Sekretion des antidiuretischen Hormons (ADH). Hierbei ist das Serumnatrium tief, das extrazelluläre Flüssigkeitsvolumen normal oder vermehrt, der Urin aber nicht maximal verdünnt, d. h. die Urinosmolarität bleibt größer als die gleichzeitig gemessene Serumosmolarität *(Schwartz-Bartter-Syndrom)*. Letzteres findet sich zum Beispiel bei gewissen Hirnerkrankungen bzw. nach Schädel-Hirn-Traumata, beim Myxödem, bei gewissen Lungenaffektionen sowie bei Malignom, vor allem beim kleinzelligen Lungenkarzinom.

Die **Symptome** der Hyponatriämie treten dann auf, wenn die Natriumkonzentration im Serum akut unter 127 mmol/l fällt. Es treten wiederum die Symptome einer metabolischen Enzephalopathie auf, nämlich Verwirrtheit, Benommenheit bis zum Koma, Faszikulationen und Myoklonien, Kopfschmerzen, eventuell Stauungspapillen, selten Ataxie und Pyramidenzeichen, schließlich sogar epileptische Anfälle. Besonders bei den durch inad-

äquate ADH-Sekretion bedingten Formen, aber auch bei zu rascher Korrektur einer Hyponatriämie, kann es auch ohne Alkoholismus zu einer zentralen pontinen Myelinolyse (S. 158) kommen, u. a. mit dem Bilde eines Locked-in-Syndromes (S. 92) (737). Im Liquor kann der Druck erhöht sein, das Liquoreiweiß vermindert. Im EEG sind oft eine nichtspezifische Veränderung der Grundaktivität und unregelmäßige Entladungen langsamer hoher Wellen sichtbar. Bei den mehr chronischen Formen kommt es erst bei einer Natriumkonzentration von 120 bis 110 mmol/l zu klinischen Symptomen: Unruhe, wechselnd mit Antriebslosigkeit, Adynamie, Konzentrationsschwierigkeiten, eventuell Halluzinationen und Delir, Benommenheit bis Koma. Epileptische Anfälle sind seltener als bei der akuten Form. In schweren Fällen kann das Hirnödem zur Einklemmung führen. **Pathologisch-anatomisch** finden sich höchstens eine Schwellung der Astrozyten, eventuell die Zeichen des Hirnödems mit Einklemmung. Die **Therapie** besteht zunächst in der Beseitigung der zugrundeliegenden Ursache. Bei gleichzeitig vorhandenem Volumenmangel wird man dies durch anfänglich hypertone, später isotone Kochsalzlösungen korrigieren, höchstens 4 Liter pro Tag. Geht die Hyponatriämie mit einem Volumenüberschuß einher (z. B. Schwartz-Bartter-Syndrom), werden Flüssigkeitsrestriktion und eventuell Diuretika verschrieben. Auch hier dürfen und sollen akut aufgetretene Hyponatriämien rascher korrigiert werden als chronische.

Kaliumstoffwechselstörungen s. S. 517.

Kalziumstoffwechselstörungen s. S. 304.

Leberkrankheiten sowie Magen-Darm-Krankheiten und Nervensystem

Leberaffektionen

Bei erhöhtem Ammoniakgehalt im Blut, insbesondere beim Vorliegen eines spontanen *portokavalen Shunts* oder bei einer operativen Anastomose, kommt es zu einer *portokavalen Enzephalomyelopathie* (5, 218). Die Patienten zeigen **klinisch** wechselnd intensive Bewußtseinsstörungen mit Somnolenz und Verwirrtheit, gelegentlich mit Halluzinationen. Manchmal bestehen eigentliche Dämmerzustände mit komplexen Handlungen, und auch epileptische Manifestationen kommen selten ebenfalls vor. Es findet sich ein distal betonter, unregelmäßiger Tremor ("Flügelschlagen", "flapping tremor", "Asterixis"), selten eine Choreoathetose. Gelegentlich bestehen ein Hypertonus der Muskulatur, gesteigerte Reflexe und vorübergehend Pyramidenzeichen. Im **CT** korreliert bei Alkoholikern der Grad einer Hirnatrophie mit dem Ausmaß der Leberschädigung (5). Das **Elektroenzephalogramm** ist meist verändert und zeigt charakteristische triphasische Potentiale. Selten tritt eine rein spinale Symptomatologie mit Hinterstrang- und Seitenstrangsymptomen auf, allenfalls mit dem Bilde einer progredienten spastischen Spinalparalyse. Ähnliche Bilder können im Tierversuch durch Ammoniakinfusionen hervorgerufen werden (218). Die **Behandlung** kann diätetisch durch Umstellen der Darmflora sein oder in der operativen Ausschaltung des Kolons bestehen.

Akute Pankreatitis

Hier können Erregungszustände, und auch Pyramidenzeichen, Rigor, Myoklonien, Ataxien und epileptische Anfälle auftreten (1009). Bei dieser *pankreatitischen Enzephalopathie* mit erhöhten Amylasewerten im Serum finden sich herdförmige Demyelinisationen im Gehirn. Die Verabreichung von Antienzymen wird empfohlen (1009).

Whipple-Krankheit

Es liegt ein Befall der Zellen von Darmschleimhaut, Mesenterialdrüsen und retikuloendothelialem System durch Bakterien bzw. Bakterienreste vor. Diese sind als PAS-positives Material, wohl Mucopolysaccharide, nachweisbar. Die allgemeinen Symptome bestehen in Steatorrhoe, Gewichtsverlust, Asthenie und Polyarthritis. In ca. 5% der Fälle entstehen neurologische Symptome mit zunehmender Apathie, extrapyramidale Symptome, Myoklonien, Hirnstammsymptome (Augenmotilitätsstörungen, Nystagmus, Trigeminusausfälle) und Demenz. Diesen Erscheinungen liegt eine perivaskuläre noduläre Enzephalitis zugrunde.

Sprue

s. S. 331.

Blut- sowie Gefäßkrankheiten und Nervensystem

Leukämien

Diese sind oft von neurologischen Komplikationen begleitet. Im Vordergrund stehen intrazerebrale Blutungen, im weiteren leukämische Infiltrationen von peripheren Nerven, Nervenwurzeln, Gehirn und Meningen. Letztere, die *Meningosis leucaemica* (57), tritt bei fast einem Drittel der Leukämien auf. Sie manifestiert sich durch Kopfweh, Ausfälle kranialer Hirnnerven und hier besonders oft des Fazialis, des Trigeminus und des Optikus. Es finden sich auch Meningismus und eventuell psychopathologische Symptome sowie Hirndruckzeichen. Im Liquor ist bei hoher Zellzahl der Zuckergehalt erniedrigt. Entscheidend ist die Liquorzytologie. Die intrathekale Applikation eines Zytostatikums ist notwendig. Die metaneoplastischen Erscheinungen, wie sie auch bei Leukosen und Retikulosen vorkommen, sind auf S. 162 beschrieben worden.

Polycythaemia vera (746, 1196)

Die subjektiven Beschwerden wie Kopfweh, Schwindel, Tinnitus und Parästhesien sind häufig. Objektive neurologische Symptome finden sich bei etwa einem Fünftel der Patienten mit Polyzythämie, vor allem vaskuläre zerebrale Insulte, extrapyramidale Symptome (Parkinson-Symptome, Chorea), Visusstörungen, Hirndruckzeichen, Krampfanfälle sowie psychoorganische Veränderungen. Auch eine Polyneuropathie wurde beschrieben (1196). Die neurologischen Symptome sprechen auf die Behandlung des Grundleidens meist gut an.

Perniziöse Anämie

Funikuläre Spinalerkrankung s. S. 237.

Myelome s. S. 328.

Hereditäre hämorrhagische Teleangiektasie (Rendu-Osler-Krankheit)

Dieses autosomal-dominant vererbte Leiden ist durch eine generalisierte Angiomatose mit Befall zahlreicher Organe, u. a. auch des Gehirns und des Rückenmarks, gekennzeichnet. Dies kann zu neurologischen Ausfällen führen. Häufiger allerdings sind die indirekten Auswirkungen anderer Lokalisationen der Angiomatose auf das Nervensystem, nämlich zerebrale Hypoxie und Embolien sowie Hirnabszesse bei arteriovenösen Fisteln der Lunge oder portokavalen Fisteln mit Enzephalopathie (924).

Einige weitere Allgemeinerkrankungen mit Erscheinungen von seiten des Nervensystems

Orale Poliomyelitis-Impfung

Nach einer Impfung nach Sabin können sich – allerdings sehr selten – neurologische Komplikationen einstellen. Innerhalb von Wochen können akute Syndrome mit Bewußtseinsstörungen, Schluck- und Atemstörungen sowie schlaffen Lähmungen auftreten. Wenige Tage nach der Impfung wurden Polyneuritiden beobachtet. In einigen Fällen treten Hirnnervenausfälle, Querschnittssyndrome und enzephalomyelitische Erscheinungen auf, die klinisch dem Bild einer multiplen Sklerose ähneln.

Enzephalopathie bei Tetanus (494)

Schon im Laufe der ersten Krankheitswoche können Gedächtnisstörungen, Reizbarkeit, Schlafstörungen, Libidoverlust, orthostatische Hypotonie und gelegentlich Bewußtseinsstörungen als Zeichen einer Enzephalopathie auftreten. Ein Befall der Rückenmarksvorderhornzellen mit permanenter Tetraparese nach Tetanus kommt ebenfalls vor (353). In der ersten Krankheitswoche können Muskelschwäche und Muskelatrophien mit Zunahme der Muskelenzyme im Serum und histologisch nachweisbaren Muskelnekrosen vorkommen (73). Fast alle diese Symptome sind innerhalb von zwei Jahren vollständig reversibel.

Spezielle zerebrale Symptomatologie

Demenzen und dementielle neurologische Leiden

Als Demenz definieren wir den sekundären Verlust intellektueller Fähigkeiten, während Oligophrenie den primären Defekt derselben bezeichnet. Ein fließender Übergang geht von der Normalität über die z. B. altersbedingten Reduktionen bis zur Demenz.

Psychopathologische Zeichen einer Demenz. Hierzu gehören, weitgehend unabhängig von der Ursache, folgende Charakteristika eines mehr oder weniger ausgeprägten *psychoorganischen Syndromes:*

– eine Gedächtnisabnahme, insbesondere des Frischgedächtnisses bei relativ lange erhaltenem Altgedächtnis,
– eine Reduktion der Merkfähigkeit
– und der Konzentrationsfähigkeit,
– eine verkürzte Aufmerksamkeitsspanne
– mit großer (geistiger und körperlicher) Ermüdbarkeit,
– verminderte Fähigkeit zur Abstraktion
– und zum Bilden von Kategorien.

Auch bei intakter Funktion von Gedächtnis und Merkfähigkeit kann im Rahmen eines sogenannten hirnlokalen Psychosyndromes eine sehr nennenswerte Störung der Triebe und Antriebe sowie der Gesamtpersönlichkeit und des Verhaltens vorliegen:

– rasche Ermüdbarkeit, mangelndes Interesse an den Dingen, ungenügendes Beharren im Erledigen von Aufgaben, mangelnde Zuwendung zu den Menschen und Aufgaben, im Extremfall eine eigentliche „Wurstigkeit", unbeherrschtes und aggressives Verhalten, Kritiklosigkeit, Selbstüberwertung und Distanzlosigkeit.
– Entdifferenzierung des Verhaltens mit unangepaßtem, plumpem, taktlosem Benehmen,
– Affektlabilität, Verstimmbarkeit und Ängstlichkeit,
– evtl. hypochondrisch-depressive oder paranoide Züge.

Subkortikale Demenz (616). Diese ist durch eine Verlangsamung der Denkabläufe („psychische Akinesie"), Gleichgültigkeit, durch Gedächtnisstörungen und eventuell zwanghaftes Verhalten charakterisiert. Sie kommt bei beidseitiger Stammganglienläsion verschiedenster Ätiologie vor.

Neurologische Zeichen bei Demenz. Diese sind keineswegs obligat, können aber eine Demenz begleiten und sind von dem die letztere verursachenden Grundprozeß abhängig. Nicht obligat sind neurologische Herdbefunde (oft z. B. bei posttraumatischer Demenz) vorhanden. Praktisch immer vorhanden sind neuropsychologische Ausfälle (s. unten). Bei diffus entstandenen Schädigungen kann eine Reihe von pathologischen Reflexen (150, 249, 513) auftreten: eine Steigerung der Eigenreflexe im Gesicht (Schnauzreflex), Saugreflex, pathologischer und nuchozephaler Reflex (513), positiver Greifreflex und gesteigerter Palmomentalreflex.

Untersuchung bei psychoorganischem Syndrom. Mit den folgenden einfachen Thesen und Fragen kann ein psychoorganisches Syndrom bzw. eine Demenz nachgewiesen werden:

- Man beachte, ob der Patient zeitlich, örtlich situativ und autopsychisch orientiert ist.
- Störungen der Merkfähigkeit und des Gedächtnisses zeigen sich gelegentlich schon bei Aufnahme der Anamnese. Man kann im übrigen die Merkfähigkeit z. B. wie folgt prüfen: Nachsprechen von 6 einstelligen Zahlen; Wiederholen einer 4stelligen Zahl nach 5–10 Minuten; Wiederholen von 4 Zahlen in umgekehrter Reihenfolge; Bezeichnen von 8 vorgezeigten schematischen Figuren oder 8 gezeigten kleinen Gegenständen; Wiederholen eines Satzes mit 5 Worten nach 10 Minuten. Kopfrechnen mit Zwischenergebnissen.
- Prüfen des Frischgedächtnisses: Menü des Vorabends, Namen des Untersuchers, eventuell Ankunftszeit eines benutzten Zuges, kürzliche Tagesereignisse usw.
- Prüfen der Konzentrationsfähigkeit: Rückwärtsfragen der Monatsnamen; fortlaufendes Abziehen der Zahl 7 von 100; Durchstreichen immer des gleichen Buchstabens in einem längeren Text (Bourdon-Test).
- Prüfen der Kombinationsgabe und anderer höherer intellektueller Funktionen: Kombination verschiedener Worte zu einem sinnvollen Satz; einfache Unterschiedsfragen wie Kind/Zwerg, Baum/Busch, Fluß/See, Geiz/Sparsamkeit; Deuten komplexer Bilder; Nacherzählen und Erklären einer kleinen Geschichte usw.
- Bezeichnen von Kategorien, denen vorgezeigte Gegenstände oder bezeichnete Einzelelemente gemeinsam angehören.

- Immer sind, besonders auch beim Patienten mit hirnlokalem Psychosyndrom, Auskünfte durch Drittpersonen betreffend das Verhalten des Patienten äußerst wichtig.

Wichtigste ätiologische Ursachen einer Demenz. Die für den Neurologen wichtigsten Gruppen sind in Tab. 1.**21** aufgeführt. Diese möge als differentialdiagnostischer Leitfaden bei der Beurteilung einer Demenz dienen. Während die meisten Krankheitsbilder an anderer Stelle in diesem Buch abgehandelt werden, sollen nachfolgend lediglich einige Krankheitsbilder beschrieben werden, die zu den *senilen bzw. präsenilen Hirnatrophien gehören.* Diese sind meist ätiologisch nicht sicher geklärte Affektionen. Grundsätzlich kann man sich als Ursache eine genetisch bedingte Störung der Zellstruktur vorstellen, eine Störung des Zellstoffwechsels, eine Slow-virus-Infektion oder autoimmun bedingte Prozesse.

Arteriosklerotische Demenz

Bei dieser Form sind die eingangs erwähnten psychischen Symptome oft fluktuierend, nicht selten von einer zeitweise bestehenden Krankheitseinsicht begleitet. Die Patienten sind meist über 60jährig. Die Anamnese und Untersuchung geben oft Hinweise für durchgemachte vaskuläre Insulte. Ein Hydrozephalus ist neuroradiologisch oft nicht ausgeprägt oder kann ganz fehlen. Histopathologisch sind die kleinen Gefäße stärker als die großen betroffen. Es finden sich kleine Parenchymläsionen, meist kleine Erweichungsherde im Rindengrau.

Multiinfarktdemenz

Dieser Begriff wird in neuerer Zeit zum Teil als Ersatz für arteriosklerotische Demenz gebraucht, z. T. lediglich für jene Formen mit nachweisbaren vorausgegangenen multiplen Insulten (S. 88). Wir ziehen letzteres vor. Überprüft man mit dem CT derartige Fälle (608), dann ergibt sich, daß von 77 Patienten mit multiplen Infarkten 37 eine Demenz aufwiesen. Dies war signifikant häufiger der Fall bei Läsionen der dominanten Hemisphäre. Bei 10 Fällen mit anamnestisch klarem Insult fand sich allerdings im CT bloß eine diffuse Atrophie.

Subkortikale Enzephalopathie (Binswanger)

s. S. 87

Thrombangiitis obliterans (von Winiwarter-Buerger)

s. S. 87

Alzheimer-Krankheit

Diese Erkrankung mit Beginn im Präsenium nach dem 50. Jahr – vereinzelt auch bei Jüngeren – wurde früher von der *senilen Demenz* mit Beginn nach dem 65. Jahre unterschieden. Aufgrund fließender Übergänge und histologischer Kriterien faßt man beide Formen heute zusammen (573, 1091, 1187). Sie stellen die **häufigste Ursache** einer Demenz dar. Das Leiden liegt bei etwa einem Fünftel der Patienten psychiatrischer Kliniken vor, und es trifft etwa 5% der Menschen bis zum 80. Lebensjahr. Familiäre Fälle sind nicht so selten und machen etwa 5–10% der Alzheimer-Fälle aus.

Frauen scheinen etwas häufiger als Männer betroffen zu sein. **Klinisch** finden sich anfänglich oft Unruhe und Erregungszustände, dann fast unmerklich innerhalb einiger Jahre allmählich zunehmende Gedächtnisstörungen, Verwirrtheit, Desorientiertheit und die anderen oben erwähnten Symptome einer Demenz. Es finden sich keineswegs immer und höchstens diskrete neurologische Symptome: Pyramidenzeichen, extrapyramidale Symptome, Tonusanomalien, orale Automatismen usw. Die Dauer der Erkrankung beträgt durchschnittlich 2–5 Jahre. **Pathologisch-anatomisch** (391, 573) besteht eine allgemeine Gehirnatrophie, vor allem frontal und okzipital, wobei histologisch Plaques und vor allem massenhaft Alzheimer-Fibrillen sowie allgemeine Zellnekrosen, granulovakuoläre Degeneration und gelegentlich eine kongophile amyloide Angiopathie zu finden sind.

Pick-Krankheit

Diese gehört zu den systematisierten Atrophien, zusammen z. B. mit der Huntington-Chorea. Sie tritt bei Frauen doppelt so häufig auf wie bei Männern, befällt in der Regel jüngere Individuen als die Alzheimer-Krankheit und ist weitaus seltener als diese letztere. Die *Persönlichkeitsveränderungen* bei der Pick-Krankheit sind oft schwerwiegender als bei der Alzheimer-Krankheit, so daß es gelegentlich zu groben ethischen Entgleisungen kommt (Differentialdiagnose gegenüber progressiver Paralyse). Nebst den psychopathologischen Veränderungen finden sich recht oft **neurologische Herd-**

Tabelle 1.21   Ätiologische Ursachen und Differentialdiagnose dementieller Prozesse

Krankheit	Alter	Leitsymptome	Bemerkungen	s. S.
Arteriosklerotische Demenz	mehr als 60	wechselndes POS	Zeichen allgemeiner Arteriosklerose. Oft Infarkte im Schädel-CT. Primitivreflexe	172
Multiinfarktdemenz	mehr als 60	Hirninfarkte in Anamnese oder CT	Wie arteriosklerotische Demenz, aber immer mit Infarkten	173
Subkortikale Enzephalopathie Binswanger	mittleres und höheres Alter	Stimmungsschwankungen, kleine Insulte, pseudobulbäre Symptome	Vor allem Hypertoniker. Verlauf bis 10 Jahre. Im CT Dichteverminderung weiße Substanz	87
Thrombangiitis obliterans	60 oder jünger	vaskuläre Symptome anderer Organe	Wie zerebrale Arteriosklerose. Auch von Winiwarter-Buerger-Krankheit genannt	87
Alzheimer-Krankheit (und senile Demenz)	50 und jünger	zunehmende Demenz	Häufigste Demenzursache! Über 2–5 Jahre zunehmende Gedächtnisstörung, zeitweise Verwirrtheit und Desorientiertheit	173
Pick-Krankheit	40 und jünger	Demenz und neurologische fokale Ausfälle	Besonders deutliche Persönlichkeitsveränderung. Nebst allgemeiner Atrophie auch zusätzlich fokale Atrophien im CT	173
Progressive Paralyse	30 und jünger	Expansivität, Größenideen	Neurologische Symptome, Pupillenanomalien, pathologischer Liquor	61
Creutzfeld-Jakob	jüngeres und mittleres Erwachsenenalter	pyramidale und extrapyramidale Symptome, Faszikulationen, Myoklonien	In ca. 70% typisches EEG. Rasche Progredienz. Übertragbarkeit	176

Aresorptiver Hydrozephalus	jedes	Demenz, Paraspastik, Miktionsstörungen	Ursache für Resorptionsstörung suchen. Vorübergehend besser nach LP. Innerer Hydrozephalus bei reduzierten extrazerebralen Liquorräumen	19
Hirntumor	jedes	fokale neurologische Ausfälle, epileptische Anfälle	Besonders bei langsam wachsenden, gutartigen, z. B. Meningeom	32
Schädel-Hirn-Trauma	jedes	Unfallereignis	Nicht notwendigerweise neurologische Ausfälle. Nicht notwendigerweise auch später pathologisches CT. Hirnlokales Psychosyndrom beachten. Evtl. epileptische Anfälle	21
Chronisch exogene Intoxikation	jedes	Kontakt mit toxischer Substanz	Z. B. Brom, Cannabisabusus, Alkoholismus, Barbituratabusus	
Endokrinopathien	jedes	andere internistische Symptome	Z. B. bei Morbus Cushing, Hyperkalzämie, Hypothyreoidismus	
Bei Stoffwechselstörungen	jedes		Z. B. Morbus Wilson	
Bei Mangelernährung			Z. B. Pellagra, Vitamin-B_{12}-Mangel	
Als Teil anderer neurologischer Affektionen	je nach Erkrankung		Z. B. Parkinson-Syndrom, Huntingtonsche Chorea, Myoklonusepilepsie, Sphingolipidosen, Leukodystrophien, hereditäre Systematrophien, diverse Vaskulitiden, chronische Meningoenzephalitiden usw.	

symptome, vor allem Aphasien und Parietallappensymptome (S. 185). Die Krankheitsdauer beträgt 2 bis 10 Jahre. *Neuroradiologisch* bestehen ein innerer Hydrozephalus und zusätzliche fokale kortikale Atrophien, besonders im Stirnhirn- und Schläfenhirnbereich. **Pathologisch-anatomisch** liegt eine Atrophie des Stirnhirns und des Schläfenhirns vor, wobei die hinteren zwei Drittel der ersten Schläfenwindung immer ausgespart sind. Aber auch der Nucleus caudatus kann atrophisch sein. Nebst Verlust von Ganglienzellen und Gliose finden sich in den erkrankten Zonen auch Alzheimer-Fibrillen und senile Plaques.

Creutzfeld-Jakob-Krankheit
(564, 580)

Dies ist eine seltene, Männer etwa gleich häufig wie Frauen befallende, rasch progrediente Erkrankung. Der Beginn fällt ins jüngere bis mittlere Erwachsenenalter. Zunächst treten **uncharakteristische Symptome** wie Stimmungsschwankungen, Depressionen, Ermüdbarkeit, Schlafstörungen und eine zunehmende Vergeßlichkeit auf. Dem schließen sich objektivierbare **neurologische Symptome** wie Tonusanomalien, Pyramidenzeichen, extrapyramidale Symptome, neuropsychologische Ausfälle, Faszikulationen der Muskulatur, später auch Myoklonien an. Parallel dazu nehmen die Demenzzeichen zu, die psychische Aktivität versiegt mehr und mehr bis hin zu einem eigentlichen Dekortikationszustand und Koma. Diagnostisch wichtig ist ein charakteristischer **EEG-Befund:** In etwa ¾ der Fälle läßt sich, wenn auch nicht ganz zu Beginn, eine bilateral synchrone diffuse, frontal betonte periodische Aktivität aus steilen, 3- bis 4phasigen Potentialen nachweisen, die mit einer Frequenz von 1/s immer wieder auftritt (Abb. 1.**23**).

Später werden die periodischen Komplexe von einer diffusen Verlangsamung der Aktivität abgelöst. Die **Dauer** der Erkrankung beträgt nur ½ bis 2½ Jahre.

Pathologisch-anatomisch finden sich bei höchstens mäßiger Hirnatrophie spongiforme Veränderungen des Neuropils mit Ganglienzellverlust und kompensatorischer Astrozytose, deren Schweregrad entsprechend den klinischen Besonderheiten von Fall zu Fall unterschiedlich sein kann. Es ist in mehr als 100 Fällen gelungen, die Erkrankung auf Primaten und andere Laboratoriumstiere zu *übertragen* (695), und akzidentell wurde auch eine chirurgische Übertragung von Mensch zu Mensch beobachtet (101). Die Rolle von virusartigen Partikeln bei der Entstehung der Creutzfeld-Jakob-Erkrankung ist heute allgemein akzeptiert (1105, 1107). Neuerdings konnten diese als „prions" identifiziert werden, wie sie auch bei Erkrankungen gewisser Laboratoriumstiere bzw. bei Scrapie gefunden werden (119). Im Umgang mit Patienten wird empfohlen, mit den Exkreten und Körperflüssigkeiten etwa so umzugehen, wie dies bei Virushepatitiden üblich ist.

Präsenile spongiöse Gehirnatrophie

Diese ist durch eine sehr rasch tödlich verlaufende progrediente Demenz mit z. T. choreatischen, z. T. myoklonischen oder epileptischen Erscheinungen charakterisiert. Es finden sich bei intakten Nervenzellen und beim Fehlen der für die Alzheimer-Krankheit charakteristischen Veränderungen multiple zystische Gewebsauflockerungen der Großhirnrinde. Ihre Beziehungen zur Creutzfeld-Jakob-Erkrankung sind komplex (1107).

Langjährige Steroidmedikation

Diese kann eine im Computertomogramm sichtbare, eindrückliche innere und äußere Hirnatrophie verursachen, die nach Absetzen der Medikation sich vollständig zurückbildet (91).

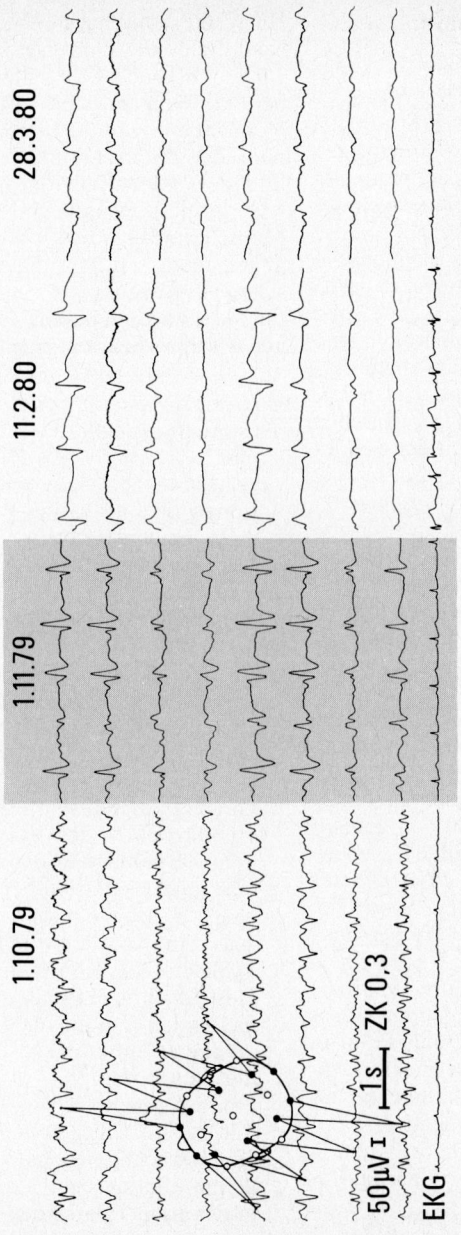

Abb. 1.23 EEG-Verlaufsuntersuchungen bei einem 57jährigen mit autoptisch gesicherter Creutzfeld-Jakobscher Erkrankung. 6 Wochen nach Beginn des Prodromalstadiums (1. 10. 79) ist die periodische Aktivität nur angedeutet. Einen Monat später (1. 11. 79) ist sie voll ausgeprägt und zeigt in den folgenden Monaten allmähliche Abbautendenz

Neuropsychologische Syndrome

(856, 879, 880, 881, 1068)

Allgemeines: Es sind dies Störungen komplexer psychischer Funktionen auf organischer Basis, die sich nicht in erster Linie durch Störungen des Bewußtseins, der Stimmung oder der Denkvorgänge auszeichnen. Sie sind vielmehr charakterisiert durch Beeinträchtigung von Erkennen und Verwerten von Informationen und dadurch bedingte Störungen im Verhalten des Individuums. Die Erfassung dieser neuropsychologischen Syndrome geschieht mit der Methodik psychologischer Testungen, deren Ergebnis quantitativ ausgewertet werden muß. Das Instrumentarium stützt sich im wesentlichen auf Ergebnisse der Experimentalpsychologie. Eine typische Zuordnung gewisser Syndrome zur Läsion bestimmter Hirnregionen ist nur teilweise möglich. Vielfach wird das Ergebnis der neuropsychologischen Untersuchung lediglich erlauben, eine organische Hirnschädigung als solche zu belegen und quantitativ zu fassen (879, 1068), vielfach auch deren Seitenlokalisation zumindest wahrscheinlich zu machen (856). Früher vielfach als selbständige Syndrome angesehene Störungen (Fingeragnosie, Autotopagnosie, Rechts-links-Störungen, Gerstmann-Syndrom) sind z. T. so eng mit anderen neuropsychologischen Grundstörungen verbunden, daß sie nur in deren Abhängigkeit als Manifestation und unter bestimmten konstellativen Voraussetzungen interpretiert werden dürfen (879, 881). Für einzelne Begriffe s. unten.

Eine der komplexen, integrativen Funktionen des Gehirns, deren Störungen besonders augenfällig sind, ist die Fähigkeit zur sprachlichen Verständigung und zu anderen Formen der Informationsverarbeitung und der Kommunikation zwischen Mensch und Mensch und zwischen Mensch und Umwelt. Wegen der allgemeinen differentialdiagnostischen Abgrenzung sei zunächst auf die nicht kortikal bedingten **Störungen des Sprechens** eingegangen.

– *Nichtorganische Sprachstörungen* (Sprachstörungen bei schizophrenen Psychosen, monotones leises spärliches Sprechen bei Depressionen, Mutismus bei Katatonie, Aphonie bei Hysterie).
– Als *Dysphasie* bezeichnet man eine *Störung der Sprachentwicklung,* zu der z. B. auch das Stottern gehört.
– Erkrankungen der *sprachformenden Strukturen:* Veränderung von Klang und Deutlichkeit der Wortbildung bei korrekter Wortwahl (Heiserkeit bei Kehlkopferkrankungen, geschlossenes Näseln bei Hypertrophie der Rachenmandeln, Epipharynxtumoren usw. oder offenes Näseln bei Wolfsrachen; Taschenbandsprache bzw. spastische Dysphonie mit unregelmäßiger, von Kontraktionen der Gesichts- und Halsmuskulatur begleitender Lautgebung als wahrscheinlich funktionelle Anomalie der Lautformung).
– Erkrankungen der *Sprechmuskeln* mit z. T. ähnlichen Symptomen (Beeinträchtigung der Gaumensegelmuskulatur bei Myasthenia gravis pseudoparalytica mit offe-

nem Näseln, progressiver Zunahme bei Ermüdung des Patienten und anderen myasthenischen Funktionsstörungen).

– Erkrankung der die Sprechmuskeln innervierenden *kaudalen Hirnnerven* mit dysarthrischen Sprachstörungen (einseitige Hypoglossusparese beeinflußt das Sprechen kaum; eine Stimmbandlähmung bei einseitiger Rekurrensparese wird bald kompensiert; beidseitige Gaumensegelparesen z. B. bei Diphtherie). Die drei letztgenannten Gruppen verursachen alle eine sogenannte *Dysphonie*.

– Läsionen der *Kerngebiete in der Medulla oblongata:* „Bulbäre Sprache", etwas näselnd, verwaschen, undeutlich artikulierend, oft lallend, wie wenn der Patient einen Kloß im Mund hätte. Besonders die Konsonanten „R" und „L" sind verschliffen (diese Sprachstörung ist Leitsymptom der Bulbärparalyse als Variante der myatrophischen Lateralsklerose; S. 231). Einseitige Läsionen bulbärer Kerngebiete, z. B. vaskuläre Insulte im Vertebralis-Basilaris-Gebiet, führen lediglich vorübergehend zu Heiserkeit.

– *Supranukleäre, motorische Lähmung* der Sprechmuskeln: „Pseudobulbärparalyse"; von den Sprachstörungen bei Bulbärparalyse akustisch kaum zu unterscheidende artikulatorische Sprachstörung (Anarthrie, Dysarthrie, S. 88). Doppelseitige, meist vaskuläre Läsion der kortikobulbären Bahnen. Tritt im Gegensatz zur echten Bulbärparalyse in der Regel plötzlich auf (S. 81). Ähnliches

Bild bei (kindlicher) Hirnstammenzephalitis. Paroxysmale Dysarthrie, s. S. 257.

– *Kleinhirnerkrankungen:* Die koordinierende und regulierende Funktion des Organs auf die Muskulatur fällt weg. Silben und Wörter werden ungleichmäßig laut und ungleichmäßig rasch hervorgestoßen, explosiver Eindruck. Bei *multipler Sklerose* wegen der Beteiligung des Kleinhirns, in fortgeschrittenen Fällen manchmal abgehacktes, voneinander abgesetztes Hervorbringen der einzelnen Silben oder Worte (skandierende Sprache).

– Parkinson-Syndrom und andere *Stammganglienerkrankungen:* Der harmonische und koordinierte Ablauf des Sprechens ist gestört. Die Hypokinese der Parkinson-Kranken äußert sich in einer leisen und monotonen, oft verlangsamten und kaum modulierten Sprechweise (Bradylalie, im Extremfall Mutismus). Selten Logoklonien (krampfhafte Wiederholung von Endsilben) und Iterationen (Wiederholung einzelner Wörter). Solche Wiederholungen treten aber auch bei diffusen vaskulären zerebralen Störungen und bei senilen Demenzen auf, ebenso Silbenschmieren und Silbenstolpern, das früher als Symptom der progressiven Paralyse besonders hervorgehoben wurde, aber für diese nicht spezifisch ist.

– Schädigungen im Bereich des *zentralen Höhlengraus:* Ausfälle der Sprechimpulse bei erhaltener Motilität der Sprechorgane und ohne eindeutige Trübung des Sensoriums, in Extremfällen akinetischer Mutismus (S. 92). Vorkommen z. B. nach Enzephalitiden mit Befall der Stammganglien, im besonderen nach Encephalitis lethargica, bei vaskulärer Insuffizienz im Basilarisgebiet und nach Subarachnoidalblutungen. Gleichartige Bilder werden durch Läsionen des limbischen Systems bewirkt. Locked-in-Syndrom s. S. 92).

– Als *Aphemie* wird eine Dysarthrie ohne Aphasie bezeichnet. Sie wird bei linksseitiger Läsion der Pars opercularis, des unteren Gyrus praecentralis bzw. der darunterliegenden weißen Substanz beobachtet (982).

– Eine *beidseitige kortikale Schädigung im vorderen Operkulum* führt zu einer zentralen Diplegie der Mund- und Schlundmuskeln, dem Foix-Chavany-Marie-Syndrom (695).

Sprechstörungen, Sprachstörungen und andere Störungen der Kommunikation

(560, 880, 881, 882)

Allgemeines: Die Aphasien als Ausdruck einer Störung der höheren kortikalen integrativen Funktionen müssen zusammen mit den anderen, die Sprache nicht direkt betreffenden Störungen in der wechselseitigen Kommunikation zwischen Individuum und Umwelt besprochen werden (881). Das Sprechen setzt eine Integration von Informationen voraus, die in verschiedenen Teilen des Gehirns gespeichert sind. Hierfür ist die Unversehrtheit gewisser Rindenbe-

zirke und ihrer Verbindungen untereinander notwendig. Auch wenn man topisch-diagnostisch keine allzu genaue Lokalisation anstrebt, ist es berechtigt und klinisch sinnvoll, gewisse Formen von Aphasie oder anderen Kommunikationsstörungen bestimmten Gehirnregionen zuzuordnen (Abb. 1.**24**). Bei Rechtshändern sind die für die Sprache wesentlichen kortikalen Zentren so gut wie immer in der linken Hemisphäre lokalisiert und nur in etwa 1% in der rechten (47a). Nur etwa ¼ der Linkshänder hingegen hat sein Sprachzentrum in der rechten Großhirnhemisphäre.

Untersuchung auf Kommunikationsstörungen

Das praktische Vorgehen soll so gewählt werden, daß man zu einer diagnostischen systematischen Benennung und zu einer lokalisatorischen Zuordnung des betreffenden Defektes gelangt. Im deutschen Sprachbereich hat sich der Aachener Aphasie-Test als geeignet erwiesen (881). Nachfolgend soll ein vereinfachtes Schema für eine rasche Orientierung am Krankenbett angeführt werden.

1. *Voruntersuchung.* Man vergewissere sich,
   – daß das *Sensorium* frei ist, daß also keine Benommenheit oder Stupor vorliegt,
   – daß kein *gravierender Intelligenzdefekt* besteht (Debilität, Demenz),
   – daß das *Gehör* und die *Sehkraft* ausreichend sind,
   – daß die *Funktion der Sprechorgane* intakt ist (keine schwere Dysarthrie)
   – und daß keine (anderen) *neurologischen Defekte*, wie z. B. Hemianopsie oder Hemiparese, vorliegen.

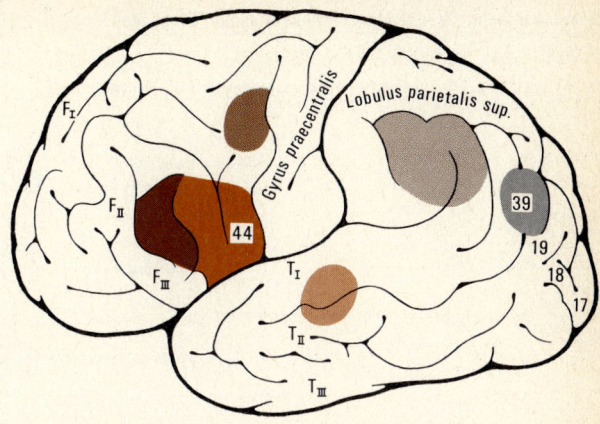

Abb. 1.24   Einige für die Sprachfunktion wichtige Stellen des Großhirns

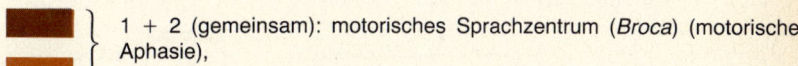

1 + 2 (gemeinsam): motorisches Sprachzentrum (*Broca*) (motorische Aphasie),

3: Schreibzentrum (Agraphie),

4: sensorisches Sprachzentrum (Wernicke) (sensorische Aphasie),

5: Gyrus supramarginalis (Apraxie),

6: Gyrus angularis (Alexie)

2. *Aphasieprüfung.* Man prüft dann zunächst die *Spontansprache* in einem längeren Gespräch mit dem Patienten.

2.1. Ist dieselbe *flüssig,* besteht eine normale Sprachproduktion (mehr als 90 Worte pro Minute), ist sie prosodisch (normale Sprachmelodie und -intonation) und sind die Sätze normal lang (mehr als 5 Worte) mit wenig Substantiva,

2.1.1. fehlen außerdem Anomalien der Wortwahl und Wortbildung, dann liegt wohl keine Aphasie vor.

2.1.2. Ist die Spontansprache zwar flüssig, finden sich aber *Paraphasien* (annähernd richtig, aber modifizierte Worte oder falsche, aber verwandte Worte) und *Neologismen,* dann wird es sich um eine links postzentral gelegene Läsion handeln. Eine nähere Präzisierung ist möglich durch *Prüfen des Sprachverständnisses.* Dies geschieht z. B. durch Aufforderung, etwas Bestimmtes zu zeigen, Gegenstände zu ordnen, das Beantworten komplexer Fragen usw.

2.1.2.1. Ist das *Sprachverständnis* intakt und ist auch das *Nachsprechen* (von Lauten, Worten und Sätzen)

– *ungestört,* liegt eine *anomische Aphasie* mit wenig lokalisatorischem Wert vor (2. Temporalwindung oder Gyrus angularis?).

– Ist das *Nachsprechen* hingegen aus-

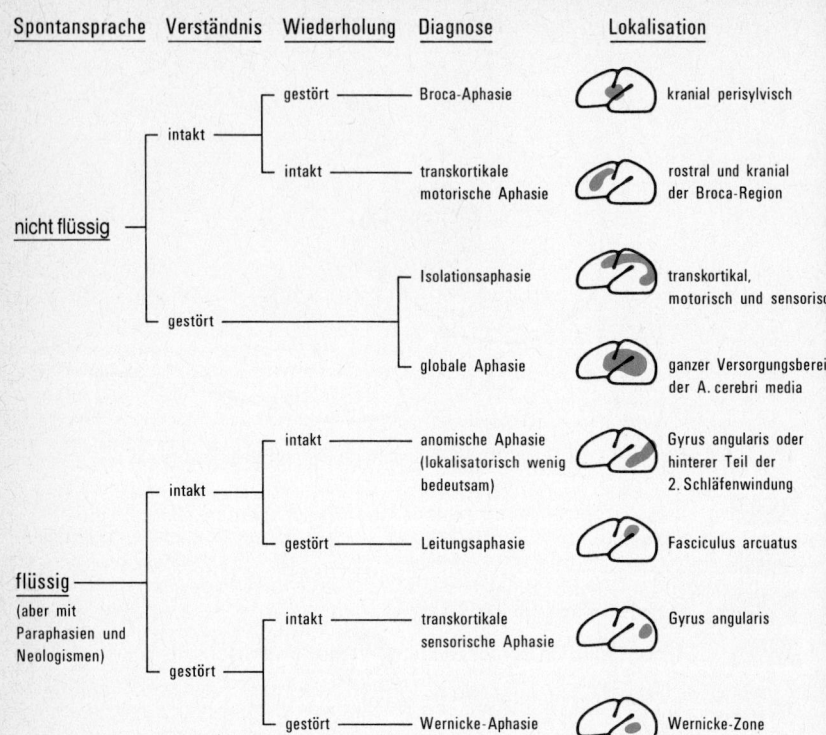

Spontansprache	Verständnis	Wiederholung	Diagnose		Lokalisation

Abb. 1.**25**   Vorgehen bei der Untersuchung einer aphasischen Sprachstörung

geprägt *gestört,* dann vermutet man eine Leitungsaphasie bei Schädigung des Fasciculus arcuatus, der den posterioren Temporallappen mit dem Operkulum verbindet.

2.1.2.2. Ist das *Sprachverständnis gestört,*
– das *Nachsprechen aber ungestört,* dann liegt eine *transkortikale sensorische Aphasie* mit Lokalisation im Gyrus angularis vor.
– Ist das *Nachsprechen* hingegen ebenfalls *gestört,* dann ist eine Wernicke-Aphasie mit Lokalisation im sensorischen Sprachzentrum in der 1. Temporalwindung zu vermuten.

2.2. Die *Spontansprache* kann aber auch *nicht flüssig* sein: Geringe Sprachproduktion von weniger als 50 Worten pro Minute, Dysprosodie (Störung der Sprachmelodie, des Akzentes, der Satzintonation), sichtbare (Mimik) und hörbare (Dysarthrie) Sprechanstrengung, kurze Sätze (weniger als 5 Worte), viel Substantive, wenig Füllworte, gestörter Satzbau (Agrammatismus). Dies weist dann zunächst auf eine (auch) präzentrale Läsion hin.

2.2.1. Ist hierbei das *Sprachverständnis* (s. oben) *intakt,* dann wird bei
– *gestörtem Nachsprechen* eine *Broca-Aphasie* mit kortikaler Läsion in der

oberen perisylvischen Region vorliegen,

– und bei *ungestörtem Nachsprechen* ist eine *transkortikale motorische Aphasie* mit Läsionssitz rostral und scheitelwärts der Broca-Region anzunehmen.

2.2.2. Ist bei nichtflüssiger Spontansprache auch das *Sprachverständnis gestört,* dann liegt entweder

– eine *transkortikale sensomotorische Aphasie* vor (mit starker Störung des Benennens und Echolalien), die auf eine ausgedehnte Läsion hinweist, welche die Verbindung der Sprachregion zum übrigen Gehirn und insbesondere zu den sensorischen Assoziationszentren unterbricht (Isolationsaphasie),

– oder eine *globale (totale) Aphasie.* Diese ist immer Folge einer ausgedehnten Läsion im Ausbreitungsgebiet der A. cerebri media.

Das Vorgehen beim Prüfen auf eine aphasische Sprachstörung ist in Abb. 1.**25** dargestellt. Die Therapie der Aphasien wird zwar intensiv betrieben, ihre Wirksamkeit ist allerdings zumindest bei Aphasikern nach vaskulärem Insult bestritten worden (644).

3. *Apraxie-Untersuchung.* Als Apraxie wird die Unfähigkeit bezeichnet, geläufige Handlungen auf Befehl auszuführen.

– Bei der *ideomotorischen Apraxie* können das Gesicht (Gesichtsapraxie, bei 80% der Aphasiker) oder die Extremitäten nicht auf Befehl oder imitatorisch eine bestimmte mimische bzw. motorische Bewegung ausführen. Diese Störung geht auf eine Läsion der dominanten Hemisphäre zurück (z. B. Wernicke-Region, subkortikal unter dem Operkulum, unter den motorischen Assoziationszentren, Kommissurbahnen zur gegenseitigen Hemisphäre).

– Bei der sehr viel selteneren *ideatorischen Apraxie* können komplexe

Folgen von einzelnen Handlungsabläufen nicht in einem sinnvollen Zusammenhang ausgeführt werden (z. B. Zubereiten einer Tasse Kaffee, Lochen eines Briefes und Ablegen in einen Ordner sowie Versorgen dieses letzteren usw.).

4. *Agnosie-Untersuchung.* Agnostische Störungen, also Störungen des Erkennens, können sich auf verschiedene Sinnesmodalitäten beziehen. Dementsprechend finden sich

– *visuelle Objektagnosien,* bei welchen Gegenstände (bei intakter Wahrnehmung) mit dem Auge nicht erkannt werden, hingegen z. B. durch Betasten oder akustisch (Klingeln eines Schlüsselbundes). Ursache sind meist rechtsseitige oder bilaterale parietookzipitale Läsionen.

– *Räumliche Agnosien* als Ausdruck einer räumlichen Orientierungsstörung. Sie können sich in einem gestörten Sichzurechtfinden im Raume, in einer halbseitigen Aufmerksamkeitseinschränkung, in einer Störung beim Kopieren von mehr oder weniger komplizierten Zeichnungen, in einer Orientierungsstörung am eigenen Körper, einer Fingeragnosie oder einer Ankleideapraxie äußern. Sie sind auf eine Läsion der rechten rückwärtigen Parietalregion zurückzuführen.

– Als *Prosopagnosie* wird eine isolierte Störung im Erkennen vertrauter Gesichter bezeichnet. Als Läsionsort wird die rechte Okzipitotemporalregion, bis in das Marklager reichend, angenommen.

– *Anosognosie* ist das Nichtrealisieren eines krankhaften eigenen Zustandes, das Nichtbewegenkönnen des gelähmten linken Armes wird vom Patienten erklärt als „keine Lust zum Bewegen". Dies wird zwar besonders oft bei rechtshemisphärischen Läsionen beobachtet, kommt aber in ⅓ der Fälle auch bei linkshemisphä-

rischer Schädigung vor. Sie ist nicht
lediglich Ausdruck einer Parietallap-
penläsion. Vielmehr kann sie Folge
einer diffusen Hirnschädigung, kombiniert mit einem beliebig lokalisierten Herd, sein (881).

– *Akustische, taktile und Farbagnosien*
  sind als isolierte Störungen umstrit-
  ten.

5. *Disconnection-Syndrome (Leitungs-
   störungen).* Diese gehen nicht auf eine
   Läsion der kortikalen Assoziationszentren, sondern auf eine Unterbrechung der Verbindungen zwischen
   denselben zurück. Im besonderen sind
   die Verbindungen zwischen den sensiblen, sensorischen und motorischen
   Zentren der rechten Hemisphäre einerseits und den Sprachzentren der
   linken Hemisphäre andererseits unterbrochen. Einige dieser Störungen sind
   – die *reine Alexie* ohne Störung des
     Schreibens, aber mit der Unfähig-
     keit, das selber Geschriebene zu le-
     sen. Die Läsion kann z. B. im Sple-
     nium des Balkens sitzen.
   – Eine *Alexie,* kombiniert mit *Farb-
     nennungsstörung* und *Hemianopsie*
     nach rechts, findet sich bei einer
     Läsion der linken Sehregion und des
     Splenium corpori callosi (Versor-
     gungsgebiet der linken A. cerebri
     posterior).
   – *Alexie mit Agraphie* ist keine Lei-
     tungsstörung. Sie geht auf eine Lä-
     sion des Gyrus angularis zurück.
   – Eine *reine Worttaubheit* bei erhalte-
     nem Erkennen nicht verbaler akusti-
     scher Stimuli geht bei intaktem korti-
     kalem Wernicke-Zentrum auf eine
     Läsion der linken Hörstrahlung und
     der Kommissurfasern des Corpus
     callosum zurück.
   – Die *Schmerzasymbolie* wird auf
     S. 247 beschrieben.

Syndrome einzelner Hirnrindenbezirke

Bei Läsionen bestimmter Areale der
Großhirnrinde finden sich einerseits
die Zeichen eines hirnlokalen und
eventuell eines allgemeinen Psychosyndromes (S. 171). Zusätzlich aber
weisen gewisse Symptome spezifisch
auf einen ganz bestimmten Rinden-
bezirk hin. Die Darstellung dieser
„Lappensyndrome" entspricht den
Ausführungen in einem anderen
Werk des Autors (772).

Präzentralregion des Stirnhirns

Es werden jeweils Anteile der Pyra-
midenzellagen und damit der motorischen Repräsentation des Körpers
tangiert. Es entstehen dadurch partielle, lokalisierte **Lähmungen.** Diese sind um so umschriebener, je
oberflächlicher der Herd ist. Es kann
beispielsweise zu einer Monoplegia
facialis oder Monoplegia cruralis
kommen. Dadurch können derart
begrenzte Lähmungen entstehen,
daß beispielsweise eine zentrale
Großzehenparese ernstlich gegenüber einer Peronäuslähmung abgegrenzt werden muß. Dies um so
mehr, als bei isolierter Schädigung
der Area 4 keine spastische Tonuserhöhung, also eine „schlaffe" Lähmung vorliegt. **Störungen der Blickwendung** treten bei Läsion des frontalen kortikalen Blickzentrums am
Fuße der zweiten Stirnhirnwindung
auf. Der Blick weicht anfänglich auf
die Herdseite hin ab. Es bestehen
u. U. auch **Reizerscheinungen** in
Form partieller motorischer epileptischer Anfälle, im besonderen auch
Adversivanfälle.

Frontale Konvexität des Stirnhirnes

Ist dieser Teil des Stirnhirns betroffen, dann treten folgende Störungen auf:

Besonderheiten im motorischen Verhalten. Früh schon treten *Greifautomatismen* von Mund und Hand in Erscheinung. Lippen und Kiefer werden bei Berührung reflektorisch geschlossen bzw. beim Berühren oder auch nur Nähern eines Gegenstandes an den Mund demselben zugewendet. Ein in die Hand gelegter Gegenstand wird zwanghaft betastet, die Hand folgt ihm im Sinne einer Magnetreaktion, oder der Gegenstand wird im Sinne eines reflektorischen Fingerschlusses festgeklammert. Diese Erscheinungen sind meist beidseits, aber auf der Herdseite ausgeprägter, vorhanden. Wenn die fronto-ponto-zerebellären Bahnen unterbrochen werden, dann kommt es zu einer besonders am Bein deutlichen *Ataxie.* Die Koordination der Bewegungsabläufe der Gegenseite, besonders beim Gehakt, ist beeinträchtigt, mit Überkreuzen der Beine, übertriebener Abduktion oder Adduktionstendenz, bis zur Abasie. Gegenüber passiven Stellungsänderungen ihrer Gliedmaßen leisten die Patienten eine Art passiven Widerstand, ein „Gegenhalten", ähnlich Katatonen. Einmal gegebene Haltungen werden abnorm lange beibehalten *(Haltungsverharren),* und passiv mehrfach durchgeführte Bewegungsabläufe werden dann aktiv vom Patienten fortgesetzt („Kralsches Phänomen"). Auch gesehene Handlungen werden nachgemacht *(Echopraxie)* oder gehörte Worte und Sätze nachgesprochen *(Echolalie).*

Psychopathologische und neuropsychologische Besonderheiten: Ein allgemeiner *Verlust an Antrieb, Spontaneität und Aktivität* führt zu gleichgültig-passivem, wurstigem, unaufmerksamem und uninteressiertem Verhalten. Die Zuwendung zur Umwelt, das Entwickeln einer eigenen Initiative, ja selbst die angemessene Reaktion auf den Appell durch die Umwelt fallen weg. Dafür treten oft triebhafte Verhaltensweisen auf. Bei Läsion der basalen Stirnhirnanteile, des *Orbitalhirns,* steht besonders auf Beidseitigkeit derselben eine Beeinträchtigung der Affektivität und der differenzierteren, zu sozialem Verhalten führenden Regungen im Vordergrund. Dies führt zu progressiver Abstumpfung und Freisetzung primitiver, triebhafter Verhaltensweisen, sittlichem Zerfall, zur Witzelsucht (Moria) bis hin zur affektiven Demenz. Ist die Pars opercularis am Fuß der dritten Stirnhirnwindung, die Area 44, mitbetroffen, dann führt die Schädigung des Brocaschen Sprachzentrums zu einer *motorischen Aphasie.*

Parietallappen

Der Scheitellappen ist nach hinten gegenüber dem Schläfenlappen und dem Okzipitallappen nicht durch eine markante Linie abgegrenzt. Er umfaßt vor allem die hintere Zentralwindung mit den sensiblen Repräsentationen, den für die Praxie wichtigen Gyrus circumflexus oder supramarginalis und den für die gnostischen Funktionen wichtigen Gyrus angularis. Wenn Läsionen die

Postzentralregion und den oberen Parietallappen betreffen, finden sich folgende Störungen:

Neurologische Ausfälle. Diese umfassen namentlich eine sensible bzw. *sensomotorische Hemisymptomatologie, „Avoidance"-Phänomen* der gegenseitigen Hand (abnorme Grundhaltung der Extremität, plumpe Bewegungen, keine Greifreflexe auf taktile Reize) (615), homonyme *Quadrantenanopsie* nach unten, eine Unaufmerksamkeitshemianopsie auf die Gegenseite (s. S. 347) und eine Abschwächung des *optokinetischen Nystagmus* für Reize, die aus der gegenseitigen Gesichtsfeldhälfte eintreffen.

Epileptische Anfälle. Diese beginnen als sensible Jackson-Anfälle. Sie können von motorischen Halbseitenkrämpfen mit déviation conjuguée von Augen und Kopf sowie Rumpf auf die Gegenseite gefolgt werden. Ein Herd in dem an der Medianfläche gelegenen Lobulus paracentralis bewirkt Parästhesien in der Anogenitalregion mit Stuhl- und Harndrang.

Neuropsychologische Störungen. Störung der räumlichen Orientierung und Rechts-links-Differenzierungsstörung, eine taktile Agnosie, eine konstruktive Apraxie bei Läsion der dominanten Hemisphäre sowie eine amnestische Aphasie und Dyslexie. Charakteristisch sind *Vernachlässigungsphänomene* („neglect"), die oben z. T. schon erwähnt wurden. Sie betreffen vorwiegend die linke Seite bei rechtshemisphären Läsionen, selten auch umgekehrt. Hierzu gehören das Nichtsehen von Personen auf der vernachlässigten Seite, das Nichthören akustischer Reize und Nichtspüren sensibler Reize, das Nichtbeachten dieser Seite eines Gegenstandes bei taktiler Exploration mit geschlossenen Augen. Es finden sich auch eine verminderte motorische Aktivität der entsprechenden Körperseite und eine Vernachlässigung derselben, z. B. beim Waschen und Anziehen, sowie u. U. eine Anosognosie (s. S. 183).

Temporallappen

Im Temporallappen sind an der Konvexität vor allem Rindenbezirke mit Funktionen in Zusammenhang mit dem Sprachverständnis (Wernicke-Region im Gyrus temporalis superior), mit der Endigung der zentralen Hörbahn und der zentralen Riechbahn vorhanden. Der basale Bereich gehört dem limbischen System an. Hier endigen Assoziationsfasern aus sensorischen Rindenbezirken und enterozeptiv-vegetative Afferenzen. Im Mark verläuft basal die Sehbahn mit den aus der basalen Retinahälfte stammenden Fasern.

Neurologische Ausfälle. Hierzu gehören homonyme Gesichtsfeldausfälle, insbesondere eine obere Quadrantenanopsie. Zentrale Beeinträchtigungen des Geruchssinnes oder des Gehörs kommen (bei einseitiger Läsion) nicht vor. Bei Prozessen, die in der Tiefe bis zum Globus pallidus reichen, finden sich Störungen der Bewegungskoordination und unwillkürliche, athetoid-choreatische Bewegungen.

Epileptische Anfälle. Im besonderen treten psychomotorische Anfälle, eventuell mit sekundärer Generalisierung, auf, anfallsartige Gehörssensationen (Heschlsche Querwindung) und anfallsartige Geschmacks- und Geruchssensationen (Unzinatusanfälle).

Psychopathologische und neuropsychologische Störungen. Diese umfassen Merkfähigkeitsstörungen bei Prozessen des mediobasalen Schläfenlappens (Hippokampus), bei Beidseitigkeit auch schwere amnestische Syndrome sowie Störungen der Stimmung mit Verstimmtheit und Reizbarkeit, gelegentlich auch Enthemmung und amnestisch-aphasische Störungen.

Okzipitallappen

Von der Oberfläche des Hinterhauptslappens nimmt nur ein kleinerer Teil den hintersten Pol der Konvexität, ein größerer die mediale Fläche der hinteren Hemisphärenanteile ein. Hier endet das sekundäre sensorische Neuron der Sehbahn, die Sehstrahlung in der Area striata im Bereich der Fissura calcarina. Hier befinden sich aber auch in der Area 18 und 19 Felder, die für die Verarbeitung eintretender optischer Reize zuständig sind.

Neurologische Ausfälle. Diese bestehen in Sehstörungen, die auf S. 347 näher dargelegt sind, sowie in optomotorischen Störungen. Läsionen der Area 18 und 19 führen zu einer vorübergehenden konjugierten Blickwendung zur Herdseite und Blickparese zur Gegenseite. Folgebewegungen der Bulbi bleiben auch später beeinträchtigt (während vom frontalen Blickfeld ausgehende Kommandobewegungen noch funktionieren). Dies führt vor allem zu Störungen beim Lesen (Dyslexie).

Reizsymptome. Es treten anfallsartige optische Sensationen auf, die von der Area 17 aus elementaren Charakter (Blitze, Funken) haben. Von der Area 18 aus kommt es zu gegenständlichen Wahrnehmungen, von der Area 19 sogar zu komplexen szenischen Halluzinationen, eventuell kombiniert mit konjugierter Blick- und Kopfwendung zur Gegenseite. Sekundäre Generalisation ist möglich.

Neuropsychologische Störungen. Es werden Störungen der visuell-räumlichen Orientierung beschrieben, Farbenagnosie oder optische Agnosie (Seelenblindheit), insbesondere auch eine Alexie.

2. Erkrankungen, die vorwiegend das Rückenmark betreffen

Charakteristika einer Rückenmarksaffektion

Anamnestisch:

- Langsam zunehmende, oft unbestimmte Gangstörungen,
- Miktionsstörungen,
- Sensibilitätsstörungen nur der unteren Extremitäten
- oder gürtelförmig nach oben begrenzte Sensibilitätsstörungen der unteren Körperhälfte,
- gürtelartige Schmerzen bzw. Einschnürungsgefühl am Rumpf,
- lokalisierte Rückenschmerzen,
- Angaben über Elektrisiergefühl vom Nacken oder Rücken nach kaudal bzw. in die Extremitäten bei bestimmten Rumpfbewegungen oder Kopfbeugen (Nackenbeugezeichen S. 257).

Untersuchungsbefunde:

- Eine Paraspastik mit erhöhtem Tonus, gesteigerten Reflexen und Pyramidenzeichen (nicht jedes dieser drei Symptome ist obligat),
- Sensibilitätsausfälle unterhalb eines sensiblen Niveaus am Rumpf,
- Vorhandensein einer (spinalen) Muskelatrophie (eventuell mit Faszikulationen)
- bei intakten Hirnnerven, eventuell auch intakten oberen Extremitäten.

Hilfsuntersuchungen:

- Röntgenbilder der Wirbelsäule,
- eventuell eine Kontrastmittelmyelographie,
- eine Computertomographie mit Darstellung des Markes und eventuell nach intrathekaler Kontrastmittelinjektion auch der Liquorräume,
- die Lumbalpunktion (mit Beachtung des Queckenstedt-Versuches, eventuell mit Vergleich von lumbalem und okzipitalem Liquor,
- die somatosensorischen evozierten Potentiale (SSEP).

Topische Kategorien der Rückenmarksläsionen

Querschnittssyndrom

- Sensibles Niveau, unterhalb von welchem alle sensiblen Qualitäten mehr oder weniger stark herabgesetzt sind (Abb. 2.**1**),
- Paraspastik oder Paraparese,
- Miktionsstörungen (neurogene Blase, s. S. 202, automatische Blase, s. S. 202),

– evtl. segmentaler Ausfall auf Läsionshöhe, nämlich
- segmentaler Ausfall einzelner Reflexe (Tab. 2.1)
- und einzelner Muskeln bzw. Muskelgruppen (Tab. 2.1),
- mit radikulären oder spinalen (Vorderhorn-)Atrophien derselben,

– evtl. Hinweis auf Läsionshöhe durch Reflexumkehr,
- Knieflexion bei Auslösen des PSR bei Schädigung des Segmentes L2–L4, aber oberhalb L5 (135),
- Umkehr des Supinatorreflexes bei C5/C6-Läsionen.

Halbseitenläsion (Brown-Séquard-Syndrom)

In Tab. 2.2 dargestellt.

Zentromedulläre Läsion

(segmental begrenzt)

– Spastik der kaudalwärts gelegenen homolateralen Körperteile,
– segmentale (beidseitige) dissoziierte Störung des Temperatursinnes (wegen Läsion der in der Commissura anterior kreuzenden Fasern (Abb. 2.2),
– evtl. dissoziierte Sensibilitätsstörung im ganzen kaudalwärts gelegenen Bereich (bei Läsion der aufsteigenden spinothalamischen Bahnen),
– evtl. auf Segmenthöhe periphere Paresen und Reflexverlust sowie Muskelatrophien bei Läsion der Vorderhornganglienzellen,

– mehr oder weniger intakte Berührungsempfindung und Tiefensensibilität (wegen der Aussparung der Hinterstränge),
– Miktionsstörungen.

Läsion der anterolateralen Rückenmarkspartien

(z. B. Arteria-spinalis-anterior-Ischämie)

– Paraspastik oder Paraparese,
– dissoziierte Sensibilitätsstörung kaudalwärts von der Läsionshöhe,
– bei intakter Sensibilität für Berührung und Tiefensensibilität,
– Miktionsstörungen.

Strangaffektionen

– Zum Beispiel reine Paraspastik (z. B. spastische Spinalparalyse s. S. 228),
– gestörte Tiefensensibilität (z. B. Tabes dorsalis [S. 60] oder funikuläre Spinalerkrankung [S. 237]),
– Kombinationen.

Weitere systematisierte Rückenmarksaffektionen

– Zum Beispiel spinale Muskelatrophie bei Vorderhornbefall,
– kombinierte spinale Muskelatrophie und Pyramidenbahnbefall bei der myatrophischen Lateralsklerose (S. 230).

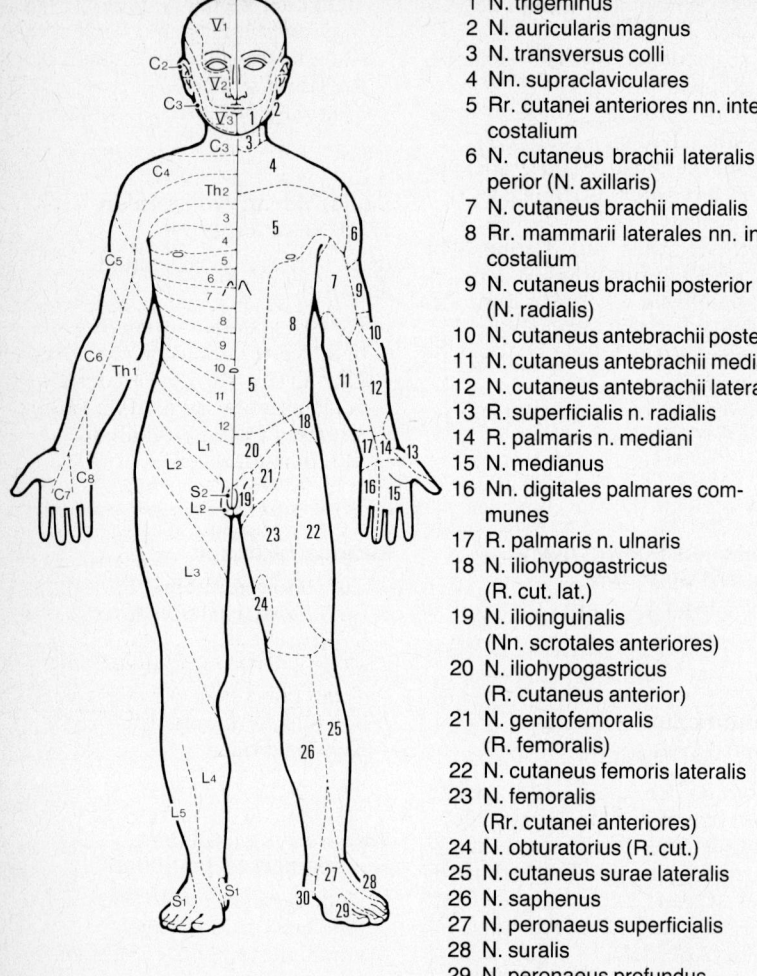

1 N. trigeminus
2 N. auricularis magnus
3 N. transversus colli
4 Nn. supraclaviculares
5 Rr. cutanei anteriores nn. intercostalium
6 N. cutaneus brachii lateralis superior (N. axillaris)
7 N. cutaneus brachii medialis
8 Rr. mammarii laterales nn. intercostalium
9 N. cutaneus brachii posterior
   (N. radialis)
10 N. cutaneus antebrachii posterior
11 N. cutaneus antebrachii medialis
12 N. cutaneus antebrachii lateralis
13 R. superficialis n. radialis
14 R. palmaris n. mediani
15 N. medianus
16 Nn. digitales palmares com-
   munes
17 R. palmaris n. ulnaris
18 N. iliohypogastricus
   (R. cut. lat.)
19 N. ilioinguinalis
   (Nn. scrotales anteriores)
20 N. iliohypogastricus
   (R. cutaneus anterior)
21 N. genitofemoralis
   (R. femoralis)
22 N. cutaneus femoris lateralis
23 N. femoralis
   (Rr. cutanei anteriores)
24 N. obturatorius (R. cut.)
25 N. cutaneus surae lateralis
26 N. saphenus
27 N. peronaeus superficialis
28 N. suralis
29 N. peronaeus profundus
30 N. tibialis (Rr. calcanei)

Abb. 2.**1a**

Abb. 2.**1a–g** Die sensiblen peripheren (linke Körperhälfte) und radikulären (rechte Körperhälfte) Innervationsfelder

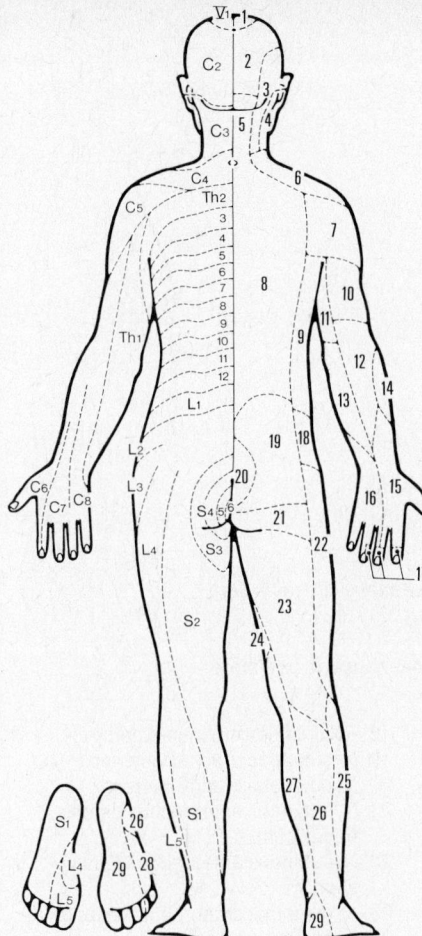

1 N. frontalis (V_1)
2 N. occipitalis major
3 N. occipitalis minor
4 N. auricularis magnus
5 Rr. dorsales nn. cervicales
6 Nn. supraclaviculares
7 N. cutaneus brachii lateralis
   superior (N. axillaris)
8 Rr. dors. nn. spin. cervic., thorac.,
   lumb.
9 Rr. cutanei laterales nn. intercostalium
10 N. cutaneus brachii posterior
11 N. cutaneus brachii medialis
12 N. cutaneus antebrachii posterior
13 N. cutaneus antebrachii medialis
14 N. cutaneus antebrachii lateralis
15 R. superficialis n. radialis
16 R. dorsalis n. ulnaris
17 N. medianus
18 N. iliohypogastricus
    (R. cut. lat.)
19 Nn. clunium superiores
20 Nn. clunium medii
21 Nn. clunium inferiores
22 N. cutaneus femoris lateralis
23 N. cutaneus femoris posterior
24 N. obturatorius (R. cut.)
25 N. cutaneus surae lateralis
26 N. suralis
27 N. saphenus
28 N. plantaris lateralis
29 N. plantaris medialis

Abb. 2.1b

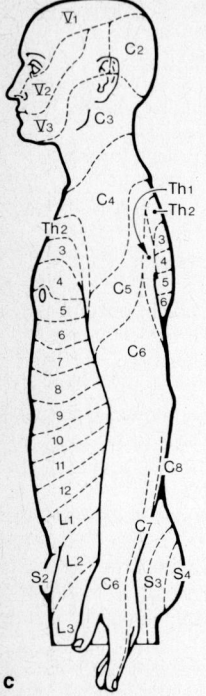

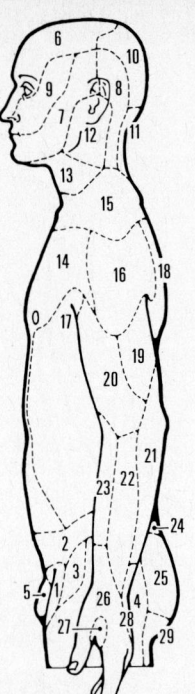

Abb. 2.**1c** Seitenansicht: radikuläre Innervation

Abb. 2.**1d** Seitenansicht: periphere Innervation

c

d

1 N. ilioinguinalis
2 N. iliohypogastricus
3 N. genitofemoralis (R. femoralis)
4 N. cutaneus femoris lateralis
5 N. dorsalis penis
   (N. pudendus)
6 N. trigeminus/1
7 N. trigeminus/3
8 N. occipitalis minor
9 N. trigeminus/2
10 N. occipitalis major
11 Rr. dorsales nn. cervicalium
12 N. auricularis magnus
13 N. transversus colli
14 Rr. cutanei ant. nn. intercostalium
15 Nn. supraclaviculares
16 N. cutaneus brachii lateralis superior
   (N. axillaris)
17 Nn. intercostobrachiales
   (nn. intercostalium)
18 Rr. dorsales nn. thoracicorum
19 N. cutaneus brachii posterior
20 N. cutaneus brachii lateralis
21 N. cutaneus antebrachii posterior
   (n. radialis)
22 N. cutaneus antebrachii lateralis
   superior
23 N. cutaneus antebrachii medialis
24 R. cutaneus lateralis n. iliohypo-
   gastrici
25 Nn. clunium superiores
26 R. superficialis n. radialis
27 Autonomes Gebiet des R. superficialis n. radialis
28 R. dorsalis n. ulnaris
29 N. clunium inferiores
30 N. digitalis palmaris communis
   mediani

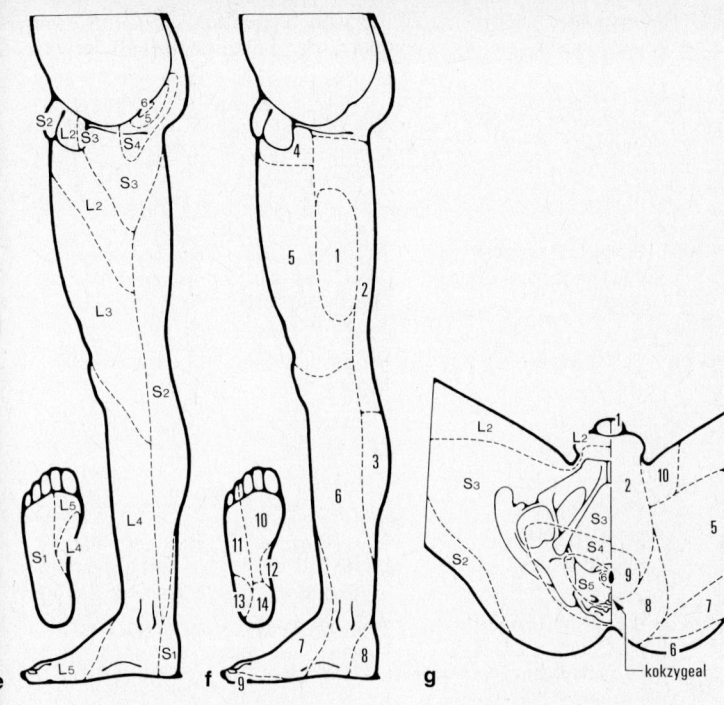

1 R. cutaneus n. obturatorii
2 N. cutaneus femoris posterior
3 N. cutaneus surae lateralis
4 N. ilioinguinalis und R. genitalis
   n. genitofemoralis
5 Rr. cutanei anteriores n. femoralis
6 Rr. cutanei cruris mediales n. sapheni
7 N. cutaneus dorsalis medialis
   (n. peronaeus superficialis)
8 Rr. calcanei mediales
9 N. plantaris medialis
10 N. plantaris medialis
11 N. plantaris lateralis
12 Rr. cutanei curis mediales n. sapheni
13 N. suralis
14 Rr. calcanei mediales

1 N. dorsalis penis (clitoris)
   (n. pudendus)
2 Nn. scrotales (labiales) posteriores
   (Nn. perineales des N. pudendus)
3 Rr. cutanei anteriores n. femoralis
4 N. obturatorius
5 N. cutaneus femoris posterior
6 Nn. clunium superiores
7 Nn. clunium inferiores
8 Nn. clunium medii
9 Nn. anococcygei
10 N. ilioinguinalis und R. genitalis
   n. genitofemoralis

Tabelle 2.1   Segmentale Läsionen mit den dazugehörigen Wurzeln und Rückenmarkssegmenten. Synopsis der Reflexstörungen, der motorischen und sensiblen Ausfälle

Reflex	Auslösungsort und -modus	Effekt	Erfolgsmuskel
Skapulohume- ralreflex	Schlag auf kaudalen Teil des Margo medialis scapulae	Adduktion und Außenrotation des herabhängenden Armes	Mm. infraspinatus und teres minor
Bizepsreflex	Schlag auf Bizepssehne	Flexion des Ellenbogens	M. biceps brachii
Radiusreflex	Schlag auf distales Radiusende	Flexion im Ellenbogen	M. brachioradialis (+ Mm. biceps und brachialis)
Trizepsreflex	Schlag auf Trizepssehne proximal vom Olekranon bei gebeugtem Ellenbogen	Streckung im Ellenbogen	M. triceps brachii
Daumenreflex	Schlag auf Sehne des M. flexor pollicis longus im distalen Vorderarmdrittel	Flexion des Daumenendgliedes	M. flexor pollicis longus
Finger- und Handstrecker- reflex	Schlag dorsal proximal des Radiokarpalgelenkes	Strecken von Hand und Finger (nicht konstant)	Hand- und Finger- extensoren
Fingerbeuge- reflex	Schlag auf Daumen des Untersuchers in der Handvola; rascher Schlag auf die Pulpa der gebeugten Finger (Trömner-Reflex)	Beugen der Finger	Mm. flexor digitorum superficialis (und profundus)
Epigastrischer Reflex (Fremdreflex)	Rasches Bestreichen der Haut von der Mamilla abwärts in der Mamillarlinie	Einziehen des Epigastriums	M. transversus abdominis

Peripherer Nerv	Wurzel-segmente	Rücken-marks-segmente	Motorisches Bild	Sensibles Niveau (vgl. Abb. 2.1)
N. suprascapularis (N. axillaris)	C4–C6	C4	Kopfheben möglich. Quadriplegie. Zwerchfellähmung	Schulterhöhe und Klavikula
N. musculo-cutaneus N. radialis (N. musculo-cutaneus)	C5–C6 C5–C6	C5	Schulterhochstand (intakte Trapezius, Rhomboidei und Levator scapulae). Schwache Außenrotation des Oberarmes möglich	Schulterhöhe und Klavikula sowie Oberarmaußenseite
N. radialis	C7	C7	Armheben (Armadduktion), Beugen im Ellenbogen, Strekken und Beugen der Hand möglich. Strekken im Ellenbogen ausgefallen	Armmittellinie. Radialseite und Daumen frei
N. medianus	C6–C8	C8	Schulter- und Oberarmmuskeln, Handstrecker und -beuger frei. Fingerbeuger und Daumenstrecker sowie Interossei gelähmt	Wie C7. Mittlere Langfinger meist auch frei
N. radialis	C6–C8	D1	Arme frei bis auf kleine Handmuskeln	Hände frei. Ulnarkante Vorderarm und Innenseite Oberarm betroffen
N. medianus (N. ulnaris)	C7–C8 (D1)	D4	Arme und Hände frei. Aufsitzen nicht möglich	Mamillarlinie
Nn. intercostales	D5–D6	D8		Rippenbogen
		D10	Bauchmuskulatur verschieden stark betroffen	Nabelhöhe

Fortsetzung S. 196

Tabelle 2.1   (Fortsetzung)

Reflex	Auslösungsort und -modus	Effekt	Erfolgsmuskel
Bauchhaut- reflex (Fremd- reflex)	Rasches Bestreichen der Bauchhaut von lateral nach medial	Verziehen der Bauchhaut mit Na- belverschiebung	Abdominalmusku- latur
Kremaster- reflex (Fremd- reflex)	Bestreichen der Haut an der Oberschenkelinnensei- te (Kneifen der Addukto- renmuskeln)	Hochziehen des Hodens	M. cremaster
Adduktoren- reflex	Schlag auf den Condylus medialis femoris	Adduktion des Beines	Mm. adductores
Patellarseh- nenreflex (Quadrizeps- reflex)	Schlag auf die Patellar- sehne	Strecken im Knie	M. quadriceps femoris
Glutäalreflex (Fremdreflex)	Bestreichen der Haut über dem Glutäus	Zusammenziehen des Gesäßes (nicht konstant)	Mm. glutaeus me- dius und maximus
Tibialis-poste- rior-Reflex	Schlag auf die Sehne des M. tibialis posterior hinter dem Malleolus internus	Supinationsbewe- gung des Fußes (nicht konstant)	M. tibialis posterior
Semimembra- nosus- und Semitendino- susreflex	Schlag auf die medialen Kniebeugesehnen (Patient in Bauchlage mit leicht ge- beugtem Knie)	Kontraktion der Mm. semitendino- sus und semimem- branosus	Mm. semitendino- sus und semimem- branosus

Peripherer Nerv	Wurzel-segmente	Rücken-marks-segmente	Motorisches Bild	Sensibles Niveau (vgl. Abb. 2.1)
Nn. intercostales, N. hypogastricus, N. ilioinguinalis	D7–D12	D12		Leiste
Ramus genitalis des N. genitofemoralis	L1–L2	L2	Bauchpresse frei. Hüftbeuger und Oberschenkeladduktoren immer paretisch, ebenso Beinmuskeln	Etwas unterhalb der Leiste
N. obturatorius	L2–L3–L4	L3	Beugung Hüfte frei. Oberschenkeladduktoren wenig beeinträchtigt, übrige Beinmuskeln paretisch	Oberschenkelvor- und -innenseite frei
N. femoralis	L2–L3–L4			
N. glutaeus superior und inferior	L4–L5–S1	L4	Strecken im Knie nur wenig beeinträchtigt. Unterschenkelmuskeln und Fuß paretisch	Oberschenkelventralseite frei. Oberschenkel dorsal und ganzer Unterschenkel keine Sensibilität
N. tibialis	L5	L5	Quadrizeps normal. Dorsalextension des Fußes wenig vermindert, der Großzehe nicht möglich. Plantarflexion paretisch	Unterschenkelaußenseite, Fuß und Rückseite des Beines ohne Sensibilität
N. ischiadicus	S1	S1	Dorsalextension von Fuß und Zehen intakt. Parese der Plantarflexion und des Glutaeus maximus	Lateraler Fußrand. Streifen an Rückseite von Unterschenkel und Oberschenkel sowie Reithosenbezirk ohne Sensibilität

Fortsetzung S. 198

Tabelle 2.1   (Fortsetzung)

Reflex	Auslösungsort und -modus	Effekt	Erfolgsmuskel
Biceps-femoris-Reflex	Schlag auf laterale Kniebeugesehnen (s. oben)	Kontraktion des M. biceps femoris	M. biceps femoris
Achillessehnenreflex (Triceps-surae-Reflex)	Schlag auf die Achillessehne	Plantarflexion des Fußes	M. triceps surae (und andere Fußbeuger)
Bulbokavernosusreflex (Fremdreflex)	Leichtes Kneifen des Glans oder der Haut des Dorsum penis	An der Peniswurzel tastbare Kontraktion des M. bulbospongiosus (bulbocavernosus)	M. bulbospongiosus (bulbocavernosus)
Analreflex (Fremdreflex)	Bestreichen oder Stechen der perianalen Haut beim Patienten in Seitenlage	Sichtbare Kontraktion des Anus	M. sphincter ani externus

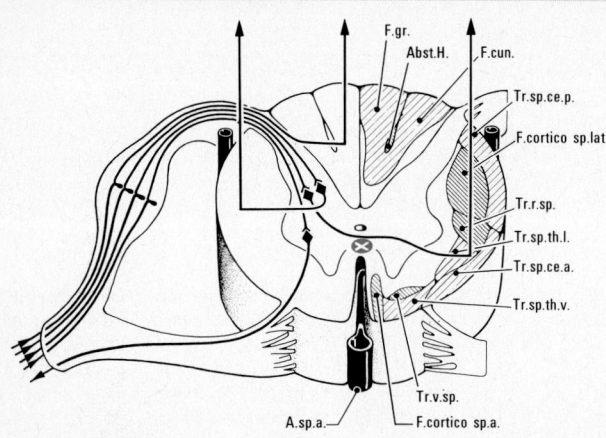

Abb. 2.2   Rückenmarksquerschnitt mit den wichtigsten Bahnen

Abst. H	= Absteigende Hinterstrangbahn	Tr. r. sp.	= Tractus reticulospinalis
A. sp. a.	= A. spinalis anterior	Tr. sp. ce. a.	= Tractus spinocerebellaris anterior
F. cortico sp. a.	= Fasciculus corticospinalis anterior (Pyramidenvorderstrangbahn)	Tr. sp. ce. p.	= Tractus spinocerebellaris posterior
F. cortico sp. lat.	= Fasciculus corticospinalis lateralis (Pyramidenseitenstrangbahn)	Tr. sp. th. l.	= Tractus spinothalamicus lateralis
		Tr. sp. th. v.	= Tractus spinothalamicus ventralis
F. cun.	= Fasciculus cuneatus	Tr. v. sp.	= Tractus vestibulospinalis
F. gr.	= Fasciculus gracilis	✖	= Läsionsort bei segmentaler dissoziierter Sensibilitätsstörung

Peripherer Nerv	Wurzelsegmente	Rückenmarkssegmente	Motorisches Bild	Sensibles Niveau (vgl. Abb. 2.1)
N. ischiadicus	S1–S2	Konus		
N. tibialis	S1–S2			
N. pudendus	S3–S4		Miktions- und Defäkationsstörungen	Reithosenanästhesie, evtl. dissoziiert perianal
N. pudendus	S5			

Tabelle 2.2   Brown-Séquard-Syndrom

Lädierte Struktur	Homolaterale Ausfälle	Kontralaterale Ausfälle
Pyramidenbahn	Motorische Parese	
Vasomotorische Fasern der Seitenstränge	Anfänglich Überwärmung und Rötung der Haut, u. U. fehlende Schweißsekretion	
„Überlastung" der gegenseitigen spinothalamischen Bahn mit Berührungsreizen?	Vorübergehende Oberflächenhyperästhesie	
Hinterstränge	Tiefensensibilität und Vibrationssinn ausgefallen	
Vorderhörner und Vorderwurzel	Segmentale Atrophie und schlaffe motorische Parese	
Eintretende Hinterwurzel	Segmentale Anästhesie und Analgesie	
Laterale spinothalamische Bahnen		Schmerz- und Temperatursinn aufgehoben oder hochgradig vermindert (dissoziierte Sensibilitätsstörung)
Vordere spinothalamische Bahnen		Berührungsempfindlichkeit leicht vermindert

Angeborene und perinatal erworbene Läsionen des Rückenmarkes

Systematik

Ein mangelhafter Schluß des Neuralrohres kann zur Folge haben:

- eine Spina bifida occulta (meist fehlender Bogenschluß von S1 und L5, oft mit Haarbüschel darüber),
- eine Meningozele,
- eine Myelomeningozele oder
- eine Meningomyelozystozele.

Mit den zwei letzten Mißbildungen sind besonders oft auch ein Hydrozephalus und eine Arnold-Chiari-Mißbildung (S. 10) sowie gelegentlich eine Syringomyelie verbunden.

Meningozelen

Die operative Behandlung innerhalb der ersten Lebensstunden erlaubt, zwischen 50 und 60% der Kinder über 2 Jahre oder länger am Leben zu erhalten, bei sonst in diesem Zeitabschnitt letaler Prognose. Ungünstige Faktoren in bezug auf Prognose bzw. Ausmaß der zurückbleibenden Behinderung sind ein Kopfumfang, welcher um 2 cm oder mehr die 90. Perzentile überschreitet, eine ausgeprägte Kyphose oder hochgradige Lähmungen der unteren Extremitäten.

Spina bifida occulta

Sie ist in der Regel asymptomatisch. Selten einmal kann der Druck des 5. Lendenwirbeldornfortsatzes in einen offenen Wirbelbogen S1 zu Rückenschmerzen und Ischiasbeschwerden führen (de Anquin-Syndrom) (246).

Komplexer Dysrhaphismus (33)

Dieser kann mit oder ohne offenen Wirbelbogen durch einen Dermalsinus, ein Lipom, Verwachsungen oder ein *zu kurzes Filum terminale* (s. unten) charakterisiert sein. Es findet sich dann fast immer eine Pigmentierung, eventuell eine behaarte Zone über der Läsion, und die Kinder weisen sehr oft Inkontinenz, Fußdeformitäten, Reflexanomalien und distale Paresen auf. Kaum je ist das Röntgenbild der Wirbelsäule normal: Spina bifida, Fehlbildungen des Sakrum oder ausgeweiteter Spinalkanal.

Diastematomyelie

Hier ist das Rückenmark durch einen Knochen- oder Knorpelsporn, der von ventral her in den Wirbelkanal hineinragt, in zwei Hälften getrennt (408). Meist liegen auch andere Skelett- oder Rückenmarksmißbildungen vor. Es finden sich kongenitale Fußdeformitäten, dann aber auch Paresen und Sphinkterinsuffizienzen, die mit dem Wachstum erst auftreten bzw. zunehmen. Die operative Entfernung des Sporns ist immer angezeigt, vermag aber nur die später aufgetretenen Rückenmarkssymptome und nicht die kongenitalen Ausfälle zu beeinflussen (408).

Kurzes Filum terminale

Die Verankerung des Rückenmarkes im kaudalen Sakralkanal kann zu einem dem soeben erwähnten ähnlichen Beschwerdebild führen.

Geburtstraumatische Schädigungen

Das Rückenmark kann vor allem, aber nicht ausschließlich, bei Steißgeburten lädiert werden. Hierbei spielt die Krafteinwirkung auf die Halswirbelsäule wohl die Hauptrolle. Es finden sich eigentliche Zerreißungen des Rückenmarkes sowie traumatische Erweichungen und Hämatome.

Traumatische Rückenmarksläsionen

Grundsätzliches zum (totalen) Querschnittssyndrom

Akute totale Querschnittsläsion

Zu Beginn bestehen eine schlaffe Paraplegie mit abgeschwächten oder aufgehobenen Reflexen und ohne Pyramidenzeichen (Stadium des spinalen Schocks, von v. MONAKOW als Diaschisis bezeichnet) sowie ein totaler Sensibilitätsausfall und eine Lähmung von Blase und Mastdarm. Man erklärt sich diese Phase durch den Wegfall der tonisierenden Wirkung der kortikospinalen Erregungen auf die Vorderhornganglienzellen, wobei die Ruhepotentiale der Motoneuronen des Rückenmarks um 2–6 mV höher als normal sind, die Membran also stabiler ist. Diese Phase dauert bis zu 3 und manchmal bis zu 6 Wochen.

Spätere Stadien bzw. langsam entstandene Querschnittsläsionen

Wegen einer denervationsbedingten Überempfindlichkeit der Neuronen führen die spinalen Afferenzen nunmehr viel leichter zu Entladungen. Dies führt zu einer Reihe von Phänomenen, die beim Querschnittsgelähmten charakteristisch sind.

Motorische Paraplegie mit erhöhtem Muskeltonus, gesteigerten Eigenreflexen und Pyramidenzeichen.

Sensibilitätsstörungen im Sinne eines sensiblen Querschnittssyndromes mit segmental begrenztem sensiblen Niveau.

Rückenmarksautomatismen, namentlich ein *Retraktionsreflex* (auslösbar durch den Marie-Foix-Handgriff), d. h. ein starkes passives Flektieren und Supinieren des Fußes, *positive Stützreaktionen* = Magnetreaktionen (Strecken des Beines bei Druck gegen die Fußsohle, alternierendes Beugen eines Beines und Strecken der Gegenseite) und *Massenreflex* mit Defäkation und Miktion sowie Schwitzen und Blutdruckanstieg.

Trophische Störungen, besonders der Haut, die zusammen mit der durch die Reglosigkeit bedingten Druckischämie schon innerhalb von Stunden zu Dekubitalgeschwüren führen (1136).

Hypotone Störungen liegen (beim Aufrichten) vor bei Läsionen oberhalb von Th 6 in der Phase des initialen Schocks. Dies geht zurück auf die Unterbrechung der in den Seitensträngen verlaufenden sympathischen Bahnen, die das Rückenmark unterhalb von Th 4 über die motorischen Wurzeln verlassen.

Hypertone Entgleisungen. Diese können als Blutdruckanstieg bei (unbemerkter) Überdehnung der Blase, beginnend 8–12 Monate nach der Verletzung, zu bedrohlichen Zuständen führen. Sie sind begleitet von Kopfweh, Schweißausbrüchen und Benommenheit.

Blasenfunktion

Anatomie. Normalerweise ist für die Blasenfunktion folgendes Substrat wichtig:

- das spinale Zentrum zwischen S 2 und S 4,
- parasympathische Efferenzen durch die Wurzeln S 2 bis S 4 und den N. pelvicus zum Detrusor vesicae und M. sphincter vesicae internus,
- sympathische Efferenzen durch die oberen lumbalen und unteren thorakalen Wurzeln und den Grenzstrang,
- motorische somatische Efferenzen über S 2 bis S 4 durch den N. pudendus zum quergestreiften M. sphincter vesicae externus,
- sensible Afferenzen durch den N. hypogastricus, die Nn. pelvici, Nn. pudendi.

Physiologie. Die Miktion ist also ein spinaler Reflex, der aber durch höhere zerebrale Zentren, durch Vermittlung von Bahnen in den Seitensträngen des Rückenmarkes erleichtert bzw. gehemmt wird. Sie ist somit innerhalb gewisser Grenzen dem Willen unterstellt.

Blasenfunktionsstörungen

(671, 1136)

Bei Querschnittsläsionen und anderen neurologischen Affektionen kommen folgende Miktionsstörungen vor:

Ungehemmte neurogene Blase. Bei Läsionen kortikospinaler Bahnen, entweder kongenital oder bei subtotaler Läsion von Kortex oder Pyramidenbahnen. Der Miktionsvorgang geschieht imperativ, kann aber im allgemeinen willkürlich in Gang gesetzt werden. Inkontinenz nur gelegentlich, kein Restharn. Tritt z. B. auch bei multipler Sklerose und perniziöser Anämie auf.

Reflektorisch-neurogene Blase („automatische Blase"). Die sakralen Zentren sowie die Efferenzen und die Afferenzen

sind intakt. Hingegen besteht eine anatomische oder funktionelle Unterbrechung der suprasegmentalen Reflexbahn. Dies ist der Fall bei Rückenmarksläsionen oberhalb des Konus, aber auch bei multipler Sklerose, bei perniziöser Anämie und normalerweise beim Säugling. Die Blase entleert sich bei einem gewissen Füllungsgrad reflektorisch, wobei relativ wenig Restharn zurückbleibt. Optimal ist eine Entleerung alle 3–6 Stunden, die zwar nicht willkürlich begonnen oder gestoppt werden kann, die jedoch durch gewisse Manipulationen in Gang gesetzt werden kann. Durch Instillation von Eiswasser können reflektorisch kräftige Kontraktionen ausgelöst und zystomanometrisch nachgewiesen werden, im Gegensatz zum flachen Verlauf der Druckkurve bei autonomer Blase (s. unten).

Deafferenzierte Blase. Die afferenten Impulse durch die Nn. pelvici sind unterbrochen. Dies ist beispielsweise bei Läsionen der Hinterwurzeln im Rahmen der Tabes dorsalis der Fall. Es treten keine reflektorischen Blasenkontraktionen mehr auf. Die Blase ist dementsprechend überfüllt, hypoton, die Wände sind dünn. Es treten nur noch vereinzelte Kontraktionen wegen der Eigenreaktion der glatten Blasenwandmuskulatur bei Dehnung auf. Man könnte auch von einer sensorisch-paralytischen Blase sprechen. Das Ergebnis ist eine sogenannte Überlaufblase. Außer bei Tabes können auch eine perniziöse Anämie, ein Diabetes, eine multiple Sklerose und eine Syringomyelie eine solche Blasenstörung erzeugen.

Deefferenzierte Blase. Nur der motorische Schenkel des Blasenreflexbogens ist zerstört. Man könnte von einer motorisch-paralytischen Blase sprechen. Eine solche Störung kommt z. B. bei der Poliomyelitis, eventuell bei der Polyradikulitis vor. Meist erholen sich diese Patienten nach der akuten Phase, sonst kommt es auch hier zu einer Überlaufblase.

Denervierte Blase („autonome Blase"). Beide Schenkel des Reflexbogens sind entweder peripher oder durch eine Läsion des spinalen Blasenzentrums im Conus terminalis lädiert. Es kommt zu einer schlaffen, gedehnten Überlaufblase. Mit der Zeit zeigen sich kleine Kontraktionen der autonom gewordenen Blasenmuskeln. Gelegentlich tritt dann eine Schrumpfung und Hypertrophie der Blasenwände auf. Die autonome Blase unterscheidet sich also durch eine gewisse Hyperaktivität von der deafferenzierten Blase, was auf eine denervationsbedingte Hypersensibilität der Blasenmuskulatur hindeutet. Diese Störung kann nach Trauma, Entzündungen, Arachnitis, Myelomalazie und bei Spina bifida und Kaudatumoren vorkommen. Der Bulbokavernosusreflex (s. Tab. 2.**1**) ist nützlich für die Diagnose einer Läsion der Segmente S2/S3 im Konus bzw. der dazugehörigen Afferenzen und Efferenzen und dient zur Unterscheidung gewisser neurogener Miktionsstörungen von solchen aus urologischen Gründen.

Klinik der traumatischen Rückenmarksläsionen

(436, 1136)

Bei Wirbelsäulentraumata, gelegentlich auch bei Gewalteinwirkungen in der Achsenrichtung (S. 204), kann es mit oder ohne faßbare Schädigung der Wirbelsäule, der Bandscheiben oder des ligamentären Apparates auch zu einer Rückenmarksläsion kommen. Wir unterscheiden folgende Typen der Schädigung:

Commotio spinalis

Unmittelbar bei einem Trauma auftretendes, vollständiges Querschnittssyndrom, das nicht von der Schockphase einer Rückenmarksschädigung mit dauernd persistierender Querschnittsläsion zu unterscheiden ist. Kennzeichnend ist aber die innerhalb von Stunden (bis Tagen?) erfolgende vollständige Rückbildung der Symptome.

Contusio spinalis

Traumatische Zerstörung von Rückenmarksgewebe durch direkte Quetschung bzw. durch eine Blutung. Dies kann durch eine dislozierte Wirbelfraktur, durch ein abgesprengtes Knochenfragment, durch einen luxierten Diskus oder durch eine (wieder vollständig reponierte) Subluxation zweier Wirbel zustande kommen, so daß röntgenologisch u. U. nichts zu erkennen ist. Je nach dem Ausmaß des Schadens bzw. nach dem Weiterwirken des schädigenden mechanischen Momentes wird sich die initiale Symptomatologie – meist ein vollständiges Querschnittssyndrom – mehr oder weniger weitgehend zurückbilden. In einem durch geübte Fachleute genau untersuchten Krankengut wiesen nur 25% der anfänglich vollständig und 57% der unvollständig traumatisch Querschnittsgelähmten eine spontane Besserung auf (479). Die Erholung der Schmerzempfindung scheint mit Bezug auf die Chancen einer nützlichen Rückkehr der Motorik prognostisch günstig zu sein (1130). Die Höhe des lädierten spinalen Niveaus entspricht nicht immer der Höhe der Schädigung der Wirbelsäule. Das spinale Niveau liegt besonders oft bei C5, D4, D10 und L1, selbst wenn die ossäre Läsion zwei oder mehr Segmente davon entfernt ist. Man muß deshalb das Hinzukommen vaskulärer Mechanismen annehmen. Im Rahmen der Rückbildung der Symptome sinkt das obere Niveau der Läsion nicht selten um einige Segmente.

Myelomalazie

Eine solche zirkulatorisch bedingte Rückenmarksschädigung kann sich mit einer Latenz von Stunden bis Tagen nach einem Trauma sekundär einstellen. Als eine pathogenetisch nicht erklärte Spätkomplikation kann sich Monate bis Jahre nach einem traumatischen Querschnittssyndrom eine *Syringomyelie* (S. 239) kranial von der ursprünglichen Läsionsstelle mit zunehmender Behinderung ausbilden. Dies rechtfertigt ein neurochirurgisches Vorgehen.

Compressio spinalis

Dies ist eine weiter andauernde mechanische Kompression durch einen dislozierten Diskus, durch Knochensplitter, vor allem aber auch durch ein *epidurales spinales Hämatom*. Letzteres kann auch spontan, unter Antikoagulantien bzw. nach unbedeutenden Traumata oder Anstrengungen auftreten: Es stellen sich heftige lokale Rückenschmerzen ein, und mit einer Latenz von Stunden bis Tagen tritt ein Querschnittssyndrom auf. Nicht selten ist es dort lokalisiert, wo eine Mißbildung der Wirbelsäule, z. B. ein Klippel-Feil-Syndrom, vorliegt.

Hämatomyelie

Diese zusammenhängende Blutung in die Zentralregion des Rückenmarkes erstreckt sich meistens über mehrere Segmente. Charakteristisch ist ein partielles Querschnittssyndrom, nicht selten mit einer dissoziierten

Sensibilitätsstörung in den betreffenden Segmenten und spastischen Zeichen kaudal davon oder einem Brown-Séquard-Syndrom (S. 199). Am häufigsten sind die posttraumatischen Fälle, wobei auch Traumata in Achsenrichtung (Sturz aufs Gesäß, Kopfsprung in zu seichtes Wasser) in Frage kommen. Die Symptome nehmen im Verlauf von Stunden und Tagen oft noch zu, wobei das Niveau der Läsion anzusteigen pflegt. Lokale Schmerzen sind häufig. Bevorzugt wird das untere Halsmark. Der Liquor ist meist, aber keineswegs immer blutig oder xanthochrom. Der viel selteneren spontanen Hämatomyelie liegt vielfach ein spinales Angiom zugrunde (S. 220).

Läsion des Conus medullaris

Der Conus medullaris liegt auf der Höhe des ersten Lumbalwirbels. Ein reines *Konussyndrom* ist gekennzeichnet durch Störungen der Miktion (denervierte autonome Blase, s. S. 202), der Defäkation und der Sexualfunktionen mit Sphinkterparese. Gelegentlich finden sich dissoziierte Sensibilitätsstörungen der letzten 3–4 sakralen und der kokzygealen Segmente oder eine Störung aller Sensibilitätsqualitäten dieser Segmente (Reithosenanästhesie), während die Motorik intakt sein kann (evtl. Glutäusparese) und auch keine Pyramidenzeichen vorzuliegen brauchen. Der Bulbokavernosusreflex (s. Tab. 2.**1**) fehlt. Neben den traumatischen Fällen kommen Konussyndrome bei Neoplasien, aber auch auf dem Boden einer vaskulären Insuffizienz vor (z. B. Aortenaneurysma).

Kaudasyndrom

Ein solches kann bei Frakturen entstehen, vor allem aber bei traumatischer Luxation des Bandscheibengewebes in der Lendenwirbelsäule unterhalb von L1/L2. Es kommt – im Gegensatz zu den Konusläsionen – oft unter Schmerzen zu einer schlaffen Lähmung der unteren Extremitäten mit Störung aller sensiblen Qualitäten (meist im Sinne einer Reithosenanästhesie), Areflexie, Sphinkterparese, aber ohne Pyramidenzeichen. Die Symptomatologie ist im einzelnen davon abhängig, welche Wurzeln betroffen sind bzw. oberhalb der Läsionsstelle schon den Spinalkanal verlassen haben (s. Tab. 9.1 und 9.2 sowie Abb. 2.6).

Praktisches Vorgehen bei akuter traumatischer Querschnittsläsion

Diagnostische Schritte. *Neurologische Untersuchung* zur Feststellung des lädierten Segmentes (Vorsicht beim Bewegen des Verletzten!).

Klinische Untersuchung der Wirbelsäule zur Erfassung allfälliger Wirbelverschiebungen, Gibbusbildungen usw.

Röntgenuntersuchung der Wirbelsäule entsprechend dem vermuteten Läsionsort, vor allem seitlich.

Lumbalpunktion mit sorgfältiger Ausführung des Queckenstedt-Versuches. Der Blutgehalt des Liquors sagt nichts über die Schwere der Läsion oder die Prognose aus.

Myelographie nur dann vornehmen, wenn

– eine röntgenologisch faßbare Einengung des Wirbelkanals vorliegt (erst eine Dislokation eines Wirbelkörpers um mindestens ein Drittel seines sagittalen Durchmessers bewirkt eine Rückenmarkskompression),
– die CT-Untersuchung oder eine MRI-Untersuchung nicht Klarheit über die Situation verschafft.

Chirurgisches Vorgehen. Eine *neurochirurgische Exploration* nach Laminektomie ist als *Sofortmaßnahme* vertretbar, wenn eine durch das Myelogramm bestätigte Passagebehinderung vorliegt, sofern es sich um eine frische vollständige Querschnittsläsion handelt oder um eine ältere unvollständige. Fast immer wird eine Rückenmarkskontusion vorliegen und der Eingriff nicht wirksam sein. Man kann aber immerhin einmal ein epidurales Hämatom vorfinden oder die sekundäre Beeinträchtigung der spinalen Durchblutung durch ein Knochenfragment beheben. Ein *sekundärer Eingriff* ist angezeigt bei verspätetem Auftreten oder eindeutiger Zunahme von Symptomen und dem Nachweis eines Passagehindernisses im Myelogramm. Auch hier wird allerdings meistens eine Myelomalazie oder eine Rückenmarkskontusion mit Schwellung vorliegen und somit der Eingriff wertlos sein. Alles in allem werden zahlreiche wertlose, einige möglicherweise nützliche und kaum je sicher wirksame Explorationen ausgeführt. Die Statik der für den Paraplegiker so wichtigen Wirbelsäule wird durch den Eingriff manchmal beeinträchtigt und der Beginn der Rehabilitation verzögert. Man begreift deshalb, daß erfahrene Fachleute die operative Exploration der Paraplegien höchstens in Ausnahmefällen befürworten (479).

Orthopädisch-operative Eingriffe sind immer dann angezeigt, wenn Knochenfragmente bzw. Luxationen von Wirbeln das Rückenmark direkt tangieren (obwohl dadurch kaum je die neurologischen Ausfälle als solche, im besonderen oberhalb von Th 12, beeinflußt werden). Sie sind im weiteren indiziert bei Zunahme von neurologischen Ausfällen in Zusammenhang mit instabilen Wirbelläsionen, auch sonst bei Instabilität und bei Schmerzen, um dadurch die Mobilisierung und die Rehabilitation zu beschleunigen.

Rehabilitation des Querschnittsgelähmten

Die Rehabilitation beginnt im Moment der Verletzung (438, 1136). Von allem Anfang an muß durch richtige Lagerung und 2stündliches Umlagern ein Dekubitus vermieden werden. Die Verhinderung einer Blasenüberdehnung, einer Blaseninfektion und später einer chronischen Blasenentzündung mit Steinbildung und Nierenkomplikationen ist wesentlich. Dies wird durch regelmäßiges Katheterisieren unter strengen aseptischen Bedingungen zu Beginn, später durch intermittierende Selbstkatheterisierung und in selteneren Fällen durch suprapubische Ableitung erreicht. Auf die eigentliche Rehabilitation der Motorik kann hier nicht eingegangen werden.

Schleudertrauma der Wirbelsäule (whiplash injury) (1170)

Diese Verletzung ist meist Folge einer Auffahrkollision, wesentlich seltener einer Frontalkollision. Besonders gefährdet ist der von hinten Angefahrene. Mit oder ohne medulläre Symptome hat der Unfall bei Halswirbelsäulenläsion meist sehr langwierige Nackenschmerzen, Tortikollis, Zervikobrachialgien und Kopfschmerzen zur Folge (S. 473). Oft finden sich auch lästige vegetative Symptome wie Schwindel, Potenzstörungen und sehr lange andauernde neurasthenische Erscheinungen. Der Röntgenbefund kann hierbei ganz normal sein oder lediglich eine Gestreckthaltung und eine Blockierung von Bewegungssegmenten sowie unfallfremde spondylotische Veränderungen zeigen. Gelegentlich wird aber auch ein akutes zentrales Halsmarksyndrom beobachtet, das sich anfänglich von der Hämatomyelie nicht unterscheidet, aber eine bessere Rückbildungstendenz hat. Gelegentlich bestehen auch ohne direkte Kontusion des Schädels eine Bewußtseinsstörung und das Bild einer Gehirnerschütterung oder gar einer kontusionellen Gehirnschädigung.

Tumoren und andere das Rückenmark komprimierende Prozesse

Allgemeine Hinweise

Eine mechanische Kompression des Rückenmarkes, die sich mehr oder weniger langsam entwickelt, führt zu einem *langsam progredienten Querschnittssyndrom*. Es ist entscheidend wichtig, daß jeder Arzt daran denkt, wenn ein Patient über Steifigkeit der Beine, über zunehmende Gehbehinderung, verminderte Sensibilität der Beine, ein Gürtelgefühl um den Leib oder gar Miktionsstörungen klagt. Eine solche kompressionsbedingte Rückenmarkssymptomatik ist durch folgende Besonderheiten charakterisiert:

– Die *Motorik* ist in erster Linie betroffen. Über lange Zeit kann beispielsweise bei einem langsam wachsenden raumfordernden Prozeß eine rein motorische Paraparese mit Pyramidenzeichen ganz im Vordergrund stehen. Bei genauer Untersuchung wird man allerdings distal betonte

– *Sensibilitätsstörungen* (besonders epikritische Berührungsempfindung und Vibrationssinn) meist doch nachweisen können. Ein sicher faßbares sensibles Niveau ist aber zu Beginn keineswegs immer vorhanden.

– *Miktionsstörungen* treten relativ spät auf.

– Radikuläre gürtelförmige Sensationen weisen gelegentlich auf die Läsionshöhe hin.

– *Das Fehlen einzelner Bauchhautreflexe oder von Muskeleigenreflexen* kann ebenfalls Rückschlüsse auf die Läsionshöhe erlauben.

– *Ischialgiforme Schmerzen* können in gewissen Fällen selbst bei Hals- und Brustmarktumoren an den unteren Extremitäten vorkommen.

– Die *Hirnnerven* sind naturgemäß bei rein spinalen Prozessen nicht befallen. Stauungspapillen allerdings können u. U. bei stark erhöhtem Liquoreiweiß vorkommen.

– Die *Wirbelsäule* kann klinisch Deformationen, einen Gibbus oder Klopfdolenz einzelner Dornfortsätze aufweisen.

– Die *Leeraufnahmen der Wirbelsäule* können Knochendestruktionen, eine Ausweitung des Wirbelkanals, eine Destruktion der Bogenwurzeln oder Dornfortsätze oder ein Wirbelhämangiom zeigen.

– Die *Lumbalpunktion* kann Eiweißerhöhung bis zu extrem hohen Werten des Sperrliquors aufweisen (Froin-Syndrom). Der Queckenstedt-Versuch zeigt u. U. kein Ansteigen.

– *Sensible evozierte Potentiale* bei Reizapplikation unterhalb bzw. oberhalb der Läsionshöhe können zum Bestimmen derselben beitragen (531).

– Die *Myelographie*, das CT oder die MRI-Untersuchung sind entscheidend.

Gewisse *Schwankungen in der Intensität der Symptome* kommen auch bei kompressionsbedingten Rückenmarksläsionen vor, eine eigentliche spontane Rückbildung aber nicht. Immerhin kann z. B. eine Behandlung mit Corticosteroiden durch die antiödematöse Wirkung zur Besserung der Symptome führen.

Besondere Formen der Rückenmarkskompression

Tumoren im Wirbelkanal

Klinisch ergibt sich der Verdacht auf einen Tumor aus der **Anamnese** und dem klinischen **Befund** (s. oben). Der endgültige Nachweis jedoch geschieht mittels **Computertomographie** oder *Kontrastmittelmyelographie*. Letztere zeigt je nach Lage und Art des raumfordernden Prozesses ein unterschiedliches Bild. Aus der

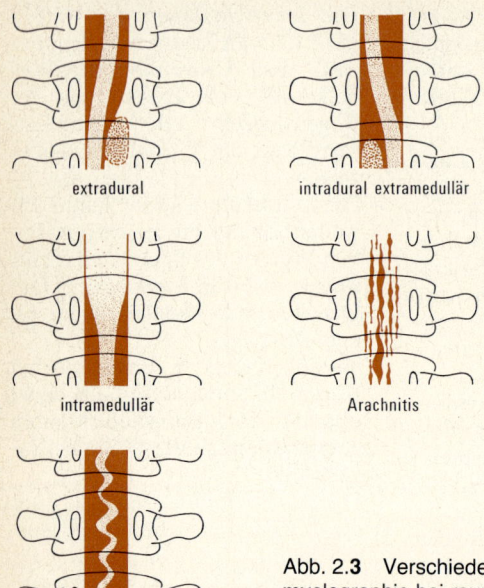

extradural

intradural extramedullär

intramedullär

Arachnitis

Varicosis spinalis

Abb. 2.**3**   Verschiedene Aspekte in der Kontrastmittel-myelographie bei raumfordernden und anderen patho-logischen intraspinalen Prozessen

gegenseitigen Beziehung des Rük-kenmarks, der Raumforderung und des Duralsackes ergibt sich zumin-dest die topographische Diagnose (Abb. 2.**3**). Die drei häufigsten Tu-moren sind das Neurinom, das Me-ningeom und die Metastasen.

Neurinom

Dieses macht etwa ein Drittel der spina-len Tumoren aus. Sie können zwar ir-gendwo lokalisiert sein, sind aber im un-teren Thorakal- und im Lumbalbereich am häufigsten. Wegen ihres Ausgangs-punktes an einer Nervenwurzel sind sie oft von radikulären Schmerzen oder Aus-fällen begleitet. Wenn sie sich im Fora-men intervertebrale entwickeln, ist das-selbe in den halbschrägen Aufnahmen ausgeweitet, und es kommt zu einem

sowohl intra- wie extraspinalen Wachs-tum, zu einer sogenannten *Sanduhrge-schwulst*. Diese kann gut im Computerto-mogramm nachgewiesen werden (Abb. 2.**4**). Neurinome im Wirbelkanal können isoliert vorkommen oder aber Teilsym-ptom einer Neurofibromatose von Reck-linghausen sein (S. 12).

Meningeom

Auch dieser gutartige Tumor macht fast ein Drittel der intraspinalen Raumforde-rungen aus und kann über Jahre zu einer schließlich hochgradigen Kompression des Rückenmarkes führen. Der häufigste Sitz ist die Brustwirbelsäule. Im Kon-trastmittelmyelogramm hat die rundli-che, von der Dura aus wachsende Ge-schwulst einen sehr charakteristischen Aspekt (Abb. 2.**5**).

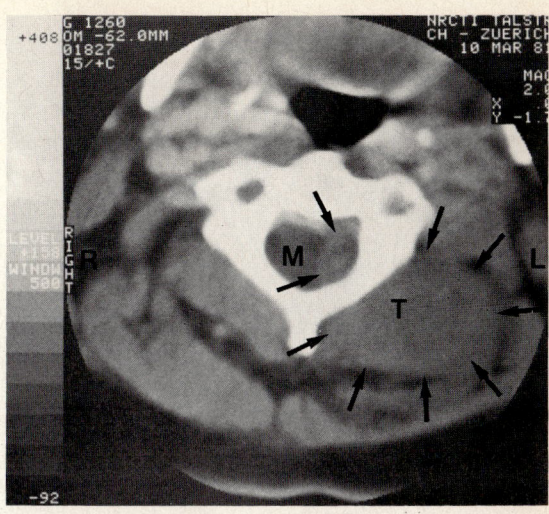

Abb. 2.4 Computertomographische Darstellung eines linksseitigen Neurinoms (Pfeile) in Höhe von C4 mit teilweise intraspinaler Lokalisation und Verdrängung des Halsmarkes (M) nach rechts (aus dem Neuroradiologisch-computertomographischen Institut, Talstraße 65, Zürich, PD. Dr. H. *Spiess*)

Metastasen (1051)

Diese sitzen in den allermeisten Fällen in den Wirbeln und komprimieren sekundär das Rückenmark. Der *Primärtumor* ist in einem Drittel der Fälle ein Lungenkarzinom, fast in einem weiteren Drittel ein Mammakarzinom, in einem Viertel verschiedene andere Tumoren, und bei etwa 10% bleibt er unentdeckt. In fast der Hälfte der Fälle ist die Wirbelmetastase die *erste klinische Manifestation* des Tumors. Die **Symptome** werden in zwei Dritteln der Fälle durch Schmerzen (Rückenschmerzen oder radikuläre Schmerzen) eingeleitet. Am häufigsten führt aber erst eine Beinschwäche zur Abklärung. Sphinkterstörungen treten erst später hinzu. *Röntgenbilder der Wirbelsäule* sind in 80–90% der Fälle pathologisch, besonders beim Mammakarzinom.

Therapie: Während die histologisch gutartigen Neurinome und Meningeome neurochirurgisch radikal entfernt werden können, werden Metastasen kombiniert chirurgisch oder strahlentherapeutisch bzw. nur durch Strahlentherapie behandelt. Letztere wird vorgezogen, wenn die Diagnose eines Malignoms feststeht und wenn multiple Läsionen vorliegen. Hierbei ist die Prognose vom Primärtumor abhängig. Bei primärem Bronchialkarzinom spricht nur $\frac{1}{8}$ an, und nur wenige sind ein Jahr später noch am Leben. Bei Mammakarzinom reagiert die Hälfte gut auf die Therapie, und nach einem Jahr ist noch $\frac{1}{3}$ der Patienten am Leben (1051).

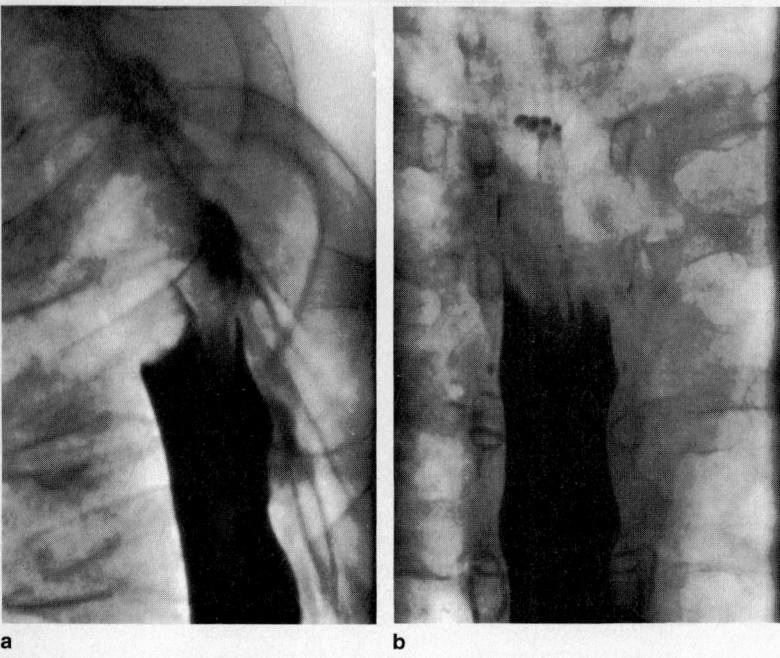

a   b

Abb. 2.**5a** u. **b** Meningeom in Höhe von Th 6 im Kontrastmittelmyelogramm **a** seitlicher, **b** dorsoventraler Strahlengang (Bild aus der Abteilung für Neuroradiologie, Prof. *P. Huber*, des Institutes für Diagnostische Radiologie, Prof. *W. Fuchs*, der Universität Bern)

Karzinose der Meningen

(1036)

Bei diesem Leiden sind die weichen Rückenmarkshäute diffus und über viele Segmente von Tumorgewebe durchsetzt. Neben Rückenmarkssymptomen finden sich hierbei immer starke Schmerzen und Zeichen einer Polyradikulopathie. Im Liquor liegen eine Eiweiß- und Zellvermehrung vor sowie vor allem ein erniedrigter Liquorzucker, im Sediment finden sich Tumorzellen. Auch hier sind die Adenokarzinome des Magens, die Lungen- und Brustkarzinome die häufigsten Ausgangspunkte. Die Prognose ist in diesen

Fällen sehr schlecht, und die mittlere Überlebenszeit nach Stellen der Diagnose beträgt etwa einen Monat (1036). Die *Sarkomatose der Meningen* ist vielleicht eine besondere Form des Medulloblastoms.

Nichtneoplastische Rückenmarkskompressionen

Nichttumorale intraspinale Raumforderung

Hierzu gehören die *epiduralen Hämatome*, welche auf S. 204 schon erwähnt wurden. Ein *epiduraler Abszeß* (426, 640) geht meist von einem Infekt der Nachbarschaft aus. Er kann mehr oder weniger rasch zu einem Kompressionssyndrom des Rückenmarks führen (s. S. 213).

Wirbelsäulenaffektionen verursachen u. U. ebenfalls Rückenmarkskompressionen und Erscheinungen von seiten des Rückenmarkes und der Nervenwurzeln. Das *Wirbelhämangiom* kann lokale Schmerzen mit Klopfdolenz der Dornfortsätze, aber auch radikuläre Schmerzen sowie eine Rückenmarkskompression bewirken. Es tritt am häufigsten in der mittleren Brustwirbelsäule auf. Die *Chondrodystrophie* (1145), Wirbeldeformitäten bei *Pseudohypoparathyreoidismus,* eine Osteopenie mit Kyphose, vor allem aber die *Kyphoskoliose* können zu einer langsam fortschreitenden Markkompression führen. Diese letzteren Fälle sind übrigens einer chirurgisch-orthopädischen Therapie unter bestimmten Umständen zugänglich. Eine *Scheuermannsche Erkrankung* mit Kyphose kann selten auch einmal mit einem Querschnittssyndrom einhergehen (956).

Myelopathie bei Zervikalspondylose. Bei der an und für sich radiologisch sehr häufigen *zervikalen Spondylose* (424, 1095) kann es u. a. zu einer Schädigung des Zervikalmarkes kommen. Ein ähnliches Beschwerdebild, auch ohne oder mit nur geringer Spondylose, findet sich bei *anlagemäßig engem zervikalem Spinalkanal,* vorwiegend bei Männern (561). Besonders gefährdet sind die Patienten mit primär chronischer Polyarthritis (794). **Pathogenetisch** entstehen die Symptome dadurch, daß hintere spondylotische Randwülste direkt komprimierend auf das Rückenmark wirken und daß durch dieselben eine Beeinträchtigung der Zirkulation in der A. spinalis anterior oder den Aa. radiculares zustan-

de kommt. Die **klinische Symptomatologie** ist gekennzeichnet durch radikuläre motorische Ausfälle, u. U. mehrere Segmente betreffend, weil schon im Zervikalkanal mehrere der schräg abwärts verlaufenden Wurzeln mechanisch auf ein und derselben Höhe lädiert werden können, oft unbestimmte Sensibilitätsausfälle, u. U. fleckig oder handschuhförmig (Rückenmarksbahnen betroffen) und nicht etwa immer radikulär. Deutlich sind eine Beeinträchtigung des Temperatur- und Schmerzsinns, ataktische Störungen durch Läsion der spinozerebellären Bahnen, Spastizität vor allem der Beine mit Pyramidenzeichen, Spastizität der Arme, gelegentlich auch bei tiefer zervikaler Spondylose durch Beeinträchtigung der A. spinalis anterior, selten Faszikulationen, die dann eine Abgrenzung gegenüber einer myatrophischen Lateralsklerose notwendig erscheinen lassen. *Röntgenologisch* weist der Wirbelkanal im Seitenbild an der engsten Stelle einen Sagittaldurchmesser von 13 mm oder weniger auf. Die *Lumbalpunktion* ergibt meist keine Liquorpassagebehinderung (Queckenstedt-Versuch in maximaler Extensions- und Flexionsstellung des Kopfes ausführen!), und das Eiweiß ist normal oder geringgradig erhöht. Im *Myelogramm* läßt sich im Seitenbild in Bauchlage eine Einengung des Zervikalkanals nachweisen: Der sagittale Durchmesser von der ventralen Grenze des Kontrastmittels bis zur dorsalen Begrenzung des Wirbelkanals beträgt im Mittel 9,5 mm gegenüber 16–17 mm bei Normalen. Das Syndrom der *Claudicatio intermittens des Halsmarkes* stellt eine Sonderform der wechselnden Symptome von seiten des Zervikalmarkes bei anlagemäßig engem (s. oben) oder/und spondylotisch eingeengtem Zervikalkanal dar. Hierbei spielt der Spannungszustand des Rückenmarkes im Spinalkanal eine Rolle, wobei die Flexions- und Extensionsbewegungen bei verstärkter körperlicher Aktivität zum Auftreten der Symptome führen. Die **Therapie** wird in diagnostisch gesicherten Fällen in einer großzügigen Dekompression durch Abtragen mehrerer Wirbelbögen (310, 1095) oder die Fusion von Wirbeln von ventral her (424) bestehen. Bei relativ akut auftretenden Symptomen konnte eine Besserung in ca. zwei Dritteln der Fälle erreicht werden, bei chronisch-progredienter Symptomatologie in nur einem Drittel (424). Bei Tetraspastik sind die Operationserfolge enttäuschend (1095).

Man hüte sich überhaupt, bei jedem chronischen progredienten paraspastischen Syndrom älterer Patienten, bei welchen naturgemäß häufig auch eine spondylotische Veränderung der Halswirbelsäule mit eingeengtem Wirbelkanal vorliegt, eine Myelopathie bei Spondylosis cervicalis zu diagnostizieren. Nicht selten wird ein anderes Leiden vorliegen, so z. B. eine multiple Sklerose.

Nichtmedulläre Symptome bei Zervikalspondylose s. S. 396.

Myelopathie bei engem thorakalem Spinalkanal. Diese Form der Rückenmarkskompression ist selten, aber recht charakteristisch (1191a). Sie kommt auch ohne die auf S. 204 aufgeführten spezifischen Wirbelsäulenerkrankungen vor. Es treten über Monate oder Jahre progrediente spastische Gangstörungen, Sensibilitätsstörungen und evtl. Miktionsstörungen auf. Eine Claudicatio intermittens zwingt die Patienten zum Anhalten bzw. zur Stellungsänderung. Diagnostisch entscheidend sind das Myelogramm bzw. die Computertomographie. Die großzügige dorsale Dekompression stellt auch hier die Therapie der Wahl dar.

Differentialdiagnose der Rückenmarkskompression

Folgende Affektionen sind am häufigsten gegenüber einer mechanischen Rückenmarkskompression abzugrenzen:

– die multiple Sklerose in ihrer paraspastisch-progredienten Form (meist Krankheitsschübe und nichtmedulläre Symptome in der Vorgeschichte, kein eindeutiges sensibles Niveau),
– familiäre spastische Spinalparalyse (rein motorisch),
– Syringomyelie (dissoziierte Sensibilitätsstörung suchen),
– gewisse stoffwechselbedingte Störungen, z. B. die funikuläre Spinalerkrankung.
– Vaskuläre spinale Syndrome und die Myelitiden verlaufen in der Regel akut, gelegentlich allerdings können auch diese subakut bis chronisch sich entwickeln.
– Seltenheiten sind reversible paraspastische Symptome bei Hyperthyreose (360).
– Eine mit der Zeit permanente Paraspastik ist zugleich mit Vorderhornganglienzellbefall bei Latyrismus beschrieben worden (216).

Erregerbedingte, allergische und toxische Erkrankungen des Rückenmarkes und seiner Hüllen

Erregerbedingte Rückenmarkserkrankungen

Septische Erkrankungen

Der *intramedulläre Abszeß* ist sehr selten.

Der *subdurale spinale Abszeß* ist durch Rückenschmerzen, Wurzelsyndrome, eine Querschnittssymptomatologie und schließlich eine plötzlich einsetzende Paraplegie gekennzeichnet. Eine Infektion in der Vorgeschichte ist häufig, nicht selten findet sich eine Osteomyelitis eines Wirbels. Die Blutsenkungsgeschwindigkeit ist meist erhöht. Die frühzeitige Erkennung und Operation sind für die Prognose entscheidend.

Ein *epiduraler Abszeß* (426, 640) findet sich bei einem von 250–350 neurologisch hospitalisierten Patienten und kommt in jedem Alter vor. Etwa bei der Hälfte ist die primäre ursächliche Infektion bekannt: Furunkel, Lungenaffektion, Abort, Osteomyelitis, Endokarditis, Otitis usw. Der Erreger ist meist ein Staphylococcus aureus. Die neurologischen Symptome treten 15–30 Tage nach der Primärinfektion in Erscheinung. Initial bestehen intensive Rückenschmerzen mit hartnäckigem Fieber, hoher Senkung, dann Wurzelsymptome und praktisch immer eine Rückenmarks- bzw. Kaudakompressionssymptomatologie. Der Liquor ist immer pathologisch mit Zellzahlerhöhung. Röntgenbilder der Wirbelsäule können eine Diszitis zeigen. Die antibiotische Behandlung wird meist mit einer Laminektomie kombiniert, kann aber auch ohne diese erfolgreich sein (640).

Poliomyelitis anterior acuta

Epidemiologie: Diese früher gefürchtete Erkrankung, auch als spinale Kinderlähmung oder Heine-Medinsche Krankheit bezeichnet, kommt in den Ländern, in welchen die aktive Schutzimpfung konsequent durchgeführt wird, praktisch nicht mehr vor. Früher erzeugte die endemisch und epidemisch auf dem Weg über Schmier- und Schmutzinfektion übertragene Viruserkrankung nur bei 1–2% der betroffenen Individuen neurologische Symptome.

Pathologisch-anatomisch beruht sie auf einem Befall der grauen Substanz, besonders der Vorderhornganglienzellen des Rückenmarkes mit akutem Untergang derselben und Ersatz durch Gliaknötchen.

Klinik: Nach einer *Inkubationszeit* von 3–20 Tagen spielt sich – allerdings nicht immer – zunächst eine unspezifische febrile *Vorkrankheit* ab, der sich mit einer Latenz von Tagen die ebenfalls febrile *Hauptphase* anschließt. Diese geht zunächst mit allgemeinem Krankheitsgefühl, Kopfweh und Meningismus einher, worauf sich nach 1–4 Tagen die Paresen einstellen. Die *Lähmungen* schreiten anfänglich während einiger Stunden und bis zu wenigen Tagen weiter. Parästhesien oder eindeutige Sensibilitätsstörungen gehören nicht zum Bild der Poliomyelitis, hingegen gelegentlich Schmerzen und Druckdolenz der betroffenen Muskeln. Neben der häufigeren spinalen Form finden sich auch Fälle mit eventuell sogar ausschließlichem Befall bulbärer und pontiner Muskeln, also z. B. mit Schluckparesen, Fazialislähmung und Augenmotilitätsstörungen. Die enzephalitische Form ist äußerst selten.

Liquorbefund: Dieser ist zu Beginn der zweiten Phase durch eine Zellzahlerhöhung von 100 und eventuell mehr Zellen, wovon ein guter Teil polymorphkernige sind, charakterisiert. Bald nehmen aber die Rundzellen zu. Im Verlauf von 1–2 Wochen sinkt die Zellzahl, und das Eiweiß steigt, so daß eine gewisse „dissociation albumino-cytologique" auftreten kann.

Differentialdiagnose: Die Differenzierung gegenüber der Polyradikulitis Guillain-Barré wird auf S. 309 besprochen. Auch nach anderen als durch Poliovirus bedingten Viruserkrankungen können Symptome eines Vorderhornzellbefalles beobachtet werden, so nach gewissen Echo- und Coxsackie-Virusinfektionen. Nur die virologische Abklärung vermag hier den Erreger zu präzisieren.

Prognose: In den Fällen mit bulbären Symptomen und Atemlähmung ist sie schlecht, wobei diese eine Mortalität bis zu 50% aufweisen. Die Rückbildungsphase kann sich unmittelbar an den Höhepunkt der Lähmungen anschließen, wobei schon innerhalb Wochen eine weitgehende oder gar vollständige Rückbildung der Paresen möglich ist. Prognostisch günstig ist das Vorhandensein einer auch noch so geringfügigen Restfunktion. Nach einigen Monaten sind die Chancen nennenswert weiterer Restitution wesentlich geringer. Die Lähmungen erholen sich

meist nur zum Teil und hinterlassen motorische Paresen mit Muskelatrophien und Areflexie sowie bei Befall im frühen Kindesalter einen Wachstumsrückstand der entsprechenden Extremität.

Schutzimpfung: Diese geschieht heute oral mit der Lebendvakzine von Sabin. Sie hat in vielen Ländern bereits zu einem praktisch vollständigen Verschwinden von paralytischen Fällen geführt. Die seltenen Impfkomplikationen wurden auf S. 170 schon besprochen und fallen im Hinblick auf die praktische Ausrottung dieser schweren Krankheit sozialmedizinisch nicht ins Gewicht.

Spätkomplikationen und Besonderheiten: Selten kann viele Jahre nach abgelaufener Poliomyelitis eine *Zunahme der zurückgebliebenen motorischen Paresen* beobachtet werden. Hierfür ist entweder ein Untergang lädierter Vorderhornganglienzellen oder eine sekundäre Begleitmyopathie der partiell denervierten Muskelanteile verantwortlich. Bei Kindern, alle gegen Poliomyelitis geimpft und alle jünger als 10 Jahre, wurden einige Tage nach einem akuten Anfall von *Asthma bronchiale* plötzlich einsetzende, unterschiedlich lokalisierte Muskelschwächen einer Extremität mit Atrophien beobachtet. Sensible Ausfälle fehlten. Gelegentlich wurden Schmerzen und Meningismus angegeben. Der Liquor zeigte eine Zellzahlerhöhung und eine Eiweißvermehrung. Die Paresen bildeten sich nicht oder nur unbefriedigend zurück (1158).

Myelitiden

Allgemeines: Als Myelitis werden jene Erkrankungen bezeichnet, die isoliert oder im Rahmen einer Infektionskrankheit, einer allergischen Reaktion oder einer (allergischen) demyelinisierenden Erkrankung zu einem Befall des Rückenmarks führen. Die meisten Myelitiden betreffen, mit oder ohne enzephalitische Beteiligung, verschiedene Stränge des Rückenmarks und können zu einem mehr oder weniger ausgedehnten – eventuell multilokulären – Befall des Rückenmarksquerschnittes führen, im Extremfall zu einer Querschnittsmyelitis (s. unten). Myelitiden werden selten nach Leptospirosen, Rickettsiosen, bei Masern, Mumps, Herpes simplex und anderen Virusaffektionen beobachtet. Sie treten auch nach Schutzimpfungen (Pocken, Lyssa) sowie metakarzinomatös auf (455). Man findet sie auch im Rahmen der multiplen Sklerose (S. 254). Manche Fälle bleiben ätiologisch ungeklärt.

Myelitis transversa (akute Querschnittsmyelitis)

(99, 928)

Epidemiologie: Die jährliche Inzidenz beträgt etwa 1,3 auf 1 Million Einwohner (99). Zwar kann die Erkrankung in jedem Alter auftreten, aber es sind zwei deutliche Altersgipfel mit 10–20 und nach 40 Jahren vorhanden. Männer und Frauen sind gleich häufig befallen. Eine Saisonabhängigkeit besteht nicht.

Auslösende Faktoren: Nur bei etwa einem Drittel hat sich 5–21 Tage vor Einsetzen der neurologischen Symptome eine Infektion abgespielt, meist eine solche der oberen Luftwege. Selten ging eine Impfung voraus.

Klinik: Die oft mit Fieber, Muskelschmerzen, Rückenweh und Gürtelgefühl beginnenden Symptome weiten sich bei etwa der Hälfte der Fälle innerhalb 24 Stunden zu einem mehr oder weniger vollständigen Querschnittssyndrom aus. Der zeitliche Ablauf schwankt allerdings zwischen 5 Minuten und mehreren Wochen. Eine allfällige Erholung setzt innerhalb von wenigen Wochen bis maximal 3 Monaten ein. Nach 3 Monaten ist nicht mehr mit einer Besserung zu rechnen, sofern eine solche bis dahin nicht schon eingesetzt hat. Es kommt nach durchgemachter reiner Querschnittsmyelitis nur selten zu einem neuen Krankheitsschub, im besonderen ist das Auftreten von Symptomen einer multiplen Sklerose auch bei mehrjähriger Katamnese eine große Seltenheit (99, 928). Kommt eine Optikusneuritis hinzu, so spricht man von einer Neuromyelitis optica Devic (S. 265). Die Abgrenzung einer *akuten nekrotisierenden Myelopathie* mit sehr schlechter Prognose von den Querschnittsmyelitiden bei demyelinisierender Erkrankung ist wohl nicht berechtigt.

Toxische Myelopathien

Myelopathie bei Heroinkonsumenten

Bei Heroinsüchtigen wurden verschiedene neurologische Komplikationen beschrieben: Armplexusneuropathie, Polyradikulitis, Polyneuropathie, Injektionsschaden eines peripheren Nerven, Rhabdomyolysis, Hirnabszesse, mykotische

Aneurysmen, Apoplexie, Tetanus und epileptische Anfälle. Hier interessiert uns besonders die Myelopathie. Diese tritt meist unmittelbar nach einer Selbstinjektion, eventuell nach einer Bewußtlosigkeit auf. Klinisch handelt es sich um eine oft totale, gelegentlich aber nur partielle Querschnittsläsion mit thorakalem Niveau. Die Prognose ist schlecht. Als Mechanismus werden eine Hypertonie, eine Hyperextensionsstellung des Kopfes im Koma, toxische oder allergische Faktoren, Embolie oder Vaskulitiden diskutiert.

Myeloneuropathie bei Lachgasabusus

Nach Monaten bis Jahren können bei Süchtigen, aber selten auch bei akziden-

tellen wiederholten Inhalationen (Zahnärzte!) Symptome auftreten (622): Polyneuropathisch bedingte Sensibilitätsstörungen an den Extremitätenenden, Ataxie, Potenzstörungen, Hyperreflexie und Pyramidenzeichen, Sphinkterstörungen und Denkstörungen. Die Prognose ist schlecht.

Weitere toxische Myelopathien

An anderer Stelle werden die Myelopathien bei *chronischem Alkoholismus* (964) (S. 157) und bei *Lathyrismus* (S. 229) beschrieben.

Zirkulatorische Störungen des Rückenmarkes

Gefäßversorgung des Rückenmarkes

Die Gefäßversorgung des Rückenmarks (510, 873) ist in den Abb. 2.**6** und 2.**7** schematisch dargestellt. Die beim Feten in jedem Segment vorhandenen Aa. radiculares reduzieren sich beim Erwachsenen auf 6–8 vordere und hintere Segmentalarterien zum Rückenmark. Die dickste ist die A. radicularis magna (Adamkiewicz), die zwischen Th 10 und L 2 – häufiger links als rechts – in den Wirbelkanal eintritt. Diese Arterien dringen durch die Foramina intervertebralia in den Spinalkanal und durch die Wurzeltaschen in den Intraduralraum ein. Sie werden am Rückenmark untereinander durch die A. spinalis anterior bzw. die paarigen Aa. spinales posteriores ver-

bunden. Diese drei in der Längsrichtung des Rückenmarks verlaufenden Blutleiter stellen gewissermaßen eine fortlaufende Anastomosierung der segmental zuführenden Radikulararterien dar und sind untereinander wiederum durch die Vasokorona verbunden. Wesentlich ist die Tatsache, daß der Blutstrom in den längs verlaufenden Blutleitern je nach lokaler Beschaffenheit der Gefäße und allgemeinen Druckverhältnissen unterschiedliche Richtung haben kann. Die Grenzzonen scheinen für die Entstehung einer Ischämie besonders gefährdet zu sein.

Rückenmarksischämien
(121, 510, 873, 1069)

Pathomechanismen: Ähnlich wie es am Gehirn zu ischämischen Erweichungen kommt, kann auch eine *ischämische Erweichung des Rückenmarks,* eine *Myelomalazie,* entstehen. Dies kann durch lokale Wandveränderung der zuführenden großen oder radikulären Gefäße entstehen oder aber durch hämodynamische Faktoren. Im einzelnen können in Frage kommen:

– ein *Steal-Phänomen,* z. B. bei Morbus Paget (460),
– ein Prozeß der *Aorta abdominalis* (Aneurysma dissecans), spindeliges Aneurysma, schwere Atheromatose, luische Arteriitis, Thrombose der Aorta,
– ein iatrogener Verschluß einer *großen A. lumbalis* durch einen Katheter bei Aortographie bzw. durch die Kontrastmittelinjektion,
– eine mechanische *Läsion einer radikulären Arterie,* z. B. bei einer Sympathektomie, eventuell auch eine Kompression einer solchen Arterie bei einer Spondylosis mit Einengung eines Foramen intervertebrale (besonders thorakolumbal),
– eine *lokale Atheromatose,* evtl. Thrombose einer radikulären Arterie,
– eine *allgemeine Blutdrucksenkung,* beispielsweise bei Kollaps oder perioperativ,
– eine Anoxämie, z. B. bei Herzinsuffizienz (121), Cor pulmonale oder CO-Intoxikation, eventuell mit zusätzlicher lokaler Einengung einer radikulären oder spinalen Arterie.

Eine Arteriosklerose kommt nur an den großen zuführenden Arterien vor, nicht an den Rückenmarksgefäßen selber. Hier findet sich höchstens eine Adventitia-Fibrose, die aber nicht zu Verschlüssen des Gefäßes führt. Pathologisch-anatomisch lassen sich nach kardiozirkulatorischen Zwischenfällen mit Anoxie symmetrische Erweichungen der grauen Substanz mit lumbosakraler Betonung nachweisen (54). Eine Seltenheit dürfte eine Rückenmarksinfarzierung auf dem Boden einer venösen Thrombose sein (563).

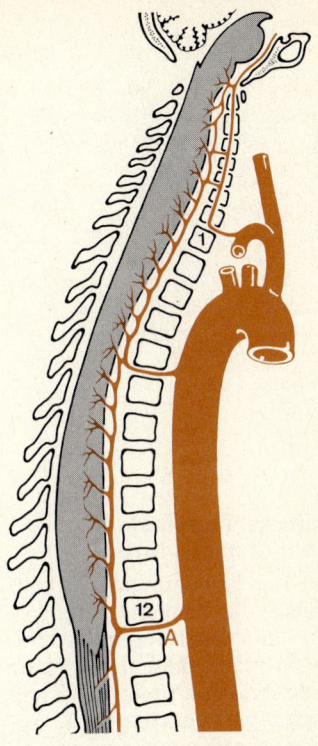

Abb. 2.**6** Blutversorgung des Rückenmarks durch die Aa. radiculares. A = A. radicularis magna Adamkiewicz (nach *Lazorthes*)

Klinische Syndrome

Je nach Ausmaß und Dauer der Ischämie können sehr unterschiedliche klinische Syndrome resultieren. Nebst intermittierender Durchblutungsinsuffizienz mit voll reversiblen spinalen Ausfällen kann eine vollständige Erweichung eines Rückenmarksanteiles zustande kommen, wobei die klinischen Symptome vom zeitlichen Ablauf und von der Lokalisation abhängen.

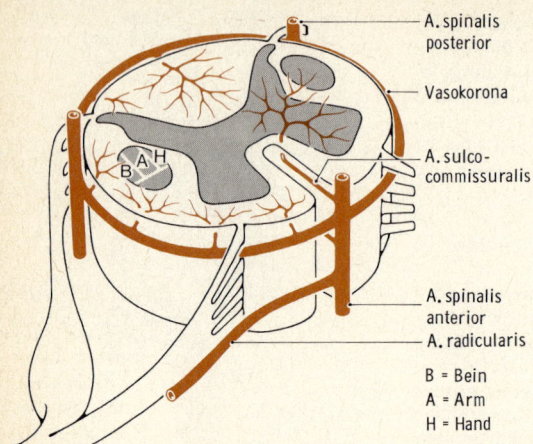

A. spinalis posterior

Vasokorona

A. sulco-commissuralis

A. spinalis anterior

A. radicularis

B = Bein
A = Arm
H = Hand

Abb. 2.7 Blutversorgung des Rückenmarks im Querschnitt

Intermittierende spinale Durchblutungsinsuffizienz

Es sind dies wiederholte, rückbildungsfähige, ischämische Symptome, u. a. mit Paraparesen, Pyramidenzeichen, Parästhesien der Beine und Sensibilitätsstörungen. Diese Erscheinungen können z. B. in Abhängigkeit vom Kompensationsgrad einer Herzinsuffizienz auftreten (121, 531). Die somatosensorischen evozierten Potentiale, d. h. die Registrierung der evozierten zerebralen Reizantwort bei Reizung an der unteren Körperhälfte, vermögen manchmal auch bei negativem neurologischem Befund ein Niveau nachzuweisen (531).

Claudicatio intermittens des Rückenmarks

Hier treten die Symptome auf dem Boden einer Gefäßwandveränderung beim Gehen in Erscheinung. Es sind fast immer ältere Männer betroffen. Es kommt vor, daß ein wäh-

rend Tagen (oder Wochen?) bestehendes vollständiges vaskuläres Querschnittssyndrom sich mehr oder weniger vollständig zurückbilden kann. Andererseits ist es möglich, daß eine zunächst intermittierend auftretende Durchblutungsinsuffizienz mit rückbildungsfähigen Symptomen schließlich zu Dauerausfällen führt.

Arteria-spinalis-anterior-Syndrom

(873)

Es handelt sich um eine ischämische Schädigung des Rückenmarkes, die sich auf das Ausbreitungsgebiet der erwähnten Arterie beschränkt. Gewisse Prodrome (Schmerzen und gürtelförmige Parästhesien auf der Höhe der späteren Läsion) können Stunden bis Tage der Lähmung vorausgehen. Innerhalb mehrerer Minuten bis zu einer Stunde stellt sich dann aber rasch, jedoch nicht apoplektiform, eine anfänglich schlaffe

Paraplegie ein. Es findet sich eine rein dissoziierte Sensibilitätsstörung, so daß also die Bewegungsempfindung, der Lagesinn und der Vibrationssinn intakt sind und lediglich der Schmerz- und Temperatursinn gestört erscheinen. Werden diese letzteren Qualitäten nicht geprüft, so kann zu Unrecht eine psychogene Lähmung vermutet werden, da Pyramidenzeichen anfänglich noch fehlen. Es bestehen außerdem Sphinkterstörungen. Die neurologische Symptomatologie erklärt sich aus dem Verteilungsgebiet der A. spinalis anterior bzw. der Aa. sulcocommissurales. Ursächlich kann irgendeine der weiter oben angeführten Gefäß- oder Kreislaufstörungen im Spiele sein. In Frage kommt auch eine direkte Kompression der A. spinalis anterior durch einen raumfordernden Prozeß, z. B. eine luxierte Diskushernie. Gelegentlich kommt es zu einer teilweisen, sehr selten zu einer vollständigen Rückbildung der Symptome.

Erweichung im Ausbreitungsgebiet der A. spinalis posterior

Dies stellt eine große Seltenheit dar. Im Gegensatz zum Arteria-spinalis-anterior-Syndrom kommt es zu einem Ausfall der Hinterstrangsensibilität, aber auch zu einer schweren Paraparese.

Syndrom der A. sulcocommissuralis

(1069)

Es stellt dies eine Erweichung einer Hälfte des Rückenmarkes auf einer bestimmten Höhe dar, bei welcher ein vaskulär bedingtes Brown-Séquard-Syndrom entsteht.

Globale Myelomalazie (im restriktiven Sinne)

Dies ist eine ischämische Erweichung des ganzen Rückenmarksquerschnittes. Sie tritt oft mit Schmerzen, rasch, aber keineswegs immer apoplektiform auf. Ein Fortschreiten der Symptome ist manchmal über Tage zu beobachten. Die Lähmung bleibt praktisch immer mehr oder weniger vollständig bestehen, wobei weiter oben Ausnahmen schon erwähnt wurden. Die Ursachen wurden ebenfalls schon aufgeführt. Sicher gehört mancher als nekrotisierende Myelitis oder akute Querschnittsmyelitis bezeichneter Fall hierher. Die Läsion kann auch einmal im Bereich des Conus terminalis liegen (S. 204).

Zentromedulläre Erweichung

Gelegentlich ist eine Erweichung des Rückenmarksquerschnittes auf einer bestimmten Höhe (mit entsprechendem Querschnittssyndrom, eventuell dissoziiertem sensiblen Niveau) kombiniert mit einer Erweichung der daran kaudal anschließenden zentralen Rückenmarkspartien. Die dadurch bedingte Ausschaltung des peripheren motorischen Neurons führt zu einem Querschnittssyndrom mit einer kaudal davon nachweisbaren permanenten schlaffen Paraplegie (775).

Chronisch-progrediente vaskuläre Myelopathie

Dies kann Folge einer chronischen Durchblutungsinsuffizienz des Rückenmarkes im Rahmen einer Arteriosklerose sein. Folge davon ist z. B. eine Paraspastik. Sofern auch die Vorderhornregion unter der chronischen Durchblutungsstörung leidet, kann die Symptomatologie schließlich nicht von der einer myatrophischen Lateralsklerose unterschieden werden. Bei chronischer Hypoxie, z. B. im Rahmen einer chronischen Ateminsuffizienz, können elektrophysiologisch Zeichen einer Vorderhornzelläsion nachgewiesen werden (1120). Pathologisch-anatomische Veränderungen nach Anoxie s. oben.

Venöse Infarzierung des Rückenmarkes

Eine seltene Ursache einer Rückenmarksdurchblutungsstörung ist eine venöse Thrombose, die hämorrhagisch oder nichthämorrhagisch sein kann (562a). Ein Querschnittssyndrom entwickelt sich schubweise oder progredient. Eine entzündliche Veränderung der venösen Strombahn, eine *spinale Phlebitis,* kann ebenfalls eine vaskulär bedingte Querschnittsläsion des Rückenmarkes verursachen.

Angiodysgenetische Myelomalazie und Varicosis spinalis

Definition: Als angiodysgenetische Myelomalazie (Varicosis spinalis, Myelitis necroticans Foix-Alajouanine) wird eine Zirkulationsstörung des Rückenmarks auf dem Boden einer extra- und intramedullären angiomatösen Gefäßmißbildung (Angioma racemosum venosum) bezeichnet (654, 1099).

Klinik: Die Symptome beginnen meist zwischen dem zweiten und dem vierten Lebensjahrzehnt. Am häufigsten sind sie am thorakolumbalen Übergang lokalisiert. Sie setzen in der Regel plötzlich oder subakut, seltener aber auch ganz allmählich progredient ein. Oft bestehen zu Beginn lokale und radikuläre Schmerzen, auf die mehr oder weniger rasch eine Querschnittssympto-

matik folgt. Männer sind wesentlich häufiger als Frauen betroffen. Oft sind schon früh im Verlauf Störungen der Miktion vorhanden, was differentialdiagnostisch gegenüber einer Rückenmarkssymptomatologie bei Tumor oder anderen Kompressionen verwertet werden kann. Die Symptomatologie kann einem vollständigen Querschnittssyndrom entsprechen oder aber z. B. einem Brown-Séquard-Syndrom. Nicht selten ist ein schubweiser Verlauf mit mehr oder weniger vollständigen Remissionen. Der neue Schub wird sich dann auf dem gleichen Rückenmarksniveau abspielen, was die Differenzierung gegenüber Schüben einer multiplen Sklerose erleichtert. Ein spinales Angiom (und ausnahmsweise ein spinaler Tumor) können selten einmal auch Ursache einer *akuten Subarachnoidalblutung* sein (S. 92). Rückenweh und eine medulläre Symptomatologie ermöglichen dann die Differenzierung gegenüber einem intrakraniellen Aneurysma. Als auslösender Faktor für die klinischen Symptome kommen gelegentlich ein Trauma, körperliche Belastung oder die Menses in Frage.

Hilfsuntersuchungen: Im Liquor finden sich in 75% der Fälle eine Pleozytose und Eiweißerhöhung, seltener eine Xanthochromie. Im Kontrastmittelmyelogramm lassen sich die varikös geschlängelten oberflächlichen Rückenmarksvenen in etwa 80% der Fälle nachweisen (Fehlinterpretation bei subduraler Kontrastmittelinjektion). Die pathologischen Gefäße sind fast immer in der Arteriographie nachweisbar.

Differentialdiagnose: Bei rasch einsetzender Symptomatologie wird man an eine Myelitis denken, bei langsamem Auftreten an eine Kompression durch eine Raumforderung. Wenn nach Rückbildung der Symptome ein neuer Schub auftritt, wird eine multiple Sklerose erwogen werden: Die erneut gleiche Lokalisation der Schädigung und meist auch die begleitenden Schmerzen erlauben aber eine Abgrenzung. Die *Hämatomyelien* wurden auf S. 204 schon erwähnt.

Prognose: Sie ist in den meisten Fällen schlecht. Dort, wo zunächst intermittierende und rückbildungsfähige Symptome aufgetreten waren, ermöglicht lediglich die rasche Diagnose ein rechtzeitiges chirurgisches Eingreifen.

Therapie: Die operative Exstirpation der oberflächlichen Venen ist dank der Mikrochirurgie in vielen Fällen möglich (1192, 1193).

Degenerative und heredodegenerative Leiden mit vorwiegendem Befall des Rückenmarkes

Befall der Vorderhornganglienzellen

Allgemeine Charakteristika

Die sogenannten *spinalen Muskelatrophien* sind gekennzeichnet durch

- schlaffe, rein motorische Lähmung,
- Muskelatrophien,
- Faszikulationen,
- verminderte oder fehlende Muskeleigenreflexe,
- keine Pyramidenzeichen,
- intakte Sensibilität,
- Muskelenzyme im Serum in der Regel normal
- bzw. nur beim Vorliegen einer sogenannten Begleitmyopathie erhöht,
- im Elektromyogramm Riesenpotentiale und gelichtetes Aktivitätsmuster bei maximaler Willkürinnervation,
- Liquor in der Regel normal, ausnahmsweise leichte Eiweißvermehrung,
- Muskelbiopsie mit gruppierter Faseratrophie ohne Strukturveränderung (in Ausnahmefällen Begleitmyopathie).

Pathophysiologie und besondere Merkmale

Die motorische Einheit

Als *peripheres motorisches Neuron* wird die motorische (Vorderhorn-) Ganglienzelle und ihr Axon mit seinen Verzweigungen bezeichnet. Die *motorische Einheit* stellt die Gesamtheit jener Muskelfasern dar, die alle gemeinsam von ein und derselben motorischen Ganglienzelle abhängig sind (Abb. 2.**8**). Diese Population von Muskelfasern kontrahiert sich synchron. Je nach Muskel sind mehr oder weniger Muskelfasern von ei-

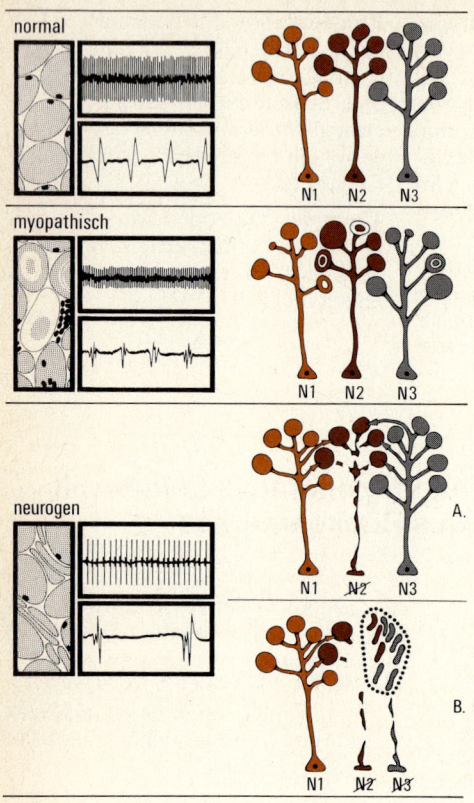

Abb. 2.8 Motorische Einheit. *Oben:* Beim Gesunden gleichförmiges Kaliber der Muskelfasern, am Beispiel dreier motorischer Einheiten dargestellt. Elektromyogramm: Volles Interferenzbild und normal geformte Einzelpotentiale. *Mitte:* Bei einer Myopathie unterschiedlicher Befall einzelner Muskelfasern der verschiedenen motorischen Einheiten. Elektromyogramm: Zwar noch volles Interferenzbild, jedoch niedrigere Amplitude und kleinere, deformierte motorische Einheiten. *Unten:* Neurogene Läsion. Absterben einer motorischen Ganglienzelle (oder Läsion eines Axons). Die dazugehörigen Muskelfasern werden denerviert und z. T. von den Nachbareinheiten übernommen. Geht nun auch eine solche zugrunde, dann finden sich histologisch Gruppen gleichstark atrophischer Muskelfasern. Elektromyographisch ein gelichtetes Interferenzbild bei maximaler Willkürinnervation und verbreiterte sowie deformierte Aktionspotentiale

ner solchen Ganglienzelle abhängig, in den Augenmuskeln beispielsweise nur 10–12, im M. gastrocnemius bis zu 1600 Einzelfasern. Anatomisch sind diese Fasern auf einen Teil des Muskelquerschnitts verteilt und nehmen im M. biceps brachii des Menschen z. B. eine Zone mit einem Durchmesser von ca. 5 mm ein. Innerhalb dieser Zone sind die zu einer motorischen Einheit gehörenden Einzelfasern im gesunden Muskel alle regellos verteilt. Diese gehören

alle ein und demselben histochemischen Fasertypus an.

Denervation und Reinnervation

Geht eine motorische Ganglienzelle – z. B. bei einer spinalen Muskelatrophie – zugrunde, dann kommt es zunächst zum Untergang des dazugehörigen Axons und zur *Denervation* der dazugehörigen Muskelfasern. Die Axone benachbarter, zu noch intakten Ganglienzellen gehörenden

Axone zeigen aber Aussprossungen. Die denervierten Muskelfasern der betroffenen Einheit werden von diesen Nachbaraxonen aus zum Teil *reinnerviert.* Dadurch werden einerseits die benachbarten, noch gesunden *motorischen Einheiten vergrößert,* und es entsteht andererseits eine Gruppierung der nunmehr gemeinsam innervierten Fasern zu sogenannten *Untereinheiten.* Auch diese so modifizierten motorischen Einheiten können später ihrerseits wieder durch Untergang der zugehörigen motorischen Ganglienzelle denerviert werden. Dieser Prozeß erklärt die Veränderung, welche bei solchen parallel verlaufenden Denervations- und Reinnervationsprozessen das Elektromyogramm und die Muskelbiopsie erfahren können (s. Abb. 2.**8**).

Elektromyogramm

Darin finden sich im normalen Muskel die der einzelnen motorischen Einheit entsprechenden Aktionspotentiale mit regelrechtem bi- und triphasischem Ablauf und bei maximaler Willkürinnervation zu einem vollen Interferenzmuster verschmelzend. Bei chronisch-neurogener Muskelatrophie entsprechen der vergrößerten motorischen Einheit (s. oben) im Elektromyogramm große, zum Teil polyphasische Potentiale und ein gelichtetes Interferenzbild. Bei *Myopathien* sind Muskelfasern der verschiedenen motorischen Einheiten betroffen. Die dadurch erzeugte Verkleinerung der einzelnen – zahlenmäßig zunächst nicht reduzierten – motorischen Einheiten zeigt sich im Elektromyogramm in niedrigen, zum Teil aufgesplitterten Einzelpotentialen, die aber bei maximaler Willkürinnervation durchaus noch zu einem vollen Interferenzbild (niedriger Potentiale) verschmelzen können (s. Abb. 2.**8**).

Muskelbiopsie

Diese erlaubt zunächst eine Unterscheidung zwischen neurogener Muskelatrophie und primärer Myopathie. Geht eine *neurogen veränderte,* zunächst ausgesproßte und dadurch umstrukturierte motorische Einheit zugrunde, dann finden sich den sekundären Untereinheiten entsprechende Gruppen gleichstark atrophischer Fasern. Diese sind meist länglich polygonal, und ihre Struktur ist intakt. Die Kerne sind randständig und unauffällig. Das Bindegewebe ist nicht vermehrt. Bei primären Myopathien hingegen sind die befallenen Fasern regellos verteilt, in unterschiedlichem Ausmaße atrophisch, meist weiterhin rund und weisen – oft auch ohne Atrophie – Strukturänderungen auf (wachsartige Degeneration, Verschwinden der Längs- und Querstreifung, scholliger oder granulärer Zerfall, Durchsetzung mit Makrophagen usw.). Die Kerne sind oft vermehrt, zentral gelegen und können Kernreihen bilden. Das Bindegewebe und das Fettgewebe können vermehrt sein, und es finden sich auch außerhalb der Polymyositiden entzündliche Infiltrate. Einzelne Erkrankungen haben spezifische histologische Aspekte, die eine präzise ätiologische Diagnose aus der Biopsie erlauben, auf die in den betreffenden klinischen Abschnitten noch hingewiesen werden soll (Abb. 2.**9 a** u. **b**).

Besonders oft, aber keineswegs ausschließlich bei langsam progredienten spinalen (und neuralen) Muskelatrophien, zeigt die Biopsie allerdings manchmal ebenfalls „myopathische" Veränderungen der Faserstruktur, Bindegewebsvermehrung und zellige Infiltrate. Man spricht dann von einer *Begleitmyopathie* (768). In diesen Fällen ist die Kreatinkinase dann oft auch erhöht (4).

Faszikulationen

Bei chronischem Vorderhornganglienzelluntergang finden sich mit

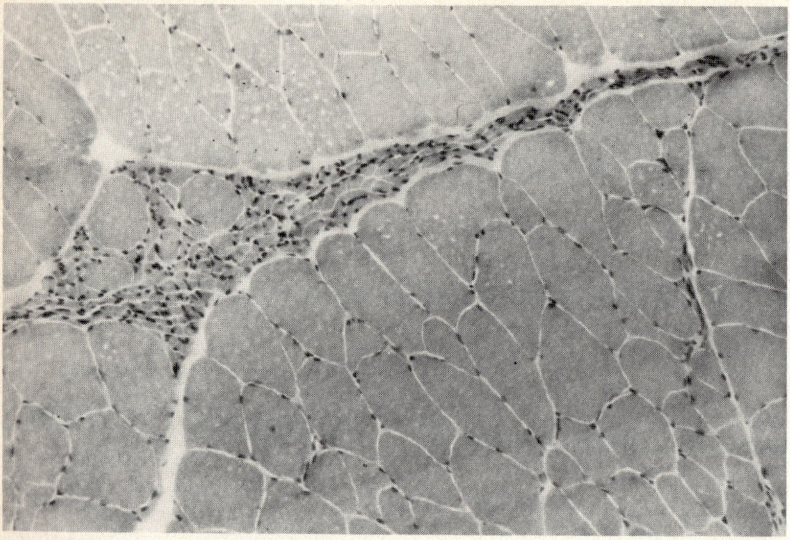

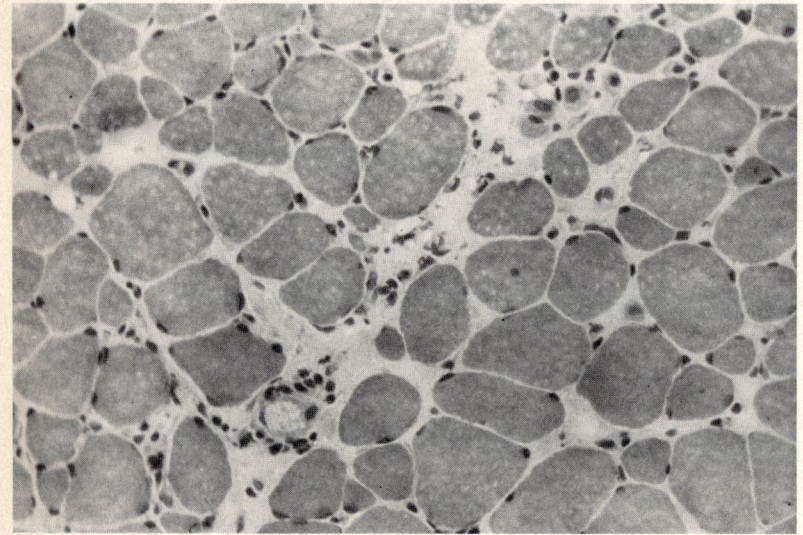

Abb. 2.**9a** u. **b** Muskelbiopsie. **a** Bei einer spinalen Muskelatrophie findet sich ein Feld mit gleichstark atrophischen Fasern. **b** Bei einer progressiven Muskeldystrophie ganz unterschiedliches Kaliber der Muskelfasern, z.T. hypertrophisch, z.T. atrophisch. Vermehrt zentrale Kerne sowie regenerierende Fasern. Leichte Bindegewebsvermehrung

bloßem Auge sichtbare, unwillkürliche synchrone Kontraktionen einer Gruppe von Muskelfasern. Sie müssen allerdings bewußt vom Untersucher gesucht werden. Durch die Injektion von 10 mg Tensilon intravenös können sie provoziert bzw. stark gesteigert werden. Zwar sind Faszikulationen ein typisches, aber kein pathognomonisches Zeichen eines chronischen Befalls der Vorderhornganglienzellen. Sie kommen gelegentlich, z. B. auch bei Wurzelbefall, vor. Sie sind von den *gutartigen Faszikulationen,* nach Infekten bzw. ohne faßbare Ursache, oft schwer, meist nur durch die Begleitsymptome oder den Verlauf zu unterscheiden. Syndrom mit Muskelschmerzen und Faszikulationen (486) s. S. 490.

Contraction fasciculations

Die Vergrößerung der (noch) gesunden motorischen Einheit bringt es mit sich, daß bei der Rekrutierung einer zusätzlichen motorischen Einheit eine zum Teil viel größere Zahl von Muskelfasern synchron eingesetzt wird. Dies hat dann übertriebene Bewegungsausschläge zur Folge, z. B. auch ein durch den Einsatz solch großer Einheiten bewirktes, unregelmäßiges Zucken der ausgestreckt gehaltenen Finger („signe de l'index", „contraction fasciculations").

Klinische Krankheitsbilder

Die hier zu besprechenden „degenerativen", zum Teil familiären Krankheitsbilder sind rein klinisch oft nicht von den selteneren symptomatischen Formen spinaler Muskelatrophien bei Malignomen, Dyspro-

teinämien, gewissen Intoxikationen und Zuckerstoffwechselstörungen zu unterscheiden. Auch sind spinale Muskelatrophien Teilsymptome einer ganzen Reihe von Erkrankungen, die an anderer Stelle besprochen werden: myatrophische Lateralsklerose, Parkinsonismus-Dementia-Komplex, Creutzfeld-Jakob-Krankheit, Friedreich-Ataxie, intraspinale raumfordernde Prozesse, orthostatische Hypotonie und andere mehr. Bei Hexosaminidasemangel kann nebst einem komplexen Syndrom mit Enzephalopathien, Ataxien und komplexen neurologischen Symptomen auch eine reine spinale Muskelatrophie vorkommen (527). Die eigentlichen primären spinalen Muskelatrophien sind in Tab. 2.**3** zusammengefaßt und werden nachfolgend einzeln geschildert.

Infantile spinale Muskelatrophie Werdnig-Hoffmann

Diese Krankheit ist **genetisch** verankert und wahrscheinlich autosomal rezessiv erblich. Es sind gelegentlich mehrere Individuen einer Geschwisterschaft befallen, jedoch keine Fälle in der Aszendenz. Die Erkrankung manifestiert sich **klinisch** selten schon intrauterin durch verminderte Kindsbewegungen. Unter Umständen kann sie einmal auch die Ursache einer Arthrogryposis multiplex congenita sein. Sie kann in den übrigen Fällen unmittelbar nach der Geburt, am häufigsten in der zweiten Hälfte des ersten Lebensjahres, manifest werden. Das Kind ist dann schlaff, paretisch, liegt mit angewinkelten Armen (Henkelstellung) und schlaff-gespreizten Beinen da, zeigt

Tabelle 2.3   Hauptsächlichste Erkrankungen mit chronischem Vorderhornganglienzellbefall

Name	Befallene Strukturen	Symptome	Besonderheiten	Ätiologie
Infantile spinale Muskelatrophie (Werdnig-Hoffmann)	Vorderhornganglienzellen des Rückenmarks	Muskelatrophie und -parese. Hypotonie. Faszikulationen der Zunge	Säuglinge oder Kleinkinder. Rasch letal	Autosomal-rezessives (?) Erbleiden
Atrophia musculorum spinalis pseudomyopathica (Kugelberg-Welander)	Vorderhornganglienzellen des Rückenmarks	Muskelatrophien und Faszikulationen. Progrediente Gehstörungen. Keine bulbären Symptome	Kinder und Jugendliche. Proximal, meist an den unteren Extremitäten beginnend. Langsame Progredienz	Unregelmäßig dominant
Spinale Muskelatrophie des Erwachsenen (Aran-Duchenne)	Vorderhornganglienzellen des Rückenmarks	Muske atrophien und Paresen sowie Faszikulationen	Jüngere Erwachsene. Distal (Hände!) beginnend	Meist isoliert, ätiologisch ungeklärt. Gelegentlich Lues
Proximale spinale Muskelatrophie des Schultergürtelbereiches (Vulpian-Bernhardt)	Vorderhornganglienzellen des Rückenmarks	Muskelatrophien und Paresen sowie Faszikulationen im Schultergürtelbereich	Erwachsene, langsam progredient	Unbekannt. Gelegentlich Lues
Myatrophische Lateralsklerose (evtl. mit echter Bulbärparalyse)	Vorderhornganglienzellen des Rückenmarks, evtl. auch bulbäre motorische Kerngebiete. Pyramidenbahnen und kortikobulbäre Bahnen	Muskelatrophien und Paresen, Faszikulationen. Bulbäre Paresen mit Schluck- und Sprachstörungen. Spastik und Pyramidenzeichen	Erwachsene, rasch progredient und letal. Selten juvenile (familiäre) relativ gutartige Fälle	Meist isolierte Formen. Selten genetisch bedingt

Verschiedene seltenere Affektionen mit Vorderhornganglienzellbefall als Teilsymptom: Creutzfeld-Jakob-Krankheit, orthostatische Hypotonie, diabetische Amyotrophie (?), metakarzinomatöse Myelopathie, organische Quecksilberintoxikationen usw.

distal noch einige Restbewegungen und weint nur leise. Es zeigt eine paradoxe Atmung und später auch Schluckstörungen als Ausdruck eines Befalles der bulbären Kerngebiete. Faszikulationen finden sich besonders an der Zunge, während an den Extremitäten dieselben ebenso wie die Atrophien wegen des kindlichen Fettpolsters kaum je sichtbar sind. Nicht so selten sieht man aber Faszikulationen an den Augenlidern (1022). Unter Umständen können die Faszikulationen mit dem Stethoskop gehört, die Atrophien in einem Weichteilröntgenbild und im Computertomogramm gesehen werden. Die **Prognose** ist infaust, und der Tod erfolgt meist vor Ende des 4. Jahres, in vielen Fällen auch schon früher. Es sind allerdings auch Fälle mit wesentlich langsamerer Progredienz und Überlebenszeiten bis über das 20. Altersjahr hinaus bekannt. Solche Fälle stellen dann – wenn sie nicht im 1. Lebensjahr, sondern später erst manifest werden – Übergänge zu der zervikal und skapulohumeral lokalisierten Form nach Vulpian-Bernhardt dar sowie zu der Atrophia musculorum spinalis pseudomyopathica (Kugelberg-Welander), die weiter unten besprochen werden soll. Eine **Therapie** ist nicht bekannt. In die **Differentialdiagnose** müssen kongenitale Muskeldystrophien, Fälle von astatisch-atonischem Syndrom Foerster, zerebrale Kinderlähmung und seltene, zum Teil gutartige Myopathien einbezogen werden. Eine bei der Geburt oder in den ersten Lebensmonaten auffällige Hypotonie und Bewegungsarmut wurde früher als *Amyotonia congenita* (Oppenheim) bezeichnet, was aber eine ätiologisch völlig heterogene Gruppe zusammenfaßt. Eine katamnestische Verfolgung solcher Fälle und die Anwendung von Hilfsmethoden, wie Elektromyographie und Muskelbiopsie, erlauben in vielen Fällen eine präzise ätiologische Zuordnung. Der Begriff sollte eigentlich fallengelassen werden.

Atrophia musculorum spinalis pseudomyopathica (Kugelberg-Welander)
(594)

Es handelt sich um eine nicht seltene spinale Muskelatrophie mit meist autosomal-rezessivem und seltener mit dominantem **Erbgang.** Derartige Fälle sind früher vielfach als Dystrophia musculorum progressiva verkannt worden. **Klinisch** beginnt die Krankheit meist bei Kindern zwischen dem 2. und dem 10. Lebensjahr oder bei Jugendlichen, so daß die Patienten im Gegensatz zu den Fällen von Werdnig-Hoffmann-Erkrankung zunächst normal gehen lernen. Es treten dann proximale Paresen und Muskelatrophien, in der Regel zunächst an den unteren Extremitäten, auf. Der Patellarsehnenreflex erlischt schon früh. Eine Pseudohypertrophie der Waden kann vorkommen. Faszikulationen sind häufig. In der Regel treten keine Pyramidenzeichen und keine bulbären Symptome auf. Ausnahmen kommen allerdings vor, und es kann auch einmal eine Ophthalmoplegie hinzukommen. Kardiale Symptome mit Erregungsleitungsstörung und Herzinsuffizienz wurden beschrieben (1086). Die Progredienz ist nur langsam. Unter den **Hilfsuntersu-**

chungen erlauben die Elektromyographie und die Muskelbiopsie eine neurogene Muskelatrophie nachzuweisen, was für die Diagnose entscheidend ist. Allerdings kommen gerade hier, wie auch bei anderen chronischen Denervationen, gelegentlich „myopathische" Veränderungen in der Biopsie im Sinne einer Begleitmyopathie vor (4, 768) und dazu gelegentlich auch eine Erhöhung der Kreatinkinase im Serum.

Spinale Muskelatrophie des Erwachsenen vom Typus Aran-Duchenne

Diese tritt meistens isoliert auf, und familiäre Fälle sind sehr selten. **Klinisch** beginnt die Krankheit im 3. Lebensjahrzehnt oder sogar später. Sie ist durch eine distal, besonders an den Händen beginnende, von Faszikulationen begleitete Muskelatrophie gekennzeichnet. Der **Verlauf** ist nur langsam progredient, an den Armen nach proximal fortschreitend und später auch den Rumpf und die Beine befallend. Er kann sich über Jahrzehnte erstrecken. Bei solch chronisch verlaufenden Formen spricht man auch von einer *Poliomyelitis chronica.* In diesem Zusammenhang sei auch darauf hingewiesen, daß bei Patienten, die in der Jugend eine echte Poliomyelitis anterior acuta (S. 213) mit weitgehender oder vollständiger Erholung durchgemacht haben, sich gelegentlich im Erwachsenenalter dann eine zunehmende motorische Schwäche entwickelt (233a). Diese geht mit progredienten Muskelatrophien und den elektromyographischen und bioptischen Zeichen einer spinalen Muskelatrophie einher. Die Progression ist jedoch begrenzt, und das Krankheitsbild ist nicht lebensbedrohlich. Es wurde allerdings beschrieben, daß sich sogar eine myatrophische Lateralsklerose (927) entwickeln kann. Die symptomatischen Formen (S. 232) sowie die später in eine myatrophische Lateralsklerose ausmündenden Formen müssen als solche erkannt werden.

Proximale spinale Muskelatrophie des Erwachsenen (Typ Vulpian-Bernhardt)

Diese wird als ein wahrscheinlich autosomal-rezessiv **vererbtes** eigenständiges Leiden betrachtet (847). **Klinisch** setzen die Symptome im Durchschnitt im 4. Lebensjahrzehnt ein. Die Atrophien und Paresen sind symmetrisch und auch auf lange Sicht rumpfgürtelnahe lokalisiert. Sie verkürzen die Lebenserwartung nicht und zeigen nur eine langsame **Progredienz,** die im Laufe der Jahre zu einer Gehbehinderung führt.

Monomelische Amyotrophie

(389)

Diese seltene spinale Muskelatrophie betrifft nur eine Extremität, setzt im mittleren Erwachsenenalter ein, ist nur langsam progredient und verschont die anderen Muskelgruppen auch noch nach vieljährigem Verlauf.

Die spastische Spinalparalyse und ihre Differentialdiagnose

(432, 472, 1199a)

Begriffsbestimmung: Nach Ausschluß symptomatischer spastischer Lähmungen bei anderen Rückenmarksaffektionen (s. unten) versteht man darunter meist genetisch verursachte Formen, bei welchen eine spastische motorische Lähmung mit gesteigerten Reflexen und ohne Sensibilitätsstörungen im Vordergrund steht.

Erbgang: Der Erbmodus (432, 472) ist bei etwa zwei Dritteln der Fälle autosomal-dominant, kann aber selten auch autosomal-rezessiv sein (434). Dementsprechend werden Männer und Frauen gleich häufig betroffen.

Häufigkeit: Unter 672 Patienten, die mit der Diagnose eines paraspastischen Syndromes in ein Universitätsspital eingewiesen wurden, waren es schließlich nur 16, bei welchen eine familiäre spastische Spinalparalyse diagnostiziert wurde, und bei 44 wurde eine „spastische Spinalparalyse ohne faßbare Ätiologie" angenommen (1116).

Klinik: Beginnend im Kindesalter bis zum Involutionsalter tritt eine in der Regel sehr langsam progrediente Spastizität der unteren Extremitäten auf. Dies äußert sich zunächst lediglich in einem besonderen, etwas mühsam-schleifenden Gang. Die Arbeitsfähigkeit wird vielfach trotz hochgradiger Spastik nur wenig beeinträchtigt. In etwa 20% der Fälle finden sich zusätzliche Befunde (193, 434). Diese bestehen in Myatrophien, Faszikulationen, Ataxien, extrapyramidalen Symptomen, Optikusatrophie oder Demenz. Auch distale sensible Neuropathien mit trophischen Störungen kommen vor (193).

Histopathologie (391): In den meisten Fällen findet sich lediglich eine unterhalb der Pyramidenkreuzung beginnende Degeneration der Pyramidenseitenstränge („primäre Seitenstrangsklerose" Strümpell), seltener der Pyramidenvorderstränge und der Hinterstränge.

Differentialdiagnose: Zu den seltenen symptomatischen Formen einer progredienten Paraspastik gehört die *ektodermale Dysplasie Typ Bloch-Sulzberger*

oder *Incontinentia pigmenti* (1118). Das Leiden tritt familiär gehäuft auf und befällt vor allem das weibliche Geschlecht. Im Kleinkindesalter finden sich lineare Pigmentationen, später atrophische Narben, horizontal an Rumpf und vertikal an der Oberschenkelrückseite. Zahnanomalien, Hornhaut- und Linsentrübungen, Alopezien und Nagelveränderungen sind häufig. Die Intelligenz ist in der Regel reduziert. In der Adoleszenz wird eine progrediente Para- oder Tetraspastik evident. Familiär wurde ein paraspastisches Syndrom, zugleich mit Atrophie einzelner Unterschenkelmuskeln, Hohlfuß und fehlender ASR – ähnlich wie bei Friedreichscher Ataxie oder bei einer neuralen Muskelatrophie – bei einer Stoffwechselanomalie mit *Hyperglyzinämie* beschrieben (62). Eine rasch bis zur Paraplegie fortschreitende Paraspastik wurde zusammen mit einer abnormen *Aminoazidurie* gefunden (61). Beim *Lathyrismus,* der in Hungerzeiten beim Genuß von Kichererbsen vorkommt, stellen sich zunächst Krämpfe der Beinmuskeln, Parästhesien, Tremor der Extremitäten, häufige Miktion, Gedächtnisstörungen, Faszikulationen und sehr rasch eine motorische Paraparese bei praktisch intakter Sensibilität ein. Eine Myelopathie und gelegentlich eine reine, progrediente Tetra- oder Paraspastik können durch *spinale arteriovenöse Mißbildungen,* seltener auch durch *intrakranielle durale arteriovenöse Fisteln* mit Drainage in spinale Venen verursacht werden (1189a). Sie sind bei Embolisierung bzw. operativer Beseitigung der Mißbildung reversibel. Bei *Heroinsüchtigen* kommt eine akute Myelopathie vor (296). Beim autosomal-rezessiv erblichen *Sjögren-Larsson-Syndrom* (677) ist eine schwere kongenitale Ichthyose mit spastischer Tetraparese, einer Demenz, eventuell auch einer Funktionsstörung peripherer Nerven und einer Dysalbuminämie kombiniert. Beim *Rud-Syndrom* findet sich eine kongenitale ichthyosiforme Erythrodermie mit Oligophrenie und epileptischen Anfällen, jedoch ohne Spastizität. *Myelopathie* mit Spastik bei *Alkoholismus* s. S. 157. *Leukodystrophien* mit Paraspastik s. S. 148. *Nebenniereninsuffizienz* mit Paraspastik s. S. 149, paraspastische Form der *multiplen Sklerose* s. S. 254 und *Myelopathie* bei *HIV-Infektion* s. S. 164.

Myatrophische Lateralsklerose

(128, 764, 765, 946)

Definition: Der Name besagt, daß die Krankheit – auch amyotrophische Lateralsklerose, ALS, „maladie de Charcot", „motor neuron disease" benannt – charakterisiert ist durch eine Kombination von

– Muskelatrophie (bei Vorderhornzelluntergang) und
– Spastizität mit Pyramidenzeichen (bei Seitenstrangbefall).

Epidemiologie: Das Leiden beginnt meist zwischen 40 und 65 Jahren, und Männer sind dreimal so häufig befallen wie Frauen. Selten können auch Jugendliche und Kinder erkranken.

Ätiologie und Pathogenese: Eine kleine Gruppe ist **genetisch** bedingt. Es wurden Familien mit dominantem Erbgang beschrieben. Es sind einige Familien mit *juveniler, familiärer, relativ gutartiger myatrophischer Lateralsklerose* bekannt, die in der Kindheit beginnt und über Jahrzehnte langsam progredient verlaufen kann. Eine erbliche Form kommt unter den Gomoros auf der Marianeninsel Guam vor, wobei hier die myatrophische Lateralsklerose hundertmal häufiger als bei uns ist. Die Kombination mit Parkinsonismus und Demenz wurde erwähnt

(S. 111). Es wurde hier allerdings die Frage einer Intoxikation aufgeworfen.

In unseren Breiten sind die meisten Fälle **sporadisch**. Eine *große Zahl pathogenetischer Hypothesen* wurde angeboten (948). Die Rolle einer vermehrten exogenen Manganzufuhr wurde diskutiert (1195). Im Serum von Patienten mit myatrophischer Lateralsklerose wurde eine für Vorderhornganglienzellen der Maus in der Gewebekultur zytotoxische Substanz nachgewiesen, die in Seren von Patienten mit anderen neurologischen Leiden fehlt (1186). Eine Substanz im Serum von Patienten beeinträchtigt das Aussprossen von Kollateralen und die Reinnervation von Muskelzellen bei der botulinusbehandelten Maus (406). Eine gelegentlich diskutierte Störung der Pankreasfunktion konnte durch sorgfältige Untersuchungen nicht bestätigt werden (1117). Man findet hingegen eine gestörte Glucosetoleranz und verminderte Insulinausschüttung auf Glucosebelastung und Tolbutamid (962). Im Plasma von ALS-Patienten fand sich eine signifikant höhere Glutamatkonzentration und nach Glutamatbelastung ein stärkerer Anstieg im Serum des Patienten (875a). Pathologische Leberfunktionen und pathologische Befunde an Leberzellen wurden elektronenoptisch gehäuft erhoben (697). Ein Verlust an Androgenrezeptoren der motorischen Ganglienzellen wurde verantwortlich gemacht (1151). Das normale Vorhandensein des Thyreotropin releasing hormone an jenen Synapsen, die an den Motoneuronen enden, hat einen entsprechenden

Therapieversuch begründet (s. unten). Der Mangel eines Isoenzyms eines der DNA-Repair-Enzyme in den Motoneuronen könnte für das Auftreten einer abnormen DNA verantwortlich sein, die somit keine normale Transkription in den Motoneuronen bei ALS vornehmen könnte (137). Auch einer Durchblutungsstörung in Rückenmark und Hirnstamm wurde eine grundsätzliche Rolle zumindest als konstanter Teilfaktor zugesprochen (1065).

Klinik: *Subjektiv* bemerken die Patienten meist zunächst eine *Muskelschwäche,* die entgegen einer weitverbreiteten Meinung nicht nur distal, sondern häufig auch proximal beginnen kann. Sie kann über viele Monate auch einseitig lokalisiert bleiben. Später wird dann auch in anderen Muskelgruppen ein Kraftverlust bemerkt. Manchmal stellen die Patienten auch fast zufällig eine *Muskelatrophie,* besonders an den kleinen Handmuskeln, fest. Oft erst auf Befragen geben viele Patienten an, daß sie von Anfang an oder gar vor Eintritt der Muskelschwäche schmerzhafte *Muskelkrämpfe,* meist nachts und oft in den Waden, verspürten und/oder daß sie *Faszikulationen* in einzelnen Muskeln bemerkt haben.

Objektiv finden sich *Paresen,* die durchaus asymmetrisch, distal oder proximal lokalisiert sein können. Bei systematischer Suche wird bald auch die Schwäche weiterer Muskelgruppen nachweisbar sein. Gelegentlich findet sich ein myasthenisches Verhalten der Muskeln, das durch Cholinesterasehemmer gebessert wird. *Faszikulationen* müssen gezielt und geduldig gesucht werden. Sie können durch Beklopfen, dann aber auch durch die Injektion eines Cholinesterasehemmers (Edrophoniumchlorid, 10 mg i. v., s. S. 509) provoziert bzw. verdeutlicht werden. Die Parese kann den sichtbaren *Muskelatrophien* oft lange vorausgehen. Das zusätzliche Vorhandensein von *Spastizität bzw. Reflexsteigerung und Pyramidenbahnzeichen* sind die Voraussetzung, um nicht nur eine spinale Muskelatrophie, sondern eine eigentliche myatrophische Lateralsklerose annehmen zu können. Nicht selten werden spastische Symptome erst in einem späteren Stadium der Erkrankung manifest und bleiben diskret. In manchen Fällen werden sie durch die hinzutretenden spinalen Atrophien und Paresen gewissermaßen ausgelöscht („pseudoneuritische Form der myatrophischen Lateralsklerose"). Trotz ausgeprägter Pyramidenzeichen ist die Spastizität oft erstaunlich gering oder fehlt ganz. In anderen Fällen hinwiederum eilt die Spastizität dem Befall der Vorderhornganglienzellen voraus, so daß zu Beginn das Leiden einer spastischen Spinalparalyse entspricht. Die Sphinkterfunktionen bleiben erhalten. Die Sensibilität ist völlig intakt. Die Atemmuskulatur wird im Laufe der Erkrankung zunehmend betroffen, mit entsprechenden Störungen der Lungenfunktion. Die *bulbären Zeichen* treten meist erst später im Krankheitsverlauf in Erscheinung. In einem Viertel der Fälle allerdings stehen sie aber von Anfang an im Vordergrund: zunehmend *verwaschene Sprache, Schluckstörungen* und schlaffe Mimik. Man findet *Fasziku-*

lationen der Zunge, eine verminderte Beweglichkeit derselben sowie Schwierigkeiten bei raschen oder ausgiebigen Lippenbewegungen. Die Augenbewegungen bleiben intakt. Wegen der Läsion der kortikobulbären Bahnen sind die *Eigenreflexe der Gesichtsmuskeln gesteigert* (Schnauzreflex, Nasopalpebralreflex, Mentalreflex). Aus dem gleichen Grunde findet sich auch das oft eindrückliche *Zwangslachen und Zwangsweinen,* was nicht mit Affektinkontinenz verwechselt werden darf.

Hilfsuntersuchungen: Der *Liquor* ist normal. Die *Elektromyographie* liefert einen wichtigen Beitrag zur Diagnose durch den Nachweis von Faszikulationen und von Fibrillationspotentialen, einer Verminderung der Zahl motorischer Einheiten bei zum Teil enormer Vergrößerung der Potentiale und einer praktisch normalen Erregungsleitungsgeschwindigkeit des peripheren Nerven. Die *Muskelbiopsie* zeigt nebst dem typischen Bild der neurogenen Muskelatrophie nicht so selten auch eine Begleitmyopathie (S. 223) und dann oft auch erhöhte Kreatinphosphokinasewerte (4, 768).

Prognose: Diese ist schlecht mit unaufhaltsam progredientem Verlauf, so daß etwa 80% der Patienten innerhalb von 3 Jahren verstorben sind. Bei den Fällen von Bulbärparalyse kommen 60% der Patienten innerhalb eines Jahres ad exitum. Immerhin gibt es auch protrahierte Verläufe, und etwa 20% sind nach 5 Jahren noch am Leben, 6% noch nach 10 Jahren, und gelegentlich werden Remissionen beobachtet (765).

Therapie: Eine solche ist bis heute nicht möglich. Die Behandlung mit dem Thyreotropin releasing hormone (TRH) bedarf noch der Bestätigung (303). Intravenös scheint sie nicht zu wirken (1062). In einem Pilotversuch wurde eine günstige Beeinflussung des Krankheitsverlaufes durch die orale Einnahme eines Aminosäuregemisches wahrscheinlich gemacht (875b).

Differentialdiagnose: *Rein motorische Lähmungen mit Muskelatrophie* kommen z. B. bei Myopathien vor. Faszikulationen werden bei radikulären Läsionen oder aber als harmlose gutartige Faszikulationen (S. 225) beobachtet. *Spastizität* findet sich bei sehr zahlreichen neurologischen Erkrankungen, z. B. bei spastischer Spinalparalyse (S. 228). Echte differentialdiagnostische Probleme ergeben sich eigentlich nur bei dem *kombinierten Vorliegen von Muskelatrophien und Spastizität bzw. Faszikulationen.* Derartige Bilder kommen vor als metakarzinomatöse Manifestationen eines Neoplasmas (455) und haben einen meist langsameren Verlauf. Diese Symptomkombination wurde auch bei Diabetes mellitus beobachtet, bei Hyperparathyreoidismus (842), bei Intoxikationen mit organischen Quecksilberverbindungen, bei Bleiexposition (130), nach Traumata, Elektrotrauma und nach Magenresektion. Die *chronische progrediente vaskuläre Myelopathie* wurde auf S. 219 erwähnt. Muskelatrophie und Spastizität finden sich auch bei vereinzelten Fällen von Creutzfeld-Jakob-Krankheit. Nach vorausgegangener Poliomyelitis wurde ein Bild wie bei myatrophischer Lateralsklerose beobachtet (927) (S. 228), ebenso bei einer Makroglobulinämie mit paraproteinämischer Läsion der Nervenwurzeln (949). Ebenso wie bei letzterer spielt ein neuroimmunologisches Geschehen bei der *multifokalen erworbenen demyelinisierenden Neuropathie* eine Rolle. Diese zumindest anfänglich rein motorische Neuropathie geht mit Faszikulationen und Krämpfen einher und kann sehr wohl das Bild einer myatrophischen Lateralsklerose imitieren (839a). Die Elektromyographie ergibt multifokale Erregungsleitungsblocks. Näheres s. S. 335. Im Rahmen einer Hyperthyreose kann eine Muskelatrophie mit Paresen, Faszikulationen und gesteigerten Muskeleigenreflexen eine myatrophische Lateralsklerose vortäuschen (762). Ein Tumor im Bereich des kraniozervikalen Überganges kann u. a. bulbäre Zeichen mit bulbären Atrophien, Zwangslachen und Pyramidenzeichen verursachen.

Spinozerebelläre Ataxien

Definition: Die meisten hierher gehörenden Erkrankungen sind eigentlich Erbkrankheiten, die sogenannten spinozerebellären Heredoataxien (391, 433, 434, 932). Es sind dies erbliche Erkrankungen, deren Symptome im Kindesalter oder in der Jugend einsetzen und allmählich fortschreitend zunehmen. Sie beruhen auf einem Befall gewisser Bahnen im Rückenmark und gewisser Anteile im Kleinhirn, gelegentlich mit einer Beteiligung des Sehnerven und anderer zentralnervöser Strukturen. Verschiedene Kombinationen sind möglich, wobei eine Ataxie, Koordinationsstörungen der Bewegungsabläufe, Gehstörungen, Störungen des Sprechens und Reflexanomalien im Vordergrund stehen.

Einteilung: Eine Klassifizierung nach Symptomatologie, nach Erbmodus und Alter bei Symptomenbeginn ist von Frau HARDING vorgelegt worden (434) und ist in Tab. 2.4 wiedergegeben.

Wichtigste Formen

Einige der hereditären Ataxien sind schon unter den Kleinhirnerkrankungen besprochen worden (S. 139), und einige weitere seien hier aufgeführt.

Friedreich-Ataxie
(297, 336, 391, 433, 434, 932)

Es handelt sich um eine *familiär* auftretende, progressive Degeneration der spinozerebellären und der kortikospinalen Bahnen sowie der Hinterstränge. Zwar wird eine autosomal-rezessive Vererbung angenommen, aber dieses über Generationen verfolgbare Erbleiden scheint keiner einfachen Mendel-Regel zu folgen. Männer sind häufiger als Frauen betroffen. In der gleichen Generation beginnt das Leiden etwa im gleichen Alter, aber von Generation zu Generation sehr unterschiedlich. In der Regel gehen die **Symptome** auf die Kindheit zurück, wobei gelegentlich das Gehenlernen schon erschwert war oder später erst eine zunehmende Gehbehinderung sich bemerkbar macht. Immer sind ein unsicherer, breitspuriger, tappiger Gang und häufiges Hinfallen die ersten Zeichen des Leidens. Im Laufe der Jahre gesellen sich dann eine Ungeschicklichkeit der Hände und zunehmende Artikulationsschwierigkeiten beim Sprechen hinzu. Man findet in den fortgeschrittenen Fällen eine Ataxie bei den Bewegungen, den breitspurig-unsicheren Gang, eine explosive Sprache mit unregelmäßigem Rhythmus, eine Veränderung bis Aufhebung des Lage- und Bewegungssinnes sowie des Vibrationssinnes bei kaum gestörter Oberflä-

Tabelle 2.4   Klassifizierung der hereditären Formen von Ataxie und Paraspastik (übersetzt aus *Harding* [434])

Bezeichnung	Erbgang	Lebensjahr-zehnt
1. *Erkrankungen mit bekannter Ursache*		
1.1 *Stoffwechselstörungen*		
1.1.1 *Progrediente Ataxien*		
Abetalipoproteinämie (Bassen-Korn-zweig-Krankheit)	autosomal-rezessiv	1. und 2.
Hypobetalipoproteinämie	autosomal-rezessiv	2. und 4.
Hexosaminidasemangel	autosomal-rezessiv	1.
Glutamatdehydrogenasemangel	autosomal-rezessiv	2. bis 6.
Cholestanolosis	autosomal-rezessiv	Ataxie 3.–6.
1.1.2 *Intermittierende Ataxien*		
Pyruvatdehydrogenasemangel	autosomal-rezessiv	1.
Hartnup-Krankheit	autosomal-rezessiv	1.
Intermittierende Seitenketten-ketoazidurie	autosomal-rezessiv	1.
Mangel von Enzymen des Harnstoffzy-klus (Ornithintranscarbamylasemangel, Zitrullinämie, Argininämie, Argininosuxi-nylazidurie	autosomal-rezessiv/ X-chromosomal ge-bunden dominant	1.
1.2 *Störungen mit gestörtem DNA-repair*		
Ataxia teleangiectasia (Louis-Bar-Syndrom)	autosomal-rezessiv	1.
Xeroderma pigmentosum (de Sanctis-Cacchione-Syndrom)	autosomal-rezessiv	2.
Cockayne-Syndrom	autosomal-rezessiv	1.
2. *Erkrankungen mit noch ungeklärter Ursache*		
2.1 *Zerebelläre Ataxien mit frühem Beginn (vor dem 20. Altersjahr)*		
Friedreich-Ataxie	autosomal-rezessiv	1. und 2.
Zerebelläre Ataxie mit frühem Beginn und erhaltenen Muskeleigenreflexen	autosomal-rezessiv	1. und 2.
mit Hypogonadismus, evtl. Taubheit und/oder Demenz	autosomal-rezessiv	1.–3.
mit kongenitaler Taubheit	autosomal-rezessiv	Ataxie 2. und 3.
mit Taubheit in der Kindheit und psychi-scher Retardierung	autosomal-rezessiv	1.
mit Pigmentdegeneration der Retina, evtl. Retardierung/Demenz/Taubheit	autosomal-rezessiv	1.
mit Optikusatrophie und Retardierung, evtl. Taubheit und Spastizität (Behr-Syndrom)	autosomal-rezessiv	1.

Tabelle 2.4   (Fortsetzung)

Bezeichnung	Erbgang	Lebensjahr-zehnt
2.1 Marinesco-Sjögren-Syndrom (mit Katarakt und Retardierung)	autosomal-rezessiv	1.
mit Myoklonus (Ramsay-Hunt-Syndrom)	autosomal-rezessiv/ autosomal-dominant	1. und 2.
X-chromosomal gebundene rezessive spinozerebelläre Ataxie	X-chromosomal gebunden	1. und 2.
Zerebelläre Ataxie mit essentiellem Tremor	autosomal-dominant	1. bis 3.
2.2 *Zerebelläre Ataxien mit spätem Beginn (nach dem 20. Lebensjahr)*		
Zerebelläre Ataxie mit Optikusatrophie/ Ophthalmoplegie/Demenz/Amyotrophie/ extrapyramidalen Symptomen (wahrscheinlich inbegriffen Ataxien der Azoren)	autosomal-dominant	3. bis 5.
Zerebelläre Ataxie mit Pigmentdegeneration der Retina, evtl. Ophthalmoplegie und/oder extrapyramidalen Symptomen	autosomal-dominant	2. bis 4.
Reine zerebelläre Ataxie mit spätem Beginn	autosomal-dominant	6. und 7.
Zerebelläre Ataxie mit Myoklonus und Taubheit	autosomal-dominant	Ataxie im 2.–5.
(weitere Literaturhinweise s. 434)		

chensensibilität, einen typischen „Friedreich-Fuß" im Sinne eines Hohlfußes mit Hammerzehe (Abb. 2.**10**), eine Skoliose, eventuell einen Nystagmus, eine Hypotonie der Muskulatur, ein Fehlen der Sehnenreflexe und in späteren Stadien einen Babinski-Reflex, Muskelatrophien, Dysphagien und bulbäre Zeichen. Selten wurden auch Optikusatrophien beschrieben, und bei genauer Untersuchung sind häufig auch Störungen der Augenmotilität und des otovestibulären Apparates nachweisbar, u. a. mit pathologischen

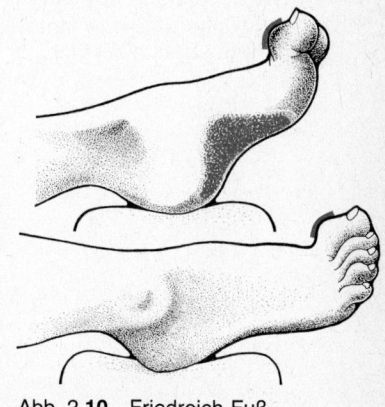

Abb. 2.**10**   Friedreich-Fuß

evozierten auditiven Hirnstammpotentialen (297). Selten ist auch eine Demenz vorhanden. Im Elektrokardiogramm können Zeichen eines Myokardschadens vorkommen, wobei eine oft ausgedehnte interstitielle Fibrose des Herzens mit fokaler Degeneration von Muskelfasern nachweisbar ist. Die **Progression** ist unaufhaltsam, und die Behinderung nimmt meist innerhalb mehrerer Jahre bis zur Invalidität zu. Daneben kommen aber auch sehr langsam progrediente Fälle vor. Auch in dieser Beziehung ähneln sich die Verläufe innerhalb einer Sippe. Bei übereinstimmenden ataktischen Leitsymptomen besteht in den einzelnen Sippen und auch von Fall zu Fall eine beachtliche Variabilität akzessorischer Symptome. Es erscheint somit verständlich, daß einzelne Autoren lieber von einem *„Friedreich-Syndrom"* (932) sprechen möchten und darunter auch eine Reihe anderer, zum Teil in ihrer Ätiologie bekannter Krankheiten subsumieren. **Therapeutisch** scheint einzig Physiostigmin sowohl beim Friedreich-Syndrom wie auch bei anderen spinozerebellären Atrophien eine symptomatische Wirkung zu haben (546).

Roussy-Levy-Syndrom

Die Autoren beschrieben eine progrediente, wohl dominant erbliche *„dystasie aréflexique héréditaire"*. Sie ist durch Hohlfüße, Gangstörungen und fehlende Sehnenreflexe gekennzeichnet. Es fehlen hingegen Sensibilitätsstörungen, Amyotrophien, Sprachstörungen oder zerebelläre Symptome (804). Gelegentlich treten Hinterstrangsymptome und Tremor hinzu, ausnahmsweise diskrete Pyramidenzeichen, Sphinkterstörungen und Skelettanomalien.

Familiärer Klumpfuß mit fehlenden Sehnenreflexen

Unter dieser Bezeichnung wurde von SIR CHARLES SYMON eine erbliche Anomalie bezeichnet, die sich auf die erwähnten Befunde beschränkt. Die Erkrankung führt kaum zu einer nennenswerten Behinderung.

Seltenere Formen

Es ist eine *erbliche reine Hinterstrangataxie* beschrieben worden. Die mit Ataxie, Areflexie und gelegentlich mit Pyramidenzeichen einhergehende *Alipoproteinämie* wurde auf S. 145 dargelegt. Es finden sich Übergänge einer Friedreich-Erkrankung zu anderen Krankheitsbildern, so zur neuralen Muskelatrophie Charcot-Marie-Tooth (S. 317). *Sensorische radikuläre Neuropathie mit Analgesie der distalen Extremitäten* s. S. 246. Im übrigen s. Tab. 2.**4**.

Stoffwechselstörungen mit wesentlicher Beteiligung des Rückenmarkes

Vitamin-B$_{12}$-Mangel und funikuläre Spinalerkrankungen (funikuläre Myelose)

Pathophysiologie. Als *Quelle für das Vitamin B$_{12}$* dient dem menschlichen Organismus die tierische Nahrung, vor allem Leber und Fleisch, in geringerem Maße auch Eier und Milchprodukte. Das Vitamin B$_{12}$ nimmt an zahlreichen Stoffwechselvorgängen im Organismus teil, vor allem an der Synthese von Nucleinsäure. Das Vitamin B$_{12}$ (extrinsic factor) verbindet sich mit einem Sekretionsprodukt der Schleimhautdrüsen des Magenfundus (intrinsic factor) zu einem hämatopoetischen Faktor. Nur in dieser Bindung kann das Vitamin B$_{12}$ durch die Schleimhaut des Dünndarmes aufgenommen und seiner Bestimmung im Stoffwechselgeschehen zugeführt werden. Wenn eine Resorptionsstörung dieses exogen zugeführten Vitamins einen Mangelzustand im Organismus hervorruft, so wirkt sich dies u. a. in einer megaloblastären hyperchromen Anämie, dann aber auch in neurologischen Symptomen aus.

Ursachen des Vitamin-B$_{12}$-Mangels. Diese sind meist in einer *gestörten Resorption,* z. B. bei fehlendem Intrinsic factor (Magenschleimhautatrophie, Karzinom, totale Gastrektomie) oder bei Dünndarmaffektionen (Sprue, Steatorrhoe, Zöliakie, Ileitis terminalis, ausgedehnte Dünndarmresektion), zu suchen. Ein *abnormer Verbrauch* von Vitamin B$_{12}$ im Dünndarm besteht bei Trägern des Fischbandwurmes Diphyllobothrium latum und dabei einer abnormen Bakterienbesiedlung des Dünndarmes. Eine ungenügende Zufuhr kommt nur ganz ausnahmsweise, z. B. bei extrem vegetarischer Kost, vor. Auch in solchen Fällen reicht der Vorrat des Organismus für etwa 2½ Jahre aus.

Klinische Symptomatologie. *Allgemeinmedizinische und hämatologische Symptome* sind Magenbeschwerden, allgemeine Müdigkeit, Zungenbrennen, Glossitis, eventuell Leber- und Milzvergrößerung, eine hyperchrome megaloblastäre Anämie mit Makrozytose, Leukopenie, relativer Lymphozytose und Thrombopenie, gelbliches Serum, strohgelbes Kolorit. Es besteht bei allen Fällen von echter Perniziosa mit neurologischen Symptomen eine histaminrefraktäre Achylie mit Ausnahme einiger kindlicher Fälle.

Neurologische Symptome gehen keineswegs parallel zu den hämatologischen Veränderungen, und es kann auch ohne jegliche Anämie zu schweren neurologischen Ausfällen kommen. U. U. sehr rasch, in anderen Fällen langsam progredient, entwickeln sich vor allem schwere Störungen der Tiefensensibilität, vielfach auch Störungen anderer sensibler Qualitäten. Es kommt vor, daß der Patient innerhalb weniger Wochen schon nicht mehr gehfähig ist. In anderen Fällen ist die Progredienz sehr langsam, wobei die ersten *Mißempfindungen der unteren Extremitäten* schon Monate den motorischen Symptomen vorausgehen können. Vielfach bestehen zunächst symmetrische, zum Teil schmerzhafte Parästhesien der unteren Extremitäten. Bald stellen sich *ataktische Gehstörungen* ein. Objektiv ist vor allem der Lagesinn oft hochgradig gestört, ebenso der Vibrationssinn. Daneben finden sich taktile Hypästhesien und Hypalgesien, die aber rasch bis zur vollständigen Analgesie fortschreiten können. Die *Muskeleigenreflexe* sind abgeschwächt, und es finden sich *Pyramidenzeichen*. Diese können aber auch fehlen, so daß man von einer „tabischen", einer „polyneuritischen" Form des Leidens gesprochen hat. Bei sorgfältiger Untersuchung läßt sich eine *Polyneuropathie* bei zwei Dritteln der Fälle nachweisen, wobei auch ein Vitamin-B$_1$-Mangel mit im Spiele zu sein scheint (226). Ein *Nackenbeugezeichen* (S. 257) kommt selten auch einmal vor (539, 1081). Vor allem bei Männern können selten auch *Visusabnahme* und ein Zentralskotom vorkommen. Auch bei der sogenannten Tabak-Alkohol-Amblyopie spielt ein Vitamin-B$_{12}$-Mangel eine entscheidende Rolle (S. 345). In ca. 4% der Fälle treten – immer kombiniert mit objektivierbaren neurologischen Ausfällen – *psychische Störungen* auf: neurasthenische Symptome, Depressionen, Verwirrtheitszustände, paranoide Psychosen, amnestische Syndrome und Demenz. Der *Liquor* ist meist normal. Im *Elektroenzephalogramm* finden sich in mehr als der Hälfte der Fälle unspezifische Anomalien ohne Parallelität zur Schwere des klinischen Bildes.

Diagnose. Eine wichtige Rolle spielen die *hämatologische Untersuchung* und die Suche nach einer *Achylie* (s. oben). Entscheidend ist aber der Nachweis eines Vitamin-B$_{12}$-Mangels. Die Bestimmung der *Vitamin-B$_{12}$-Konzentration im Se-*

rum (Normalwerte zwischen 100 und 900 ng/l) versagt dann, wenn der Patient anbehandelt ist. Dann ist der *Vitamin-B$_{12}$-Resorptionstest nach Schilling* entscheidend. Nachdem oral 0,1–0,5 μCi mit ^{57}Co markiertes Vitamin B$_{12}$ verabreicht wurden, appliziert man frühestens 1 und spätestens 2 Stunden später 1000 μg B$_{12}$ (zur Sättigung der Bindungskapazität des Plasmas) intramuskulär. Beim Normalen wird das B$_{12}$ aus dem Darm resorbiert und zu 10–30% innerhalb 24 Stunden im Urin ausgeschieden, wo es aufgrund seiner Radioaktivität nachgewiesen wird. Liegt irgendeine Form einer Resorptionsstörung vor, so geht das oral verabreichte markierte Vitamin B$_{12}$ durch den Darm ab, und im Urin erscheinen weniger als 10% der verabreichten Menge, bei echter Perniziosa in der Regel sogar weniger als 5%. Liegt ein Mangel an Intrinsic factor und keine lokal bedingte Störung der Darmresorption vor, dann normalisiert sich die Resorption (und die Urinausscheidung), wenn gleichzeitig mit dem markierten Vitamin B$_{12}$ auch Intrinsic factor oral zugeführt wird. Der Test kann auch nach erfolgter Vitamin-B$_{12}$-Behandlung ausgeführt werden und ist bei echter Perniziosa auch weiterhin positiv.

Pathologische Anatomie. Es findet sich zunächst ein reversibler Untergang der Myelinscheiden, später ein irreversibler Zerfall der Axone mit sekundärer Neurogliazunahme. Die Veränderungen sind am Rückenmark zunächst an den Hintersträngen, zu Beginn vor allem im mittleren Thorakalbereich zu finden, dann aber auch in den Pyramidenbahnen und den anderen Rückenmarkssträngen. Im Gehirn finden sich kleine perivaskuläre Demyelinisationen (391, 1115).

Prognose: Diese ist bei frühem Beginn der Therapie, sofern nur die subjektiven Mißempfindungen und die leichten ataktischen und spastisch-paretischen Symptome bestehen, gut. In späteren Stadien sind irreversible Veränderungen vorhanden.

Therapie: Es ist ein Gebot, bei Verdacht auf funikuläre Spinalerkrankung sofort die Therapie zu beginnen. Anfänglich sollte täglich während 2 Wochen 1 µg Vitamin B_{12} injiziert werden. Damit werden die Depots aufgefüllt. Anschließend genügt dann diese Menge einmal im Monat.

Differentialdiagnose: Subakute *ataktische Symptome* können z. B. durch gewisse Intoxikationen, wie Phenytoin, oder durch eine akute Polyneuropathie, z. B. bei Porphyrie, hervorgerufen werden. Der *kombinierte Befall verschiedener Stränge* des Rückenmarkes kann auch bei metakarzinomatösem Befall des Rückenmarkes vorkommen (455) (S. 162). Selten finden sich bei Hypokalzämie (z. B. renal bedingt) Störungen der Tiefensensibilität, Spastizität und Pyramidenzeichen, ebenso ausnahmsweise bei portokavalem Shunt (S. 168).

Syringomyelie und Syringobulbie
(294, 361, 390, 458, 991)

Definition und pathologische Anatomie: Charakteristisch ist bei der *Syringomyelie* im Rückenmark ein über mehrere Segmente reichender röhrenförmiger bzw. spaltförmiger Hohlraum (390). Bei der *Syringobulbie* ist der gleiche Prozeß im Bereich der Oblongata vorhanden und kann bis hinauf zur Brücke reichen; diese Lokalisation macht nur wenige Prozent der Höhlenbildung aus. Diese Höhlen sind mit gelblicher Flüssigkeit gefüllt. Sie reichen auf dem Rückenmarksquerschnitt am häufigsten von einem Hinterhorn zum anderen mit Ausdehnung gegen die Commissura anterior zu. Im Brustmark sind sie nicht selten einseitig im Hinterhornbereich. Im Bulbus reicht häufig ein Schlitz vom Boden des IV. Ventrikels nach ventrolateral. Die Wände der Höhlen sind oft unregelmäßig. In ihrer Umgebung finden sich degenerative Veränderungen der Ganglienzellen und der Neuroglia und eine schlechte Anfärbbarkeit des Myelins. Später tritt eine Fasergliose hinzu. Nur wenn eine Verbindung zum Zentralkanal besteht, sind Teile der Höhlenwand mit Ependym ausgekleidet. Im Gegensatz hierzu ist bei der *Hydromyelie,* die eine bloße Ausweitung des Zentralkanals darstellt, der Hohlraum von Ependym ausgekleidet. Bei der Syringomyelie finden sich sekundäre

Degenerationen der auf- und absteigenden Bahnen wegen der Druckwirkung der Syrinx auf die Axone. Statt einer Höhle findet sich gelegentlich nur ein Gliastift.

Klinik: *Erste Krankheitsmanifestationen* findet man in der Regel im zweiten bis dritten Lebensjahrzehnt. Eine Ausnahme machen hier die Fälle von *kindlicher Syringobulbie,* bei welchen ein Stridor oder Trink- und Schluckstörungen schon bald nach der Geburt auf das Leiden hinweisen können. Diese sind übrigens sehr oft mit anderen Anomalien, wie Spina bifida oder einer Mißbildung des kraniozervikalen Überganges, kombiniert. Auch ein Tortikollis kann früh schon vorhanden sein (s. unten).

Häufigste und typische Symptome: Diese leiten sich aus der Lokalisation der im Mark gelegenen Höhlenbildungen ab. Im einzelnen sind folgende Symptome bzw. Gruppierungen von Symptomen möglich:

– Durch Druck der Höhle auf die auf- bzw. absteigenden langen Rückenmarksbahnen kommt es zu *spastischen Paresen* mit Pyramidenzeichen bzw. *Sensibilitätsstörungen mit Niveau* in Höhe der Läsion. Letztere können isoliert je nach lädierter Bahn die verschiedenen Qualitäten betreffen, also auch dissoziiert sein.

– Bei Druck der Höhle auf Vorderhornganglienzellen kommt es zu *Muskelatrophien* und nukleären Paresen, eventuell auch Faszikulationen. Da besonders auch die posterolaterale Zellgruppe der Vorderhörner im unteren Halsmark betroffen ist, sind häufig Muskelatrophien der Hände zu beobachten.

– Durch Zerstörung der kreuzenden Schmerz- und Temperaturfasern in der Commissura anterior kommt es zu *segmentalen dissoziierten Sensibilitätsstörungen* (s. Abb. 2.**2**).

– Bei Läsion aller eintretenden sensiblen Hinterwurzelfasern durch Höhlenbildungen im Hinterhornbereich finden sich *segmentale Störungen aller sensiblen Qualitäten* in den entsprechenden Segmenten.

– Oft stehen lange Zeit *Schmerzen* im Vordergrund, die nicht selten ein Initialsymptom der Syringomyelie sein können. Sie sind meist elektiv im Zervikobrachialgebiet lokalisiert. Immer finden sich bei genauer Untersuchung auch objektive Sensibilitätsstörungen, vielfach aber während Monaten bis Jahren keine anderen neurologischen Ausfälle.

– Wegen Zerstörung des Tractus intermediolateralis im oberen Thorakalmark kommt es zu ausgeprägten *vegetativen Störungen,* z. B. Störung der Schweißsekretion, ödematöse Schwellung der Hände usw. Letzteres, verbunden mit den häufigen (schmerzlosen) Verletzungen und Eiterungen, führt zu einer sukkulenten Hand mit *Mutilation der Finger* (Morvan-Typus).

– Ebenfalls durch Störung vegetativer und trophischer Funktionen erklären sich die *Arthropathien,* die bei ca. 20% der Patienten vorkommen. Es kann bis zur schmerzlos ablaufenden Destruktion der intrakapsulären Gelenks-

enden, z. B. eines ganzen Hume-
ruskopfes, kommen, eventuell
auch als erste Manifestation des
Leidens (960). Auch Spontanfrakturen kommen vor. Es findet sich
eine besonders intensive Spondylosis cervicalis. Der Spinalkanal ist
übrigens bei Patienten mit relativ
frühem Beginn der Symptome im
sagittalen Durchmesser fast immer erweitert, wohl wegen Anpassung des Wirbelwachstums an den
Inhalt.

– Eine *Kyphoskoliose* tritt meist sekundär auf.
– Als häufige *assoziierte Nebenbe-
  funde* kommen eine Spina bifida,
  eine basale Impression, eine Do-
  lichozephalie (S. 20), ein Spitz-
  gaumen usw. vor. Ein fixierter
  Tortikollis kann bei Kindern ein
  Frühzeichen der Erkrankung sein
  (565).

Pathogenese: Die folgenden Momente
sind bei der Entstehung der Syringomyelie im Spiel:

– *Störungen der Embryogenese,* wofür
  eine gewisse Konstanz der topographischen Verteilung der Höhlen entlang
  der Nahtlinie zwischen Lamina alaris
  und Lamina basalis sowie die Kombination mit anderen Mißbildungen
  sprechen, insbesondere mit einem Ar-
  nold-Chiari (s. unten).
– Eine *schwierige Geburt* findet sich auffallend häufig in der Anamnese von
  Syringomyelie-Patienten (294).
– Eine *Störung des normalen Liquorab-
  flusses* aus dem IV. Ventrikel durch
  verschiedene Mechanismen kann zu
  einer bulbozervikalen Höhlenbildung
  bzw. zu einer Ausweitung einer solchen führen (361), gelegentlich kombiniert mit einer Anomalie des kraniozervikalen Überganges und oft mit einem Arnold-Chiari-Syndrom. Eine

weitere Ursache ist eine Arachnitis der
basalen Meningen, im besonderen
nach erfolgreich behandelter tuberkulöser Meningitis (854).
– Spät *nach Traumata* kann eine höher
  als der Ort des Traumas liegende Syringomyelie auftreten (S. 204).

Verlauf: Das Leiden ist entweder
allmählich progredient oder während längerer Zeit stationär. Vorübergehende Besserung von Symptomen von seiten der langen Bahnen werden selten beschrieben und
wären mit einer vorübergehenden
Abnahme des Binnendruckes einer
Höhle zu erklären. Die Progredienz
der Symptome erklärt sich zum Teil
aus der zunehmenden Spannung der
Flüssigkeit innerhalb der Höhlen
und einer Vergrößerung derselben.

Therapie: Bei deutlicher Progredienz ist eine neurochirurgische Behandlung notwendig (1122). In der
Annahme, daß die pulssynchronen
Druckwellen des Liquors sich aus
dem IV. Ventrikel bei bestehender
Kommunikation in eine zervikale
Höhle hinein fortsetzen, wird eine
Shuntung eines Seitenventrikels
empfohlen. Ist der Liquorabfluß aus
dem IV. Ventrikel behindert, dann
kann eine Dekompression des kraniozervikalen Überganges bei Ar-
nold-Chiari, eventuell mit Eröffnung
verschlossener Foramina Luschkae
und Magendii, durchgeführt werden
(672). In einzelnen Fällen kann die
Poussepp-Operation, d. h. die Eröffnung einer großen, unter Druck stehenden Höhle von dorsal her, ausgeführt werden. Diese kann durch einen Katheter auch in den Subarachnoidalraum hinein permanent drainiert werden (1087). Da der Zentralkanal sich bei der Syringomyelie

oft weit nach kaudal bis in das Filum terminale – bei oft tiefstehendem Konus – erstreckt, kann seine Eröffnung durch „terminale Ventrikulotomie" zu einer Besserung der Symptome führen (362). Bei Schmerzen wird die Röntgenbestrahlung empfohlen.

Differentialdiagnose: Es müssen andere intramedulläre Prozesse, im besonderen Tumoren, eine Hämatomyelie und die Myelopathie nach Röntgenbestrahlung erwogen werden. Zu einer dissoziierten Sensibilitätsstörung, eines der Leitsymptome der Syringomyelie, können auch Thalamusprozesse führen, eine Läsion im dorsolateralen Oblongatabereich (z. B. ein Wallenberg-Syndrom), ein Brown-Séquard-Syndrom oder die verschiedenen auf S. 246 dargelegten Formen einer Schmerzunempfindlichkeit.

3. Erkrankungen, die vorwiegend das vegetative Nervensystem betreffen (40, 63)

Allgemeine Symptomatologie: *Gestörte Funktionen* bei Affektionen, die sich (vorwiegend) auf das vegetative Nervensystem auswirken:

- Blutdruckregulation,
- Regulation der Herzfrequenz,
- Pupillen- und Linsenfunktion,
- Schweißsekretion,
- Speichel- und Tränensekretion,
- Miktion und Tätigkeit des Gastrointestinaltraktes,
- männliche Sexualfunktion.

Die vegetativ gesteuerten Regulationsmechanismen können mit verschiedenen *Testen* geprüft werden, die in Tab. 3.1 dargestellt sind.

Pathologische Phänomene bei vegetativer Dysregulation, die in mehr oder weniger ausgeprägtem Maße und verschiedener Kombination in Erscheinung treten:

- orthostatischer Blutdruckabfall bis zur Synkope (773)
- ohne gleichzeitigen Pulsanstieg,
- auf Licht- bzw. andere Reize nicht reagierende Pupillen in Mittelstellung,
- fehlendes Schwitzen und
- reduzierter Speichel-Tränen-Fluß,
- Miktionsstörungen, Obstipation oder Durchfälle sowie
- Impotenz beim Manne.

Akute Pandysautonomie
(39, 40, 63, 824, 1102, 1199)

Pathogenetisch handelt es sich um eine seltene, erworbene Störung, die Ausdruck einer akuten peripheren Neuropathie mit mehr oder weniger selektivem Befall der prä- oder postganglionären autonomen Fasern ist (39, 797). Mehrere der beobachteten Fälle waren auf einen Befall mit dem Epstein-Barr-Virus zurückzuführen (351, 1191).

Klinisch ist die Erkrankung durch orthostatische Hypotonie, konstante Herzfrequenz, fehlende Sekretion von Schweiß und Tränen, trockene Schleimhäute, reaktionslose und mittelweite Pupillen, Im-

potenz, Obstipation und hypotone Blase charakterisiert. Paresen und Reflexanomalien fehlen. Dysästhesien und Schmerzen können vorkommen (797), ebenso Hypoventilation und ein Schlaf-Apnoe-Syndrom (340). Im Liquor findet sich manchmal eine Eiweißerhöhung. In der Suralis-Biopsie ist die Zahl der sehr dünnen unmyelinisierten Fasern vermehrt (39, 1199).

Verlauf: Subakutes Einsetzen der Störung innerhalb einiger Wochen, dann im Verlauf vieler Monate spontane, in der Regel vollständige Rückbildung.

Tabelle 3.1   Testung der vegetativ gesteuerten Regulationsmechanismen (nach *Weidmann* [1150]; nach *Fujii* u. Mitarb. [351])

Funktion	Test	Durchführung	Normalergebnis
Blutdruckregulierung (ganzer Reflexbogen)	Orthostase auf Kipptisch oder beim Aufstehen	Blutdruck und Puls im Liegen nach 8, 9 und 10 Min. Anschließend alle 2 Min. nach Orthostase bis zu 10 Min.	Blutdruck systolisch gleich oder niedriger, diastolisch höher. Pulszunahme um 10 bis 20/Min.
Blutdruckregulierung (efferenter Sympathikus)	Cold-Pressure-Test	Eintauchen einer Hand mit Unterarm in Eiswasser (4 °C) während 1 Min. Vor- und nachher bis nach maximaler Antwort BD-Messung und evtl. EKG	Blutdruck steigt, Herzfrequenz nimmt ab
	Handgrip-Test	Fassen eines Handmanometers mit 30% der maximalen Kontraktionskraft während 3 Min. oder länger. Vor und während Test Blutdruckmessung	Blutdruck steigt an (diastolisch mehr als 10 mmHg)
Pupillenreaktion (Noradrenalinspeicher in terminalen sympathischen Nervenendigungen)	Pupillometrie	0,2 ml einer 2,5%igen Tyraminlösung in den Konjunktivalsack getropft	Pupillenerweiterung
Pupillenmotorik	Pupillometrie	2,5% Methacholin in Konjunktivalsack	Keine Miose
Pulsfrequenz (efferenter Vagus)	Atropin-Test	0,04 mg Atropin/kg i. v. Puls kontrollieren	Pulsanstieg
	Beat-to-beat-Variation	Messung des RR-Intervalls im EKG während 30 Sekunden tiefer Atmung	Respiratorische Herzfrequenzänderung mehr als 10/Min.
Pulsfrequenz (afferenter Vagus)	Karotissinustest	Einseitige Karotismassage unter EKG-Kontrolle	Frequenzverminderung
Schwitzen	Hitzetest	Heizbogen	Allgemeines Schwitzen
	Pilocarpin-Iontophorese	Mit 20 mg Pilocarpin	Lokales Schwitzen
Tränensekretion	Schirmer-Test	Anästhesie der Konjunktiva mit 2 Tropfen 0,4% Novesin. 5 cm lange, 0,5 cm breite Filterpapierstreifen in Konjunktivalsack hängen	Nach 5 Min. mindestens 3 cm genäßt. Pathologisch wenn weniger als 1,5 cm oder mehr als 30% Differenz zur Gegenseite
Speichelsekretion	Sekretionstest	Sonde in den Ductus parotideus	0,4 bis 0,8 ml/Min.

Therapie: Wegen der spontanen Rückbildungstendenz nicht nötig. Bei angemessenem Verhalten werden die bei Hypostase auftretenden synkopalen Störungen vermieden. Bei schmerzhaften Dysästhesien wird Carbamazepin empfohlen (797).

Differentialdiagnostisch denke man vor allem auch an Botulismus. Im weiteren denke man an jene Polyneuropathien mit ausgeprägtem Befall der vegetativen Fasern, so z. B. die diabetische Form (S. 322).

Familiäre Dysautonomie (Riley)

(848, 915)

Pathogenetisch handelt es sich um eine seltene, autosomal-rezessiv erbliche Erkrankung, bei welcher wahrscheinlich eine Störung der Synthese des Noradrenalins vorliegt. Fast immer handelt es sich um Menschen osteuropäisch-jüdischer Abstammung.

Klinisch manifestiert sich das Leiden schon im Säuglingsalter, z. B. mit Ernährungsschwierigkeiten wegen Schluckstörungen. Neben den im Vordergrund stehenden autonomen Funktionsstörungen finden sich auch andere Symptome. Praktisch immer fehlende Tränensekretion beim Weinen, orthostatisch Hypotonie, abnorm starkes Schwitzen, Schluckstörungen, Ataxie, Dysarthrie, fehlende oder verminderte Schmerzempfindung und psychische Labilität. Häufig finden sich eine gestörte Temperaturregulierung, fehlende Sehnenreflexe, Erbrechen, häufige Bronchopneumonien und verzögertes Wachstum.

Prognose: Diese ist schlecht, und mehr als die Hälfte der Patienten erreicht nicht das Erwachsenenalter.

Pathologisch-anatomisch finden sich keine Veränderungen am Zentralnervensystem, wohl aber solche in den peripheren vegetativen Ganglien und Plexus und eine Verminderung der myelinisierten und der dickeren myelinisierten Fasern im peripheren sensiblen Nerven (18).

Orthostatische Hypotonie Shy-Drager

(63, 1015)

Pathogenetisch handelt es sich wohl um ein primäres neurologisches Leiden im Sinne einer Systematrophie.

Pathologisch-anatomisch finden sich in der Großhirnrinde, in der Kleinhirnrinde, vor allem aber auch in den Stammganglien, in der Substantia nigra und anderen Stammhirnkernen sowie in den Spinalnerven Zelluntergänge. In den Seitenhörnern des Rückenmarkes sind die Ganglienzellen um 80 bzw. 60% vermindert (661).

Klinisch beginnt die Krankheit im mittleren bis höheren Lebensalter. Sie tritt mehr als doppelt so häufig bei Männern wie bei Frauen auf. Zunächst werden meist lediglich die Symptome der orthostatischen Hypotonie manifest: Schwindel, Schwäche, Bewußtseinsstörung und Sehstörung beim Stehen. Im Gegensatz zum idiopathischen orthostatischen Kreislaufkollaps tritt keine Pulsbeschleunigung, kein Gähnen oder Schwitzen auf. Meist erst nach Monaten oder Jahren treten dann neurologische Störungen hinzu, die allerdings selten auch vor den hypotonen Zeichen manifest werden können: Verlust des Schwitzens, Impotenz, Inkontinenz, Pyramidenzeichen, vor allem aber Rigor, Akinesie, Tremor, Muskelatrophien, Faszikulationen, Paresen der äußeren Augenmuskeln und Irisatrophie. Eine Demenz gehört nicht zum Krankheitsbild. Der Tod erfolgt nach ein bis mehreren Jahren. Auch bei Stabilisierung der orthostatischen Blutdruckreaktion erfolgt eine weitere Progredienz der neurologischen Symptome.

Therapeutisch beeinflussen Fludrocortison und Indometacin den Blutdruckabfall günstig, vermögen aber das Fortschreiten des pathologischen Prozesses nicht zu beeinflussen.

Botulismus

Pathogenetisch handelt es sich um die Wirkung von Toxinen des vor allem in Konserven wachsenden anaeroben Erregers, Clostridium botulinum. Neben Lebensmittelintoxikationen kann sich auch in Weichteilwunden Botulinum entwickeln und zu Intoxikationserscheinungen führen (203).

Klinisch (202) treten Augenmuskelparesen, Akkommodationsstörungen, ein trockener Mund, bulbäre Symptome und polyneuropathische Erscheinungen auf. Besonders Intoxikationen mit dem Toxin des B-Typus können mild verlaufen und ausschließlich eine Störung der cholinergen autonomen Innervation (Akkommodationsstörungen, Mundtrockenheit und verminderte Tränensekretion) verursachen, die im Verlauf von Monaten sich langsam zurückbilden (516).

Schmerzunempfindlichkeit

Eine Schmerzunempfindlichkeit kann bei gewissen Affektionen das klinische Hauptsymptom sein.

Kongenitale Schmerzunempfindlichkeit

Es sind hierfür verschiedene Bezeichnungen verwendet worden, so z. B. auch Schmerzasymbolie, und es existieren auch verschiedene klinische Varianten.

Kongenitale sensorische Neuropathie mit Anhidrose

Bei dieser oft familiären Form ist die Schmerzunempfindlichkeit von Anhidrose begleitet. Immer finden sich schon bei Kleinkindern Selbstmutilation und Fieber. Pathologisch-anatomisch weist das zentrale Nervensystem nur geringe Veränderungen auf. Hingegen wurden Zellausfälle der Spinalganglien gefunden (199). Elektrophysiologische Untersuchungen mit evozierten Potentialen sprechen auch für eine Läsion des ersten sensiblen Neurons. Eine besondere familiäre Form ist durch die Verminderung der myelinisierten Fasern in der Suralisbiopsie mit mosaikartig aufgeteilten Schwannschen Zellen bedingt (38).

Sensory radicular neuropathy

(acropathie ulcéro-mutilante Thévenard, acrodystrophic neuropathy)

Bei diesem Krankheitsbild sind vor allem Veränderungen der Spinalganglien, daneben aber auch der Hinterwurzeln, der peripheren Nerven und der Hinterstränge vorhanden. Klinisch handelt es sich um ein autosomal-dominant erbliches Syndrom, das manchmal schon in der Kindheit sich manifestieren kann, meist aber im zweiten bis vierten Lebensjahrzehnt auftritt. Es liegen eine dissoziierte Sensibilitätsstörung und torpide Ulzera der Füße als Leitsymptome vor. Akzessorisch finden sich aber auch Störungen der anderen sensiblen Qualitäten, lanzinierende Schmerzen, fehlende Sehnenreflexe, Taubheit, Muskelatrophien und Befall der oberen Extremitäten. Mehrfach wurde ein erhöhtes IgA gefunden, wobei Hinweise für eine vermehrte Produktion in der Jejunalschleimhaut bestanden (1160).

Schmerzasymbolie

Diese *erworbene* Störung ist durch einen Ausfall der Abwehrreaktionen gegenüber Schmerzreizen am ganzen Körper und einer fehlenden adäquaten emotionalen Reaktion auf dieselben charakterisiert. Sie ist Folge einer Läsion, welche die Verbindungen zwischen sensorischer Rinde und dem limbischen System unterbricht (103a).

Sympathikussyndrome
(40, 63, 990)

Anatomie und Pathophysiologie

Die *zentrale Sympathikusbahn* nimmt ihren Ursprung wahrscheinlich im Hypothalamus. Die emotionellen, vom Kortex herkommenden Impulse dürften von kontralateral her im Hypothalamus bereits mit den thermoregulatorischen Impulsen konvergieren. Die Sympathikusbahn verläuft dann ungekreuzt im Seitenstrang des Rückenmarks und wird zwischen Th 3 und L 2/L 3 auf die Ursprungszellen des 2. Neurons in den Seitenhörnern des Rückenmarkgraus umgeschaltet. Deren Axone verlassen das Rückenmark mit den Vorderwurzeln der entsprechenden thorakalen und oberen lumbalen Segmente: Für die Schweißdrüseninnervation des Kopf-Hals-Bereiches sind die Wurzeln Th 2/3 bis Th 4, für diejenige des Thorax, der Achselhöhlen und der oberen Extremitäten die Wurzeln Th 5/Th 7 und für den Rest des Rumpfes und die unteren Extremitäten die Wurzeln Th 8/L 2/3 zuständig. Die Sympathikusfasern gelangen über die Rr. communicantes albi in den Grenzstrang. Hier geschieht in den Grenzstrangganglien die Umschaltung auf das 3. distale Neuron. Letzteres erreicht dann über die Rr. communicantes grisei erneut die Spinalnervenwurzeln und verläuft mit dem sensiblen Anteil der peripheren Nerven bis in die Haut, vor allem auch bis zu den Schweißdrüsen. Schweißsekretion, Piloarrektion und Vasomotorik werden durch Nervenfasern gesteuert, die über den Grenzstrang des Sympathikus verlaufen und zusammen mit den sensiblen Nervenästen zu dem Erfolgsorgan in die Peripherie gelangen (Abb. 3.**1a** u. **b**).

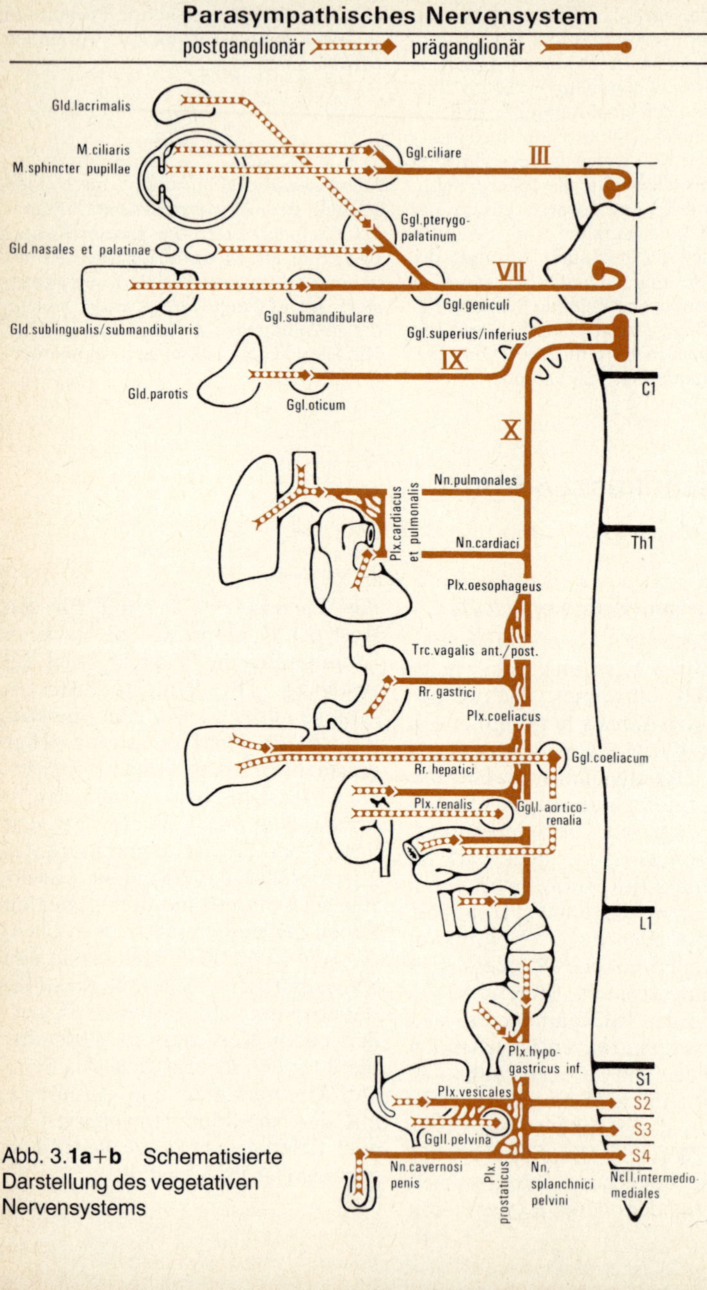

Parasympathisches Nervensystem

postganglionär ⟩⊞⊞⊞⊞◆ präganglionär ⟩━━━⟩

Gld.lacrimalis

M.ciliaris
M.sphincter pupillae

Ggl.ciliare

III

Ggl.pterygo-
palatinum

Gld.nasales et palatinae

VII

Ggl.submandibulare

Ggl.geniculi

Gld.sublingualis/submandibularis

Ggl.superius/inferius

IX

Gld.parotis

Ggl.oticum

C1

X

Nn.pulmonales

Plx.cardiacus
et pulmonalis

Nn.cardiaci

Th1

Plx.oesophageus

Trc.vagalis ant./post.

Rr. gastrici

Plx.coeliacus

Ggl.coeliacum

Rr. hepatici

Plx.renalis

Ggll. aortico-
renalia

L1

Plx.hypo-
gastricus inf.

S1

Plx.vesicales

S2

S3

Ggll.pelvina

S4

Nn.cavernosi
penis

Plx.
prostaticus

Nn.
splanchnici
pelvini

Ncll.intermedio-
mediales

Abb. 3.1a+b Schematisierte
Darstellung des vegetativen
Nervensystems

Sympathisches Nervensystem

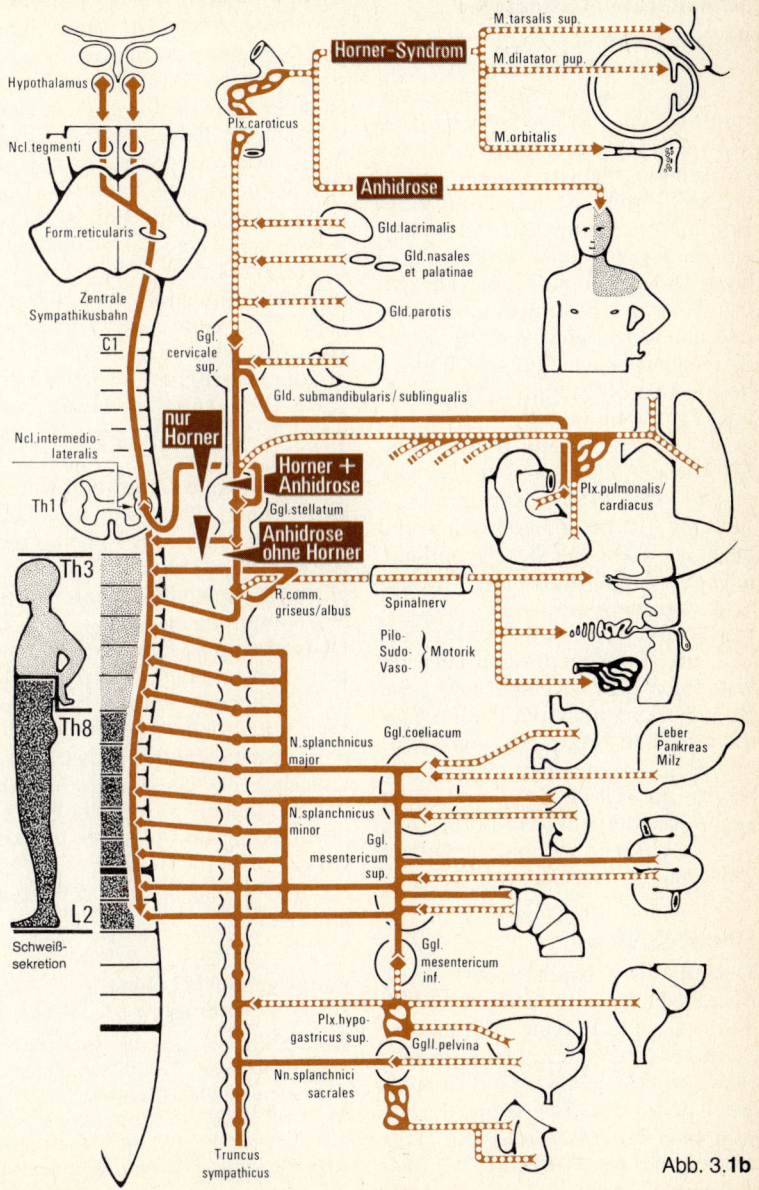

Abb. 3.**1b**

Typische Symptome
Schweißsekretionsstörungen

Bei einer Läsion sensibler bzw. gemischter peripherer Nerven findet sich zugleich mit der Sensibilitätsstörung auch ein *lokalisierter Ausfall der Schweißsekretion* im entsprechenden Ausbreitungsgebiet. Der Nachweis dieser Störung ist mit Hilfe eines Schweißtestes möglich (S. 408). *Übermäßiges lokalisiertes Schwitzen* kann anfallsartig auftreten. Ursächlich kommt ein kompensatorisches übermäßiges Schwitzen einzelner Körperteile nach Teilausschaltung des Sympathikus durch Operation oder Krankheit in anderen Bezirken in Frage. Es kommt bei Rückenmarksaffektionen, so bei Syringomyelie, bei Tabes, Rückenmarkstumoren, Rückenmarkstrauma und auch bei Läsionen des Hypothalamus vor. Lokalisiertes übermäßiges Schwitzen wurde auch bei peripheren Nervenläsionen beschrieben, u. a. bei Halsrippen, dann auch bei Osteomen der Wirbelkörper, beim Bronchuskarzinom und Pleuraendotheliom, bei Teratomen der Testes und beim sogenannten sudoriparen Nävus. In seltenen Fällen kommt auch eine idiopathische Form ohne faßbare Ursache vor und scheint auf Clonidin anzusprechen (597).

Horner-Syndrom

Dasselbe ist charakterisiert durch Miose, Ptose und Enophthalmus. Tritt es isoliert, ohne Störung der Schweißsekretion auf, dann sind die (ventralen) Wurzeln C8 bis Th2 proximal des Grenzstranges Sitz der Läsion, da die sudorisekretorischen Fasern durch die Wurzeln Th3 oder tiefer das Rückenmark verlassen und somit unversehrt den Grenzstrang hinaufziehen können. Ist es hingegen von einer Anhidrose von Gesicht, Hals und Arm auf der entsprechenden Seite begleitet, dann ist das Ganglion stellatum betroffen. Eine Schweißsekretionsstörung des oberen Körperviertels kann aber auch ohne Horner-Syndrom vorliegen, was dann auf eine Läsion im Sympathikusgrenzstrang unmittelbar kaudal vom Ganglion stellatum hinweist. Die zusätzliche Differenzierung des Sitzes der Läsion ist mit pharmakologischen Testen möglich (721). Bei zentralem Horner, also bei Läsion des 1. sympathischen Neurons, und beim Normalen erzeugt die lokale Gabe von Hydroxyamphetamin (Paredrine) eine Pupillenerweiterung. Bei (nicht mehr ganz frischer) Läsion des postganglionären Sympathikusanteiles sind die Noradrenalinspeicher leer, das Hydroxyamphetamin kann somit kein Noradrenalin freisetzen, und eine Pupillenerweiterung bleibt aus. Dies erlaubt eine klare Unterscheidung gegenüber einer Miose anderer Ursache, z. B. eine banale Anisokorie, wie sie bei 15–30% der Normalbevölkerung und häufiger im Alter vorkommt (1098). Abb. 3.**2** gibt einen Überblick über die Pupilleninnervation.

Paratrigeminale Lähmung (Raeder-Syndrom) (683, 1142)

Es ist dies eine Läsion der sympathischen okulomotorischen Fasern zusammen mit einer Trigeminusschädigung, eventuell auch mit Doppelbildern, durch einen Prozeß zwischen Sella und Ganglion Gasseri. Einseitige Miose, leichte Ptose,

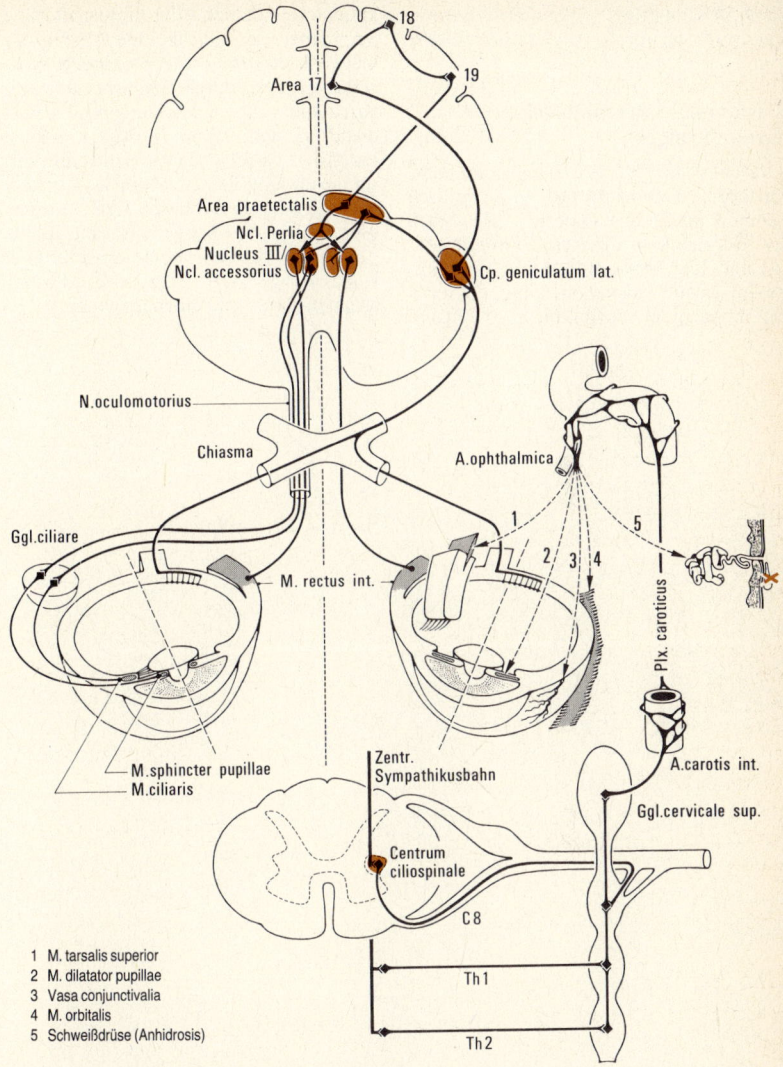

1 M. tarsalis superior
2 M. dilatator pupillae
3 Vasa conjunctivalia
4 M. orbitalis
5 Schweißdrüse (Anhidrosis)

Abb. 3.2 Anatomisches Substrat der Ptose und des Horner-Syndroms sowie der Pupilleninnervation (aus *Mumenthaler* [772])

Gesichtsschmerzen, Kaumuskelschwäche und eventuell Augenmotilitätsstörungen sind charakteristisch.

Läsionen des sympathischen Grenzstranges

Ursächlich handelt es sich meist um paravertebrale Tumorinfiltrationen. Dadurch können im Thorakalbereich, aber auch im Bereich der unteren Extremitäten, Ausfälle der Schweißsekretion ohne sensiblen Ausfall entstehen. Umgekehrt erlaubt bei einem Sensibilitätsausfall in den kaudalen lumbalen oder in den sakralen Segmenten der gleichzeitige Ausfall der Schweißsekretion, eine proximale Wurzelläsion, z. B. durch Diskushernie, auszuschließen. Die Schädigung muß weiter distal, namentlich im Plexus lumbalis, lokalisiert werden, da die Schweißfasern für die unteren Extremitäten das Rückenmark ja alle oberhalb von L 2/L 3 verlassen und erst über den Grenzstrang auf die peripheren Nervenstämme umgeschaltet werden (vgl. Abb. 3.**1a** u. **b**). Grenzstrangläsionen und Horner s. oben.

4. Demyelinisierende Erkrankungen

Die hierher gehörenden Affektionen weisen als gemeinsames Merkmal eine krankhafte Veränderung und einen Untergang von Myelinscheiden ganz vorwiegend im Bereich des zentralen Nervensystems auf. Teilweise liegt dem ein angeborener Defekt im enzymatischen System zugrunde, welches den Aufbau und den Stoffwechsel des Myelins steuert. Zu diesen Affektionen gehören die Leukodystrophien, die auf S. 148 bereits dargestellt wurden. Zum anderen Teil handelt es sich um sekundäre, im Laufe des Lebens erworbene Störungen, deren Ursache nur zum Teil bekannt ist.

Grundsätzliches zur Entstehung, Bedeutung und zum Stoffwechsel des Myelins (978)

Um die peripheren Axone wird durch die Schwannschen Zellen, um die Axone im zentralen Nervensystem durch die Gliazellen eine Myelinscheide aufgebaut. Das Axon sinkt gewissermaßen in eine Schwannsche Zelle ein, wodurch sich zunächst die Membran der Zelle als Hülle um das Axon legt. Anschließend wird es in das eine doppelte Zellmembran („unit membrane") darstellende „Mesaxon" eingewickelt, wodurch allmählich eine vielschichtige Myelinscheide entsteht. Die Schwannsche Zelle scheint die aktive Rolle zu spielen. Eine solche 0,0075 µm dicke einfache Zellmembran besteht aus 4 monomolekularen Schichten, von denen 2 Lipoide (z. B. Cholesterin) und 2 Nichtlipoide (Proteine) sind, die Phosphatide und Cerebroside enthalten. Jede Veränderung in der molekularen Struktur der Membran bzw. in der Ladung der monomolekularen Proteinschicht kann zu einer Alteration der Membranfunktion und zu einem Zerfall derselben führen. Hier mögen allergische Prozesse, Autoimmunvorgänge oder lipotrope Substanzen eine Rolle spielen. Da aber die Myelinhülle bei der Reizleitung im Axon eine Rolle spielt, hat ein solcher Myelinzerfall eine Veränderung in der Erregungsleitung zur Folge. Es kann so klinisch zu Ausfallserscheinungen, z. B. zu Lähmungen oder Sensibilitätsstörungen, kommen, die solange reversibel sind, als das Axon selber intakt bleibt und eine Remyelinisation stattfinden kann.

Multiple Sklerose (421, 706, 711)

Typische klinische Charakteristika

- *Multiple, zeitlich gestaffelte Schübe* mit vollständiger oder partieller Rückbildung der Symptome zwischen einem Schub und dem nächsten finden sich in 60% der Fälle.
- *Multiple topische Lokalisation* der Krankheitsherde im zentralen Nervensystem, was der sehr unterschiedlichen klinischen Symptomatologie zugrunde liegt.
- *Zur selben Zeit* können Symptome von seiten verschiedener Lokalisation vorhanden sein (z. B. ein Sehnervenbefall zugleich mit einem Querschnittssyndrom des Rückenmarkes).
- Anläßlich verschiedener Krankheitsschübe, also nacheinander, können verschiedene Systeme betroffen sein, z. B. zunächst eine Augenmuskelparese und ein Jahr später eine Miktionsstörung.

Epidemiologie (421)

Die multiple Sklerose ist in unseren Breiten die häufigste neurologische Erkrankung. Die Prävalenz, d. h. die in einer Bevölkerung gleichzeitig vorhandenen Fälle, ist am höchsten in Nord- und Mitteleuropa, inklusive der Schweiz, in der UdSSR, Südkanada und den nördlichen USA, Neuseeland und Südwestaustralien. Hier beträgt die Prävalenz 30 bis 80 pro 100000 Einwohner. In anderen Regionen sinkt die Prävalenz auf unter 5. Bei gemischt-rassischer Bevölkerung sind es immer die Weißen, die das höchste Erkrankungsrisiko aufweisen. Dort, wo eine Einwanderung in ein Gebiet mit niedrigerer Prävalenzrate stattfand, bringen nur die Einwanderer über 15 Jahre das höhere Risiko ihres Ursprungslandes mit. Umgekehrt übernehmen Einwanderer in ein Gebiet mit höherem Risiko das letztere, wenn die Einwanderung vor dem 15. Lebensjahr stattfand. Die multiple Sklerose macht in der Schweiz und in Deutschland über 1‰ aller Sektionsfälle aus, wobei die Häufigkeit in den vergangenen Jahrzehnten wahrscheinlich zugenommen hat. Auf den Faröer-Inseln wurde vor 1939 kein Fall der Erkrankung registriert. Nach der Besetzung durch britische Truppen während des 2. Weltkrieges wurden zwischen 1943 und 1960 24 Fälle registriert (603). Eine *familiäre Häufung* wird unterschiedlich angegeben (zwischen 3 und 12%). Immerhin ist das Risiko eines Multiple-Sklerose-Befalles 15mal größer, wenn ein Krankheitsfall in der nächsten Verwandtschaft vorkommt.

Klinische Symptomatologie

Allgemeines:

Die ersten Krankheitssymptome manifestieren sich in zwei Dritteln der Fälle bei jungen Erwachsenen. In ca. 60% finden sich einzelne über viele Jahre gestaffelte *Krankheitsschübe*. Diese sind jeweils von einigen Wochen Dauer. Sie spielen sich meist an verschiedenen Orten des Zentralnervensystems ab und manifestieren sich somit auch durch *unterschiedliche klinische Symptome*. Diese bilden sich zumindest zu Beginn der Krankheit jeweils mehr oder weniger vollständig zurück. Später hinterlassen sie allerdings *zunehmend deutliche Restsymptome.* In späteren Phasen schreitet dann die Behinderung, insbesondere die Spastizität, auch ohne faßbare neue Krankheitsschübe fort. Von dieser häufigsten Verlaufsform abweichend finden sich *rasch aufeinanderfolgende Schübe,* die im Laufe von Monaten bis wenigen Jahren zu schwerster Invalidität führen, dann aber auch *gutartige Formen* mit nur geringer Behinderung über Jahrzehnte und schließlich ohne eigentliche Schübe *von Anfang an progrediente Verläufe,* dies besonders bei Krankheitsbeginn über 50 Jahre (813). Es gibt einige besonders *typische Lokalisationen bzw. Symptome,* die weiter unten noch genauer dargestellt werden: Retrobulbärneuritiden, internukleäre Ophthalmoplegie, Nystagmus, zerebelläre Ataxie, Intentionstremor, Paraspastik und spastisch-ataktische Gangstörung. Die *Quantifizierung der Behinderung* durch die verschiedenen Symptome geschieht meist nach der Skala von Kurtzke (600).

Die einzelnen Symptome

Augensymptome (1142): Die *Retrobulbärneuritis* (220, 839, 1142) ist durch einen meist zunächst einseitigen, innerhalb Tagen auftretenden, sehr starken Visusabfall gekennzeichnet. Die Patienten vermögen vielfach nicht einmal mehr Finger vor dem Auge zu zählen. Vielfach treten Bulbusschmerzen und Lichtsensationen bei Augenbewegungen auf. Der Fundus und die Sehnerven-

papille sind zunächst unauffällig („der Patient und der Arzt sehen nichts"). Ist der Entzündungsvorgang distal im Sehnerven, dann kann es zum Bild der Papillitis kommen. Nach 3–4 Wochen kann dann eine Optikusatrophie, vor allem eine temporale Blässe der Papille auftreten. Letztere wird erfahrungsgemäß vom Nichtspezialisten allerdings zu oft diagnostiziert. Die Sehschärfe beginnt meist schon nach 1–2 Wochen sich zu bessern und kann wieder völlig normal werden. Bei ca. ⅓ der Patienten entwickeln sich in den darauffolgenden Jahren andere Symptome einer multiplen Sklerose (220), und fast 80% der Patienten haben 15 Jahre später Zeichen dieser Krankheit (492). Diejenigen, die später Zeichen einer multiplen Sklerose entwickelten, waren signifikant häufiger HLA-RT-1a-positiv (220). Bei ca. 15% der Patienten mit multipler Sklerose war eine Retrobulbärneuritis ein isoliertes erstes Symptom. Von dem soeben Gesagten abweichend ist eine beidseitig simultan auftretende Retrobulbärneuritis zu beurteilen. Selbst bei einer Katamnese von über 30 Jahren fanden sich bei Kindern nie und bei Erwachsenen ganz selten später die Zeichen einer multiplen Sklerose (839). Visuelle evozierte Potentiale s. unten. Marcus-Gunn-Pupillenphänomen und „swinging flashlight test" nach Retrobulbärneuritis s. S. 364f. Seltener ist eine Uveitis (S. 264). *Augenmotilitätsstörungen* sind ein sehr häufiges Symptom (421, 784, 908, 1142). Vorübergehende *Doppelbilder* treten meist in einer frühen Krankheitsphase auf und sind nicht selten auf eine Abduzensparese zurückzuführen. Später lassen sich mit klinischen und okulographischen Methoden bei etwa 80% der Multiple-Sklerose-Fälle Störungen der Sakkaden bzw. gestörte Führungsbewegungen nachweisen (908, 1033), wobei eine internukleäre Ophthalmoplegie (S. 357) bei etwa einem Drittel der Fälle vorkommt (784). Ein „One-and-a-half"-Syndrom (S. 358) ist seltener. Diese Störungen der Augenmotilität sind sehr oft von einem *Nystagmus* begleitet, der, einmal aufgetreten, sich in der Regel nicht mehr zurückbildet. Besonders verdächtig auf eine multiple Sklerose ist ein dissoziierter Nystagmus. Im Gegensatz zum Nystagmus anderer Ätiologie läßt sich bei multipler Sklerose elektronystagmographisch eine Zunahme desselben – bzw. ein Manifestwerden bei vorher nicht nachweisbarem Nystagmus – bei Steigerung der Körpertemperatur feststellen (521).

Hirnstammsymptome: Eine *Trigeminusneuralgie* tritt bei 1,5% der Patienten mit multipler Sklerose auf, somit 300mal häufiger als bei der Durchschnittsbevölkerung (489). Sie ist zweimal so häufig *doppelseitig* wie bei anderen Fällen von Trigeminusneuralgie. Es finden sich besonders oft neben den Schmerzattacken auch Dauerschmerzen, und vor allem sind vielfach auch Schmerzen außerhalb des Trigeminusbereiches, ein Befall des Fazialis oder andere Zeichen einer Läsion in der Brücke zu finden. Eine plötzliche *Ertaubung* oder eine akute *Schwindelattacke,* ähnlich einer akuten Vestibulariskrise, sind selten Initialsymptome einer multiplen Sklerose.

Zerebelläre Symptome finden sich bei ¾ der Fälle (602). Eine *Ataxie* der Bewegungsabläufe ist oft ein prominentes Symptom, und besonders der Gang ist oft nicht nur spastisch, sondern auch ataktisch. Besonders eindrücklich und für eine multiple Sklerose hochgradig charakteristisch ist der *Intentionstremor* bei Zielbewegungen, z. B. beim Finger-Nase-Versuch (s. Abb. 1.**20**). Dies ist Ausdruck einer Läsion des Nucleus dentatus bzw. seiner Efferenzen. Meist zugleich mit einer Spastizität mit gesteigerten Sehnenreflexen findet sich eine *Dysdiadochokinese* und eine *Dysmetrie* der Bewegungen. Die *Sprachstörungen* werden als skandierend bezeichnet mit unharmonischer, abgesetzter Sprachfolge (S. 179).

Pyramidenbahnsymptome: Bei über 80% der Multiple-Sklerose-Patienten finden sich eine spastische Paraparese bzw. beidseitige Pyramidenzeichen und Reflexsteigerungen (602). Besonders wenn die Erkrankung im höheren Lebensalter beginnt, kann sie sich auch monosymptomatisch als progrediente Paraparese manifestieren und hat dann eine rasch progrediente Tendenz (813). Diese Fälle unterscheiden sich u. a. von solchen anderer Ätiologie durch das Vorhandensein von oligoklonalen IgG im Liquor (647), manchmal durch den Nachweis des Befalls eines anderen Systems mittels verfeinerter Untersuchungsmethoden, beispielsweise durch den Nachweis pathologischer evozierter visueller Potentiale oder einer gestörten Augenmotilität in der Elektrookulographie (1033). *Fehlende Bauchhautreflexe* können wohl ein Ausdruck der Spastizität sein, werden aber auch bei etwa 20% der gesunden Erwachsenen angetroffen, so daß dies als Einzelsymptom wertlos ist. Bedeutsam sind sie erst, wenn zugleich eine deutliche Steigerung der Eigenreflexe der Bauchmuskulatur vorhanden ist. Der *spastische Gang* ist bei multipler Sklerose in späteren Stadien typisch, wie gesagt, nicht selten mit einer ataktischen Komponente.

Sensibilitätsstörungen: Diese lassen sich bei etwa der Hälfte der Patienten recht früh schon feststellen (602). Gelegentlich als Frühsymptom treten spontane Mißempfindungen (Parästhesien) bzw. eine abnorme Empfindung beim Berühren der Haut (Dysästhesien) der Extremitäten auf. An den Händen ist manchmal eine schwere *Stereognosestörung* vorhanden. Selten kommen auch dissoziierte Sensibilitätsstörungen vor. *Schmerzen* sind nicht so selten.

Anfallsartige Phänomene (701, 828, 1110): Immer wieder wurde eine Häufung *epileptischer Anfälle* bei multipler Sklerose behauptet (304) bzw. bestritten (917). Im eigenen Krankengut scheint unter unseren Multiple-Sklerose-Patienten eine Epilepsie etwa 4mal häufiger als in der Durchschnittsbevölkerung zu sein. *Tonische Hirnstammanfälle* sind bei jüngeren Individuen besonders verdächtig auf multiple Sklerose (304, 701) und werden auf S. 288 besprochen. Sie können Frühsymptom der Erkrankung sein, ebenso wie auch *anfallsweiser Tonusverlust* mit Hinstürzen oder eine *paroxysmale Dystonie* (95). Selten kommt es zu wiederholten Attacken von ca.

15–45 Sekunden Dauer, während welchen eine *paroxysmale Dysarthrie* zusammen mit einer *anfallsartigen Ataxie* vorhanden ist (701, 828, 1182).

Blasen- und Mastdarmstörungen: Diese kommen bei etwa 20% der Patienten schon bei einer ersten Hospitalisation vor (602). Besonders häufig ist der *imperative Harndrang,* d. h. ein plötzlicher, kaum beherrschbarer Drang, die Blase zu entleeren, der zu Einnässen führen kann. Seltener sind andere Formen der Inkontinenz.

Psychische Störungen: Die Patienten fallen psychisch oft durch eine unangemessene Euphorie und Kritiklosigkeit ihrer Krankheit gegenüber auf. Ebenso aber finden sich zunehmend häufig mit zunehmender Dauer der Erkrankung echte psychoorganische Veränderungen. Diese erreichen schließlich besonders bei chronisch-protrahierten Verläufen bei einem Viertel der Fälle den Grad einer Demenz (845). Psychische Veränderungen können aber auch als Initialsymptom einer multiplen Sklerose auftreten, meist zusammen mit Hirnstammsymptomen (1197), und wir sahen auch psychoseartige Bilder als Frühsymptom der Krankheit. In einer frühen Phase lassen sich psychische Symptome nur bei etwa 3% der Fälle nachweisen (602).

Besondere Symptome und Formen: Für multiple Sklerose sehr typisch, aber nicht pathognomonisch ist das sogenannte *Nackenbeugezeichen* (signe de Lhermitte). Es wird bei etwa einem Drittel der Multiple-Sklerose-Patienten beobachtet, bei ca. der Hälfte im ersten Krankheitsschub (539). Es ist charakterisiert durch ein Gefühl wie eine elektrische Entladung entlang der Wirbelsäule, eventuell bis in die Beine und Arme beim kräftigen Beugen des Nackens nach vorne. Ein solches Zeichen kann auch bei anderen pathologischen Prozessen im Halsmarkbereich, z. B. Raumforderungen, Arachnitiden, atlantoaxialen Luxationen, nach Röntgenbestrahlung sowie bei funikulärer Spinalerkrankung vorkommen. Nackenbeugezeichen nach Schädeltrauma s. S. 28. Selten erzeugt eine kräftige Flexion des Nackens eine vorübergehende Zunahme der spastischen Beinschwäche und der Gehbehinderung. Es wurde hierfür der Begriff *McArdle-Zeichen* vorgeschlagen (826b). Sehr selten werden auch Fälle von *peripherer Neuropathie* mit Muskelatrophie, Areflexie und sogar Faszikulationen beschrieben, im besonderen auch mit Handmuskelatrophien (330). Beim *hemiplegischen Typus* kann, besonders bei jungen Patienten, innerhalb von Stunden ohne Koma und ohne Schmerzen eine Halbseitenlähmung auftreten, die sich dann innerhalb von Tagen oder Wochen vollständig zurückbildet. Vereinzelt wird auch eine *abnorme Ermüdbarkeit der Muskulatur,* ähnlich wie bei Myasthenie, beobachtet. Sowohl klinisch wie auch elektrophysiologisch läßt sich dieses Symptom durch Cholinesterasehemmer korrigieren (841). Die Krankheitssymptome werden oft bei Erwärmung bzw. beim *Erhöhen der Körpertemperatur* ausgeprägter (das Uthoff-Phänomen) (143). Dies ist durch einen reversiblen Block partiell demyelinisierter Fasern zu erklären. Die Kranken können dann zum Beispiel aus einem heißen Bad nicht mehr selber heraussteigen oder werden bei einer fieberhaften Erkrankung mit Verdacht auf einen neuen „Schub" ins Spital eingeliefert. Diese Besonderheit kann zu diagnostischen Zwecken genutzt werden, z. B. durch die Abhängigkeit der Fähigkeit zur Diskriminierung zweier rasch aufeinanderfolgender Lichtreize von der Körpertemperatur (355).

Hilfsuntersuchungen bei multipler Sklerose

Liquoruntersuchung: Die Lumbalpunktion soll immer ausgeführt werden, wenn dies für die diagnostische Sicherung notwendig erscheint. Nachteilige Folgen auf den Krankheitsverlauf sind nicht erwiesen. Etwa ein Drittel der Fälle hat ein erhöhtes *Gesamteiweiß*, nur selten aber über 75 mg%. Zwei Drittel der Patienten hingegen zeigen eine relative Vermehrung der Gammaglobuline. Dies wurde früher durch die Linkssenke in der Kolloidkurve, die „Parenchymkurve" nachgewiesen. Heute läßt sich immunoelektrophoretisch eine signifikante Vermehrung der IgG, IgA und IgM, die unter Steroidmedikation oder während Remissionen weniger ausgeprägt ist (609), feststellen. Beweisend für die intrathekale Antikörperproduktion bei multipler Sklerose ist die bei etwa 70% der Fälle nachweisbare IgG-Vermehrung in der Immunoelektrophorese und der bei 90% positive Nachweis *oligoklonaler Banden* in der isoelektrischen Fokussierung (523). Die *Gesamtzell-*

zahl ist bei nicht ganz der Hälfte der Fälle leicht erhöht, kaum je über 40 Zellen, während das Vorkommen von Plasmazellen, die im normalen Liquor fehlen, bei fast zwei Drittel der Fälle beobachtet wird. Es besteht keine regelmäßige Korrelation zwischen den einzelnen pathologischen Liquorbefunden.

Evozierte Potentiale (206, 1064) erlauben nachzuweisen, daß in den entsprechenden sensiblen bzw. sensorischen Bahnen sich Läsionen befinden, ohne über deren Natur etwas auszusagen. Die Untersuchung der *visuellen evozierten Potentiale* (VEP) erlaubt bei den meisten Patienten eine verlängerte Latenz der kortikalen evozierten Potentiale nach optischen Reizen nachzuweisen. Dies ist bei fast allen Patienten, die eine Retrobulbärneuritis durchgemacht ha-

ben, der Fall, aber auch bei etwa 70% derjenigen ohne eine entsprechende Episode (48, 195, 315, 420). Die zusätzliche Ableitung der *auditiven evozierten Potentiale* (AEP) ergibt pathologische Befunde bei einer zusätzlichen Gruppe von MS-Patienten, da hiermit ein Herd im Hirnstammbereich feststellbar ist.

Computertomographie und MRI-Untersuchungen: Mit Hilfe der *Computertomographie* können Herde nachgewiesen werden, die nach Kontrastmittel ein Enhancement zeigen (905). Die *MRI-Methode* (magnetic resonance imaging = NMR, nuclear magnetic resonance) gar vermag bei Multiple-Sklerose-Fällen ein Vielfaches der mit dem CT sichtbaren Herde, bis zu einer Größe von lediglich 4 × 3 mm (1198) darzustellen (273) (Abb. 4.**1**). Bei Durch-

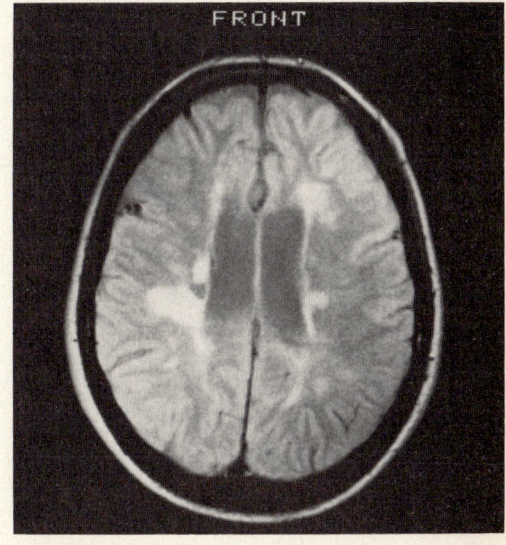

Abb. 4.**1**   29jährige Frau mit einer seit Jahren bekannten multiplen Sklerose. In der T2-gewichteten Doppelechosequenz in transversaler Projektion sind ausgedehnte fleckförmige Signalstörungen der weißen Substanz beider Großhirnhemisphären zu sehen. Das Ventrikelsystem ist beidseits deutlich erweitert. Bevorzugt periventrikuläre Anordnung (MR-Bild des Röntgeninstitutes Brunnhof Bern, Drs. Fritschy, Cerny und Porcellini).

führung der MR-Untersuchung mit Gadolinium DTPA können im akuten Schub frische Herde identifiziert werden, die nach Abklingen des Schubes wieder verschwinden (743a). Diese zum Teil aufwendigen und teuren Untersuchungen sind nur in jener Minderheit von Fällen gerechtfertigt, wo die Klinik und die oben erwähnten einfacheren Hilfsuntersuchungen nicht für die Diagnosestellung genügen.

Übrige Hilfsuntersuchungen: Die übrigen Hilfsuntersuchungen sind bei der Diagnose der multiplen Sklerose in der Regel entbehrlich. Das *Elektroenzephalogramm* zeigt in einem guten Drittel der Fälle unspezifische Anomalien ohne Korrelation zu psychischen Symptomen. Im *Serum* lassen sich lediglich im akuten Krankheitsschub Gammaglobulinvermehrung und immunoelektrophoretisch noch weitere Veränderungen nachweisen. Serologische Teste sind zur Zeit klinisch-diagnostisch noch nicht brauchbar, da zwar in einem Viertel bis einem Drittel der Fälle im Serum Gehirnantikörper nachzuweisen sind, diese aber nicht spezifisch sind und auch bei anderen Krankheiten mit Abbau von Gehirngewebe positiv ausfallen. Signifikant häufiger als bei Vergleichspersonen findet man im Serum hohe Antikörpertiter gegen Masernvirus. Lymphozyten von Multiple-Sklerose-Patienten gruppieren sich signifikant häufiger rosettenartig um Masern-virus-infizierte Epithelzellen (639).

Prognose

10 Jahre nach dem ersten Schub leben noch 80% der Patienten, verglichen mit einer gleichstrukturierten Normalbevölkerung. Eine ungünstige Prognose in bezug auf Besserung haben die Paraparesen mit beidseitigem Babinski-Reflex. Prognostisch ungünstige Faktoren sind höheres Alter bei Krankheitsbeginn, rasche initiale Progredienz und männliches Geschlecht (257). Eine Rückfallfrequenz von 0,5 pro Patientenjahr wird während der ersten 5 Jahre angegeben (706). Der Zustand 5 Jahre nach Krankheitsbeginn – im besonderen auch die zerebellären und Pyramidenbahnsymptome – korreliert sehr gut mit jenem nach 10 bzw. 15 Jahren (421). Von den Männern mit sicherer multipler Sklerose waren nach 10 Jahren 8%, nach 20 Jahren 20% an der Krankheit oder ihren Folgen gestorben (601). Vereinzelt kommen auch perakute Verläufe vor, die innerhalb von Wochen ad exitum führen, so besonders bei der Neuromyelitis optica (s. unten) und die Fälle mit rasch progredienten Hirnstammsymptomen. Immerhin sind etwa ein Drittel der Patienten noch 10 Jahre nach dem ersten Krankheitsschub nicht nennenswert behindert und wenige Prozent auch noch nach 25 Jahren. Es gibt sogenannte *benigne Formen* der multiplen Sklerose, wobei diese besonders häufig eine wesentliche Rückbildung der einzelnen Schubsymptome (unabhängig von deren Häufigkeit) und das Fehlen einer deutlichen Progression außerhalb eigentlicher Schübe aufweisen (129). Die Beurteilung in Zusammenhang mit Fra-

gen der Lebensversicherung ist naturgemäß recht schwierig (859). Im Einzelfall ist die Prognose quo ad vitam, besonders bei den Patienten mit nennenswerter Behinderung, sehr von der Pflege abhängig.

Pathologische Anatomie
(391, 421, 1115)

Die multiple Sklerose ist charakterisiert durch herdförmige Demyelinisationen ohne Destruktionen der Axone, außer in sehr akuten Herden. Derartige Veränderungen können überall im zentralen Nervensystem vorkommen, besonders häufig aber um den Aquädukt, am Boden des IV. Ventrikels, im Rückenmark mit der Basis subpial. Die völlig demyelinisierten Herde erscheinen oft scharf begrenzt, daneben finden sich Erbleichungen. In der grauen Substanz sind die Ganglienzellen oft intakt, die Astrozyten leicht vermehrt. In der weißen Substanz findet sich in älteren Plaques eine starke Zunahme der Neuroglia mit ausgeprägter Fasergliose und Retikulinfaserzunahme, wodurch die Herde grau und verhärtet erscheinen. Diese „multiplen" und harten „sklerotischen" Herde haben der Erkrankung den Namen gegeben.

Ätiologie und pathogenetische Mechanismen (221, 421, 633, 711, 1137)

Ursachen der multiplen Sklerose: Diese sind trotz sehr intensiver Forschung auf diesem Gebiete vorerst noch nicht bekannt. Zahlreiche Hypothesen wurden formuliert. In den Multiple-Sklerose-Fällen aus Europa findet sich ein Überwiegen des Histokompatibilitätstypus HLA-A3, B7, DW2 und DR2. Im akuten Schub ist die Zahl der Suppressorzellen im peripheren Blut vermindert. Experimentell am ernsthaftesten fundiert sind die Annahme einer *Slow-virus-Infektion* (582) und diejenige eines *Autoimmungeschehens* (76). Die Inokulation von Gehirngewebe von MS-Patienten auf Schafe (in Island) hat bei diesen Tieren mit einer Latenz von etwa 18 Monaten zum Ausbruch einer Skrapie – eine den Schafen eigene übertragbare Erkrankung des zentralen Nervensystems – geführt. Übrigens konnten auch zwei andere chronisch-progrediente Erkrankungen des Nervensystems beim Menschen – Kuru (S. 141) und Creutzfeld-Jakobsche Krankheit (S. 176) – auf den Schimpansen übertragen werden. Trotz eines oft erhöhten Maserntiters bei Multiple-Sklerose-Patienten kann das Masernvirus nicht als der verantwortliche Erreger angesehen werden. Zu dieser Slow-virus-Theorie der MS-Pathogenese kommt z. T. als Gegensatz, z. T. als Ergänzung die Annahme von Autoimmunmechanismen. Hierfür spricht das Modell der experimentellen allergischen Enzephalomyelitis (EAE) beim Tier. Neuerdings wurde im Tiermodell auch der rezidivierende Verlauf reproduziert (1178). Hierbei findet eine verzögerte Sensibilisierung auf „enzephalitogene Proteine" des ZNS statt mit einer zellgebundenen Immunreaktion. Sensibilisierte Lymphozyten sind wichtige Träger dieses Vorganges. Manche Argumente sprechen dafür, daß eine Herpes-simplex-1-Virusinfektion in der Kindheit stattgefunden hat. Diese könnte entweder zu einer klinisch stummen Viruspersistenz oder aber zu einer abnormen, zunächst latenten immunologischen Konstellation geführt haben. Eine zusätzliche spätere Herpes-simplex-2-Virusinfektion könnte auslösend für das Aufflackern des Virusinfektes bzw. für den Ablauf einer Autoimmunreaktion wirksam werden (693).

Folgende *Annahmen* können beim heutigen Stand des Wissens vernünftigerweise diskutiert werden (711):

– Nach einer Infektion der Neuroglia während der Kindheit bleibt das Agens als Genom bestehen und wird periodisch aktiviert. Die Einwirkung auf die Oligodendroglia wäre für die Demyelinisationsschübe verantwortlich. Die Entmarkungszeichen im ZNS und die Antikörperproduktion wären lediglich sekundär. Eine Auswirkung auch außerhalb des ZNS würde die Anomalie der Lymphozyten erklären.

– Eine Infektion würde eine (zellgebundene) Autoimmunreaktion gegen normale oder virusbefallene Komponenten des Nervensystems in Gang setzen.

– Multiple Sklerose ist ein Reaktionstypus auf mehr als eine Ursache, womit die recht unterschiedlichen Manifestationen und Verläufe vereinbar wären.

Krankheitsauslösende Faktoren: Die soeben erwähnte letztliche Unkenntnis der eigentlichen Ursachen macht es verständlich, daß immer wieder die *Auslösung der Krankheit* oder zumindest eines Krankheitsschubes durch äußere Noxen und Einwirkun-

gen diskutiert worden ist. Ein Zusammenhang mit Einwirkungen während des Wehrdienstes wird in der Regel abgelehnt. Ausnahmsweise wird man bei außergewöhnlichen traumatischen Einwirkungen mit entsprechender Lokalisation und zeitlich enger Koinzidenz einen Zusammenhang mit einem Schub einer multiplen Sklerose ernstlich diskutieren müssen. Direkte Hirntraumata können für die Lokalisation eines Herdes bestimmend sein. Durch eine Gravidität und Geburt scheint eine Antizipation des ersten Krankheitsschubes möglich zu sein, jedoch keine Vermehrung der zu erwartenden Schübe selber. So kann nur in seltenen Ausnahmefällen eine Indikation zur Schwangerschaftsunterbrechung aus somatisch-medizinischen Gründen bejaht werden.

Therapie

Unter den zahlreichen vorgeschlagenen Therapien (151, 178, 421, 706, 931, 1067) scheinen die Behandlung mit Corticosteroiden und vor allem die ACTH-Behandlung sowie in ausgewählten Fällen die Immunosuppression mit Azathioprin als einzige einen nachweisbaren Effekt auf den einzelnen Krankheitsschub bzw. auf den Krankheitsverlauf zu haben.

Im einzelnen kann man – nach Ausschluß der üblichen Kontraindikationen – *im akuten Schub* wie folgt vorgehen: Während 10 Tagen täglich i.v.-Infusion von 0,5 mg Synacthen in 500 ml physiologischer NaCl-Lösung. Dann über weitere 2–3 Wochen in absteigender Dosierung und Injektionsfrequenz ein ACTH-Gel i. m. Man kann auch von Anfang an die i. m. Applikation wählen. Auch die orale Therapie mit Dexamethason (oder äquivalente Dosen eines anderen Corticosteroides) wird durchgeführt: z. B. 1.–3. Tag 3 × 2,5 mg Dexamethason, 4. Tag 25 E ACTH, dann vom 5.–8. Tag 3 × 0,5 mg Dexamethason. Anschließend z. B. ACTH-Gel in absteigender Dosierung, wie oben. Kaliumersatz und nur wenn eine besondere Situation vorliegt, auch Infektabschirmung. Die intrathekale Applikation von 25–75 mg Hydrocortison, 2–3 × wöchentlich, durch Lumbalpunktion in den Liquorraum eingebracht, scheint höchstens auf die Spastik vorübergehend günstig einzuwirken. Das ACTH hat allerdings im akuten Schub lediglich eine beschleunigte Rückbildung der Symptome zur Folge. Das Ausmaß der Rückbildung jedoch und der spätere Krankheitsverlauf scheinen nicht beeinflußt zu werden.

In besonders gelagerten Fällen, vor allem beim Fehlen einer Rückbildungstendenz und *schubartiger Verschlechterung* (930) bzw. bei außergewöhnlich *häufigen Schüben* (641, 735) scheint die intensive Immunosuppression über ein Jahr und länger vertretbar zu sein. Diese vermag eine Stabilisierung des Krankheitsverlaufes zu erreichen (383, 916, 958). Bei progredientem Verlauf ist die Wirksamkeit der Immunosuppression nicht belegt (958). Nach 5 Jahren oder mehr entwickelten sich allerdings bei 10% der Patienten Malignome (641).

Zur Behandlung der *Spastik* können Diazepam oder das GABA-Derivat Baclofen (Lioresal R), 10–50 mg vor allem abends (171), oder Tizanidin (Sirdalud R), 12–20 mg, verabreicht werden. Die gewollte Erzeugung einer Polyneuropathie durch Vincristin wurde ebenfalls vorgeschlagen (343).

Als *weitere Maßnahmen* werden z. B. die fettarme Evers-Diät verschrieben (1077). Daneben spielen die physikalische Therapie und besonders die Heilgymnastik sowie die sorgfältige Pflege und Behandlung sekundärer Komplikationen (Dekubitus, Blaseninfekte) eine wichtige Rolle. Besonders schwer zu behandeln ist der oft invalidisierende Intentionstremor. Es wurde Isoniazid vorgeschlagen (959), und es werden Erfolge mit stereotaktischer Operation gemeldet. Auch die geschickte psychologische Führung der Patienten ist von großer Bedeutung. Offenheit einerseits, aber zugleich Zuversicht und Zuverlässigkeit des ärztlichen Beistandes andererseits sind wichtig.

Differentialdiagnose

Diese umfaßt je nach Symptomatologie sehr zahlreiche Affektionen, je nach dem zu differenzierenden Hauptsymptom.

Formen mit Hirnnervenausfällen müssen gegenüber einem Hirntumor, z. B. einem Dermoid der Schädelbasis, einem Kleinhirntumor mit Ataxie und Nystagmus, einem Optikusgliom oder Keilbeinflügelmeningeom mit Optikusatrophie, einem Hirnstammgliom, einer Hirnstammenzephalitis (1112) usw. abgegrenzt werden.

Hemiplegische Formen erfordern eine Differenzierung gegenüber Hemisphärentumoren oder einer Gehirnischämie.

Paraspastische Formen lassen immer an einen Rückenmarkstumor oder eine Myelopathie bei Zervikalspondylose denken.

Rezidivierende Paraparesen kommen bei Angiomen des Rückenmarkes vor.

Gleichzeitiges Vorliegen von Pyramidenzeichen,

Kleinhirnsymptomen und eventuell Hirnstammsymptomen lassen an Raumforderungen und Mißbildungen des Hirnstammes oder des kraniozervikalen Überganges denken. Diese werden besonders oft lange als multiple Sklerose verkannt. Dasselbe gilt für die gelegentlich einen fluktuierenden Verlauf aufweisenden Angiome des Hirnstammes, die u. U. erst im mittleren bis höheren Erwachsenenalter manifest werden (138).

Befall mehrerer Systeme, so bei Systemaffektionen, Vaskulopathien sowie entzündlichen und toxischen Enzephalomyelitiden, ebenso bei Hypothyreose, besonders auch funikuläre Spinalerkrankungen können irreführend sein.

Affektionen des Auges zusammen mit neurologischen Symptomen kommen z. B. bei Vaskulitiden und Intoxikationen vor. Eine Uveitis zusammen mit neurologischen Symptomen findet sich zum Beispiel bei der *Uveoenzephalomyelitis* (Vogt-Koyanagi-Harada-Syndrom) auf. Diese seltene, wohl virale Affektion weist außer einer Uveitis noch Gehstörungen, Leukodermie, stellenweise weißes Haar sowie enzephalitische und wechselnde meningitische Zeichen auf. Auch die *Behçet-Krankheit* kann nebst den Aphthen und Augensymptomen zentral-nervöse Erscheinungen, im besonderen eine Hirnstammenzephalitis aufweisen (444, 943, 1070). Gewisse Argumente sprechen dafür, daß die zentralnervösen Symptome (auch) auf multiple Erweichungen im Rahmen einer Vaskulitis zurückzuführen sind (585). Die Behçet-Krankheit ist gelegentlich auch von einer Myopathie begleitet. Eine als *Eale-Krankheit* bezeichnete Augenaffektion mit rezidivierenden Retina- und Glaskörperblutungen bei Periphlebitis und Gefäßverschlüssen kann gelegentlich unter anderem von einer schweren, subakuten Myelopathie, selten von einer Enzephalopathie gefolgt sein (1019).

Andere demyelinisierende Erkrankungen

Konzentrische Sklerose (Balo)

Von dieser auch als Encephalitis periaxialis bezeichneten Affektion (192, 391, 706) können beide Geschlechter und alle Altersgruppen betroffen sein. **Pathologisch-** **anatomisch** gruppieren sich die Entmarkungszonen strahlenartig um ein Zentrum, wobei dazwischen immer wieder myelinisierte Schichten erhalten bleiben. Außerdem sind kleine Entmarkungsherde wie bei multipler Sklerose vorhanden.

Klinisch ist die Krankheit durch allmähliche Progredienz gekennzeichnet. Sie beginnt nicht selten mit fokalen Ausfällen, dann mit zunehmenden Paresen und Demenz, gelegentlich mit Hirndruckzeichen.

Diffuse Sklerose

Bei dieser von SCHILDER beschriebenen Affektion liegt bei Kindern eine symmetrische Entmarkung vor allem des Centrum semiovale mit rasch progredientem psychischen Zerfall und neurologischer Symptomatik vor. Es dürfte sich um eine Leukodystrophie gehandelt haben (972).

Encephalomyelitis acuta disseminata

Diese Erkrankung entspricht wohl einer akut verlaufenden multiplen Sklerose. Die Entmarkungsherde im Gehirn und im Rückenmark zeigen auch einen Untergang der Achsenzylinder und perivaskuläre Rundzelleninfiltrate. Der Krankheitsbeginn ist akut, unter Umständen mit Fieber, Leukozytose und Liquorzellzahlerhöhung bis 1000/3 Zellen. Die Progression ist rasch und führt innerhalb weniger Wochen zum Tode.

Neuromyelitis optica (Dévic)

Es handelt sich um einen zeitlich rasch aufeinanderfolgenden Befall des Rückenmarksquerschnittes und des N. opticus. Auch diese Affektion kann als besondere Lokalisation einer akuten multiplen Sklerose bezeichnet werden. Die Erkrankung setzt meist bei Kindern oder Jugendlichen sehr rasch ein, entweder zugleich am Rückenmark und N. opticus oder zeitlich gestaffelt, aber rasch nacheinander am einen oder anderen Ort beginnend. Oft sind beide Nn. optici im Sinne einer Retrobulbärneuritis oder Papillitis betroffen. Das Niveau der Myelitis steigt bis zum Halsmark und nicht selten bis zu den bulbären Zentren auf. Die Prognose ist schlecht, immerhin ist selten auch ein Überleben möglich.

SMON

Japanische Autoren beschreiben eine in jenem Land nicht seltene subakute myelo-optische Neuropathie (792, 1028). **Klinisch** treten Tage bis Wochen nach gastrointestinalen Symptomen, selten nach abdominalchirurgischen Eingriffen, aufsteigende Parästhesien, motorische Schwäche der unteren Extremitäten und in ca. einem Drittel der Fälle auch die Zeichen einer Optikusneuritis auf. Heilung ist selten, ebenso ein letaler Ausgang. Die meisten Patienten bleiben nennenswert behindert, und auch Rezidive wurden beschrieben. **Pathologisch-anatomisch** finden sich regelmäßig Veränderungen der vorderen und hinteren Spinalnervenwurzeln und der Spinalganglien. Außerdem liegen symmetrische Demyelinisationen und Axondegenerationen der kortikobulbären Bahnen und der Hinterstränge vor, besonders zervikal, sowie gelegentlich eine Demyelinisation des N. opticus (1028). **Pathogenetisch** wird ein Zusammenhang mit der Einnahme von Oxychinolin-Präparaten, die allerdings nur von 75% der Erkrankten eingenommen worden waren, diskutiert, ebenso die pathogene Rolle eines Virus (793). In Ländern außerhalb Japans allerdings sind Fälle von SMON nach Oxychinolin-Einnahme sehr selten (535), so daß eine besondere Prädisposition der Japaner in genetisch-enzymatischer Hinsicht oder konkomitierende äußere Momente erwogen werden müssen. Ein gleichartiges Krankheitsbild wurde auch nach *Thallium-Intoxikation* beschrieben (81). Das SMON wird als ein Beispiel einer mit Demyelinisierung einhergehenden Krankheitsgruppe betrachtet, die als *„Zentral-Distal-Axonopathie-Syndrome"* bezeichnet wurde (1097). Amnestische Episoden nach Oxychinolin-Einnahme s. S. 82.

Angeborene Entmarkungskrankheiten

s. S. 148.

5. Schädigung des Nervensystems durch besondere physikalische Einwirkungen

Schädigung des Nervensystems durch Elektrizität

Physikalische Faktoren: Die Auswirkungen von technischer Elektrizität und Blitzschlag auf das Nervensystem (147, 774) hängen ab von

- Stromstärke,
  - eine Funktion des Verhältnisses von Spannung zu
  - Widerstand, letzterer wiederum abhängig von der
  - Größe, Form und Hautbeschaffenheit an der Eintrittsstelle,
- Dauer der Durchströmung,
- Ort des Stromein- und Stromaustrittes.

Wirkungsweise: Die Folgen am Nervensystem können gegeben sein durch

- die direkte und unmittelbare Auswirkung der lokalen Verbrennung,
- Spätveränderungen nach der lokalen Verbrennung mit sekundärer Beeinflussung der Nervenstrukturen durch die Narbenbildung,
- die Schädigung der gut leitenden und vom Strom durchflossenen Anteile des Nervensystems, z. B. als
  - Bewußtseinsstörung und Krämpfe beim akuten Ereignis,
  - Paresen,
  - spätere epileptische Anfälle.

Klinik: An der *Stromeintrittsstelle* kann es zu Wärmeschäden kommen, d. h. zu *Verbrennungen,* die auch das darunterliegende Nervensystem direkt mitbetreffen können. In der Regel kommen diese bei Blitzschlag oder bei Kontakt mit Hochspannungsstrom von über 5000 Volt vor. Je geringer der Hautwiderstand jedoch ist (feuchte Haut!) und je länger der Stromdurchfluß, desto niedrigere Spannungen können schon zu Verbrennungen führen, u. U. sogar ein Wechselstrom der Hausleitung. Das Nervensystem ist ein relativ guter Stromleiter. Eine Schädigung des Nervensystems außerhalb der direkten Verbrennungen und Koagulationsnekrosen kann stattfinden, wenn dasselbe sich auf der Strecke des Stromdurchflusses durch den Organismus befindet. Liegt das *Gehirn* im Stromkreis, so können Bewußtlosigkeit und tonisch-klonische Krämpfe auftreten. Findet eine hohe Wärmeströmung statt, so können Dauerschäden im Sinne einer herdförmigen zerebralen Läsion auftreten, so z. B. eine Hemiplegie, Tetraparesen, zerebelläre Symptome, aber auch ein Parkinson-Syndrom und später eine symptomatische Epilepsie. Bei Stromdurchfluß durch das *Rückenmark* (z. B. das Halsmark bei Stromfluß von Arm zu Arm) kann es zu einem mehr oder weniger vollständigen Querschnittssyndrom kommen. Es sind auch myatrophisch-spastische Bilder beschrieben worden, und auch der Zusammenhang einer klassisch verlaufenden myatrophischen Lateralsklerose mit Elektrotraumata ist diskutiert worden. Schädigungen der *peripheren Nerven* durch Elektrizität sind selten (147, 774). Nur in 3,6% von 10000 Elektrounfällen wurden Parästhesien, Sensibilitätsstörungen oder motorische periphere Lähmungen beobachtet (147). Sie können entweder im Rahmen einer lokalen Verbrennung vorkommen oder aber als reversible periphere Nervenstammparesen (305). Die neurologischen Symptome nach Elektrotrauma können sich vielfach zurückbilden, es sind aber auch Dauerschäden bekannt.

Annahme eines Kausalzusammenhanges: Diese ist nur unter bestimmten Voraussetzungen berechtigt:

– wenn sich die krankhaften Erscheinungen an den Ort einer nachweisbaren Stromeintrittsstelle anlehnen;
– eventuell, wenn die Symptome sich unmittelbar nach dem Elektrotrauma einstellen, um so mehr, wenn sich die entsprechende Stelle des Nervensystems in der Stromdurchtrittszone befand;
– äußerste Zurückhaltung ist am Platz, wenn kein unmittelbarer zeitlicher Zusammenhang besteht, wenn die Symptome diejenigen einer auch sonst vorkommenden Nervenkrankheit sind und wenn auch später noch eine Progredienz zu verzeichnen ist.
– Lediglich „indirekte" Folgen in Zusammenhang mit dem Schreckerlebnis sind allgemeine nervöse Symptome, wie z. B. Kopfweh, vegetative Labilität, neurastheniforme Beschwerden usw.

Schädigung bei Dekompression

Caisson-Krankheit

Damit bezeichnen wir bei Tauchern die Symptome, die bei zu raschem Aufstieg auftreten. Der **Pathomechanismus** sind Gasembolien durch die früher im Blut gelösten und bei rascher Dekompression wegen Übersättigung freiwerdenden Blutgase. **Klinisch** stehen unterschiedlich ausgeprägte Querschnittsläsionen des Rückenmarkes im Vordergrund (169a, 417). Nicht zu vernachlässigen sind aber die erwartungsgemäß ebenfalls vorhandenen diffusen Gehirnläsionen, die sich später u. a. in einem neuropsychologischen Defizit, oft mit neurastheniformer und psychosomatischer Symptomatologie, manifestieren (860). **Therapeutisch** ist die sofortige Rekompression auch noch Stunden nach Auftreten der Symptome berechtigt. Auch die zusätzliche, selbst mit Verzögerung von 48 Stunden bis zu 8 Tagen durchgeführte Spätbehandlung mit hyperbarem Sauerstoff kann die Rückbildung der Rückenmarkssymptome günstig beeinflussen (169a).

Schädigung durch Röntgenstrahlen

Allgemeines: Durch Röntgenstrahlen können Schäden am Gehirn, am Rückenmark und am peripheren Nervensystem verursacht werden. Diese hängen von der applizierten Einzel- und der Gesamtdosis ab, von den Behandlungsfeldern und von der zeitlichen Staffelung der einzelnen Bestrahlungssitzungen. Die Formel

$$NSD\ RET = TD \times N^{-0,24} \times T^{0,11}$$

drückt dies aus. Die normale Standarddosis (NSD) in RET (rad equivalent therapy) ausgedrückt ergibt sich aus der Gesamtdosis (TD) sowie der Anzahl von Einzeldosen (N) und der Bestrahlungsdauer (T). Die Strahlenschäden treten mit einer je nach NSD mehr oder weniger längeren Latenz von Monaten bis Jahren auf.

Strahlenschädigung des Gehirnes

Diese tritt auf bei Dosen von mindestens 2800 R, wobei unter Umständen eine Röntgennekrose des Gehirnes auftritt. Die Symptome entwickeln sich mit einer Latenz von mehreren Monaten bis Jahren nach der Bestrahlung, wobei Latenz und Effekt, wie erwähnt, stark dosisabhängig sind. Es finden sich **pathologisch-anatomisch** eine fibrinoide Nekrose der Gefäße mit perivaskulärem Austritt von Plasma und Erythrozyten und mit lymphozytären Infiltraten sowie massive Nekrosen vor allem der weißen Substanz. Da eine Bestrahlung meistens wegen eines Tumors erfolgt, wird eine Differenzierung gegenüber einem Tumorrezidiv

notwendig sein. Zu einer indirekt strahlenbedingten Gehirnsymptomatologie kann es in jenen Fällen kommen, wo die Bestrahlung zu einem Verschluß großer Gefäße, vor allem der A. cerebri media oder der A. carotis, am Hals geführt hat.

Strahlenschädigung des Rückenmarkes

Analog den Röntgenschäden des Gehirns kann am Rückenmark nach konventioneller Röntgenbestrahlung und nach Bestrahlung mit schnellen Elektronen eine Myelopathie auftreten. In der Regel stellen sich röntgenstrahlenbedingte neurologische Symptome erst nach Applikation von mehr als 3500 R innerhalb von 28 Tagen ein. Es werden Fälle nach Bestrahlung von Pharynx- und Halstumoren, Lymphomen, malignen Mediastinalgeschwülsten und Bronchialtumoren beschrieben. Die Latenz zwischen der Bestrahlung und dem Auftreten klinischer Symptome beträgt zwischen 2 Monaten und 5 Jahren, selten auch länger, am häufigsten aber etwa 1 Jahr. **Klinisch** können sehr unterschiedliche Symptome vorliegen. In den allermeisten Fällen handelt es sich um eine zervikale Myelopathie. In der Regel treten zunächst Parästhesien der Beine auf. In einzelnen Fällen bleibt es bei solchen Parästhesien, oder es tritt ein Nackenbeugezeichen auf, das sich übrigens gut zurückbildet. Bei anderen Patienten bildet sich eine progrediente Paraparese bzw. Tetraparese aus. In fast der Hälfte der

Fälle entwickelt sich auch ein mehr oder weniger reines Brown-Séquard-Syndrom. Die Tiefensensibilität ist häufiger gestört als die Oberflächensensibilität. Die Rolle einer Röntgenbestrahlung bei der Auslösung einer Myelitis mit Myoklonie der unteren Extremitäten wird diskutiert. Der Prozeß kann in einem frühen Stadium stationär werden, meist aber schreitet er im Sinne eines progredienten Querschnittssyndroms im Verlauf von Wochen bis zu vielen Monaten fort. Etwa die Hälfte der Patienten stirbt meist Monate bis Jahre später an den Folgen der Myelopathie, während andere über Jahre stationär bleiben oder nur vorübergehende Symptome aufweisen. **Pathologisch-anatomisch** (511) ist im allgemeinen mehr die weiße als die graue Substanz befallen. Die Frühstadien bestehen in spongiöser Demyelinisation mit Astrogliareaktion. Die späteren Stadien sind durch fokale oder diffuse Demyelinisierung und Nekrosen charakterisiert. Regelmäßig finden sich Gefäßwandveränderungen, die von fibrinoiden Nekrosen mit Extravasaten bis zu Teleangiektasien reichen. Die Nervenzellen sind oft relativ gut erhalten. **Therapeutisch** wurde in den chronisch-progredienten Fällen eine Behandlung mit einem proteinfreien Blutextrakt empfohlen (533).

Schädigung durch allgemeine oder lokale Abkühlung (327, 774)

Allgemeine Hinweise: Eine allgemeine Hypothermie ist zumindest in unseren Breiten nur selten alleinige Folge der Kälteexposition. Meist haben andere akzidentelle Faktoren dazu geführt, daß das Individuum sich gegen die Kälteexposition nicht schützen konnte (327).

Klinische Symptome

Zentrales Nervensystem

Das Bewußtsein wird proportional zum Ausmaß zur Hypothermie getrübt, Blutdruck, Pulsfrequenz und Atmung nehmen ab. Die Pupillenreaktion und die Muskeleigenreflexe werden schwächer, der Muskeltonus kann erhöht sein, und Pyramidenzeichen können auftreten. Auch Meningismus bei normalem Liquorbefund wurde beobachtet. Wenn die Hypothermie überlebt wird, sind keine neurologischen Dauersymptome zu erwarten, außer den mit einem allfälligen Grundleiden zusammenhängenden (327).

Peripheres Nervensystem

Experimentell läßt sich nachweisen, daß Abkühlung die Erregungsleitung im peripheren Nerven verzögert und auch die Ultrastruktur verändert (815). Klinisch führten in den Weltkriegen periphere Nervenschädigungen durch lokale Abkühlung in den Schützengräben oder bei Schiffbrüchigen zu Paresen und Sensibilitätsstörungen. Die dicken myelinisierten Fasern sind besonders kälteempfindlich. Bei chirurgischen Eingriffen am offenen Herzen mit Abkühlung des Myokards werden in 7% der Fälle durch Kälte verursachte Schädigungen des N. phrenicus beobachtet, die nicht immer voll reversibel sind (148).

6. Epilepsien und andere Erkrankungen mit anfallsartigen Erscheinungen und/oder Bewußtseinsstörungen

Epilepsien (505, 544a, 650, 700, 808, 1076)

Definition: Epilepsien sind charakterisiert durch Störungen, die

– anfallsweise auftreten,
– fast immer, aber nicht ausnahmslos mit Bewußtseinsstörungen einhergehen,
– und/oder andere anfallsartige motorische, sensible, sensorische oder vegetative Phänomene aufweisen,
– durch einen pathologischen Erregungsvorgang im Gehirn verursacht sind,
– der sich meist im Anfall als ein abnormes elektrisches Phänomen mittels eines von der Hirnoberfläche oder aus der Tiefe abgeleitetes Elektroenzephalogramm nachweisen läßt,
– und dem eine meist strukturelle oder eventuell nur funktionelle (stoffwechselbedingte) Anomalie des Gehirnes zugrunde liegt.

Pathophysiologie und Ätiologie

Pathogenetisch spielt eine gestörte Funktion zerebraler Ganglienzellen eine Rolle. Elektrophysiologisch liegt eine abnorme synchrone Entladung von Ganglienzellgruppen vor, was vielfach, aber keineswegs immer durch das Elektroenzephalogramm erfaßt werden kann. Messungen der lokalen Durchblutung zeigen bei fokaler Epilepsie im Anfall, aber auch bei lokaler Stimulation ohne klinischen Anfall und ohne EEG-Veränderungen eine Zunahme des regionalen Blutdurchflusses (480). Die Bedeutung einer Tendenz zu niedrigen IgA-Werten im Serum, unter zusätzlicher Diphenylhydantoin-Medikation sogar eines IgA-Mangels (335), besonders bei den familiären Formen, ist unklar.

Ätiologie: Grundsätzlich kann jedes Gehirn unter entsprechenden Voraussetzungen bzw. Provokationen mit epileptischen Anfällen reagieren. In manchen Fällen kann eine morphologische Anomalie erfaßt werden, z. B. eine Mißbildung des Gehirns, eine perinatal oder später erworbene traumatische Narbe, eine Durchblutungsstörung oder ein Tumor. In anderen Fällen liegt eine metabolische Störung vor, z. B. eine Hypoglykämie. Vielfach aber ist keine bestimmte Ursache faßbar.

Tabelle 6.1 Einteilung der epileptischen Anfallsformen nach dem Vorschlag der internationalen Liga gegen Epilepsie

1. Partielle (fokale, lokalisierte) Anfälle

1.1 *Einfache partielle Anfälle (ohne Bewußtseinsstörung)*

1.1.1 mit motorischen Zeichen
fokal motorisch ohne March
fokal motorisch mit March (Jackson-Anfall)
versiv
postural
phonatorisch (Vokalisation ohne Unterbrechung des Sprechens)

1.1.2 mit somatosensorischen oder spezifisch-sensorischen Symptomen (elementare Halluzinationen)
somatosensorisch
visuell
auditiv
olfaktorisch
gustatorisch
vertiginös

1.1.3 mit autonomen Symptomen oder Zeichen
epigastrische Sensationen
Blässe
Schwitzen
Erröten
Gänsehaut
Pupillenerweiterung

1.1.4 mit psychischen Symptomen, Störungen höherer zerebraler Funktionen (allerdings nur selten ohne Störung des Bewußtseins; häufiger bei komplexen partiellen Anfällen)
dysphasisch
dysmnestisch (z. B. Déjà-vu-Erlebnis)
kognitiv (Dämmerzustände, gestörtes Zeitgefühl)
affektiv (Angst, Erregung)
Illusionen (z. B. Dysmorphopsien)
strukturierte Halluzinationen

1.2 *Komplexe partielle Anfälle (mit Störung des Bewußtseins. Beginn manchmal mit einfacher Symptomatik)*

1.2.1 einfacher partieller Beginn, gefolgt von einer Bewußtseinsstörung mit einfachen partiellen Merkmalen, gefolgt von einer Bewußtseinsstörung
mit Automatismen

1.2.2 mit Bewußtseinsstörung zu Beginn
nur mit Bewußtseinsstörung
mit Automatismen

1.3 *Partielle Anfälle, die sich zu generalisierten tonisch-klonischen Anfällen (GTC) entwickeln (= GTC mit partiellem oder fokalem Beginn; sekundär generalisierte partielle Anfälle)*

Fortsetzung S. 272

Tabelle 6.1   (Fortsetzung)

1.3.1   einfache partielle Anfälle mit sekundärer Generalisierung

1.3.2   komplexe partielle Anfälle mit sekundärer Generalisierung

1.3.3   einfache partielle Anfälle, die sich zunächst zu komplexen partiellen entwickeln und danach sekundär generalisieren

2.   Generalisierte Anfälle

2.1   *Absencen*
nur Bewußtseinsstörung
mit Automatismen
mit leichten klonischen Komponenten
mit atonischen Komponenten
mit tonischen Komponenten
mit autonomen Komponenten

2.2   *Atypische Absencen*
Tonusveränderungen können deutlicher sein
Beginn und Ende des Anfalles häufig nicht abrupt

2.3   *Myoklonische Anfälle*
einzeln
multipel

2.4   *Klonische Anfälle*

2.5   *Tonische Anfälle*

2.6   *Tonisch-klonische Anfälle*

2.7   *Atonische Anfälle*

3.   Nicht klassifizierbare Anfälle

Epidemiologie

Die Epilepsie ist eine der häufigsten Erkrankungen des Nervensystems und betrifft etwa 0,5% der Bevölkerung. Wenn in der Familie Fälle von Epilepsie vorkommen, ist die Neigung zu Anfällen etwas größer als bei der Durchschnittsbevölkerung. Leidet ein Elternteil an einer idiopathischen Form, so beträgt das Epilepsierisiko bei den Nachkommen 1:25, bei symptomatischen Formen 1:67. Wenn beide Elternteile Epileptiker sind, überschreitet das Risiko 1:25 (515, 700).

Einteilung der Epilepsien

Epileptische Anfälle können klassifiziert werden nach

– der Ätiologie,
  • genuin, genetisch,
  • symptomatisch aufgrund erworbener Gehirnläsion,
– dem klinischen Erscheinungsbild (s. a. Tab. 6.1),
– dem elektroenzephalographischen Korrelat,
– dem Zeitpunkt des erstmaligen Auftretens (z. B. Spätepilepsie nach dem 30. Jahr).

Es besteht keine konstante Beziehung zwischen den klinischen Charakteristika und diesen Einteilungskriterien, so daß z. B. durchaus eine klinisch identisch erscheinende generalisierte Epilepsie einerseits Ausdruck einer genuinen Epilepsie oder andererseits aber eines lokalisierten Hirntumors sein kann. Ein solcher Tumor kann aber ein anderes Mal durchaus eine fokale Epilepsie, z. B. eine Jackson-Epilepsie, verursachen. Im folgenden soll das klinische Bild für die Einteilung und Besprechung der Epilepsien wegleitend sein. Die Einteilung der epileptischen Anfälle nach dem revidierten Vorschlag der internationalen Liga gegen die Epilepsie (507, 1039, 1180, 1214) ist in Tab. 6.1 wiedergegeben. Die dort gewählten, die Anfallssymptomatologie beschreibenden Bezeichnungen ergeben oft recht komplizierte Umschreibungen, so daß im klinischen Sprachgebrauch sich diese Nomenklatur nicht überall durchgesetzt hat und in ihrer Nützlichkeit nicht unbestritten geblieben ist (543). Den einzelnen klinischen Erscheinungsbildern werden die elektroenzephalographischen Charakteristika bzw. die ätiologischen Ursachen zugeordnet. Allgemeines Vorgehen s. S. 289.

Generalisierte Anfallsformen

Grand-mal-Epilepsien

Klinik: Diese Form mit generalisierten, tonisch-klonischen Anfällen stellt die klassische, auch dem Laien wohlbekannte Form der Epilepsie mit dem großen, generalisierten Krampfanfall und der Bewußtlosigkeit dar. Dem Anfall kann eine prämonitorische, subjektive Empfindung vorausgehen, die als „Aura" bezeichnet wird. Es tritt dann plötzlich, mit einem Hinstürzen verbunden, eventuell mit einem Schrei, ein tonischer generalisierter Krampf mit Atemstillstand ein. Dieser wird nach 10 oder mehr Sekunden von klonischen generalisierten Zuckungen gefolgt. Es tritt Schaum vor den Mund, vielfach kommt es zu einem Zungenbiß und zu Urin- oder Stuhlabgang. Die klonischen Zuckungen dauern bis zu Minuten und anschließend bleibt eine Bewußtlosigkeit bestehen, die allmählich von einem Zustand der postiktalen, d. h. dem Anfall folgenden Verwirrtheit und schließlich von normalem Bewußtsein abgelöst wird. Für den Anfall und die postiktale Phase, die 10 oder mehr Minuten andauern kann, besteht eine Amnesie. Bei gehäuften Anfällen kommt es mit der Zeit zu einer Veränderung der Persönlichkeit, die durch ein verlangsamtes, umständliches, überpräzises „klebriges" Wesen charakterisiert ist, wobei aber auch Zustände abnormer Unruhe und Gereiztheit auftreten können. Bei guter therapeutischer Einstellung des Patienten sind derartige Veränderungen aber die Ausnahme.

Elektroenzephalogramm und andere Hilfsuntersuchungen: Das *Elektroenzephalogramm* ist bei klinisch generalisierten Epilepsien im Wachzustand bei fast einem Viertel der Fälle normal und zeigt nur bei 50% die Charakteristika einer Epilepsie. Das typische Bild ist durch das episodische, synchrone Auftreten von hohen langsamen Wellen über allen Ableitungen mit einzelnen scharfen

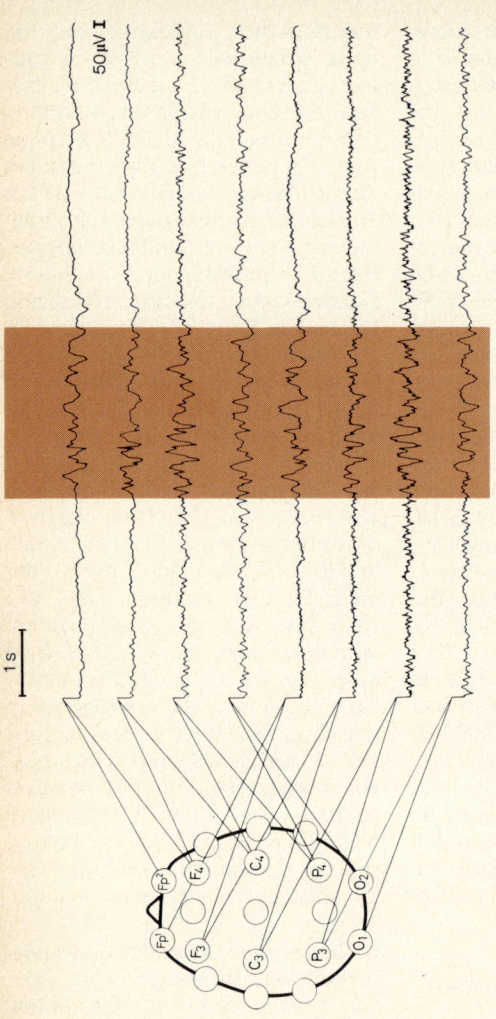

Abb. 6.1 Elektroenzephalogramm im Intervall bei einem Patienten mit Grand-mal-Anfällen. Über allen Ableitungen findet sich gleichzeitig der Ausbruch generalisierter paroxysmaler, z. T. atypischer Spikes und Waves

Krampfwellen und Spitzen gekennzeichnet (Abb. 6.**1**). Es gibt allerdings gesicherte Fälle von fokalen zerebralen Läsionen mit generalisierten Anfällen und/oder mit bilateral synchronen „spikes and waves". Während eines Anfalls ist das Elektroenzephalogramm dauernd gestört. Selbstverständlich kann bei einer klinisch gesicherten Grand-mal-Epilepsie auch einmal im Elektroenzephalogramm eine fokale epileptische Veränderung nachgewiesen werden (s. unten). Im *Liquor* findet sich manchmal nach gehäuften generalisierten Anfällen eine Pleozytose von bis zu fast 100 Zellen (992).

Ätiologische bzw. auslösende Momente: Als Ursache kommt eine morphologisch nicht näher faßbare Alteration der Funktion einzelner Gehirnteile in Frage („genuine" Epilepsie, primär generalisierte Epilepsie), bei welcher erbliche Momente vielfach eine Rolle spielen. Oder aber es liegt eine symptomatische Form vor, wobei alle für die fokalen Epilepsien verantwortlichen Momente (s. unten) in Frage kommen. Der Anfall kann dann klinisch primär generalisiert sein. Im Anfalls-EEG wird dann allerdings die zunächst fokale Natur der Entladungen erkennbar sein. In anderen Fällen kann bei genauer Beobachtung auch klinisch der Anfall zuerst fokalen Charakter haben (s. unten) und erst sekundär generalisieren. *Erbliche Disposition* und exogene Momente sind im Einzelfall in unterschiedlichem Ausmaße ursächlich beteiligt. Auslösend können Schlafentzug oder repetitive Lichtstimulation (Disco, Fahrt durch beleuchteten Tunnel, Fernsehen usw.) wirken. Erstmaliges Auftreten von epileptischen Anfällen in der *Schwangerschaft* (515, 568) ist häufiger als das Auftreten eklamptischer Anfälle. Am häufigsten manifestiert sich ein erster Anfall zwischen der 26. und 36. Woche. Die Häufigkeit einer symptomatischen Epilepsie zu einer bloßen Schwangerschaftsepilepsie zu einer auch spontan Anfälle verursachenden idiopathischen Form ist 1 : 2 : 5. Dennoch ist die sorgfältige Suche nach einer organischen zerebralen Läsion ratsam (568). Im Puerperium können epileptische Anfälle als Teilmanifestation einer zerebralen Venenthrombose auftreten (S. 100).

Bei einer Epileptikerin nimmt die Häufigkeit der Anfälle in der Gravidität meistens zu, bzw. der Bedarf an Medikamenten ist erhöht. Dies bedingt u. a. die Gefahr der Intoxikation nach der Niederkunft. Da sowohl Antiepileptika (besonders Diphenylhydantoin) wie die Gravidität selber zu Folsäuremangel und zu Osteopenie führen können, sind eine Folsäuremedikation und Vitamin-B-Prophylaxe notwendig (Antiepileptika und fetale Mißbildung s. S. 295). *Alkohol* kann entweder bei bestehender Epilepsie anfallsauslösend wirken oder aber als eigentliche ätiologische Ursache von epileptischen Anfällen wirken. Epileptische Anfälle treten bei 30% der Patienten mit Delirium tremens, letzterem meist vorausgehend, und meist 12 oder mehr Stunden nach der letzten Alkoholeinnahme auf (867) („rumfits"). Diese Anfälle wiederholen sich nur bei weiterbestehendem Alkoholabusus und einem neuen Delir.

Daneben können chronische Alkoholiker im Alter eine eigentliche Epilepsie mit wiederholten Anfällen entwickeln. *Weitere Ursachen* generalisierter epileptischer Anfälle werden bei den einzelnen ätiologischen Krankheitsbildern besprochen. Tumoren s. S. 32, posttraumatische Formen s. S. 30 u. 287, hirnatrophische Prozesse s. S. 171, bei zerebralen Durchblutungsstörungen s. S. 72.

Status epilepticus und Todesfälle bei Epilepsie: Ein *Status epilepticus* kann sowohl bei einer klinisch primär generalisierten Epilepsie wie auch bei zunächst fokalen Epilepsien auftreten. Hierunter versteht man ein Aufeinanderfolgen von Anfällen, die nicht in jeder Phase generalisiert zu sein brauchen, sondern auch in Einzelzuckungen vereinzelter Gliedmaßenabschnitte bestehen können. Der Patient erlangt zwischen den einzelnen Anfällen das Bewußtsein nicht mehr voll. Es handelt sich um einen lebensgefährlichen Zustand, der durch zentrale Temperatursteigerung, durch Aspiration, Elektrolytstörungen und hypoxische Gehirnparenchymnekrosen schließlich zum Tode führt. Die Therapie wird auf S. 295 beschrieben. Auch außerhalb eines Status epilepticus treten unerwartet *plötzliche Todesfälle* bei Epileptikern auf. Nur bei etwa einem Drittel solcher Fälle konnte pathologisch-anatomisch eine befriedigende Erklärung der Todesursache gefunden werden. In einem Kollektiv von 37 Fällen, die übrigens praktisch alle mehr als einen Anfall im Monat hatten, fand sich nur 3mal eine wirksame Konzentration des Antiepileptikums im Blut, und bei etwa der Hälfte waren keine Antiepileptika im Serum vorhanden (1090).

Absencen

Definition: Unter diesen Oberbegriff subsumiert man eine Reihe von epileptischen Manifestationen aus der Gruppe der generalisierten Anfälle, die eine nur sehr kurzdauernde Bewußtseinsstörung aufweisen und nicht mit einer eigentlichen Ohnmacht einhergehen. Das keineswegs obligate Vorhandensein von begleitenden, meist diskreten motorischen Phänomenen oder Tonusanomalien dient zur Unterteilung in Untergruppen. Im weiteren handelt es sich um altersgebundene, bei Kindern vorkommende Anfälle, die einer bestimmten Altersgruppe zugeordnet werden. Sie zeichnen sich außerdem durch zum Teil hoch charakteristische EEG-Veränderungen aus und erfordern eine spezifische medikamentöse Therapie.

Einfache Absencen

Es ist dies die *Petit-mal-Epilepsie des Schulalters*. Die Anfälle treten vor allem zwischen dem 2. und 14. Altersjahr auf. **Klinisch** sind sie durch Bewußtseinsstörungen von meist wenigen Sekunden Dauer gekennzeichnet, während welchen die Patienten in ihrem Tun oder Reden plötzlich innehalten. Sie blicken starr vor sich hin und nehmen dann ihre Tätigkeit dort wieder auf, wo sie sie kurz vorher unterbrochen hatten. Diese Störungen werden gelegentlich als „Zerstreutheit" bei Schulkindern verkannt. Es erkranken mehr

Mädchen als Knaben, und die Anfälle können durch Hyperventilation in der Sprechstunde provoziert werden. Wenn die Absencen der einzige Anfallstypus des Patienten sind, so spricht man von Pyknolepsie. Eine eigentliche Bewußtlosigkeit, ein Hinstürzen oder gröbere motorische Phänomene gehören nicht zum typischen Bild der Absencen. Immerhin kommen Mund- und Zungenbewegungen, Herumnesteln mit den Fingern oder andere diskrete motorische Entäußerungen vor, so daß von *Petit-mal-Automatismen* gesprochen wird und eine Differenzierung gegenüber Schläfenlappenanfällen (S. 284) notwendig ist. Die Absencen treten aber wesentlich häufiger auf als die Temporallappenanfälle, oft Dutzende von Malen in einer Stunde. In der Regel dauern sie auch viel kürzer. Der neurologische Befund ist normal. Das **Elektroenzephalogramm** zeigt die typischen 3–4 pro Sekunde Spikes und Waves, die primär generalisiert über allen Ableitungen aus einer normalen Kurve heraus plötzlich auftreten (Abb. 6.**2**). Dieses EEG ist für die Absencendiagnose entscheidend und ist unter Hyperventilation in 90% der Fälle pathologisch. Dauern die Ausbrüche weniger als 3 Sekunden, so kommt es nicht zu einer klinisch manifesten Absence. Analoge EEG-Veränderungen werden – wenn auch selten – bei herdförmigen zerebralen Läsionen bei Kindern beschrieben, was für eine Altersabhängigkeit der EEG-Charakteristika spricht. Die **Häufigkeit** macht weniger als 10% der Epilepsien im Kindesalter aus. Bei rund einem Drittel der Patienten findet sich in der Verwandtschaft eine Belastung mit Epilepsie. Wahrscheinlich handelt es sich um eine genetisch determinierte, metabolisch bedingte Epilepsieform. Zur **Entwicklung** ist festzuhalten, daß etwa ein Viertel um die Zeit der Pubertät und etwas später völlig anfallsfrei wird. Andere weisen weiterhin lediglich Absencen auf, und bei fast der Hälfte treten zusätzlich Grand-mal-Anfälle hinzu. Man spricht dann von einer *Mischepilepsie,* die auch primär schon als solche auftreten kann. Im Elektroenzephalogramm finden sich entsprechende Zeichen beider Anfallstypen. Therapie s. S. 290.

Absencenstatus

Für die Diagnose dieser Störung, auch Petit-mal-Status, Status pycnolepticus genannt, ist oft das dauernd gestörte Elektroenzephalogramm unerläßlich. Die Patienten erscheinen wie benommen oder in einem Traumzustand. Sie reagieren verlangsamt, antworten daneben, handeln aber oft einigermaßen sinnvoll. Derartige Zustände kommen durchaus auch bei Erwachsenen vor.

Blitz-Nick- und Salaamkrämpfe

Diese Anfallsart gehört zu den atypischen Absencen der Tab. 6.**1** und wird auch als BNS-Krämpfe, Propulsiv-petit-mal, West-Syndrom oder „infantile spasm" bezeichnet (505, 554, 699, 914). Sie treten meist im ersten Lebensjahr auf. Sie scheinen einer altersspezifischen Reaktionsform des Gehirns zu entsprechen, die **ätiologisch** durch verschiedenste Noxen verursacht werden kann (Mißbildungen, perinatale Läsionen, kongenitale Gehirnerkrankungen, Leukodystrophien usw.). Die

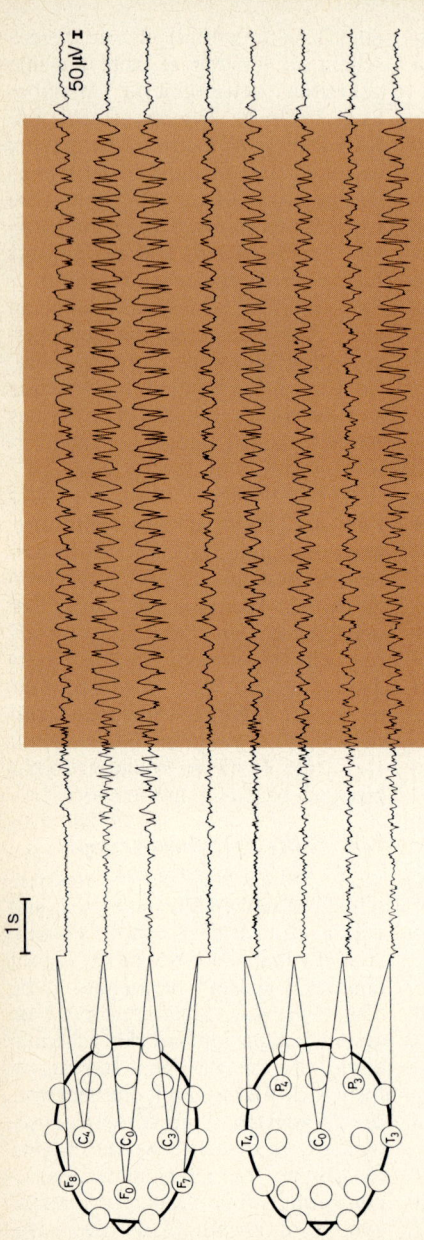

Abb. 6.2   Elektroenzephalogramm bei Absencenepilepsie. Bei Hyperventilation generalisierte 3–4/s Spikes und Waves

Erkrankung ist **klinisch** durch rasche, nach vorn gerichtete, ruckartige Bewegungen gekennzeichnet. Man beobachtet Nicken mit dem Kopf, eventuell mit gleichzeitigem Werfen der Arme nach vorne und nach der Seite oder blitzartiges Zusammenzucken des ganzen Körpers mit Beugen und Heben der Arme sowie Anziehen der Beine. Die Anfälle treten sehr häufig, bis zu 100mal in einer Stunde, auf. Das *Elektroenzephalogramm* ist durch eine charakteristische Mischung von hohen langsamen Wellen mit wechselnd lokalisierten steilen Abläufen und Krampfspitzen (Hypsarrhythmie; gemischte Krampfpotentiale) gekennzeichnet (279, 505). Die **Therapie** besteht in einer über mehrere Wochen angewandten ACTH-Behandlung zugleich mit Antiepileptika (s. Tab. 6.**2**). Die **Prognose** ist schlecht (699, 914). Die Mortalität liegt um 20%. Von den Überlebenden sind weniger als ein Fünftel mehr oder weniger normal, 50% schwer retardiert, und bei mehr als der Hälfte persistieren verschiedene Anfallstypen. Als günstige Faktoren sind das Fehlen einer spezifischen Ursache für die Anfälle, eine bis dahin normale Entwicklung und keine anderen Anfälle vor dem Auftreten der BNS-Krämpfe zu werten. Es sind Übergänge in ein myoklonisch-astatisches Petit mal (s. unten) beschrieben worden. Therapie s. S. 290.

Myoklonisch-astatisches Petit mal

Dieser auch als „akinetic seizures", Sturzanfälle oder Lennox-Syndrom bezeichnete Anfallstyp (505, 997) gehört ebenfalls zu den atypischen Absencen. Er betrifft vor allem Knaben im Alter zwischen 1 und 9 Jahren mit einem Maximum zwischen dem 2. und dem 4. Lebensjahr. Symptomatische Fälle sind etwas weniger häufig als beim Propulsiv-petit-mal (997). **Klinisch** kann der Anfall in einem bloßen kurzen Nicken bestehen, die Kinder können aber auch entsprechend der Lage ihres Schwerpunktes einfach in sich zusammensinken, oder aber sie stürzen heftig mit einer myoklonischen Komponente zu Boden. Das Bewußtsein ist bei kurzen Anfällen nicht merklich gestört, es können aber auch ohne Sturz kurze Absencen oder gar längere Benommenheiten auftreten. Zu den Sturzanfällen treten in drei Viertel der Fälle tonisch-klonische oder nur klonische Krämpfe hinzu. Ein *Status myoklonisch-astatischer Anfälle* kommt bei einem Viertel der Patienten vor und prädisponiert in besonderem Maße zum Auftreten einer Demenz (269). Das **Elektroenzephalogramm** zeigt ein generalisiertes, etwas unregelmäßiges, etwa 2 pro Sekunde, Spike-wave-Muster („petit mal variant") (545). Die typischen EEG-Veränderungen liegen allerdings zu Beginn der Erkrankung oft noch nicht vor (545).

Myoklonische Anfälle

Dieser Anfallstypus wird auch als Impulsiv-petit-mal oder bilaterale epileptische Myoklonie bezeichnet (505). Die Anfälle stellen sich im Kindesalter meist im 2. Lebensjahrzehnt ein und nehmen dann an Häufigkeit ab, so daß die myoklonische Epilepsie beim Erwachsenen selten ist. **Klinisch** handelt es sich um kurze ruckartige, heftige, unsystematisierte Zuckungen. Sie können einzeln oder salvenartig isoliert oder symmetrisch auftreten. Besonders sind Nacken, Schultern und obere Extremitäten betroffen. Eine Häufung findet sich bei Schlafentzug oder nach dem Erwachen. Schreck oder Emotionen sowie flackerndes Licht können auslösend wirken. Das Bewußtsein ist nicht gestört. Bei mehr als der Hälfte der Patienten besteht später eine Kombination mit Grand-mal-Anfällen. Diese sind besonders häufig am Morgen beim Erwachen („Aufwachepilepsie"). Der Neurostatus ist normal. Psychopathische Züge sind auffallend häufig. Im **Elektroenzephalogramm** finden sich im Anfall besonders bei Flickerprovokation multiple Spitzenpotentiale, in die hohe langsame Wellen eingeschoben sind. Therapeutisch ist Nitrazepam besonders wirksam.

Myoklonusepilepsie

(Unverricht)

Diese familiäre Erkrankung darf nicht mit der zuletzt genannten Form verwechselt werden. **Klinisch** ist sie durch große epileptische Anfälle, eine progrediente Demenz und Myoklonien gekennzeichnet. Diese letzteren sind asymmetrisch, betreffen meist nur Muskelteile bis Muskelgruppen ohne großen Bewegungseffekt, sind unrhythmisch und werden durch Intentionsbewegungen sowie sensorische Reize provoziert. Die Erkrankung führt unweigerlich zum Tode. Es liegt ihr eine genetisch bedingte Störung des Kohlenhydratstoffwechsels zugrunde, die sich vor allem in den für die Erkrankung typischen intrazytoplasmatischen Lafora-Einschlußkörperchen manifestiert. Der Fremdstoff kann u. a. auch in Muskel- und Leberzellen nachgewiesen werden. Die somatosensorischen

evozierten Potentiale sind abnorm breit (419), während jene bei den myoklonischen Anfällen normal sind.

Partielle Anfälle

Allgemeines

Klinische Symptome: Diese treten nicht generalisiert am ganzen Körper auf. Vielmehr spielen sich entweder

– motorische, sensible oder sensorische Phänomene zunächst lokal als *elementare Symptomatik* an einzelnen Körperteilen ab (z. B. fokale motorische Zuckungen einer Extremität)
– oder als *komplexe Abläufe* (z. B. Dämmerattacken).

Eine *sekundäre Generalisierung* ist immer möglich.

Ätiologie: Immer handelt es sich um lokale Veränderungen des Gehirnes, also um *symptomatische Epilepsien*. Partielle Anfälle verpflichten deshalb in besonderem Maße zur Suche nach einem zugrundeliegenden pathologischen Prozeß. Es sei aber nochmals betont, daß auch klinisch generalisierte Anfälle symptomatisch, d. h. durch eine lokale Veränderung eines bestimmten Gehirnbezirkes, bedingt sein können.

Topische Zuordnung des Grundprozesses. Der Anfallsbeginn mit seinem partiellen Charakter ist für die topische Diagnostik der Läsion sehr wichtig und sollte genau beobachtet werden. Eine genaue topische Zuordnung eines bestimmten Anfallstypus zu einem Gehirnbezirk ist möglich (Abb. 6.**3**). Die für die topische Diagnostik entscheidende in-

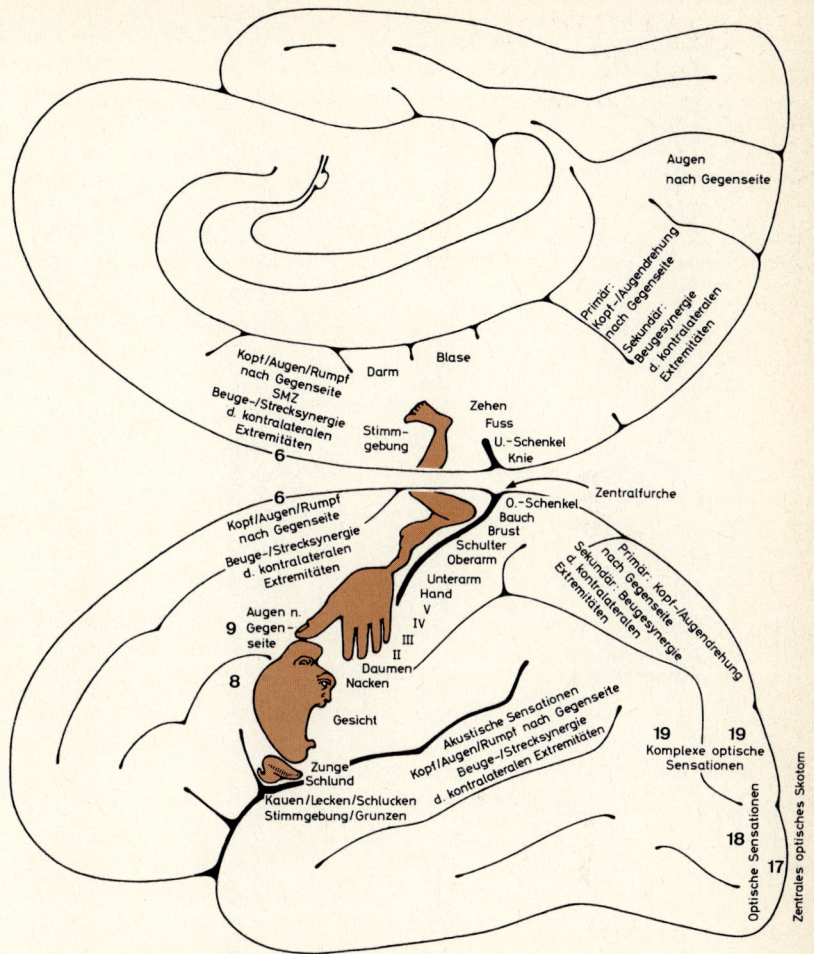

Abb. 6.**3** Fokale epileptische Anfälle. Anfallstypus in Abhängigkeit vom Ort der fokalen Läsion. SMZ = supplementäre motorische Zone (nach *Foerster*)

itiale Phase des Anfalles kann aber sehr kurz oder schlecht beobachtet worden sein, so daß sie verborgen bleibt. Gelegentlich kann ein EEG den fokalen Charakter der Störung beweisen (Abb. 6.**4**).

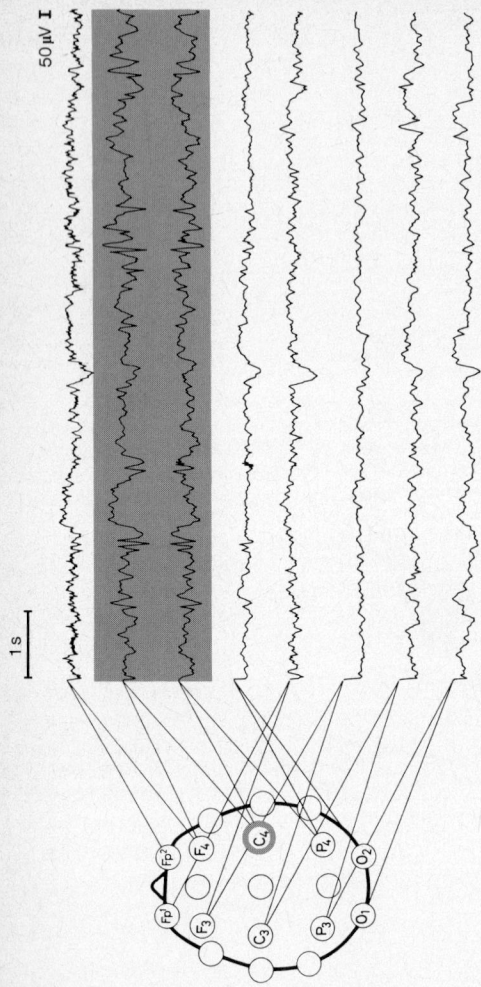

Abb. 6.4 Elektroenzephalogramm bei fokalem epileptischem Anfall. Epileptogener Fokus rechts zentral mit Spikes sowie Sharp and Slow waves. Phasenumkehr bei der Elektrode C4

Partielle Anfälle mit elementarer Symptomatik

Fokale motorische, fokale sensible und fokale somatosensorische Epilepsie

Diese sind **klinisch** durch klonische Zuckungen oder/und Parästhesien gekennzeichnet, die auf eine Körperregion beschränkt bleiben. Meist ist der *Beginn* in der Hand, entsprechend der großen Repräsentation derselben in der vorderen Zentralwindung, seltener im Gesicht und ausnahmsweise im Fuß. Letzteres kommt bei Prozessen in der Mantelkante vor (z. B. parasagittales Meningeom). Der Anfallsbeginn kann motorisch mit klonischen Zuckungen sein oder auch in Parästhesien bestehen. Selten sind andere Initialsymptome, wie z. B. Lichtsensationen oder optische Halluzinationen bei herdförmigen Läsionen im Okzipitallappen (s. unten). Die Anfälle können Bruchteile von Minuten bis zu mehreren Minuten dauern. Sie gehen oft ohne Bewußtseinsstörung einher oder sind erst spät, bei einer Generalisierung des Anfalls, von einer solchen begleitet. Es kann anschließend zu einer allmählich sich wieder zurückbildenden *postiktalen Hemiparese* kommen (428). Dabei ist zwischen einer im Verlauf einiger Tage regredienten Hemiplegie, die auf eine meist homolateral fokale Epilepsie folgt (Todd-Lähmung), einerseits und andererseits einer *weiterbestehenden Hemiparese,* bei welcher nur geringfügige klonische Zuckungen vorkommen, bei konstantem kontralateralem Fokus (428) zu unterscheiden. Wiederum etwas anderes ist das Auftreten epileptischer Anfälle bei einem vorbestehenden ausgeprägten Hemisyndrom im Rahmen einer perinatalen Hirnschädigung, das HHE-Syndrom (Hemikonvulsionen-Hemiplegie-Epilepsie). Der *Neurostatus* kann entsprechend der fokalen Natur der Störung unter Umständen Ausfälle zeigen. Im **Elektroenzephalogramm** findet sich im Intervall entweder ein epileptogener Fokus oder auch ein Deltaherd, in manchen Fällen aber nichts Pathologisches. Im Anfall ist immer ein epileptogener Fokus zu sehen (s. Abb. 6.**4**). Bei entsprechendem Sitz der Läsion können auch *Anfälle mit sensorischen Symptomen* beginnen, so z. B. mit optischen Halluzinationen, mit akustischen Sensationen mit abnormen Geschmacks- oder Geruchsempfindungen (s. unten; vgl. auch Abb. 6.**3**). Dieses Initialsymptom kann dann sekundär in eine andere, ebenfalls fokale Symptomatologie übergehen, z. B. in einen motorischen Jackson-Anfall, oder sich zu einem sekundär generalisierten Grand-mal-Anfall mit Bewußtseinsverlust ausweiten. Auch ein *fokaler Status epilepticus* mit rasch nacheinander auftretenden fokalen Anfällen kommt vor.

Jackson-Epilepsie

Diese beginnt wie die soeben beschriebenen Formen. Der Anfall breitet sich dann aber allmählich auf benachbarte Körperregionen aus („march of convulsion") und umfaßt schließlich eine ganze Körperhälfte oder mündet gar in einen sekundär generalisierten Grand-mal-Anfall aus. Bei der *Differentialdiagnose* der Jackson-Epilepsie muß vor allem auch an eine Migraine accompagnée (S. 468) gedacht werden (878). Bei letzterer tritt der erste Anfall nie jenseits des 50. Jahres auf, der Anfall ist nur ausnahmsweise im Fuß lokalisiert, die Ausbreitung erfolgt innerhalb vieler Minuten bis Stunden (bei Jackson-Anfällen innerhalb von Sekunden bis Minuten), die Seite kann von einem Anfall zum anderen wechseln, klonische Zuckungen treten fast nie auf, und Kopfweh ist viel eher die Regel als bei einem Jackson-Anfall.

Epilepsia partialis continua (Kozevnikov)

Es handelt sich um oft streng lokalisiert bleibende klonische oder myoklonische Zuckungen, die kontinuierlich während Stunden oder Tagen und auch im Schlaf andauern (724, 1096). In Autopsiefällen läßt sich immer eine Läsion der motorischen Großhirnrinde oder ihrer unmittelbaren Nachbarschaft nachweisen (1096). Dementsprechend finden sich im EEG streng fokale epileptische Entladungen. Die fokalen Anfälle können erst viele Jahre nach der ursächlichen Läsion manifestieren. Bei einer anderen Gruppe von Patienten, meist Kindern mit einem progredienten Leiden, treten die Myoklonien aber in einer Frühphase der Erkrankung auf, sind diffuser verbreitet und sind von anderen Anfallstypen und von neurologischen Ausfällen begleitet (59).

Gutartige fokale Epilepsie beim Jugendlichen (648, 1128)

Die Anfälle treten im Kindes- oder jugendlichen Alter, vor allem im Schlaf auf. Das Bewußtsein bleibt bei Wachanfällen meist erhalten. Nur etwa bei einem Drittel kommt es zu einer sekundären Generalisierung. 20% der Kinder haben nur einen Anfall, nur ein Drittel gehäufte Anfälle. Der **Neurostatus** und die psycho-

intellektuelle Entwicklung sind normal. Im **Elektroenzephalogramm** finden sich fast immer einseitige, zentrotemporale, langsame biphasische Spitzen hoher Amplitude („Epilepsie à pointes rolandiques"). **Differentialdiagnostisch** ist eine Abgrenzung gegenüber einmaligen fokalen Anfällen mit normalem EEG (657) wahrscheinlich eher willkürlich. Die **Prognose** ist gut, verschwinden doch in der Pubertät sowohl die Anfälle wie auch der abnorme EEG-Befund spontan. Eine besondere Gruppe unterscheidet sich von dieser Form durch Anfallsbeginn in den ersten 6 Lebensjahren, das Vorhandensein von Absencen und atonischen Anfällen sowie eine kontinuierliche generalisierte Spike-wave-Aktivität im Schlaf-EEG. Auch hier scheinen die Anfälle allerdings spontan aufzuhören (20).

Adversivanfälle

Diese Anfälle treten auf, wenn ein *Herd* präzentral im Stirnhirn oder in der supplementären motorischen Zone an der Medianfläche des Frontalhirns sitzt (s. Abb. 6.**3**). **Klinisch** sind sie durch eine tonische Wendung von Augen, Kopf, oft auch Arm oder gar Schulter auf die Gegenseite des Herdes hin gekennzeichnet. Das Bewußtsein bleibt zunächst erhalten, kann aber im Rahmen einer Generalisierung des Anfalles sekundär erlöschen. Bei einem im Temporal-, Okzipital- oder Parietalgebiet liegenden Herd kann der Anfall mit einer sensiblen Aura beginnen und noch vor dem Auftreten der Adversivbewegungen zu einer Bewußtseinsstörung führen.

Partielle Anfälle mit komplexer Symptomatologie

Nomenklatur: Diese Epilepsieform wurde früher als psychomotorische

Epilepsie oder Schläfenlappenepilepsie bzw. Temporallappenepilepsie bezeichnet.

Ursachen: Diese Anfälle gehen auf Läsionen im Bereiche des limbischen Systems und des Schläfenlappens zurück. Am häufigsten dürften perinatale Schädigungen vorliegen, auch wenn die Anfälle viel später, oft im Erwachsenenalter erstmals auftreten.

Klinische Symptomatologie: Charakteristisch sind anfallartig auftretende, kurze oder über Minuten und Stunden dauernde, oft vom Patienten schwer beschreibbare und komplexe Phänomene. Oft treten zunächst vegetative Sensationen, wie Herzjagen, Atemnot, Druckgefühl im Epigastrium und Nausea, auf. Dann stellen sich Angstgefühle, Entfremdungsgefühle, Erlebnisse des „déjà-vu" oder Störungen der Denkvorgänge ein. Manchmal, aber keineswegs obligat, treten orale Automatismen mit Schlecken, Schmatzen und Schluckbewegungen oder komplexe motorische Phänomene mit meist stereotypen Bewegungen, wie Nesteln und ähnliches, auf. Schließlich kann es zu kürzeren Dämmerattacken oder zu langdauernden Dämmerzuständen bis hin zur komplizierten und scheinbar geordneten „fugue épileptique" kommen. Die soeben gesamthaft beschriebenen Symptome kann man in folgende Gruppen unterteilen.

Sensorische Störungen, die isoliert auftreten oder als Aura einem Anfall vorausgehen. Hierzu gehören Schwindelsensationen, Dysmorphopsien (Makropsie, Mikropsie), Geschmacksempfindungen oder die Wahrnehmung meist unangenehmer Gerüche (Unzinatuskrisen, s. S. 187).

Autonome Phänomene, so z. B. Herzklopfen, Nausea, Speichelfluß, Trockenheitsgefühl im Mund, Hungergefühl oder Harndrang. Auch paroxysmale Abdominalschmerzen sind als Anfallsäquivalent besonders bei Kindern beschrieben. Eine Attacke einer solchen *abdominalen Epilepsie* (55) dauert meist nur wenige Minuten und wird oft von einer Bewußtseinsveränderung, nicht aber von einer Bewußtlosigkeit begleitet. Das EEG ist fast immer abnorm.

Motorische Phänomene, die einerseits in tonisch-klonischen Zuckungen, vor allem aber in komplexen motorischen Handlungen bestehen können: stereotype Wiederholung einer Geste, Herumnesteln an den Kleidern, reibende oder wischende Bewegungen, dann motorische Erscheinungen aus der vegetativen Sphäre mit abnormem Atmen, Kaubewegungen, Schlecken, Schmatzen, Würgen und Schlucken, Urinieren usw. Jeder Schläfenlappenanfall kann schließlich auch in einen generalisierten epileptischen Anfall ausmünden.

Psychische und psychomotorische Manifestationen. Die Patienten können verschiedenste Alterationen des Bewußtseins aufweisen. Manchmal erleben sie einen unwirklichen traumhaften Zustand, oder sie empfinden Zwangsdenken bzw. eine abnorme Denkklarheit. Dann wieder scheint ihnen die Gegenwart sich schon früher einmal abgespielt zu haben (Déjà-vu-Erlebnis). Sie können auch unbegründete Angst- oder Wutempfindungen und sonstige Affekte spüren oder gar eigentliche Halluzinationen erleben. Berücksichtigt man nicht die anfallartige Natur dieser Störungen, so wird es zu Verwechslungen mit einer schizophrenen Psychose kommen.

Dämmerzustände sind charakteristisch und für die Bezeichnung als psychomotorische Epilepsie maßgebend. Hierbei führen die Patienten scheinbar geordnet und bei klarem Bewußtsein komplexe Handlungen aus. Diese können relativ kurz sein und in das sonstige Geschehen sich mehr oder weniger unauffällig einfügen *(Dämmerattacke)*. Ein Dämmerzustand kann aber auch Stunden oder gar Tage andauern, wobei die Patienten komplexe Handlungen, wie z. B. eine Reise, unternehmen können, eine eigentliche „fugue épileptique". Für diese Episoden besteht Amnesie.

Temporale Ohnmachten werden kurze Bewußtseinsverluste mit Zusammensacken, aber ohne motorische Manifestationen bei Schläfenlappenepilepsie genannt.

Auch bei Schläfenlappenepilepsie kann es zu einem *Status psychomotorischer Anfälle* kommen.

Untersuchungsbefunde: Der *Neurostatus* ist meist normal, kann aber je nach Grundprozeß Störungen, z. B. einen homonymen Gesichtsfeldausfall, aufweisen. Bei etwa 70% soll eine minimale Mundastschwäche im Gesicht kontralateral zum EEG-Fokus vorhanden sein (907). *Neuroradiologisch* kann sich eine Ausweitung eines Unterhornes zeigen. Das *Elektroenzephalogramm* ist im Wachzustand nur bei 30% der Patienten abnorm, im Schlafzustand hingegen bei über 70%. Charakteristisch ist ein Fokus im vorderen Schläfenlappen, oft mit hohen Theta- und Deltawellen, aber auch fokalen steilen Krampfpotentialen.

Differentialdiagnose. Manchmal ist die Unterscheidung von einer ausgeprägten *vegetativen Dystonie,* von einer *Hyperventilationstetanie* und von *psychogenen Anfällen* nicht ganz einfach. Ebenfalls nicht leicht abzugrenzen ist eine *betaadrenerge Hyperaktivität* (290). Bei dieser Affektion treten spontan bzw. durch Isoproterenol-Hydrochlorid-Infusionen ausgelöst entweder zirkulatorische Störungen mit Tachykardie und Druckgefühl auf der Brust oder mit Angstgefühl, Nervosität, Atemnot und Zittern auf. Die Störungen treten anfallartig und bis zu mehrmals pro Woche während Minuten bis Stunden in Erscheinung. Die Behandlung mit Propranolol, 160 mg pro Tag, beseitigt die Anfälle. Gelegentlich muß auch eine *Hypovigilanz bei Narkolepsie* gegenüber Dämmerattakken abgegrenzt werden und wegen der hierbei am Tage auftretenden Dämmerzustände auch ein Schlaf-Apnoe-Syndrom (S. 299).

Besondere Anfallsformen und Anfallsursachen

Pyridoxinabhängige Krampfanfälle

(505, 659)

Diese **klinisch** generalisierten Anfälle beginnen wenige Stunden nach der Geburt. Sie reagieren **therapeutisch** nicht auf Antiepileptika, sondern lediglich auf die Zufuhr von Vitamin B_6 als Pyridoxin-Hydrochlorid. Auch später treten beim Sistieren der Pyridoxinzufuhr erneut Anfälle auf. Eine Verzögerung des Behandlungsbeginnes führt zu einer psychomotorischen Retardierung.

Fieberkrämpfe

Als solche werden **klinisch** meist generalisierte Anfälle bezeichnet, die bei Kindern bis zum 6. Lebensjahr im Rahmen einer fieberhaften Erkrankung, meist der oberen Luftwege, auftreten (802). Grundsätzlich ist ein Fieberkrampf ein epileptischer Anfall und kann später auch ohne Fieber von weiteren Anfällen gefolgt werden. Eine gute Spätprognose ist um so eher anzunehmen, wenn der erste Fieberkrampf zwischen dem 6. Monat und 18. Monat auftritt, wenn er jedenfalls nicht nach dem 7. Jahr in Erscheinung tritt, wenn er generalisiert und nicht fokal ist, wenn er weniger als 5 Minuten dauert, wenn das EEG nach 10 Tagen normal ist, der Neurostatus keine Normabweichungen zeigt, wenn eine erbliche Belastung (fast 50%) mit Fieberkrämpfen besteht und wenn kein Geburtsschaden oder ein anderer zerebraler Schaden vorliegt. Sind all diese Kriterien erfüllt, dann ist in 90% der Fälle nicht mit einem späteren Auftreten von Anfällen ohne Fieber zu rechnen. Eine **Langzeittherapie** der Fieberkrämpfe ist immer nach dem dritten Anfall (in der Regel mit Phenobarbital oder mit Dipropylacetat) berechtigt, jedoch auch schon nach dem zweiten oder gar schon nach dem ersten Anfall, wenn zusätzliche Elemente vorliegen (z. B. langdauernder Anfall, neuro-

logische Ausfälle, Zeichen zerebraler Schädigung, familiäre Belastung mit Epilepsie oder epilepsiespezifische EEG-Veränderungen).

Schreckepilepsie

(961)

Diese seltene Form gehört zu den Reflexepilepsien. Sie kommt bei hirngeschädigten Personen, vor allem nach perinataler Läsion, vor. Die durch Schreck ausgelösten Anfälle können generalisiert oder fokal sein und betreffen dann die auch sonst mit einem Defekt belastete Körperseite. Diese Fälle sprechen therapeutisch auf eine Carbamazepin-Medikation an.

Posttraumatische Epilepsie

Epileptische Anfälle nach Schädel-Hirn-Verletzungen (35, 194, 394, 514, 835) sind nicht durch eine einheitliche Symptomatologie gekennzeichnet, sondern können partielle Anfälle oder (sekundär) generalisierte Grand-mal-Anfälle sein. Sie treten besonders häufig nach offenen Gehirnverletzungen auf – bei etwa einem Drittel derselben –, können sich aber auch bei etwa 5% der geschlossenen Gehirnkontusionen einstellen. Letzteres ist um so eher der Fall, je länger die Bewußtlosigkeit andauerte. Das Intervall zwischen Trauma und erstem epileptischen Anfall variiert zwischen Minuten und vielen Jahren. Innerhalb von 6 Monaten sind aber fast die Hälfte, innerhalb von 2 Jahren etwa 80% der Fälle manifest geworden. 5% aller Risikofälle haben den ersten Anfall innerhalb der ersten Woche, 10% in den ersten drei Monaten, 16% in den ersten 6 Monaten, 22% innerhalb des ersten Jahres und 29% in den ersten 3 Jahren. Aber auch später kommen immer neue Fälle hinzu, sogar noch nach 20 Jahren. Nur etwa 65–75% der Risikofälle haben bei genügend langer Beobachtungszeit keine epileptischen Anfälle (194). Von den 5% mit Frühepilepsie werden 25–35% auch später Anfälle haben (514). Bei Kindern in den ersten Lebensjahren kann sich eine Frühepilepsie auch nach einem leichten Schädel-Hirn-Trauma manifestieren. Je häufiger die Anfälle, desto eher treten auch später immer wieder Anfälle auf. Immerhin wird innerhalb von 5–10 Jahren mit oder ohne Therapie die Hälfte der Patienten mit posttraumatischer Epilepsie anfallsfrei, während etwa 8% der Verletzten therapieresistente Anfälle aufweisen. Die Verläufe sind in Studien an einem großen Krankengut sowohl bei Kriegsverletzungen (194) wie auch an Opfern ziviler Unfälle (35) durchaus vergleichbar. Die verbesserte Versorgung der Verletzten und die prophylaktische Anwendung von Antiepileptika im Vietnam-Krieg (194) haben keinen Einfluß gehabt. Bei korrekter Behandlung ist die Prognose nicht schlecht. Auch prädisponierende (erbliche) Faktoren spielen beim Auftreten einer posttraumatischen Epilepsie eine Rolle (194). Bei Patienten mit Impressionsfraktur konnte bei 15% eine Frühepilepsie festgestellt werden, bei keinem wurde diese aber von einer Spätepilepsie gefolgt (394). Nach leichtem Schädeltrauma, einer Commotio cerebri mit nur kurzer Bewußtlosigkeit und ohne Zeichen einer Gehirnkontusion ist die Häufigkeit epileptischer Anfälle mit 0,1% im ersten und 0,6% innerhalb von 5 Jahren nicht größer als bei der Durchschnittsbevölkerung (35). Der Anfallstypus ist gemäß der primären lokalen Ursache in etwa 10% der Fälle rein fokal, in den übrigen wird er dann generalisiert und ist in mehr als ¼ von Anfang an generalisiert. Das Auftreten von posttraumatischen typischen Absencen (s. unten) ist nicht eindeutig erwiesen, wird aber immer wieder diskutiert, ebenso wie die Möglichkeit eines posttraumatisch in Erscheinung tretenden myoklonisch-astatischen Petit-mal (s. unten).

Weitere Epilepsien mit besonderen ätiologischen Momenten

Hierzu gehören die *toxisch und medikamentös ausgelösten Epilepsien*. Sehr zahlreiche Medikamente können zu epileptischen Anfällen führen (749, 885). 0,8‰ einer nicht mit Epilepsie belasteten Patientengruppe wiesen medikamentös bewirkte Anfälle auf, wobei als häufigste verantwortliche Pharmaka aufgeführt werden (884): Penicillin i. v., Insulin, Lidocain, trizyklische Antidepressiva und Neuroleptika.

Hirnstammanfälle

Trotz der gelegentlichen Benennung als „Hirnstammepilepsie" ist die Zuordnung dieses Anfallstypus zu den Epilepsien nicht unbestritten. **Klinisch** treten die hierher gehörenden Anfälle plötzlich auf, vielfach durch Bewegung oder einen Lagewechsel oder durch Hyperventilation ausgelöst. Der Anfall selber ist meist durch eine tonische, fast immer schmerzhafte Kontraktion der Muskeln einer Körperseite charakterisiert und dauert in der Regel weniger als eine Minute. Das Bewußtsein ist hierbei erhalten. Viel seltener treten Anfälle ohne tonische Verspannung der Muskeln, jedoch mit anfallartigen *halbseitigen* Schmerzen auf, ebenso auch lokalisierte *atonische Zustände*, z. B. eine plötzliche Unfähigkeit, die Lider zu öffnen. Es können Dutzende von Anfällen pro Tag auftreten. **Ätiologisch** werden derartige Anfälle bei multipler Sklerose (828), bei vaskulären Hirnstammläsionen, bei Tumoren der Stammganglien, aber auch ohne ein faßbares Grundleiden beobachtet. Der **Untersuchungsbefund** ist in der Regel normal oder aber durch das Grundleiden gegeben. Das Elektroenzephalogramm zeigt keine epileptischen Veränderungen. **Differentialdiagnostisch** müssen diese Anfälle gegenüber einer metabolischen Hyperventilationstetanie sowie einer Reflexepilepsie, z. B. bei Mantelkantenprozessen, abgegrenzt werden. **Therapeutisch** ist die antiepileptische Medikation, vor allem Carbamazepin, fast immer wirksam.

Paroxysmale Choreoathetose

Auch diese anfallsartige motorische Störung gehört nicht zu den eigentlichen Epilepsien. Es gibt einerseits eine *familiäre*, in der Kindheit beginnende Form. Anfallsweise treten choreoathetotische Bewegungen auf, die distal in den Extremitäten beginnen und schließlich den ganzen Körper ergreifen können. Die Anfälle dauern oft nur Bruchteile von Minuten. Sie werden nicht von Bewußtseinsstörungen begleitet und sind von einer refraktären Phase von mehreren Minuten Dauer gefolgt. Plötzliche Bewegungen, besonders nach längerdauerndem ruhigen Sitzen oder Liegen, wirken auslösend. Es bestehen Übergänge zu der Hirnstammepilepsie. Es wurden auch *symptomatische Formen* beschrieben, namentlich in Zusammenhang mit einer Diphenylhydantoin-Intoxikation, mit einer Neuromyelitis optica, mit multipler Sklerose (S. 254), mit Geburtsasphyxie, Hypoparathyreoidismus und Hyperthyreose (326) und mit Hypoglykämie (806). **Therapeutisch** sind in beiden Formen wie bei den Hirnstammanfällen Antiepileptika wirksam, besonders das Carbamazepin.

Praktisches Vorgehen bei Epilepsieverdacht

Anamneseerhebung

Man *frage* nach

– familiärer Belastung mit Epilepsie,
– nach ätiologisch für Hirnläsion in Frage kommenden Momenten,
  • schwere Geburt,
  • Meningitiden und Enzephalitiden,
  • Schädel-Hirn-Trauma,
– früheren Anfällen, insbesondere in der Kindheit, z. B.
  • Fieberkrämpfe,
  • eventuell Bettnässen als Ausdruck kindlicher nächtlicher epileptischer Anfälle,
– der Art allfälliger Anfälle (immer Schilderung durch Drittpersonen anstreben),
  • Zeitpunkt des ersten Auftretens,
  • Zeitpunkt des letzten Anfalles,
  • durchschnittliche Anfallshäufigkeit,
  • auslösende Momente wie Schlafentzug, Alkohol, optische Stimuli wie Fernsehen, Schreckerlebnisse, Reflexepilepsie bei gewissen Bewegungen usw.
  • Anfallscharakteristika wie Aura, Bewußtseinsstörung, motorische Phänomene, Beginn derselben in einem gewissen Körperteil, allfälliger Zungenbiß, sonstige Verletzungen, Sphinkterinsuffizienz und eventuell anschließende postiktale Phänomene wie Verwirrtheit, Paresen, besondere Müdigkeit oder Amnesie,
– Medikamenteneinnahme,
  • welche,

- wie dosiert,
- wie lange,
- Regelmäßigkeit der Einnahme,
- wie wirksam.

Untersuchung

- Neurologische Untersuchung, insbesondere Suche nach
  - Herdläsionen des Gehirnes,
  - Hirndruckzeichen,
  - allgemein internistisch,
  - Herzaffektion,
  - Anfallszeichen wie Zungenbiß,
- Elektroenzephalogramm
  - bei jeder erstmals beurteilten Epilepsie. Die Diagnose „Epilepsie" als solche ist allerdings von einem entsprechenden EEG meist nicht abhängig.
  - Wiederholung des EEG nur, wenn für das weitere therapeutische Verhalten notwendig, z. B. wenn eine Reduktion oder ein Sistieren der Medikation geplant ist.
  - Ableiten eines EEG gelegentlich aus medikolegalen Gründen notwendig (Fahrtauglichkeit).
- Neuroradiologische Untersuchung
  - in jedem Fall von fokaler Epilepsie oder von generalisierter Epilepsie mit einem Herdbefund im Elektroenzephalogramm,
  - bei Patienten mit neurologischen Ausfällen, wenn diese nicht schon lange unverändert bestehen oder sonstwie eindeutig erklärt sind,
  - bei Spätepilepsie (erster Anfall jenseits des 30. Altersjahres),
  - vielfach auch bei therapieresistenten Fällen.

Therapie der Epilepsien (178, 505, 650, 700, 757, 994, 1067, 1076).

Ausschaltung spezifischer Ursachen. Zunächst müssen jene symptomatischen Fälle erfaßt werden, bei denen eine spezifische Ursache der Anfälle beseitigt werden kann, z. B. ein Tumor oder ein chronischer Alkoholismus. Auch die Vermeidung anfallsfördernder Momente ist zu beachten, wie z. B. Schlafmanko, Alkoholabusus, in gewissen Fällen optische Flickerreize (z. B. Fernsehen) usw.

Wahl des optimalen Medikamentes. Vor der Einleitung einer medikamentösen Therapie muß die Art der Anfälle klar definiert werden, da die einzelnen Anfallstypen unterschiedlich auf die einzelnen Pharmaka ansprechen. Im weiteren müssen peinlich genau allenfalls schon eingenommene Medikamente mit Bezug auf Art, Dosierung und Applikationsweise präzisiert werden. Die für jeden Anfallstypus am ehesten geeigneten Medikamente sind in Tab. 6.**2** aufgeführt.

Grundprinzipien bei der Verschreibung eines Antiepileptikums. Zunächst muß der Patient eindringlich zur regelmäßigen Einnahme der verschriebenen Dosis angehalten werden und muß darüber sowie über das Auftreten von Anfällen Buch führen. Ein Präparat, dessen Wirksamkeit bei der betreffenden Anfallsart zu erwarten ist, wird zunächst in kleiner Dosis verschrieben, dann jeden 3. Tag gesteigert bis zu einer üblicherweise wirksamen Dosierung (Ausnahme: gehäufte Anfälle bzw. Status epilepticus, die eine rasche Sättigung erfordern). Die Errei-

Tabelle 6.2   Epileptische Anfallstypen und deren Behandlung

Anfallstypus	Therapeutika
Grand mal (tonisch-klonische Anfälle) primär oder sekundär generalisiert	Diphenylhydantoin – Phenobarbital – Primidon – Carbamazepin (besonders bei sekundär generalisierten Anfällen) – Dipropylacetat
Absencen (einfache Absencen)	Dipropylacetat – Ethosuximid – Methsuximid (evtl. zusätzlich Phenobarbital, besonders bei Mischepilepsie)
BNS-Krämpfe (Propulsiv-petit-mal)	
Myoklonisch-astatisches Petit mal (Sturzanfälle, „akinetic seizures", Lennox-Syndrom)	Clonazepam – Nitrazepam – Corticotropin
Bilaterale epileptische Myoklonie (Impulsiv-petit-mal)	Dipropylacetat – Clonazepam – Primidon
Partielle Anfälle mit elementarer Symptomatik (fokale Anfälle; Jackson-Anfälle; Adversivkrämpfe usw.)	
Partielle Anfälle mit komplexer Symptomatik (psychomotorische Epilepsie, Schläfenlappenepilepsie)	Carbamazepin – Diphenylhydantoin – Phenobarbital – Primidon
Hirnstammanfälle	Carbamazepin – Diphenylhydantoin
Status epilepticus Petit-mal-Status Grand-mal-Status	Clonazepam i. v. Diazepam, Clonazepam i. v. – Diphenylhydantoin i. v.

chung eines konstanten Spiegels im Serum kann bei gleichbleibender Tagesdosis bis zu 10 Tagen benötigen. Dies muß bei der Beurteilung der „Wirksamkeit" einer bestimmten Dosierung berücksichtigt werden. Bei wirklich ungenügendem Effekt soll die Dosis stufenweise bis zur Wirksamkeit oder bis zum Auftreten toxischer Nebenerscheinungen gesteigert werden. Erst wenn letzteres eintritt, soll wiederum stufenweise auf ein anderes Medikament umgestellt werden. Grundsätzlich soll immer versucht werden, mit einem einzelnen Medikament das Ziel zu erreichen. Erst wenn keines allein wirksam ist, soll kombiniert werden (jedoch bei Mischepilepsie und Absencen eventuell von Anfang an, s. unten). Den chemisch reinen Präparaten (s. Tab. 6.3) ist vor den Kombinationspräparaten der Vorzug zu geben.

Hat man sich nach sorgfältiger Analyse der Situation zu einer antiepileptischen Therapie entschlossen, so soll man diese langfristig und konsequent durchführen. Eine Überprü-

Tabelle 6.3   Antiepileptika. Dosierung, therapeutische Serumkonzentration, Nebenwirkungen und Indikation

DCI-Bezeichnung Markenpräparate	Durchschnittsdosis pro Tag in mg/kg und Tagesdosis Erwachsene in mg		Serumhalbwertszeit in Stunden	Therapeutische Serumkonzentration in μg/ml	Nebenwirkungen und Besonderheiten	Indikationen
Phenobarbital (und Abkömmlinge) Luminal, Gardenal, Agrypnal	1–5	150–300	100–300	10–30	Sedierung, Allergien, Ataxie, Schwindel, Nystagmus	Basismedikation besonders bei Grand mal und kombinierte Formen (Aufwach- und Wachepilepsie)
Maliasin		200–400	wie Phenobarbital, da dieses als Abbauprodukt entsteht		weniger hypnogen als Phenobarbital	wie Phenobarbital
Primidon Mysoline, Mylepsin	10–25	750–1500	12	2–15 (bzw. 10–30 Phenobarbital)	weniger hypnogen als Phenobarbital	wie Phenobarbital
Diphenylhydantoin Antisacer, Dilantin, Epanutin, Dintoina, Phenhydan, Tacosal, Zentropil	3–7	200–300	22 (10–40)	7–15	Sedierung, Allergien, Zahnfleischhypertrophie, Nystagmus, Schwindel, Ataxie. Osteopathie, makrozytäre Anämie	Basismedikation bei Grand mal (besonders Schlafepilepsie) und Kombinationsformen, besonders auch fokale und psychomotorische Epilepsie. Phenhydan und Epanutin i. v. bei Status epilepticus, 500 mg langsam i. v., 250 i. m.

					Nebenwirkungen	Indikation
Carbamazepin Tegretol, Tegretal	10–20	600–1200	40	2–8	Allergien, Leukopenie, Leberschädigung, Schwindel	Basismedikation bei psychomotorischer Epilepsie (Schläfenlappenepilepsie). Andere fokale Epilepsien und Grand-mal-Epilepsie
Ethosuximid Zarontin, Suxinutin, Petnidan, Petinimid, Simatin	20–30	500–750/Tag bei Kleinkind 750–1500/Tag bei Erwachsenen	30–40	40–100	Allergien, Nausea, Erbrechen, Anorexie	echte Absencen
Methsuximid Celontin, Petinutin	10–20	600–1200		2	Sedierung, Leukopenie	
Dipropylacetat (Valproic acid) Depakine, Convulex, Ergenyl	20–40	Kleinkind 200–400 Erwachsener 600–1200	8–15	40–100	Allergien. Steigert Phenobarbitalkonzentration im Serum	Absencen, Grand mal, Mischepilepsie, myoklonische Epilepsien
Diazepam Valium, Stesolid	0,15–2	10–150	1–2		Sedierung, atemdepressorisch, kurzdauernde Wirkung	Status epilepticus, 10–20 mg i. v. bei Erwachsenen
Clonazepam Rivotril, Ravotril, Clonopin, Iktoril	0,1–0,3 mg/kg bei Säugling und Kleinkind				Schläfrigkeit. Verschleimung	BNS-Krämpfe, myoklonisch-astatisches Petit mal, Petit-mal-Status
Nitrazepam Mogadon, Mogadan, Apodorm, Insomin	0,1–1 mg/kg bei Säugling 3 × 2,5–5 mg/Tag bei Kleinkind				wie Clonazepam	wie Clonazepam
Corticotropin ACTH	40–60 E				Allergien, Psychosen	BNS-Krämpfe, Impuls-petit-mal

fung im Hinblick auf eine Dosisreduktion soll bei Anfallsfreiheit frühestens nach 2 Jahren geschehen.

Dosierung der Antiepileptika im Serum. Obwohl die Dosierung im Serum bei den meisten Antiepileptika möglich ist (317, 604, 656) und in manchen Fällen nützlich, sollte nach wie vor das Anfallsgeschehen selber für die Dosierung der Antiepileptika wegleitend sein. Üblicher therapeutischer Bereich s. Tab. 6.**3**. Es besteht aber keine fixe Relation zwischen eingenommener Dosis und Serumkonzentration. So ist langjährige Anfallsfreiheit auch mit einem Serumspiegel unterhalb des Wirkungsbereiches möglich (317). Eine Bestimmung nehmen wir nur vor, wenn

– bei ungenügendem klinischem Effekt Zweifel an der Einnahme bzw. an der genügend hohen Dosierung des Medikamentes bestehen (nur etwa ¼ der untersuchten Seren eines großen Kollektivs hatte eine wirksame Konzentration des Antiepileptikums [656]),
– bei Verdacht auf toxische Nebenwirkungen,
– bei Kombination verschiedener Antiepileptika bzw. von Antiepileptika mit anderen Medikamenten, welche die Serumkonzentration beeinflussen. Dies kann durch Enzyminduktion geschehen (604). So senken z. B. Carbamazepin, Primidon und Dipropylacetat die Serumkonzentration des Diphenylhydantoins (1175);
– unter Umständen, wenn bei bereits hoher Dosis, aber klinisch ungenügender Wirkung eine weitere Dosissteigerung ins Auge gefaßt wird,

– wenn die Fahrbewilligung eines unter Antiepileptika stehenden Patienten erteilt werden soll.

Die routinemäßige Bestimmung der Serumkonzentration ist unsinnig, teuer und bei sklavischer Beachtung der „therapeutischen Werte" oft sogar ein Hindernis für eine wirksame Therapie.

Allgemeine Lebensweise. Ein Epileptiker soll ein möglichst normales Leben führen können, und es ist vor nutzlosen strengen Einschränkungen zu warnen. Die gründliche Besprechung mit Patient und Angehörigen, eventuell mit weiteren Bezugspersonen, ist wichtig. Das Autofahren wird in der Regel in den meisten Ländern bei mindestens zweijähriger Anfallsfreiheit, nicht (mehr) epilepsiespezifischem EEG und allenfalls bei zuverlässig regelmäßiger Medikamenteneinnahme gestattet. Da dies allerdings von Land zu Land recht unterschiedlich sein kann, ist im Zweifelsfall eine Erkundigung bei der entsprechenden Behörde ratsam.

Die wichtigsten Antiepileptika sind mit der üblichen Dosierung, den Markennamen und den Indikationen in Tab. 6.**3** aufgeführt. In Tab. 6.**2** wurden die für die einzelnen Epilepsieformen am häufigsten wirksamen Antiepileptika angegeben.

In Fällen von fokaler Epilepsie, die nicht befriedigend auf die Medikamente ansprechen, kann beim Vorliegen eines auch elektrokortikographisch isolierten Fokus eine *neurochirurgische Exzision* vorgenommen werden. Ebenfalls frühzeitig einer Analyse mit Tiefenelektroden und einer eventuellen neurochirurgischen Behandlung sollten jene Fälle von Temporallappenepilepsie beim Jugendlichen zugeführt werden, die häufige und therapieresistente Anfälle aufweisen (645).

Der *Grand-mal-Status* ist lebensgefährlich und sollte mit Diazepam (Valium), 10–20 mg i. v., kupiert werden. An dessen Stelle oder zusätzlich kann ein wasserlösliches Diphenylhydantoin (Epanutin, Phenhydan), 1–2 × 250 mg langsam i. v. oder als Infusion von 750 mg und zugleich 250 mg i. m., verabreicht werden. Der *Petit-mal-Status* spricht sofort – auch in seinen elektrophysiologischen Korrelaten – auf Clonazepam, 2–4 mg langsam i. v. beim Erwachsenen, 0,5–1 mg beim Kleinkind und 1–2 mg beim Schulkind, an.

Nebenwirkungen der Antiepileptika können einerseits eher selten in *akuten allergischen Reaktionen* und Exanthemen oder *Granulozytopenien* bestehen, die dann ein Absetzen notwendig machen. Deshalb ist eine regelmäßige Kontrolle des Blutbildes, besonders in der ersten Zeit bei Verschreiben eines neuen Antiepileptikums notwendig. Andererseits kann eine *chronische Intoxikation* durch Antiepileptika zu Erscheinungen führen, die bei Dosisreduktion reversibel sind. Diejenigen bei Diphenylhydantoin, vor allem die Ataxie, wurden auf S. 154 beschrieben. Bei Phenobarbital, beim Diazepam und beim Clonazepam ist Müdigkeit störend, die allerdings nach mehreren Wochen in der Regel geringer wird

oder verschwindet. Beim Carbamazepin kann besonders bei älteren Patienten Schwindel auftreten. Die Wirkung der Antikoagulantien wird durch Phenobarbital, Diphenylhydantoin und Carbamazepin vermindert, diejenige der oralen Kontrazeptiva durch Diphenylhydantoin.

Die größere Häufigkeit *fetaler Mißbildungen* bei Einnahme antiepileptischer Medikamente durch die Mutter von etwa 6% gegenüber 2,5% bei normalen Eltern steht allerdings möglicherweise in einem direkten kausalen Zusammenhang mit der Epilepsie eines Elternteils an sich (1008), die auch ohne antiepileptische Medikation ein Mißbildungsrisiko von 4,2% mit sich bringt (505). Die etwas höhere Mißbildungsrate bei antiepileptisch behandelten Müttern als bei solchen ohne Medikation mag vielleicht mit der Tatsache zusammenhängen, daß eben die schwereren Fälle eher therapiert werden. Jedenfalls ist diese immer sorgfältig gegenüber dem Risiko abzuwägen, das ein epileptischer Anfall für die Mutter, aber auch für den Feten darstellt.

Von den sehr zahlreichen *Interaktionen* bei Kombination verschiedener Antiepileptika (1222) seien nur einige wenige erwähnt: Phenytoin zusammen mit Carbamazepin vermindert die Carbamazepin-Wirkung, zusammen mit Valproat wird die Toxizität von Phenytoin verstärkt. Die Valproat-Wirkung wird durch Carbamazepin vermindert und durch Diazepam verstärkt.

Störungen des Bewußtseins, Synkopen, anfallartige motorische Phänomene nichtepileptischer Natur

Zu einer Verwechslung mit einer Epilepsie können Erkrankungen Anlaß geben, die

- mit einer Störung des Bewußtseins,
- mit anfallsartig sensiblen oder motorischen Erscheinungen,
- insbesondere mit Hinstürzen einhergehen
- oder eine Kombination dieser Phänomene aufweisen.

Einen Überblick über die epileptischen und nichtepileptischen anfallsartigen Störungen des Bewußtseins mit synkopalem Charakter gibt die Tab. 6.**4**. Für eine detaillierte Darstellung sei auf die einschlägigen Werke verwiesen (773). Nachfolgend sollen lediglich einige der häufigsten oder diagnostisch besonders schwierigen Krankheitsbilder geschildert werden.

Das narkoleptisch-kataplektische Syndrom und seine Differentialdiagnose

(402, 461, 538, 773, 805, 955)

Ätiologie und Pathogenese. Diese ist nur bei den seltenen symptomatischen Formen bekannt (Trauma, Enzephalitiden, vaskulär, multiple Sklerose). Bei den wesentlich häufigeren, idiopathischen Narkolepsien spielt in manchen Fällen ein genetisches Moment mit. In etwa 1/3 der Fälle werden die Narkolepsie (und eine Hypersomnie) autosomal-dominant vererbt (805). Auch familiäres Vorkommen von Kataplexie

wurde beschrieben. 95% der Narkoleptiker gehören dem HLA-DR2-Typus an. Im übrigen wird eine Funktionsstörung im Meso-Dienzephalon angenommen, wo sich die Zentren der Vigilanzsteuerung befinden.

Epidemiologie: Beide Geschlechter können befallen sein, das männliche überwiegt jedoch deutlich. Die Häufigkeit der Krankheit ist wegen der oft verpaßten Diagnose schwer abzuschätzen. Sie machte im eigenen neurologischen Krankengut etwa 0,06% unserer Fälle aus (461). In einer Bevölkerungsstudie aus den USA wurde die Prävalenz auf 0,06–0,1% geschätzt (253). Die Krankheit ist von Jugend an vorhanden, manifestiert sich in störendem Maße aber meist erst im jungen Erwachsenenalter, wenn die Verpflichtungen des Alltages imperativer werden.

Symptome: Das gleichzeitige Vorkommen der vier Kardinalsymptome

- Vigilanzstörungen,
- kataplektische Anfälle (affektiver Tonusverlust),
- Schlafstörungen („Wachanfälle", Schlaflähmung),
- hypnagoge Halluzinationen und andere seltenere Symptome

findet sich nur bei etwa 10% der Patienten. Bei den anderen überwiegt jeweils das eine oder andere Symptom, und die übrigen fehlen entweder oder werden in milder Form erst auf gezieltes Befragen berichtet.

Tabelle 6.4 Ätiologische Klassifizierung von anfallsartigen Bewußtseinsstörungen mit synkopalem Charakter und/oder Sturzanfällen

1. Primär zerebrale Ursachen

1.1 Epilepsien
    1.1.1 Grand-mal-Anfall
    1.1.2 Absencen im Kindesalter
          Reine Absencen
          Komplexe Absencen
    1.1.3 BNS-Krämpfe (West-Syndrom)
    1.1.4 Myoklonisch-astatische Anfälle
          Lennox-Gastaut-Syndrom
          Primär generalisierte myoklonisch-astatische Anfälle
    1.1.5 Bilaterale epileptische Myoklonien (myoklonisches Petit mal)
    1.1.6 Partielle Anfälle mit komplexer Symptomatik
          (insbes. die „temporalen Ohnmachten")

1.2 Andere primär zerebrale Ursachen
    1.2.1 Das narkoleptisch-kataplektische-Syndrom
    1.2.2 Kryptogenetische Sturzattacken der Frau (maladie des genoux bleus)
    1.2.3 Sturzanfälle bei Parkinsonismus
    1.2.4 Vestibulär-zerebrale Synkopen
    1.2.5 Übrige
          – atonische Hirnstammanfälle
          – bei Tumoren
          – bei Syringomyelie
          – bei basilärer Impression
          – bei Hydrocephalus malresorptivus
          – toxisch-stoffwechselbedingt

2. Kardiovaskuläre Ursachen

2.1 Herzaffektionen

2.2 Extrakardiale organische Gefäßerkrankungen und Anomalien

2.3 Vaskuläre und neurologisch-vaskuläre Dysfunktion

2.4 Reflektorische Kreislaufsynkopen

2.5 Pressorisch-postpressorische Synkopen

3. Psychogene Mitbeteiligung und Psychogenie bei akuten Bewußtseinsstörungen

3.1 Mit Respirationsanomalien einhergehende Anfälle im Kindesalter
    3.1.1 Der respiratorische Affektkrampf
          – zyanotischer Affektkrampf
          – weißer Affektkrampf
    3.1.2 Schluchz-Synkopen

3.2 Hysteroepilepsie

3.3 Psychogene Ohnmacht

3.4 Simulation

Vigilanzstörungen

Die *typischen Schlafanfälle* treten selbst bei ausgeruhten Patienten besonders in schlaffördernden Situationen (behagliche Wärme, bequeme Lage, Sattheit, Langeweile) auf. Sie sind durch den Willen nicht bezwingbar und dauern meist höchstens 10–15 Minuten, selten eine Stunde oder mehr. Die Patienten sind normal weckbar. Bei etwa der Hälfte der Narkoleptiker treten aber auch, oder vorwiegend, *partielle Hypovigilanzzustände* auf, z. B. eine quälende Schlaftrunkenheit, eine Art Dämmerzustand mit automatischem richtigem Handeln oder aber Ausführen sinnloser Handlungen, die mit einer Amnesie einhergehen. Hier muß gegenüber Dämmerattakken bei Temporallappenepilepsie abgegrenzt werden.

Kataplexie

Diese ist durch einen plötzlich auftretenden Muskeltonusverlust charakterisiert. Sie kommt nicht bei jedem Patienten mit Schlafanfällen vor, jedoch kaum je ohne diese. Plötzlich verlieren einzelne Muskelgruppen oder gar die ganze Körpermuskulatur den normalen Tonus, so daß es zu schlaffem Heruntersinken eines Augenlides, Herabfallen eines Körperteiles oder gar zum Hinstürzen kommt. Die Patienten sind dann kurzdauernd, meist während weniger als einer Minute, unfähig, die schlaffen Körperteile zu bewegen. Dies kann ganz im Vordergrund stehen, und diskrete Vigilanzstörungen ergeben sich nur bei intensivem Befragen. Wenn das Hinstürzen auf eine Emotion hin geschieht (herzhaf-

tes Lachen, plötzlicher Schreck), dann spricht man von *affektivem Tonusverlust*. Aber auch ohne emotionalen Stimulus, sondern z. B. lediglich durch das Einnehmen einer bestimmten Körperhaltung bzw. bei einer plötzlichen motorischen Innervation, können solche Attacken von Muskelatonie eventuell mit Hinstürzen auftreten. Das Bewußtsein ist während dieser anfallsartigen Tonusverluste erhalten.

Schlafstörungen

Störungen des Nachtschlafes sind häufig. Als besonderes Phänomen, vor allem in der Einschlaf- bzw. Aufwachphase, sind die sogenannten *Schlaflähmungen* (auch „Wachanfälle" genannt) zu erwähnen. Es sind dies eigentliche kataplektische Zustände, die im Halbschlaf verbunden sind mit einem bedrückenden Gefühl der „Ohn-Macht". Der Zustand dauert meist nur wenige Sekunden bis Minuten. Er verschwindet sofort, wenn der Patient berührt oder angesprochen wird. Hierher gehören auch die oft schweren *Alpträume* bzw. das *Alpdrücken*, das diese Patienten vielfach quält.

Seltenere Symptome: Hierher gehören vor allem die *hypnagogen Halluzinationen*, d. h. in der Übergangsphase vom Wachen zum Schlafen auftretende Halluzinationen, manchmal auch eigentliche psychotische Zustände, Schlafwandel (Somnambulismus), Doppeltsehen während einer Schlaflähmung oder auch bloß im Kampf gegen den Schlaf.

Untersuchungsbefunde und Diagnose: Der *neurologische Befund* ist normal bis auf die seltenen symptomatischen Fälle. *Internistisch* handelt es sich meist um pyknische Patienten, und es finden sich oft eine Adipositas, erniedrigter Grundumsatz, Vasolabilität, Lymphozytose und Hypogenitalismus. Eine größere Bedeutung kommt dem *Elektroenzephalogramm* zu. Zwar kann das Wach-EEG völlig normal sein. Auffallend oft finden sich aber auch beim ausgeruhten Patienten im EEG die typischen Zeichen der Schläfrigkeit. Aufschlußreicher ist die allerdings aufwendige *polygraphische Ableitung* mit gleichzeitiger Registrierung auch der Augenbewegungen und der Muskelaktivität am Abend oder in der Nacht. Sie zeigt eine sehr kurze Einschlafzeit, schon bald und immer innerhalb der ersten Stunde das Auftreten von sogenanntem Paradoxalschlaf (REM-Schlaf = Rapid-eye-movement-Schlaf) und ein häufiges Alternieren desselben mit orthodoxem Tiefschlaf.

Therapie: Eine solche ist nicht immer nötig. Gegen die Vigilanzstörung sind Methylphenidat, 10–80 mg pro Tag, Phenmetrazin, 25–75 mg, Amphetamin, 5–40 mg, oder Mazindol, 2–8 mg pro Tag, wirksam. Die Kataplexie, die Schlafstörungen und Alpträume sowie Halluzinationen sprechen auf Clomipramin, 25 bis 75 mg, Imipramin, 25–100 mg, oder Protriptylin, 10–20 mg pro Tag, an. Sowohl die Schlafanfälle wie die Kataplexie werden durch eine Blockierung der Betarezeptoren mit hohen Dosen von Propranolol in gewissen Fällen beseitigt (538), jedoch nur mit vorübergehender Wirkung. Hingegen soll L-Tyrosin in einer Dosierung von 100 mg/kg KG/Tag mit ge-

ringen Nebenwirkungen sowohl die Schlafanfälle wie auch die Kataplexie beheben (762a).

Differentialdiagnose der Schlafstörungen. Fast alle Patienten mit *Schlaf-Apnoe-Syndrom* (402, 698a) sind männlich. Auffallend sind das fast regelmäßige überlaute Schnarchen, motorische Unruhe im Schlaf, schwere Weckbarkeit, das Aussetzen der Atmung bis zu einer Minute und das Wiedereinsetzen der Atemtätigkeit nach einem Zusammenschrecken. Verantwortlich ist eine wiederholte Beeinträchtigung des freien Luftdurchtrittes in den oberen Atemwegen, das sogenannte obstruktive Schlaf-Apnoe-Syndrom. Seltener ist eine zentralnervöse Form mit Sistieren der Atemmuskeltätigkeit, das zentrale Schlaf-Apnoe-Syndrom. Im Nachtschlaf treten mehrfach polygraphisch nachweisbare Apnoephasen von mehr als 10 Sekunden Dauer, sowohl im paradoxen (REM-) wie im orthodoxen (NREM-)Schlaf auf mit entsprechender Verminderung der Sauerstoffsättigung des Blutes. Am Tag sind die Patienten müde, schlafen wiederholt ein, begehen automatische Handlungen, haben hypnagoge Halluzinationen und können eine intellektuelle Leistungsverminderung bis hin zu einer (reversiblen) Demenz aufweisen. Auch Kinder können befallen sein. Dann muß auch an eine erworbene Störung des vegetativen Nervensystems gedacht werden (340). Die Therapie reicht von der Vermeidung von narkotisch wirkenden Substanzen über die Korrektur einer Anomalie des Nasen-Rachen-Raumes, einer passenden Bißklemme zum Erzwingen einer Prognathie bis hin zur sehr erfolgreichen nächtlichen kontinuierlichen Überdruckbelüftung (CPAP) mit individuell angepaßtem Druck.

In etwas restriktivem Sinne versteht man unter dem *Pickwick-Syndrom* (365) eine bei übermäßig dicken Personen auftretende episodische Somnolenz (Hypersomnie) und Benommenheit mit unregelmäßiger Atmung, gelegentlich mit Kopfweh und Papillenödem.

Das *Kleine-Levin-Critchley-Syndrom* (414) ist gekennzeichnet durch episodisch wiederkehrende Schlafstörungen bis zu mehrtägiger Dauer, vegetative Störungen, besonders ein periodischer abnormer Freßtrieb (Polyphagie, Bulimie) und Störungen des Sexualtriebes sowie psychischen Anomalien mit Verwirrtheit und Erregungszuständen. Es werden ganz vorwiegend Männer im zweiten Lebensjahrzehnt, ausnahmsweise wohl aber auch Frauen befallen. Im Laufe der Krankheit werden die Anfälle seltener und kürzer, und eine spontane Rückbildung tritt häufig im dritten Lebensjahrzehnt auf. Der neurologische Untersuchungsbefund ist normal. Im EEG ist während der Störungen der Grundrhythmus verlangsamt. Möglicherweise liegt eine dienzephale Störung zugrunde. Therapeutisch wirken Amphetamine.

Sturzattacken

Zu plötzlichem Hinstürzen *(„drop seizures")* kommt es bei Bewußtseinsstörungen (Epilepsie und nichtepileptische Bewußtseinsstörungen s. oben). Aber auch ohne oder mit einer nur unmerklich kurzen Bewußtseinsstörung können Stürze sich ereignen (s. a. Tab. 6.**4**).

Sturzanfälle bei Parkinson-Syndrom

Im Rahmen der Akinesie kann es beim Parkinson-Syndrom vorkommen, daß die raschen reflektorischen Korrekturbewegungen ausbleiben und es somit beim Verlust des Gleichgewichts zum ungebremsten Hinstürzen kommt. Dies kann als Frühsymptom bei einem sonst noch nicht erkannten Parkinson-Syndrom vorkommen (567).

Kryptogenetische Sturzattacken der Frau (1061)

Früher auch als klimakterische Sturzsynkopen bezeichnet, ereignen sich diese plötzlichen Stürze nur bei Frauen zwischen etwa 40 und 60 Jahren. Bei manchen allerdings waren schon in jüngeren Jahren solche Anfälle vorhanden gewesen. Sie treten sporadisch ohne sicheren Bewußtseinsverlust auf. Ohne weitere Begleitsymptome stürzt die Patientin blitzschnell nach vorne, so daß sie sich verletzt und insbesondere die Knie aufschlagen kann („maladie des genoux bleus" der Franzosen). Die Stürze ereignen sich nur einige Male im Jahr und verlieren sich nach Jahren allmählich wieder. Die Pathogenese ist nicht klar.

Vestibulär-zerebrale Synkopen (595)

Wie vom Blitz getroffen stürzt der Patient der Länge nach zu Boden, oft auf dieselbe Seite. Hierbei oder Bruchteile von Sekunden vorher tritt ein heftiges kurzes Schwindelgefühl auf, die Umwelt scheint „wegzukippen". Anfälle können unter Umständen durch rasche (Kopf-)Bewegungen provoziert werden. Manche Patienten weisen neben den Sturzanfällen noch andere vestibuläre Symptome auf. Auch der *gutartige paroxysmale Schwindel des Kindesalters* (173) dauert wenige Sekunden, führt auch zu plötzlichem Hinstürzen und kann mehrmals pro Woche rezidivieren.

Weitere Ursachen von Sturzattacken
(773). Auf die *atonischen Formen der Hirnstammanfälle* wurde weiter oben schon hingewiesen (S. 257 u.

288). Auch *Hirntumoren* (vor allem frontal und in der Mittellinie gelegene) können sich selten einmal so manifestieren. Bei *Syringobulbien, Kolloidzysten* des III. Ventrikels, *Arnold-Chiari-Mißbildung* und *basilärer Impression* sind Synkopen beschrieben worden. Kardiovaskulär bedingte Sturzanfälle s. unten.

Kardiovaskulär bedingte Synkopen und Sturzanfälle

Nur einige davon sollen nachfolgend näher dargestellt werden. Bei etwas mehr als der Hälfte der wegen Synkope in ein Spital eingewiesenen Patienten liegt übrigens eine kardiovaskuläre Ursache vor (542).

Kardiogene Synkopen

Bei plötzlich einsetzender, vorübergehend ungenügender Blutzufuhr zum Gehirn kommt es zu einer Synkope mit Bewußtseinsverlust und Hinstürzen. Ursächlich liegt eine der in Tab. 6.**5** aufgeführten Störungen vor, am häufigsten eine Rhythmusstörung. Dies kann dann zu einem Adams-Stokes-Anfall führen, der ca. 5–12 Sekunden nach Aussetzen der Herztätigkeit auftritt (s. a. S. 65 und Abb. 1.**6**). Eine vollständige Erholung tritt nur dann ein, wenn die zerebrale Blutzufuhr sich innerhalb von 5 Minuten wieder normalisiert. Bei jeder ungeklärten Synkope muß deshalb sorgfältig nach einer kardialen Ursache gesucht werden.

Bei intaktem Herzen kann eine Störung der reflektorischen Regulation von Herztätigkeit und Blutdruck zu Synkopen führen.

Reflektorische Kreislaufsynkopen

Durch verschiedene afferente Impulse kann eine übermäßige Vagusstimulation zu einer Bradykardie oder/und zu einem Vasomotorenkollaps führen und beides zu einer Synkope.

Vagovasale Synkopen

Starke Emotionen (Blut sehen, Ekel) oder auch physischer Schmerz, Hitze oder Kälte, können – bei entsprechend Prädisponierten – Synkopen bewirken. Das Wissen um diese Neigung bewirkt meist auch noch eine Erwartungsangst und eine entsprechende Verstärkung der Synkopentendenz.

Schlucksynkopen

(26, 637)

Am ehesten bei einer Glossopharyngeusneuralgie, aber auch postaktinisch oder bei Tumor tritt im Rahmen des Schluckaktes eine Synkope auf. Es handelt sich pathophysiologisch wohl um Ephapsen, welche zu verstärkten afferenten Impulsen mit anschließender überschießender efferenter Vagusreizung führen.

Karotissinussyndrom

Pathophysiologie: Der normale Karotissinusreflex sorgt dafür, daß bei Reizung der Dehnungsrezeptoren des Karotissinus es über den Karotissinusnerven, den N. glossopharyngeus und die Efferenzen, den N. vagus und Sympathikusfasern zu einer Senkung der Herzfrequenz und zu einer Weiterstellung der peripheren Widerstandsgefäße kommt. Eine gesteigerte Empfindlichkeit des Karotissinus, z. B. bei Arteriosklerose, bei Hypertonie, bei Diabetes usw. führt zu einer überschießenden Reaktion bei lokalem Druck oder auch

Tabelle 6.5   Kardial bedingte Synkopen (773)

1. Krankheiten des Herzens ohne Rhythmusstörung	**2. Herzrhythmusstörungen**
1.1. Störung der linksventrikulären Entleerung – valvuläre Aortenstenose – Status nach Aortenklappenersatz – hypertrophische obstruktive Kardiomyopathie – krankhaft veränderte Myokardfunktion	2.1. Bradykarde Herzrhythmusstörungen – AV-Block III. Grades – Status nach Einpflanzung künstlicher Herzschrittmacher – AV-Block II. Grades – chronische bi- und trifaszikuläre Blockierungen – Syndrom des kranken Sinusknotens – weitere Bradyarrhythmien
1.2. Behinderung der linksventrikulären Füllung – Myxom und Thrombus linker Vorhof – Status nach Mitralklappenersatz – Mitralstenose – Mitralklappenprolaps – Herztamponade	2.2. Tachykarde Herzrhythmusstörungen – supraventrikuläre paroxysmale Tachykardie – paroxysmale Kammertachykardie – Tachykardien bei WPW-Syndrom – Syndrom des verlängerten QT und „les torsades de pointes" – Vorhofflimmern und -flattern
1.3. Störungen kleiner Kreislauf und rechtes Herz – angeborene Fehlbildungen – akute massive Lungenembolie – chronische pulmonale Hypertonie	

bloß bei starkem Drehen oder Rückwärtsneigen des Kopfes. Pathologisch ist eine Reduktion des Sinusrhythmus um mehr als 50% oder die Abnahme des systolischen Blutdruckes um mehr als 40 mm Hg. Man unterscheidet einen kardioinhibitorischen, einen vasodepressorischen und einen nicht unbestrittenen zerebralen Typ. **Klinik** (542, 736): Betroffen sind meist ältere Männer, oft mit einem der oben genannten Leiden. Ein kurzes Schwindelgefühl oder Unwohlsein geht dem akuten Bewußtseinsverlust voraus. Die Bewußtlosigkeit dauert nur wenige Se-

kunden, ausnahmsweise Minuten. **Diagnostisch** ist die Beachtung der oben erwähnten auslösenden Mechanismen und Risikofaktoren wichtig. Entscheidend ist der unter EKG-Kontrolle und stets nur einseitig durchzuführende Karotissinusdruckversuch. Eine Atropin-Spritze sollte bereitstehen, bei Risikofällen auch ein äußerer Herzschrittmacher. **Therapie:** Einpflanzung eines permanenten Herzschrittmachers. Bei der vasodepressorischen Form chirurgische Denervation eines oder beider Karotissinus.

Postpressorisch-reflektorische Synkopen

Pathophysiologisch handelt es sich um Mechanismen, die alle eine Beeinträchtigung des venösen Rückflusses zum Herzen beinhalten. So gut wie immer kommen noch andere, die Blutversorgung des Gehirnes ihrerseits reduzierende Faktoren hinzu. *Hustenschlag und Lachschlag* (Ictus laryngis und Geloplexie) (913). Es handelt sich meist um pyknische Männer, Raucher und Emphysematiker. Nach heftigen Hustenstößen oder längerem Lachen tritt zugleich mit Blutdrucksenkung eine Reduktion der Herzfrequenz auf (Valsalva-Manöver). Dazu wird durch Drosselung der V. cava inferior im Zwerchfell der Blutrückfluß herabgesetzt. Mit einer Latenz vor ca. 30 Sekunden tritt ein Bewußtseinsverlust oder auch bloß ein Schwindel- und Schwächegefühl auf. *Miktionssynkopen.* Diese treten auf, wenn der Patient stehend, meist schlaftrunken bei überfüllter Blase und oft nach Alkoholkonsum unmittelbar nach dem Aufstehen Wasser läßt. Durch eine Abnahme des sympathischen Vasokonstriktorentonus kommt es zum Blutdruckabfall und zum Kollaps. Der Valsalva-Mechanismus bei Beginn der Miktion und der Wegfall der Stützung des Blutdruckes durch die volle Blase tragen ebenfalls dazu bei. *Strecksynkopen.* Die erwähnten pathophysiologischen Mechanismen machen sich schulmüde Jungen zunutze, um einen Anfall zu provozieren: zunächst intensive Hyperventilation, wodurch die zerebralen Gefäße wegen der Hypokapnie enger gestellt werden. Dann plötzliches Aufstehen aus hok-

kender Stellung mit entsprechendem orthostatischem Blutdruckabfall. Dazu kräftiges Pressen gegen die geschlossene Stimmritze als Valsalva-Manöver, eventuell noch passives Zusammendrücken des Thorax durch einen Kameraden. Dies alles bewirkt vor den entsetzten Augen des Lehrers eine Synkope („fainting lark"). *Supine hypotensive syndrome.* Bei den Ohnmachten schwangerer Frauen in Rückenlage spielt wohl der gestörte Blutrückfluß wegen der Kompression der V. cava inferior durch den Uterus eine entscheidende Rolle.

Synkopen durch gestörte orthostatische Kreislaufregulation

Pathophysiologisch kommt es hierbei wegen Versagens eines oder mehrerer der Regulationsmechanismen von Blutdruck und Kreislauf (773) zu einem Versacken des Blutes in die Peripherie. Das Herzminutenvolumen wird dadurch ungenügend. Auch hier kommen meist noch zusätzliche Faktoren, wie z. B. Orthostase usw., hinzu.

Idiopathischer Vasomotorenkollaps des Adoleszenten (773)

Meist handelt es sich um rasch gewachsene Jugendliche. Prädisponierend wirken Übermüdung, Emotionen, schlechter Allgemeinzustand oder Hitze. Es setzt zunächst Schwindel ein, Schwarzwerden vor den Augen, Schwitzen und dann der Bewußtseinsverlust und das Hinstürzen. Er sinkt um oder sackt in sich zusammen und stürzt nicht mit Wucht, wie bei einem epileptischen

Anfall, zu Boden. Gelegentlich nehmen die Patienten die Umgebung noch wahr, ohne aber reagieren zu können. Manchmal werden diskrete unsystematisierte Bewegungen ausgeführt, oder die Patienten zittern. Ausnahmsweise kann es sogar zum Einnässen kommen. Charakteristisch sind eine blasse Gesichtsfarbe, kalter Schweiß, weite, aber auf Licht reagierende Pupillen. Die Bewußtlosigkeit dauert Sekunden bis zu Minuten. Durch die Horizontallage kommt der Patient sofort wieder zu sich. Falls er allerdings fälschlicherweise von Helfern hingesetzt oder gar aufgestellt wird, kann es – ebenso wie auch bei den anderen erwähnten Synkopenformen – zu einer sogenannten *konvulsiven Synkope* mit epileptiformen Krampfanfällen und Urinabgang kommen. Nach einem solchen Anfall sind die Patienten entweder sofort wieder munter oder noch eine Zeitlang müde und erschöpft. Es fehlt aber der vorübergehende Verwirrtheitszustand, wie er nach einem epileptischen Anfall beobachtet wird. Die vegetativen Anfälle treten gehäuft im Schulalter, mit einem Gipfel um das 6. und einem weiteren Gipfel um das 11. oder das 12. Jahr, auf. Sie nehmen dann an Häufigkeit mit zunehmendem Alter ab.

Orthostatische Hypotonie

Diese und damit auch letztlich potentiell eine Synkope kann bei verschiedenen Affektionen auftreten, die eine normale Blutdruckregulation beeinträchtigen. Erwähnt seien die Hypovolämie, der Natriummangel, der Morbus Addison, die Hypothyreose, die autonome Denervation bei der diabetischen Polyneuropathie, beim Parkinson, beim Shy-Drager-Syndrom und anderen Dysautonomien. Aber auch gewisse Pharmaka, insbesondere Diuretika, Antihypertensiva, trizyklische Antidepressiva usw., können zu einer orthostatischen Hypotonie mit Synkope führen.

Durch Gefäßerkrankungen bedingte Synkopen

Hierher gehören die vorübergehende zerebrale Durchblutungsstörung, insbesondere im Hirnstammbereich, die beim Aortenbogensyndrom und anderen organischen Affektionen der zervikokranialen Gefäße zustande kommt. Diese Durchblutungsstörungen sind zum Teil an anderer Stelle erwähnt worden: die Drop-Attacken bei der basilären Durchblutungsinsuffizienz (S. 82) und die Bewußtseinsstörung bei dem Subklavia-Anzapf-Syndrom (S. 82).

Stoffwechselbedingte Bewußtseinsstörungen

Diese sind zum Teil schon an anderer Stelle beschrieben worden: bei Hypoglykämie (S. 147), bei Elektrolytstörungen und insbesondere Hyponatriämie (S. 167), bei Hypothyreose (S. 159) sowie bei Hypoparathyreoidismus.

Tetanische Syndrome

Diese können als Ausdruck einer *Hypokalzämie* bei metabolischer Störung des Calciumstoffwechsels, bei Hypoparathyreoidismus (S. 160) oder z. B. auch bei Sprue auftreten. Es besteht eine metabolische Alkalose, und der Serumphosphor ist erhöht. Die *normokalzämische Tetanie* geht immer auch mit einem normalen Phosphorspiegel im Serum einher. Sie kann von einer metabolischen Alkalose

(z. B. bei Bicarbonatzufuhr) oder von einer respiratorischen Alkalose begleitet sein. *Hyperventilationstetanie.* Diese spielt in der Differentialdiagnose der Epilepsien immer wieder eine Rolle. **Klinisch** bestehen im *tetanischen Anfall* zu Beginn nicht selten eine unbestimmte Angst und Muskelschmerzen. Dann treten zunächst Parästhesien der Finger und der Mundregion auf und vor allem tonische Muskelkontraktionen. Die Finger werden aneinandergepreßt, die Daumen stark adduziert (Geburtshelferstellung), die Hand- und Ellenbogengelenke sind gebeugt (Pfötchenstellung). Die Beine sind gestreckt, die Füße plantarflektiert und supiniert, die Zehen flektiert (Karpopedalspasmus). Die Lippen sind gespitzt. Selten finden sich Stimmritzenkrämpfe und entsprechend ein Stridor, Kardiospasmus und Bronchospasmen sowie Gefäßkrämpfe. Die Anfälle können Bruchteile von Minuten bis zu Stunden andauern und sehr beunruhigend wirken. Manchmal kommt es zu einer Bewußtseinsstörung, die für den Außenstehenden wie ein Bewußtseinsverlust erscheint. Der Betroffene selber hört aber in der Regel, was um ihn herum vorgeht. *Zwischen den Anfällen* sind Zeichen der latenten Tetanie vorhanden: mechanische Übererregbarkeit der Nervenstämme, so z. B. die Kontraktion der Gesichtsmuskulatur beim Beklopfen des Fazialisstammes (Chvostek-Phänomen), die Dorsalextension und Abduktion des Fußes beim Beklopfen des N. peronaeus am Fibulaköpfchen (Lust-Zeichen) oder das Auftreten der Geburtshelferstellung der Finger beim kräftigen Druck auf die Nervenstämme des Oberarmes mittels eines Stauschlauches (Trousseau-Phänomen). Bei der *Nadelelektromyographie* treten eventuell unter einer der oben genannten Provokationsmethoden repetitive Entladungen motorischer Einheiten, vor allem als sogenannte Doubletten oder Tripletten auf. Die Tetanie muß besonders von den Hirnstammanfällen (S. 288) abgegrenzt werden.

Psychogene Mitbeteiligung und Psychogenie bei anfallsartigen Störungen

Emotionale Faktoren können bei entsprechender Veranlagung z. B. vagovasale Anfälle mit Synkopen auslösen, ja sogar zu eigentlichen Epidemien führen (79). In anderen Fällen sind die psychologischen Momente jedoch ganz im Vordergrund.

Durch Emotionen ausgelöste Anfälle im Kindesalter

Respiratorische Affektkrämpfe

Diese auch als Schreikrämpfe bezeichnete Störung beobachtet man meist bei trotzigen und aktiven Kindern im Alter von 6 bis 18 Monaten. Sie verlieren sich in der Regel gegen das 6. Jahr hin. Bei den sogenannten *zyanotischen Affektkrämpfen* lösen Schreck, Wut, Schmerz oder andere besondere Momente ein erregtes Schreien und Weinen aus. In der Exspirationsphase setzt die Atmung dann plötzlich aus, das Kind wird zyanotisch, schlägt unkoordiniert um sich oder wird steif, um nach 5–30 Sekunden wieder tief Atem zu holen. Gelegentlich ist es etwas verwirrt, selten kommt es zu einer eigentlichen Bewußtlosigkeit oder zu klonischen Zuckungen. Pathogenetisch nimmt man eine durch Hyperventilation bedingte Hypokapnie mit daraus resultierender zerebraler Ischämie an. Beim sogenannten *blassen Affektkrampf* (1059) löst eher ein plötzlicher Schreck oder ein Sturz das Geschehen aus. Die Schreiphase kann fehlen. Das Kind wird innerhalb von Sekunden blaß, schlaff und bewußtlos. Dann kann es steif werden und zeigt eventuell Myoklonien. Der Puls kann durch einen Vagusreiz aussetzen und zur zerebralen Hypoxie führen. Das *Elektroenzephalogramm* ist bei beiden Formen im Intervall immer normal. Im Anfall tritt zunächst eine Theta-, während der Bewußtlosigkeit eine hochgespannte Delta-

Aktivität auf. Die **Prognose** ist günstig. Eine Beziehung zur Epilepsie besteht nicht. Einige Patienten leiden später an vagovasalen Synkopen.

Schluchzsynkopen

Auslösend wirken auch hier Schmerz oder Emotionen. Das Kleinkind schluchzt während mehreren Minuten, atmet dadurch sehr oberflächlich und bewegt die Luft vor allem im Totraum. Es wird zyanotisch, und das Bewußtsein trübt sich. Gelegentlich kommt es bis zur Bewußtlosigkeit oder gar zu Muskelspasmen. Die Störung ist harmlos.

„Startle disease"

Neben einer organisch bedingten übermäßigen Reaktion auf äußere Reize, der Hyperexplexia (S. 131 bei der Tic-Krankheit), wird mit diesem Namen auch eine andere, durch Erschrecken ausgelöste abnorme Reaktion bezeichnet (56). Meist handelt es sich um hirngeschädigte Kinder. Wenige Sekunden nach dem Schreckreiz bleibt das Kind mit entsetzter Miene wie erstarrt, fällt meist nach hinten zu Boden, streckt die Arme tonisch, bleibt wenige Sekunden am Boden liegen und ist nach einigen weiteren Sekunden wieder klar. Es weint dann etwas oder lacht verlegen. Dies kann sich mehrmals täglich wiederholen. Dieser Zustand muß von der eingangs erwähnten familiären reflektorischen Reaktion auf Schreckreize von einer echten, durch äußere Stimuli ausgelösten Epilepsie, von einem Affektkrampf und von hysterischen Reaktionen unterschieden werden.

Psychogene Anfälle und Hysteroepilepsie

Psychogene epilepsieähnliche Anfälle

Diese haben einen demonstrativ-appellativen Charakter und spielen sich immer in Situationen ab, wo ein „Publikum" anwesend ist (256, 592). Regellos ausfahrende, dramatisch anmutende Bewegungen sind charakteristisch. Als Unterscheidungsmerkmale gegenüber einer echten Epilepsie dienen (256): die Phänomenologie weicht von den bekannten Anfallstypen ab, das EEG ist im Intervall immer normal und postiktal nicht verlangsamt, und die Anfallshäufigkeit steigt nicht mit abnehmender Serumkonzentration eines Antiepileptikums.

Psychogene Ohnmacht

Hier wirkt der Patient wie schlafend bei normalen Atmungs- und Kreislaufparametern. Regelmäßige Schluckbewegungen sind am Kehlkopf sichtbar. Beim passiven Öffnen der Lider spürt man meist einen Widerstand, und die Augen blicken den Untersucher sehend an. Löst man bei passiv offen gehaltenen Augen durch rasches Drehen des Kopfes den vestibulookulären Reflex aus, dann kommt es nicht zum physiologischen Ablauf, sondern die Bulbi bleiben entweder auf einen Punkt in der Ferne fixiert, oder aber sie werden in Drehrichtung des Kopfes überschießend bewegt. Neurostatus und EEG sind normal (letzteres ist aber auch im sogenannten Alphakoma bei Hirnstammläsionen normal [S. 92]).

7. Polyradikulitis und Polyneuropathien

Bei diesen Krankheiten liegt ein mehr oder weniger simultaner Befall zahlreicher peripherer Nervenwurzeln oder Nervenstämme vor. Die Symptomatologie ist somit durch ausgedehnte sensible und motorische Ausfälle charakterisiert, die von Reflexverlust und Muskelatrophie begleitet werden. Die beiden Hauptgruppen weisen allerdings beachtliche Unterschiede in Verlauf und Akzent auf.

Polyradikulitis (Landry-Guillain-Barré-Syndrom)
(271, 272, 401, 447, 653, 937)

Die von Guillain, Barré und Strohl 1916 beschriebene Polyradikulitis ist wahrscheinlich im Prinzip nicht von der 1859 publizierten Landry-Paralyse zu trennen.

Epidemiologie: Jede Altersgruppe, somit sogar Kleinkinder (937), kann befallen sein. Männer sind etwas häufiger als Frauen betroffen. Die jährliche Inzidenz bewegt sich zwischen 0,5 und 2 pro 100 000 Einwohner.

Anamnese: In etwa ¾ der Fälle gehen den neurologischen Erscheinungen uncharakteristische Allgemeinsymptome voraus, insbesondere Infekte der oberen Luftwege oder Magen-Darm-Erscheinungen. Nach 2–4 Tagen, selten erst nach einer Woche oder mehr, spürt etwa die Hälfte der Patienten zunächst Parästhesien an den Füßen, später auch an den Händen. Selten bestehen auch Schmerzen, die den Lähmungserscheinungen auch vorausgehen können (929). Etwa gleichzeitig oder bald darauf macht sich eine motorische Schwäche zunächst in den Beinen bemerkbar, die innerhalb von ein oder wenigen Tagen zu einer hochgradigen Parese oder gar zu einer Tetraplegie führen kann („aszendierende Landry-Paralyse"). Die Paresen können auch weiter aufsteigen und durch Befall der oberen zervikalen Wurzeln das Zwerchfell (C4) ergreifen und zu Atemlähmungen führen. Das Auftreten von manchmal intensiven ziehenden Schmerzen während der Lähmungsphase ist nicht so selten. Harn- oder Stuhlinkontinenz sind selbst bei schweren Paresen die Ausnahme.

Untersuchungsbefunde: Es findet sich eine schlaffe Parese mit Areflexie, in fortgeschrittenen Stadien auch mit Muskelatrophien. Die Sensibilität ist in nicht wenigen Fällen vollkommen intakt, so daß etwa 10% der Patienten weder nachweisbare Sensibilitätsausfälle haben noch anamnestisch Angaben über Parästhesien machen. Bei der in fast 50% nachweisbaren Mitbeteiligung der kaudalen Hirnnerven findet sich eine Schlucklähmung und vor allem ein beidseitiger Fazialisbefall, eine Diplegia facialis. Auch Myokymien der Gesichtsmuskulatur wurden beschrieben (1126). Selten einmal treten choreiforme und athetotische Bewegungen sowie andere zentralnervöse Symptome hinzu, wohl als Ausdruck einer enzephalitischen Mitbeteiligung. Die starke Eiweißerhöhung im Liquor (s. unten) kann gelegentlich auch zu Stauungspapillen führen. Internistisch achte man auf die sekundären Komplikationen bei Atemstörungen und langdauernder Immobilität. Auffallend oft kommt es zu Störungen der autonomen Regulation mit orthostatischer Hypotonie und Schweißsekretionsstörungen (1109).

Hilfsuntersuchungen: Im *Liquor* findet sich eine sogenannte „dissociation albumino-cytologique" (401), d. h. eine Eiweißvermehrung von eventuell bis 300 und mehr mg/100 ml bei normaler Zellzahl. Sie ist allerdings in manchen Fällen erst 2–3 Wochen nach Lähmungsbeginn faßbar (447), kann während vieler Wochen weiterbestehen und nimmt verzögert gegenüber der klinischen Besserung wieder ab. Nur ganz ausnahmsweise findet sich eine leichte Zellzahlerhöhung, die deshalb immer zur besonders sorgfältigen Er-

wägung anderer Diagnosen verpflichtet. Bei den *elektrophysiologischen Untersuchungen* (713) zeigen sich die für demyelinisierende Erkrankungen typischen Befunde. Verzögerung der Erregungsleitung und eine verlängerte distale Latenzzeit finden sich in 50% der Fälle bei Untersuchung mehrerer Nerven. Dies kann auch verzögert im Verlauf der Erkrankung auftreten. Fibrillationspotentiale sind selten und deuten in den ersten vier Krankheitswochen auf eine schlechte Erholungstendenz hin (896).

Verlauf und Prognose. Bei den meisten Patienten tritt allmählich eine Erholung in der umgekehrten Reihenfolge des Auftretens der Symptome ein, wobei je nach Schwere der Lähmungen innerhalb von Wochen bis wenigen Monaten eine vollständige Restitution zu erwarten ist. Vereinzelte Fälle benötigen aber bis zu zwei und mehr Jahren bis zur Erreichung der maximal möglichen Besserung. Die Gesamtmortalität des Leidens hängt wohl vorwiegend von der Güte der Pflege und der allenfalls notwendigen Beatmung ab. Im eigenen großen Krankengut (653) betrug sie nur 3%, wobei unter den etwa 30% Kindern kein einziger Todesfall zu verzeichnen war. Bei Nachkontrollen sind immerhin Ausfallserscheinungen noch bei fast der Hälfte der Patienten nachweisbar, vor allem Reflexausfälle und distale motorische Schwäche der unteren Extremitäten. Nur 5–15% der Patienten sind dadurch allerdings im Alltag behindert (653, 937). Das Zurückbleiben von Restsymptomen ist um so eher zu erwarten, je länger die

Zeitspanne zwischen dem Maximum der Lähmungen und dem Beginn der Rückbildung ist (653).

Pathologische Anatomie (391, 447, 890): Veränderungen finden sich vor allem dort, wo Vorder- und Hinterwurzeln sich vereinigen, gelegentlich aber auch nur in den Vorderwurzeln, was die rein motorischen Paresen erklären kann. Aber auch in anderen Bereichen des peripheren Nervensystemes finden sich Zonen, in welchen ein Myelinzerfall jeweils dort stattfindet, wo Lymphozyten und Makrophagen in Kontakt mit den Myelinscheiden stehen. Selten findet sich auch ein axonaler Untergang. Die Suralisbiopsie zeigt vor allem eine Demyelinisation (714, 817).

Ätiologie und Pathogenese: Wahrscheinlich ist das Syndrom **ätiologisch** nicht einheitlich. Es scheint sich um eine toxische oder neuroallergische Manifestation zu handeln, wobei sehr verschiedene Noxen ursächlich verantwortlich sein können. In den meisten Fällen wird keine bestimmte Ätiologie faßbar sein. In anderen Fällen wird ein dem oben geschilderten entsprechendes Krankheitsbild bei infektiöser Mononukleose, bei Mycoplasma pneumoniae (381), bei Zoster oder Mumps auftreten. Bei ⅓ der Fälle wurde ein erhöhter Titer der Komplementbindungsantigene gegen Zytomegalievirus nachgewiesen (271), in anderen ein Herpesvirus (272). Ein Zusammenhang mit einer Influenza-Impfung in den USA wurde diskutiert (998). Einzelne Fälle folgten auf eine durch Zecken übertragene Infektion mit Borrelia Burgdorferi oder auf einen fieberhaften

Durchfall bei Infektion mit Campylobacter jejuni. Auch familiäre Fälle wurden beschrieben. **Pathogenetisch** spielen immunologische Vorgänge eine entscheidende Rolle. Antikörper gegen Myelin scheinen in Serum und Liquor von Patienten mit Polyradikulitis häufiger als in Kontrollfällen vorzukommen, und zellgebundene Immunität spielt ebenfalls eine Rolle. Eine exakte Präzisierung ist allerdings noch nicht gelungen (222, 496).

Therapie: Die gute Spontanprognose der allermeisten Fälle erlaubt die Behandlung auf sorgfältige Pflege und die Vermeidung von sekundären Komplikationen zu beschränken. Corticosteroide sind in der Regel nicht angezeigt (487, 653). Eine Ausnahme bilden die Fälle von chronischer (entzündlicher) rezidivierender Polyradikulopathie (s. unten). Plasmapherese ist vertretbar in Fällen mit besonders rasch progredientem Verlauf und mit Ateminsuffizienz und vermag die Aufenthaltsdauer in der Intensivstation zu verkürzen.

Differentialdiagnose: Vom **klinischen Verlauf** her sind akute periphere Polyneuropathien zu erwägen, so z. B. beim Typhus abdominalis, bei Porphyrie oder bei akuter Intoxikation (z. B. Triorthokresylphosphat). Nach einem mit Penicillin behandelten Infekt wurde eine 4–12 Tage später einsetzende *akute sensible Neuronopathie* beobachtet (1060). Sie war durch Einschlafgefühl und schmerzhafte Parästhesien an der ganzen Körperoberfläche, Ataxie, Areflexie und diffuse Störungen der Sensibilität gekennzeichnet. Die sensible Erregungsleitung war elektrophysiologisch entsprechend gestört, motorische Paresen bestanden jedoch nicht. Im Liquor fand sich meist Eiweißerhöhung bei immer normaler Zellzahl. Ein schwerer Ausfall der Sensibilität war noch nach Jahren nachweisbar. Infektiöse Prozesse mit Vorderhornganglienzellbefall können klinisch eine Polyradikulitis vortäuschen, insbesondere die Poliomyelitis anterior acuta (S. 213), vor allem wenn zu Beginn Schmerzen bestehen und nach Ablauf mehrerer Tage die initiale Zellzahlerhöhung im Liquor zurückgeht und die Eiweißwerte zu-

nehmen. Polyradikulitis nach Zeckenbiß s. S. 336. Das **typische Liquorsyndrom** kann differentialdiagnostische Probleme aufwerfen. Es sei nochmals daran erinnert, daß dieser Liquorbefund zusammen mit einer chronischen Polyneuropathie auch bei gewissen Paraproteinämien, beim Diabetes mellitus (S. 322), bei metaneoplastischen Syndromen (S. 336) oder beim Refsum-Syndrom (S. 144) vorkommt. Auch der Stoppliquor und der Liquor bei einer Hypoliquorrhoe zeigen eine ausgeprägte Dissociation albuminocytologique.

Atypische Polyradikulitiden

Mit dem soeben beschriebenen, häufigeren Guillain-Barré-Syndrom verwandt, aber nicht identisch, sind die nachfolgend beschriebenen Affektionen.

Chronisch-entzündliche rezidivierende Polyradikuloneuropathie

(234, 235, 236, 282, 283, 822)

Klinik: Der **Verlauf** unterscheidet sich vom Guillain-Barré-Syndrom durch verschiedene Besonderheiten. Er kann chronisch oder aber schubweise progredient sein bzw. durch einzelne akute Schübe mit Remissionen gekennzeichnet sein. Besonders oft finden sich Schmerzen. Unter den Befunden sind asymmetrischer Befall und rezidivierender Hirnnervenbefall hervorzuheben. Auch grobschlägiger und unregelmäßiger

Tremor kommt oft vor und scheint einen Hinweis auf Rezidiv darzustellen (236). Areflexie und Liquorbefund entsprechen dem bei Guillain-Barré-Syndrom, allerdings oft bei besonders hohem Eiweißgehalt. Die elektrophysiologischen Befunde weisen vielfach auf einen axonalen Mitbefall hin. Die **Prognose** ist ernst (282). 10% sterben, 25% bleiben an Bett oder Rollstuhl gebunden, und nur etwa 60% sind geh- und arbeitsfähig. Rezidive kommen in 5–10% der Fälle vor.

Pathogenese: Abnorme Immunglobuline im Liquor und Immunglobulindepots in der Suralisbiopsie weisen auf eine Dysimmunpathologie hin. Es wurden Fälle mit einer monoklonalen Gammopathie beobachtet (234), die klinisch allerdings einer mehr chronischen Polyneuropathie entsprachen. Ähnliche Mechanismen dürften der auf S. 335 beschriebenen motorischen Polyneuropathie mit multiplen Leitungsblocks zugrunde liegen (839a).

Therapie: Diese Fälle stellen eine Indikation für eine langdauernde Corticosteroidbehandlung dar, eventuell auch Immunosuppression und Plasmapherese (234, 283, 822).

Polyradiculitis cranialis und das Fisher-Syndrom

Polyradiculitis cranialis

Diese ist in der Regel Teil eines Guillain-Barré-Syndromes, kann aber manchmal ein solches auch einleiten. Sie kann dann mit Kopfweh beginnen, hat eine gute Spontanprognose, kann aber auch Rezidive aufweisen.

Fisher-Syndrom

(23, 113, 329, 723, 726, 1113)

Man versteht darunter ein Krankheitsbild, welches gehäuft bei Jugendlichen vorkommt. Es ist durch eine Ophthalmoplegie mit Ataxie, Areflexie, eventuell mit Pupillenbeteiligung und Fazialisparese sowie durch erhöhte Liquoreiweißwerte gekennzeichnet. Die neuroophthalmo-

logischen Befunde, so das Vorhandensein eines Bellschen Phänomens trotz Ausfall der willkürlichen Blickwendung nach oben und das Auftreten einer Adie-Pupille, sprechen für eine Mitbeteiligung zentraler Strukturen im Sinne einer begleitenden Hirnstammenzephalitis (23, 552, 723, 726). Die Prognose ist zwar in der Regel gut (84), aber Fälle mit Atemlähmung wurden ebenfalls beschrieben (115).

Polyradikulitis der Cauda equina (Elsberg-Syndrom)

1913 beschrieb ELSBERG eine über Monate bis Jahre fortschreitende Affektion mit Befall der sakralen Wurzeln (298). Rückenweh, distale Paresen und Reflexverlust der unteren Extremitäten sowie Sphinkterstörungen lagen vor. Die operative Exploration ergab eine Rötung der sonst freien Wurzeln. Eine Lues wurde ausgeschlossen. Die Fälle erholten sich langsam über Jahre. Wir sahen ähnliche, meist aber rascher verlaufende Fälle mit erhöhtem Eiweißgehalt und erhöhter Zellzahl im Liquor und erwogen die Möglichkeit einer Borreliose (678a, 778). Eine sorgfältige Abgrenzung gegenüber einem Tumor und eventuell einem engen lumbalen Spinalkanal (S. 491) ist notwendig.

Polyneuropathien (285, 370, 532, 666, 803, 979)

Definition und allgemeine Charakteristika: Polyneuropathien sind Affektionen mehrerer peripherer Nerven. Sie sind durch sehr unterschiedliche (nicht mechanische) pathogene Faktoren (s. Tab. 7.**2**) verursacht. Diese polytope Erkrankung betrifft in meist mehr oder weniger symmetrischer Weise eine Reihe peripherer Nerven. Die Polyneuropathien sind in der Regel unterschiedlich rasch

progredient und entwickeln sich im Verlaufe von Wochen, Monaten oder Jahren, was eine gewisse Abgrenzung gegenüber der rascher verlaufenden Polyradiculitis Guillain-Barré erlaubt. Ausnahmen siehe bei der Differentialdiagnose des Guillain-Barré-Syndromes S. 309.

Charakteristische klinische Symptomatologie: *Parästhesien und Sensibi-*

litätsstörungen leiten die meisten Polyneuropathien ein. Sie beginnen

- meistens symmetrisch,
- sind distal betont und
- beginnen meist an den unteren Extremitäten,
- meist sockenförmig an den unteren Extremitäten
- und handschuhförmig und distal betont an den oberen Extremitäten;
- ein besonders zuverlässiges Zeichen sind ein distal aufgehobener Vibrationssinn
- oder gestörte epikritische Sensibilität an den Fingerkuppen.

Motorische Ausfälle sind seltener, meist weniger störend und treten später in Erscheinung. Sie sind

- meist symmetrisch,
- beginnen an den unteren Extremitäten,
- und hier vor allem an den Dorsalextensoren der Füße und Zehen,
- eventuell später auch an den Händen
- und können mit einer Atrophie der Tibialisloge und der Interossei einhergehen.

Fehlende Reflexe gehören fast obligat zur Polyneuropathie:

- zuerst beidseits fehlende Achillessehnenreflexe,
- später erst fehlende PSR oder Reflexausfall an den oberen Extremitäten.

Trophische Störungen sind immer vorhanden und bei gewissen Polyneuropathien sogar sehr eindrücklich.

- Muskelatrophie s. oben,
- reduzierte Schweißsekretion und
- trockene, glatte Haut,

- trophische Ulzera (s. besonders diabetische Polyneuropathie)
- oder gar Dystrophie von Zehenphalangen.

Druckdolenz peripherer Nerven ist häufig, z. B. Wadendruckschmerz. *Ataxie* findet sich bei schweren Sensibilitätsstörungen, so daß es zu einer eigentlichen „Pseudotabes polyneuropathica" kommen kann.

Hilfsuntersuchungen. Diese tragen zur Diagnose bzw. zur ätiologischen Zuordnung Entscheidendes bei. Tab. 7.**1** gibt die zu empfehlenden Untersuchungen wieder.

Elektromyographie (Nadelmyographie), mit welcher schon frühzeitig das Vorhandensein von Denervationen nachgewiesen werden kann (662, 666):

- Fibrillationspotentiale,
- Reinnervationszeichen,
- bei maximaler Willkürinnervation ein gelichtetes Interferenzmuster.

Elektroneurographie zur Messung der sensiblen und motorischen Leitfähigkeit des peripheren Nerven (665).

- Schon sehr frühzeitig verschwindet die sensible Erregungsleitfähigkeit.
- Die motorische Erregungsleitungsgeschwindigkeit nimmt unter Umständen auch dann schon sehr stark ab, wenn erst geringgradige Veränderungen der Myelinscheiden aufgetreten sind.
- Durch Bestimmung der Streubreite in der Leitgeschwindigkeit der motorischen Fasern kann man die Gruppe der Polyneuropathien mit elektromyographisch objektivierbaren Veränderungen noch ver-

Tabelle 7.1 In der ätiologischen Diagnostik von Polyneuropathien nützliche Laboruntersuchungen

Elektrophysiologie: Nervenleitgeschwindigkeit (zur Bestätigung der Diagnose einer Polyneuropathie), somatosensorisch evozierte Potentiale (zum Nachweis einer Hinterstrangaffektion), Elektromyographie (zur Differentialdiagnose neurogener oder myopathischer Paresen)

Blutsenkungsreaktion: Kollagenosen, entzündlich, Dys- und Paraproteinämien, Malignome

Blutbild: entzündlich bedingt, Blei (basophile Tüpfelung), Leukosen, Polyzythämie

Blutzucker, Glucosebelastung: diabetisch

Kreatinin, Harnstoff: urämisch

Leberfunktion, Leberenzyme: hepatopathologisch, bei Gerinnungsstörung oder Antikoagulantienblutung (Quick), alkoholisch

Schilddrüsenfunktion: hypothyreotisch

Serumspiegel von Vitamin B_{12}, Folsäure, Thiamin, Vitamin E: Malresorption

Schilling-Test: (anbehandelter) Vitamin-B_{12}-Mangel

Uro- und Koproporphyrine: Porphyrie

Rheumaserologie, antinukleäre Antikörper, zirkulierende Immunkomplexe: rheumatische Polyarthritis, Kollagenosen

Phytansäurebestimmung: Morbus Refsum in der DD der hereditären motorischen und sensorischen Neuropathie

Serumelektrophorese: Kollagenosen, Dys- und Paraproteinämien (M-Gradient?)

Gaschromatographischer Nachweis: für den gezielten Nachweis von Toxinen und Schwermetallen bei Verdacht auf bestimmte exotoxische Neuropathien

Erregernachweis, Serologie: infektiös und parainfektiös

Knochenmark: Leukose, Myelom, Morbus Waldenström

Lumbalpunktion: Dissociation albumino-cytologique bei Guillain-Barré-Syndrom. Gesamtprotein bei zahlreichen Polyneuropathien und bei Wurzelneurinomen erhöht. Pleozytose: Meningoradikuloneuritis (Garin-Bujadoux-Bannwarth), Tumorzellen: Meningosis carcinomatosa, leucaemica

Röntgen: paraneoplastisch (Thorax, Holzknecht, Magen-Darm-Passage, intravenöse Pyelographie), osteolytisches und osteosklerotisches Myelom (Schädel, Wirbelsäule), Blei (Röhrenknochen, Bleisaum)

Nervenbiopsie: Vaskulitis?, spezielle Fragen der formalen und kausalen Pathogenese

Muskelbiopsie: Vaskulitis?, DD neurogene myopathische Parese

größern. Es gelingt mit dieser Methode auch eine Differenzierung zwischen Polyneuropathie und Polyradikulitis.

Muskelbiopsie: Diese kann

- das Vorliegen einer neurogenen Muskelatrophie nachweisen,
- unter Umständen eine Vaskulitis zeigen.

Nervenbiopsie, in der Regel die Suralisbiopsie: Sie kann

- zwischen axonalem Befall und Demyelinisierung unterscheiden,
- Einlagerung von Fremdstoffen nachweisen (z. B. Amyloid),
- eine Vaskulitis zeigen,
- gewisse charakteristische histologische Besonderheiten (z. B. Zwiebelschalenstruktur der Schwannschen Zellen bei der hereditären sensorisch-motorischen Neuropathie) zeigen.

Lumbalpunktion: Diese ist meist wenig ergiebig. Meist ist sie

- normal,
- selten findet sich eine unspezifische Eiweißvermehrung (so z. B. bei der diabetischen Polyneuropathie oder bei der Refsum-Krankheit).

Internistische und serologische Befunde sind oft für eine ätiologische Diagnose entscheidend, z. B.

- Nachweis eines Diabetes mellitus,
- eines chronischen Alkoholismus,
- einer Porphyrie,
- einer Paraproteinämie usw.

Histopathologie der Polyneuropathien. Die pathologische Anatomie der Polyneuropathien (666) sei nur kurz erwähnt. Man untersucht in der Regel eine Suralis-

biopsie, wobei einerseits Zupfpräparate, andererseits Semidünnschnitte für die Lichtmikroskopie und Ultradünnschnitte für die Elektronenmikroskopie beurteilt werden. Die Schwere des klinischen Bildes braucht keineswegs mit der Schwere der nachweisbaren morphologischen Veränderungen übereinzustimmen. Eine Reihe von endogenen und exogenen Erkrankungen des peripheren Nerven zeigt die ersten morphologischen Veränderungen an den distalen Abschnitten. Erst später machen die proximalen Segmente mit und schließlich das Perikaryon. Bei der Bleineuropathie, aber auch bei der experimentellen diphtherischen Polyneuropathie kommt es zu diskontinuierlichen Zerfallsvorgängen an den Nervenfasern, die zu Entmarkungen führen. Die Veränderungen betreffen oft nur ein Segment zwischen zwei Ranvierschen Schnürringen und sind oft herdförmig verteilt, so daß einzelne Nervenfasern intakt bleiben, während andere erkrankt sind. Eine weitere Gruppe ist durch primäre Veränderungen des Interstitiums gekennzeichnet, so z. B. die Polyneuropathie bei Amyloidose. Im weiteren finden sich Mischformen, wie z. B. die akute Porphyrie, bei welcher Veränderungen sowohl des zentralen wie des peripheren Nervensystems vorhanden sind. Hier lassen sich in den Spinalganglien akute und chronische Zellveränderungen nachweisen, das Zentralnervensystem weist diffuse und lokalisierte, akute und chronische Schädigungen der Nervenzellen sowie herdförmige Gliose auf. Bei Thalliumvergiftung kann es zu schwerstem Nervenfaserzerfall kommen, der die ganze Faser vom Austritt aus dem Rückenmark bis zur Peripherie betreffen kann. Echte entzündliche Veränderungen des Nerven sind selten. Hierher gehören die Polyneuritis bei infektiöser Mononukleose sowie die Lepra. Gefäßwandveränderungen lassen sich beispielsweise bei der Periarteriitis nodosa, der diabetischen Polyneuropathie und der Polyneuropathie bei Lues nachweisen.

Tabelle 7.**2**   Liste der häufigsten Polyneuropathien

Genetisch bedingte Polyneuropathien
- hereditäre motorische und sensible
  Neuropathien s. Tab. 7.**3**
- Neuropathie mit Neigung zu Druckparesen

- bei Porphyrie
- bei primärer Amyloidose

Polyneuropathie bei Stoffwechselstörungen
- bei Diabetes mellitus
  - symmetrische, vorwiegend distale
    Form
  - asymmetrische, vorwiegend proxi-
    male Form
  - „Mononeuropathie"
  - Amyotrophie oder Myelopathie

- bei Urämie
- bei Leberzirrhose
- bei Gicht
- bei Hypothyreose

Polyneuropathie bei Mangel- und Fehlernährung

Polyneuropathie bei Vitamin-B$_{12}$-Resorptionsstörungen

Polyneuropathie bei Dysproteinämien und Paraproteinämie

Polyneuropathie bei Infektionskrankheiten
- Lepra
- Parotitis
- Mononukleose
- Typhus und Paratyphus

- Fleckfieber
- Diphtherie
- Botulismus
- nach Zeckenbiß

Polyneuropathie bei Arteriopathien
- Periarteriitis nodosa
- andere Kollagenosen

- Arteriosklerose

Polyneuropathie bei Sprue und anderen Resorptionsstörungen

Polyneuropathie bei exogen-toxischen Störungen
- Äthyl
- Blei
- Arsen
- Thallium
- Triarylphosphat

- Lösungsmittel
  (z. B. Schwefelkohlenstoff)
- medikamentöse Intoxikationen
  (Isoniazid, Thalidomid, Furadantoin)

Andere Polyneuropathien
- serogenetisch
- Sarkoidose

- Neoplasmen
- HIV-Infektion

In Tab. 7.**2** sind die häufigsten Polyneuropathien nach ätiologischen Gesichtspunkten gruppiert worden. Die Tabelle
stellt keinerlei Anspruch auf Vollständigkeit und entspricht lediglich einem der
möglichen Einteilungsprinzipien.

Genetisch bedingte Polyneuropathien

Durch einen genetisch bedingten –
noch nicht in allen Fällen erfaßten –
Stoffwechseldefekt kommt es bei

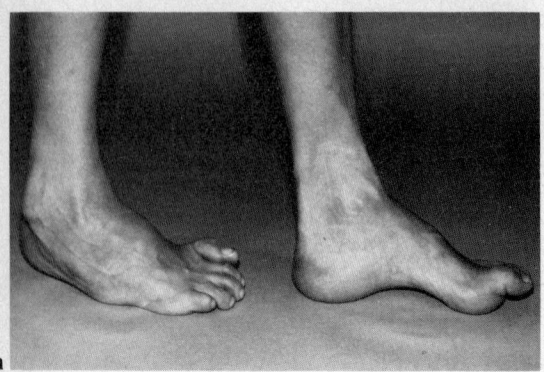

Abb. 7.**1a–c** Typischer Aspekt bei hereditärer motorisch sensibler Neuropathie Typ I (a + b) bzw. II (c). **a** Hohlfuß in Varusstellung. Die Krallenzehen kommen durch das Überwiegen der tiefen Zehenflexoren gegenüber den Dorsalextensoren zustande

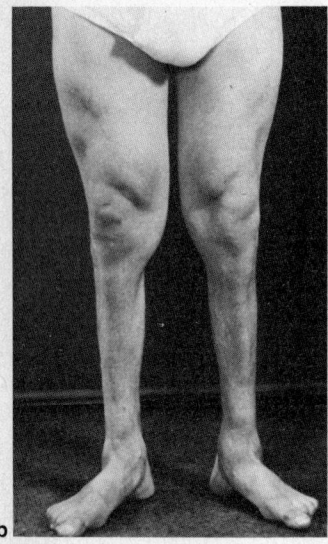

b Typische „Storchenbeine". Die hochgradige Atrophie der Unterschenkelmuskulatur kontrastiert mit dem z. T. noch gut erhaltenen Quadrizeps

den nachfolgenden Erkrankungen im Laufe des Lebens zu den Symptomen einer Polyneuropathie. Die sorgfältige Familienanamnese, eventuell eine Untersuchung von Angehörigen, die elektrophysiologische, nervenbioptische und stoffwechselchemische Untersuchung sind für die ätiologische Klärung hier besonders wichtig.

Hereditäre motorische und sensible Neuropathien (HMSN)

(285, 729, 831)

Zu dieser Gruppe gehört eine Reihe von Erkrankungen, bei welchen ein genetisch bedingter, nicht immer im einzelnen definierter Defekt zu erblichen Erkrankungen führt, bei welchen die symmetrische, progredient verlaufende Polyneuropathie ganz im Vordergrund steht. Die von Dyck vorgeschlagene Einteilung (285) ist nicht ganz zwanglos und die Zuordnung im Einzelfall oft problematisch. Sie ist in Tab. 7.**3** zusammengefaßt. Nur einige davon seien nachstehend ausgeführt.

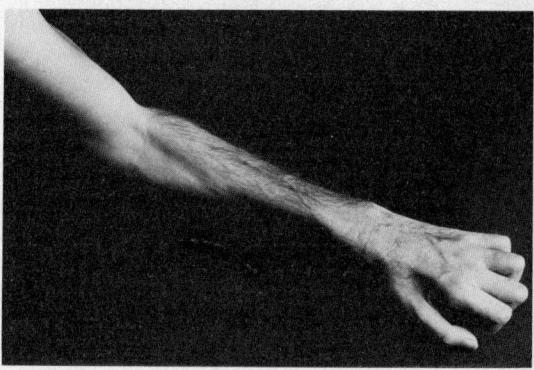

c Atrophie der distalen Unterarmmuskeln und der kleinen Handmuskeln (aus *Meier* u. *Tackmann* [730])

Hereditäre motorische und sensible Neuropathie Typ I (Charcot-Marie-Tooth-Krankheit)

(285, 436, 730)

Diese auch peronäale oder neurale Muskelatrophie genannte Krankheit weist eine *Prävalenz* von ca. 2 pro 100000 auf. Die Erkrankung ist autosomal-dominant, selten aber auch autosomal-rezessiv (435). Die Penetranz des Gens wird mit 70–80% angegeben. Das Gen scheint an den Duffy-Locus des Chromosoms 1 gekoppelt zu sein (403). Der *Krankheitsbeginn* liegt im 1. oder 2. Lebensjahrzehnt. Die **Klinik** ist zunächst durch eine schon seit Kindheit bestehende Fußdeformität, in 70% der Fälle ein Hohlfuß (436), charakterisiert (Abb. 7.**1a**). Dann tritt eine zunehmende Atrophie der Unterschenkelmuskeln hinzu, vor allem der peronäusinnervierten Muskeln. Dies führt zu einer Fußheberschwäche bei relativ gut erhaltener Kraft der Plantarflexoren. Ein Steppergang ist praktisch immer vorhanden. Früh schon verschwindet der Achil-

lessehnenreflex, später auch andere Muskeleigenreflexe. Die Atrophie und Parese der Unterschenkelmuskeln kann zunehmen, aber kaum je werden die Muskeln des Oberschenkels nennenswert betroffen, so daß die noch kräftige Oberschenkelmuskulatur mit den stark verdünnten Unterschenkeln kontrastiert („Storchenbeine", „umgekehrte Champagnerflasche") (Abb. 7.**1b**). Die distalen Muskeln der oberen Extremitäten, insbesondere die kleinen Handmuskeln, können mit der Zeit ebenfalls betroffen werden (Abb. 7.**1c**). Die Sensibilität ist oft erst später nur in etwa ¼ bis zur Hälfte der Fälle distal für Berührung und vor allem für Vibration vermindert. Gelegentlich kann man leicht verdickte Nervenstämme, besonders die subkutanen Hautäste, vor allem am Nacken tasten (285). Selten finden sich andere neurologische Ausfälle wie proximale Muskelatrophien, Nystagmus, Hinterstrangsymptome, Optikusatrophie oder Pupillenanomalien und auch eine Kombination mit essentiellem Tre-

Tabelle 7.**3**   Hereditäre motorische und sensible Neuropathien nach Dyck 1975 (nach *Meier* u. *Tackmann* [730])

Typ I (hypertrophische Form vom Charcot-Marie-Toothschen Typ)
- Erbgang autosomal-dominant
- Beginn in der zweiten bis vierten Dekade
- distale, an den Füßen beginnende Atrophie, Fußdeformitäten
- geringgradige, an den Akren betonte Sensibilitätsstörungen
- deutlich verlangsamte Nervenleitgeschwindigkeit
- periphere Nerven verdickt und von vermehrter Konsistenz
- Suralisbiopsie mit Zeichen von axonaler Degeneration, De- und Remyelinisierung, Zwiebelschalenformationen

Typ II (neuronaler Typ der peronäalen Muskelatrophie)
- Erbgang autosomal-dominant
- Beginn in der zweiten bis vierten Dekade
- distale Atrophien an den Füßen und Unterschenkeln, Hände weniger betroffen, Pes cavus
- geringe, akral betonte Sensibilitätsstörungen
- geringgradige Verlangsamung oder normale Nervenleitgeschwindigkeit
- periphere Nerven nicht verdickt, von normaler Konsistenz
- in der Suralisbiopsie axonale Degeneration mit geringgradiger (sekundär) segmentaler Demyelinisierung; keine Zwiebelschalenbildung

Typ III (hypertrophische Neuropathie Dejerine-Sottas)
- Erbgang autosomal-rezessiv
- Beginn in der ersten Dekade
- verzögerte motorische Entwicklung, rasche Progression, deutlichere Paresen auch an den Händen
- deutliche, distal betonte Sensibilitätsstörungen
- hochgradige Verlangsamung der Nervenleitgeschwindigkeit (langsamer als bei Typ I)
- periphere Nerven verdickt, oft von weicher Konsistenz
- Suralisbiopsie: Hypomyelinisierung, De- und Remyelinisierung, Zwiebelschalenbildung, nur kleinkalibrige Markfasern (bis 4 μm Durchmesser), endoneurales Interstitium deutlich erweitert
- Biochemie: vermehrt Ceramidmonohexosidsulfat im Lebergewebe (in Einzelfällen nachgewiesen)

Typ IV (hypertrophische Neuropathie bei Morbus Refsum)
- Erbgang autosomal-rezessiv
- Beginn in der ersten bis dritten Dekade
- Retinitis pigmentosa, sensomotorische Neuropathie, Hörstörungen, kardiale und kutane Manifestationen, Skelettdeformitäten
- deutlich verlangsamte Nervenleitgeschwindigkeit
- Suralisbiopsie: axonale Degeneration, segmentale De- und Remyelinisierung, Zwiebelschalenformationen, lysosomale Speicherungen in den Schwannschen Zellen
- Biochemie: Phytansäure-Akkumulation in verschiedenen Geweben

Tabelle 7.3   (Fortsetzung)

Typ V (mit spastischer Paraparese)
- – Erbgang autosomal-dominant
- – Beginn zweite Dekade oder später
- – langsam progredienter Verlauf mit spastischer Paraparese bei annähernd normaler Lebenserwartung
- – Subjektiv und bei klinischer Untersuchung keine Sensibilitätsstörungen
- – Nervenleitgeschwindigkeit normal oder geringgradig unter der Norm
- – in der Suralisbiopsie bei einigen Patienten deutliche Verminderung der Markfasern

Typ VI (mit Optikusatrophie)
- – Erbgang autosomal-dominant oder rezessiv
- – Beginn sehr variabel
- – Sehverlust, progressive Blindheit, distale Muskelatrophie
- – neurophysiologische Befunde nicht bekannt
- – in Einzelfällen hypertrophische Nervenveränderungen

Typ VII (mit Retinitis pigmentosa)
- – Erbgang wahrscheinlich autosomal-rezessiv
- – Beginn variabel
- – distale Muskelschwäche und Atrophie
- – geringgradige distale Sensibilitätsstörungen
- – Nervenleitgeschwindigkeit verlangsamt
- – Biopsiebefunde nicht angegeben

---

mor (968). Fälle mit Pyramidenzeichen wurden auch als HMSN Typ V bezeichnet (437). Entscheidend wichtig ist die *Elektroneurographie*. Die Nervenleitgeschwindigkeit ist in allen Fällen stark vermindert, und dies bei den betroffenen Familienmitgliedern auch schon vor Auftreten der klinischen Symptome. Die *Nervenbiopsie* ist charakterisiert durch Erweiterung des endoneuralen Interstitiums, Zeichen chronischer segmentaler Demyelinisation und Regeneration mit zwiebelschalenartig vermehrten Schwannschen Zellen sowie durch axonale Degenerationen. In der *Muskelbiopsie* findet sich nebst den Zeichen einer neurogenen Atrophie auffallend oft auch eine Begleitmyopathie (768).

Der *Verlauf* ist in der Regel sehr langsam progredient. Die Patienten sind lange erstaunlich wenig behindert und bleiben oft bis ins Alter hinein arbeitsfähig.

Hereditäre motorische und sensible Neuropathie Typ II

Dieser *neuronale Typ der peronäalen Muskelatrophie* (285) ist eine dominant erbliche Erkrankung, die klinisch der neuralen hypertrophischen Neuropathie (s. unten) sehr ähnlich ist. Die Symptome setzen jedoch etwas später ein als bei der letztgenannten und sind an den Händen weniger deutlich. Eine Verdickung der peripheren Nervenstämme ist nicht erkennbar, und die Erregungsleitungsgeschwindigkeit ist nur unbedeutend verlangsamt. Elektromyographisch bestehen auch Hinweise für einen Vorderhornzellbefall. Histologisch sind im peripheren Nerven ähnliche, aber weniger ausgeprägte Veränderungen wie beim Typ I nachweisbar. Vergleichende elektrophysiologische und nervenbioptische Untersuchungen an Patienten vom Typ I und Typ II sprechen dafür, daß es sich um zwei eigenständige und unabhängig vererbte Leiden handelt (165). Varianten mit frühem Beginn in der Kindheit, starker Progredienz und autosomal-rezessivem Erbgang wurden beschrieben (831).

Hereditäre motorische und sensible Neuropathie Typ III

Die hypertrophische Neuropathie (Dejerine-Sottas) (285, 730, 979) ist rezessiv-autosomal erblich. Die klinischen Symptome sind mit denjenigen der weiter oben beschriebenen HMSN Typ I vergleichbar, beginnen in der Regel aber früher, so daß die motorische Entwicklung der Kinder bereits beeinträchtigt ist. Die motorische Behinderung ist ausgeprägter, erstreckt sich auch auf proximale Muskeln und ist rascher progredient. Die Reflexe fehlen, die peripheren Nerven, auch große Nervenstämme, sind stark verdickt, und verdickte Nervenwurzeln können sogar zu einer Rückenmarkskompression führen. Das Liquoreiweiß ist oft vermehrt. Die motorische Erregungsleitungsgeschwindigkeit ist stärker verlangsamt als beim Typ I, die Zwiebelschalenstrukturen sind in der Nervenbiopsie besonders ausgeprägt. In Biopsien aus dem N. suralis

und aus der Leber werden abnorme Mengenverhältnisse von Cerebrosiden und Sulfatiden festgestellt (281). Es wird ein systematisierter Defekt im Stoffwechsel der Ceraminhexoside und der Ceramidhexosidsulfate vermutet.

Hereditäre Neuropathie mit Neigung zu Druckparesen („tomaculous neuropathy")

(729)

Diese *hereditäre* Erkrankung weist einen autosomal-dominanten Erbgang auf. Die betroffenen Individuen zeigen rezidivierend *Druckparesen* einzelner peripherer Nerven oder des Armplexus. Diese stellen sich auf nur leichte Druckeinwirkung ein und sind auch wieder voll rückbildungsfähig. Charakteristisch ist eine deutliche *Verlangsamung der Erregungsleitung* auch nicht betroffener peripherer Nerven. *Histologisch* liegt eine (wurstförmige = „tomakulöse") internodale Verdickung der Markscheiden, kombiniert mit segmentalem Zerfall von Myelin, vor.

Polyneuropathie bei Porphyrie

(285, 666)

Der **Erbmodus** der Porphyrie ist dominant. **Klinisch** manifestiert sie sich z. B. durch intermittierende, nicht selten nach Barbituratgaben auftretende, akute, *abdominelle Symptome* (Koliken, Obstipation, Erbrechen) und Blutdrucksteigerung. Vor allem aber treten *neurologische Erscheinungen* auf: Im Vordergrund steht eine Polyneuropathie, entweder vom Typus der Mononeuritis multiplex (S. 329) oder vom Typus einer rasch aufsteigenden, vorwiegend motorischen schweren Polyneuritis oder Polyradikulitis. Dies ergibt dann rasch eine aufsteigende, schlaffe Tetraplegie. Oft werden Schmerzen und Parästhesien in den Extremitäten angegeben, aber die Lähmungen selber sind kaum von sensiblen Ausfällen begleitet. Gelegentlich treten Hirnnervenlähmungen auf, vorübergehende Erblindung (Spasmen der Retinalarterien) und wechselnde zentralnervöse Symptome. Von seiten des vegetativen Nervensystems treten Tachykardien, eine arterielle Hypertonie, Obstipation und evtl. Blasenstörungen auf. Erregungszustände, Halluzinationen, Bewußtseinstrübungen und auffallend hysteriform anmutende psychische Veränderungen sowie auch epileptische Anfälle kommen vor. Der *Liquor* ist meistens normal, ausnahmsweise findet sich eine Dissociation albumino-cytologique. Die **Prognose** ist schlecht, und etwa ⅓ der Patienten kommt früher oder später in einem akuten Schub seiner Krankheit ad exitum, meist mit bulbären Symptomen und Atemlähmung (912a). **Therapeutisch** ist die sorgfältige Vermeidung von Barbituraten wichtig, die Adenosin-5-Monophosphorsäure und das Haematin nützlich.

Pathophysiologisch hat die zugrundeliegende, genetisch bedingte Stoffwechselstörung der Pyrrole, ein partieller Defekt der Uroporphyrinogensynthetase, einen vermehrten Anfall von Delta-Amino-Lävulinsäure, Porphobilinogen sowie Uro- und Koproporphyrinen zur Folge, die im Urin ausgeschieden werden. Dort kann z. B. die Umwandlung einer farblosen Leukoform in die tief rotbraunen Uro- und Koproporphyrine durch Lichteinwirkung die Diagnose nahelegen oder das Porphobilinogen mit dem Ehrlichschen Urobilinogenreagens nachgewiesen werden, wobei sich aber das rote Produkt nicht wie beim Urobilinogen in Chloroform löst. **Pathologisch-anatomisch** finden sich am peripheren Nerven ein fleckiger Myelinuntergang bei erhaltenen Axonen und im Zentralnervensystem gelegentlich sekundäre (retrograde) Ganglienzelluntergänge sowie vaskulär bedingte Herde.

Polyneuropathie bei primärer Amyloidose

Die primäre Amyloidose ist nicht häufig. Entweder handelt es sich um familiäre, autosomal-dominant vererbte oder seltener um isolierte Fälle (557). *Neurologische Symptome* finden sich bei etwa 15% der Patienten, wobei eine chronische Polyneuropathie ganz im Vordergrund steht. Diese beginnt meist im 2.–6. Lebensjahrzehnt mit einem Maximum im 3., vorwiegend bei Männern. Es bestehen zunächst distale Parästhesien und Sensibilitätsstörungen an den Unterschenkeln, oft dissoziiert und mit Schweißsekretionsverlust, später eine progrediente motorische Neuropathie mit distaler Betonung und Muskelatrophien, die anfänglich asymmetrisch sein kann. Nicht selten bestehen auch Symptome von seiten des vegetativen Nervensystems, vor allem orthostatische Hypotonien, Anomalien der Schweißsekretion, Impotenz und trophische Ulzera. Es finden sich praktisch immer auch gastrointestinale Symptome mit Durchfall oder Verstopfung, vielfach auch Heiserkeit, Herz- und Nierensymptome sowie Glaskörpertrübungen. Der Krankheitsverlauf erstreckt sich über viele Jahre. Die **Diagnose** wird durch die Biopsie von Gingiva, Rektalschleimhaut, Muskeln oder peripheren Nerven gesichert.

Polyneuropathie mit Riesenaxonen (852)

Dieses autosomal-rezessive Leiden manifestiert sich bei Kindern durch eine schwere Polyneuropathie, schreitet langsam fort und weist später auch zentralnervöse Symptome auf. Die Axone zeigen segmentale Auftreibungen durch Anhäufung von Neurofilamenten. Die Kinder haben drahtiges, gekräuseltes Haar.

Polyneuropathie bei Stoffwechselstörungen

Diabetische Polyneuropathien

(155, 371, 1218)

Häufigkeit: Die Angaben über die Häufigkeit neurologischer Komplikationen beim Diabetes mellitus sind vom Untersuchungsaufwand abhängig. Bei Berücksichtigung von Reflexanomalien und von feineren Störungen der Sensibilität weisen 20–40% der Diabetiker in einem unselektionierten Krankengut neurologische Störungen auf. Das Auftreten der Neuropathien ist am häufigsten in der Altersgruppe zwischen 60 und 70 Jahren, die Dauer des manifesten Diabetes beträgt dann 5–10 Jahre. Immerhin sei betont, daß bei fast 10% der Fälle erst die Abklärung wegen der neurologischen Ausfälle zur Entdeckung des Diabetes führt. Männer und Frauen sind etwa gleich häufig betroffen.

Pathogenese: Sowohl Stoffwechselstörung wie auch angiopathische Momente dürften eine Rolle spielen. Störungen der Durchblutung in den Vasa nervorum lassen den plötzlichen Beginn gewisser Ausfälle am ehesten verstehen. Ein besonders gewichtiges Argument für die Rolle der Angiopathie stellen die Beobachtungen von Hyalinisierungen und Ablagerung pathologischen Materials in den Gefäßwänden der Vasa nervorum dar (338), die bei Diabetikern mit Neuropathie signifikant häufiger als bei solchen ohne Neuropathie oder bei Nichtdiabetikern vorkommen. Für die pathogene Bedeutung von Stoffwechselvorgängen spricht hingegen die Tatsache, daß besonders häufig und früh die sensiblen Nervenfasern (Parästhesien, Schmerzen, Areflexie) betroffen werden, wobei diese dünnen und wenig myelinisierten Fasern gegenüber ischämischen Schädigungen besonders resistent sind. In gleichem Sinne spricht auch die Tatsache, daß viele der Störungen, z. B. die Augenmuskelparesen, vollständig reversibel sind, was bei einer ischämischen Infarzierung des peripheren Nerven schwer zu verstehen wäre. Trotz der pathogenetischen Bedeutung des gestörten Stoffwechsels des peripheren Nerven für das Zustandekommen von Neuropathien besteht kein einfach quantitatives Verhältnis zwischen der Schwere der diabetischen Stoffwechselstörung und den neurologischen Symptomen. Letztere können auch bei einem leichten oder bei einem gut kompensierten Diabetes in Erscheinung treten. Wichtig ist vor allem die Tatsache, daß sogar ein latenter Diabetes, der sich lediglich in einem pathologischen Glucosetoleranztest äußert, von den Symptomen einer Neuropathie begleitet sein kann. Immerhin zeigen Messungen der motorischen Erregungsleitung im peripheren Nerven bei Diabetikern, daß dieselbe um so stärker verzögert ist, je schlechter die Blutzuckerkontrolle ist. Auch bessern sich die Symptome bzw. zeigen zumindest keine Progredienz mehr, wenn eine optimale therapeutische Einstellung des Diabetes erreicht wurde (471, 1218).

Allgemeines. Die *Häufigkeit* der einzelnen Symptome anhand von 200 Beobachtungen mit Befall des peri-

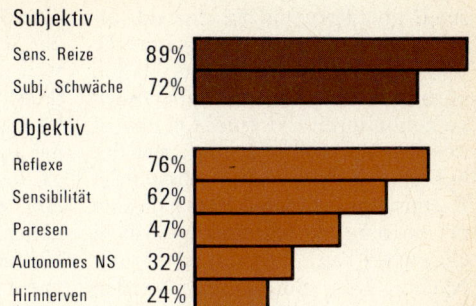

Subjektiv

| Sens. Reize | 89% |
| Subj. Schwäche | 72% |

Objektiv

Reflexe	76%
Sensibilität	62%
Paresen	47%
Autonomes NS	32%
Hirnnerven	24%

Abb. 7.**2** Neurologische Ausfälle bei 200 Diabetikern (aus *A. Bischoff*: Die diabetische Neuropathie. Thieme, Stuttgart 1963)

pheren Nervensystems ist in Abb. 7.**2** dargestellt. Sowohl subjektiv, wie objektiv stehen vorwiegend distal lokalisierte Parästhesien und sensible Störungen im Vordergrund. Die Schmerzen werden entgegen einer weit verbreiteten Ansicht häufig rumpfnahe und häufiger einseitig als doppelseitig empfunden. *Elektromyographisch* läßt sich auch beim Fehlen von klinisch faßbaren motorischen Ausfällen eine Verminderung der Erregungsleitungsgeschwindigkeit motorischer Nervenfasern nachweisen. Die *Liquorbefunde* sind ebenfalls oft pathologisch. Bei Diabetikern kann auch ohne Zeichen einer peripheren Neuropathie eine Eiweißerhöhung im Liquor vorkommen. Etwa ⅔ der Diabetiker mit einer Neuropathie zeigen eine Vermehrung des Gesamteiweißes, wobei Werte bis zu 400 mg pro 100 ml beobachtet werden. Die Zellzahl ist immer normal, so daß eine eigentliche Dissociation albumino-cytologique vorliegt. In 75% der Liquores kann erwartungsgemäß ein abnorm hoher Zuckerspiegel nachgewiesen werden.

Die *Kombination und Ausprägung der einzelnen klinischen Symptome* kann im Einzelfall sehr unterschiedlich sein. Immerhin sind dieselben oft zu charakteristischen Syndromen gruppiert. Es scheint deshalb statthaft, die folgenden Krankheitsbilder einzeln herauszuheben.

Sensomotorische diabetische Neuropathie

Die (symmetrische) vorwiegend distale diabetische Polyneuropathie, oft auch als Polyneuritis diabetica bezeichnet, ist die häufigste der neurologischen Komplikationen des Diabetes mellitus überhaupt. Die klinisch *diskreteste Form* findet sich meist beim Altersdiabetes. Subjektiv bestehen symmetrische Parästhesien und Brennschmerzen der unteren Extremitäten, viel seltener auch der oberen. Objektiv fehlt so gut wie immer der Achillessehnenreflex, manchmal auch andere Sehnenreflexe. Meist ist der Vibrationssinn distal gestört, seltener auch der Lagesinn. In der Regel fehlen gröbere motorische Ausfälle. Besonders bei jüngeren Diabetikern und bei schlecht eingestellter Stoffwechsellage kann eine *schwere Form* der Polyneuropathie auftreten. Diese beginnt allmählich an den unteren Extremitäten und ist manchmal einseitig betont. Bei der hyperalgetischen Form nehmen die Brennschmerzen und Dysästhesien oft einen außerordentlich intensiven Charakter an, besonders in der Nacht. Die Bettdecken werden kaum ertragen, die Patienten suchen Linderung meist durch Bewegung, seltener durch Ruhighalten. Auch Kälte wirkt oft schmerzauslösend. Unangenehme Muskelkrämpfe, besonders Wadenkrämpfe, können hinzutreten. Die distalen Sensibilitätsausfälle sind immer deutlich, und manchmal kommt es zur Ataxie bis zum Bild der seltenen *Pseudotabes diabetica.* Die Sehnenreflexe sind praktisch immer gestört, und manchmal läßt sich auch eine motorische Schwäche nachweisen. Diese führt beispielsweise zu Steppern oder zu Schwierigkeiten beim Treppensteigen.

Proximale, asymmetrische diabetische Polyneuropathie (42)

Diese ist viel seltener als die soeben beschriebene distale Form. Die Verteilung der Ausfälle weist auf einen einseitigen Befall mehrerer Nervenwurzeln oder eines Plexus hin. Das Krankheitsbild ist durch plötzlichen Beginn mit oft sehr intensiven, nachts zunehmenden Schmerzen charakterisiert. Es ist meist proximal und viel häufiger an den unteren Extremitäten als an den oberen lokalisiert. Oft lautet die erste Diagnose auf Ischias. Zugleich wird eine motorische Schwäche, etwas später auch

eine Muskelatrophie manifest, wobei Schwierigkeiten beim Treppensteigen oder Aufstehen von einem Stuhl besonders auffällig sind. Die häufige Konzentrierung der Symptome auf das Gebiet des N. femoralis ist besonders hervorgehoben worden, wobei vor allem auch der Dehnungsschmerz bei Überstrecken des Hüftgelenkes („umgekehrtes Lasègue-Zeichen") erwähnt sei (499). Der Patellarsehnenreflex fehlt in der Regel, manchmal finden sich auch Zeichen einer distalen Polyneuropathie. Dies ist jedoch keineswegs konstant, insbesondere können Sensibilitätsstörungen ganz fehlen. Pathogenetisch dürfte eine Ischämie von Plexusanteilen vorliegen. Die asymmetrischen, proximalen Neuropathien sind zwar bei schlecht eingestelltem Diabetes besonders häufig, aber sie können auch bei klinisch nicht manifestem Diabetes ohne Glukosurie vorkommen. Sie haben im allgemeinen eine gute Tendenz zur spontanen Besserung.

Symmetrische proximale Muskelschwäche

Von der soeben beschriebenen akuten, einseitigen Form gibt es alle Übergänge zu einem symmetrischen, langsam fortschreitenden Lähmungsbild im Bereich der unteren Extremitäten und des Beckengürtels. Dieses geht ohne nachweisbare Sensibilitätsstörung einher und wurde deshalb auch als *diabetische Amyotrophie* bezeichnet (42, 209). Diesem Krankheitsbild liegt wohl eine Stoffwechselstörung und nicht ein ischämischer Nerveninfarkt zugrunde. Beiden Typen proximaler diabetischer Neuropathie ist eine gute

Rückbildungstendenz gemeinsam. Eine Ausnahme bilden wohl jene Fälle, bei welchen eine chronische, ischämisch-anoxische Schädigung von Vorderhornganglienzellen zugrunde liegt. Diese weisen dann Faszikulationen auf und sind gleich zu werten wie ischämisch bedingte Formen einer spinalen Muskelatrophie oder myatrophischen Lateralsklerose (S. 230).

Mononeuropathien bei Diabetes

Diese sind entweder Folge mechanischer Faktoren, die einen durch die Stoffwechselstörung vielleicht vorgeschädigten Nerven treffen, oder sie sind durch ischämische Infarkte des Nervenstammes verursacht. Auch die Beobachtung, daß bei einer Mononeuropathie bei Diabetikern unter Umständen lediglich der betroffene Nerv elektrische Anomalien aufweist, spricht für eine lokale (mechanische) Nervenschädigung. Man sollte in derartigen Situationen im Hinblick auf eine sinngemäße Therapie immer zunächst nach den lokalen mechanischen Momenten suchen, z. B. ein Karpaltunnelsyndrom.

Hirnnervenlähmungen bei Diabetes mellitus

Paresen der äußeren Augenmuskeln (1092, 1142) werden bei ca. 0,5% der Diabetiker beobachtet. Okulomotorius und Abduzens sind etwa gleich häufig betroffen, der Trochlearis nur selten. Der Beginn ist akut, oft mit lokalen Schmerzen verbunden, die sehr intensiv sein können. Im Gegensatz zu den meisten Okulomotoriusparesen anderer Ätiologie werden bei der diabetischen Form die inneren Augenmuskeln ausgespart. Die Lähmungen sind in der Regel einseitig, es können aber meist zeitlich gestaffelt auch beidseitige Paresen auftreten. Manchmal stellen diese Augenmuskellähmungen die erste klinische Manifestation eines Diabetes dar. Sie sind Ausdruck einer Ischämie des peripheren Nervenstammes (43) und bilden sich meist spontan innerhalb 2–3 Monaten zurück. *Pupillenanomalien* kommen bei 10–20% der Diabetiker vor. Anisokorien und abnorm träge Lichtreaktion sind die häufigsten. Eine reflektorische Pupillenstarre im Sinne eines echten Argyll-Robertson-Zeichens wird nur selten beobachtet und ist dann im Gegensatz zur luischen Form mit seltenen Ausnahmen nur einseitig. *Andere Hirnnervenlähmungen* bei Diabetikern sind selten, und ihr Zusammenhang mit dem Stoffwechselleiden ist nicht immer gesichert. Es werden Geruchsstörungen, Optikusatrophien, Fazialisparesen und Gehörstörungen beschrieben.

Störungen des autonomen Nervensystems bei Diabetikern

Vegetative Störungen bei Diabetikern sind meist kombiniert mit anderen Ausfällen, können aber auch ohne Befall des animalen Nervensystems vorkommen. Hierher gehören die *Blasenstörungen,* die sowohl in einer Sphinkterinsuffizienz als auch einer Blasenatonie mit großen Restharnmengen bei Fehlen schmerzhafter Sensationen bestehen können. Bekannt ist ferner das anfallsweise Auftreten von *Diarrhoen,* besonders nachts. ¼ der jungen männlichen

Diabetiker ist *impotent* bzw. weist eine retrograde Ejakulation auf. Weitere Symptome vegetativer Störungen sind Tachykardie, orthostatische Hypotonie, Ödeme am Fußrücken und Knöchel und fehlende Schweißsekretion, besonders in Zonen mit Sensibilitätsstörungen. Als *Necrobiosis lipoidica diabeticorum* wird eine wahrscheinlich diabetesspezifische, bei Frauen häufigere, herdförmig verteilte, schmerzlose, polyzyklisch begrenzte, rötlich-gelbe Hautatrophie bezeichnet. Die *Arthropathien und Osteopathien* betreffen so gut wie ausschließlich die unteren Extremitäten. Es finden sich röntgenologisch osteolytische Herde und Destruktionen, vor allem im Bereich des tibiotarsalen und des tarsometatarsalen Gelenkes, seltener weiter distal. Sowohl diese Knochenprozesse als auch die hartnäckigen, *perforierenden Ulzera* der Fußsohle sind in der Regel schmerzlos. Die *Haut* der Fußsohle ist meist auffallend dünn, glatt und trocken.

Störungen des zentralen Nervensystems bei Diabetikern

Diese seien ergänzend an dieser Stelle kurz erwähnt. Das Vorkommen einer diabetischen Myelopathie wurde oben schon angedeutet, ist aber nicht unbestritten. Die pathologischen Veränderungen an den Vorderhornganglienzellen, wie sie histopathologisch nachweisbar sind, können sekundäre retrograde Veränderungen im Rahmen der peripheren Neuropathie darstellen. Immerhin sind Fälle von myatrophischer Lateralsklerose bei Diabetikern beobachtet worden, der Beweis einer statistisch signifikanten Häufung derar-

tiger Zusammenhänge steht aber noch aus. Unbestritten ist die größere Häufigkeit *vaskulärer zerebraler Insulte* bei Diabetikern als Folge diabetischer Angiopathien. Ein tiefes hypoglykämisches Koma kann mit *Krämpfen* einhergehen. Dies fand sich bei etwa 7% einer Gruppe jugendlicher, insulinpflichtiger Diabetiker. Bei $\frac{1}{5}$ dieser Gruppe kam es darüber hinaus zu eigentlichen epileptischen Anfällen nach langdauernden hypoglykämischen Krisen (491).

Therapie: Ganz im Vordergrund steht die Behandlung des Grundleidens, d. h. die optimale Einstellung des Diabetes (471). Hierbei zeigen einzelne der oben geschilderten klinischen Syndrome eine gute Rückbildungstendenz, so z. B. die proximalen asymmetrischen Neuropathien und die Augenmuskelparesen, während andere sehr hartnäckig sind. Zu den letzteren gehören z. B. die schweren symmetrischen Polyneuropathien, deren Parästhesien und Brennschmerzen die Patienten lange erheblich quälen können. Hierfür werden Antiepileptika, wie Carbamazepin und Thioctansäure, empfohlen. Am wirksamsten scheinen Comipramin in Kombination mit kleinen Dosen von Neuroleptika zu sein (614). Es werden im übrigen Vitamine der B-Gruppe, Nicotinabstinenz, Vasodilatantien sowie Sedativa vorgeschlagen.

Polyneuropathie bei Urämie

Bei chronischer Niereninsuffizienz werden Polyneuropathien beschrieben. In dem Krankengut einer Dialysestation finden sich bei 25% der Patienten entsprechende Symptome. Außerdem kann eine arteriovenöse Fistel im Rahmen der Dialyse zu einer lokalen ischämischen Neuropathie des Medianus führen.

Polyneuropathie bei Leberzirrhose

Eine *primäre biliäre Zirrhose* mit Polyneuropathie ist eine Rarität und kann sich schon vor dem Manifestwerden der Leberaffektion, zum Beispiel als rein sensible Neuropathie, manifestieren (198).

Polyneuropathie bei Gicht

Während andere Symptome von seiten des Nervensystemes (Karpaltunnelsyndrom, Ulnarisneuropathie, Kompression von spinalen Wurzeln oder gar des Rückenmarkes) nicht so selten vorkommen, ist eine Polyneuropathie, die sich jeweils auf eine Normalisierung des Harnsäurespiegels bessert, eine große Rarität (252).

Polyneuropathien bei Mangel- und Fehlernährungen

(239, 372)

Diese Gruppe von Polyneuropathien ist in unseren Breiten selten. Eine extrem vegetarische Kost kann zu Vitamin-B_{12}-Mangel und zu einer funikulären Spinalerkrankung mit polyneuritischer Komponente führen. Bei einem Thiaminmangel (Vitamin-B_1-Mangel) entwickelt sich im Rahmen eines Beriberi auch eine Polyneuropathie, bei Niacinmangel können im Rahmen einer Pellagra (Dermatose, Durchfall, Erregungszustände, organisches Psychosyndrom) nebst anderen neurologischen Symptomen auch Polyneuropathien auftreten. Bei einer Vitamin-E-Resorptionsstörung finden sich nebst den Zeichen einer Polyneuropathie eine Ophthalmoplegie, Ptose, Muskelschwäche, Nystagmus und Pyrami-

denzeichen (1149). Die Pathogenese ist in all diesen Fällen komplex, und es dürften nebst dem Vitaminmangel auch der Eiweißmangel und andere Faktoren mitspielen. Auch bei den neurologischen Symptomen im Rahmen des Alkoholabusus (S. 157) spielt der Ernährungsfaktor eine wichtige Rolle. Die Neuropathien nach Fehlernährung können selten auch Jahre und Jahrzehnte persistieren. So fanden sich bei 5,5% der Kriegsgefangenen aus dem fernöstlichen Kriegsschauplatz u. a. noch periphere Neuropathien, oft als „burning feet", aber auch Optikusatrophien und Gehörstörungen Jahrzehnte nach Kriegsende (372).

Polyneuropathie bei Vitamin-B_{12}-Resorptionsstörungen

Sie wurden im Rahmen der funikulären Myelose schon erwähnt (S. 237). Sie treten kaum je isoliert auf. Hingegen zeigt sich bei exakter, auch neurophysiologischer Untersuchung, daß eine Mitbeteiligung des peripheren Nervensystemes bei ⅔ der noch nicht behandelten Fälle von perniziöser Anämie nachweisbar ist. Ein Thiaminmangel liegt meist ebenfalls vor (226). Auch *Folsäuremangel* kann zu einer Polyneuropathie, eventuell mit den Zeichen einer funikulären Spinalerkrankung zusammen, führen.

Polyneuropathie bei Dysproteinämien und Paraproteinämien

Beim *multiplen Myelom* und auch beim *solitären Myelomknoten* (558) kann es einerseits zu lokaler Beeinträchtigung einzelner peripherer Nerven oder des nervösen Zentralorganes („myelomatöse Paraplegie"), andererseits aber auch zu einer progredienten, vor allem an den unteren Extremitäten lokalisierten, entweder nur motorischen (558) oder sensomotorischen, schmerzhaften Polyneuropathie kommen (1143). Diese geht meist der Entdeckung des Myeloms voraus und spricht sehr gut auf die Röntgentherapie des Myeloms selber an (243), jedoch nicht auf Chemotherapie. Pathogenetisch spielt eine gelegentlich beobachtete Amyloidablagerung im Interstitium des peripheren Nerven nicht immer eine Rolle. Vielmehr dürfte hier, wie auch bei anderen *Polyneuropathien bei monoklonalen Gammopathien,* das Vorhandensein von Immunglobulinen, die mit Anteilen des peripheren Nerven reagieren – z. B. mit dem myelinassoziierten Glykoprotein (MAG) –, die Hauptrolle spielen (727, 732, 1052). Histologisch finden sich Demyelinisationen und Myelinlamellenzerfall im Elektronenmikroskop sowie Schwann-Zell-Reaktionen. Übertragungsversuche dieser Anti-MAG-Antikörper auf Tiere mißlangen allerdings (1053). Außerdem wurden auch Veränderungen in den Gefäßendothelien, die bis zur weitgehenden Obliteration von Vasa nervorum führen können, beobachtet (887). Dies mag für einen Teil der Veränderungen an den peripheren Nerven verantwortlich sein. Eine besondere Form stellt das bei solitärem Myelom als *POEMS* beschriebene Syndrom dar (907a). Nebst der Polyneuropathie bestehen auch eine Organomegalie (z. B. Hepato- oder Splenome-

galie), endokrine Störungen und Hautveränderungen wie Hyperpigmentierungen und Zyanose. Die Strahlentherapie des Myeloms bringt die Symptome zur Rückbildung. Bei der *Makroglobulinämie Waldenström* können ebenfalls Polyneuropathien auftreten. Pathogenetisch werden Verschlüsse kleiner Vasa nervorum wegen eines durch die Makroglobuline erzeugten „sludging" der Erythrozyten diskutiert, andererseits eine kompetitive Wirkung des neoplastischen Prozesses zum Nervensystem mit Bezug auf den Cocarboxylasebedarf.

Polyneuropathien bei Infektionskrankheiten

Immer handelt es sich um akut auftretende Polyneuropathien, die sich manchmal erst nach dem Abklingen der Grundkrankheit manifestieren.

Diphtherie

Das Grundleiden ist manchmal bereits abgeklungen, eventuell nicht erkannt worden. Polyneuropathien treten häufiger nach schwerer Diphtherie auf, und es findet sich nicht selten eine Myokardbeteiligung. In der Regel zeigt sich zuerst eine Gaumensegelparese, meist zwischen dem 5. und 12. Tag der Diphtherie. Dann kommen andere Hirnnervenparesen hinzu, wobei eine Akkommodationslähmung charakteristisch ist. Diese ersten Symptome bilden sich innerhalb 1–2 Wochen zurück. Es kann sich aber später in einer zweiten Krankheitsphase eine sensomotorische Polyneuropathie der Extremitäten einstellen, wobei der Patient von der Diphtherie bereits genesen ist, kein Fieber hat und sich allgemein wohl fühlt. Die Rückbildung der Symptome setzt innerhalb 1–3 Wochen ein und führt zur vollständigen Heilung.

Parotitis epidemica

Hier kann nebst einer Myelitis oder einer Enzephalitis (S. 49) auch das periphere Nervensystem betroffen werden. Es finden sich Hirnnervenausfälle, Plexusneuritiden, dann aber auch eine aszendierende Polyradikuloneuritis (S. 309) mit Eiweißvermehrung im Liquor.

Übrige

Die *Mononukleose* als Ursache einer Polyradikuloneuritis wurde schon erwähnt (S. 309). Bei *Typhus abdominalis, Paratyphus, Fleckfieber, Lues* und *Lepra* wurden Polyneuropathien beschrieben. Die letztgenannte ist eigentlich auch die einzige Polyneuropathie, die im wahren Sinn des Wortes eine Polyneuritis, also eine entzündliche Affektion der peripheren Nerven darstellt. Botulismus s. S. 246.

Polyneuropathien im Rahmen von Arteriopathien

Vor allem *Kollagenosen,* aber auch die *primär-chronische Arthritis* können durch die sie begleitenden Arteriitiden zu Symptomen von seiten des Nervensystems, aber auch zu Polyneuropathien führen.

Letztere manifestieren sich als *Mononeuritis multiplex.*

– Zunächst wird durch die ischämische Schädigung ein Nervenstamm isoliert betroffen,
– später gesellen sich andere hinzu, so daß

– in mehr oder weniger großen Zeitabständen stufenweise schließlich eine Polyneuropathie resultiert.

Periarteriitis nodosa

Pathogenese: Auf dem Boden der fibrinösen Exsudation, Mediaschädigung der kleinen Arterien und Arteriolen und der entzündlichen Gefäßwandinfiltration kommt es zu Gefäßthrombosen und somit vor allem zu einer ischämischen Läsion des Nervensystems und der inneren Organe.

Klinik: Es finden sich einerseits die durch das Grundleiden verursachten **Allgemeinsymptome** wie Fieberschübe, Kräftezerfall, Gelenkschmerzen, Herzstörungen, Niereninsuffizienz, Exantheme, Anämie und sehr oft erhöhte Blutsenkung. Andererseits manifestieren sich ·**neurologische Symptome.** In etwa der Hälfte der Fälle stellen sie die erste klinische Manifestation der Erkrankung dar (191). Die zentralnervösen Erscheinungen der Periarteriitis nodosa wurden auf S. 163 beschrieben. Das häufigste neurologische Symptom bei dieser Affektion ist aber die Polyneuropathie. Charakteristisch für die Periarteriitis nodosa ist das Auftreten der oben beschriebenen Mononeuritis multiplex. Besonders häufig sind zunächst Nervenstämme der unteren Extremitäten betroffen, wobei anfänglich meist Parästhesien oder Schmerzen, dann sehr rasch aber motorische Paresen auftreten. Die einzelnen peripheren Paresen summieren sich schließlich. Es kann allerdings auch in etwa der Hälfte der Fälle von Anfang an zu einer mehr oder weniger symmetrischen und progredienten Polyneuropathie kommen (191). Gelegentlich steht ein peripherer Befall von Hirnnerven im Vordergrund (52). Es dürfte dies dann dem Cogan-Syndrom (S. 380) entsprechen. Wir sahen auch eine Ischialgie als initialen Ausfall bei Periarteriitis nodosa (731). Die übrigen Symptome und vor allem der Befund der

(Muskel-)Biopsie werden die Diagnose sichern.

Therapie und Prognose: Trotz der momentanen Wirksamkeit einer Steroidmedikation ist die Prognose auf die Dauer infaust.

Andere (nekrotisierende) Arteriitiden und Arteriopathien

Analoge Krankheitsbilder wie bei der Periarteriitis nodosa können auch durch andere Affektionen der Arterien hervorgerufen werden.

Primär-chronische Polyarthritis

Bei dieser Affektion werden zwei Formen von vaskulärer Polyneuropathie beschrieben (933). Häufiger ist eine Mononeuritis multiplex (s. oben) bei nekrotisierender Arteriitis, die klinisch und histologisch nicht von der oben beschriebenen Periarteriitis nodosa zu unterscheiden ist. Sie befällt auch andere Organe, hat jedoch eine etwas bessere Prognose. Eine vorausgegangene Cortisonmedikation scheint eine Rolle zu spielen und sollte vorsichtig durch eine andere Therapie ersetzt werden. Die zweite Form ist eine langsam sich entwickelnde symmetrische, distal betonte Polyneuropathie, vereinzelt begleitet von einer nicht nekrotisierenden Arteriitis.

Lupus erythematodes

Hier sind die zentralnervösen Komplikationen die häufigeren (S. 163). Es kann aber auch z. B. zum Bild einer chronisch-progredienten demyelinisierenden Polyneuropathie kommen (900).

Sjögren-Syndrom

Dieses Krankheitsbild ist vor allem durch eine Keratoconjunctivitis sicca, Rhinitis sicca, Parotisschwellung und rheumatische Gelenkschmerzen

charakterisiert. Es kommen nebst zentralnervösen Ausfällen (25) sowohl Polyneuropathien, zum Teil mit Hirnnervenausfällen, als auch primäre Myopathien vor (S. 164 u. 523).

Sklerodermie

Auch bei dieser Affektion kommen Polyneuropathien vor, wobei Parästhesien eines der initialen klinischen Symptome sein können. Auch Myopathien mit dem histologischen Bild einer Polymyositis werden selten beobachtet (385).

Wegenersche Granulomatose

s. S. 164 u. 523.

Thrombotische Mikroangiopathie

Auch bei dieser auf S. 164 beschriebenen Affektion kommen vor allem auch Polyneuropathien vor.

Polycythaemia vera

Als seltene Komplikation dieser Erkrankung wurden Polyneuropathien beschrieben (1196). Andere neurologische Komplikationen s. S. 170.

Arteriosklerose

Auch eine arteriosklerotische Arteriopathie kann klinisch zu einer Polyneuropathie führen (288). Experimentell finden sich nach Gefäßverschluß zuerst herdförmige Veränderungen der Markscheiden und sekundär auch der Axone, denen sich aber nach 10 Tagen Regenerationsvorgänge anschließen. Bei der sklerotischen Arteriopathie kann es zum plötzlich oder mehr oder weniger rasch progredienten Ausfall einzelner peripherer Nerven oder von Plexusanteilen kommen. Wir sahen isolierte Arm- und Beinplexusparesen sowie auch eigentliche Ischiadikusparesen. Diese Ausfälle bleiben dann aber isoliert auf einen Nervenstamm oder Plexusanteil beschränkt und weiten sich nicht zu einer eigentlichen Polyneuropathie aus. Wahrscheinlich auch vaskulär ist die von WARTENBERG ursprünglich beschriebene *migrierende sensible Neuropathie* (702). Schubweise treten vorübergehend Schmerzen und Sensibilitätsausfälle im Ausbreitungsgebiet verschiedener peripherer sensibler Nervenäste auf. Im Rahmen ischämischer Muskelnekrosen können auch periphere Nervenstämme akut ischämisch geschädigt werden. Beispiele hierfür sind die sogenannten Kompartmentsyndrome: Bei der Volkmannschen Kontraktur (166, 529) ist die ischämische Nekrose der Hand- und langen Fingerflexoren in etwa ⅔ der Fälle von einer in der Regel reversiblen Läsion des N. medianus und seltener auch des N. ulnaris begleitet. Beim *Tibialis-anterior-Syndrom* (S. 455) kann vorübergehend auch der N. peronaeus profundus involviert sein.

Polyneuropathie bei Sprue und anderen Resorptionsstörungen (60)

Nichttropische Sprue

Bei dieser auch als idiopathische Steatorrhoe oder Zöliakie des Erwachsenen bezeichneten Erkrankung mit Fettstühlen, Abmagerung und Anämie, aber auch bei Divertikulose sind Polyneuropathien die häufigsten neurologischen Komplikationen. Eine begleitende funikuläre Spinalerkrankung und zerebelläre Symptome kommen vor, ebenso Myopathien bei Vitamin-D-Mangel und Osteomalazie sowie Tetanie bei Hypokalzämie. Die neurologischen Symptome können den Darmerscheinungen vorausgehen. Nicht alle Fälle sprechen auf eine Vitamin-B_{12}-Behandlung an, sondern allenfalls erst auf glutenfreie Diät oder Antibiotika (Darmflora!) (s. auch S. 237 und 327).

Ausgedehnte Dünndarmresektionen

Dieser Zustand kann u. a. auch zu einer Vitamin-E-Resorptionsstörung führen, die mit einem komplexen neurologischen Syndrom einhergehen kann. Dies umfaßt neben Muskelsymptomen (S. 525), Ataxien, Augenmotilitätsstörungen, Zungenatrophien und -faszikulationen auch Sensibilitätsstörungen und Hyperreflexie oder aber Areflexie (974a, 1149). Noch häufiger als eine Dünndarmresektion oder eine chronische Cholestase (611a) kann eine Abetalipoproteinämie Ursache eines Vitamin-E-Mangels sein. Therapeutisch lassen sich mit 200 mg Vitamin E/kg KG/Tag die Symptome bessern oder zumindest stabilisieren (146a).

Beeinträchtigung der Magenentleerung

Bei der Behandlung der Obesitas durch chirurgische Stenosierung des Magenausganges, aber auch bei anderen gastroenterologischen Ursachen, kann es zu einer ganz vorwiegend sensorischen Neuropathie kommen (705).

Polyneuropathien bei exogen-toxischen Störungen

(113, 666)

Dies ist die größte ätiologische Gruppe und macht etwa ¼ aller Polyneuropathien aus. Ursächlich kommen Genußmittel, Medikamente, industrielle Gifte und andere Gruppen in Frage. Nur die häufigsten bzw. wichtigsten Stoffgruppen sollen nachfolgend aufgeführt werden, zum Teil auch unter Berücksichtigung ihrer anderen Auswirkungen auf das Nervensystem.

Chronischer Alkoholismus

(113, 416, 1133)

Pathophysiologie: Die Gesamtmenge des konsumierten Alkohols ist für die negativen Auswirkungen auf den Organismus verantwortlich. So nimmt das Risiko einer Leberzirrhose bei täglichem Alkoholkonsum von 20–40 Gramm um das 3fache zu und um das 600fache bei täglichem Konsum von 140 Gramm. Im weiteren beeinflussen genetisch bedingte, individuelle und rassisch bedingte Faktoren, welche für die Alkoholdehydrogenase- und Aldehyddehydrogenaseaktivität determinierend sind, die Anfälligkeit für die Schädigung des Organismus durch den Alkohol. Eine leicht erhöhte Acetaldehydkonzentration könnte auf einen (genetischen) Defekt der beiden Dehydrogenasen hinweisen und somit auf ein erhöhtes Risiko toxischer Auswirkung durch chronischen Alkoholkonsum. Disulfiram (Antabus) hemmt übrigens die Aldehyddehydrogenase. Neben toxischen Auswirkungen des Äthanols und des Acet-

aldehyds spielt aber zweifellos auch die bei chronischen Alkoholikern praktisch immer vorhandene Mangelernährung mit eine Rolle.

Klinik der nichtpolyneuropathischen Komplikationen am Nervensystem. Die Auswirkungen des Alkohols auf das Nervensystem sind in Tab. 1.**19** zusammengefaßt worden. Auf die *psychopathologischen Phänomene* sei hier nicht näher eingegangen. *Epileptische Manifestationen* s. S. 157. *Encephalopathia haemorrhagica superior Wernicke* s. S. 158. *Zerebelläre Ataxien* s. S. 141. *Myopathie* s. S. 524. *Amblyopie* s. S. 345.

Polyneuropathie: (83, 113). Im Vordergrund stehen *subjektiv* meist intensive neuralgische Schmerzen, vorwiegend an den unteren Extremitäten, gelegentlich mit Muskelkrämpfen und nachts betont. Seltener wird zu Beginn über eine Muskelschwäche geklagt. Bei der *Untersuchung* fehlen die Muskeleigenreflexe oder sind abgeschwächt, bei der Hälfte sind die Achillessehnenreflexe beidseits verschwunden. Es finden sich eine gestörte Tiefensensibilität und sockenförmige Hypästhesien sowie eine motorische Parese, vor allem der Fußheber. Oft ist ein langsamer Beintremor (3c pro Sek.) vorhanden, und es finden sich verzögerte auditive evozierte Potentiale (934). *Elektroneurographisch* ist die motorische Erregungsleitung, besonders im N. peroneaus, verzögert. Der Befall des *vegetativen Nervensystems* führt zu Störungen der Schweißsekretion, besonders auch gesteigerte Schweißabsonderung der Fußsohle, zu Störungen der Trophik und der Blutdruckregulierung, zu Hypothermie und Heiserkeit sowie zu Potenzstörungen (600). Vergleichende elektrophysiologische und *morphologische Untersuchungen* ergaben im N. suralis einen vorwiegend axonalen Zerfall von myelinisierten und unmyelinisierten Fasern (83).

Bleineuropathie

Siehe S. 153.

Arsenvergiftungen (785)

Die häufigste *Vergiftungsquelle* stellt die Einnahme gewisser Insektizide, dann aber auch die übermäßige Einnahme arsenhaltiger Medikamente dar. **Klinisch** treten nach 1–2 Wochen vor allem Neuropathien mit starken Dysästhesien, Druckdolenz der Muskulatur und distalen Paresen auf. Im weiteren werden Durchfälle, Hautveränderungen mit Pigmentverschiebungen, Haarausfall und weißliche (nicht pathognomonische) Querstreifungen der Nägel (Meessche Streifen) beobachtet. Die Hirnnerven werden nicht befallen. Enzephalopathien und Myelopathien sind selten. Die polyneuropathischen Symptome erreichen klinisch ihr Maximum nach zirka 4 Wochen, elektrophysiologisch hält die Zunahme der Erregungsleitungsverzögerung über 3 Monate an. Die **Prognose** ist insofern schlecht, als die Erholung oft nur unvollständig ist und brennende Fußbeschwerden während Jahren persistieren können. Daraus ergibt sich **therapeutisch** die Forderung, die Behandlung mit chelierenden Substanzen schon vor Beginn der Polyneuropathiezeichen einzuleiten.

Thalliumvergiftung (244)

Thallium ist besonders in Rattengiften enthalten. Auch eine Intoxikation mit diesen geruchlosen und geschmacklosen Schwermetallsalzen macht gleichartige Symptome wie die Arsenvergiftung. Histologisch liegt eine axonale Degeneration vor.

Triarylphosphatvergiftung

Quelle für diese Intoxikation sind vor allem gewisse technische Öle, die zu Schmier- und Extraktionszwecken dienen. Es soll auch als Extraktionsmittel für die Gewinnung des Petersilienextraktes Apiol, das als Abortivum angewendet wurde, dienen. Besonders durch irrtümliche Verwendung von Schmierölen zu Speisezwecken wurden Massenvergiftungen bewirkt. **Klinisch** treten anschließend an die Einnahme der die toxische Substanz enthaltenden Speisen in der Regel zunächst Durchfall und Brechreiz auf. An diese schließt sich während 1–5 Wochen eine klinisch stumme Latenzperiode an, die dann durch eine prodromale Phase mit leichtem Fieberanstieg sowie katarrhalischen und intestinalen Symptomen abgelöst wird. Dieser folgt 10–38 Tage nach der eigentlichen Intoxikation die Lähmungsphase. Die Paresen sind zunächst schlaff, meist symmetrisch an den Zehen und dann nach einigen Stunden auch an den Füßen sich ausbreitend. Wenige Tage später setzt dann die Lähmung auch der Finger und Hände ein, so daß 8–10 Tage nach Lähmungsbeginn das Vollbild der Paresen mit Befall auch der proximaleren Muskelgruppen erreicht ist. Die Lähmung ist zunächst schlaff, die Reflexe fehlen, und es treten strumpfförmige Sensibilitätsstörungen und Atrophien auf. Die *weitere Entwicklung* ist unterschiedlich. Die erwähnten Erscheinungen bilden sich in der Folgezeit manchmal zurück. In anderen Fällen jedoch treten im Laufe der Zeit in zunehmender Häufigkeit und Intensität spastische Symptome und Pyramidenzeichen auf, wobei nach rund einem Jahr fast ⅓ der Erwachsenen zumindest eine Hyperreflexie der Patellarreflexe aufweist. **Pathologisch-anatomisch** findet sich schon in der Frühphase eine Axoplasmaveränderung, aber auch Veränderungen im Nervensystem und in der Muskulatur selber.

Medikamente

Thalidomid

Dieses Schlafmittel (Contergan, Softenon) führte selbst bei der Einnahme von durchaus üblichen *Dosen* schon nach wenigen Wochen zu **klinischen Symptomen.** Diese bestanden *subjektiv* vor allem in Parästhesien und neuralgiformen Schmerzen sowie motorischer Schwäche. Im Vordergrund standen immer Parästhesien, besonders der Zehen. Diese Mißempfindungen nehmen nachts in der Bettwärme zu und können einen kausalgiformen Charakter haben. *Objektiv* werden strumpf- bzw. handschuhförmige Sensibilitätsstörungen festgestellt, und fast mit Regelmäßigkeit fehlt der Achillessehnenreflex. Im wesentlichen imponiert also die Thalidomid-Neuropathie als sensible Polyneuropathie. Die **Prognose** ist insofern schlecht, als auch nach Absetzen des Medikamentes die polyneuropathischen Symptome lange Zeit, sogar über viele Jahre, weiterbestehen können.

Isoniazid

Hier tritt die Polyneuropathie in der Regel erst dann auf, wenn eine *Dosis* von mehr als 15 mg des Präparates pro kg Körpergewicht und pro Tag verabreicht wird. In dieser Situation erkranken dann aber über 50% der Patienten an einer Polyneuropathie, wobei allerdings Kinder in der Regel höhere Dosen ertragen. Meist treten die **subjektiven** polyneuropathischen **Symptome** 6–8 Wochen nach Beginn der Therapie auf. Zunächst werden Einschlafgefühl und Parästhesien der Zehen und der Füße gemeldet, die allmählich zunehmen und von gleichartigen Sensationen der Hände sowie eigentlichen Schmerzempfindungen gefolgt werden. **Objektiv** findet sich schließlich eine vorwiegend sensible, mit vasomotorischen Störungen einhergehende distale schwere Polyneuropathie. Auch psychotische und andere zentralnervöse Erscheinungen bei Isoniazidgaben kommen vor. *Pathophysiologisch* wirkt sich das Isoniazid auf das Nervensystem auf dem Wege über eine Störung des Pyridoxinstoffwechsels aus. Gaben von INH erzeugen eine vermehrte Ausscheidung von Pyridoxin im Urin. *Prophylaktisch* kann der Polyneuropathie durch gleichzeitige Verabreichung von 50–100 mg Pyridoxin täglich vorgebeugt werden. Als **Therapie** dient nebst der Absetzung oder der Dosisverminderung des INH die Injektion von 200–400 mg Pyridoxin täglich.

Nitrofurantoin

Diese zur Behandlung von Harnwegsinfekten verwendete Substanz kann selbst bei der üblichen *Dosierung* zu einer Polyneuropathie führen, sofern gleichzeitig eine Niereninsuffizienz besteht. Die Schwere der neurologischen Erscheinungen und die Prognose derselben sind meist unmittelbar abhängig von der Schwere der Niereninsuffizienz. Ist letztere hochgradig, so wird sich **klinisch** schon innerhalb 1–2 Wochen eine ausgeprägte motorische und sensible Polyneuropathie einstellen, die keine befriedigende Rückbildungstendenz zeigt.

Übrige Medikamente

Seltener führen *Meprobamat, Hydralazin* oder *Disulfiram* (Antabus) (363) zu einer Polyneuropathie. In Zusammenhang mit Alkohol und bei hoher Disulfiramdosis kann es zu einer fulminanten schweren Polyneuropathie kommen (941). Bei *Vincristin-Medikation* (240) geht die Polyneuropathie manchmal mit Alopezie und Obstipation einher. Selten einmal kann sich bei einer Polyneuropathie unbekannter Ätiologie eine ausgeprägte Corticosteroidabhängigkeit entwickeln: Unter der Medikation tritt eine weitgehende Besserung auf, die beim Versuch, die Medikation abzustellen, von einem schweren Rückfall gefolgt wird. Auch im Rahmen einer *Lithium-Intoxikation* wurde eine schwere Polyneuropathie beschrieben (833), ebenso mit dem Thyreostatikum Carbimazol (631).

Weitere exotoxische Polyneuropathien

In epidemischem Ausmaße erzeugte ein mit einer nicht sicher definierten toxischen Substanz versetztes *spanisches Olivenöl* eine schwere Polyneuropathie (231). Zwischen 4 und 8 Wochen nach Einnahme des Öls stellten sich bei ¾ der Betroffenen, nach 6 Wochen schließlich aber bei 92% neurologische Symptome ein. Diese bestanden in einer axonalen Neuropathie mit Muskelschmerzen, Krämpfen, Paresen, Reflexverlust, Muskelatrophie und Sensibilitätsstörungen. Nach 12 Monaten waren viele der Patienten durch die neurologischen Symptome noch behindert. Eine Reihe von Lösungsmitteln, so z. B. das *Trichloräthylen* (Tri) und der *Schwefelkohlenstoff,* führt u. a. zu vorwiegend sensiblen Neuropathien. Bei „Schnüfflern" wurden durch das Einatmen von *n-Hexan,* dem in Industrieleimen enthaltenen Lösungsmittel, Polyneuropathien verursacht. Auch nach *CO-Intoxikationen* sind Polyneuropathien beschrieben worden.

Andere Polyneuropathien

Serogenetische Polyneuropathie

Diese tritt vor allem nach Tetanusschutzimpfungen auf und immer im Rahmen einer allgemeinen Serumkrankheit, d. h. im Mittel 4–12 Tage nach der Injektion. Sie kann sich entweder als lokalisierte Form, z. B. analog der neuralgischen Schulteramyotrophie (S. 426) bzw. mit anderen elektiven Lokalisationen (Peronäusparese), manifestieren oder aber als generalisierte akute Polyradikuloneuropathie mit Tetraparesen, eventuell mit Hirnnervenausfällen.

Proximale motorische Neuropathie mit multifokalen Erregungsleitungsblocks

Diese Affektion ist **klinisch** durch chronisch-progrediente, asymmetrische, zunächst rein motorische Paresen, durch Faszikulationen, durch Schmerzen oder Krämpfe und evtl. Myokymien gekennzeichnet (135a, 639a, 839a, 940a). Die Lähmungen summieren sich im Laufe von Monaten oder Jahren und führen zu einer progredienten Behinderung. Die Abgrenzung gegenüber einer spinalen Muskelatrophie bzw. einer myatrophischen Lateralsklerose ist notwendig und nicht immer ganz leicht (839a). **Diagnostisch** entscheidend ist der Nachweis multipler, vor allem proximaler, segmentaler Erregungsleitungsstörungen peripherer Nervenstämme bei der Elektroneurographie (940a).

Meningopolyneuritis nach Zeckenbiß

Epidemiologie. Es handelt sich um eine Krankheit, die durch den Biß von Zecken, besonders des Ixodes ricinus, seltener aber auch durch andere Insekten, übertragen wird. Die Symptome sind recht unterschiedlich. Die neurologischen Symptome sind einerseits die viral bedingte Frühsommer-Meningoenzephalitis (S. 52), andererseits eine wohl durch Spirochäten, z. B. Borrelien, erzeugte Affektion. Sie treten besonders häufig im Sommer und Herbst auf, vor allem in Gebieten mit affizierter Zeckenpopulation.

Nomenklatur. Wegen der begleitenden dermatologischen Symptome spricht man auch von der *Erythema-chronicum-migrans*-Krankheit, von der *Lyme-Krankheit,* der *Meningo-polyneuritis* oder dem *Garin-Buja-doux-Bannwarth-Syndrom* (6, 766).

Klinik. Unmittelbar im Anschluß an den Insektenbiß ist – nicht in allen Fällen – ein sich im Verlauf von Tagen bis Wochen ringförmig um diesen herum ausbreitendes *Erythema chronicum migrans* nachweisbar. Wenige Wochen nach dem Zeckenbiß manifestieren sich *intensive Schmerzen,* meist in den Regionen des Stiches. Später folgt eine oft asymmetrische Polyneuro- oder Radikulopathie, nicht selten von einer oft beidseitigen *Fazialisparese* begleitet. Die Verteilung der Lähmungen kann sehr unterschiedlich sein und von einer schmerzhaften *Polyradikulitis Guillain-Barré* bis zur Polyradiculitis cranialis reichen. Die neurologische Symptomatologie ist fast regelmäßig von einer Eiweißerhö-

hung und einer Zellzahlvermehrung bis zu etwa 400 Zellen im Liquor begleitet, so daß von einer eigentlichen *Meningoradikulitis* (922, 995a) bzw. von einer lymphozytischen Meningoradikulitis (866) gesprochen werden kann. Gelegentlich treten als weitere Organmanifestation *mono-arthritische Schmerzen* auf, wie sie für die zuerst in den USA, später aber auch bei uns beschriebenen Lyme-Krankheit (766) typisch sind. Auf die zentralnervösen Symptome der Neuroborreliose wurde auf S. 54 hingewiesen.

Prognose und Therapie. Spontan sind die Krankheitsverläufe langwierig, schlußendlich aber tritt Heilung ein. Seit die Wirksamkeit von Penicillin und Tetracyclinen bei der Lyme-Krankheit nachgewiesen wurde (1056), wird mit diesem Medikament auch die Meningoradikulitis nach Zeckenstich erfolgreich behandelt.

Tick-Paralysis

Wohl etwas anderes sind die 4–14 Tage nach einem Zeckenbiß subakut auftretenden Lähmungserscheinungen mit Reflexverlust. Diese sind entweder auf die betroffene Extremität beschränkt oder befallen rasch progredient alle Muskeln (418, 846). Die Ursache liegt in einer Leitungsstörung der peripheren Nerven bzw. einer Überleitungsstörung am neuromuskulären Übergang, ähnlich dem Botulismus (596).

Polyneuropathie bei Malignomen

Bei malignen Tumoren kann es auch ohne lokale Metastasierung zu verschiedenen metaneoplastischen Manifestationen kommen. Auf die Kleinhirn- und anderen zentralnervösen Symptome (S. 162) sowie auf die Myopathien (S. 523) wurde an anderer Stelle eingegangen.

Klinik. Am peripheren Nervensystem werden vor allem *sensorische Polyneuropathien* beobachtet. Zunächst treten ausstrahlende Schmerzen und Parästhesien sowie Sensibilitätsstörungen distal an den Extremitäten auf, die vor allem Unterschenkel und Füße sowie die Hände betreffen. Die Tiefensensibilität ist deutlich gestört, so daß es zu einer entsprechenden Ataxie bei den Bewegungen kommt. Es finden sich eine Hypotonie und eine Areflexie bei fehlender oder nur minimaler motorischer Parese. Allerdings kann dasselbe klinische Krankheitsbild auch bei Patienten ohne Karzinom auftreten (550). Als seltenere Form wurde bei Malignomen eine Mononeuritis multiplex beobachtet, die sich auf dem Boden einer praktisch auf das Nervensystem beschränkten Vaskulitis entwickelte (524).

Pathologische Anatomie und Pathophysiologie: Pathologisch-anatomisch liegen degenerative Veränderungen der Spinalganglien, der Hinterwurzeln, der Hinterstränge sowie der peripheren Nerven vor. Die pathophysiologischen Zusammenhänge sind nicht geklärt. Obwohl unter den malignen Neoplasien das Bronchuskarzinom am häufigsten zu neurologischen Komplikationen Anlaß gibt, kommen solche bei anderen Karzinomen, dann aber z. B. auch beim Morbus Hodgkin, vor.

Prognose: Die mehr oder weniger rasche Progression ist die Regel. Selten kann es nach Operation des Karzinoms zu einer Rückbildung der neurologischen Ausfälle kommen.

Hypothyreose

Hier werden nebst zentralnervösen (S. 159) und muskulären (S. 522) Störungen auch Zeichen einer Polyneuropathie beobachtet (728). Je nach Intensität der Suche finden sie sich bei 15–60% der Patienten mit Hypothyreose. Klinisch handelt es sich um symmetrische, distal betonte, sensorische Polyneuropathien. Es treten unangenehme Parästhesien der Extremitätenenden, Schmerzen der Muskulatur und besonders der Waden, lanzinierende Schmerzen in den Füßen sowie objektivierbare distale Sensibilitätsstörungen auf. Die oft angegebene Muskelschwäche ist allerdings meist myopathisch bedingt.

Pathologisch-anatomisch liegt eine axonale Degeneration vor (728). Therapeutisch spricht auch die Polyneuropathie gut auf die Behandlung der Hypothyreose an.

8. Hirnnervensymptome und Erkrankungen der Hirnnerven

Von den 12 Hirnnerven sind die ersten 2 embryogenetisch gesehen keine peripheren Nerven, sondern vorgestülpte Hirnteile. Tab. 8.1 gibt einen Überblick über die Hirnnerven, ihre Funktion und die angewandte Untersuchungstechnik. Die Abb. 8.1 zeigt Kerne der Hirnnerven III bis XII im Hirnstamm. Hier können Läsionen eine Symptomatologie ver-

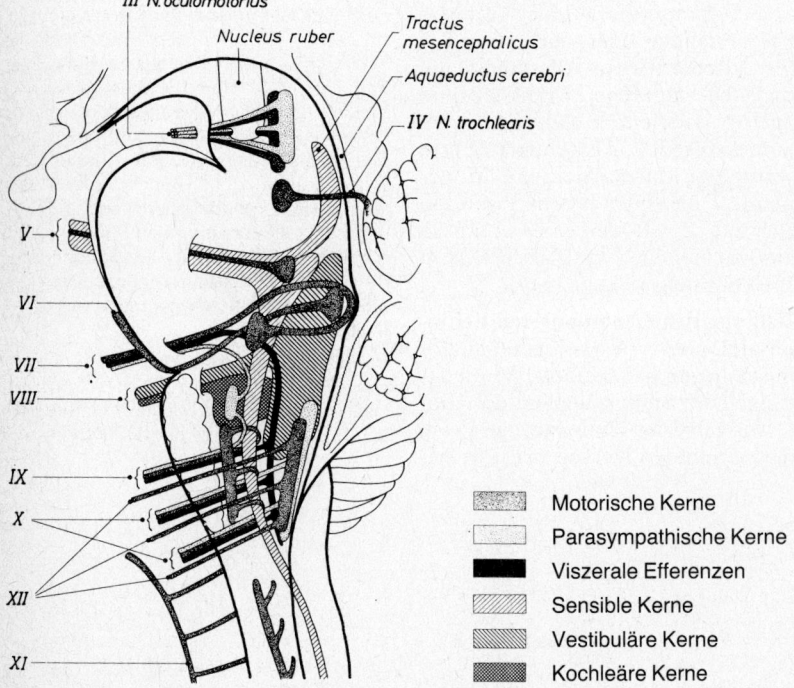

Abb. 8.1 Die Gehirnnerven. Lage ihrer Kerngebiete im Hirnstamm (nach *Braus* u. *Elze*)

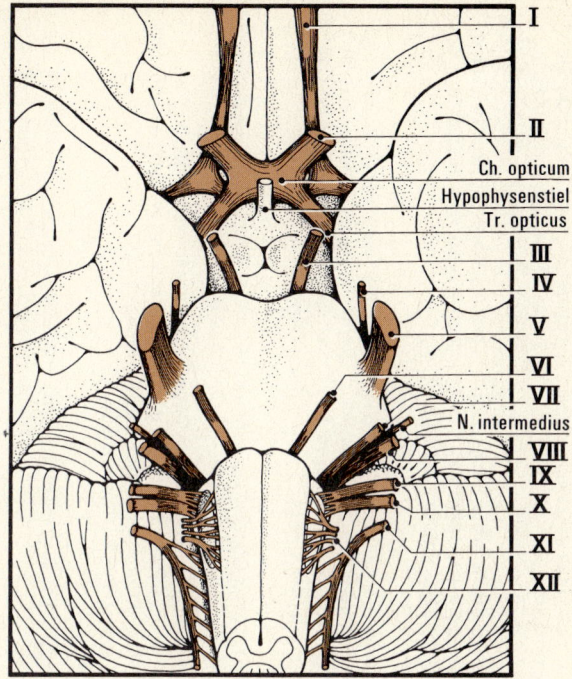

I

II

Ch. opticum
Hypophysenstiel
Tr. opticus

III
IV

V

VI
VII

N. intermedius

VIII
IX

X

XI

XII

Abb. 8.**2**   Die Hirnnerven in ihrer Beziehung zur Basis des Gehirns

ursachen, die sehr genau gegenüber derjenigen nach Nervenstammschädigung abgegrenzt werden muß. In Abb. 8.**2** ist die Beziehung der austretenden Hirnnerven zur Basis des Gehirns dargestellt, in Abb. 8.**3** jene zur Schädelbasis. Bei manchen Läsionen bestimmen diese topographischen Beziehungen die klinische Symptomatologie.

Geruchssinnstörungen (983)

Anatomie: Von den 10–20 Millionen Rezeptorzellen der Riechschleimhaut gehen die Axone in den Nn. olfactorii durch die Lamina cribrosa hindurch zum Bulbus olfactorius. Hier endet das erste Neuron an den Dendriten der Mitralzellen, von welchen aus das zweite Neuron durch Vermittlung der Striae olfactoriae zum Corpus amygdaloideum und anderen Zonen des Schläfenlappens gelangt. Eine Geruchswahrnehmung erfolgt nur, wenn die Riechstoffe in einer Flüssigkeitsschicht über den Sinneszellen gelöst sind.

Tabelle 8.1   Hirnnerven. Funktion und Untersuchungstechnik

Hirnnerven	Funktion	Untersuchungstechnik	Bemerkungen
I N. olfactorius	Geruchssinn	Geruchsstoff (Kaffee, Gewürznelken, Oleum menthae)	Trigeminusreizstoffe (Salmiak) bei Simulationsprüfung und lokalen Schleimhautveränderungen
II N. opticus	Leitung der optischen Reize aus der Retina	Prüfung der Sehschärfe; Beurteilung der Sehnervenpapille mit dem Ophthalmoskop; Gesichtsfeld digital oder instrumentell	Gesichtsfeldstörung auch bei Läsion des Tractus und der Radiatio optica
III N. oculomotorius	Innervation von Levator palpebrae, Mm. rectus internus, superior, inferior und obliquus inferior sowie sphincter pupillae und Ziliarmuskel	Einstellung der Sehachse, Verfolgen eines Gegenstandes mit den Augen, Pupillarreflexe (Licht und Konvergenz)	Differentialdiagnostisch nukleäre und supranukleäre Augenmotilitätsstörungen und Pupillenstörungen bei Optikusläsionen
IV N. trochlearis	M. obliquus superior, Bulbus nach innen unten wenden	Verfolgen eines Gegenstandes mit den Augen	Eventuell Schiefhaltung des Kopfes bei Ausfall beachten
V N. trigeminus	Innervation der Kaumuskeln, Sensibilität Gesicht und Schleimhäute von Auge, Zunge sowie Teilen des Nasen-Rachen-Raumes	Mundöffnen (Abweichen auf gelähmte Seite hin), Zubeißen (Palpation der Mm. masseter und temporalis). Sensibilität durch Berühren. Kornealreflex	Kornealreflex vermindert auch bei Fazialisparese und zentralen Sensibilitätsstörungen
VI N. abducens	M. rectus externus. Bulbus nach temporal abduzieren	Verfolgen eines Gegenstandes nach lateral	Differentialdiagnostisch nukleäre und supranukleäre Lähmungen

VII N. facialis	Innerviert mimische Muskulatur, führt Fasern zu Tränen- und Speicheldrüsen und Geschmacksfasern aus den vorderen zwei Dritteln der Zunge	Stirnrunzeln, Augenzukneifen, Nasenrümpfen, Pfeifen, Zähnezeigen, Tränensekretionstest nach Schirmer (S. 373), Geschmacksprüfung (S. 373)	Differentialdiagnostisch zentrale Fazialisparese (S. 372)
VIII N. vestibulocochlearis	Gehör; Gleichgewichtssinn	Flüsterzahlen, Stimmgabelprüfungen (Weber und Rinne, S. 378). Bei Augenbewegungen Nystagmus beachten, Gleichgewichtsproben (Romberg-Test, Einbeinstand, Unterberger-Versuch und Sterngang, S. 382)	Differentialdiagnostisch zentrale Störungen des Gleichgewichtes
IX–X Nn. glossopharyngeus und vagus	Innervieren Muskeln des weichen Gaumens, des Pharynx sowie (N. recurrens vagi) des Kehlkopfes. Sensibel weicher Gaumen, Rachen, Tonsillarnische, Innenohr, führt Fasern zur Parotis und Geschmacksfasern aus dem hinteren Drittel der Zunge	Beurteilung des Schluckaktes, Würgreflex (Symmetrie des Gaumensegels, Kulissenphänomen der Rachenhinterwand von der gelähmten Seite weg), Heiserkeit, Sensibilität im Rachen (Seitenvergleich)	
XI N. accessorius	M. sternocleidomastoideus und obere Trapeziusportion	Drehen des Kopfes gegen Widerstand. Beeinträchtigung auf Gegenseite der Sternokleidomastoideusparese (S. 387). Trapeziusparese bewirkt Schultertiefstand und Schaukelstellung der Skapula. Heben der Schulter gegen Widerstand	
XII N. hypoglossus	Innerviert Zungenmuskulatur	Atrophie der Zunge (gerunzelte Schleimhaut, wellig eingezogener Rand). Abweichen der Zunge beim Herausstrecken auf gelähmte Seite hin	Frische zentrale Parese mit Zungenabweichen auf die gelähmte Seite hin, wird bald kompensiert

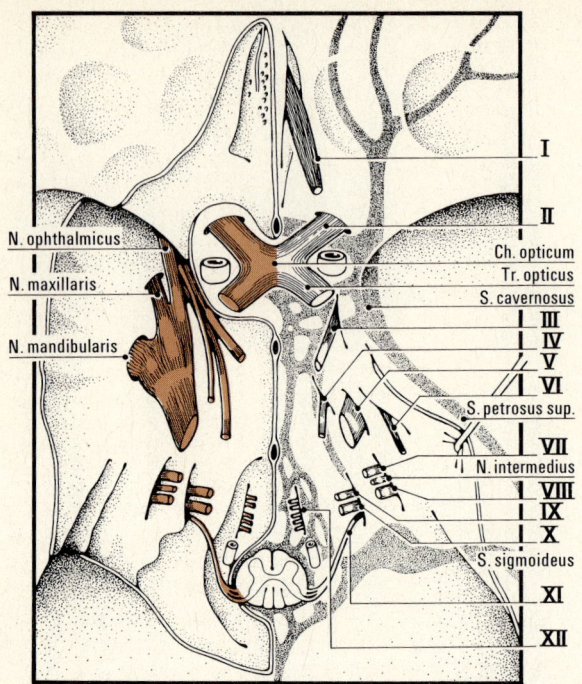

N. ophthalmicus

N. maxillaris

N. mandibularis

I

II

Ch. opticum
Tr. opticus
S. cavernosus

III
IV
V
VI

S. petrosus sup.

VII
N. intermedius
VIII
IX
X

S. sigmoideus

XI

XII

Abb. 8.3 Die Hirnnerven in ihrer Beziehung zur Schädelbasis. Links ist die Dura entfernt, rechts sind die Blutleiter in der Dura sichtbar. Die Hirnnerven I–XII verlassen den Schädel durch folgende Öffnungen:

I	Lamina cribrosa	VII	}	Porus acusticus internus
II	Canalis opticus	VIII		
III	} Fissura orbitalis superior	IX	}	Foramen jugulare
IV		X		
VI		XI		
V/1	Fissura orbitalis superior			Canalis hypoglossi
V/2	Foramen rotundum			
V/3	Foramen ovale			

Untersuchungstechnik: Der Geruchssinn wird bei geschlossenen Augen auf jeder Nasenseite isoliert geprüft. Kaffee wird von ca. 70% der Patienten erkannt. Auffallend häufig wird er als „Tabak" bezeichnet. Wenn ein Patient „nichts" zu riechen angibt, prüfe man zum Vergleich mit einer Leerprobe. Wird hierbei die Geruchsprobe grundsätzlich richtig als Geruchsstoff bezeichnet, aber nicht spezifiziert, so kann das Resultat als normal aufgefaßt werden. Wird jedoch kein Unterschied zwischen Leerprobe und einem noch so intensiv riechenden Stoff (z. B.

Asa foetida) wahrgenommen, so liegt eine Anosmie vor. Wird Salmiak – kein Geruchsstoff, sondern ein Trigeminusreizstoff – wahrgenommen, so handelt es sich um eine echte Störung des N. olfactorius. Wird auch auf Salmiak jedoch nicht oder nur nach tiefer Inspiration reagiert (Bronchialreiz), so liegt eine Affektion der Nasenschleimhaut oder – bei völligem Fehlen einer Reaktion – eine psychogene Störung vor.

Terminologie. Eine Verminderung des Geruchssinnes wird als *Hyposmie* bezeichnet und ist für die neurologische Diagnostik nicht relevant. Als *Parosmie* ist das Verkennen von wahrgenommenen Gerüchen, als *Kakosmie* das Empfinden von unangenehmen, oft stinkenden Gerüchen auch ohne Substrat bezeichnet. Nur das vollständige Fehlen des Geruchssinnes, die *Anosmie,* soll nachfolgend näher analysiert werden.

Anosmie

Ein vollständiger Ausfall des Geruchssinnes kommt bei *Nasenaffektionen,* z. B. Rhinitis sicca, oder einseitig bei fehlender Ventilation vor. Eine nicht rhinogen bedingte Anosmie kann isoliert als Ausdruck eines *Olfaktoriusmeningeoms* vorkommen. Die häufigste Ursache einer Anosmie ist das *Schädel-Hirn-Trauma,* wobei ein Abriß der Nn. olfactorii oder Kontusionen des Bulbus olfactorius vorliegen können. Meist werden derartige posttraumatische Geruchssinnstörungen mit einer Latenz von Wochen bis Monaten bemerkt. Möglicherweise spielen hier sekundäre narbige Veränderungen der Meningen mit eine Rolle. Eine posttraumatische Anosmie ist um so häufiger, je länger die posttraumatische Amnesie gedauert hat. Bei rund ⅓ der Fälle bildet sich die Störung zurück, in den allermeisten im Ver-

lauf eines Jahres. Nach *Virusgrippe* tritt in ¾ der Fälle eine Beeinträchtigung des Geruchssinnes ein, bei ⅓ sogar eine vollständige Anosmie, die sich nur bei ⅔ der schwer Betroffenen innerhalb von 6–12 Monaten erholt, nur bei einem kleineren Teil vollständig. Oft bleiben Parosmien und Kakosmien bestehen (456). Seltener spielt sich ähnliches auch nach banalen Erkältungskrankheiten oder ohne faßbare Ursache ab. *Seltenere Ursachen* sind eine Beeinträchtigung des Geruchssinnes beim Morbus Paget. Eine Geruchssinnstörung tritt gelegentlich bei Diabetes mellitus auf, und eine Hyposmie wird nach Laryngektomie beschrieben. Intermittierende Störungen des Geruchs- und des Geschmackssinnes wurden bei Sarkoidose (S. 55) beschrieben. Eine Anosmie bei Aplasie des Bulbus olfactorius ist Teil des Kallmann-Syndromes (hypogonadotroper Hypogonadismus mit eunuchoidem Hochwuchs, Ausbleiben der Pubarche und gelegentlich Farbenblindheit).

Eine **Beeinträchtigung der Geschmacksempfindungen** (Ageusie) wird oft zugleich mit einer Anosmie geäußert. Sie ist meist *indirekt* und lediglich auf den Wegfall der für die Geschmacksempfindung so wichtigen Geruchswahrnehmungen zurückzuführen. Eine *echte* Ageusie (983) kann durch lokale Einwirkungen toxischer Substanzen auf die Zungenschleimhaut (Anfeuchten eines Schreibgerätes) verursacht werden. Eine vorübergehende Ageusie tritt manchmal nach oraler Einnahme gewisser Medikamente ein (983), z. B. nach Penicillamin, L-Dopa,

Phenindion, dem Thyreostatikum Thiamazol (574), dem H_2-Rezeptorenantagonisten Ranitidin-HCl (Zantic) (zugleich mit Kopfweh und Husten) und dem Koronartherapeutikum Ildamen (893). Ein Zinkionenverlust, wie er z. B. bei der Histidintherapie der Sklerodermie entstehen kann, kann neben psychischen Veränderungen und zerebellären Störungen auch eine Ageusie und Anosmie verursachen (452). Verlust des Geschmackssinnes wurde nach Tonsillektomie beschrieben (331). Hypogeusie wird auch bei Diabetes mellitus, Sheehan-Syndrom und Hypothyreose beschrieben. Störungen des Geschmackssinnes kommen nicht selten bei alten Personen oder im Rahmen einer Arteriitis vor und können im besonderen auch zusammen mit Zungenbrennen ein Frühsymptom der Polymyalgia rheumatica bei Riesenzellarteriitis sein. Intermittierend tritt eine Geschmackssinn- und Geruchssinnstörung bei Sarkoidose auf. Klassisch ist die einseitige Ageusie der vorderen zwei Drittel der Zunge bei peripherer Fazialisparese (S. 373).

Echte Kombination von Anosmie und Ageusie

Dieses seltene gleichzeitige Vorkommen der beiden Störungen findet sich nach Schädel-Hirn-Trauma, ausnahmsweise auch eine isolierte Ageusie, und ist auf eine kontusionelle Schädigung des Zwischenhirns in der Wand des III. Ventrikels zurückzuführen.

Kakosmien

Diese spontanen, anfallsartigen, meist unangenehmen Geruchssensationen treten bei Reizung des Bulbus olfactorius, des Corpus amygdaloideum oder Unkus auf. Sie können auch als Aura einem epileptischen Anfall vorausgehen (Unzinationskrisen) und weisen dann auf einen Prozeß der vorderen und basalen Schläfenlappenregion hin (S. 187).

Sehstörungen als neurologisches Problem

Aus dem großen Gebiet der Neuroophthalmologie (441, 483, 1142) seien hier nur einige wenige Symptomenkomplexe kurz angeführt, mit denen sich der Neurologe besonders häufig beschäftigen muß.

Visusstörungen

Plötzlich auftretender einseitiger Visusverlust

Dieser kann als *Traumafolge* bei einer Fraktur in den Canalis opticus hinein auftreten (Aufnahmen nach Rhese!). Als Amaurosis fugax wird er bei *Karotisverschlüssen* beobachtet. Auf sklerotischer Basis führen Veränderungen der Arteriolen des N. opticus zu *ischämischen Optikusneuropathien* oder Optikusmalazien, die eine Pseudostauungspapille erzeugen können. Ein plötzlicher Blutdruckabfall oder Blutverlust kann auslösend wirken. Gleichartige Symptome kommen bei *Arteriitis cranialis* vor (S. 472). Bei *Stauungspapillen* kann sich einerseits ein allmählich innerhalb von Wochen bis Monaten zunehmender Visusabfall bemerkbar machen, es kann aber auch zu amblyopen Attacken mit vorübergehender Erblindung kommen. Letztere können auch in dauernde Blindheit übergehen. Auch ohne Stauungspapillen können *intrakranielle Raumforderungen* (wohl durch Einklemmung der A. cerebri posterior im Tentoriumschlitz und okzipitaler Ischämie) zu attackenweisen Sehstörungen führen (468).

Beidseitiger plötzlicher Visusverlust

Ein solcher kann u. a. selten einmal Ausdruck einer beidseitigen *Retinaischämie,* z. B. im Rahmen eines Aortenbogensyndromes, sein. Meistens aber ist er Folge einer *Ischämie der Okzipitalrinde* bei basilärer Durchblutungsinsuffizienz. Charakteristisch sind oft Prodrome mit Verlust des Farbsehens, hemianopische Episoden, das relative Erhaltenbleiben des zentralen Sehens und manchmal das Leugnen einer Sehstörung trotz offensichtlicher schwerer Behinderung. Die plötzliche Entlastung eines Hydrozephalus, vor allem am sitzenden Patienten, kann zu einer sofortigen irreversiblen Erblindung – wohl durch Optikusischämie – führen.

Rasch oder allmählich auftretender Visusverlust eines oder beider Augen

Dieser kann sehr verschiedene Ursachen haben. Bei *Retrobulbärneuritis* und bei *Papillitis* tritt der Visusabfall innerhalb mehrerer Tage auf und erholt sich nach einigen Wochen, wobei aber Ausnahmen möglich sind. Auch simultan auftretende beidseitige Retrobulbärneuritiden kommen vor. Auch die erwähnten Vaskulopathien des N. opticus können allmählich zunehmend Visusstörungen erzeugen. Bei *blutungsbedingten Anämien,* beim Manne besonders im Gastrointestinaltrakt, bei Frauen nach Genitalblutungen, können sich innerhalb von Stunden bis Tagen meist beidseitige Visusverluste bis zur einseitigen Erblindung in etwa 10% der Fälle einstellen. Bei partiellen Gesichtsfeldstörungen ist besonders oft ein symmetrischer horizontaler unterer Gesichtsfelddefekt vorhanden. Die Prognose ist schlecht (190). Unter den *toxischen Ursachen* seien die Methylalkoholvergiftung und die Tabak-Alkohol-Amblyopie erwähnt. Bei letzterer findet sich eine beidseitige Visusabnahme, wobei frühzeitig rot und grün nicht mehr unterschieden werden können. Ursächlich scheint ein Vitamin-B_{12}-Mangel eine wichtige Rolle zu spielen. Bei *Kompression des N. opticus* durch einen raumfordernden Prozeß (Tumor, Karotisaneurysma) werden ein Gesichtsfeldausfall und eine Optikusatrophie den langsam fortschreitenden Visusabfall begleiten. Ein *Optikusgliom* führt – gehäuft bei Kindern und besonders bei Mädchen – allmählich zu Visusabfall, zu einer Ausweitung des Canalis opticus (Rhese-Aufnahmen) und eventuell zu einem Exophthalmus.

Gesichtsfeldstörungen (441)

Untersuchungstechnik. Der Ausfall wird in der Regel an beiden Augen zugleich (homonyme Ausfälle) und gelegentlich an jedem Auge gesondert gesucht. Der Patient fixiert die Nase des vor ihm in etwa 1 m Abstand sitzenden Untersuchers, wobei dieser seitlich in den Gesichtsfeldquadranten des Patienten einen Finger isoliert und später simultan (Unaufmerksamkeitshemianopsie, „neglect") bewegt (Abb. 8.**4**). Im eigenen Gesichtsfeld kann er jeweils verifizieren, ob die Fingerbewegungen überhaupt sichtbar sind. Gelegentlich kann man mit einem roten Nadelkopf, der von der Peripherie her in der gleichen Weise wie bei

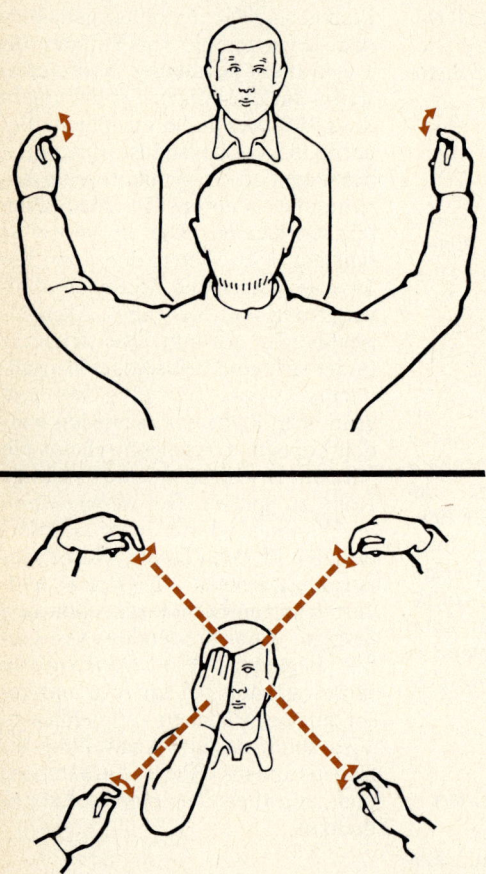

Abb. 8.4   Manuelle Prüfung des Gesichtsfeldes. Oben: Simultan bei Unaufmerksamkeitshemianopsie (neglect). Unten: An einem Auge isoliert

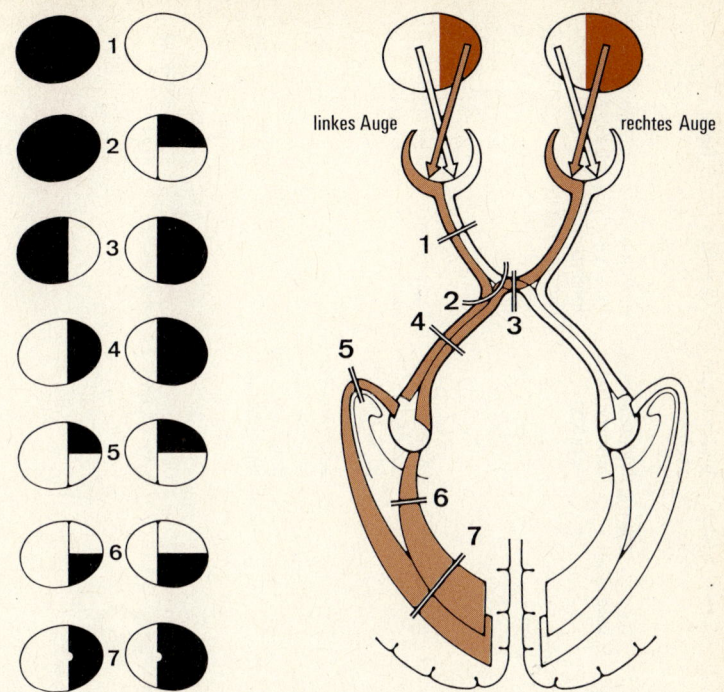

Abb. 8.5   Gesichtsfelddefekt, bezogen auf den Läsionsort der Sehbahnen

der Fingerprüfung vorgeschoben wird, beginnende Gesichtsfelddefekte nachweisen, die erst die Isopteren für die rote Farbe betroffen haben.

Topische Zuordnung der Gesichtsfeldausfälle

Die Gesichtsfelddefekte sind in Abb. 8.5 schematisch in ihrer lokalisatorischen Bedeutung dargestellt. Hieraus sowie unter Berücksichtigung der übrigen klinischen Befunde und der anamnestischen Angaben wird man Rückschlüsse auf die Ätiologie ziehen können. Die *homonymen Gesichtsfeldstörungen* und sogar die vollständigen homonymen Hemianopsien können vom Patienten völlig unbemerkt bleiben. Beim *„visuellen Neglect"* oder der Unaufmerksamkeitshemianopsie werden bei simultaner Prüfung der rechten und linken Gesichtsfeldhälfte die Stimuli auf der einen Seite nicht wahrgenommen, obwohl sich bei Untersuchung jeder Gesichtsfeldhälfte allein keine Hemianopsie nachweisen läßt. Er tritt charakteristischerweise bei parietalen Läsionen der nicht dominanten Hemisphäre auf. Als

Tabelle 8.2   Papillenödem und seine Differentialdiagnose

Erkrankung	Papillenbefund	Visus	Gesichtsfeld	Weitere Symptome	Ursachen	Seite
Stauungspapille	unscharfe Ränder, Papille vergrößert, evtl. Prominenz, Hyperämie, verdickte Venen, evtl. streifige Blutungen der Papille oder ihrer unmittelbaren Umgebung; Retina sonst unauffällig	meist lange noch normal	blinder Fleck vergrößert	kurzdauernde amblyopische Attacken	Hirntumor in 75%. Venenthrombose. Andere intrakranielle Drucksteigerungen	fast immer beidseitig
Maligne Hypertonie mit Retinopathie	Befund an der Papille selber ähnlich wie oben. Aber: Gefäßveränderung der ganzen Retina mit Kreuzungsphänomen, Kaliberschwankungen, Silberdrahtarterien, gelblichweißlichen Exsudaten. Blutungen weit hinaus in die Peripherie	u. U. vermindert	normal	Hypertoniebeschwerden (z. T. ähnlich den Symptomen eines Hirntumors), Blutdruckerhöhung, Nierenbefund	Hypertonie, Nephropathie	fast immer beidseitig
Zentralvenenthrombose	Papille unscharf, ödematös und prominent. Venen enorm verdickt, korkzieherartig geschlängelt. Blutungen bis weit in die Peripherie, z. T. flächig	sehr rascher, aber nicht abrupter Visusverlust	wechselnd	Bulbusschmerzen	Hyperkoagulabilität	meist einseitig

Papillitis	ophthalmoskopisch oft nicht von Stauungspapille zu unterscheiden; Papille weniger prominent, Venen weniger erweitert	hochgradiger Visuszerfall innerhalb weniger Tage; Erholung nach ein bis einigen Wochen	frühzeitig Zentral- und Parazentralskotom; evtl. sektorartige periphere Skotome	Schmerzen im Augenbereich, besonders bei Bulbusbewegungen; hierbei evtl. Lichtsensationen	Fokalinfekt? Multiple Sklerose	fast immer zunächst einseitig; mit Latenz von Wochen gelegentlich beidseitig
Retrobulbärneuritis	analog der Papillitis, aber bei normalem Papillenbefund					
Drusenpapillen	vergrößert, prominent, unscharfe Ränder, Papille jedoch gelblich verfärbt; Venen unauffällig, keine Blutungen; bei oberflächlicher Lage der Drusen Papille höckerig mit sagoartigen, glitzernden Körnern	normal	gelegentlich leichte Defekte	keine	kongenitale Einlagerung von hyalinen Substanzen (oft erblich)	meist beidseitig
Persistierende markhaltige Fasern	Einlagerung von schneeweißen, flammigen Markfasern von der Papille peripheriewärts; Papille sonst unauffällig	normal	normal	evtl. auch in der Retina, unabhängig von der Papille	kongenitale Störung	in 20% beidseitig
Pseudopapillenödem (= Pseudoneuritis)	Optikusfasern angehoben; Papille prominent, verbreitert; grauweiße, trübe Farbe ohne Hyperämie; evtl. Vene geschlängelt, aber nicht verbreitert	normal	normal	oft Hyperopie	kongenitale übermäßige Wucherung der Glia; gelegentlich familiär	beidseitig und einseitig möglich

„Riddoch-Phänomen" wird die Wahrnehmung von Bewegungen in einem Gesichtsfeldbereich bezeichnet, in welchem statische Reize nicht wahrgenommen werden. Ein positives Riddoch-Phänomen bei Hemianopsien gilt als prognostisch günstiges Zeichen für deren Rückbildung. *Palinopsie* oder visuelle Perseveration kann bei Patienten mit rechtsseitigen temporookzipitalen Läsionen vorkommen (743). Gesehene Bilder werden weiterhin oder erneut nach einem Intervall „wahrgenommen", nachdem der optische Stimulus bereits nicht mehr einwirkt. Das imaginäre Bild wird in die aktuelle optische Umwelt inkorporiert. Ein sogenannter *temporaler Halbmond* – ein erhaltener Gesichtsfeldrest außen im temporalen Bereich – bleibt bei einer Hemianopsie auf dem Boden einer einseitigen kontralateralen okzipitalen Läsion bestehen (meist eine Erweichung), dann nämlich, wenn der zentrale Anteil der Fissura calcarina ausgespart geblieben ist (722). Die *Chiasmasyndrome* sind auch auf S. 38 dargestellt worden.

Pathologische Befunde an der Sehnervenpapille

Papillenödem

Hier werden differentialdiagnostisch vor allem die Stauungspapille, die entzündliche Papillitis und die vaskuläre Papillitis bei Hypertonie erwogen werden müssen. Die Merkmale sind in Tab. 8.**2** dargestellt. Im Zweifelsfalle leistet die Fluoreszenzangiographie gute Dienste.

Optikusatrophie

Deren Ausmaß muß keineswegs parallel zur Visusverminderung gehen. Ursächlich kommen vor allem ein *Optikusgliom* oder eine *Optikuskompression* durch einen raumfordernden Prozeß der Nachbarschaft in Frage. Im weiteren muß eine *traumatische* Optikusläsion, eine durchgemachte *Retrobulbärneuritis* (temporale Abblassung), ein *Status nach Stauungspapille,* eine *Lues* oder auch eine bei Männern vorkommende Lebersche *familiäre Optikusatrophie* erwogen werden. Bei der zuletzt genannten Affektion wurde neuerdings eine konkomitierende Enzephalitis beschrieben. Es wurde deshalb die Hypothese eines von der Mutter auf den Sohn übertragenen Slow virus formuliert, dessen Auswirkung von der genetisch bedingten Resistenz des Kindes abhängen soll (1139). Optikusatrophien, auch beidseitige, kommen bei *Turmschädel* vor. Nach *Röntgenbestrahlung* der Chiasmaregion wurden beidseitige Optikusatrophien beobachtet. Eine *Arachnitis opticochiasmatica* – also eine mechanische Läsion des Optikus durch arachnoidale Stränge – wird wohl zu häufig diagnostiziert. Beim *Foster-Kennedy-Syndrom* besteht eine (kompressionsbedingte) Stauungspapille auf der Gegenseite bei einem Tumor der mittleren Schädelgrube.

Augenmotilitätsstörungen (44, 212, 423, 850)

Funktion der Augenmuskeln und Untersuchungstechnik

Funktion der einzelnen Augenmuskeln

Diese sind in der Abb. 8.**6** und in der Tab. 8.**3** dargestellt. Man beachte z. B., daß der rechte M. rectus superior in der Ausgangsstellung mit Blick geradeaus den rechten Bulbus adduziert und den vertikalen Meridian einwärts dreht. Die elevatorische Wirkung ist gering und wird erst maximal, wenn andere Muskeln (M. rectus externus, Mm. obliquus inferior und superior) den Bulbus abduziert haben.

Analyse der gelähmten Muskeln

Diese kann nach folgenden Grundsätzen vorgenommen werden:

– Die Doppelbilder weichen stärker auseinander, wenn der Blick in die Funktionsrichtung des gelähmten Muskels hin bewegt wird. Ist beispielsweise beim Blick nach links der Abstand der Doppelbilder am größten, so liegt entweder eine Lähmung des linken M. rectus externus oder des rechten M. rectus internus vor. Das Bild des normalen Auges wird als echtes, dasjenige des paretischen Auges als falsches Bild bezeichnet. Letzteres ist gegenüber dem echten das weiter peripher gesehene.

– Deckt man bei jeder Blickstellung, in welcher die Doppelbilder am weitesten auseinandergewichen sind, ein Auge zu, so verschwindet das entsprechende Bild und der Patient kann angeben, ob

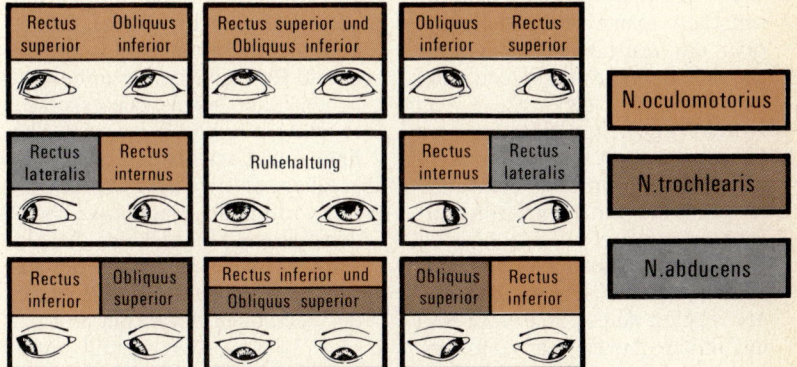

Abb. 8.**6**   Das Schema nach Hering gibt an, in welcher Blickrichtung die *Hauptfunktion* eines jeden Augenmuskels am reinsten zum Ausdruck kommt. Zum Erreichen dieser Ausgangslage werden allerdings andere Augenmuskeln eingesetzt

Tabelle 8.3   Haupt- und Nebenfunktionen der äußeren Augenmuskeln (nach *Stern* u. Mitarb.)

Muskel	Hauptfunktion	Nebenfunktionen
M. rectus superior	Elevation. Wirkung nimmt zu bei abduziertem Auge. Gleich Null, wenn Bulbus adduziert ist	Adduziert Auge und dreht vertikalen Meridian einwärts. Wirkung nimmt zu, wenn das Auge adduziert ist. Hebt Oberlid
M. obliquus inferior	Elevation. Wirkung nimmt zu bei adduziertem Auge. Gleich Null, wenn der Bulbus abduziert ist	Abduziert Auge und dreht vertikalen Meridian auswärts. Diese Wirkung nimmt zu, wenn das Auge abduziert ist
M. rectus inferior	Senkt Auge. Wirkung nimmt zu bei abduziertem Auge. Gleich Null, wenn Bulbus adduziert ist	Adduziert Auge und dreht vertikalen Meridian auswärts. Diese Wirkung nimmt zu, wenn das Auge adduziert ist. Senkt Unterlid
M. obliquus superior	Senkt Auge. Wirkung nimmt zu bei adduziertem Auge. Gleich Null, wenn Bulbus abduziert ist	Abduziert Auge und dreht vertikalen Meridian einwärts. Wirkung nimmt zu, wenn das Auge abduziert ist
M. rectus internus	Adduziert Auge	Keine
M. rectus externus	Abduziert Auge	Keine

es das periphere (falsche, dem paretischen Auge entsprechende) oder das zentralere (echte, dem gesunden Auge entsprechende) ist.

– Durch Vorschalten eines farbigen Glases vor ein Auge und Verwenden einer stabförmigen Lichtquelle kann die Differenzierung erleichtert werden.

– Man bezeichnet Doppelbilder dann als gekreuzt, wenn das Bild des rechten Auges links vom Bild des linken Auges liegt (und umgekehrt). Beispielsweise bei einer linksseitigen Abduzensparese weichen die Doppelbilder beim Blick nach links zunehmend aus-

einander. Das in die Makula des beweglichen rechten Auges fallende Objektiv projiziert sich auf die nasale Retinapartie des unbeweglichen linken Auges. Dieses letztere Bild im linken Auge wird also links im Gesichtsfeld desselben gesehen, es ist also ungekreuzt.

– Bei vertikal auseinanderweichenden Doppelbildern kann die Distanz zwischen denselben bei zunächst temporaler Blickrichtung des befallenen Auges am größten sein. Dies weist dann auf einen Befall eines M. rectus hin (s. Abb. 8.**6**). Ist der Abstand der Doppelbilder bei zunächst nasaler Wendung des erkrankten Auges am größten, dann liegt eine Parese eines Obliquus vor.

Praktische Untersuchung der Augenmotilität

Dies kann zunächst so geschehen, daß der Patient bei fixiertem Kopf dem Finger des Untersuchers nachblickt. Treten sichtbare Motilitätsstörungen auf, oder gibt der Patient Doppelbilder an, so können dieselben durch nähere Prüfungen analysiert werden. Durch Benützen einer Lichtquelle als Fixationspunkt und Vorhalten eines farbigen Glases kann festgestellt werden, welches Bild von welchem Auge wahrgenommen wird. Man beachte auch die Reflexbildchen einer Lichtquelle auf der Kornea: diese erscheinen bei Parallelstellung der Bulbi an beiden Augen an analoger Stelle, bei auch nur leichter einseitiger Motilitätsstörung jedoch in abweichender Stellung.

Allgemeines zur Symptomatologie der Augenmotilitätsstörungen

Eine Störung der Augenmotilität kann mit oder ohne Abweichung der Bulbi von der Parallelstellung einhergehen. Im ersteren Fall sind (fast)

Tabelle 8.4   Störungen der Augenmotilität. Hauptkategorien.

Achsenstellung der Bulbi	Benennung	Sitz der Läsion	Bemerkungen
Abweichend	Paralytisches Schielen	Muskeln, Augenmuskelnerven, Kerne derselben	Von Doppelbildern begleitet
Abweichend	Konkomitierendes Schielen (evtl. alternierend)	?	Bei Amblyopie eines Auges, seit Kindheit, ohne Doppelbilder
Zeitweise abweichend	Internukleäre Ophthalmoplegie	Fasciculus longitudinalis medialis	Fehlende oder häufiger verzögerte Adduktion, Nystagmus vor allem des abduzierenden Auges. Evtl. erhaltene Konvergenz trotz beeinträchtigter Adduktion. Meist keine Doppelbilder
Parallel	Supranukleäre Motilitätsstörungen (konjugierte Blicklähmungen)	Z. B. paramediane pontine retikuläre Formation, frontales Blickzentrum (Area 8); okzipitales Blickzentrum (Area 18)	nie Doppelbilder

immer Doppelbilder vorhanden, in letzterem nie. Die Hauptkategorien sind in Tab. 8.**4** aufgeführt.

Paralytisches Schielen

Diese Störung der Augenmotilität ist **verursacht** durch

- den Ausfall eines oder mehrerer Augenmuskeln (z. B. Myasthenie, Myopathie),
- eine Läsion eines oder mehrerer Augenmuskelnerven,
- eine Läsion im Kerngebiet der Augenmuskelnerven.

Beim paralytischen Schielen finden sich

- eine abnorme Stellung des gelähmten Bulbus,
- eine Einschränkung der Beweglichkeit desselben,
- evtl. eine kompensatorische Schiefhaltung des Kopfes (s. Abb. 8.**8**).

Die Einschränkung der Bulbusbeweglichkeit bzw. die Achsenabweichung der Bulbi ist dann am deutlichsten, wenn der Blick in die Richtung der maximalen Wirksamkeit des gelähmten Muskels gewendet wird (s. Abb. 8.**6** und 8.**8**). Bei nicht sehr ausgeprägten Paresen kann der Patient das Auftreten von Doppelbildern dadurch verhindern, daß er eine kompensatorische Kopfhaltung einnimmt, in welcher in reduziertem Ausmaß Blickbewegungen ohne ständige Doppelbilder noch möglich sind.

Konkomitierendes Schielen

Diese auch als Begleitschielen bezeichnete Störung geht mit einer kongenitalen oder in frühester Kindheit erworbenen Sehschwäche eines Auges einher. Bei der gleichzeitigen Blickbewegung beider Augen tritt ein Schielen auf, während jedes Auge einzeln geprüft eine normale Beweglichkeit aufweist. Dies kann auch durch den Cover-Test nachgewiesen werden: Ein Auge wird durch den Untersucher mit der Hand verdeckt (wird vom Patienten aber geöffnet gehalten) und der Blick des anderen Auges muß einen Gegenstand fixieren. Wenn man nun das vorher verdeckte Auge freigibt und zugleich das andere abdeckt, sieht man eine mehr oder weniger ausgiebige Einstellbewegung des nunmehr freigegebenen Auges, dessen Achse inzwischen abgewichen war. Hierbei treten keine Doppelbilder auf.

Grundsätzliches zu den Augenbewegungen

Konjugierte Blickbewegungen

Kommandobewegungen

Wir verstehen darunter die gewollt konjugierte Wendung des Blickes nach einer bestimmten Richtung. Das *Zentrum* liegt in der Area 6 und 8 der zweiten Stirnhirnwindung bzw. in paravisuellen Assoziationsfasern (44). Die Bahn für den Blick auf die Seite verläuft über den vorderen Schenkel der inneren Kapsel, den Pedunculus cerebri, gelangt auf dem Umweg über eine Kleinhirnschleife auf die Gegenseite und endet im Hirnstamm in der paramedianen pontinen retikulären Formation. Diese letztere empfängt u. a. auch Afferenzen von den Vestibularkernen. Von hier werden über den Abduzenskern der gleichseitige M. rectus externus und durch Vermittlung des Fasciculus longitudinalis medialis und des gegenseitigen Okulomotoriuskernes der M. rectus internus des kontralateralen Auges innerviert. Störungen dieses Systems sind durch ein dauerndes koordiniertes Abweichen der Bulbi auf eine Seite bzw. durch die Unfähigkeit, über die Mittellinie nach der anderen Seite zu blicken, gekennzeichnet.

Vertikale Blickbewegungen

Das *Zentrum* befindet sich im Bereich der Corpora quadrigemina, für den Blick nach oben im rostralen, für den Blick nach unten im kaudalen Anteil. Durch tektookulomotorische Bahnen stehen sie mit dem Okulomotoriuskerngebiet in Verbindung.

Einstell- oder Spähbewegungen

Diese können optisch oder akustisch gesteuert werden. Retinale Reize werden durch die Sehbahn und die Kalkarina in das okzipitale Blickzentrum in der optomotorischen Area 19 geleitet. Von hier aus gelangen Impulse über den medialen Teil der Sehstrahlung einerseits zu der Vierhügelregion (vertikale Einstellbewegungen), andererseits durch kortikotegmentale Bahnen zum Nucleus paraabducens der Gegenseite. Auch akustische Reize können zu reflektorischen Blickwendungen auf die Schallquelle hin führen. Vom akustischen Blickzentrum in der hinteren und temporalen Querwindung der Insel gelangen Fasern durch das retrolentikuläre Feld der inneren Kapsel zum System der konjugierten Blickbewegungen.

Führungsbewegungen

Wir verstehen darunter das Folgen des Blickes bei Fixation eines langsam bewegten Objektes. Dies setzt die Intaktheit der kortikalen Blickzentren voraus. *Vestibuläre kompensatorische Blickbewegungen* ermöglichen bei jeder Kopfbewegung eine reflektorische Gegenbewegung des Auges, wodurch eine unveränderte optische Perzeption gewährleistet ist. Von den Vestibulariskernen gelangen Fasern zum homolateralen und kontralateralen Fasciculus longitudinalis medialis, zugleich aber auch zum Tractus vestibulospinalis. Dadurch werden bei Vestibularisreizung nicht nur reflektorische Augenbewegungen, sondern auch entsprechende Kopf- und Rumpfbewegungen ausgelöst. Diese Reflexe können auch beim Bewußtlosen geprüft werden (70). Wenn bei raschen Kopfdrehungen die Bulbi in der ursprünglichen Stellung verbleiben, ist damit die Intaktheit des vestibulären Apparates und der vestibulookulären Verbindungen bewiesen, ebenso z. B. auch eine periphere Augenmuskellähmung ausgeschlossen (vgl. aber das Puppenaugenphänomen, Tab. 1.1). Auch bei langsamem, passivem forcierten Seitwärts- und Vorwärtsbewegen des Kopfes kommt es zu reflektorischen konjugierten Gegenbewegungen der Bulbi, dem *okulozephalen Reflex,* der allerdings bei Hirnstammschädigungen beeinträchtigt ist (919).

Die wichtigsten supranukleären Augenmotilitätsstörungen

Anatomisches Substrat. Diese Gruppe von Störungen ist Ausdruck einer Läsion der zentralwärts von den Augenmuskelkernen gelegenen, also *supranukleären Strukturen* der Augenmotilität (44). Letztere sind in Abb. 8.7 dargestellt.

Läsion des frontalen Blickzentrums

Bei Trauma, vor allem aber nach vaskulärem zerebralem Insult mit Einbezug der Präzentralregion, kommt es bei Ausfall der Blickzentren in der Area 6 und 8 zunächst zu einem Überwiegen des Einflusses des kontralateralen Zentrums. Dies führt bei frischer Läsion zu einem

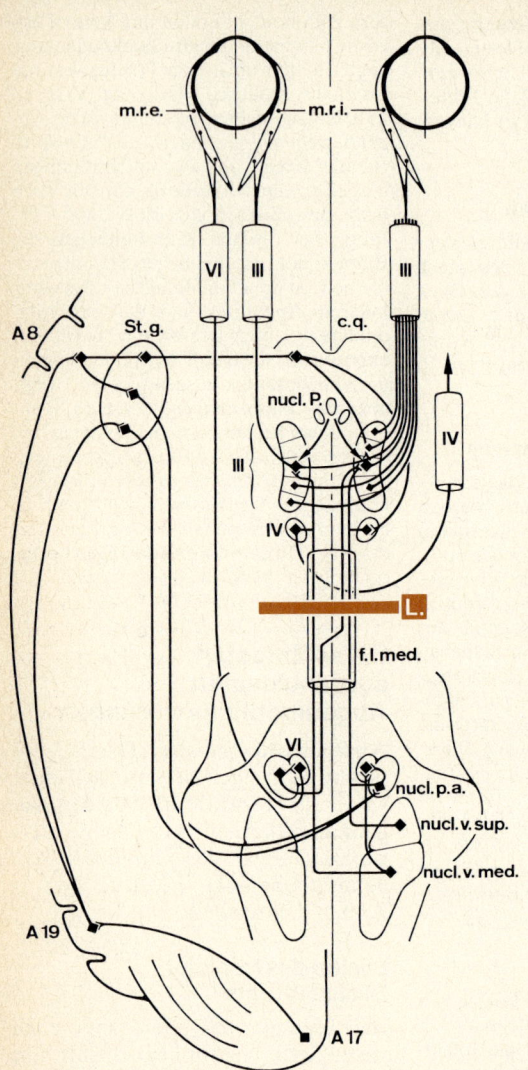

Abb. 8.**7** Die zentralen Strukturen der Augenmotilität. (Die beidseits aus den kortikalen Blickzentren stammenden Bahnen sind nur auf einer Seite gezeichnet worden.)
Im Kern des III:
von rostral nach kaudal
M. levator palpebrae,
M. rectus superior,
M. rectus medialis,
M. obliquus inferior,
M. rectus inferior
c. q. = Corpora quadrigemina,
f. l. med. = Fasciculus longitudinalis medialis,
L. = Läsion bei internukleärer Ophthalmoplegie,
m. r. e. = M. rectus externus,
m. r. i. = M. rectus internus,
nucl. P. = Nucleus Perliae,
nucl. p. a. = Nucleus paraabducens als Teil der paramedianen pontinen retikulären Formation,
nucl. v. med. = Nucleus vestibularis medialis,
nucl. v. sup. = Nucleus vestibularis superior,
St. g. = Stammganglien

tonischen Abweichen von Blick und Kopf zur Seite der Läsion hin *(Déviation conjuguée)*. Der Patient „schaut sich die Bescherung an". Nach Stunden bis Tagen ist eine Blickwendung bis zur Medianlinie, aber nicht auf die Gegenseite hin, wieder möglich. Erst später ist die Blickwendung völlig frei, wobei aber lange noch als letztes Zeichen der durchgemachten Schädigung ein unregelmäßiger Nystagmus bei extremer Blickwendung nach der Gegenseite hin nachweisbar bleibt. Der Nystagmus schlägt von der Herdseite weg.

Läsion der optomotorischen, parietookzipitalen Area 19

Bei Schädigung dieser Region und ihrer Efferenzen kommt es zu einem Ausfall der reflektorischen Einstellbewegungen auf Gegenstände, die im Blickfeld sich bewegen. So fällt vor allem auch der *optokinetische Nystagmus* aus, d. h. das Mitgehen und ruckartige Zurückschnellen der Bulbi, wenn ein Gegenstand oder z. B. ein bewegtes Meßband vor den Augen des Patienten vorbeizieht. Dies findet sich, wenn der fortlaufende Fixationsreiz aus der der Läsion entgegengesetzten Seite eintrifft. Eine Hemianopsie ist hierfür keineswegs Voraussetzung.

Läsion der paramedianen pontinen retikulären Formation

Eine Störung dieser früher auch als „pontines Blickzentrum" oder „Nucleus paraabducens" bezeichneten Struktur hat ein Abweichen der Bulbi zur Gegenseite hin zur Folge bzw. die Unfähigkeit, über die Mittellinie

zur Herdseite hin zu blicken. Ein weiterer Unterschied zur frontalen Blickparese liegt im Fehlen einer Déviation conjuguée. Meist ist auch eine Schädigung anderer Strukturen der Brücke vorhanden, so z. B. eine Abduzensparese, ein Nystagmus oder Pyramidenzeichen.

Vertikale Blickparesen

Eine *Läsion des Prätektums* hat eine Blickparese nach oben zur Folge, während eine Blickparese nach unten bei einer Schädigung des rostral gelegenen, *interstitiellen Nukleus des Fasciculus longitudinalis medialis* zustande kommt. Eine supranukleäre Blicklähmung zusammen mit einer progredienten Demenz kann aber auch als initiales Symptom einer Whipple-Krankheit (S. 169) in Erscheinung treten (323). Bei dem *Parinaud-Syndrom* liegt eine konjugierte Lähmung für den Blick nach oben, zugleich mit Konvergenzschwäche und oft aufgehobener Lichtreaktion der Pupillen vor. Das Bellsche Phänomen ist allerdings erhalten. Ursächlich kommen Tumoren, vor allem Pinealome, in Frage, dann aber auch vaskuläre Prozesse und Enzephalitiden. Eine beidseitige Läsion medial und dorsal der Nuclei rubri kann zu einer *isolierten Lähmung für den Blick nach unten* bei erhaltenem Aufwärtsblicken führen (500).

Internukleäre Ophthalmoplegie

Diese besondere Form einer supranukleären Augenmotilitätsstörung geht mit einer Schielstellung der Bulbi bei bestimmten Blickrichtungen bzw. Blickwendungen einher. Sie ist auf eine *Läsion des Fasciculus longi-tudinalis medialis* zurückzuführen (s. Abb. 8.**7**) (984, 1142). Doppelbilder können bei kompletter Läsion vor-handen sein, fehlen aber bei der häu-figeren unvollständigen Form. Liegt eine *beidseitige Läsion* vor, dann kann beim Versuch, nach einer Seite zu blicken, das kontralaterale Auge nicht über die Mittellinie hinaus be-wegt werden, während bei der Nah-akkommodation die Konvergenz (al-so auch die Kontraktion beider Mm. recti interni) funktioniert, sofern nicht eine sehr weit rostral gelegene Läsion besteht. Liegt die Läsion kau-dal im Fasciculus longitudinalis me-dialis, dann tritt nebst einem Nystag-mus, der in allen Fällen vorhanden ist, auch eine Lähmung des M. rectus externus hinzu. Nach wie vor bleibt die Konvergenz intakt. Wegen des Ausfalls des M. rectus internus ist der horizontale Nystagmus am abdu-zierten Auge ausgeprägter. Bei Schädigung der rostralen Partie des Fasciculus longitudinalis medialis kann auch die Konvergenz herabge-setzt sein, der M. rectus externus ist dann nie ausgefallen, und ein Ny-stagmus kommt hier nicht vor. Bei *einseitiger Läsion* kann die Sympto-matologie sich auf eine ungenügende bzw. verlangsamte Adduktion des homolateralen Auges beschränken, eventuell mit (dissoziiertem) Nystag-mus des abduzierenden Auges.

Die *beste Untersuchungstechnik* zum Nachweis dieser Anomalie ist fol-gende: Der Patient wird aufgefor-dert, eine ausgiebige Sakkade zu ma-chen, indem er z. B. mit seinen Au-gen abwechselnd von der einen Seite weit hinüber zur anderen Seite blickt. *Ätiologisch* kommt eine inter-nukleäre Ophthalmoplegie beson-ders häufig bei der multiplen Sklero-se vor. Sie wird aber auch bei vasku-lären Hirnstamminsulten (dann im-mer beidseitig) beobachtet, bei Tu-moren, aber auch bei einer Encepha-lopathia haemorrhagica superior Wernicke.

Das „One-and-a-half"-Syndrom (1138) stellt eine Sonderform dar: Bei Läsion des kaudalen Fasciculus longitudinalis medialis und der para-medianen pontinen retikulären For-mation besteht eine konjugierte ho-rizontale Blicklähmung auf die ho-molaterale Seite und eine internu-kleäre Ophthalmoplegie bei Blick auf die Gegenseite. Meistens liegt dem Syndrom eine multiple Sklerose zugrunde.

Andere, zum Teil komplexe supranukleäre Augenmotilitätsstörungen

Als *okuläre Apraxie* (Cogan-Syndrom) (1128a, 1142) bezeichnet man eine vor allem bei Knaben beobachtete angebore-ne Störung. Der Betroffene kann nicht durch bloße Blickwendung einen neuen Gegenstand, z. B. den Anfang einer neu-en Zeile beim Lesen, ins Zentrum seines Blickfeldes bringen. Er tut dies, indem er den ganzen Kopf rasch nach links dreht, das anvisierte Objekt nun in seiner Maku-la fixiert und anschließend den Kopf wie-der in die Grundhaltung zurückführt. Nach Enzephalitiden mit Lokalisation im Hirnstamm und in den Stammganglien, aber auch bei degenerativen *supranukleä-ren progressiven Lähmungen* (S. 112) kommt es zu einer zunehmenden Limitie-rung aller willkürlichen Blickbewegun-gen. Hingegen bleibt oft der Blick bei passiver Bewegung des Kopfes auf einen gegebenen Fixationspunkt gerichtet, so daß sich die Bulbi relativ zur Orbita doch bewegen *(Puppenkopfphänomen)*. Bei postenzephalitischen Zuständen – viel seltener bei Mittelhirntumoren – kommt es zu *konjugierten Blickkrämpfen*, namentlich Konvergenzspasmen und vor allem zu *okulogyren Krisen* (S. 110).

Als paraneoplastisches Syndrom, insbesondere bei Neuroblastomen des Kindes, finden sich regellose, repetitive Augenbewegungen, die als *Opsoklonus* („dancing eye") bezeichnet werden (674, 812). Sie werden allerdings auch bei anderer Ursache, so bei Enzephalitis und Störungen der Immunmechanismen (85), beobachtet. Die Störung spricht auf Corticosteroide an. Als *„ocular bobbing"* bezeichnet man konjugierte, ruckartige, nicht rhythmische, nach unten gerichtete Ausschläge beider Bulbi mit langsamem Zurückgehen auf die Mittelstellung. Sie sind in der Regel von einem vollständigen Ausfall aller horizontalen Blickbewegungen begleitet, gelten als Hinweis auf pontine Läsion, kommen aber z. B. auch bei einem zerebellären Sitz derselben vor (131). Ein alternierender, reziproker Vertikalnystagmus der beiden Bulbi (Aufwärtsbewegung des einen zugleich mit Abwärtsbewegung des anderen) wird als *See-saw-Nystagmus* bezeichnet (903). Die verantwortliche Läsion scheint im Bereich des rostralen Hirnstammes und des Dienzephalons zu liegen. Ätiologisch finden sich parasselläre Prozesse, Syringobulbien, Stammganglientumoren und vaskuläre Prozesse.

Differentialdiagnose einer beidseitigen Augenmotilitätsstörung

Hierzu gehören einerseits die oben geschilderten supranukleären Störungen der Augenbewegungen. In einem größeren Krankengut (562a) machen sie bei den akuten Fällen etwa ¼ aus. Dann aber muß man auch an einen diffusen Hirnnervenbefall, z. B. bei basaler Meningitis oder bei Polyradiculitis cranialis (S. 311), denken, an einen Prozeß beidseits im Sinus cavernosus, an eine progrediente Augenmuskeldystrophie und an eine Myasthenia gravis.

Läsionen der Augenmuskelnerven

Diese gehen immer mit einem paralytischen Strabismus und mit Doppelbildern einher.

Okulomotoriusparesen

(Abb. 8.**8 c**)

Klinik: Bei vollständiger Okulomotoriuslähmung liegen eine Ptose, eine Parese der Mm. rectus internus, superior und inferior sowie des M. obliquus inferior vor, dazu als Ausdruck der Ophthalmoplegia interna eine weite, weder auf Licht noch auf Konvergenz reagierende Pupille. Das paretische Auge weicht nach außen und unten ab und kann wegen des Ausfalles der Mm. rectus superior und obliquus inferior nicht über die Horizontale eleviert werden. Eine progrediente Läsion des N. oculomotorius nach seinem Durchtritt durch die Dura führt in der Regel zu einer Ptose und erst später zu Augenmotilitätsstörungen. Bei nukleären Läsionen hingegen ist die umgekehrte Reihenfolge die Regel („zuletzt fällt der Vorhang"). Eine intakte Pupille bei peripherer Okulomotoriusparese ist zwar meist Ausdruck einer peripheren ischämischen Läsion (1092). Sie findet sich aber nicht gar so selten auch bei Okulomotoriuskompression im Sinus cavernosus und selten bei Hirnstammläsionen (788). Ein Exophthalmus bei Okulomotoriusparese kann dadurch verursacht werden, daß die Retrak-

Rechtsseitige
Abduzensparese N. $\overline{VI}$

Geradeaus-Blick (=Primärposition)

größte Schielabweichung

kompensat. Kopfhaltung:
(=kleinste Schielabweichung)

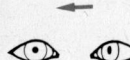 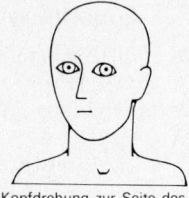

Kopfdrehung zur Seite des
paretischen Muskels.

a

Rechtsseitige
Trochlearisparese N. $\overline{IV}$

Geradeaus-Blick (=Primärposition)

größte Schielabweichung

kompensat. Kopfhaltung:
(=kleinste Schielabweichung)

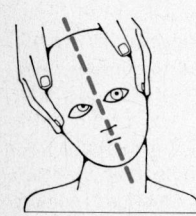 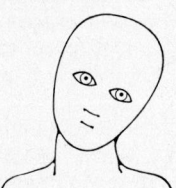

Kopfneigung zur Seite
des paretischen Muskels.
(Bielschowsky-Phänomen)

Kopfneigung zur gesunden Seite.

b

Rechtsseitige
Okulomotoriusparese N. $\overline{III}$

Geradeaus-Blick (=Primärposition)

größte Schielabweichung

kompensat. Kopfhaltung:

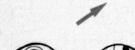 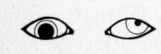

Bei Ptose keine,
da keine Doppelbilder.

Bei totaler $\overline{III}$-Parese
Pupille weit und starr.

c

Abb. 8.8a–c Stellung der
Bulbi bei Parese eines der
drei Augenmuskelnerven

tion des Bulbus wegen der Parese der Rektusmuskeln ausbleibt, bei erhaltenem leichtem Zug nach vorne durch die intakten Obliqui (819).

Wichtigste Ursachen: Eine totale Okulomotoriusparese kommt bei Läsionen des peripheren Nerven vor, so z. B.

- bei Schädelbasisfrakturen,
- bei traumatischem Abriß,
- bei Tumoren der Schädelbasis,
- bei basalen entzündlichen Prozessen (z. B. Tbc-Meningitis, Lues),
- bei einem infraklinoidalen Karotisaneurysma bzw. einem Aneurysma der A. communicans posterior,
- bei einer arteriovenösen Fistel oder einer septischen Thrombose im Sinus cavernosus,
- hier, wenn zugleich mit Parese des IV., V. und VI. Hirnnerven, Fieber und Exophthalmus als *Sinuscavernosus-Syndrom,*
- bei vaskulären Läsionen des Hirnstammes, z. B. im Rahmen einer Arteriitis,
- bei einer diabetischen Neuropathie (Aussparen der Pupille, s. unten) oder aber als einseitige mydriatische Pupillenstarre bei einer Druckschädigung des N. oculomotorius gegen die Klivuskante bei Hirndruck (Klivuskantensyndrom).

Besondere Formen. Das *Syndrom der Fissura orbitalis superior* kann nebst einer Okulomotoriusparese auch eine Lähmung der Nn. trochlearis und abducens umfassen sowie eine Sensibilitätsstörung des 1. Trigeminusastes. Als *Syndrom der Orbitaspitze* wird eine Parese aller drei Augenmuskelnerven und des 1. Trigeminusastes, zugleich mit einer Optikusläsion (periphere Gesichtsfelddefekte, Zentralskotom, eventuell Atrophie oder Papillenödem), bezeichnet. Eine häufige Ursache einer (nukleären) Okulomotoriuslähmung ist die multiple Sklerose. Eine Lähmung des Okulomotorius oder anderer Augenmuskeln kann parainfektiös bei Sinusitis sphenoidalis oder ethmoidalis auftreten. Eine Mukozele des Sinus sphenoidalis geht etwa in der Hälfte der Fälle mit Augenmuskellähmungen einher und ist außerdem gelegentlich durch Optikusbeteiligung, frontofaziale Schmerzen und einen Exophthalmus gekennzeichnet (348). Enzephalitiden, die Encephalitis haemorrhagica superior (Wernicke), gewisse Infektionskrankheiten (Diphtherie) und Intoxikationen (Botulismus) können mit einer Okulomotoriusparese einhergehen. Wenn das Okulomotoriuskerngebiet in der Mittelhirnhaube lädiert ist, sind die Paresen der einzelnen durch den N. oculomotorius innervierten Muskeln nicht immer total und oft sehr unterschiedlich ausgeprägt. Die mit einer nukleären Okulomotoriusparese einhergehenden (vaskulären) Hirnstammsyndrome sind in Tab. 1.**10** aufgeführt worden (Nothnagel-Syndrom, Benedikt-Lähmung, Weber-Lähmung).

Trochlearisparese
(Abb. 8.**8 b**)

Klinik. Die Trochlearisparese ist durch den Ausfall des M. obliquus superior, also einer Behinderung der Blickwendung nach außen und unten, gekennzeichnet. Besonders bei

Kindern ist u. a. auch der *Tortikollis bei Trochlearisparesen* charakteristisch: bei rechtsseitiger Lähmung wird der Kopf nach links geneigt, das Gesicht nach links gewendet und das Kinn gesenkt (s. Abb. 8.**8b**).

Ursachen. Eine Trochlearislähmung tritt selten, gelegentlich z. B. bei multipler Sklerose, isoliert auf. Meist sind andere Hirnnerven bzw. Augenmuskelnerven mitbetroffen, so bei Hirnstammprozessen, bei Tumoren oder Entzündungen der Schädelbasis oder bei dem Fissura-orbitalis-superior-Syndrom.

Abduzensparese
(Abb. 8.**8a**)

Klinik. Der Ausfall des vom N. abducens innervierten M. rectus lateralis erzeugt am betroffenen Auge einen Ausfall des Blickes nach der Seite mit entsprechenden horizontalen Doppelbildern. Beim Blick geradeaus kann wegen Überwiegen des intakten M. rectus internus auch eine leichte Adduktionsstellung des entsprechenden Bulbus vorliegen.

Ursachen. Die Abduzensparese ist die häufigste Augenmuskellähmung, wohl wegen des langen intrakraniellen Verlaufes des Nervenstammes. Ursächlich kommen Schädelbasisfrakturen, Hirntumoren, basale Meningitiden, Prozesse im Sinus cavernosus oder in der Fissura orbitalis superior sowie Sinusitiden in Frage. Eine Abduzensparese kann aber auch ganz allgemein Ausdruck einer Hirndrucksteigerung ohne lokalisatorische Bedeutung sein. Gelegentlich tritt einige Tage nach einer *Lumbalpunktion* eine Abduzensparese auf, die sich meist innerhalb von 6 Wochen zurückbildet. Bei Kindern kann 1–3 Wochen nach einem *febrilen Infekt* eine isolierte Abduzensparese mit spontaner Rückbildung innerhalb von 1–3 Monaten in Erscheinung treten.

Besondere Formen. Das *Gradenigo-Syndrom,* vor allem bei entzündlichen Prozessen der Pyramidenspitze nach Otitiden, ist durch Abduzensparese, Schwerhörigkeit, eventuell Fazialisparese sowie Schmerzen im 1. Trigeminusast gekennzeichnet. Hirnstammprozesse, vor allem Erweichungen, können zum *Foville-Syndrom* (Abduzensparese und kontralaterale Hemiparese) führen. Eine *beidseitige Abduzensparese* (551) ist fast ebenso häufig wie einseitige Fälle und hat etwa die gleichen Ursachen wie diese: in erster Linie Tumoren, auch als Fernwirkung, sowie multiple Sklerose, dann aber auch Traumata, Subarachnoidalblutungen und Polyradiculitis (cranialis).

Weitere Ursachen und Differentialdiagnose der Augenmotilitätsstörungen

Raumfordernde Prozesse der Orbita

Diese können auf rein mechanischem Wege zur Störung der Bulbusmotilität führen. Sie sind immer auch durch eine Dislokation des Bulbus mit oder ohne Exophthalmus gekennzeichnet. Beim Vorliegen eines retrobulbären Varixknotens kann der Exophthalmus bei Kopftieflagern eventuell zunehmen. Ein solcher kann auch thrombosieren. Der Exophthalmus ist bei a. v. Fisteln im Sinus cavernosus pulsierend. Eine mehr oder weniger ausgeprägte Protrusio bulbi mit Augenmotilitätsstörung kann als Ausdruck eines *Pseudotumor orbitae* auftreten, d. h. einer entzündlichen Affektion des Orbitainhaltes mit Myositis der äußeren Augenmuskeln.

Tolosa-Hunt-Syndrom

(470, 490, 617, 814)

Es ist dies eine schmerzhafte äußere Ophthalmoplegie mit gelegentlicher Beteiligung des 1. Trigeminusastes. Sie ist durch eine granulomatöse Entzündung im Bereich des Sinus cavernosus verursacht und weist folgende **Symptomatologie** auf (470):

– Männer und Frauen jeden Alters,
– Episoden von retrobulbären Schmerzen,
– Tage und Wochen davor oder aber danach,
– Ausfälle der Nn. oculomotorius, trochlearis, des 1. Trigeminusastes und Abduzens, selten des Fazialis,
– intakte Pupillomotorik,
– Dauer der Schmerzepisoden Wochen bis Monate,
– ein bis zahlreiche Rezidive nach Monaten bis Jahren,
– selten Beidseitigkeit,
– unregelmäßige Kaliber des Karotissiphons im Arteriogramm,
– Stenose der V. orbitalis superior und keine Füllung des Sinus cavernosus bei der Phlebographie der Orbita,
– evtl. Protrusio bulbi,
– evtl. erhöhte Blutsenkungsreaktion und Fieber.

Das prompte Ansprechen auf Corticosteroide ist zugleich ein diagnostisches Kriterium und stellt die Therapie der Wahl dar.

Myopathien und nukleäre Paresen der Augenmuskeln

Ein *muskeldystrophischer Prozeß* der äußeren Augenmuskeln führt zu einer langsam progredienten Augenmotilitätsstörung, gelegentlich mit Schluckstörungen verbunden. Es ist dies übrigens die häufigste Ursache einer früh auftretenden und progredienten, erworbenen Ptose. Näheres s. S. 501. Die *Myasthenia gravis* führt nicht selten zunächst zu wechselnden Störungen der Augenmotilität (S. 508). Eine *Hyperthyreose* kann von Augenmuskelparesen begleitet sein. Als *Moebius-Syndrom* wird eine angeborene Augenmuskelparese (meist eine Abduzensparese), zusammen mit Fazialislähmung und gelegentlich anderen Ausfällen, bezeichnet. Auch in Extremitätenmuskeln können elektromyographisch und bioptisch Zeichen einer Läsion peripherer motorischer Ganglienzellen gefunden werden. Die kongenitale Ptose kann ein- oder doppelseitig, in der Mehrzahl der Fälle familiär, vorkommen, gelegentlich mit einer Schwäche äußerer Augenmuskeln einhergehend.

Anomalien der Innervation der äußeren Augenmuskeln

Eine Reihe von Anomalien der Innervation der Augenmuskeln und anderer Kopfmuskeln – zum Teil bei kongenitaler fehlerhafter internukleärer Verbindung, zum Teil infolge Fehlregeneration nach peripheren Läsionen eines Augenmuskelnerven – führt zu abnormen Mitbewegungen.

Marcus-Gunn-Phänomen („winking jaw")

In Ruhe besteht eine Ptose, die beim Öffnen des Mundes oder Verschieben des Unterkiefers behoben wird.

Pseudo-Graefe-Zeichen

Bei in Rückbildung begriffenen Okulomotoriuslähmungen wird das Augenlid bei Blicksenkung angehoben. Auch das Zurückbleiben des Oberlides bei Blicksenkung im Anschluß an längeres Aufwärtsblicken im Rahmen des myotonen Syndromes wird als Pseudo-Graefe bezeichnet.

Duane-Syndrom

Hier liegt eine mehr oder weniger ausgeprägte Parese des M. rectus externus vor, wobei zugleich mit der Adduktion des betreffenden Auges eine Retraktion des Bulbus mit Verengerung des Lidspaltes in Erscheinung tritt. Hierbei wurde elektromyographisch eine simultane Innervation der Mm. rectus internus und externus nachgewiesen.

Weitere, seltenere Ursachen von Augenmotilitätsstörungen

Eine spontan auftretende, gutartige, über Jahre dauernde, manchmal remittierende *einseitige Myokymie des M. obliquus superior* (482, 1073) erzeugt einen monokulären Nystagmus mit Episoden von Doppeltsehen und Oszillopsie. Das Gleiten der Sehne des M. obliquus superior an der Umschlagstelle in einem fibrösen Ring kann mechanisch behindert sein. Dies hemmt dann die Bewegung des Bulbus nach oben und innen, täuscht eine Lähmung des M. obliquus inferior vor und wird als *Brown-Syndrom* bezeichnet. Es kommt kongenital, bei Jugendlichen oder bei Erwachsenen vor und verschwindet meist allmählich spontan (380). Eine Ophthalmoplegie nebst Fazialisparese, Areflexie und Ataxie charakterisiert das auf S. 311 näher beschriebene Fisher-Syndrom. Die Augenmotilitätsstörungen sind mindestens zum Teil supranukleär und Folge einer Hirnstammenzephalitis (23, 723, 726).

Pupillenstörungen

Untersuchung der Pupillen. Man beschreibt zunächst deren Form (rund oder entrundet), Weite (Helligkeit des Raumes beachten!), ob sie gleich weit (isokor) sind und wie sie reagieren. Man prüft am besten die Lichtreaktion durch plötzliches intensives Belichten einer Pupille (Schreckreaktion vermeiden) unter Abschirmung des gegenseitigen Auges. Nur so ist eine korrekte Feststellung der konsensuellen Reaktion der anderen Pupille möglich. Die Konvergenzreaktion wird nur beim Fehlen einer Lichtreaktion geprüft. In zweifelhaften Fällen tut man dies am besten am liegenden Patienten. Man stellt sich hinter den Patienten und läßt diesen zunächst an die Decke, dann auf den 20 cm vor seiner Nasenwurzel gehaltenen Finger des Untersuchers blicken. „*Swinging flashlight test*": Dieser kann zum Nachweis einer einseitigen (oder einseitig überwiegenden) Optikusschädigung benutzt werden (725). Der Patient blickt in einem wenig beleuchteten Raum in die Ferne. Seine Pupillen werden abwechselnd von unten her mit einem gut fokussierten Lichtstrahl angeleuchtet. Ein Auge wird 5 Sekunden angeleuchtet und der Strahl dann schnell von unten auf das andere Auge hinübergeschwenkt. Dies wird in regelmäßigem Rhythmus mehrmals wiederholt, bis man die jeweilige Pupillenreaktion sicher vergleichend beurteilen kann. Man beobachtet lediglich die angeleuchtete Pupille. Im Normalfall erzeugt die Belichtung an beiden Augen zunächst eine Kontraktion, dann eine Dilatation der Pupille auf das schließliche Ausmaß. Bei Störung des afferenten Schenkels (N. opticus) fehlt die anfängliche Konstriktion, bzw. die anschließende Dilatation ist ausgeprägter als bei Belichtung des gesunden Auges.

Anomalie der Pupillengröße und Pupillenform

Eine Ectopia pupillae ist nicht selten, meist nach oben und außen, oft verbunden mit einer Linsenektopie und anderen Anomalien des Bulbus. *Formanomalien der Pupillen* (oval, viereckig) können entweder Ausdruck einer partiellen Aniridie (Fehlen der Iris) oder erworbener (hinterer) Synechien sein, jedoch auch einer partiellen Irisatrophie z. B. bei Tabes. Unterschiedliche Weite der Pupillen, eine *Anisokorie,* kann eine kongenitale, harmlose Besonderheit sein ("zentrale Anisokorie"). Der Unterschied ist selten ausgeprägter als ein Millimeter, wechselt oft die Seite bzw. das Ausmaß von Stunde zu Stunde und ist bei schlechter Beleuchtung ausgeprägter, ähnlich wie beim Horner-Syndrom (S. 250). In vereinzelten Fällen zeigt sich bei sonst isokoren Pupillen erst bei Belichtung dadurch eine Anisokorie, daß die beleuchtete Pupille sich stärker als die andere kontrahiert. Dies ist nicht ganz sicher von pathologischer Bedeutung. Eine Anisokorie ist bei der Ganglionitis ciliaris (S. 369) und beim Horner-Syndrom (S. 311) vorhanden, begleitet eine kompressionsbedingte Okulomotoriusläsion (S. 359), kann bei einer Pupillotonie (S. 365) vorliegen und ein Frühzeichen der Pupillenstörung bei Lues des Nervensystems sein (S. 60). Bei der Okulomotoriusparese, der Ganglionitis ciliaris und beim Adie-Syndrom ist die Anisokorie bei hellem Licht ausgeprägter. Pupillenmotilitätsstörungen können auch auf einer lokal oder systematisch applizierten Medikation (Atropin, Morphin, Pilocarpin) beruhen.

Anomalien der Pupillenreaktion

Lokale Augenaffektionen (hintere Synechien, Glaukom) müssen zunächst ausgeschlossen werden.

Die *amaurotische Pupille* ist normal weit und lichtstarr, reagiert aber konsensuell normal, so daß bei beidseits offenen Augen die Pupillenweite unauffällig erscheint.

Bei *Okulomotoriusläsionen* kann als erstes Zeichen auch ohne Störung der Augenmotilität eine weite Pupille mit fehlender direkter oder konsensueller Licht- und Konvergenzreaktion vorhanden sein.

Das *Marcus Gunnsche Pupillenzeichen* (483, 1142) ist die verminderte Reaktion der Pupillen auf Licht auf der Seite einer durchgemachten Retrobulbärneuritis. Man kann es dadurch nachweisen, daß beim Abdecken des intakten Auges die Pupille auf der lädierten Seite weiter wird als diejenige der gesunden Seite bei Abdecken des befallenen Auges.

Die *reflektorische Pupillenstarre (Argyll-Robertson)* ist durch enge, oft entrundete, beidseits nicht auf Licht, jedoch auf Konvergenz reagierende Pupillen gekennzeichnet. Sie ist in der Regel Ausdruck einer luischen Affektion des zentralen Nervensystems, kann aber in ähnlicher Ausprägung z. B. auch bei einem Diabetes mellitus vorkommen.

Die *Adie-Pupille (Pupillotonie)*. Diese Anomalie ist meist nur einseitig. Die Pupille ist eher weit, reagiert erst auf langes Belichten, gut jedoch auf Konvergenz. Charakteristisch ist die anschließende langsame, tonische Erweiterung. Zu dem meist bei Frauen vorkommenden Syndrom gehört oft, jedoch nicht in obligater Weise, das Fehlen einzelner Reflexe. Die Affektion kann Ausdruck eines möglicherweise entzündlichen

Tabelle 8.5 Charakteristika einiger Pupillenstörungen (rechte Pupille pathologisch) (s. Abb. 8.9)

Syndrom	Besonderheiten	Ausgangslage	Bei direkter Belichtung	Bei Belichtung des Genauges	Bei Konvergenz	Pharmaka
Amaurotische Starre	Blind, Papille evtl. weiß	Rechts gleich weit wie links	Beidseits lichtstarr	Beidseits Kontraktion	Beidseits Kontraktion	Normale Reaktion auf Atropin und Physostigmin
Okulomotoriusparese	Sieht. Augenmotilität in der Regel gestört	Rechts sehr viel weiter als links	Rechts lichtstarr, links reagiert	Rechts lichtstarr, links reagiert	Rechts keine Kontraktion, links Kontraktion	Kontraktion auf Miotika
Ganglionitis ciliaris acuta	Augenmotilität frei, sonst wie Okulomotoriusparese					
Synechien	Augenmotilität frei, Pupillen eventuell entrundet	Rechts evtl. enger als links	Rechts lichtstarr, links reagiert	Rechts lichtstarr, links reagiert	Rechts keine Kontraktion, links Kontraktion	Erweiterung auf Mydriatika, Synechien dadurch sichtbar
Pupillotonie „Adie-Pupille"	Meist einseitig (80%). Langsame Steigerung der „Sehschärfe" bei Nahvisusprüfung wegen zunehmender Akkommodation	Rechts weiter als links	Rechts zunächst lichtstarr, bei langer und intensiver Belichtung Kontraktion, dann langsame (tonische) Erweiterung. Links reagiert	Rechts lichtstarr, links reagiert	Beidseits Kontraktion, Rechts (tonische) Erweiterung	Normale Reaktion auf Mydriatika
Reflektorische Pupillenstarre (Argyll Robertson)	Meist beide Pupillen eng, oft entrundet	Rechts mehr oder weniger gleich links	Beide mehr oder weniger lichtstarr	Beide mehr oder weniger lichtstarr	Deutliche Kontraktion	Kein Effekt schwacher Mydriatika. Verstärkte Kontraktion mit Physostigmin, geringe Erweiterung mit Atropin
Atropineffekt	Akkommodation aufgehoben. Dauer 10–14 Tage	Rechts viel größer als links	Rechts lichtstarr, links reagiert	Rechts lichtstarr, links reagiert	Rechts keine Kontraktion, links Kontraktion	Keine Verengung durch Physostigmin

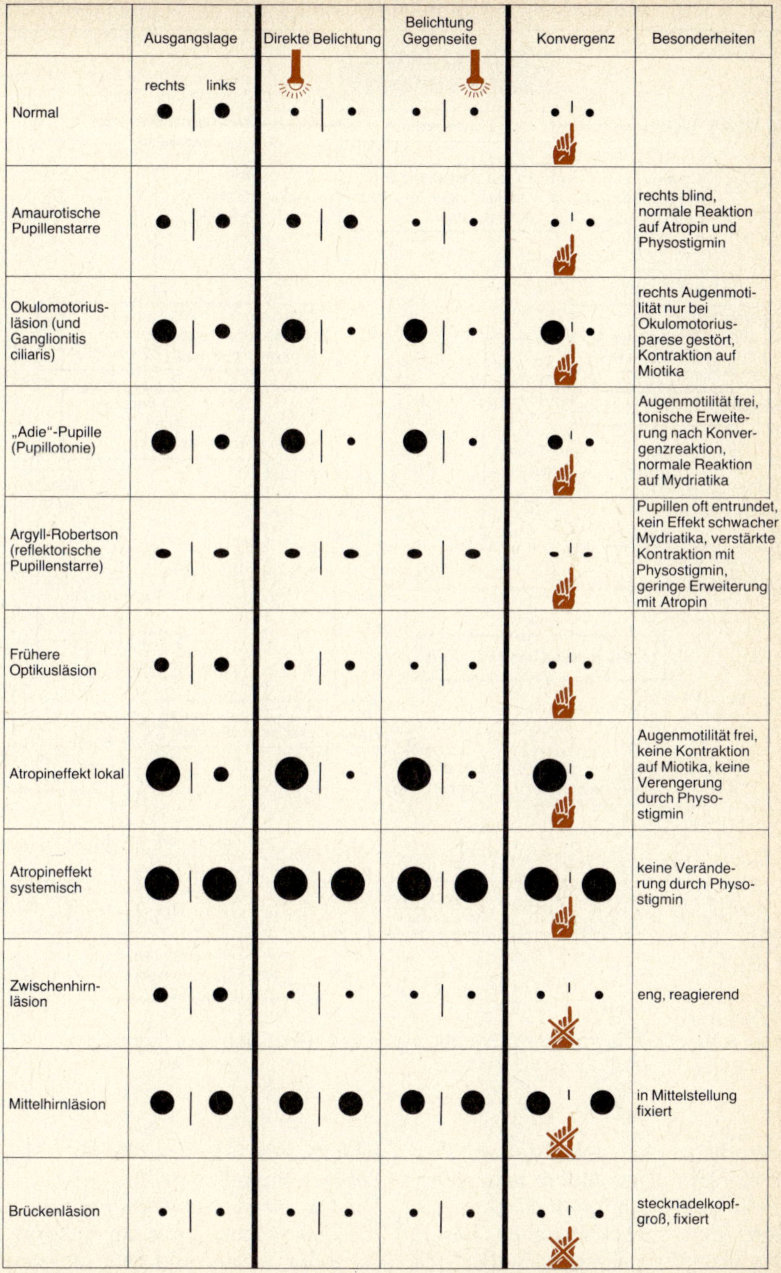

	Ausgangslage		Direkte Belichtung		Belichtung Gegenseite		Konvergenz		Besonderheiten
	rechts	links							
Normal	●	●	·	·	·	·	·	·	
Amaurotische Pupillenstarre	●	●	●	·	·	●	·	·	rechts blind, normale Reaktion auf Atropin und Physostigmin
Okulomotorius-läsion (und Ganglionitis ciliaris)	●	●	●	·	●	·	●	·	rechts Augenmoti-lität nur bei Okulomotorius-parese gestört, Kontraktion auf Miotika
„Adie"-Pupille (Pupillotonie)	●	·	●	·	●	·	●	·	Augenmotilität frei, tonische Erweite-rung nach Konver-genzreaktion, normale Reaktion auf Mydriatika
Argyll-Robertson (reflektorische Pupillenstarre)	–	·	–	·	–	·	–	·	Pupillen oft entrundet, kein Effekt schwacher Mydriatika, verstärkte Kontraktion mit Physostigmin, geringe Erweiterung mit Atropin
Frühere Optikusläsion	·	●	·	·	·	·	·	·	
Atropineffekt lokal	⬤	·	⬤	·	⬤	·	⬤	·	Augenmotilität frei, keine Kontraktion auf Miotika, keine Verengerung durch Physo-stigmin
Atropineffekt systemisch	⬤	⬤	⬤	⬤	⬤	⬤	⬤	⬤	keine Verände-rung durch Physo-stigmin
Zwischenhirn-läsion	·	●	·	·	·	·	·	·	eng, reagierend
Mittelhirnläsion	●	●	●	●	●	●	●	⬤	in Mittelstellung fixiert
Brückenläsion	·	·	·	·	·	·	·	·	stecknadelkopf-groß, fixiert

Abb. 8.9 Störungen der Pupillenreaktion (rechts pathologisch)

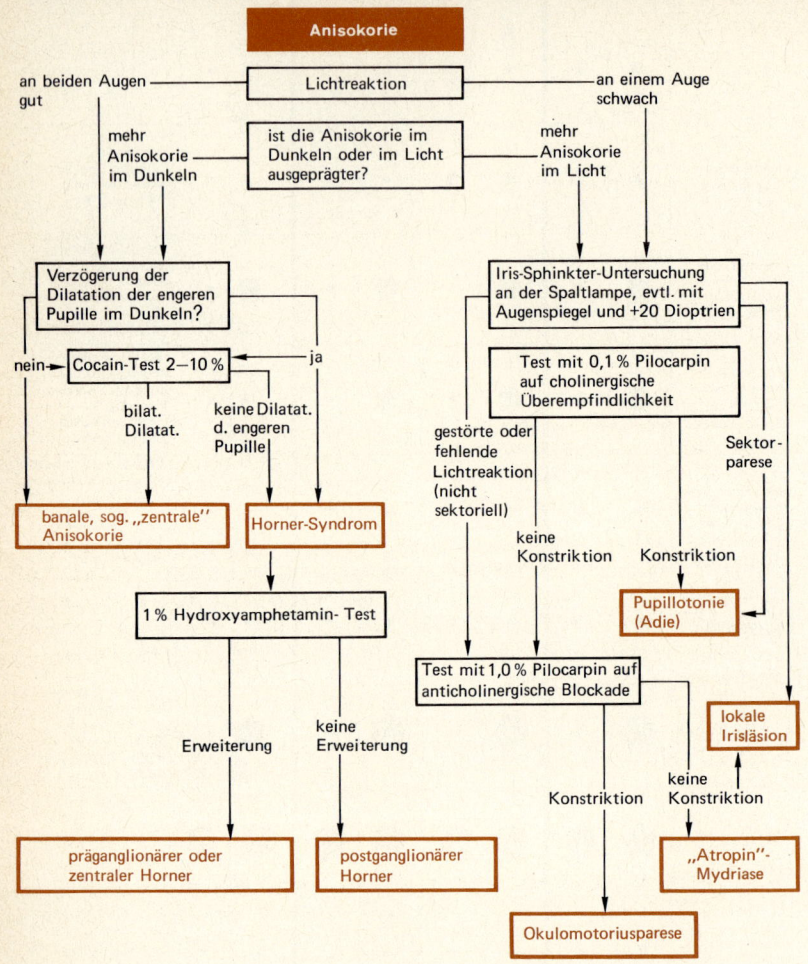

Abb. 8.10 Flußdiagramm zur Beurteilung einer Anisokorie (nach *Thompson*)

mesodienzephal lokalisierten Prozesses sein. Eine andere pathogenetische Interpretation ist die einer längere Zeit zurückliegenden Läsion des Ganglion ciliare (s. unten) mit fehlerhafter Reinnervation des Sphincter pupillae (652).
Leichte chronische Okulomotoriusschädigung kann durch ein Aneurysma oder einen anderen langsam

wachsenden raumfordernden oder entzündlichen Prozeß verursacht werden. Dies kann eine der Adie-Pupille ähnliche Störung verursachen.

Die *Ganglionitis ciliaris acuta* tritt meist einige Tage nach einem Infekt, manchmal nach einem Trauma der Orbita auf. Sie ist durch eine weite, auf Licht und Konvergenz nicht reagierende Pupille gekennzeichnet. Initial bestehen auch vorübergehende Akkommodationsstörungen mit Leseschwierigkeiten. Die Pupillenanomalie ohne Augenmotilitätsstörung (Differenzierung gegenüber der Okulomotoriusparese) bleibt in der Folgezeit bestehen. Dem Krankheitsbild liegt eine Affektion des Ganglion ciliare zugrunde.

Seltenere Ursachen. Bei weiten lichtstarren Pupillen denke man immer auch an *medikamentöse Effekte* (Homatropin-Salben) und an toxische Wirkungen (Botulismus, Diphtherie, Encephalopathia haemorrhagica superior Wernicke usw.). Eine vorübergehende einseitige Mydriasis kann auch im *Migräneanfall* vorkommen (767). Pupillenstarre bei akuter Pandysautonomie (39) (s. S. 243). Normalerweise erweitern sich beide Pupillen bei kräftigem Kneifen des oberen Trapeziusrandes. Ein Ausbleiben dieses *ziliospinalen Reflexes* deutet auf eine Schädigung der somatosensorischen Afferenzen aus dem Schulterbereich, eine Hirnstammläsion oder auf eine Unterbrechung der absteigenden Sympathikusbahn bis zum Centrum ciliospinale hin.

Synopsis. Tab. 8.**5** zeigt die Charakteristika der wichtigsten Pupillenstörungen, die bildlich in Abb. 8.**9** dargestellt sind. Abb. 8.**10** soll helfen, eine Anisokorie zu beurteilen.

Trigeminusstörungen

Anatomie. Der *sensible Anteil des N. trigeminus* versorgt die Gesichtshälfte von der Scheitelhöhe bis zum Mandibularrand unter Aussparung des Kieferwinkels (N. auricularis magnus aus dem Plexus cervicalis). Der R. auriculotemporalis des N. mandibularis (3. Trigeminusast) gelangt auch zum Tragus und in den ventralen Teil des äußeren Gehörganges. Im weiteren werden die Schleimhäute des Mundes, des Auges und der Nase versorgt. Der *motorische Anteil des Trigeminus* verläßt den Schädel zusammen mit dem 3. Ast durch das Foramen ovale und versorgt vor allem die Kaumuskulatur (Mm. temporalis, masseter, pterygoidei, dazu tensor tympani, tensor veli palatini, myohyoideus und vorderer Musculus-digastricus-Bauch).

Untersuchungstechnik: Man prüft die *Sensibilität* durch Applikation von feinen Berührungsreizen, immer beide Seiten vergleichend, aber auch durch Prüfung des Temperatursinnes im Hinblick auf eine isoliert den Schmerz- und Temperatursinn betreffende, sogenannte dissoziierte und damit sicher zentrale Störung. Diese wird bei Läsionen des Tractus und des Nucleus spinalis beobachtet, der bis zum Segment C2 hinunterreicht. Die Fasern aus dem Gebiet des N. ophthalmicus gelangen am weitesten nach kaudal. Es kann deshalb unter Umständen zu einer lokalisierten zentralen dissoziierten Sensibilitätsstörung kommen. Der objektiven Untersuchung dient eine Reihe von trigeminofazialen Reflexen. Der Kornealreflex ist der empfindlichste und zuverlässigste, auch weil die Korneasensibilität bei Trigeminusstörungen als erste faßbar vermindert ist. Man berühre die Kornea von der Seite her kommend (und vermeide optisch vermittelte Blinzel- und Schreckreaktionen sowie das Berühren der Konjunktiva oder der Wimpern) entweder mit einem feinen Wattebausch oder mit dem großen Kopf einer Nadel. Eine Verminderung oder Aufhebung des Kornealreflexes kann grundsätzlich sowohl Ausdruck einer Trigeminusstörung als auch Folge einer Fazialisparese sein. In letzterem Falle wird der Patient subjektiv die Berührung seitengleich empfinden, und es wird ein Bell-Phänomen (s. unten) vorhanden sein. Bei gewissen Patienten ist der Kornealreflex normalerweise sehr schwach.

Die *Motorik* prüft man durch Untersuchung der Funktion des M. masseter. Man legt die Finger beidseits leicht auf den Muskel und fordert den Patienten auf, die Zähne fest zusammenzubeißen. Ein Ausfall der Mm. pterygoidei bewirkt beim Mundöffnen ein Abweichen des Unterkiefers nach der paretischen Seite hin. Bei halb geöffnetem Mund läßt sich der Unterkiefer leicht nach der paretischen Seite hin verschieben. Der Masseterreflex wird nur bei beidseitiger Parese ausfallen, ist im übrigen aber auch sonst manchmal nicht auslösbar.

Die *Trophik* kann bei Trigeminusausfall ebenfalls beeinträchtigt sein, im besonderen diejenige der Kornea, so daß es zu einer Keratitis neuroparalytica kommen kann.

Klinik: *Läsionen einzelner Trigeminusäste* kommen vor bei *Schädelfrakturen, Meningitiden, Tumoren* oder *Aneurysmen.* Beim seltenen *Trigeminusneurinom* stehen diese Ausfälle ganz im Vordergrund, beim

Kleinhirnbrückenwinkeltumor ergänzen sie die übrigen Ausfälle. *Prozesse im Bereich des Sinus cavernosus,* z. B. eine Thrombose, können den 1. und den 2. Ast zusammen mit den Augenmuskelnerven betreffen. Sie haben meist auch einen Exophthalmus mit Lidschwellung zur Folge. Der Ramus mentalis wird besonders oft durch *Karzinommetastasen* im Unterkieferbereich betroffen (364). Gelegentlich wird der N. alveolaris durch die Nadel anläßlich einer *Leitungsanästhesie* bei einer Zahnextraktion dauernd lädiert.

Läsionen im Kerngebiet des Trigeminus sowie Schädigungen der zentralen Trigeminusbahnen im Bereich der Brücke und der Oblongata können durch *vaskuläre Prozesse* oder auch durch *Tumoren, Enzephalitiden,* eine *multiple Sklerose,* eine *Syringomyelie bzw. Syringobulbie* oder bei einer *basilären Impression* (618) verursacht werden. Letztere kann sich auch durch einen Trismus manifestieren.

Trigeminusparästhesien können eventuell als Teil einer Polyneuritis cranialis (S. 311), bei *Vergiftung mit Trichloräthylen* oder anderen chlorierten Acetylenen (153) auftreten. Sie begleiten zum Teil mit schmerzhaftem Charakter nicht so selten das Auftreten einer *peripheren Fazialisparese* (15), was durch eine gemeinsame Blutversorgung beider Nervenäste erklärt werden kann (618). Sie können aber auch ohne andere Begleitsymptome, meist im 2. oder 3. Ast, ohne Schmerzen, ohne Störungen des Geschmackssinnes oder der Motorik, in Erscheinung treten. Die Rückbildung kann innerhalb von

Wochen geschehen, in anderen Fällen allerdings bleibt ein Sensibilitätsausfall zurück. Dauernde Parästhesien und Schmerzen, einseitig oder beidseitig, gelegentlich auf zwei Äste des Trigeminus beschränkt, können recht früh im Verlauf gewisser Kollagenosen, vor allem bei *Sklerodermie,* in Erscheinung treten (46). *Zungenbrennen* ist ein vieldeutiges Symptom, das z. B. bei Eisenmangel, bei Vitamin-B$_{12}$-Mangel, bei Colistin-Medikation vorkommt. Man sieht es auch bei älteren Menschen, vielleicht im Rahmen von Durchblutungsstörungen im Hirnstamm.

Die *Trigeminusneuralgie* ist die häufigste Gesichtsneuralgie überhaupt und wird zusammen mit den anderen Gesichtsneuralgien auf S. 476 geschildert.

Die *sensible Trigeminusneuropathie* kann sich auch ohne faßbare Ursache in einem oder mehreren Ästen des N. trigeminus entwickeln und kann ausnahmsweise auch beidseitig sein. Sie führt oft zu schweren Störungen der Trophik (1045) und der Sensibilität mit entsprechenden Fol-

gen, z. B. einer Keratitis neuroparalytica (69, 1131). Die Störung kann plötzlich einsetzen, Tage bis Monate andauern oder selten auch nach Jahren persistieren. Nebst einem Taubheitsgefühl können auch Parästhesien (s. oben) und Dauerschmerzen vorhanden sein, nicht aber Schmerzparoxysmen, wie bei echter Trigeminusneuralgie. Gelegentlich finden sich Geschmacksstörungen der vorderen zwei Drittel der Zunge, seltener eine homolaterale flüchtige Fazialisparese. Die Rückbildung erfolgt in der Regel spontan. In einzelnen Fällen deklariert sich später eine kausale Grunderkrankung (559) wie z. B. eine multiple Sklerose, eine Syringobulbie, ein Prozeß im Sinus cavernosus oder eine Sklerodermie (313). Seltener scheint auch ein zervikaler Prozeß bis hinunter zu C5 eine Trigeminusneuropathie oder Parästhesien im Gesicht verursachen zu können (1207). In den meisten Fällen bleiben aber die Symptome ein isoliertes Phänomen und sind wohl Ausdruck einer viralen, aus der Peripherie aszendierenden Mononeuritis.

Fazialissymptome

Anatomie. Mit dem N. facialis und seinen Ästen verlaufen nebst den motorischen efferenten Fasern auch efferente Bahnen für die Drüsen im Gesichtsbereich sowie Afferenzen für die Geschmacksempfindung. Abb. 8.**11** gibt eine schematische Übersicht.

Symptome einer Fazialisparese. Diese lassen sich aus der Abb. 8.**11** ableiten. Bei *peripherem Befall des*

N. facialis finden sich motorische Parese, Hyperakusis, verminderte Tränen- und Speichelsekretion sowie gestörte Geschmacksempfindung der vorderen zwei Drittel der Zunge. Die drei letztgenannten Funktionen werden bis zum Ganglion geniculi in dem als N. intermedius bezeichneten Anteil des Fazialis geleitet. Bei vollständiger peripherer

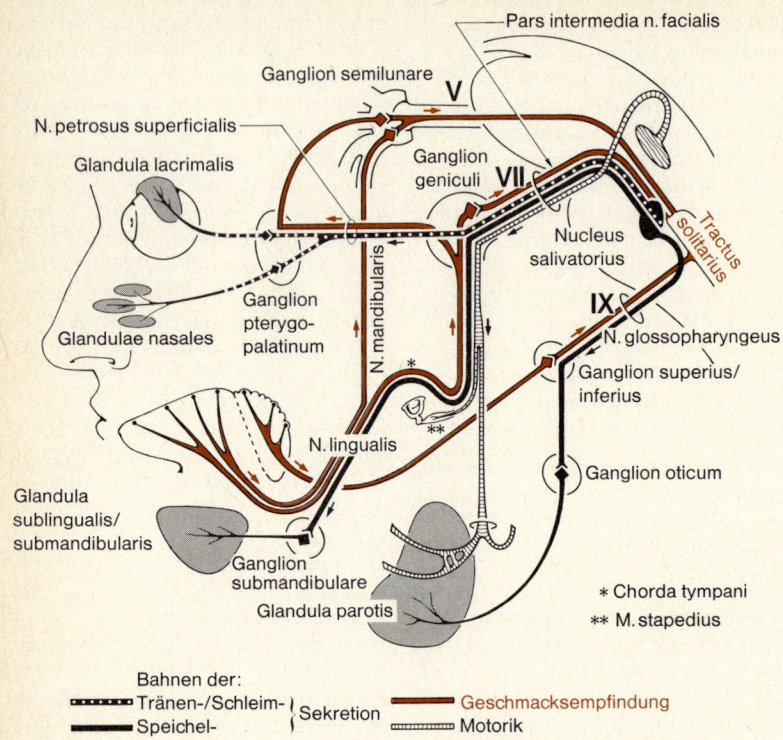

Abb. 8.11   Schematische Darstellung des N. facialis und seiner Funktionen

Fazialislähmung sind alle drei Äste gleichmäßig betroffen, und der Augenschluß ist nicht mehr vollständig möglich. Bei *zentraler Lähmung* ist immer der Stirnanteil weniger betroffen als der orale, weil die kranialen Partien des Fazialiskerngebietes sowohl homo- wie kontralateral zentral innerviert werden bzw. diese Muskeln üblicherweise synergistisch mit denjenigen der „gesunden" Gegenseite zusammenarbeiten (Abb. 8.**12**). Nie ist bei einer zentralen Parese der Augenschluß unvollständig,

wohl aber unter Umständen schwächer.

Untersuchung einer Fazialisparese. Man prüfe die *motorischen Funktionen* in jedem Ast (Stirnrunzeln, Augenschluß, Naserümpfen, Pfeifen, Zähnezeigen, Lachen, Mundspitzen). Beim Prüfen des Stirnrunzelns presse man den Finger kräftig auf die Mittellinie der Stirn, um Kontraktionen der gesunden Seite nicht auf die paretische hinübergreifen zu lassen. Beim Versuch, das paretische Augenlid zu schließen, wendet sich der sichtbare Bulbus nach oben (Bell-Phänomen). Ein feines Zeichen einer leichten Fazialispa-

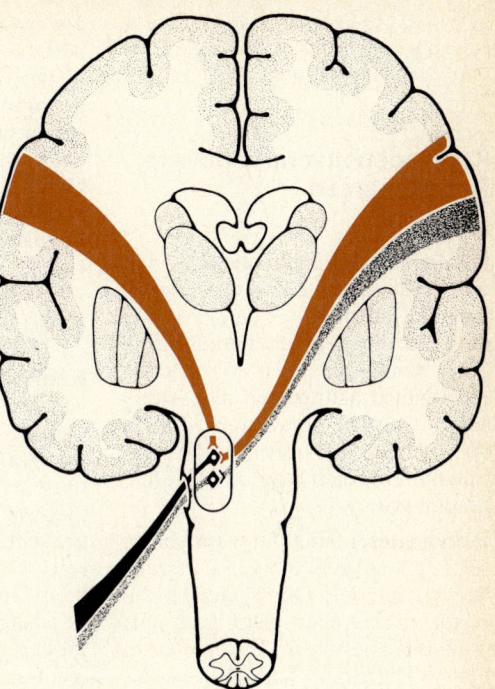

Abb. 8.**12**   Bilaterale korti-
kobulbäre Innervation des rostralen Fazialiskernes. Bei
zentralen Lähmungen bleibt
dank der auch homolateralen
Innervation die Funktion des
oberen Fazialisastes weitgehend intakt

rese ist das bessere Sichtbarbleiben der
Wimpern auf der paretischen Seite bei
maximalem Zukneifen der Augen („signe
des cils") und die verminderte oder fehlende Kontraktion des Platysmas beim
Vorstrecken des Kinns mit gleichzeitigem
Zeigen der Zähne.

Geschmackssinn. An den vorderen zwei
Dritteln der Zunge wird mit einem Wat-
testäbchen ein Geschmacksstoff aufge-
pinselt (20%ige Zuckerlösung, 10%ige
Kochsalzlösung, 5%ige Zitronensäurelö-
sung, 1%ige Chininlösung). Der Patient
muß die Zunge so lange herausgestreckt
halten, bis er den Geschmacksstoff erkennt oder bis feststeht, daß er keinen
wahrnimmt. Er muß auf einer Tafel, auf
welche die 4 Geschmacksqualitäten süß,
sauer, bitter und salzig notiert sind, den

wahrgenommenen Geschmack zeigen.
Man vergleiche immer mit der gesunden
Gegenseite, da große individuelle Unterschiede in der Differenziertheit der Ge-
schmackswahrnehmungen bestehen.

Drüsensekretion. Der Nachweis einer
Störung der Speichelsekretion ist um-
ständlich, hingegen läßt sich mit dem
Schirmer-Test die *Verminderung der Tränensekretion* zeigen: Nach vorheriger Anästhesierung der Konjunktiva mit 2 Tropfen einer 0,4%igen Novesinlösung werden in jeden Konjunktivalsack je ein 5 cm
langer und 0,5 cm breiter Filterpapier-
streifen durch Umfalten seines Endes
über den unteren Lidrand gehängt. Normalerweise sind nach 5 Minuten mindestens 3 cm des Papierstreifens durch die
Tränenflüssigkeit befeuchtet. Als patho-

logisch ist es zu werten, wenn weniger als 1,5 cm genäßt sind bzw. wenn die Differenz zur gesunden Seite mehr als 30% beträgt.

Kryptogenetische periphere Fazialisparese

(12, 14, 15)

Häufigkeit und Epidemiologie. Unter den peripheren Läsionen des N. facialis sind rund ¾ eine „kryptogenetische" Form (Bellsche Lähmung) (12). Beide Geschlechter erkranken etwa gleich häufig, und alle Altersstufen werden befallen, vor allem aber Patienten im mittleren Erwachsenenalter. Auch familiäre Häufung kommt vor.

Pathogenese. Sehr vieles spricht dafür, daß es sich um eine kraniale Neuritis handelt. Der N. facialis ist in erster Linie, aber nicht ganz ausschließlich betroffen. In den meisten Fällen dürfte ein Virusinfekt verantwortlich sein (erhöhte Zellzahl im Liquor). Die pathogenetische Bedeutung des Herpes-simplex-Virus wird diskutiert (708). Aus der Analyse eines besonders großen Krankengutes einer Spezialklinik (15) wurde diese primäre Ätiologie sogar ganz in den Vordergrund gerückt. In anderen Fällen mag auch primär eine Ischämie im Canalis facialis (Canalis Falloppii) vorliegen. Die auffallend große Zahl von 66% Diabetikern bzw. von Prädiabetikern mit pathologischem Glucosetoleranztest wurde in einer größeren Serie beschrieben, wobei dies mit zunehmendem Alter der Patienten zunehmend häufiger wurde (583). Auch bei arterieller Hypertonie tritt eine periphere Fazialisparese gehäuft auf, so bei fast 4% von 90 Erwachsenen und gar 20% von 35 Kindern mit maligner Hypertonie. Operative Beobachtungen und perioperative Reizversuche am freigelegten Nervenstamm sprechen dafür, daß schon im inneren Gehörgang ein Ödem des Nerven vorliegt und daß der Leitungsblock unmittelbar distal vom Eingang des Canalis facialis, d. h. also proximal vom Ganglion geniculi, liegt (306, 325).

Klinik. Meist stellt sich innerhalb von Stunden, selten erst im Verlauf von 1–3 Tagen, eine einseitige Lähmung aller vom N. facialis versorgten Gesichtsmuskeln ein. Der Lähmungsgrad ist unterschiedlich und braucht keineswegs vollständig zu sein. Oft ist die Parese am Morgen beim Erwachen voll ausgebildet. Eine auslösende Ursache ist meist nicht faßbar. Das Allgemeinbefinden ist nicht gestört. Die *motorische Parese* ist weiter oben beschrieben worden. Man suche auch immer die *Störung des Geschmackssinnes* an den vorderen zwei Dritteln der Zunge (Untersuchungstechnik s. oben). Wenn sorgfältig danach gesucht wird, so sind diskrete Zeichen eines *Befalles anderer Hirnnerven* nicht so selten: In etwa der Hälfte der Fälle werden Parästhesien, zum Teil mit schmerzhaftem Charakter, im Trigeminusbereich und insbesondere retroaurikuläre Schmerzen auf der befallenen Seite erwähnt. Letztere können zugleich mit dem Beginn der Lähmung oder dieser unmittelbar vorausgehend auftreten (15, 619). Auch Glossopharyngeus und Vagus, seltener kraniale zervikale Segmente, können mit befallen sein (12).

Die *Rückbildung der Symptome* spielt sich in den günstigen Fällen innerhalb von 4–6 Wochen bis zur vollständigen Heilung ab. Bei anderen jedoch wird eine Besserung erst nach 3–6 Monaten sichtbar und wird zu einer meist nur partiellen Erholung führen. Rund 80% der Fälle weisen ein gutes Heilungsresultat auf und nur etwa 5–8% ein schlechtes mit störenden Restsymptomen.

Restsymptome. Hohes Alter, Hyperakusis und die Schwere der initialen Lähmungserscheinungen sind prognostisch ungünstige Faktoren (1184). Restsymptome wird man bei genauer Untersuchung bei nicht wenigen Patienten auch später noch finden: leichte Kontrakturen der Gesichtsmuskulatur in Ruhe, vor allem aber eine durch fehlerhafte Reinnervation bedingte synergistische Masseninnervation. So wird z. B. beim Zähnezeigen auch das Lid zugekniffen oder beim Backenaufblasen die ursprünglich paretische Backe zugleich mit dem Lippenschluß fest kontrahiert und dadurch weniger stark aufgeblasen. Selten ist das Phänomen der Krokodilstränen, eine abnorme Tränensekretion beim Essen. Dies wird dadurch verursacht, daß sekretorische Fasern der Speicheldrüse bei der Reinnervation fehlerhaft in die Glandula lacrimalis einsprossen.

Rezidive bzw. späterer Befall der Gegenseite kommen bei etwa 10% der Patienten vor. Diese Fälle haben zumindest elektrophysiologisch besonders ausgeprägte Denervationszeichen und somit vielleicht eine schlechtere Prognose (680).

Therapie. Die Behandlung wird in der Regel mit Prednison durchgeführt. Nach Ausschluß einer anderen Affektion oder einer Kontraindikation erhalten Erwachsene während 4 Tagen 60 mg, dann jeden 2. Tag 5 mg weniger (13). Der Erfolg wird zwar von manchen Untersuchern verneint (988, 1184), von anderen jedoch bejaht (13, 14). Die operative Dekompression durch den Otochirurgen wird nach 3–4 Wochen beim Fehlen jeglicher klinischer Erholung und beim Fehlen einer elektrischen Erregbarkeit im Elektromyogramm empfohlen, neuerdings auch schon früher. Auch hier ist allerdings wohl die endgültige Beurteilung der Erfolge, verglichen mit den Spontanheilungen, noch unsicher (306, 988). Jedenfalls konnte in einer vergleichenden Studie von Fällen mit voraussichtlich schlechter Prognose, welche die Kriterien der Indikation zur chirurgischen Dekompression erfüllten, keinerlei Unterschied zwischen Spontanverlauf und dem Ergebnis der innerhalb von 1–2 Wochen Operierten nachgewiesen werden (717). In Spezialkliniken wird die Operation nicht mehr empfohlen (14), und auch wir lassen sie nicht mehr durchführen.

Melkersson-Rosenthal-Syndrom (22, 388)

Die Fazialisparese bei diesem Krankheitsbild unterscheidet sich symptomatologisch nicht von der soeben beschriebenen Form. Das Syndrom ist charakterisiert durch die Trias

– Fazialisparese,
– Gesichtsschwellung und

– von Furchen durchzogene Lingua plicata (wie bei der Cheilitis granulomatosa Miescher).

Rezidive und beidseitige Fazialisparesen sind hier besonders häufig. Im übrigen umfaßt diese durch eine multilokuläre granulomatöse Angiitis verursachte Erkrankung auch Erscheinungen von seiten anderer Hirnnerven, Mono- und Polyneuropathien, Plexusläsionen, Psychosen und enzephalomyelitische Erscheinungen (388). Es besteht eine gute spontane Restitutionsneigung. **Therapeutisch** sollte in Frühstadien Prednison gegeben werden.

Andere periphere Fazialisparesen

Schädel-Hirn-Trauma. In dieser Gruppe weisen etwa 3‰ eine Fazialisspätparese auf, in jedem Fall verbunden mit einer Otorrhagie (891). Im Rahmen von *Schädelbasisfrakturen* kommt es bei Pyramidenquerfrakturen in fast der Hälfte der Fälle, bei Längsfrakturen in etwa 10–30% der Fälle zu Fazialisparesen. 70% der Frühlähmungen und etwa 90% der verzögert aufgetretenen Spätlähmungen erholen sich spontan. Die Prognose ist bei der Querfraktur allerdings deutlich schlechter. Am besten ist sie in den Fällen von Spätlähmungen bei den Längsfrakturen, wenn infolge von Ödem oder Sickerblutungen die Parese erst nach 1–20 Tagen auftritt. Bei den äußeren Querbrüchen und den Längsbrüchen mit sofortiger Lähmung wird die operative Dekompression am Platz sein, ebenso aber auch bei den Längsbrüchen mit Spätlähmungen, wenn elektromyographisch eine vollständige Denervation nachzuweisen ist (891).

Postinfektiöse Fazialisparese. Das häufigste ist eine Fazialisparese bei einem *Zoster oticus.* Diese Ätiologie macht etwa 15% aller peripheren Fazialisparesen aus (12). Man achte deshalb immer auf Zosterbläschen, besonders an der Ohrmuschel. Als *Ramsay-Hunt-Syndrom* wird

die Kombination mit neuralgischen Schmerzen nach Zoster des Ganglion geniculi bezeichnet (S. 403). Aber auch nach *Zoster colli* kann eine periphere Fazialisparese auftreten. Im Rahmen von Infektionskrankheiten durch *andere neurotrope Viren* kommen nicht selten auch nukleäre oder periphere Fazialisparesen vor, so bei der Poliomyelitis, im Rahmen von Echo- und Coxsackie-Infektionen, bei der Zecken-Radikulomyelomeningoenzephalitis (S. 336) usw.

Weitere Fazialisparesen. Bei *Mittelohrprozessen* (eitrige Otitiden und Tumoren, z. B. Glomustumor) kann eine Fazialisparese zugleich mit Gehörstörungen und anderen Lokalsymptomen vorkommen. Von den *intrakraniellen Tumoren* führen die Kleinhirnbrückenwinkeltumoren nicht selten auch zu einer peripheren Fazialislähmung. Die *Polyradikulitis Guillain-Barré* (S. 307) kann oft mit beidseitiger Fazialisparese einhergehen. Beim *Morbus Besnier-Boeck-Schaumann* kann im Rahmen eines Heerfordt-Syndroms zusammen mit der Parotisschwellung und den Augensymptomen eine oft doppelseitige Fazialisparese auftreten. Eine basale Meningitis oder eine Meningosis leucaemica (S. 169) bzw. carcinomatosa (S. 209) kann zu einer Fazialisparese führen. In der Regel sind gleichzeitig auch andere Hirnnerven befallen. Eine meist beidseitige periphere Fazialislähmung, meist mit Trismus verbunden, wurde wiederholt bei *Tetanus,* insbesondere bei Kopftetanus, beschrieben (679). Durch *Druck am Rand des Unterkiefers,* z. B. beim Esmarch-Handgriff während der Narkose, können anschließend Paresen des *R. marginalis mandibulae* des Fazialis mit Schwäche der oralen Muskulatur auftreten. Das Ausgespartbleiben des Stirn- und Augenastes verleitet zur Diagnose einer zentralen (zerebralen) Parese. Bei Säuglingen und Kleinkindern wird ein nur beim Weinen sichtbarer Ausfall des *M. depressor anguli oris* als kongenitale Aplasie interpretiert (801). Dieser ist so gut wie immer linksseitig. Im Rahmen des *Moebius-Syndroms* finden sich kongenitale Fazialisparesen, wobei auch zahlreiche Fälle von beidseitiger kongenitaler Gesichtslähmung (Diplegia facialis) beschrieben wurden.

Hemifazialer Spasmus

Klinik (50, 51, 498, 704). Charakteristisch ist eine unwillkürliche, synchrone, plötzliche, tonische Kontraktion aller vom N. facialis innervierten Muskeln einer Gesichtsseite. Diese tonische, krampfartige Kontraktion dauert mehrere Sekunden und wiederholt sich in unregelmäßigen Abständen, bis zu mehrmals pro Minute. Ein Spasmus kann gelegentlich durch gewisse Willkürbewegungen ausgelöst werden, tritt aber meist spontan ohne faßbare äußere Ursache auf. Die Erkrankung beginnt meist nach dem 40. Altersjahr und hat keine spontane Rückbildungstendenz (704). In manchen Fällen dauert die hartnäckige Störung Monate oder Jahre unverändert an. Ein *andauernder* hemifazialer Spasmus kommt bei Gliomen des Hirnstammes vor.

Pathogenese: Gelegentlich stellt sich die Störung im Anschluß an eine durchgemachte periphere Fazialisparese ein, meist aber ohne vorausgegangene Lähmung. Ursächlich kann in vereinzelten Fällen eine Anomalie des kraniozervikalen Überganges (S. 21) nachgewiesen werden oder aber ein intrakranieller, den Fazialisstamm komprimierender Prozeß. Auffallend häufig findet sich eine Gefäßanomalie im Kleinhirnbrückenwinkel (504). Meist handelt es sich um die A. cerebelli posterior superior.

Therapie: In manchen Fällen kann die operative Exploration mit Interposition z. B. eines Muskelstückes zwischen Nervenstamm und Gefäßschlinge oder auch mit bloßer „Neurolyse" Heilung bewirken. Dies wird bei etwa 80% der operierten Fälle angegeben (504, 971). Es besteht allerdings die Gefahr einer postoperativen Ertaubung sowie einer Liquorfistel mit Infektion. Besonders Otologen ziehen die partielle extrakranielle Durchtrennung des Fazialisstammes vor, die allerdings mit einer Teilparese der Gesichtsmuskulatur einhergeht und nur vorübergehend wirksam ist.

Faziale Myokymien

Klinisch handelt es sich um ein dauerndes Wogen einzelner Muskeln einer Gesichtsseite. **Ursächlich** liegt besonders häufig eine multiple Sklerose (ohne begleitende Fazialisschwäche) vor oder aber Hirnstammtumoren, dann zugleich mit Paresen der Gesichtsmuskeln (895, 1126).

Gesichtstic

Es sind dies unwillkürliche, in ihrer Lokalisation wechselnde, plötzliche Kontraktionen der Gesichtsmuskulatur, die meist bei nervösen oder neurotischen Individuen vorhanden sind. Eine Sonderstellung nimmt der *Blepharospasmus* ein (S. 129), der oft oligosymptomatisch Ausdruck einer organischen extrapyramidalen Störung ist.

Hemiatrophia facialis progressiva

Klinisch liegt eine gelegentlich auch erbliche Atrophie des Gesichts vor, die vielfach mit einer „sclérodermie en coup de sabre" in der Medianlinie von Gesicht und Stirn beginnt (22). Auch Knochen und Knorpel atrophieren, ebenso das Gehirn. Sie geht oft mit einem homolateralen Horner-Syndrom und Augenmotilitätsstörungen einher sowie mit kontralateralen Jackson-Anfällen oder einer generalisierten Epilepsie. **Differentialdiagnostisch** muß dies abgegrenzt werden gegenüber Gesichtsasymmetrien z. B.

beim Caput obstipum musculare (S. 129). Eine *beidseitige Gesichtsatrophie* kann durch eine Hypotrophie des Bichatschen Fettpfropfes vorgetäuscht werden. Eine echte beidseitige Atrophie der Gesichtsmuskulatur wurde nach Einnahme von Betablockern und Kälteexposition des Gesichtes beschrieben und mit einer peripheren Vasokonstriktion erklärt (19).

Symptome von seiten des Nervus vestibulocochlearis (statoacusticus) (59)

Die Untersuchung des Gehörs

Ziel der Untersuchung

In der Regel wird der Neurologe sich auf die Erfassung einer Schwerhörigkeit oder Taubheit und auf die Differenzierung einer Schalleitungs- von einer Perzeptionsschwerhörigkeit beschränken. Eine völlige Taubheit ist immer eine durch Innenohrläsion bedingte Perzeptionstaubheit und nie durch eine Erkrankung des schallleitenden Apparates (z. B. eine Otitis media) bedingt. Eine zentralnervöse, kortikale oder subkortikale Läsion hat wegen der beidseitigen Projektion der kochleokortikalen Bahnen nie eine Verminderung der Hörschärfe zur Folge. Folgende drei Proben können vom Neurologen durchgeführt werden:

Prüfung der Hörschärfe. Das Gehör wird für Flüsterzahlen bzw. für Umgangssprache geprüft. Der Untersucher muß hierbei das gegenseitige Ohr durch kräftiges Hin- und Herbewegen eines Fingers im Porus acusticus externus durch eine Hilfsperson oder den Patienten selber ausschalten lassen.

Weber-Versuch. Die Stimmgabel, am besten eine mit 512, evtl. 125 Hz Frequenz, wird angeschlagen und auf die Stirn des Patienten in der Mittellinie aufgesetzt.

Sie wird bei Schalleitungsschwerhörigkeit in das kranke, bei Perzeptionsschwerhörigkeit in das gesunde Ohr lateralisiert.

Rinne-Versuch. Dieser basiert auf der Tatsache, daß beim Normalen die Luftleitung besser ist als die Knochenleitung. Die Stimmgabel wird zunächst auf das Mastoid aufgesetzt und, sobald sie hier nicht mehr gehört wird, vor das Ohr gehalten. Sie sollte etwa doppelt so lange vor dem Ohr als auf dem Mastoid gehört werden (Rinne-Versuch positiv, d. h. normal). Bei Schalleitungsschwerhörigkeit ist der Test pathologisch, und die Luftleitung ist verkürzt bis aufgehoben (Rinne-Versuch negativ). Bei Perzeptionsschwerhörigkeit ist der Rinne-Versuch normal.

Paradigmata der zwei Typen von Schwerhörigkeit

Diese können wie folgt zusammengefaßt werden:

Schalleitungsschwerhörigkeit:

- Gehör vermindert,
- nie vollständige Ertaubung,
- Weber-Versuch in das schwerhörige Ohr lateralisiert,
- Rinne-Versuch pathologisch (Luftleitung verkürzt oder aufgehoben).

Perzeptionsschwerhörigkeit:

– Gehör vermindert, u. U. vollständige Ertaubung,
– Weber-Versuch in das normale Ohr lateralisiert,
– Rinne-Versuch positiv, d. h. normal.

Recruitment-Phänomen

Diese dient zur Unterscheidung zwischen einer Schwerhörigkeit mit labyrinthärem (kochleärem) Sitz (z. B. akustisches Trauma oder Menière-Krankheit) und einer solchen mit retrolabyrinthärem Sitz (z. B. Nervenverletzung, Akustikusneurinom). Es handelt sich um die Messung des Lautheitsausgleiches nach Fowler. Bei einer Schädigung des Corti-Organs fallen vor allem die leichter lädierbaren äußeren Haarzellen aus. Töne von gleicher Lautstärke werden im betroffenen Ohr leiser gehört, und dessen Hörschwelle ist demnach zunächst höher. Bei zunehmender Lautstärke jedoch werden die nicht lädierten inneren Haarzellen angesprochen („rekrutiert"), so daß einmal eine überschwellige Lautstärke erreicht wird, die in beiden Ohren gleich laut empfunden wird. Das Recruitment ist hier „positiv". Bei Schalleitungsstörungen des N. acusticus (vestibulocochlearis) gelingt dieser Lautheitsausgleich nicht, das Recruitment ist „negativ".

Gehörstörungen in neurologischer Sicht

Plötzlich aufgetretene, ein- oder beidseitige Ertaubung

Ursachen: Es kommen hierfür *infektiöse Prozesse,* im besonderen ein Befall durch das Mumpsvirus (auch ohne Parotisschwellung) und ein Zoster (auch ohne sichtbare Bläscheneruptionen), in Frage. Seltener sind es *vaskuläre Störungen* im Gebiet der A. labyrinthi (A. auditiva interna), die einmal zu einer Apoplexia coch-

leae (meist zugleich mit einem Labyrinthausfall) führen können. Bei der *Ruptur des ovalen oder des runden Fensters* wird eine plötzliche Ertaubung von Tinnitus und eventuell von Schwindel begleitet. Meist gehen ein Barotrauma (Flugreisen), ein Schädeltrauma oder eine ungewohnte Anstrengung voraus. Eine otochirurgische Therapie ist angezeigt (341). Ausnahmsweise kann eine *multiple Sklerose* mit einer doppelseitigen Ertaubung beginnen. *Pyramidenquerfrakturen* können zu einer traumatischen Zerreißung des N. vestibulocochlearis führen. Nur etwa 50% der Fälle erholen sich.

Progrediente Schwerhörigkeit

Ursachen: Verschiedene neurologisch relevante Erkrankungen können mit zunehmender Schwerhörigkeit einhergehen. *Tumoren der Schädelbasis* (s. z. B. Garcin-Syndrom, S. 389) oder des Kleinhirnbrückenwinkels (S. 38) kommen in Frage, im besonderen das *Akustikusneurinom.* Meist gehen hier Ohrgeräusche lange der Ertaubung voraus. Eine *Ostitis deformans Paget* mit kranialer Lokalisation erzeugt besonders oft eine zunehmende Gehörsverminderung bis zur Taubheit, gelegentlich einen hemifazialen Spasmus und möglicherweise eine Trigeminusneuralgie. Dies ist besonders dann der Fall, wenn die Erkrankung zu einer basalen Impression geführt hat, wobei dann auch Pyramidenzeichen auftreten können (214). Der *Glomus-jugulare-Tumor* ist die häufigste Lokalisation einer Geschwulst, die von den Chemorezeptoren des Vagus ausgeht (1040). Er erzeugt nebst einer progredienten Schwerhörigkeit mit Tinnitus oft auch ein homolaterales pulssynchrones Geräusch, das meist auch der Untersucher hören kann. Später treten Symptome von seiten des N. facialis oder anderer Hirnnerven hinzu. In etwa 10% der Fälle werden Hirndruckzeichen beobachtet. Die Geschwulst schimmert nicht selten bläulich bei der Otoskopie durch das Trommelfell hindurch. Die Behandlung ist chirurgisch, eventuell auch durch Embolisierung (466).

Eine zunehmende Schwerhörigkeit ist nicht selten Teilsymptom genetisch bedingter *Stoffwechselanomalien* (Refsum-Krankheit, S. 144, Niemann-Pick-Krankheit, S. 144) oder von *Systemerkrankungen* (Friedreich-Ataxie, S. 233). *Basale Meningitiden* und *Lues,* besonders die konnatale Lues, können eine Gehörsstörung hinterlassen. Als *Cogan-Syndrom* (52, 58, 110, 204, 449) wird eine seltene Erkrankung bezeichnet, die multisystemische Symptome an den verschiedenen Organen macht. In etwa der Hälfte der Fälle ist auch das Nervensystem betroffen. Nebst Kopfweh, psychischen Anomalien, Bewußtseinsstörungen, epileptischen Anfällen, zerebralen Insulten und Neuropathien sind die Leitsymptome eine zunehmende Gehörsstörung, vestibuläre Ausfälle und Schübe einer nichtsyphilitischen interstitiellen Keratitis. Die Krankheit befällt vor allem jüngere Erwachsene und kann in Schüben über Monate bis viele Jahre verlaufen. Wenn die Fälle lang genug verfolgt werden, läßt sich bei ¾ schließlich eine Vaskulitis nachweisen (204). Die gefähr-

lichste Komplikation ist bei 10% eine Aortenklappenaffektion. Die Gehörsstörungen *im Rahmen vestibulärer Erkrankungen* werden weiter unten abgehandelt.

Tinnitus und andere Ohrgeräusche

(58, 308a, 626)

Als Tinnitus wird ein mehr oder weniger regelmäßiges, mehr oder weniger dauernd vorhandenes, entweder in einem Ohr lokalisiertes oder aber diffus im Kopf empfundenes Geräusch bezeichnet. Die Patienten verwenden recht unterschiedliche Bezeichnungen, wie Pfeifen, Ohrgeräusch, Rauschen usw.

Ursachen: In den allermeisten Fällen ist ein solcher Tinnitus ein *banales selbständiges Beschwerdebild,* das lästig, aber ungefährlich ist und im höheren Lebensalter auftritt. Es ist äußerst therapieresistent. **Symptomatologisch** kann Tinnitus aber andere Affektionen begleiten. Er kann bei *erhöhtem intrakraniellen Druck* vorkommen und verschwindet dann beim Valsalva-Manöver oder beim Druck auf die Vv. jugulares (716). Man findet ihn aber auch bei einem *Kleinhirnbrückenwinkeltumor,* dann aber auch beim *Morbus Menière.* Er wird in den zwei letztgenannten Fällen in ein Ohr lokalisiert. Ein *pulssynchrones Ohrgeräusch* kann auch banal und harmlos sein. Es ist aber auch verdächtig auf eine *Stenose einer ohrnahen Arterie,* auf ein *arteriovenöses Angiom,* z. B. der okzipitalen extrakraniellen Gefäße, auf eine *arteriovenöse Fistel im Sinus cavernosus* oder einen *Glomustumor.*

Untersuchung der vestibulären Funktionen

(981)

Definition: Der periphere Vestibularapparat im Innenohr sowie seine zentralen Kerne und Bahnen dienen der Registrierung und Meldung der Stellung und Bewegung im Raume. Die hier entstehenden Reize werden zentripetal geleitet und im Hirnstamm mit anderen, der Erhaltung des Gleichgewichtes dienenden Afferenzen (optisch, propriozeptiv) integriert. Eine Störung des Vestibularapparates hat also

– subjektive (Schwindel) und
– objektive (Schwäche und Unsicherheit, Ataxie)

Störungen des Gleichgewichtes zur Folge.

Untersuchungsgang

Nystagmus

Dieser wird zunächst am sitzenden Patienten beim Blick geradeaus gesucht, dann aber auch beim Blick auf die Seiten. Tritt ein Nystagmus erst bei extremer Bulbusstellung auf, dann gehe man mit dem Fixationspunkt um 10 Grad zurück. Nur wenn er auch dann noch sichtbar ist, darf er als signifikant betrachtet werden. Oft ist ein leichter Nystagmus bei der Ophthalmoskopie sichtbar, besonders wenn hierbei die Fixation durch das andere Auge durch Abdecken desselben verhindert wird. Man unterscheidet einen

– Nystagmus 1. Grades (nur beim Blick in die Nystagmusrichtung vorhanden),
– 2. Grades (in der Primärposition) und
– 3. Grades (in allen Blickrichtungen).

Lagerungsprobe

Diese dient zum Nachweis einer Kupulolithiasis (mit gutartigem paroxysmalen Lagerungsnystagmus). Der Kopf des Patienten wird nach hinten über die Kante des Untersuchungsbettes um 30 Grad rekliniert und zugleich um 30 Grad auf eine Seite gedreht. Nach etwa 5 Sekunden tritt bei der erwähnten Erkrankung zugleich mit einem intensiven Drehschwindelgefühl und Übelkeit ein rotatorischer Nystagmus auf. Seine rasche Komponente dreht bei nach links gedrehtem Kopf im Uhrzeigersinn, bei nach rechts gedrehtem in umgekehrter Richtung.

Vestibularisprüfung im eigentlichen Sinn

Diese Prüfung durch thermische und durch Drehreize wird in der Regel vom Otologen durchgeführt werden. Gelegentlich allerdings wird sich der Neurologe rasch darüber orientieren wollen, ob ein Vestibularapparat überhaupt noch vom Labyrinth aus erregbar ist. In einfachster Weise kann dies wie folgt getestet werden: Der Patient liegt so, daß der Rumpf (und der Kopf) um 30 Grad aufgerichtet ist, oder sitzt aufrecht mit um 60 Grad rückwärts geneigtem Kopf. Bei Irrigation des linken Gehörganges mit 100–200 ml Wasser von Zimmertemperatur oder 5–10 ml Eiswasser tritt normalerweise ein Horizontalnystagmus mit der langsamen Komponente nach links und der raschen Komponente nach rechts auf, der Patient zeigt nach links vorbei und hat eine Falltendenz nach links. Zugleich treten Schwindel und Nausea auf. Fehlen all diese Reaktionen, so ist der Vestibularapparat nicht erregbar bzw. sind die Verbindungen des Labyrinthes zum Hirnstamm unterbrochen. Vorher otoskopieren, um eine allfällige Trommelfellperforation nicht zu übersehen!

Gleichgewichtsproben

Im Rahmen der neurologischen Untersuchung sind beim Vorhandensein von Schwindel besonders wichtig:

– *Romberg-Test.* Der Patient muß mit geschlossenen Augen, die Füße nahe beisammen und parallel, mit ausgestreckt nach vorne erhobenen und supinierten Armen stehen.

– *Strichgang.* Mit an die Decke gewendetem Blick wird ein Fuß vor den anderen gesetzt. Der Gesunde kann dies ohne große Mühe. Bei Augenschluß wird dies allerdings bei manchem Gesunden auch nicht mehr mühelos funktionieren.

– *Unterberger-Tretversuch.* Der Patient tritt mit geschlossenen Augen unter deutlichem Hochheben der Füße an Ort. Nach 50 Schritten ist normalerweise höchstens eine Drehung um ca. 45 Grad, meist nach links, zu erwarten.

– *Sterngang* nach Babinski-Weil. Der Patient macht mit geschlossenen Augen je zwei Schritte vorwärts und zwei Schritte zurück. Bei Störung eines Labyrinthes dreht der Patient allmählich auf die Seite des Ausfalles hin.

Positionsversuch

Bei geschlossenen Augen weichen die zur Horizontalen hochgehaltenen Arme auf die Seite eines Labyrinthausfalles hin ab.

Barany-Zeigeversuch

Der hochgehobene Arm wird nach Zielen und Augenschluß langsam von oben her senkrecht auf einen bestimmten Punkt hin (vorgestreckter Finger des Untersuchers) gesenkt. Abweichen nach außen auf die Seite eines Labyrinthausfalles.

Schwindel und Nystagmus

Eine Reihe von Affektionen sind durch einen *akuten Drehschwindel* (863) charakterisiert. Dieser kann auf eine Affektion des *peripheren Vestibularapparates* oder aber auf eine akute Läsion im *Vestibulariskerngebiet* in der Oblongata zurückgehen.

Morbus Menière (863, 1211)

Klinisch ist diese Erkrankung durch regellos rezidivierende, urplötzlich auftretende, über Stunden andauernde Drehschwindelanfälle gekennzeichnet, die innerhalb einiger weiterer Stunden, selten erst nach Tagen, stetig abklingen. Meist tritt Brechreiz oder Erbrechen auf, und der Patient kann nicht mehr stehen. So gut wie immer ist der Anfall von Ohrgeräuschen, Hypakusis oder auch nur einem Gefühl von verstopftem Ohr begleitet. Unmittelbar nach einem Anfall findet sich ein Nystagmus. Dieser weist die Charakteristika der peripheren vestibulären Nystagmusform auf, die in Tab. 8.**6** aufgeführt sind. Es findet sich unmittelbar im Anschluß an einen akuten Anfall eine einseitige Untererregbarkeit oder gar Unerregbarkeit des Vestibularapparates, die sich dann aber wieder normalisiert. Meist treten die Anfälle zwischen dem 20. und 50. Altersjahr, etwa gleich häufig bei Männern wie bei Frauen, in Erscheinung. Nur in etwa $\frac{1}{10}$ der Fälle werden beide Seiten betroffen. Nur nach den ersten Anfällen bleiben keine Symptome zurück, während später eine zunehmende Schwerhörigkeit und Untererregbarkeit des Vestibularapparates auftreten, die schließlich zur völligen Labyrinthzerstörung und damit zum Aufhören der Anfälle führen. Der kochleäre Sitz der Hörstörung kann durch ein positives Recruitment (s. oben) belegt werden.

Sonderformen: Eine solche stellt das *Lermoyez-Syndrom* dar („le vertige qui fait entendre"). Nach einer über Tage fortschreitenden einseitigen Gehörabnahme mit Ohrgeräuschen tritt plötzlich ein Schwindelanfall analog einem Morbus Menière auf.

Tabelle 8.6 Charakteristika der peripher vestibulären Nystagmusformen (nach *V. Henn* 1978)

- Schlagrichtung meist horizontal mit Torsionskomponente, selten vertikale Komponente

- Langsamer Drift zur Läsionsseite

- Intensitätsverminderung durch visuelle Fixation (also zunehmend bei Augenschluß)

- Verstärkung durch Änderung der Kopfposition und Kopfschütteln sowie
- durch Liegen auf krankem Labyrinth

- Amplitude der langsamen Nystagmusphase nimmt zu, wenn Auge in Gegenrichtung gewendet wird

- Eventuell unilateral verminderte kalorische Antwort

- Folgebewegungen und Sakkaden normal

Daran anschließend hört der Patient wieder viel besser. Ein durch Lärm ausgelöster Schwindel wird als *Tullio-Phänomen* bezeichnet.

Therapie (144): Diese ist schwierig. Im Anfall Sedierung, z. B. Diazepam oder Phenobarbital. Eventuell Blockade des Halssympathikus. Novocain-Infusionen. Im Intervall Flüssigkeits- und Kochsalzentzug, Diuretika, wie Acetazolamid, Vermeiden von Nicotin und Alkohol. Beim Versagen der konservativen Maßnahmen bei gutem Gehör selektive Sakkotomie, sonst die zur Ertaubung führende Labyrinthektomie bzw. Neurektomie des Vestibularnerven.

Akute isolierte Vestibularisstörung

(„Neuronitis vestibularis")

(863, 906)

Klinik: Charakteristisch ist ein akut einsetzender Drehschwindel, der oft in Abhängigkeit von Kopfbewegungen während Tagen anhalten kann, um dann allmählich abzuklingen. Die Patienten erbrechen und sind anfänglich oft ans Bett gefesselt. Gehörsensationen oder Gehörabnahme bestehen im Gegensatz zum Morbus Menière nicht. Anfänglich besteht ein Nystagmus, und die kalorische Erregbarkeit des Vestibularapparates ist herabgesetzt.

Ursachen: Diese sind selten eruierbar. Manchmal findet sich ein allgemeiner oder am Schädel lokalisierter infektiöser Prozeß, bei dessen Beseitigung auch die Vestibularisstörungen zurückgehen.

Prognose: Die Störung bleibt in manchen Fällen auf eine einseitige Episode beschränkt. In anderen kommt es zu ein bis mehreren Reziduiven über viele Jahre verteilt. Anschließend an jede akute Attacke kann eine gewisse Unsicherheit beim Stehen oder Gehen und vor allem bei brüsken Kopfbewegungen zurückbleiben *(Trigger-Labyrinth)*. Trotz klinisch vollständiger Erholung läßt sich mit geeigneter elektronystagmographischer Methodik immer ein oft sehr geringfügiger Defekt nachweisen (906).

Sonderformen: In der Symptomatologie ganz ähnlich können die gehäuft auftretenden Fälle im Rahmen einer *Vertigo epidemica* sein (849). Analoge Erscheinungen können auch *nach Zeckenbiß* auftreten. Als *gutartiger paroxysmaler Schwindel des Kindesalters* (173) wird ein rezidivierender akuter Drehschwindel bezeichnet. Dieser tritt in den ersten Lebensjahren auf und manifestiert sich dadurch, daß die betroffenen Kinder sich plötzlich festhalten, nicht mehr selbständig stehen oder gehen können und über Übelkeit klagen. Sie sind blaß, haben einen Nystagmus und können selten auch erbrechen. Der einzelne Anfall dauert jedoch nur wenige Sekunden bis Minuten und wiederholt sich in unterschiedlicher Häufigkeit, manchmal bis mehrmals pro Woche. Die Vestibularisprüfungen fallen immer pathologisch aus. Auch *toxische Einwirkungen* können zu vestibulären Störungen mit Schwindel führen, allerdings kaum je isolierte Attacken von akutem Drehschwindel. Es handelt sich vor allem um die Schwindelbeschwerden nach Streptomycinmedikation, bei Barbiturat- oder Diphenylhydantoinintoxikation.

Gutartiger paroxysmaler Lagerungsschwindel („nystagmus of benign paroxysmal type")

(442, 462, 771)

Klinik: Auch diese Patienten klagen über akute Drehschwindelepisoden. Ein heftiger Schwindelanfall mit Übelkeit tritt einzig bei einer bestimmten konstanten Stellung des Kopfes auf. Meist ist dies beim raschen Abliegen im Bett auf eine bestimmte Seite der Fall. Der damit verbundene Vagusreiz kann in besonderen Fällen sogar zur Synkope führen („vestibuläre Synkope") (773). Die Labyrinthe sind in der Hälfte der Fälle kalorisch normal erregbar. Hingegen läßt sich in typischer Weise durch die Lagerungsprobe (s. oben) ein Anfall auslösen.

Die Störung bildet sich spontan meist nach ein bis mehreren Tagen zurück, kann aber immer wieder rezidivieren.

Pathogenese und Ätiologie: Es handelt sich um eine einseitige Störung des peripheren Otolithenapparates. Auf den Sinneshaaren der Kupulazellen lagern sich Kalkkonkremente ab, welche die Empfindlichkeit dieser Zellen auf die sonst physiologischen Reize steigern. Oft findet sich keine faßbare Ursache, in anderen Fällen aber ein Schädeltrauma, eine basiläre Durchblutungsinsuffizienz, eine Labyrinthitis, Mittelohraffektionen und selten auch andere Ursachen (442, 462).

Therapie: Durch wiederholte, diskrete Stimuli kann eine zentrale Adaptation bewirkt werden, so daß die Patienten dann z. B. das Abliegen im Bett ohne heftigen Drehschwindel ertragen. Dies wird dadurch angestrebt, daß der Patient vorher mehrfach leichte Kopfbewegungen ausführt, bis an die Grenze des Unangenehmen.

Weitere neurologisch relevante Schwindel- und Nystagmusformen: Neben den oben beschriebenen Erkrankungen mit akuten vestibulären Drehschwindelepisoden ist eine Reihe weiterer Affektionen von Schwindelbeschwerden oder Nystagmus begleitet (544).

Der *kongenitale Nystagmus* ist meist ein Pendelnystagmus, horizontal oder rotatorisch. Er ist oft begleitet von Strabismus, eventuell von Albinismus, Amblyopie, Achromatopsie usw. und kann familiär auftreten, ausnahmsweise aber auch monokulär sein. Er nimmt bei Fixation ab.

Der *latente Nystagmus* ist auch kongenital, wird nur beim Abdecken eines Auges manifest, tritt aber dann an beiden Augen auf und schlägt in Richtung des freien Auges. Er ist immer von einem Strabismus begleitet.

Etwa 80% der jüngeren Menschen sind imstande, einen *willkürlichen Nystagmus* zu produzieren. Dieser entspricht am ehesten einem Pendelnystagmus mit unregelmäßiger Frequenz (1200).

Spasmus nutans (37, 336) ist ein selbständiges Krankheitsbild, das bei Kleinkindern zwischen dem 4. und dem 18. Monat – meist im Winter – auftritt. Charakteristisch sind ein horizontaler, vertikaler oder rotatorischer Nystagmus. Dazu kommen unregelmäßige, wackelnde Kopfbewegungen, wobei der Kopf außerdem oft auf die Seite gewendet gehalten wird. Die Ursache ist nicht bekannt, und die Symptome verschwinden meist innerhalb weniger Monate. Tumoren, die den dritten Ventrikel und das Chiasma tangieren, können beim Kleinkind ebenfalls Nystagmus, Kopfwackeln und Kopfneigen auf die Seite zur Folge haben und deshalb mit einem Spasmus nutans verwechselt werden (37).

„Vegetativer" Schwindel. Über unbestimmten Schwindel klagen viele Patienten mit vegetativer Dystonie und Hyperventilationstetanie.

Bei intermittierender *zerebraler Durchblutungsinsuffizienz,* z. B. im Rahmen einer Arteriosclerosis cerebri oder kardiovaskulärer Erkrankungen, dann aber auch bei präsynkopalen Zuständen, wird oft Schwindel angegeben, ebenso bei basilärer Durchblutungsinsuffizienz.

Spondylogener Schwindel. Obwohl im ärztlichen Alltag wohl zu oft vage Angaben über Schwindel mit der ja so häufig radiologisch nachweisbaren Zervikalspondylose zu Unrecht erklärt werden, gibt es daneben auch einen echten spondylogenen Schwindel (1132). Dies ist besonders auch nach Schleuderverletzung der Halswirbelsäule der Fall (1101) (S. 396). Abnorme Reize aus den zervikalen

Wirbelgelenken und Weichteilen führen hier bei der Integration mit anderen Afferenzen im Hirnstamm zu widersprüchlichen Meldungen und dadurch zu schwindelartigen Sensationen.

Psychogener Schwindel wird wohl auch zu oft diagnostiziert. Immerhin kann Schwindel auch Ausdruck einer Konfliktsituation, eines „Nicht-mehr-im-Gleichgewicht-Seins" oder von Angst sein (894).

Beidseitige Ausschaltung des Vestibularapparates. **Klinisch** äußert sich dies in der Unfähigkeit, selbst mit offenen Augen auf einer weichen Matratze an Ort zu treten, ohne zu stürzen. Zur Aufrechterhaltung des Gleichgewichtes werden mindestens 2 der 3 Hauptafferenzen (vestibuläres System, Tiefensensibilität, optische Orientierung) aus der Umgebung benötigt. Bei beidseits ausgeschaltetem Vestibularapparat genügt das Fehlen einer zuverlässigen Standfläche mit entsprechender Desorganisation der Afferenzen aus Sohlenhaut und Gelenken, um das Gleichgewicht schwer zu stören. **Ursache** ist meist eine postinfektiöse (Mumps!) oder toxische (Streptomycin), eventuell traumatische Schädigung.

Seltenere Ursachen: Immer wieder werden Angaben über Schwindel gemacht bei paraspastischen oder ataktischen Gehstörungen, bei gestörten propriozeptiven Afferenzen (z. B. Hinterstrangläsionen oder Polyneuropathien), bei epileptischen Absencen, dann aber auch bei epileptischer Aura oder als echter epileptischer Schwindel. Schließlich können auch Doppelbilder oder andere Sehstörungen vom Patienten als Schwindel empfunden werden.

Glossopharyngeusausfälle und Vagusausfälle

Anatomie: Aus dem Nucleus ambiguus erreichen in unterschiedlicher Verteilung Nervenfasern durch den *N. glossopharyngeus* und *N. vagus* vor allem die Muskeln des weichen Gaumens und des Pharynx; durch den N. recurrens vagi werden die Kehlkopfmuskeln innerviert. Sensibel versorgt der N. glossopharyngeus den weichen Gaumen, den Rachen, die Tonsillennischen und das Mittelohr. Er führt die Geschmacksfasern aus dem hinteren Zungendrittel (s. Abb. 8.**11**). Parasympathisch versorgt er über das Ganglion oticum und den N. facialis die Parotis. Der N. vagus führt sensible Fasern aus dem äußeren Gehörgang und einem Teil der Ohrmuschel sowie aus der hinteren Schädelgrube und die parasympathischen vegetativen Fasern zu den Eingeweiden des Brust- und Bauchraumes.

Symptomatologie: Eine Parese des N. vagus (und glossopharyngeus) wird sich in der Nichtauslösbarkeit des Würgreflexes und des Gaumenreflexes von der betroffenen Seite aus äußern. Die Berührung wird vom Patienten seitendifferent empfunden. Das Gaumensegel hängt auf der paretischen Seite tiefer herunter und wird beim Würgen oder Phonieren („a") auf die gesunde Seite hin verzogen. Dies führt zum sogenannten Kulissenphänomen (s. Abb. 1.**11**). Die Rekurrensparese äußert sich, wenigstens zu Beginn, in einer Heiserkeit, die allerdings innerhalb von Wochen kompensiert wird. Man kann die Phonationsstörung gelegentlich auch später noch beim Singen demonstrieren. Die Glossopharyngeusneuralgie wird auf S. 478 beschrieben.

Ursachen: *Nukleäre Paresen,* d. h. Läsionen der Kerne des IX. und X.

Hirnnerven im Hirnstamm, treten als Teil einer komplexeren Symptomatologie bei vaskulären Störungen, bei Tumoren, bei enzephalitischen Prozessen oder Herden einer multiplen Sklerose im Oblongatagebiet auf (s. Tab. 1.**10**).

Läsionen der Nervenstämme können isoliert oder zusammen mit anderen kaudalen Hirnnervenausfällen auftreten. Dies kann im Rahmen einer *basalen Impression* oder durch einen *Tumor* der Schädelbasis bewirkt werden, z. B. im besonderen auch durch einen extrakraniellen aus dem Epipharynx einwachsenden Tumor. Bei *Kindern* und Jugendlichen, vor allem Knaben, wird der *isolierte einseitige Befall der zwei Hirnnerven* mit Gaumensegelparese und Kulissenphänomen ohne andere Symptome als besonderes Krankheitsbild beschrieben (49) und als kraniale Mononeuropathie interpretiert (920). Bei den afebrilen Kindern treten plötzlich ein Näseln und gewisse Schluckstörungen ohne Schmerzen, bei meist normalem Liquor ohne Eiweißerhöhung, auf, und die Symptome bilden sich fast ausnahmslos innerhalb von Wochen bis Monaten vollständig zurück. Bei einer *Schädelbasisfraktur,* die in das Foramen jugulare reicht, können die durch dieses Foramen durchtretenden Hirnnerven (IX, X, XI) ausfallen (syndrome du trou déchiré postérieur; Vernet-Syndrom; Siebenmann-Syndrom). Eine ähnliche Symptomatologie kann selten auch bei Sinusthrombosen und nach Tortikollis oder aber spontan, mit guter

Erholungstendenz, auftreten. Bei solchen gutartigen und voll rückbildungsfähigen Paresen der kaudalen Hirnnerven nimmt man einen vaskulären Mechanismus an (258a). Ein Tapia-Syndrom (S. 79), ein Befall des IX., X. und XII. Hirnnerven, kann auch bei einem (extrakraniellen) *Aneurysma der A. carotis* zustande kommen.

Differentialdiagnose: Diese Hirnnervenlähmungen müssen gegen eine Gaumensegellähmung bei Diphtherie, vor allem aber auch eine Myasthenia gravis pseudoparalytica abgegrenzt werden.

Akzessoriusparese

Anatomie: Zum N. accessorius rechnet man in seinem intrakraniellen Verlauf bis zum Austritt durch das Foramen venae jugularis den *R. internus,* dessen Fasern aber eigentlich dem kaudalen Teil des N. vagus angehören und die Innervation des Kehlkopfes besorgen. Der *R. externus* (oder spinalis) stellt den eigentlichen N. accessorius dar und ist im extrakraniellen Verlauf isoliert. Er versorgt motorisch den M. sternocleidomastoideus und die obere Trapeziusportion. Zentral ist der Akzessoriuskern bilateral innerviert, so daß es bei zentralen Paresen nicht zu einem klinisch signifikanten Ausfall der beiden erwähnten Muskeln kommt.

Symptomatologie und Untersuchungstechnik: Es finden sich nur motorische Ausfälle. Bei Sitz der Läsion im seitlichen Halsdreieck ist lediglich der *obere Anteil des M. trapezius* paretisch. Dies äußert sich in einem Schultertiefstand, in einer Schaukelstellung der Skapula sowie in einer verminderten Kraft beim Schulterheben. Man prüft dies, indem der vor dem Patienten sitzende Untersucher diesem seine beiden Hände auf die Schulter legt. Er betastet zugleich den oberen Trapeziusrand zwischen Daumen und Zeigefinger und kann damit eine Atrophie beurteilen und bei der aktiven Innervation auch deren Ausmaß. Beim Hochziehen der Schultern gegen Widerstand läßt sich eine Schwäche gut abschätzen. Ist der Akzessoriusast proximal lädiert, dann liegt zusätzlich auch eine Parese des *M. sternocleidomastoideus* vor. Dieser Muskel dreht den Kopf auf die Gegenseite. Den rechten tastet man somit, indem man die Hand gegen die linke Gesichtsseite des Patienten legt und diesen auffordert, den Kopf kräftig gegen die Hand zu wenden.

Ursachen: Die häufigste Ursache einer isolierten Akzessoriusparese ist die iatrogene Schädigung, vor allem bei einer *Drüsenbiopsie am Hinterrand des M. sternocleidomastoideus* (778, 1063). Sie liegt bei gut ¾ der Fälle vor. Meist bemerkt der Patient erst einige Wochen später, wenn er den Arm wieder belastet, eine gewisse motorische Behinderung oder Schulterschmerzen bei Arm- und Schulterbewegungen. Man findet einen Schultertiefstand, eine Schaukelstellung der Skapula und einen atrophischen oberen Trapeziusrand ohne Sensibilitätsausfall und bei intakter Funktion des M. sternocleidomastoideus. Eine Lähmung des N. accessorius kommt bei Anomalien des kraniozervikalen Überganges, bei Tumoren in der Nähe des Foramen magnum und beim oben erwähnten Syndrom des Foramen jugulare vor. Sie ist von anderen neurologischen Ausfällen begleitet.

Hypoglossusparese

Anatomie und Untersuchungstechnik: Der XII. Hirnnerv verläßt den Schädel durch das Foramen nervi hypoglossi im Hinterhauptsknochen und versorgt die Zungenmuskulatur. Eine Läsion führt zu einer Parese und Atrophie der Zunge. Dieselbe weicht beim Herausstrecken auf die gelähmte Seite hin ab. Eine Schwäche für die Lateralbewegung auf die Gegenseite hin kann dadurch nachgewiesen werden, daß der Patient mit der Zunge die Wange von innen herausdrückt und der Untersucher diese Bewegung mit dem Finger tastet.

Ursachen einer Zungenlähmung: Die *zentrale Zungenlähmung* tritt z. B. bei frischen Apoplexien auf und ist von anderen Zeichen einer *Hemiparese* begleitet. Sie wird funktionell sehr bald wieder kompensiert. Eine beidseitige zentrale Zungenlähmung, z. B. im Rahmen einer Pseudobulbärparalyse (S. 88), stellt allerdings eine schwerwiegende Behinderung mit hochgradigen Sprech- und Schluckstörungen dar. Atrophien fehlen in diesen Fällen. Die *bukkolinguale Apraxie* und die orale Diplegie bei *Foix-Chavany-Marie-Syndrom* (S. 72) sind früher schon erwähnt worden.

Am häufigsten liegt der *nukleären Zungenlähmung* eine *echte Bulbärparalyse* als Teil einer myatrophischen Lateralsklerose (S. 230) zugrunde. Zusammen mit einer gekreuzten Hemiparese bei einseitigen vaskulären Oblongataprozessen bildet sie die *Jackson-Lähmung.*

Läsionen des Hypoglossusstammes können bei *Schädelbasisfrakturen* in der hinteren Schädelgrube, bei *basaler Impression,* bei Tumoren der Hirnbasis, bei einem *disseziierenden Aneurysma der Karotis* vorkommen, ebenso bei extrakraniellen Tumoren der Schädelbasis. Selten werden reversible isolierte Lähmungen nach Infekt beschrieben (16).

Multiple Hirnnervenparesen

Polyradiculitis cranialis

Man kann so jene Fälle bezeichnen, bei welchen nebst der Beteiligung spinaler Nervenwurzeln auch kaudale Hirnnerven, insbesondere der N. facialis, betroffen werden. Sie werden zu den eher atypischen Guillain-Barré-Syndromen gerechnet (S. 311). Als Prodrom finden sich langdauernde Kopfschmerzen, dann die multiplen Hirnnervenlähmungen mit guter Spontanprognose. Nicht selten treten nach Monaten oder Jahren Rezidive auf. Es wurden granulomatöse Entzündungen der perineuralen Meningen beobachtet (1055). Hierher gehört wohl auch das *Fisher-Syndrom* (S. 311).

Rezidivierende multiple Hirnnervenparesen

Sie werden u. a. als Ausdruck eines Boeck-Sarkoids und einer Paraproteinämie oder Dysproteinämie (Bing-Neel-Syndrom) beschrieben. Multiple, anfänglich unter Umständen isolierte Hirnnervenausfälle können bei Vaskulitiden, vor allem auch bei einer Periarteriitis nodosa, auftreten und stellen dann einen Teil des Cogan-Syndromes (S. 380) dar (52).

Progrediente Lähmungen multipler Hirnnerven

Diese können Ausdruck einer chronischen Meningitis, einer Karzinose der Meningen oder einer Syphilis sein. Im Rahmen eines schlecht eingestellten Diabetes mellitus werden beidseitige Hirnnervenausfälle beschrieben. Knochenerkrankungen, wie die Paget-Krankheit und die Albers-Schoenbergsche Marmorknochenkrankheit, können von Hirnnervenausfällen begleitet sein. Trigeminusausfälle, begleitet von anderen Hirnnervensymptomen, wurden bei Trichloräthylenvergiftungen beschrieben (S. 154 u. 370).

Garcin-Syndrom

Es ist dies der Ausfall der kaudalen Hirnnerven auf einer Seite und beruht meist auf einem Tumor der Schädelbasis.

Seltenere Ursachen

Ein progredienter Ausfall kaudaler Hirnnerven zusammen mit Zeichen neurovegetativer Dysregulation (bei Karotissinus- und Grenzstrangläsion) kann Jahre nach einer Karotisangiographie mit Thorotrast als Ausdruck eines Thorotrastoms auftreten (105). Kaudale Hirnnervenausfälle bei Osteomyelitis der Schädelbasis kommen z. B. auch bei *Otitis externa maligna* vor (S. 64). Ebenfalls selten ist das *stylokeratohyoidale Syndrom* (636), bei welchem eine phylogenetisch bedingte Anomalie des Zungenbeinapparates zu Ausfällen des V., VII., IX. und X. Hirnnerven, aber auch zu Schmerzen lateral am Hals, zu Schluckstörungen und Schwindel führen kann.

9. Spinale radikuläre Syndrome (427,778)

Allgemeine Symptomatologie

Läsionen einzelner spinaler Nervenwurzeln weisen zumindest einzelne der folgenden Charakteristika auf:

- *Schmerzen* im Ausbreitungsgebiet der betreffenden Wurzel (bei akuten Läsionen praktisch nie fehlend),
- *Sensibilitätsausfälle* gemäß den Dermatomen in Abb. 2.**1**. Sie sind bei monoradikulären Läsionen besser durch Prüfen des Schmerzsinnes als der Berührungsempfindung abgrenzbar und oft schwer nachzuweisen.
- *Paresen* gemäß der radikulären Innervation der einzelnen Muskeln. Dies ist in Tab. 9.**1** dargestellt, wobei in der Tab. 9.**2** die für einzelne Wurzeln charakteristischen Kennmuskeln angegeben sind.
- *Muskelatrophien* sind häufig, aber meist weniger eindrücklich als bei

Läsionen peripherer Nerven und sind meist erst etwa 3 Wochen nach der Läsion sichtbar.

- *Faszikulationen* können selten einmal auch bei radikulären Läsionen vorkommen.
- *Reflexstörungen* treten je nach betroffener Wurzel auf (vgl. Tab. 2.**1** und 9.**2**).
- *Vertebrale Symptome,* wie Schmerzen, Fehlhaltungen oder Bewegungsblockierungen, sind Ausdruck des intra- oder paraspinalen Sitzes des Prozesses (Tumor? Diskushernie?).
- *Paravertebrale Sensibilitätsstörungen* lassen sich dann nachweisen, wenn die Wurzel vor Abgang des R. dorsalis (d. h. spätestens im Foramen intervertebrale z. B. durch eine Diskushernie) lädiert wird.

Bandscheibenerkrankungen als Ursache radikulärer Syndrome

Pathologische Anatomie: Die Bandscheiben bestehen aus einem faserigen Ring, dem Anulus fibrosus, der das übrige, gegen das Innere zu zunehmend weiche Bandscheibengewebe einfaßt. Im innersten Teil der Bandscheibe befindet sich der gallertige Nucleus pulposus. Der allmählich im Laufe des Lebens fortschreitende Flüssigkeitsverlust des Diskus führt zu Strukturänderungen desselben und damit zu einem Elastizitätsverlust. Als Reaktion auf diese Änderung des Band-

Tabelle 9.1 Radikuläre Innervation von Arm- und Beinmuskeln (aus *Bing, R.:* Kompendium der topischen Gehirn- und Rückenmarksdiagnostik. Schwabe, Basel 1953)

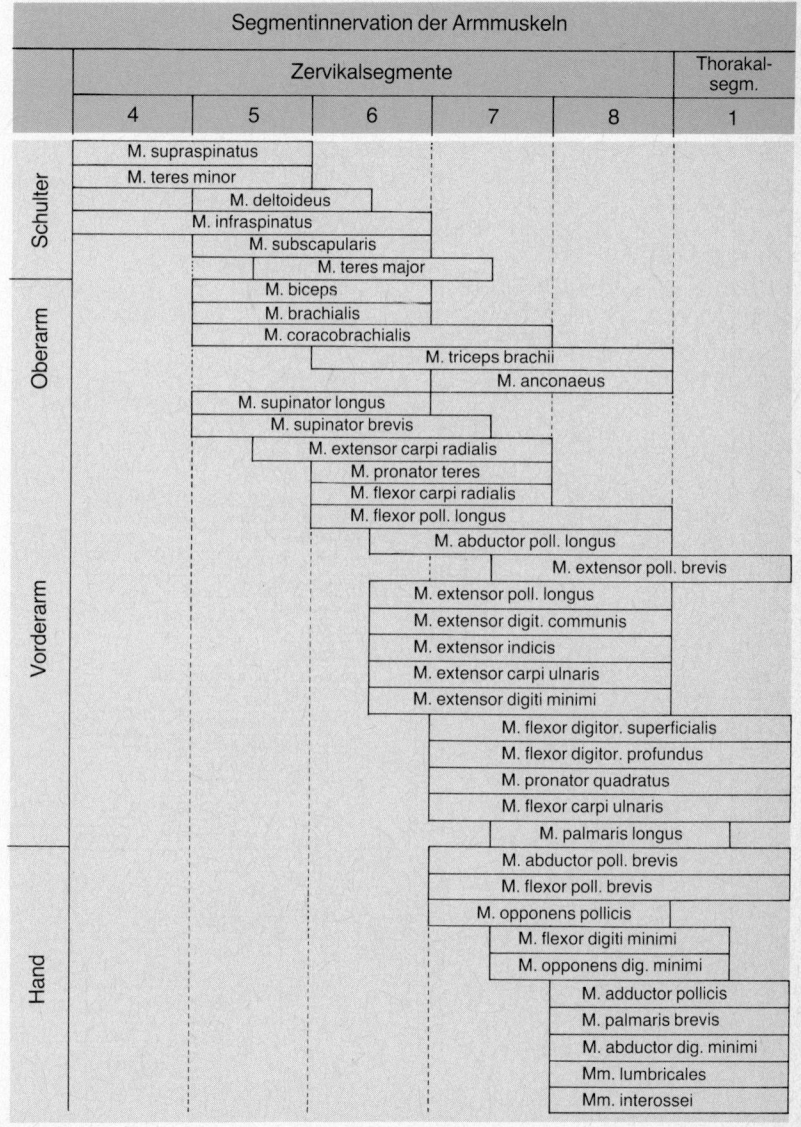

	Segmentinnervation der Armmuskeln					
	Zervikalsegmente					Thorakal-segm.
	4	5	6	7	8	1
Schulter	M. supraspinatus					
	M. teres minor					
		M. deltoideus				
	M. infraspinatus					
		M. subscapularis				
			M. teres major			
Oberarm		M. biceps				
		M. brachialis				
		M. coracobrachialis				
				M. triceps brachii		
					M. anconaeus	
		M. supinator longus				
		M. supinator brevis				
			M. extensor carpi radialis			
			M. pronator teres			
			M. flexor carpi radialis			
			M. flexor poll. longus			
Vorderarm				M. abductor poll. longus		
					M. extensor poll. brevis	
				M. extensor poll. longus		
				M. extensor digit. communis		
				M. extensor indicis		
				M. extensor carpi ulnaris		
				M. extensor digiti minimi		
				M. flexor digitor. superficialis		
				M. flexor digitor. profundus		
				M. pronator quadratus		
				M. flexor carpi ulnaris		
					M. palmaris longus	
Hand				M. abductor poll. brevis		
				M. flexor poll. brevis		
				M. opponens pollicis		
					M. flexor digiti minimi	
					M. opponens dig. minimi	
					M. adductor pollicis	
					M. palmaris brevis	
					M. abductor dig. minimi	
					Mm. lumbricales	
					Mm. interossei	

Fortsetzung S. 392

Tabelle 9.1 (Fortsetzung)

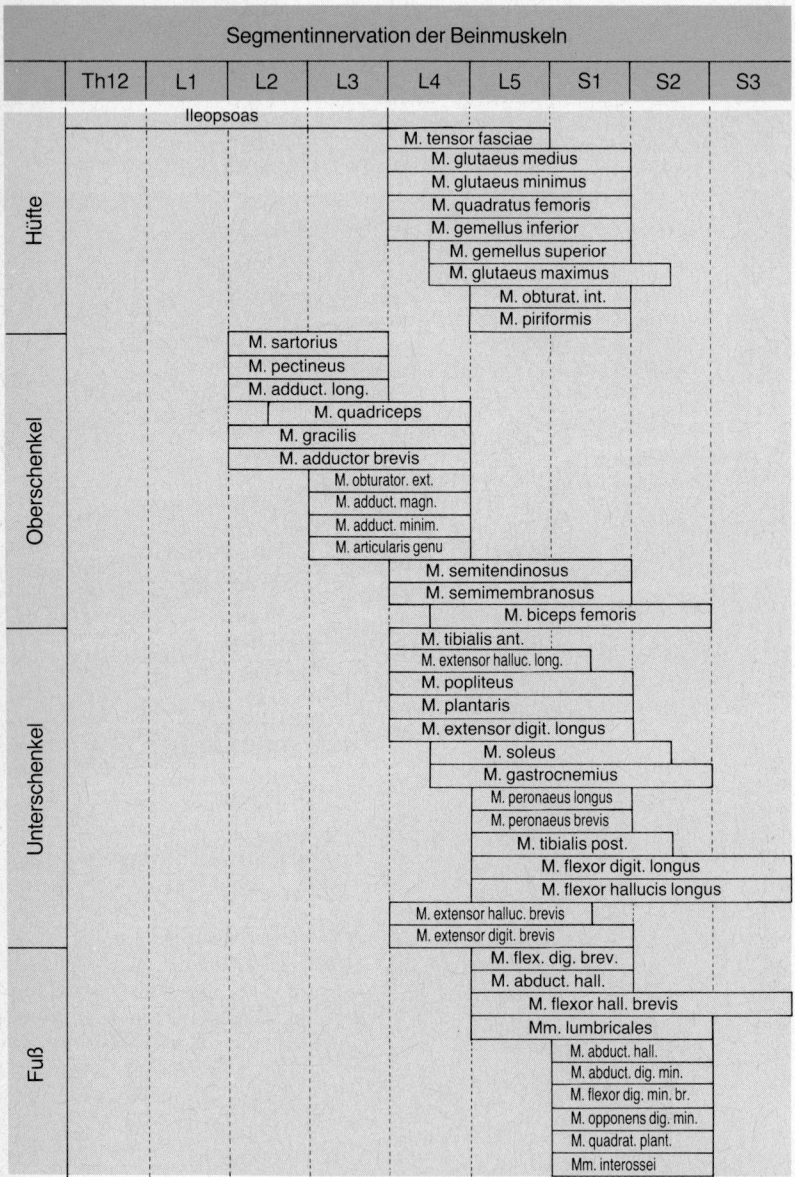

	Th12	L1	L2	L3	L4	L5	S1	S2	S3
	Segmentinnervation der Beinmuskeln								

Segmentinnervation der Beinmuskeln

Hüfte:
- Ileopsoas (L1–L2)
- M. tensor fasciae (L4–S1)
- M. glutaeus medius (L4–S1)
- M. glutaeus minimus (L4–S1)
- M. quadratus femoris (L4–S1)
- M. gemellus inferior (L4–S1)
- M. gemellus superior (L5–S2)
- M. glutaeus maximus (L5–S2)
- M. obturat. int. (S1–S2)
- M. piriformis (S1–S2)

Oberschenkel:
- M. sartorius (L2–L3)
- M. pectineus (L2–L3)
- M. adduct. long. (L2–L3)
- M. quadriceps (L2–L4)
- M. gracilis (L2–L4)
- M. adductor brevis (L2–L4)
- M. obturator. ext. (L3–L4)
- M. adduct. magn. (L3–L4)
- M. adduct. minim. (L3–L4)
- M. articularis genu (L3–L4)
- M. semitendinosus (L4–S1)
- M. semimembranosus (L4–S1)
- M. biceps femoris (L5–S2)

Unterschenkel:
- M. tibialis ant. (L4–L5)
- M. extensor halluc. long. (L4–L5)
- M. popliteus (L4–L5)
- M. plantaris (L4–L5)
- M. extensor digit. longus (L4–S1)
- M. soleus (L5–S1)
- M. gastrocnemius (L5–S1)
- M. peronaeus longus (L5–S1)
- M. peronaeus brevis (L5–S1)
- M. tibialis post. (L5–S1)
- M. flexor digit. longus (L5–S2)
- M. flexor hallucis longus (L5–S2)

Fuß:
- M. extensor halluc. brevis (L4–L5)
- M. extensor digit. brevis (L4–L5)
- M. flex. dig. brev. (L5–S1)
- M. abduct. hall. (L5–S1)
- M. flexor hall. brevis (L5–S2)
- Mm. lumbricales (L5–S2)
- M. abduct. hall. (S1–S2)
- M. abduct. dig. min. (S1–S2)
- M. flexor dig. min. br. (S1–S2)
- M. opponens dig. min. (S1–S2)
- M. quadrat. plant. (S1–S2)
- Mm. interossei (S1–S2)

Tabelle 9.**2** Synopsis der Wurzelsyndrome (778)

Segment	Sensibilität	Kennmuskel	Muskeldehnungsreflexe	Bemerkungen
C 3/4	Schmerz bzw. Hypalgesie im Bereich der Schulter	partielle oder totale Zwerchfellparese	keine faßbaren Reflexstörungen	partielle Zwerchfellparesen C 3 liegen mehr ventral, C 4 mehr dorsal
C 5	Schmerz bzw. Hypalgesie lateral über der Schulter, etwa den M. deltoideus bedeckend	Innervationsstörungen im M. deltoideus und M. biceps brachii	Abschwächung des Bizepsreflexes	
C 6	Dermatom an der Radialseite des Ober- und Vorderarmes, bis zum Daumen abwärts ziehend	Paresen des M. biceps brachii und des M. brachioradialis	Abschwächung oder Ausfall des Bizepsreflexes	
C 7	Dermatom lateral-dorsal vom C 6-Dermatom, zum 2. bis 4. Finger ziehend	Parese des M. triceps brachii, des M. pronator teres und gelegentlich der Fingerbeuger; oft sichtbare Atrophie des Daumenballens	Abschwächung oder Ausfall des Trizepsreflexes	Differentialdiagnose gegen das Karpaltunnelsyndrom: Beachtung des Trizepsreflexes
C 8	Dermatom lehnt sich dorsal an C 7 an, zieht zum Kleinfinger	kleine Handmuskeln, sichtbare Atrophie, besonders im Kleinfingerballen	Abschwächung des Trizepsreflexes	Differentialdiagnose gegenüber der Ulnarislähmung: Beachtung des Trizepsreflexes
L 3	Dermatom vom Trochanter major über die Streckseite zur Innenseite des Oberschenkels über das Knie ziehend	Parese des M. quadriceps femoris	Ausfall des Quadrizepsreflexes (Patellarsehnenreflex)	Differentialdiagnose gegen die Femoralislähmung: das Innervationsareal des N. saphenus bleibt intakt

Fortsetzung S. 394

Tabelle 9.2 (Fortsetzung)

Seg-ment	Sensibilität	Kennmuskel	Muskeldehnungsreflexe	Bemerkungen
L 4	Dermatom von der Außenseite des Oberschenkels über die Patella zum vorderen inneren Quadranten des Unterschenkels bis zum inneren Fußrand reichend	Parese des M. quadriceps femoris und des M. tibialis anterior	Abschwächung des Quadrizepsreflexes (Patellarsehnenreflex)	Differentialdiagnose gegen Femoralislähmung: Beteiligung des M. tibialis anterior
L 5	Dermatom oberhalb des Knies am lateralen Kondylus beginnend, abwärts ziehend über den vorderen äußeren Quadranten des Unterschenkels bis zur Großzehe	Parese und Atrophie des M. extensor hallucis longus, oft auch des M. extensor digitorum brevis	Ausfall des Tibialis-posterior-Reflexes – nur verwertbar, wenn dieser Reflex an der Gegenseite eindeutig auslösbar ist	
S 1	Das Dermatom zieht von der Beugeseite des Oberschenkels im hinteren äußeren Quadranten des Unterschenkels über den äußeren Malleolus zur Kleinzehe	Parese der Mm. peronaei, nicht selten auch Innervationsstörungen im M. triceps surae	Ausfall des Triceps-surae-Reflexes (Achillessehnenreflex)	
Komb. L4/5	Dermatom L 4 und L 5	alle Streckmuskeln am Unterschenkel; Innervationsstörungen auch im M. quadriceps femoris	Abschwächung des Quadrizepsreflexes, Ausfall des Tibialis-posterior-Reflexes	Differentialdiagnose gegen die Peronäuslähmung: Freibleiben der Mm. peronaei, Beachtung des Patellarsehnen- und Tibialis-posterior-Reflexes

Tabelle 9.2   (Fortsetzung)

Segment	Sensibilität	Kennmuskel	Muskeldehnungsreflexe	Bemerkungen
Komb. L 5/S 1	Dermatom L 5 und S 1	Zehenstrecker, Mm. peronaei, gelegentlich auch Innervationsstörungen im M. triceps surae	Ausfall des Tibialis-posterior-Reflexes und des Triceps-surae-Reflexes (Achillessehnenreflex)	Differentialdiagnose gegen die Peronäuslähmung: Freibleiben des M. tibialis anterior, Beachtung des Reflexbefundes

scheibenmaterials kann es einerseits eine reaktive *Spondylose* der angrenzenden Kanten der Wirbelkörper kommen. Andererseits kann aber auch durch lädierte Fasern des Anulus fibrosus Diskusmaterial austreten. Dies wird je nach Ausmaß als Diskusprolaps oder als *Diskushernie* bezeichnet. Letztere kann aus faserigbrüchigem Material oder aus dem weichen Gallertkern bestehen und ist dann eine eigentliche *Nucleus-pulposus-Hernie.* Eine solche Diskushernie kann auch in den Wirbelkanal hinein luxieren und dann ohne Kontinuität mit der ursprünglichen Bandscheibe als Sequester vorliegen.

Das Bandscheibenmaterial kann bei Luxation in den Wirbelkanal zu einer Rückenmarkskompression, bei Luxation in die Zwischenwirbellöcher zu einer *Wurzelläsion* führen. Dasselbe kann in chronischer Weise auch durch die reaktiven spondylotischen Umbauvorgänge an den Wirbelkörperkanten verursacht werden.

Allgemeine Symptomatologie einer Diskushernie:

– *Akutes Einsetzen* der Beschwerden, oft, aber keineswegs immer in Zusammenhang mit einer heftigen Anstrengung oder brüsken Bewegung.
– *Intensives Schmerzsyndrom,* meist

zuerst vertebral mit Bewegungsblockierung.
– Später *Projektion der Schmerzen* mehr oder weniger weit in das Ausbreitungsgebiet der betroffenen Wurzel.
– *Exazerbation* der Schmerzen bei gewissen Bewegungen, vor allem auch beim Pressen, Husten oder Niesen.
– *Vertebrales Syndrom* mit Blockierung der entsprechenden Wirbelsäulenabschnitte und skoliotischer Verkrümmung derselben.
– *Dehnungsschmerz* der entsprechenden Wurzel bzw. des peripheren Nervenstammes, z. B. als positives Lasègue-Zeichen.
– *Neurologische Ausfälle* sind in der akuten Phase keineswegs obligat, so daß objektivierbare Sensibilitätsstörungen, Paresen oder Reflexanomalien auch fehlen können.
– *Luxiert* eine Diskushernie in den Wirbelkanal hinein, dann kann es oberhalb von L 1 zu einer Rückenmarkskompression, unterhalb zur Schädigung mehrerer Wurzeln bis zu einem Kaudasyndrom kommen.

Diskushernien und Spondylose im Zervikalbereich

Leitsymptome sind

– *Nackenschmerzen,*
– Episoden von akutem *Tortikollis* und
– radikuläre *Brachialgien.*

Klinisch (770) können die Beschwerden mit oder ohne **auslösende Ursache** (Nackentrauma, intensive Muskelbetätigung, Schleudertrauma der Halswirbelsäule) auftreten. Je nachdem sind sie **akut** oder häufiger **subakut** und steigern sich innerhalb von ein bis zwei Tagen. Zuerst kommt es zu einem *Tortikollis* mit Blockierung und eventuell Zwangshaltung des Kopfes und je nach Sitz des Prolapses zu einer Wurzelschädigung mit *Brachialgie* und mit *radikulären Ausfällen.* Die häufigsten spondylogenen Wurzelsyndrome sind das C7-, dann das C6- und das C8-Syndrom. Auch die betroffenen Wurzeln weisen oft entsprechend lokalisierte Parästhesien auf. Die Charakteristika der einzelnen Wurzelsyndrome sind in Tab. 9.2 vermerkt. Eine *Dehnung des gestreckten Armes* im Schultergelenk nach hinten kann schmerzauslösend wirken. Druck auf den leicht zur Schmerzseite hin geneigten Kopf in Achsenrichtung kann einen akut in den Arm ausstrahlenden Schmerz verursachen *(Neck-compression-Test).* Eine *Rückenmarkskompression* ist selten und tritt dann meist chronisch progredient im Rahmen einer Myelopathie bei Zervikalspondylose auf (S. 211). Sie kann sich ausnahmsweise aber auch subakut bis akut einstellen und äußert sich dann nicht selten als Arteria-spinalis-anterior-Syndrom (S. 218). Eine medulläre Komplikation stellt einen neurochirurgischen Notfall dar.

Therapie: In den meisten Fällen genügt Ruhigstellung mit einem Schanzschen Kragen, Wärmeapplikation, lokale Anästhesierung, Antirheumatika, Analgetika und Myotonolytika. Chiropraktische Manöver sind kontraindiziert, da sie zu einem Massenprolaps oder aber bei entsprechender konstitutioneller oder pathologischer Prädisposition zu einer Kompression einer Vertebralarterie mit Rückenmarksschädigung führen können. Beim Vorliegen von akuten medullären Symptomen ist eine neurochirurgische Behandlung dringend.

Differentialdiagnose: Man denke immer an ein kombiniertes vertebrales und radikuläres Syndrom bei *Wirbeltumoren* (insbesondere Metastasen). Unter den *Tumoren der Wurzeln* verursachen die Neurinome als sogenannte Sanduhrtumoren nebst radikulären Schmerzen und Ausfällen eine Ausweitung des entsprechenden Foramen intervertebrale in den halbschrägen Röntgenbildern. Dies kann besonders auch im CT sehr gut dargestellt werden (s. Abb. 2.4). Diese sowie Tumoren in Wurzelnähe und *Läsionen des unteren Armplexus* verursachen radikuläre Brachialgien ohne Zervikalsyndrom. Andere akute Brachialgien sind z. B. die *neuralgische Schulteramyotrophie* (S. 426). Das *Karpaltunnelsyndrom* kann nachts bis zum Nacken aufsteigende Schmerzen verursachen.

Radikuläre Syndrome im Thorakalbereich

Diese sind selten und dann kaum je spondylogen. Man denke vielmehr immer zunächst an einen beginnenden Zoster (S. 403), an eine Headzone bei einer Erkrankung innerer Organe oder an einen intraspinalen Tumor.

Lumbale Diskushernie
(291, 778)

Anatomie: Die lumbalen Bandscheiben sind diejenigen, die am häufigsten zu Symptomen, insbesondere zu einem Wurzelischias führen. Auf Grund der Lagebeziehungen der Bandscheiben zu den vorbeiziehenden bzw. auf der Bandscheibenhöhe austretenden Wurzeln wird beim Prädilektionsort einer Diskushernie meist die auf dem nächstunteren Niveau austretende Wurzel komprimiert. Dies heißt also, daß z. B. bei Prolaps der Bandscheibe L4/L5 die zwischen L5 und dem Sakrum austretende 5. Lendenwurzel komprimiert wird.

Anamnese: In klassischen Fällen von lumbaler Diskushernie mit Lumboischialgie erfährt man oder erfragt man vom Patienten folgendes:

- Praktisch immer schon *frühere Episoden* von Lumbalgie und Hexenschuß oder gar Ischias,
- *auslösende Faktoren* des jetzigen Beschwerdeschubes,
- initial Beschwerden von seiten des *Rückens* mit mehr oder weniger vollständiger Blockierung.
- Später erst *radikuläre Beschwerden,* insbesondere
  - Hustenschmerz,
  - ausstrahlende Schmerzen in das Bein mit bestimmter Lokalisation,
- Ausfälle der *Sensibilität* und

- *motorische Schwäche* des Fußes oder Beines,
- evtl. Hinweise für die Schädigung *mehrerer Wurzeln* und allfällige Kaudaläsion,
  - Seitenwechsel der Beschwerden,
  - Miktionsstörungen.

Untersuchungsgang: Beim Patienten mit einer Diskushernie wird man speziell auf folgendes achten:

- Form der *Wirbelsäule* und Haltung des Patienten, im besonderen Abflachung der Lendenlordose und Skoliosierung;
- allenfalls *Einschränkung der Beweglichkeit* der Wirbelsäule in der Sagittalebene,
  - verminderter Schober-Index: Vergrößerung des Abstandes zwischen dem Dornfortsatz L5 bis zu einem 10 cm darüberliegenden Punkt, wenn der Patient sich maximal nach vorne beugt (normal 10/15 cm),
  - vergrößerter Finger-Boden-Abstand,
  - Einschränkung der Beweglichkeit für die Reklination bzw. das Seitwärtsneigen.
- Druck- oder *Klopfdolenz* der Lendenwirbelsäule und paravertebrale Druckpunkte,
- *Spannung des M. erector trunci,*
- Stellung der Glutäalfalten und Tonus der *Gesäßmuskulatur* (Glutaeus-maximus-Parese beim S1-Syndrom),
- *Trophik* der unteren Extremitäten (Wadenumfang, eventuell Oberschenkelumfang),
- *Lasègue-Zeichen* („umgekehrter" Lasègue bei hohen lumbalen Diskushernien [499]). Eventuell – be-

sonders bei luxierten Hernien – ein „gekreuzter" Lasègue, d. h. ein Schmerz auf der befallenen Seite durch Abheben des gestreckten gegenseitigen Beines von der Unterlage (1169),

– positives *Neri-Zeichen:* beim Bücken nach vorne reflektorisches Beugen des Knies auf der betroffenen Seite,

– Druckdolenz des Ischiadikusstammes *(Valleixsche Druckpunkte)* bis zur Achillessehne,

– *motorische Ausfälle,* insbesondere Dorsalextensionsschwäche der Großzehe (und des Fußes) bei L5-Syndrom, Plantarflexionsschwäche des Fußes (Hüpfen auf einem Fuß!) bei S1-Syndrom. Quadrizepsparese (Stuhlsteigen) bei L4-(L3-)Syndrom,

– *Reflexanomalien:* abgeschwächter oder fehlender Achillessehnenreflex bei S1-Syndrom, abgeschwächter (nicht fehlender) Patellarsehnenreflex bei L4/L3-Syndrom,

– *Sensibilitätsstörungen* bandförmig (lateraler Fußrand bei S1-Syndrom, Fußrücken und Großzehe bei L5-Syndrom) (s. Abb. 2.**1**). Auch bei echter monoradikulärer Symptomatik geben aus nicht ganz verständlichen Gründen manche Patienten eine leichte diffuse Verminderung der Sensibilität am ganzen Bein an.

Klinik der häufigsten lumbalen Diskushernien

S1-Syndrom

Dieses ist meist auf eine Läsion der Bandscheibe L5/S1 zurückzuführen. Es ist die zweithäufigste Lokalisation einer lumbalen Diskushernie. Die Schmerzausstrahlung, Parästhesien oder Sensibilitätsausfälle werden in den lateralen Fußrand projiziert. Positiver Lasègue, eventuell positive Valleixsche Druckpunkte entsprechend dem Ischiadikusverlauf. Früh schon ein abgeschwächter oder fehlender ASR. Diskrete Parese des Glutaeus maximus mit tieferstehender Glutäalfalte und verminderter Härte des Muskels auf der befallenen Seite bei maximaler Kontraktion („Achtungstellung"). Meist nicht sehr ausgeprägte Plantarflexionsschwäche des Fußes (Schwierigkeiten beim Hüpfen auf einem Fuß oder einseitigem Aufrichten auf der Fußspitze).

L5-Syndrom

Meist Läsion der Bandscheibe L4/L5 oder sehr weit laterale Läsion der Bandscheibe L5/S1. In letzterem Fall nicht selten kombiniert mit einer Läsion der Wurzel S1 (291). Die Diskushernie L4/L5 stellt die häufigste Lokalisation einer lumbalen Diskushernie dar. Sensible Ausstrahlung oder Ausfälle am Fußrücken und am lateralen Unterschenkel. Positiver Lasègue. Eventuell Valleixsche Druckpunkte. Manchmal Ausfall des Musculus-tibialis-posterior-Reflexes. (Auch normalerweise ist dieser Reflex nur inkonstant auslösbar, deshalb Vergleich mit Gegenseite, s. Tab. 2.**1**.) Fast immer mehr oder weniger deutliche Parese des M. extensor hallucis longus (Kennmuskel von L5). Wenn auch der M. tibialis anterior paretisch ist, kann ein Steppergang vorhanden sein. Dann allerdings besteht Verdacht auf einen Mitbefall der Wurzel L 4 („vertebrale Peronäusparese") (778).

L 3- und L 4-Syndrom
(„hohe" lumbale Diskushernie)

Bei der viel selteneren Diskushernie der Bandscheibe L 3/L 4 oder gar L 2/L 3 finden sich Schmerzausstrahlungen und Sensibilitätsstörungen an der Oberschenkelvorderseite und an der Unterschenkelinnenseite. Lasègue mehr oder weniger negativ, dafür aber Dehnungsschmerz des N. femoralis, also Schmerz bei der passiven Hyperextension im Hüftgelenk des im Knie gebeugten Beines („umgekehrter Lasègue") (499). Druckdolenz des Femoralisstammes bei seinem Durchtritt unter dem Leistenband. Immer abgeschwächter,

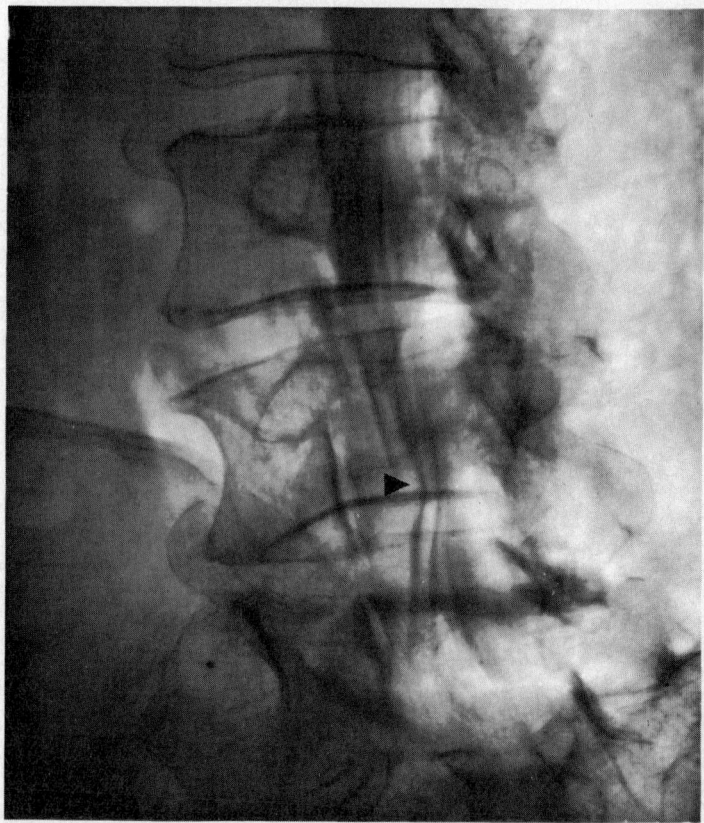

Abb. 9.1   Radikulographie mit Kontrastmittel. Darstellung einer linksseitigen Diskushernie L 4/L 5. Man beachte die Verdrängung der Wurzel L 5 (Pfeil).

aber nie ganz aufgehobener PSR. Deutliche Parese des M. quadriceps (Stuhlsteigen erschwert oder unmöglich).

Zusatzuntersuchungen
Die *Leeraufnahmen* zeigen meist eine Gestreckthaltung, eventuell eine Skoliose, eventuell einen aufgeklappten Intervertebralraum oder verschmälerte Bandscheibenräume. Sie sind zum Ausschluß anderer Prozesse meist notwendig. Beim Vorliegen einer Operationsindikation ist zum eigentlichen Nachweis einer Bandscheibenhernie eine *Radikulographie* („lumbale Myelographie") mit einem wasserlöslichen Kontrastmittel geeignet (Abb. 9.**1**). Immerhin wird aber in 10–25% der Fälle eine anatomisch vorhandene Diskushernie im Myelogramm nicht sichtbar sein. Bei 10% zeigt sich ein falsch-positives Bild (291, 484). In

neuerer Zeit wird dort, wo die Läsionshöhe klinisch eindeutig feststeht, die Radikulographie mehr und mehr ersetzt durch eine *Computertomographie* (Abb. 9.**2**). Nur letztere vermag übrigens eine weit lateral gelegene Diskushernie nachzuweisen (291). Eine solche ist bei hoher Diskushernie besonders häufig. Das *Elektromyogramm* kann durch den Nachweis einer radikulär verteilten Denervation zur Diagnose beitragen.

Differentialdiagnose
Diese umfaßt vor allem die verschiedenen Schmerzsyndrome im Rükken- und Beckenbereich (S. 485 und 488), alle anderen vertebralen Wurzelläsionen (Tumoren, Frakturen), dann die nichtradikulären Paresen und im besonderen periphere Peronäusläsionen. Besonders heikel ist die Abgrenzung der mit Schmerzen

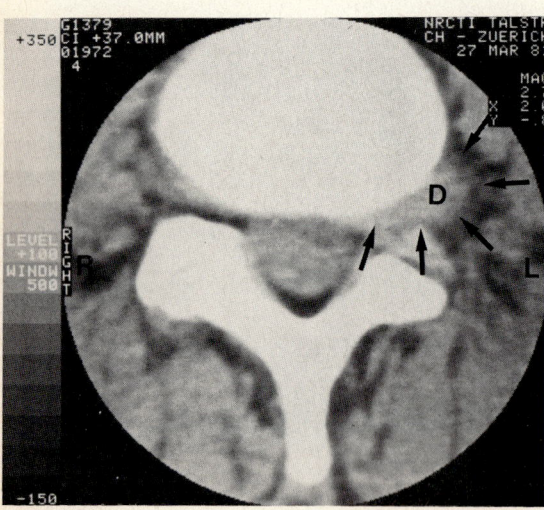

Abb. 9.**2** Computertomographische Darstellung einer stark lateral gelegenen, linksseitigen Diskushernie der Bandscheibe L 4/ L 5 (D. s. Pfeile) (aus dem Neuroradiologisch-computertomographischen Institut, Talstraße 65, Zürich, PD Dr. H. *Spiess*)

einhergehenden Lähmungen, z. B. die im Femoralisbereich lokalisierte proximale asymmetrische diabetische Neuropathie (S. 322) oder Paresen bei retroperitonealen Hämatomen (S. 448). Die ebenfalls schmerzhaften Plexusläsionen, z. B. durch Tumor, gehen übrigens wie alle anderen nichtradikulären, peripheren Läsionen mit einer Störung der Schweißsekretion einher, während dies bei der lumbalen Wurzelschädigung nie der Fall ist (S. 250). Es gibt vaskuläre Ischiasneuritiden, z. B. bei arteriitischen Prozessen (731), aber es gibt auch diffuse Schädigungen des Beinplexus bei (sklerotischen) Arteriopathien mit Beinschwäche und Atrophien.

Therapie

Die *konservative Behandlung* ist meist erfolgreich. Sie besteht in Bettruhe, Flachlagerung (Brett unter die Matratze) oder aber Rückenlagerung mit rechtwinklig flektierten Hüften und Knien, wobei die Unterschenkel z. B. auf einer gut gepolsterten Kiste ruhen. Dazu initial Eis und später Wärmeapplikation, lokale Anästhesierungen, Myotonolytika, Analgetika und Antirheumatika. Sachkundige aktive Rückengymnastik kann schon sehr früh durchgeführt werden.

Indikation zum operativen Vorgehen ist unter folgenden Umständen gegeben:

– Massenprolaps mit beidseitigen Paresen und Sphinkterstörungen (absolute Indikation zur notfallmäßigen Operation),
– akut auftretende, relevante motorische Parese,

– wenn trotz korrekt ausgeführter konservativer Maßnahmen nach 2–4 Wochen noch relevante Beschwerden und Symptome bestehen,
– bei häufigen Rezidiven mit nennenswerten Beschwerden,
– bei sehr intensiven Schmerzen, die nicht rasch oder nicht genügend auf intensive konservative Maßnahmen ansprechen, sofern auch objektive Hinweise auf eine Wurzelläsion vorliegen,
– ebenso, wenn klinisch Hinweise auf einen größeren Riß im Anulus fibrosus bestehen, wofür namentlich sprechen:
  • wenn die Seite des Ischiassyndromes gegenüber früheren Schüben oder auch im aktuellen Schub gewechselt hat,
  • wenn ein gekreuztes Lasègue-Zeichen vorliegt.

Operationstechnik. Klassisch ist die *Diskektomie* mit Fenestration oder Hemilaminektomie und extraduralem Zugang zur Bandscheibe. Dies kann auch mit mikrochirurgischen Methoden durchgeführt werden. Daneben hat sich heute die *Chemonukleolyse* einen Platz erobert (89, 295, 405). Diese schonende Injektion des Enzyms Chymopapain löst die Bindungen zwischen den Glucosaminomolekülen im Nucleus pulposus. Der Spitalaufenthalt ist viel kürzer, der Eingriff wird mit Bildschirmkontrolle als transkutane Injektion durchgeführt, und die Operationsmortalität betrug in den USA nur 0,015% im Vergleich zu 0,3% bei Diskektomie (405). Beim Versagen kann immer noch die klassische Diskektomie durchgeführt werden.

Letztere muß allerdings bei Massenprolaps, bei Sequestrierung und beim Vorliegen nennenswerter Paresen primär gewählt werden.

Prognose
Diese ist in etwa ⅔ der Fälle sehr gut, in fast 10% jedoch nicht befriedigend. Ungünstig scheinen Patienten mit Arbeitsunfällen, präoperativer Entwicklung von mehr als einem Jahr und nennenswerten arthrotischen Veränderungen bzw. Anomalie des lumbosakralen Überganges abzuschneiden (627). Unvollständig ausgeräumte Bandscheiben, frühe Rezidivhernie und postoperative Verwachsungen können zu ungünstigen Verläufen führen. In etwa 1% der operierten Fälle kann eine oft aseptische *Discitis intervertebralis* (174) auftreten. Tage bis Wochen nach der Operation stellen sich bewegungsabhängige Lumbalgien ein, die Blutsenkungsgeschwindigkeit ist erhöht, im Röntgenbild finden sich 3–12 Wochen später Osteolysen der Wirbelabschlußplatten. Auf Ruhigstellung folgt nach Monaten ein Abklingen der Beschwerden.

Raumfordernde Prozesse der Wurzeln und ihrer Umgebung

Allgemeine Symptomatologie: Diese Prozesse führen entweder zu allmählich zunehmenden Schmerz- und Ausfallssymptomen der betreffenden Wurzeln oder bewirken sehr selten auch ohne Schmerzen – z. B. bei Wurzelneurinomen – einen radikulären Ausfall. Bei Sitz des Tumors in einem Wirbel kommt es auch zu vertebralen Manifestationen (lokale Rückenschmerzen, Deformation der

Wirbelsäule, Spontanfrakturen und Bewegungsbehinderung) und bei intraspinaler Ausbreitung zu einer Rückenmarks- oder Kaudakompression.

Die *Wurzelneurinome* können als Sanduhrgeschwülste das Wirbelloch ausweiten (s. Abb. 2.4) und intraspinal zu einer Rückenmarksläsion, extraspinal zu Wurzelschädigung und anderen Kompressionssymptomen führen.

Das *Kaudaneurinom* entwickelt sich vor allem bei Jugendlichen. Rückenschmerzen und Ischialgien können über Jahre bestehen, bevor radikuläre Paresen und Sphinkterstörungen hinzukommen. Oft zeigt schon die Leeraufnahme der Lendenwirbelsäule den erweiterten Spinalkanal, die verdünnten Bogenwurzeln und die eingedellte Dorsalkante der Wirbelkörper. Der lumbale Liquor ist immer pathologisch (unter Umständen Sperrliquor).

Das *lumbosakrale Lipom* ist meist äußerlich als weiche, kissenartige Prominenz sichtbar. Es kann sich intraspinal ausdehnen (Spina bifida occulta) und zu einem Kaudasyndrom führen.

Sarkomatose der Meningen. Diese betrifft immer eine größere Anzahl von Wurzeln und ist auf S. 209 schon erwähnt worden.

Spondylarthritis ankylopoetica. Diese rheumatologische Affektion (S. 486) kann ebenfalls zu einem langsam progredienten Kaudasyndrom führen. Als wahrscheinliche Ursache lassen sich myelographisch (in Rückenlage) Arachnoidalzysten nachweisen (446).

Andere radikuläre Syndrome

Herpes zoster

Ätiologisch handelt es sich im Prinzip um eine Allgemeininfektion mit einem ausgesprochen neurotropen Virus.

Klinisch gehen dementsprechend den lokalen Symptomen vielfach, aber keineswegs immer, *Allgemeinerscheinungen* wie Müdigkeit, Gliederschmerzen und Fieber voraus. Dann folgt der *Befall des Nervensystems,* im besonderen also der Befall der Spinalganglien. Zunächst treten lokale, einseitige, etwas unbestimmt lokalisierte Schmerzen auf und erst nach 3–5 Tagen die typischen bläschenförmigen *Hauteruptionen.* Diese sind entsprechend einem Dermatom lokalisiert. Der Schmerz nimmt jetzt einen schärferen, umschriebeneren, radikulären Charakter an. Zugleich können als Begleiterscheinung motorische Ausfälle vorkommen, z. B. Armplexusparesen bei Zoster colli, Fazialisparesen beim Zoster colli und vor allem beim Zoster oticus (S. 376), Polyradikulitiden, monoradikuläre Paresen und selten auch Querschnittssyndrome bei Myelitis. Auch *zerebrale Symptome* können durch direkten Virusbefall im Sinne einer Enzephalitis vorkommen (512). Nach Zoster ophthalmicus sind aber mehrfach auch (homolaterale) ischämische Hirnläsionen auf dem Boden einer Arteriitis beschrieben worden. Letztere dürfte einen Befall der Gefäßwandzellen durch das Herpesvirus darstellen (274, 467). Im *Liquor* findet sich eine lymphozytäre Pleozytose bis zu 50 Zellen bei normalem Gesamteiweiß.

Spätfolgen und deren Therapie: Den akuten Erscheinungen folgen leider nicht selten die äußerst hartnäckigen und sehr schmerzhaften *Zosterneuralgien.* Dieses äußerst intensive Schmerzsyndrom, das vorwiegend bei älteren Patienten nach Zoster auftritt, ist therapeutisch sehr schwer anzugehen. Gelegentlich wirken das Antiepileptikum Carbamazepin oder hohe Dosen trizyklischer Antidepressiva von 75–150 mg pro Tag (258). Lokale Vibrationsmassage und das Tragen eines Kompressionsverbandes nützen manchmal. Nicht selten muß zur Hinterstrangstimulation gegriffen werden. Die postherpetischen Gesichtsschmerzen sprechen auf eine Elektrokoagulation der homolateralen deszendierenden spinalen Trigeminuswurzel an.

Symptomatischer Zoster: Bei diesem bestimmt ein pathologischer Prozeß in der Nachbarschaft der Spinalganglien die Lokalisation des Virusbefalles, wobei man besonders bei älteren Leuten an Tumoren und Granulome denken muß.

Differentialdiagnose der radikulären Syndrome

Diese umfaßt Läsionen im Bereich des *Plexus* oder auch *peripherer Nerven.* So muß eine untere Armplexusläsion (S. 421) gegenüber einer Schädigung der Wurzel C8 abgegrenzt werden oder ein Karpaltunnelsyndrom (S. 434) gegenüber einer Läsion der 6. oder 7. Zervikalwurzel. Beinplexusläsionen sind u. a. durch die hierbei vorhandene Schweißsekretionsstörung charakterisiert, während lumbale radikuläre Syndrome nie eine Schweißsekretionsstörung aufweisen (S. 483). Gewisse *Schmerzsyndrome* weisen pseudoradikulären Charakter auf (S. 483 ff).

10. Läsionen peripherer Nerven

Die nachfolgenden kurzen Ausführungen zu diesem klinisch wichtigen Kapitel der Neurologie sollen lediglich einen Überblick geben. Bei Bedarf müssen eingehendere Werke zu Rate gezogen werden (245, 285, 448, 581, 778, 979, 1071).

Allgemeine klinische Charakteristika

Die Diagnostik der Läsion eines peripheren Nerven stützt sich auf folgende Elemente:

– Vorliegen einer rein *motorischen*, einer rein *sensiblen* oder einer *gemischten Parese,* je nach den Funktionen des betroffenen Nerven.
– Die gelähmten Muskeln weisen eine *Atrophie* auf, die sich meist etwa 3 Wochen nach der Läsion bemerkbar zu machen beginnt.
– *Faszikulationen* in den gelähmten Muskeln sind höchstens ausnahmsweise vorhanden und weisen vielmehr auf einen Vorderhornbefall hin.
– *Elektromyographisch* sind die Zeichen einer neurogenen Parese sowie unter Umständen eine Störung der Erregungsleitungsgeschwindigkeit im peripheren Nervenstamm nachweisbar (s. unten).
– Die topische Diagnostik ergibt sich aus der sorgfältigen Analyse der einzelnen gelähmten Muskeln und deren *Zuordnung zu den* dieselben versorgenden *peripheren Nerven* (oder Wurzeln bzw. Plexusanteile) (hierzu s. Tab. 9.**1** und 9.**2**).
– Je nach befallenem Nerv oder Nervenwurzel werden einzelne *Reflexe* ausfallen (s. hierzu Tab. 2.**1**).
– Die *Sensibilität* ist gemäß den kutanen Innervationszonen gestört (s. Abb. 2.**1**). Es sind alle Qualitäten mehr oder weniger gleichmäßig befallen, und die Zonengrenzen sind scharf.
– *Parästhesien und Schmerzen* sind nicht selten vorhanden. Die ersteren sind topisch-diagnostisch zuverlässig, da sie meist dem Ausbreitungsgebiet der kutanen Sensibilität entsprechen. Schmerzen allerdings können diffus sein und beispielsweise auch bei distalen Läsionen weit nach proximal auf eine ganze Extremität sich ausdehnen, wie z. B. beim Karpaltunnelsyndrom (S. 434).
– Da die Schweißfasern sich zusammen mit den sensiblen Nervenfa-

sern verteilen, können Störungen der *Schweißsekretion* nachgewiesen werden.

– Anamnestisch oder durch die Untersuchung läßt sich vielfach eine **lokale Ursache** für die Läsion ei-

nes Nervenstammes finden (Trauma, Fraktur, chronische exogene Druckschädigung, anatomischer Engpaß, Geschwulst usw.). So gut wie jede Mononeuropathie ist mechanischen Ursprungs.

Hilfsuntersuchungen

Obwohl die peinlich genaue klinisch-neurologische Untersuchung in den meisten Fällen die korrekte Diagnose ermöglicht, werden gelegentlich zum Präzisieren des Läsionsortes, des Ausmaßes der Schädigung, zur Erfassung von Regenerationszeichen oder zur ätiologischen Klärung Hilfsuntersuchungen nötig sein.

Elektromyographie

Am häufigsten werden zur Beurteilung peripherer Nervenläsionen konzentrische, *bipolare Nadelelektroden* in den zu untersuchenden Muskel eingestochen, wobei ein Platindraht isoliert in einer Stahlkanüle liegt. Der Durchmesser einer solchen Nadel entspricht etwa einer 14er-Injektionsnadel. Mit der *Multielektrode*, in welcher seitlich an einer einzigen Nadel mehrere Elektroden isoliert gegen die

Nadelhülle angebracht sind, kann zum Beispiel das Areal einer motorischen Einheit beurteilt werden. Die aus dem Muskel abgeleiteten Aktionsströme werden verstärkt und auf dem Bildschirm eines Kathodenstrahloszillographen sichtbar gemacht. Üblicherweise macht man sie auch mittels eines parallel geschalteten Lautsprechers hörbar. Mit der Nadelelektrode wird als einzelnes Aktionspotential die Summation der Potentiale aller zu einer motorischen Einheit gehörenden Einzelfasern registriert. In Abb. 10.1 sind normale und pathologische Potentialformen dargestellt.

Bei einer Erkrankung des peripheren motorischen Neurons mit Ausfall einer Ganglienzelle oder des davon herrührenden Axons fällt eine *motorische Einheit* aus. Bei zunehmender aktiver Innervation

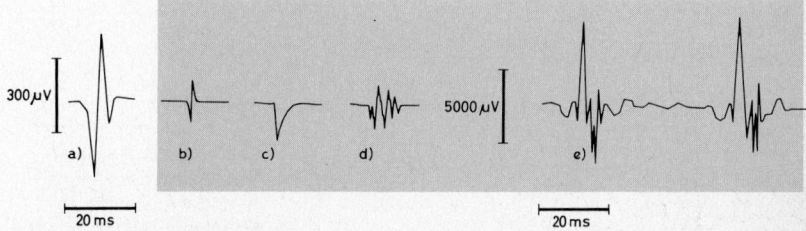

Abb. 10.1 a–e Verschiedene Potentialformen im Elektromyogramm. **a** Normales Potential einer motorischen Einheit. **b** Fibrillationspotential bei totaler Denervation. **c** Positives Denervationspotential. **d** Aufgesplittertes, polyphasisches, niedriges Potential, wie man es bei Reinnervation sehen kann. **e** Rieseneinheit bei chronischem Vorderhornprozeß

Abb. 10.2a–d   Elektromyographische Registrierung. In der linken Bildhälfte sind die Muskelpotentiale von oben nach unten kontinuierlich bei relativ niedriger Papiergeschwindigkeit registriert. In der rechten Bildhälfte sind intermittierend Ausschnitte mit 20mal (bei **c** 40mal) rascherer Geschwindigkeit dargestellt

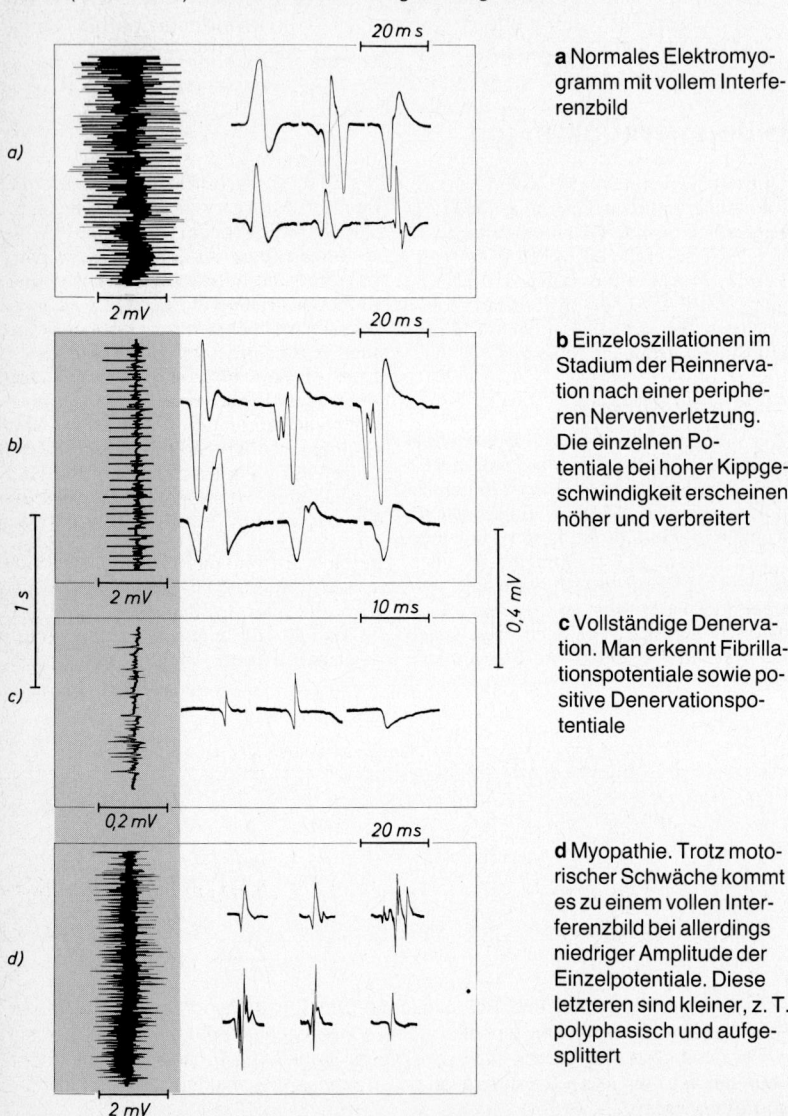

a Normales Elektromyogramm mit vollem Interferenzbild

b Einzeloszillationen im Stadium der Reinnervation nach einer peripheren Nervenverletzung. Die einzelnen Potentiale bei hoher Kippgeschwindigkeit erscheinen höher und verbreitert

c Vollständige Denervation. Man erkennt Fibrillationspotentiale sowie positive Denervationspotentiale

d Myopathie. Trotz motorischer Schwäche kommt es zu einem vollen Interferenzbild bei allerdings niedriger Amplitude der Einzelpotentiale. Diese letzteren sind kleiner, z. T. polyphasisch und aufgesplittert

werden also die üblicherweise sonst zusätzlich mobilisierten Einheiten nicht mehr in voller Zahl zur Verfügung stehen, und es wird deshalb nicht gelingen, ein volles Interferenzbild bei Maximalinnervation zu erzeugen (Abb. 10.**2**). Normalerweise verhält es sich nämlich so, daß bei minimaler Willkürinnervation Einzelpotentiale registriert werden, bei stärkerer Innervation die Potentiale benachbarter motorischer Einheiten hinzutreten und bei maximaler Willkürinnervation im normalen Muskel diese Aktionspotentiale auf dem Bildschirm nicht mehr voneinander zu unterscheiden sind und durch Überlagerung der einzelnen Potentiale die Grundlinie als solche nicht mehr sichtbar ist (volles Interferenzmuster, Abb. 10.**2a**). Übrigens ist bei einer Myopathie, bei welcher nur einzelne Fasern einer motorischen Einheit durch den dystrophischen Prozeß betroffen werden, die Anzahl der motorischen Einheiten als solche nicht vermindert, das Interferenzmuster also auch bei relativ geringer Kraftentfaltung ein volles. Hingegen wird die Form des einzelnen Aktionspotentials (indem an seinem Zustandekommen weniger Einzelfasern mitwirken) verändert sein, die einzelnen Aktionspotentiale werden also kürzer dauern und kleiner

sein (Abb. 10.**2d**). Bei Reinnervation eines vorher völlig denervierten Muskels läßt sich diese elektromyographisch bis zu 6 Wochen vor dem Auftreten einer klinischen Besserung nachweisen. In Abb. 10.**3** sind die charakteristischen elektromyographischen Befunde im Verlaufe der Reinnervation zusammengefaßt.

Elektroneurographie

Motorische Erregungsleitungsgeschwindigkeit

Diese wird dadurch gemessen, daß ein Nervenstamm durch einen Rechteckimpuls von supramaximaler Stärke gereizt wird. Es wird die Zeit gemessen, die zwischen der Reizapplikation und dem Auftreten von Aktionspotentialen am Muskel verstreicht. Bezogen auf die Distanz zwischen Reizort und Muskel kann die Geschwindigkeit, mit welcher die Erregung nach distal hin im Nerven verläuft, bestimmt werden. Wenn an mehreren Stellen eines Nervenstammes gereizt wird, kann unabhängig von der Erregungsleitungsverzögerung bei der Überleitung vom Nerven auf den Muskel die Erregungsleitungsgeschwindigkeit in einzelnen Abschnitten des Nervenstammes

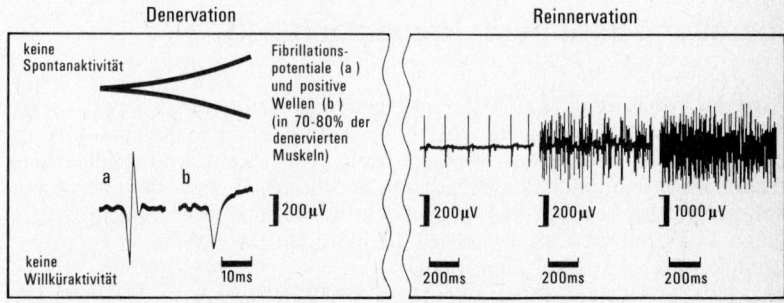

Abb. 10.3 Ergebnisse der elektromyographischen Untersuchung bei Denervation (links) und bei Reinnervation der Muskulatur. Man beachte bei letzterer die zunehmende Dichte des Interferenzbildes

errechnet werden. Dadurch ist es z. B. möglich, bei Kompressionssyndromen eine isolierte Verlangsamung in einem bestimmten Nervenabschnitt festzustellen oder bei diffuseren Schädigungen bei Vergleich mit Normalfällen eine Verminderung der Erregungsleitungsgeschwindigkeit, beispielsweise bei Polyneuropathie, nachzuweisen.

Sensible Erregungsleitung

Sowohl die orthodrome wie die antidrome sensible Erregungsleitung können durch Applikation von Reizen an einem sensiblen bzw. gemischten peripheren Nerven und Ableitung vom Nerven selber in ihrem zeitlichen Ablauf bestimmt werden. Bei Kompression eines gemischten peripheren Nerven ist meist die sensible Erregungsleitung ein empfindlicherer Hinweis auf die Leitungsstörung.

Schweißteste

Auf S. 250 wurde auf den Innervationsmodus der Schweißdrüsen hingewiesen. Einem peripheren sensiblen Nervenast entsprechende Ausfälle der Schweißsekretion können durch Schweißteste objektiviert werden (989). Der *Ninhydrintest* z. B. erlaubt, die spontane Schweißsekretion nachzuweisen und zu dokumentieren. Die Hände werden mit Wasser und Seife gewaschen und sorgfältig abgetrocknet. Es werden dann die ganze Hand oder einzelne Finger nebeneinander auf einen weißen Papierbogen nicht allzu fest gedrückt. Man kann die Konturen von Finger und Hand mit einem Bleistift umfahren. Auch die gesunde Seite soll daneben in gleicher Weise mituntersucht werden. Ein Berühren des Papiers durch den Untersucher ist zu vermeiden. Das Blatt wird dann durch eine 1%ige Ninhydrin-Lösung in Aceton, welcher vor der Untersuchung einige Tropfen Eisessig zugesetzt werden, einige Male hindurchgezogen. Anschließend trocknen im Wärmeschrank bei 110°C oder im Heißluftsterilisator erwärmen. Noch deutlicher tritt die Färbung hervor, wenn man den Streifen noch 2 Tage an der Luft trocknen läßt und ihn dann in folgender Lösung fixiert:

Cuprum sulfuricum	1,0 g
Aqua dest.	5,0 g
Methanol	95,0 g
Acidum nitr.	gttNo V

Auf diese Weise lassen sich sogar einzelne Schweißpünktchen darstellen. Durch die Fixierung sind die Abdrücke unbeschränkt haltbar. Der Test ist allerdings ganz vorwiegend für die Handfläche und die Fußsohle geeignet.

Einteilung peripherer Nervenläsionen

Je nach Läsionsart und Läsionsintensität kann die Schädigung eines peripheren Nerven mehr oder weniger tiefgreifend sein, mit entsprechenden prognostischen und therapeutischen Konsequenzen. Einer voll reversiblen Funktionsstörung ohne anatomische Unterbrechung (Neurapraxie) steht eine Unterbrechung der Axone bei erhaltenen Hüllstrukturen (Axonotmesis) mit gutem Regenerationspotential bzw. einer grob-anatomischen Kontinuitätsstörung von Axon und Hüllgewebe (Neurotmesis) mit der absoluten Notwendigkeit zum chirurgischen Eingreifen gegenüber.

Neurapraxie

Dies ist eine bloße Funktionsstörung eines peripheren Nerven ohne Kontinuitätsunterbrechung seiner leitenden Elemente, die sich innerhalb von Tagen vollständig zurückbildet. Die Sensibilität ist meist nicht oder nur im Sinne von Dysästhesien gestört. Es treten keine Atrophien und im Elektromyogramm keine Fibrillationspotentiale auf. Konventionell elektrisch bleibt der Muskel auch indirekt, d. h. vom Nerven aus galvanisch erregbar. Derartige Störungen kommen z. B. bei der Schlafdrucklähmung vor.

Axonotmesis

Hier sind die Axone unterbrochen, die Hüllstrukturen aber intakt. Wohl kommt es zu dem Vollbild einer peripheren Nervenlähmung mit Atrophie und Entartungsreaktion. Die Regeneration spielt sich aber unter optimalen anatomischen Vorausset-

zungen ab, und die Restitution ist in der Regel vollständig, sofern nicht eine allzu lange dauernde chronische Kompression zu einer irreversiblen Fibrosierung der perineuralen Strukturen geführt hat. Eine Axonotmesis liegt z. B. beim Karpaltunnelsyndrom vor (S. 434).

Neurotmesis

Sowohl Axone wie Hüllgewebe sind hierbei unterbrochen. Die regenerierenden Axone finden keine geeigneten Leitgebilde vor, und es entsteht ein Neurom (s. unten). Wir finden diese Läsionsform bei schweren Plexuszerrungen und bei scharfen Durchtrennungen oder Zerreißungen peripherer Nerven. Ein chirurgisches Vorgehen ist hier angezeigt.

Quantifizierung des Lähmungsgrades

Nur die peinlich präzise Beschreibung auch quantitativer Aspekte des Befundes erlaubt bei einer späteren Kontrolle eine sichere Aussage über Vorhandensein oder Fehlen einer Reinnervation. Hiervon hängt aber die Indikation für eine allfällig operative Revision ab. Am besten wird die Kraft jedes einzelnen getesteten Muskels nach der Skala des British Medical Research Councils angegeben:

0 = keine Aktivität,
1 = sichtbare Kontraktion ohne motorischen Effekt,
2 = Bewegungen unter Ausschaltung der Schwerkraft,
3 = Bewegungen gegen die Schwerkraft,
4 = Bewegungen gegen Widerstand,
5 = normal.

Allgemeines zur Regeneration peripherer Nerven

Nach Verletzung ohne Kontinuitätstrennung oder auch nach chirurgischer Naht eines durchtrennten peripheren Nerven wachsen Axone in die Peripherie aus. Die

Regenerationsgeschwindigkeit beträgt 1 mm pro Tag, d. h. 3 cm pro Monat. Der Gang der Regeneration sollte anhand des klinischen Befundes, des Elektromyogramms sowie durch Prüfen des *Hoffmann-Tinel-Zeichens* verfolgt werden. Hierbei werden Parästhesien im peripheren Ausbreitungsgebiet des Nerven ausgelöst, wenn jene Stelle mit dem Finger beklopft wird, bis zu welcher die peripheren Axone bereits ausgewachsen sind.

Dieses Zeichen kann allerdings auch positiv sein, wenn klinisch später keine Reinnervation zustande kommt, es ist aber im allgemeinen ein sehr brauchbarer Hinweis für die Regeneration eines peripheren Nerven.

Schmerzsyndrome nach Läsionen peripherer Nerven (770)

Neuromschmerzen

Dieses häufigste Schmerzsyndrom nach Läsion eines peripheren Nerven mit Kontinuitätstrennung ist Folge eines ungeordneten Aussprossens von regenerierenden Axonen am Verletzungsort. Der Schmerz ist meist auf den Ort der Neurombildung beschränkt und wird durch Druck oder Schlag ausgelöst. Bei kleinen posttraumatischen Neuromen peripherer (digitaler) Nervenästchen, meist des N. medianus, können nebst lokalen intensiven Beschwerden auch noch proximal ausstrahlende, sehr heftige Schmerzen auftreten („algie diffusante") mit Druckdolenz des ganzen Nervenstammes. Als *Pseudoneurom* wird die (oft schmerzlose) Auftreibung eines Nervenstammes durch Vermehrung des endoneuralen Bindegewebes am Ort einer chronischen Druckeinwirkung bezeichnet (z. B. im Sulcus nervi ulnaris). Dies erfordert selbstverständlich keine Resektion.

Phantomschmerzen

Diese treten spontan oder durch äußere Reize provoziert nach Gliedmaßenamputationen auf. Sie werden in den nicht mehr vorhandenen Gliedmaßenabschnitt projiziert. Die Neuromresektion mit Versenkung des proximalen Stumpfes in Weichteile hat manchmal bei Neuromschmerzen Erfolg. In anderen Fällen kann die periphere Nervenstimulation durch oberflächliche oder durch implantierte Elektroden Linderung bringen (182).

Kausalgie (770)

Dieses äußerst intensive Schmerzsyndrom ist durch an- und abschwellende brennende Sensationen gekennzeichnet, die durch äußere Reize ausgelöst werden. Anfänglich bedarf es taktiler Reize, später führen auch akustische oder gar optische Reize zu einem Schmerzanfall. Kühle und feuchte Umschläge lindern. Es treten schwere vegetativ-trophische Störungen hinzu, und der Patient wird in seinem Verhalten und seiner Persönlichkeit durch die Intensität der Beschwerden beeinträchtigt. Die Störung tritt meist als Folge einer direkten (partiellen) traumatischen Nervenschädigung, oft schon unmittelbar bei der Verletzung oder nach wenigen Stunden, auf. Es handelt sich vorwiegend um

Kriegsverletzungen, besonders um Medianus- und Tibialisläsionen. Jeder Eingriff an der Peripherie ist nutzlos. Die Sympathikusblockade bzw. -resektion ist meist wirksam.

Armplexusparesen

Anatomie und allgemeine Hinweise: Anatomisch ist der Plexus brachialis in Abb. 10.4 dargestellt. Auf seinem Weg von der Halswirbelsäule bis zum Oberarm nimmt der Plexus brachialis einen sanduhrförmigen Raum ein, dessen engste Stelle bei der Passage zwischen Klavikula und erster Rippe liegt. Die am Auf-

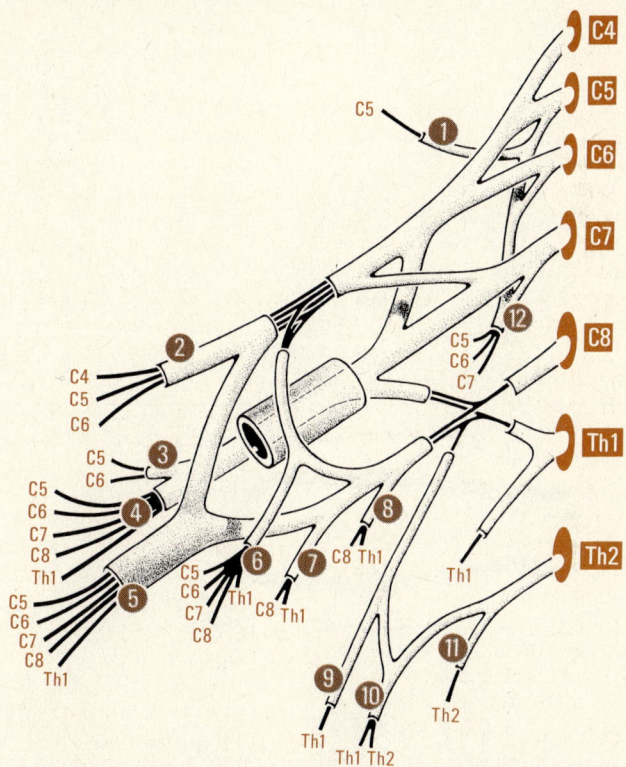

Abb. 10.**4**   Schematische Darstellung des Plexus brachialis. Verteilung der einzelnen Wurzelaxone auf die peripheren Nerven. 1 N. dorsalis scapulae, 2 N. musculocutaneus, 3 N. axillaris, 4 N. radialis, 5 N. medianus, 6 Nn. pectorales, 7 N. ulnaris, 8 N. cutaneus antebrachii medialis, 9 N. cutaneus brachii medialis, 10 und 11 Nn. intercostobrachiales, 12 N. thoracicus longus

Tabelle 10.1   Übersicht über die Läsionen des Armplexus und der peripheren Nerven an den oberen Extremitäten (778)

Nerv	Betroffene Muskeln	Sensibilitätsausfall	Funktion	Besondere Teste	Ätiologie	Bemerkungen	Differentialdiagnose
Oberer Armplexus C5–C6							
N. dorsalis scapulae C4–C5	M. rhomboideus major, M. rhomboideus minor		Skapula an die Wirbelsäule adduzieren	stehend, Hand in Hüfte, Ellenbogen rückwärts			
N. suprascapularis C5–C6	M. supraspinatus, M. infraspinatus		Abduktion und Außenrotation im Schultergelenk	erste 15 Grad der Schulterabduktion			
(N. axillaris, s. unten)					Trauma (mit oder ohne Schulterluxation)	Motorradfahrer gefährdet	Wurzelläsionen (Spondylose, Diskushernie), familiäre proximale neurogene Muskelatrophie
(N. thoracicus longus, s. unten)			am häufigsten gestört bei oberer Plexusparese sind:		Rucksacklähmungen, Druck auf Schulter beim Tragen von Lasten	N. thoracicus longus häufig betroffen	
(N. musculocutaneus, s. unten)							

(N. radialis, s. unten)

Abduktion im Schultergelenk, Beugung im Ellenbogengelenk. Supination des Vorderarmes (evtl. Außenrotation der Schulter)

neuralgische Schulteramyotrophie, serogenetische Neuritis

Infiltration durch Tumor

in einem Viertel der Fälle beidseitig

Armvenenthrombose

myatrophische Lateralsklerose

Unterer Armplexus (C8) Th 1

N. cutaneus brachii medialis C8–Th 1

(N. medianus, s. unten)

N. cutaneus antebrachii medialis C8–Th 1

(N. ulnaris, s. unten)

Ad- und Abduktion der Finger, Beugung der Fingergelenke (Beugung des Handgelenkes)

Trauma, Geburtstrauma Skalenussyndrom (mit und ohne Halsrippe), kostoklavikuläres Syndrom, „Pancoast-Tumor" der Lungenspitze, Infiltration durch Lymphome

u. U. mit Horner-Syndrom

manchmal Symptome von seiten der A. subclavia

frühzeitig Schmerzen und Horner-Syndrom

Wurzelläsionen, periphere Ulnarisparese, myatrophische Lateralsklerose, Myopathien mit distaler Muskelatrophie (z. B. Dystrophia myotonica) Syringomyelie

N. cutaneus brachii medialis

N. cutaneus antebrachii med.

Fortsetzung S. 414

Tabelle 10.1 (Fortsetzung)

Nerv	Betroffene Muskeln	Sensibilitätsausfall	Funktion	Besondere Teste	Ätiologie	Bemerkungen	Differentialdiagnose
N. thoracicus longus C5–C7	M. serratus anterior		Skapula nach lateral und ventral ziehend, Spitze rotierend	Anstemmen des ausgestreckten Armes gegen Wand (Scapula alata wird manifest)	operative Eingriffe in Axilla, Heben schwerer Lasten, Drucklähmungen (Rucksack), „entzündlich-allergisch"	Teil einer neuralgischen Schulteramyotrophie	Scapula alata bei (Schultergürtelform) der progressiven Muskeldystrophie
N. axillaris C5–C6	M. deltoideus		Abduktion im Schultergelenk	Seitwärtshochheben des Armes jenseits von 15 Grad	Trauma (oft mit Schulterluxation)		Muskeldystrophie, Abriß der Rotatorenhaube
	M. teres minor		Außenrotation im Schultergelenk				
N. musculocutaneus C5–C7	M. coracobrachialis		vor allem Haltemuskel des Schultergelenkes (Flexion und Adduktion des Oberarmes)				

1 N. axillaris
2 N. cutaneus antebrachii lat. (aus dem N. musculocutaneus)
3 R. superficialis n. radialis

Muskel	Funktion		traumatisch	Abriß der langen Bizepssehne
M. biceps brachii	Flexion Ober- und Vorderarm, Supination des Vorderarmes			Abriß der langen Bizepssehne
M. brachialis (teilweise vom N. radialis versorgt)	Flexion Oberarm	Beugen des Ellenbogens bei supiniertem Vorderarm	selten isoliert ohne Trauma	
N. radialis C5–C8 (Th 1)				
Mm. triceps brachii und anconaeus	Strecken im Ellenbogen			
M. brachioradialis	Flexion des Ellenbogens			
M. brachialis (mit N. musculocutaneus)	Flexion des Ellenbogens	in Mittelstellung zwischen Pro- und Supination		
M. extensor carpi radialis brevis et longus	Strecken (und Radialabduktion) im Handgelenk	mit gebeugten Fingergelenken	Oberarmfraktur	M. triceps ausgespart
M. supinator	Supination des Vorderarmes und der Hand	bei gestrecktem Ellenbogen	Druckparese am Oberarm	spontane Erholung

Fortsetzung S. 416

Tabelle 10.1 (Fortsetzung)

Nerv	Betroffene Muskeln	Sensibilitätsausfall	Funktion	Besondere Teste	Ätiologie	Bemerkungen	Differentialdiagnose
	M. extensor digitorum communis		Extension der Fingergrundgelenke	Finger in Interphalangealgelenken gebeugt	„Bleineuritis"	oft rein motorisch	
	M. extensor carpi ulnaris		Strecken (und Ulnarabduktion) des Handgelenks	Finger gebeugt	isolierte Parese des R. profundus auf Höhe des M. supinator		
	M. extensor digiti minimi		Kleinfingerstrecker				
	M. abductor pollicis longus		Abduktion Grundphalanx I		Druckläsionen des sensiblen Endastes am Daumen (Cheiralgia paraesthetica)		
	M. extensor pollicis longus		Extension der distalen Daumenphalanx			Abriß der Extensorensehne	
	M. extensor pollicis brevis		Extension der proximalen Daumenphalanx	distale Phalanx gebeugt			

	Funktion		Ursache	Prognose/Bemerkung	
N. medianus C5–Th 1					
M. extensor indicis	Extension des Zeigefingers	andere Finger gebeugt			
Mm. pronator teres et quadratus	Pronation des Vorderarmes				
M. flexor carpi radialis	Volarflexion des Handgelenkes nach radial		traumatisch, z. B. suprakondyläre Humerusfraktur	Schwurhand bei proximaler Parese	
M. palmaris longus	reine Volarflexion des Handgelenkes				
M. flexor digitorum superficialis	Beugung der Mittelphalanx der Finger		Druckparese am Oberarm	gute Prognose	Volkmann-Kontraktur
M. flexor digitorum profundus (II–III)	Beugung des Endgliedes von II und III		bei Processus supracondylaris humeri		
M. flexor pollicis longus	Beugung der distalen Daumenphalanx		Schnittverletzung am Handgelenk		
M. flexor pollicis brevis (Caput superficiale)	Beugung der Grundphalanx des Daumens		Karpaltunnelsyndrom	Beschwerdebild einer Brachialgia paraesthetica nocturna	(untere) Plexusläsionen

N. medianus

Fortsetzung S. 418

Tabelle 10.1 (Fortsetzung)

Nerv	Betroffene Muskeln	Sensibilitätsausfall	Funktion	Besondere Teste	Ätiologie	Bemerkungen	Differentialdiagnose
	M. abductor pollicis brevis		Abduktion des Metakarpale I	Abspreizen des Daumens beim Ergreifen eines Gegenstandes ("Flaschenzeichen")	(professionelle) Druckparesen an der Handwurzel	oft rein motorisch	myatrophische Lateralsklerose
	M. opponens pollicis		Rotation des Daumens				
	Mm. lumbricales I–II		Flexion im Grundgelenk, Extension der Interphalangeal gelenke II und III	Berühren der Basis der Digitus V mit volarer Daumenkuppe			
N. ulnaris C8–Th 1	M. flexor carpi ulnaris		Volar- und Ulnarflexion des Handgelenkes	Abspreizen des Kleinfingers (Sehne tritt hervor)			
	M. flexor digitorum profundus (IV–V)		Flexion der Fingerendglieder IV und V	grübchenförmiges Einziehen der Haut am Hypothenar beim Abspreizen des Digitus V	Druckläsion am Ellenbogen	professionell, Bettlägerigkeit	Wurzelläsion C8
	M. palmaris brevis		"Hautmuskel" am Kleinfingerballen		Luxation des Nerven am Ellenbogen	mit oder ohne zusätzliches Trauma, Beidseitigkeit!	untere Plexusparese

N. ulnaris

Muskel	Funktion				
M. abductor digiti minimi	Abduktion des Kleinfingers		traumatisch bei Ellenbogenfrakturen	bes. Epicondylus medialis	Epicondylitis medialis
M. opponens digiti minimi	Opposition des Kleinfingers				
M. flexor digiti minimi brevis	Flexion des Kleinfingers im Grundgelenk		Spätparesen nach alter Ellenbogenfraktur	bes. lateraler Teil (Condylus radialis)	Muskeldystrophie mit distalen Atrophien
Mm. lumbricales III–IV	Flexion im Grundgelenk und Extension Interphalangealgelenke der Finger III und IV	Paresen bei Arthrosen und Chondromatosen des Ellenbogengelenkes	manchmal beidseits		(Dupuytren-Kontraktur)
Mm. interossei	Ad- und Abduktion derselben	Lateralbewegung des Mittelfingers	Drucklähmungen an der Handwurzel	meist rein motorisch	myatrophische Lateralsklerose
M. adductor pollicis	Adduktion des Daumens	Froment-Zeichen (s. Text, S. 437)	abnorm häufiges Beugen und Strecken des Ellenbogens	z. B. bei Stanzen und bei Arbeit an Bohrmaschinen	
M. flexor pollicis brevis (Caput profundum)	Flexion des Daumengrundgelenkes				

bau des Plexus beteiligten ventralen Äste der Zervikalnerven liegen zunächst zwischen den kleinen Mm. intertransversarii anteriores und posteriores, dann dorsal von der A. und V. sowie dem N. vertebralis, und schließlich gelangen sie in die durch die Mm. scalenus anterior und medius und die erste Rippe begrenzte Skalenuslücke. Der ventrale Ast von Th 1 erreicht die Skalenuslücke entlang der hinteren Fläche der durch das Lig. costopleurale verstärkten Pleurakuppel. Die A. subclavia liegt innerhalb der Skalenuslücke am weitesten ventral und direkt auf der ersten Rippe. Auch die Skalenuslücke ist Sitz charakteristischer anatomischer Variationen. Nur in ½–1% der Fälle kommen Halsrippen vor. Während kurze Halsrippen lediglich den R. ventralis von C7 berühren, engen lange Halsrippen hingegen von kaudal her die Skalenuslücke ein. Die A. subclavia und der Plexus brachialis ziehen immer über die Halsrippe hinweg. Der kostoklavikuläre Raum wird beim Senken und Zurücknehmen der Schulter eingeengt, wodurch ein Druck auf den Armplexus und auf die A. subclavia ausgeübt werden kann. In der Hochhalte des Armes wird andererseits die Pars infraclavicularis gegen die Pars supraclavicularis des Armplexus abgewinkelt, so daß dieser einerseits gegen den M. subclavius, andererseits gegen den Ansatz des M. pectoralis minor gedrückt wird.

Läsionen des Plexus cervicobrachialis sind wegen seiner besonderen topographischen Beziehungen zu den sehr beweglichen Strukturen des Schultergürtels nicht selten. Erfahrungsgemäß ist die genaue topische Lokalisation der Läsionen wegen des komplizierten Aufbaus des Armplexus nicht immer leicht. Die Verflechtung und Neugruppierung der aus den einzelnen Wurzeln C5–Th 1 (C4–Th 2) stammenden Axone bringt es mit sich, daß die einzelnen

Muskeln von Schultergürtel und oberer Extremität, die plurisegmental innerviert sind, je nach Sitz der Läsion mehr oder weniger stark betroffen sind. In Tab. 10.1 sind die verschiedenen klinischen Aspekte der Läsionen des Plexus und der peripheren Nerven im Bereich der oberen Extremitäten zusammenfassend dargelegt.

Traumatische Armplexusparesen (285, 445, 778)

Die traumatischen Armplexusparesen stellen die häufigste ätiologische Form der Plexuslähmungen dar.

Entstehungsmechanismen. Meist liegt ursächlich ein direktes Schultertrauma vor, wobei Motorradfahrer besonders gefährdet sind. Der pathogene Mechanismus besteht in einer plötzlichen, heftigen Zerrung des Plexus. Eine Schulterluxation mit direktem Druck auf den Plexus braucht keineswegs immer vorzuliegen. Aber auch ein heftiger Zug am Arm, z. B. wenn die Hand in einen Transmissionsriemen gerät, kann zu einer Plexuszerrung führen. Auch die A. subclavia kann mitlädiert sein, selbst bei geschlossenen traumatischen Plexusläsionen. Auch geburtstraumatische Läsionen kommen vor (s. unten).

Läsion des oberen Armplexus

Diese Läsion, auch als Erb-Duchenne-Lähmung bezeichnet, tangiert die aus dem 5. und 6. Zervikalsegment stammenden Fasern. Es ist dies die häufigste Form. Sie ist durch eine Parese der Abduktoren und Außenrotatoren des Schultergelenkes, der

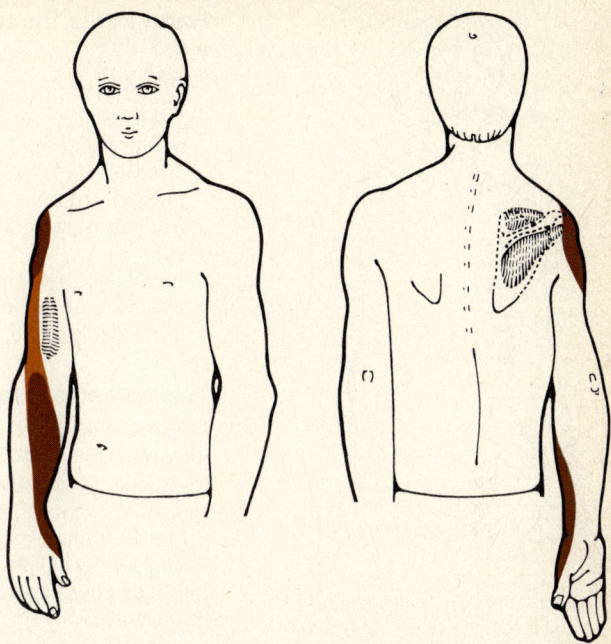

Abb. 10.5 Armhaltung und Sensibilitätsausfall bei oberer Armplexusparese rechts

Oberarmbeuger, des M. supinator, mitunter auch durch Teilausfall der Strecker des Ellenbogens, der Dorsalextensoren der Hand und einiger weiterer Schulterblattmuskeln gekennzeichnet. Manchmal liegt ein Sensibilitätsausfall über der Schulter und an der Außenseite des Oberarmes sowie an der Radialkante des Vorderarmes vor. Sensibilitätsstörungen können allerdings auch ganz fehlen (Abb. 10.**5**).

Läsion des unteren Armplexus

Diese Form, auch als Dejerine-Klumpke-Lähmung bezeichnet, tangiert vor allem die aus D1, eventuell aus C8 stammenden Fasern. Sie ist seltener als die obere Armplexusparese. Ausgefallen sind alle kleinen Handmuskeln, manchmal auch die langen Fingerbeuger, selten die Beuger des Handgelenkes. Der M. triceps wird in der Regel verschont. Manchmal liegt auch ein Ausfall des Halssympathikus mit einem *Horner-Syndrom* (Lidspaltenverengung, Miose, Enophthalmus und manchmal Hyperämie der Konjunktiva) vor, das auf eine proximal gelegene Schädigung der 1. Thorakalwurzel vor Abgang des R. communicans albus zum Sympathikusgrenzstrang schließen läßt (s. S. 250). Die Lid-

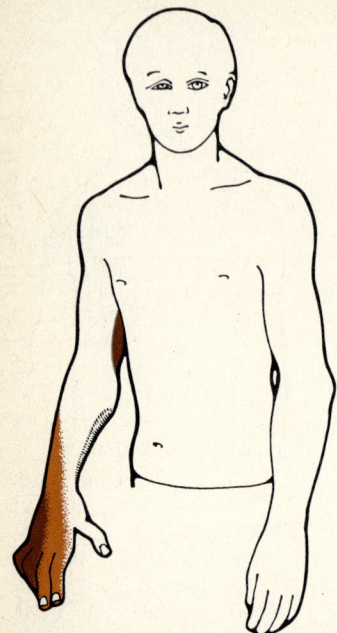

Abb. 10.**6** Armhaltung und Sensibilitätsausfall bei unterer Armplexusparese
rechts

spaltendifferenz des Horner-Syndroms verschwindet beim Aufwärtsblicken, während diejenige bei Okulomotoriusparesen hierbei eindrücklicher wird. Die Sensibilität ist bei
unteren Plexusläsionen regelmäßig
gestört, wobei Ausfälle im ulnaren
Handbereich und an der ulnaren
Vorderarmkante bestehen (Abb.
10.**6**).

C7-Lähmung

Diese ist selten und betrifft vor allem
das Versorgungsgebiet des N. radialis mit Erhaltenbleiben des M. brachioradialis, der auch von C5 und C6
mitversorgt wird.

Faszikuläre Lähmungen

Wir unterscheiden drei faszikuläre
Lähmungstypen:

– dorsaler Typ mit Ausfall des N.
 axillaris und des N. radialis,
– lateraler Typ, bei welchem der N.
 musculocutaneus und der laterale
 Medianuswurzelanteil betroffen
 sind,
– medialer Typ mit Ausfall des N.
 ulnaris und der medialen Media-
 nuswurzelanteile.

Totale Armplexusparese

Hierbei sind alle Anteile des Armplexus betroffen. In einem traumato-
logischen Krankengut präsentieren
sich viele Plexuslähmungen initial als
totale Paresen, wobei im Laufe der
Zeit dann lediglich eine obere oder
häufiger eine untere Armplexuslähmung zurückbleibt.

Geburtstraumatische Verletzung
des Armplexus

(377, 939)

Eine traumatische Läsion des Armplexus kann auch bei Spontangeburt
und normaler Lage des Kindes durch
Mißverhältnis zwischen Schulter-
breite und Breite des Beckens entstehen. Häufiger allerdings kommt
dies bei einer Zangenentbindung
durch direkten Druck der Zangen-
blätter auf den Plexus vor. Die Entwicklung des nachfolgenden Kopfes
bei Steißlage mit Hilfe des Handgrif-
fes nach Veit-Smellie kann zu einer
direkten Schädigung des Plexus
durch Druck der Finger des Opera-
teurs führen. Am häufigsten kommt
es zu einer oberen Armplexusparese.

Prognose

Diejenige der oberen traumatischen Plexuslähmungen ist im allgemeinen besser als die der unteren, und mehr als die Hälfte der Patienten mit einer oberen Armplexusparese erholt sich vollkommen. Ein ungünstiges prognostisches Zeichen sind eine besonders große Gewalteinwirkung (hohe Geschwindigkeit), eine initial vollständige Paralyse, zusätzliche Knochenverletzungen, ein Horner-Syndrom, die Mitbeteiligung thorakoskapulärer Muskeln und Schmerzen. Letzteres ist ein prognostisch ungünstiger *Hinweis auf einen Wurzelausriß*. Ebenfalls auf einen solchen verdächtig ist im akuten Stadium blutiger Liquor. Später weisen Rückenmarkssymptome darauf hin. Ein Horner-Syndrom zeigt lediglich eine Schädigung der Wurzeln C8 und Th1 proximal vom Abgang der Rr. communicantes albi zum Grenzstrang an, läßt aber nicht unbedingt auf einen eigentlichen Wurzelausriß schließen. Das Myelogramm kann u. U. leere Wurzeltaschen oder Arachnoidalzysten zeigen. Intrakutane Histamininjektionen in analgetische Bezirke bewirken bei erhaltener Verbindung zwischen Spinalganglien und Injektionsstelle, also bei einem Hinterwurzelausriß, einen roten Hof (positiver Axonreflex), der bei peripherer gelegenen Schädigungen nicht auftritt. Eine trotz Analgesie erhaltene periphere sensible Erregungsleitung bei der Elektroneurographie beweist die erhaltene Kontinuität zwischen Spinalganglion und peripherem Nerven und somit einen Wurzelausriß (473, 662).

Therapie

Diese besteht zunächst in der Verhinderung einer Versteifung des Schultergelenkes (Lagerung, eventuell Abduktionsschiene, passive Bewegungsübungen). Später werden aktive Bewegungsübungen durchgeführt. Die primäre operative Behandlung durch Nervennaht kommt bei scharfen Läsionen des oberen Plexusanteiles in Betracht. Ein chirurgisches Vorgehen wird außerdem zunehmend häufig bei Ausbleiben einer Erholung oder beim Nachweis eines Wurzelausrisses (s. oben) durchgeführt, wobei Autotransplantate eingesetzt werden. Allgemein kann in vollständig denervierten Muskeln nach Ablauf von 12–18 Monaten keine nützliche Besserung mehr erhofft werden. In diesen Fällen können u. U. orthopädisch-operative Maßnahmen die Armfunktion noch verbessern.

Weitere Ursachen von Armplexusparesen

Chronische Druckwirkung von außen

Die bei untrainierten Rekruten manchmal beobachtete Rucksacklähmung (Tornisterlähmung) ist im Prinzip eine obere Plexusparese, wobei besonders oft auch der N. thoracicus longus betroffen wird. Ähnliche Bilder können auch durch das *Tragen anderer Lasten* auf einer Schulter erzeugt werden. Auch Patientinnen, die während gynäkologischer Operationen in Beckenhochlagerung durch *Schulterstützen auf dem Operationstisch* gehalten werden, können anschließend Armple-

xusparesen aufweisen. Diese Drucklähmungen haben eine gute Prognose, wobei die Rückbildung allerdings
manchmal mehrere Monate in Anspruch nimmt.

Kompressionssyndrome in anatomischen Engen

Mit oder ohne zusätzliche äußere
Momente prädisponieren die *anatomischen Gegebenheiten im Bereich
der oberen Thoraxapertur* zu chronischen Druckschädigungen des Armplexus. Dies gilt besonders für seinen
kaudalen Anteil. Da die exakte Pathogenese nicht immer erfaßt werden kann, spricht man gelegentlich
global vom *Syndrom der oberen
Thoraxapertur* (thoracic outlet syndrome) (285, 778).

Skalenussyndrom und Halsrippensyndrom

Bei Durchtritt des Armplexus zusammen mit der A. subclavia durch
die Lücke zwischen M. scalenus anterior und scalenus medius kann es
zu Druckeinwirkung auf die Nervenstämme, manchmal zugleich auch
auf die A. subclavia kommen. Dies
ist weitaus wahrscheinlicher, wenn
eine Anomalie des Skalenusansatzes
und, vor allem, eine *Halsrippe* vorliegen. Deren rudimentäres Analo-
gon allerdings kann auch in einem
fibrösen Band bestehen, welches
dann dem röntgenologischen Nachweis entgeht. Es sei jedoch daran
erinnert, daß Halsrippen nur in seltenen Fällen Beschwerden machen
und daß nur ausnahmsweise dadurch
die chirurgische Exstirpation der
Halsrippe notwendig gemacht wird.

Kostoklavikuläres Syndrom

In gewissen Fällen ist der Raum zwischen Schlüsselbein und erster Rippe, das kostoklavikuläre Défilé, relativ eng. Dies gilt besonders für
asthenische Individuen mit abfallen-
den Schultern. Dadurch kann es zu
einer Plexusparese kommen. Derartige Plexuskompressionen in den erwähnten Engpässen sind aber viel
seltener, als allgemein angenommen
wird, und nicht jede unklare Brachialgie darf hierauf zurückgeführt
werden. Man muß für eine solche
Diagnose objektive Zeichen einer
meist unteren Plexusläsion fordern
bzw. deutliche Hinweise für eine
Kompression der A. subclavia. In
solchen Fällen werden die Beschwerden vielfach durch das Tragen von
Lasten ausgelöst. Auch können gewisse Bewegungen, wie das Kopfneigen rückwärts mit gleichzeitigem
Drehen des Kinns nach der kranken
Seite hin (Adson-Manöver), Beschwerden auslösen bzw. den Puls
der A. radialis zum Verschwinden
bringen. Letzteres allerdings kann
auch bei Normalpersonen in fast der
Hälfte der Fälle beim Herunterzie-
hen der Schulter beobachtet werden.
Liegt eine echte Kompression der A.
subclavia vor, so kann es zu einer
poststenotischen aneurysmatischen
Erweiterung des Gefäßes mit entsprechendem Strömungsgeräusch
kommen (Auskultation!) sowie mit
Thrombenbildung und daran anschließenden Embolisierungen mit
raynaudartigen Zuständen (S. 484)
der Finger.

Hyperabduktionssyndrom

So wird eine nur selten in Frage kommende Kompression des Gefäß-nervenstranges durch Anpressen desselben an den Processus coracoideus und den M. pectoralis minor bei Hyperelevation des Armes bezeichnet.

Therapie der Kompressionssyndrome: Beim Fehlen von objektiven motorischen oder sensiblen Störungen genügt in den meisten Fällen Haltungsgymnastik mit Stärkung der Schultergürtelmuskulatur und Vermeiden der besonderen fördernden äußeren Faktoren. Eine operative Durchtrennung des M. scalenus anterior mit Entfernen einer Halsrippe oder Teilresektion der ersten Rippe bei kostoklavikulärer Kompression wird nur beim Vorliegen objektiver Ausfälle allenfalls am Platz sein. Hier allerdings zeigt es sich in großen operierten Serien, daß fast immer radiologisch und ausnahmslos beim Eingriff Anomalien der oberen Thoraxapertur vorliegen (621). Aus diesem Grund ist der supraklavikuläre Zugang dem leichteren axillären vorzuziehen, da der erstgenannte einen besseren Überblick über die anatomischen Verhältnisse gibt.

Pancoast-Tumor der Lungenspitze

Dies ist eine in den Anfangsstadien oft verkannte Ursache einer Armplexusläsion. Selten sind andere Tumoren (z. B. Sarkom oder Hodgkin) für eine gleichartige Symptomatologie verantwortlich. **Klinisch** stehen hier von Anfang an starke Schmerzen in den Dermatomen C8 und D1 im Vordergrund, die gegen die ulnare Handkante zu ausstrahlen und von einer unteren Plexuslähmung gefolgt werden. Später kann es zu einer totalen Armplexusparese kommen. Durch Schädigung des Halssympathikus werden schon vor dem Auftreten anderer objektiver Ausfälle bei ¾ der Patienten ein Horner-Syndrom sowie Schweißsekretionsstörungen des entsprechenden Körperviertels verursacht. Gelegentlich wächst die Geschwulst durch die Wirbel hindurch in den Wirbelkanal hinein und verursacht Rückenmarkssymptome. Eine sorgfältige Untersuchung der Lungenspitzen ist in jedem Fall von Brachialgien geboten. Das *Röntgenbild* ist charakteristisch. Die **Therapie** ist nicht dankbar. Immerhin kann in vielen Fällen durch Röntgenbestrahlung ein (vorübergehendes) Verschwinden zumindest der Schmerzen erzielt werden.

Röntgenschädigung des Armplexus

Nach *Röntgenbestrahlung* wurden mit einer Latenz von ein bis mehreren Jahren progrediente Plexusparesen beobachtet (285, 584, 774, 778, 1043). Meist, aber nicht ausschließlich handelt es sich um therapeutische oder prophylaktische Röntgenbestrahlungen regionärer Lymphknotenmetastasen in Fällen von Mammakarzinom. **Klinisch** treten nicht selten zunächst Schmerzen auf, die bei ca. 15% der Patienten im Vordergrund stehen. Es kommen sowohl obere wie untere, seltener totale Armplexusparesen vor. Die Prognose in bezug auf die Schmerzen und die Paresen ist schlecht, und eine spontane Rückbildung der Lähmungen kommt nicht vor, eine solche der Schmerzen ist selten. Es wurden Patientinnen während vieler Jahre nach Beginn der Armplexussymptome beobachtet, ohne daß Anzeichen des Tumorrezidivs vorgelegen hätten. Die Unterscheidung von tumorrezidivbedingten und strahlenbedingten Armplexusparesen ist allerdings oft nicht einfach. Der Vergleich von 78 Patienten mit tumorbedingter Armplexusparese (von denen 34 auch eine Strahlentherapie hatten) mit 22 Patienten, die eine strahlenbedingte Armplexusläsion aufwiesen, ergab folgende Unterscheidungskriterien: Intensivste Schmerzen waren bei ⅘ der Tumorfälle, aber nur bei ⅕ der Strahlenschäden im Vordergrund. ¾ der Tumorfälle zeigten einen Befall des unteren, während ¾ der Röntgenschäden einen Befall des oberen Armplexus aufwiesen. Ein Horner-Syndrom fand sich dementsprechend häufiger bei Tumoren, ein Lymphödem hingegen bei Strahlenfällen. Traten die Symptome innerhalb eines Jahres nach der Strahlentherapie auf, dann waren Strahlenschäden mit Strahlendosen von über 6000 rad verbunden, während bei niedrigeren Dosen eine Tumorinfiltration vorlag (584). **Pathogenetisch** liegt auch gemäß tierexperimentellen Ergebnissen (1043) neben einer direkten Schädigung eine Strangulation der Armplexusanteile durch induriertes, narbiges Bindegewebe vor. Nach Röntgenbestrahlung, aber auch bei Gefäßschädigung anderer Ursachen, können schlagartig ischämische Armplexusparesen auftreten. **Therapeutisch** liefert die frühzeitige operative Neurolyse

leider enttäuschende Ergebnisse.

Neuralgische Schulteramyotrophie

(„Plexusneuritis") (285, 778)

Pathogenetisch handelt es sich um eine entzündlich-allergische Armplexusschädigung. Sie kann in klinisch identischer Form nach Serumgaben (S. 335), viel häufiger aber unabhängig davon vorkommen.

Klinisch werden von der Erkrankung meist Patienten mit jugendlichem Erwachsenenalter betroffen, wahrscheinlich mehr Männer als Frauen. Der *Beginn* ist akut, meist ohne faßbare Ursache und nur selten im Anschluß an einen uncharakteristischen Infekt oder eine Abkühlung der Schulterregion. Das Allgemeinbefinden ist nicht gestört, und es besteht in der Regel kein Fieber. Die Initialsymptome bestehen in oft reißenden, sehr *intensiven Schmerzen* einer Schulter. Diese strahlen manchmal etwas in den Oberarm und selten auch weiter nach distal aus. Den Schmerzen folgt meist schon nach Stunden eine *motorische Schwäche* einzelner meist proximaler Muskeln des Schulter- und Oberarmbereiches. In anderen Fällen dauert es wenige Tage, bis eine Parese eindeutig manifest wird, wobei allerdings bei manchen Patienten der Schmerz eine Schonung des Armes erzwingt, wodurch die frühzeitige Feststellung einer motorischen Schwäche unmöglich wird. In der Regel sind die Schmerzen nach wenigen Tagen abgeklungen und durch die Parese abgelöst worden. In vereinzelten Fällen allerdings können auch die Schmerzen in milderer Form viele Wochen oder gar Monate weiterbestehen bzw. immer wieder durch Beanspruchung des Armes neu ausgelöst werden.

Objektive Untersuchungsbefunde: Es findet sich eine motorische Parese einzelner Muskeln des Schultergürtels und des Oberarmes, in der Regel aller Muskeln, die vom oberen Armplexus innerviert werden. Ausnahmsweise kann eine distale Parese auftreten, die z. B. das Bild einer Radialislähmung erzeugt. Am häufigsten sind die Symptome rechtsseitig, nur in etwa ¼ der Fälle bestehen Sensibilitätsstörungen, dann meist an der Außenseite der Schulterwölbung und des Oberarmes. Zwerchfellparesen kommen ebenfalls vor, so daß man sich bei isolierten Zwerchfellähmungen fragen kann, inwiefern eine besondere Lokalisation einer solchen Armplexusneuritis vorliegen könnte, sofern nicht ein vertebragenes C3-C4-Syndrom vorhanden ist. Der Liquor cerebrospinalis ist immer normal.

Prognose: Diese ist in der Regel gut. Die Schmerzen klingen bei der Hälf-te der Patienten innerhalb einer Woche, bei allen spätestens nach 3 Monaten ab. Die motorischen Paresen beginnen manchmal erst nach 9–12 Monaten sich zurückzubilden, die Restitution der Motorik kann dann bis zu 2 Jahren dauern. Restschmerzen können während vieler Monate noch bestehen, und in Ausnahmefällen bleibt eine Restparese dauernd zurück. Rezidive kommen selten vor, ebenso rezidivierende familiäre Fälle.

Therapie: Im akuten Stadium Antirheumatika, Cortison, später lokale Wärmeapplikation und physikalisch-therapeutische Maßnahmen.

Differentialdiagnose der Armplexusläsionen

Diese umfaßt einerseits Lähmungen einzelner Nerven und Nervenwurzeln der oberen Extremitäten, andererseits gewisse zentrale Lähmungen mit „distaler Prädilektionsparese". Schließlich müssen gewisse Schmerzsyndrome der oberen Extremitäten (S. 481) berücksichtigt werden.

Nervus thoracicus longus

Anatomisch bezieht der N. thoracicus longus seine Fasern aus den Wurzeln C5 bis C7. Er innerviert den M. serratus anterior und führt keine sensiblen Fasern.

Klinisch führt der Ausfall des M. serratus anterior zu einem Abheben des medialen Skapularandes vom Thorax, und es kommt dadurch zu einer Scapula alata. Dies ist besonders deutlich, wenn der Arm nach vorne gehoben wird oder der Patient den vorgestreckten Arm gegen eine Wand stemmt.

Ursächlich sind einerseits mechanische Faktoren verantwortlich. Eine so bedingte Lähmung des Nerven ist wohl wegen seines langen Verlaufes nicht selten. Sie kommt aber auch isoliert, zum Teil bei Transportarbeitern und im Rahmen von Rucksacklähmungen vor. Andererseits entstehen Läsionen des N. thoracicus longus auch bei der neuralgischen Schulteramyotrophie und nach Infektionskrankheiten.

Nervus axillaris

Anatomisch ist die Parese des aus den Wurzeln C5 und C6 hervorgehenden N. axillaris durch einen Ausfall des M. deltoideus und des M. teres minor gekennzeichnet. Die Sensibilität ist in einem knapp handtellergroßen Bezirk an der proximalen Oberarmaußenseite gestört.

Klinisch ist die Elevation des Armes nach vorne sowie die Abduktion beeinträchtigt, ebenso aber wegen des Ausfalles des M. teres minor die Außenrotation im Schultergelenk. Nicht selten ist die Atrophie des M. deltoideus in seinem lateralen Aspekt sehr eindrücklich.

Ursächlich ist am häufigsten eine (vordere-untere) Schulterluxation verantwortlich. Die Nervenläsion wird wegen der anfänglich schmerzbedingten Bewegungshemmung oft erst verspätet erkannt (Prüfen der Sensibilität vor dem Repositionsmanöver!).

Prognose: Diese ist meistens gut.

Differentialdiagnostisch muß an eine arthrogene Muskelatrophie, an eine schmerzhafte Periarthropathia humeroscapularis, einen Rotatorenhaubenabriß oder an eine Muskeldystrophie (Beidseitigkeit!) gedacht werden.

Nervus suprascapularis

Anatomisch versorgt der aus den Wurzeln C4 bis C6 stammende Nerv die Mm. supra- und infraspinatus. Er erreicht dieselben, indem er durch die Incisura scapulae hindurchtritt.

Klinisch führt der Ausfall der erwähnten Muskeln zu einer diskreten Beeinträchtigung der Abduktion im Schultergelenk und der Außenrotation des Oberarmes. Die Sensibilität ist nicht betroffen. Bei chronischer Reizung des Nerven können allerdings Schmerzen vorhanden sein.

Ursächlich kann der Nerv traumatisch (Schulterluxation) oder durch chronischen Druck in der Incisura scapulae, z. B. auch durch ein Ganglion, lädiert werden. In letzterem Fall ist die Neurolyse am Platz.

Nervus musculocutaneus

Anatomisch versorgt der aus den Wurzeln C5 bis C7 gebildete Nerv den M. biceps brachii und den M. coracobrachialis sowie einen Teil des M. brachialis. Sein Endast ist der sensible N. cutaneus antebrachii lateralis.

Klinisch bewirkt eine isolierte Läsion des Nerven vor allem eine Schwäche für das Beugen des Ellenbogens und für die Supination des Vorderarmes. Eine Sensibilitätsstörung, die oft nur diskret ist, besteht an der radialen Kante des Vorderar-

mes. Eine isolierte Muskulokutaneusläsion ist selten.

Ursächlich liegt meist ein Trauma vor, aber ausnahmsweise sieht man auch ohne Trauma und ohne faßbare andere Ursache eine isolierte Parese. Der Nerv ist bei einer oberen Plexusläsion in der Regel mitbetroffen.

Differentialdiagnostisch gibt gelegentlich der Abriß der langen Bizepssehne zu Verwechslungen Anlaß.

Nervus radialis

Anatomie: Der N. radialis bezieht seine Fasern aus den Segmenten C5 bis C8. Bevor er sich im Sulcus nervi radialis, dem Knochen anliegend, um den Humerusschaft herumschlingt, hat er bereits Äste zum M. triceps und den sensiblen R. cutaneus brachii posterior – meist auch den R. cutaneus antebrachii – abgegeben. Nachdem der N. radialis in Ellenbogenhöhe Äste zum M. brachioradialis, zum M. extensor carpi radialis longus und zum lateralen Teil des M. brachialis abgegeben hat, teilt er sich ventral vom Condylus radialis humeri in den sensiblen R. superficialis und den nunmehr rein motorischen R. profundus zu den Hand- und Fingerextensoren. Der sensible Ast versorgt die Haut am radialen Teil des Handrückens, autonom die Zone über dem I. Spatium interosseum. Dort, wo der R. profundus durch den von ihm versorgten M. supinator hindurchtritt, wird er nicht so selten chronisch geschädigt (s. unten).

Klinisches Bild: Dieses hängt vom Läsionsort ab. Charakteristisch ist bei hoher Läsion die „Fallhand", wobei eine Streckung weder im Hand-

gelenk noch in den Fingergrundgelenken möglich ist (Abb. 10.**7**). Nicht so selten findet man am Handrücken eine kissenartige ödematöse Schwellung (Gubler-Schwellung). Bei sehr hoher Läsion wird auch der M. triceps brachii (Strecker des El-

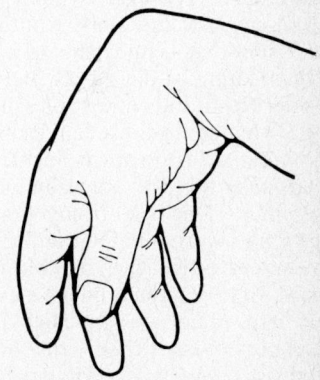

Abb. 10.**7**   Typische Fallhand rechts bei Radialisparese

lenbogens) gelähmt, bei der häufigsten Läsion, jener am Oberarm, hingegen nicht. Die Sensibilität ist lediglich in einem kleinen Bezirk dorsal über dem I. Spatium interosseum beeinträchtigt. Der entsprechende Ausfall muß ausdrücklich gesucht werden.

Lähmungsursachen

Traumatisch

Der N. radialis ist bei *traumatischen Armplexusparesen* nicht selten mitbetroffen. Die Radialisparesen bei *Humerusschaftfrakturen* sind die weitaus häufigsten aller peripheren Nervenläsionen bei Frakturen im Extremitätenbereich. Sie sind durch eine Fallhand, eine Parese des M. brachioradialis und eine Sensibilitätsstörung dorsal über dem I. Spatium interosseum gekennzeichnet. Wenn die vollständige oder partielle Lähmung zugleich mit der Fraktur auftritt, wird meist erst der Verlauf zeigen, ob eine Kontinuitätstrennung des Nerven oder von Nervenfaserbündeln vorliegt. Weitaus am häufigsten ist eine bloße Kontusion des N. radialis, und eine spontane Rückbildung ist die Regel. Bei fehlender Restitution einer von Anfang an vorhanden gewesenen Radialislähmung ist es oft nicht leicht, den Zeitpunkt für eine Revision zu bestimmen. Die Elektromyographie kann hier wertvolle Dienste leisten. Wenn spätestens nach 5–6 Monaten im M. brachioradialis oder M. extensor carpi radialis longus noch keine Reinnervationszeichen zu finden sind, ist eine Exploration der Frakturstelle immer berechtigt. Je nach Schwere des Traumas, Grad der anfänglichen Dislokation der Knochenfragmente usw. kann in einzelnen Fällen auch eine frühe Exploration indiziert sein. Eine eigentliche Zerreißung des Nerven ist sehr selten. Die Prognose nach Neurolysen ist im allgemeinen gut. Wenn sich eine Radialisparese erst im Verlauf von 3–4 Wochen nach der Fraktur einstellt oder eine unvollständige Lähmung in dieser Zeit zunimmt, dann liegt eine Einbettung des Nerven in Narbengewebe oder gar in einen knöchernen Kallus vor, so daß die Indikation zur operativen Neurolyse gegeben ist.

Drucklähmungen

Bei chronischem Druck in der Axilla, z. B. als *Krückenlähmung,* liegt nebst einer Fallhand auch eine Parese des M. triceps brachii vor. Die häufigste ätiologische Form der Radialisparese ist die *Drucklähmung in Oberarmmitte,* dort also, wo der Nerv sich um den Humerusschaft herumschlingt. Er liegt hier unmittelbar der knöchernen Unterlage auf, so daß er besonders leicht, meist im Schlaf oder im Alkoholrausch, durch Druck geschädigt werden kann. Die Patienten erwachen am Morgen mit dem typischen Bild der Fallhand und weisen zumindest anfänglich auch eine Sensibilitätsstörung dorsal über dem ersten Spatium interosseum auf. Entsprechend einer häufigen ätiologischen Ursache spricht man von „Parkbanklähmung" oder von der „paralysie des ivrognes". Die Prognose solcher Druckparesen ist durchaus günstig, die Rückbildung kann schon nach wenigen Tagen einsetzen und nach wenigen Wochen ohne besondere Therapie vollständig sein. Eine isolierte Sensibilitätsstörung lateral am Daumenendglied wurde als „Cheiralgia paraesthetica" bezeichnet. Es handelt sich um eine Parese des sensiblen, meist des lateralen Endastes des R. superficialis nervi radialis. Dies ist wohl immer auf eine Druckschädigung zurückzuführen, beispielsweise durch eine Schere, eine Malerpalette usw. Sie ist harmlos und heilt immer spontan.

Kompressionssyndrome

Bei seinem *Durchtritt durch den M. supinator* ist der N. radialis ziemlich stark fixiert und kann hier mechanisch leicht geschädigt werden. Diese rein motorische Parese des R. profundus (R. interosseus dorsalis) nimmt im Laufe von Wochen oder Monaten langsam zu, wobei meist eine Lähmung der Extensoren der ulnaren Finger den Anfang macht und dann schließlich allmählich zu einer partiellen Fallhand führt. Der M. extensor carpi radialis longus ist in der Regel ausgespart, ebenso der M. brachioradialis. Eine solche Parese kann durch ein Lipom, ein Neurinom, meist aber lediglich durch chronische mechanische Schädigung des Radialis beim Durchtritt durch den M. supinator bewirkt werden. Man könnte hier also von einem „Supinatortunnelsyndrom" sprechen. Die operative Exploration ist indiziert.

Differentialdiagnose

Diese umfaßt zunächst eine *zentrale (zerebrale) distale Armlähmung.* Die Dorsalextensionsschwäche wird in solchen Fällen von anderen motorischen Ausfällen und Reflexstörungen begleitet. Wenn bei „zentraler Fallhand" die Flexoren kräftig angespannt werden (Ergreifen eines Gegenstandes, Faustschluß), werden reflektorisch auch die Strecker innerviert und die Hand doch dorsal extendiert. Die *Bleilähmung* mit Fallhand wurde auf S. 153 erwähnt. Ausfall der Daumenextension bei Sehnenabriß *(„Trommlerlähmung").* Bei starkem Ulnarabweichen der Langfingerachse gegenüber dem entsprechenden Metakarpale (z. B. bei primär-chronischer Polyarthritis) *rutscht die lange Fingerstreckersehne seitlich ab* und kommt bei gebeugten Fingern so unterhalb des Drehpunktes des Gelenkes zu liegen. Auch dies kann eine Radialisparese vortäuschen.

Nervus medianus

Anatomie: Der N. medianus (C5–Th 1) geht aus dem Fasciculus medialis und dem Fasciculus lateralis des Armplexus hervor. Der Nerv gibt zunächst in der Ellenbeuge Äste zu einer Reihe von Beugermuskeln am Vorderarm ab (M. pronator teres, M. flexor carpi radialis, M. palmaris longus und M. flexor digitorum superficialis). Nach dem Durchtritt durch den M. pronator teres versorgt er weiter distal auch die Mm. flexor pollicis longus, flexor digitorum profundus (radialer Anteil) und pronator quadratus. Zusammen mit der Sehne der langen Fingerbeuger tritt er unter dem Lig. carpi transversum durch den Karpalkanal in die Hohlhand ein. Hier gibt er die motorischen Äste zum M. abductor pollicis brevis, zum M. opponens pollicis und zum oberflächlichen Kopf des M. flexor pollicis brevis ab. Sensibel versorgt der Endast die radiale

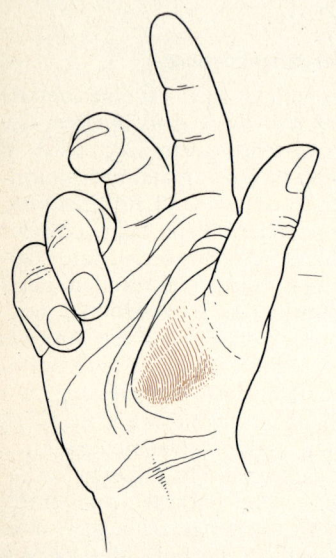

Abb. 10.**8**   Schwurhand bei rechtsseitiger hoher Medianusparese mit Thenaratrophie

Hälfte der Handvola sowie volar die 3½ radialen Finger und dorsal die zwei distalen Phalangen der Finger II, III und ½ IV (s. Abb. 2.**1**).

Bei einer hohen Medianusläsion vermag der Patient beim Versuch, die Faust zu machen, lediglich die ulnaren Finger zu beugen. Es entsteht dann eine sogenannte „Schwurhand" (Abb. 10.**8**). Dies ist nicht mehr der Fall, wenn der N. medianus jenseits der Vorderarmmitte lädiert wird, wobei dann lediglich ein Ausfall der medianusinnervierten Handmuskeln vorliegt. Die Abduktion des Daumens ist ungenügend, was sich z. B. darin zeigt, daß beim Versuch, ein dickes Trinkglas oder eine Flasche zu ergreifen, die „Schwimmhaut" zwischen Daumen und Zeigefinger dem Gegenstand nicht ganz anliegt („Flaschenzeichen") (Abb. 10.**9**). Beim Opponieren des Daumens wird derselbe ungenügend proniert, so daß die Daumenkante und nicht die ganze Kuppe mit der Handfläche oder mit der Kleinfingerkuppe in Berührung gebracht werden kann. Von oben her ist dann entspre-

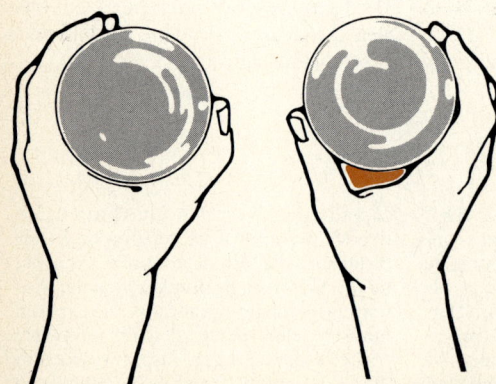

Abb. 10.**9**   Ungenügende Abduktion des Daumens bei Medianusparese rechts. Ein runder Gegenstand kann nicht umfaßt werden (positives Flaschenzeichen), und der Daumen wird ungenügend gekreiselt

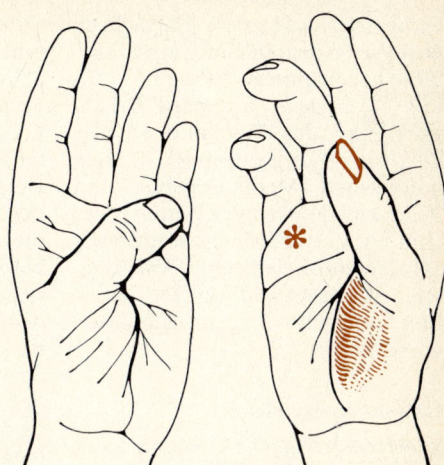

Abb. 10.**10**   Medianusparese rechts. Ungenügende Opposition von Daumen und Kleinfinger. Hierbei wird der Daumen nicht genügend gekreiselt, so daß der Daumennagel nicht von oben, sondern tangential sichtbar ist

chend der Daumennagel nur teilweise und von der Seite zu sehen (Abb. 10.**10**). Charakteristisch ist auch eine umschriebene Atrophie der seitlichen Daumenballenpartie.

Lähmungsursachen

Traumatisch

Der N. medianus kann am Oberarm, in der Ellenbeuge, vor allem aber volar am Handgelenk im Rahmen von Verletzungen mitlädiert werden. Eine Medianusparese am Oberarm wird nur selten durch Humerusschaftfrakturen verursacht. Eine suprakondyläre Humerusfraktur vom Extensionstypus mit Dislokation kann gelegentlich zu einer Medianusläsion führen. In derartigen Fällen ist das Auftreten einer *Volkmannschen ischämischen Kontraktur* der Finger- und Handflexoren mehr zu fürchten als die mechanische Medianusschädigung, die sich im allgemeinen spontan zurückbildet. Eine

eigentliche Zerreißung des Nerven bei Ellenbogenfrakturen gehört zu den großen Seltenheiten. Eine operative Revision ist also auch hier, ähnlich wie bei den Radialisparesen nach Oberarmfraktur, nur in einzelnen Fällen unter bestimmten Voraussetzungen angezeigt. Eine Medianusläsion bei Frakturen des distalen Vorderarmes kommt selten auch einmal vor. Bei jeder Schnittverletzung des Handgelenkes, auch scheinbar oberflächlichen, muß nach Zeichen einer Medianus-(und Ulnaris-)Verletzung gesucht werden. Im Hinblick auf die schmerzbedingte Bewegungshemmung wird das Feststellen eines sensiblen Ausfalls oft einfacher sein als die korrekte Beurteilung einer motorischen Parese.

Schädigung durch Druck von außen

Hierfür kommt z. B. eine Druckschädigung durch den Kopf des schlafenden Partners (*„paralysie des* *amoureux")* *und durch Eingriffe in Blutleere* (Esmarch-Binde) in Frage. Diese haben eine gute Prognose. Eine *professionelle chronische Druckschädigung* des Medianus an der *Handwurzel* kann zu einer u. U. rein motorischen Medianusparese mit Daumenballenatrophie führen. Dies kann zu Verwechslungen mit einer spinalen Muskelatrophie Anlaß geben. Ähnliches gilt für Medianussymptome nach langen Radfahrten (S. 440).

Karpaltunnelsyndrom

Anatomisch liegt der Ort der Schädigung im Karpalkanal, dort wo der N. medianus zusammen mit den Sehnen der langen Fingerbeuger und ihren Sehnenscheiden unter dem Retinaculum flexorum (Lig. carpi transversum) hindurchtritt.

Pathogenetisch spielt diese Engpaßsituation die entscheidende Rolle (245). In einzelnen Fällen spielen die Folgen einer alten Handgelenksfraktur oder eine Arthrose an den Handwurzelknochen mit eine Rolle. Manchmal liegt eine Hypothyreose, eine Amyloidose, eine Gicht oder ein Diabetes mellitus vor. Beim „palindromic rheumatism", einer in kurzen Schüben verlaufenden, besonders das Handgelenk befallenden Form der primär chronischen Polyarthritis kann ein symptomatisches Karpaltunnelsyndrom auftreten. Im allgemeinen aber treten die Symptome ohne zusätzliche lokale Momente in Erscheinung.

Beschwerdebild (97, 245, 778): Frauen werden viel häufiger als Männer betroffen, oft im Klimakterium, manchmal während oder unmittelbar anschließend an eine Schwangerschaft. Eine starke Gewichtszunahme liegt in einzelnen Fällen vor. Die Störungen sind anfänglich rein *subjektiv,* und in sehr vielen Fällen fehlen während Jahren oder gar dauernd objektive Symptome. Das klassische Beschwerdebild besteht in einer mehr oder weniger rein ausgebildeten *Brachialgia paraesthetica nocturna.* Dieses Syndrom ist zwar nicht pathognomonisch für eine chronische Druckschädigung des N. medianus im Karpalkanal, es ist aber in den allermeisten Fällen darauf zurückzuführen. Die Patienten wachen in der Nacht nach kurzem Schlaf auf und haben die Empfindung, daß eine oder beide Hände eingeschlafen und geschwollen seien. Die Fingerbewegungen sind mühsam und ungeschickt, und ziehende Schmerzen können den ganzen Arm erfassen. Manchmal treten Schmerzen bis in die Schulter- und Rückengegend auf. Schütteln oder Massieren der Hände bringt Linderung, wobei aber die Beschwerden nach kurzer Ruhe den Patienten erneut wecken, so daß schwerste Schlafstörungen bestehen können. Am Morgen sind die ersten Verrichtungen des Tages wegen der ungeschickten und steifen Finger oft erschwert. Auch während des Tages können, wenn auch seltener, ähnliche Beschwerden in diskreterer Form den Patienten stören. Manchmal, aber keineswegs immer, kann man bei genauem Befragen von einem bevorzugten Befall des 1.–4. radialen Fingers erfahren. Eine besonders anstrengende körperliche Tätigkeit, z. B. Waschen oder Putzarbeit, kann die Beschwerden verstärken. Sowohl die Brachialgie als auch objektive Ausfälle sind früher oder später beidseitig.

Untersuchungsbefund: Dieser ist im ersten Stadium des Leidens bis auf eine gelegentliche Druckdolenz des Medianusstammes im Karpalkanal negativ. Erst bei längerdauernder Kompression des Nervenstammes, oft erst nach vielen Jahren, treten Paresen und Atrophien der Daumenballenmuskulatur mit oder ohne Ausfall der Sensibilität auf. Sensibilitätsstörungen können manchmal auch isoliert vorliegen. Die Abduktionsschwäche des Daumens mit dem positiven Flaschenzeichen (s. Abb. 10.**6**) ist meist gut nachweisbar. Durch einen *Provokationstest* können die typischen subjektiven Beschwerden bei der Untersuchung ausgelöst werden: forcierte Dorsalextension oder Volarflexion des Handgelenkes während etwa einer Minute (Phalen-Test).

Elektroneurographisch können eine Verlängerung der distalen motorischen Latenz, eine Störung der distalen motorischen und der orthodromen oder antidromen sensiblen Erregungsleitung nachgewiesen werden.

Therapeutisch wird im Stadium der Brachialgia paraesthetica nocturna ohne nennenswerte objektive Ausfälle eine Ruhigstellung des Handgelenkes während der Nacht auf einer gut gepolsterten volaren Schiene oft schon genügen. Versagen diese Maßnahmen oder finden sich störende Ausfälle, so ist die operative Spaltung des Retinaculum flexorum die Methode der Wahl. Fortgeschrittene Daumenballenatrophien bilden sich oft nicht zurück, wohl aber die Sensibilitätsstörungen, und vor allem verschwinden die nächtlichen Schmerzen meist schlagartig. In leichteren Fällen wird eine lokale Injektion von 1 ml einer Corticoid-Kristallsuspension in den Karpalkanal empfohlen (682). Diese bringt zwar bei $2/3$ der Fälle zunächst Beschwerdefreiheit, welche aber nach einem Jahr nur bei $1/4$ der Fälle andauert.

Andere Kompressionssyndrome

Processus supracondylaris humeri

Der Medianusstamm liegt diesem phylogenetisch bedingten, bei etwa 1% der Menschen handbreit über dem Epicondylus ulnaris humeri vorhandenen Knochensporn an. Dies kann selten einmal zu Medianussymptomen führen.

Musculus-pronator-teres-Syndrom

An der Stelle, an welcher der Nerv unter diesem Muskel hindurchtritt, kann es besonders in Streckstellung bei bestimmten Beschäftigungen zu einer chronischen mechanischen Reizung des Medianus kommen. Man ist versucht, von einem Pronator-teres-Syndrom zu sprechen. Solche Patienten weisen Parästhesien der radialen Finger sowie eine Druckdolenz am Pronator teres auf.

Nervus-interosseus-anterior-Syndrom

(Kiloh-Nevin-Syndrom)

Anatomisch ist dies ein rein motorischer Medianusendast am Vorderarm. Er versorgt die Mm. flexor pollicis longus, flexor digitorum profundus zum Zeige- und Mittelfinger und Pronator quadratus. Eine Läsion kann **pathogenetisch** nach Vorderarmfraktur auftreten, häufiger aber aus anderen lokalen Ursachen und in fast der Hälfte der Fälle „spontan". Unter diesen letzteren findet sich auch die Kompression durch ein fibröses Band. **Klinisch** liegt ein Ausfall für die Beugung des Daumen- und Zeigefingerendgliedes vor, so daß mit diesen Fingern nicht ein Kreis geformt werden kann. **Therapeutisch** ist eine operative Exploration in den posttraumatischen und den rasch progredienten Fällen ratsam, während die anderen sich oft spontan erholen.

Seltenere Ursachen: Bei Urämikern, bei welchen ein a. v. Shunt zur Durchführung der Dialyse angelegt wurde, kann es distal davon zu einer ischämischen Neuropathie, vor allem des N. medianus, kommen (127).

Differentialdiagnose: Die Medianusparese muß gegen eine (untere) Armplexusparese oder eine Wurzelschädigung C8–Th1 abgegrenzt werden. Auch diese kann mit einer Daumenballenatrophie einhergehen. Die hier aber andere Lokalisation der Sensibilitätsausfälle erlaubt eine Unterscheidung. Eine zentrale Astereognosie (bei zerebral-kortikalen oder aber auch bei zervikal-medullären Prozessen) kann zunächst einen peripheren Sensibilitätsausfall der drei radialen Finger vortäuschen.

Nervus ulnaris

Anatomie: Der N. ulnaris entstammt dem unteren Armplexus bzw. den Wurzeln C8 und Th1. Die ersten Muskeläste gehen erst knapp distal vom Ellenbogen zum M. flexor carpi ulnaris und zum ulnaren Anteil des M. flexor digitorum profundus ab. Die nächste Aufzweigung des Nerven in Muskeläste und in den sensiblen R. superficialis zum volaren ulnaren Handanteil findet erst an der Handwurzel statt. Zwischen Ellenbogen und Hand geht lediglich der sensible R. dorsalis zum ulnaren Handrücken vom Nervenstamm ab. Die Funktion des M. flexor carpi ulnaris kann durch Sehen und Tasten seiner Sehne bei Volar- und Ulnarflexion der Hand geprüft werden. Der ulnarisinnervierte Anteil des M. flexor digitorum profundus ist der einzige Beuger des Kleinfingerendgliedes. Der M. palmaris brevis (bewirkt eine Einziehung der Haut über dem proximalen Anteil des Kleinfingerballens bei Abduktion des Kleinfingers) ist der einzige Muskel, der vom sonst rein sensiblen Endast des Ulnaris, dem R. palmaris superficialis, versorgt wird. Bei der Lähmung des rein

motorischen R. profundus an der Handwurzel wird also der M. palmaris brevis verschont bleiben. Der R. palmaris superficialis versorgt sensibel die Haut volar über der ulnaren Hand sowie am Kleinfinger und der ulnaren Hälfte des Ringfingers (s. Abb. 2.1a). Der rein motorische R. profundus versorgt an der Hand die Mm. interossei und die ulnaren Lumbrikales, also die wichtigsten Muskeln für die feinen Fingerbewegungen.

Klinisches Bild: Dieses ist in erster Linie durch den Ausfall der Mm. interossei charakterisiert. Die Langfinger, besonders 4 und 5, sind dabei im Grundgelenk hyperextendiert, in den Interphalangealgelenken leicht flektiert („Krallenhand") (Abb. 10.**11**). Die zwei ulnaren Finger, besonders der Kleinfinger, sind von ihren Nachbarn abduziert. Ab- und Adduktion der Langfinger können nur noch ungenügend durch die langen Strecker bzw. Beuger ausgeführt werden. Ein wichtiges diagnostisches Zeichen tritt infolge der Lähmung des ulnarisinnervierten M. adductor pollicis auf: Zum kräftigen Festhalten eines flachen Gegenstandes zwischen Daumen und Zeigefinger muß nun das Daumenendglied mit Hilfe des medianusinnervierten M. flexor pollicis longus abnorm stark flektiert werden. Dies ist das positive Froment-Zeichen (Abb. 10.**12**). Die sensiblen Ausfälle sind immer in der Mitte des Ringfingers abgrenzbar. Die Muskelatrophien sind am deutlichsten von dorsal zwischen Daumen und Zeigefinger zu sehen.

Lähmungsursachen

Die Ulnarisparese ist die häufigste periphere Nervenlähmung, sowohl unter den traumatischen als auch unter den nicht unmittelbar traumatischen Läsionen. Der häufigste Läsionsort ist die Ellenbogenregion, der zweithäufigste das Handgelenk.

Trauma

Die *direkt traumatischen Fälle,* z. B. nach Schlag- oder Schnittverletzungen, bieten ätiologisch keine Proble-

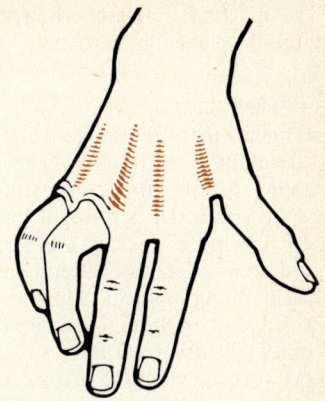

Abb. 10.**11** Typische Krallenhand bei rechtsseitiger Ulnarisparese. Atrophie der Interossei. Hyperextension in den Grundgelenken und Flexion in den Interphalangealgelenken, besonders von Ring- und Kleinfinger. Hyperextension des Metakarpophalangealgelenkes des Daumens (Signe de Jeanne)

me. Im *Ellenbogenbereich* tritt nach einer Fraktur relativ selten – und dann meist nach einer Fraktur des Condylus medialis – eine primäre Ulnarisparese auf. An der *Handwurzel* kann der Ulnarnerv durch direk-

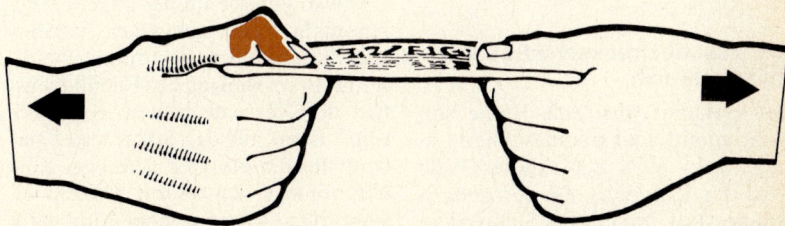

Abb. 10.**12** Ulnarisparese rechts. Wegen Ausfalles des M. adductor pollicis wird zwischen Daumen und Zeigefinger das Blatt durch eine Flexion des medianusinnervierten Flexor pollicis longus festgehalten (positives Froment-Zeichen)

tes Trauma (z. B. Glasscherbenver-
letzungen) geschädigt werden.

Spätparese

Jahre nach einer Ellenbogenverlet-
zung (Fraktur, Luxation usw.) kann
es zu einer sogenannten *Ulnarisspät-
parese* kommen. In der Regel handelt es sich um erwachsene Patienten, bei denen sich schleichend eine
Ulnarislähmung einstellt. Meist erst
auf Befragen berichten die Kranken
von einer Ellenbogenfraktur in der
Jugend, die also viele Jahre oder gar
Jahrzehnte zurückliegen kann. Oft,
aber nicht immer, handelt es sich um
eine Fraktur des Condylus lateralis
humeri. Der Ellenbogen weist vielfach eine Valgusdeformität auf. Charakteristisch ist der Tastbefund im
Sulkus. Bei einiger Übung vermag
man den hinter dem Epikondylus
abnorm   fixierten,   verdickten,
manchmal dolenten, vom umgebenden Bindegewebe nur unscharf ab-
grenzbaren Ulnarnerven in seinem
Verlauf zu palpieren. Die Vorder-
armmuskeln sind weit weniger paretisch als die Handmuskeln, die Sensibilitätsstörungen oft sehr diskret, die
Atrophie des ersten Spatium interosseum ist so gut wie immer ausgeprägt.

Chronische Druckschädigung im Sulkusbereich

Oft verkannt wird eine Reihe von
nicht unmittelbar traumatischen Läsionen. In etwa 80% dieser Fälle
wird der Ulnarnerv *am Ellenbogen*
lädiert, dort, wo er – im Sulkus dem
Knochen direkt anliegend – relativ
exponiert verläuft. Besonders häufig
sind die *Drucklähmungen* durch län-

geres Aufstützen auf einer (harten)
Unterlage. Manchmal vermag erst
eine sehr sorgfältige Befragung die
schädigenden Momente zu eruieren.
Meist handelt es sich um berufsbe-
dingtes Aufstützen des Ellenbogens,
z. B. beim Bedienen des Telefons,
bei Feinschleifern usw., oder um habituelle Haltungen. Sogar der leichte
Druck des Ellenbogens auf der Unterlage *bei bettlägerigen Patienten*
vermag zu Ulnarisdruckparesen zu
führen, manchmal schon nach kurzer
Zeit und keineswegs immer bei besonders mageren oder schwerkranken Patienten. Solche Paresen werden oft zu Unrecht auf einen operativen oder anderen ärztlichen Eingriff
zurückgeführt. Sie sind viel häufiger
auf derjenigen Seite, auf welcher das
Nachttischchen neben dem Bett des
Patienten steht. Die **Prognose** der
reinen Druckparesen ist meistens
gut, und die Behandlung besteht lediglich im Vermeiden der schädigenden Momente. Die Indikation zur
operativen Volarverlagerung ist nur
sehr selten gegeben.

Anomalien im Sulkusbereich

Luxation des N. ulnaris aus dem Sulkus

Diese so gut wie immer angeborene
Anomalie findet sich bei ca. 5% der
Individuen und ist fast immer beidseitig. Beim Beugen des Ellenbogens
tritt der Nerv aus seinem Bett und
reitet dann auf der Spitze des Epicondylus ulnaris oder gleitet gar darüber hinaus nach ventral. Manchmal
sieht man es, immer aber kann man
es bei sorgfältiger Palpation tasten.
Der Untersucher sitzt dem Patienten
gegenüber, wobei der Arzt mit dem

Zeige- und Mittelfinger seiner rechten Hand den rechten Sulkus des Patienten palpiert, sowohl in Streckstellung als auch beim Beugen. Auch ohne zusätzliche äußere Momente verursacht allein schon das Beugen und Strecken eine dauernde Traumatisierung des hin- und hergleitenden Nervenstranges. Nebst den objektiven sensiblen und motorischen Ulnarissymptomen kann dies auch lediglich zu subjektiven Beschwerden, Parästhesien, lokalen und ausstrahlenden Schmerzen führen, die oft an der Ellenbogeninnenseite empfunden werden und dann als „Epicondylitis medialis" fehldiagnostiziert werden.

Gehäufte Bewegungen des Ellenbogens

Diese können auch ohne Luxation zu einer chronischen Mikrotraumatisierung des Nerven zwischen Knochen, Ligamenten und dem medialen Trizepskopf führen. Dadurch werden u. U. schmerzhafte Parästhesien und Paresen verursacht, wie wir sie z. B. bei Arbeitern an Stanz- und Bohrmaschinen sehen. Vermeidung der gehäuften Bewegungen, gegebenenfalls Arbeitswechsel, bewußtes Meiden der Beugehaltung und das Aufstützen sowie eine Polsterung der Ellenbogeninnenseite bewirken in der Regel Heilung. Auch hier ist kaum je ein operatives Vorgehen gerechtfertigt.

Arthrosen des Ellenbogengelenkes

Diese können, seien sie posttraumatisch oder degenerativ, zu einer chronischen Ulnarisschädigung führen. Das klinische Bild entspricht dem bei Spätparesen oben beschriebenen. Dasselbe gilt für **Chondromatosen.** Auch hier ist nebst dem Röntgenbild und den klinischen Gelenkstörungen besonders der Tastbefund am Sulkus charakteristisch. Ein *Ganglion* des Ellenbogengelenkes kann ähnliche Erscheinungen auch bei negativem Röntgenbild verursachen. Bei derartigen chronischen Ulnarisschädigungen aufgrund pathologischer Gelenksveränderungen oder perineuraler Prozesse im Sulkus ist die **Therapie** der Wahl eine operative. Möglichst frühzeitig soll der Ulnarnerv volar in die Ellenbeuge unter den Ursprung der ulnaren Flexorengruppe verlagert werden. Eine Entfernung freier Gelenkkörper in Fällen von Chondromatosen ist bei diesem Eingriff nicht notwendig. Erfolgt die Operation möglichst frühzeitig, so ist die Prognose in der Regel gut.

Chronische Druckschädigung an der Handwurzel

Klinisch gehen die chronischen Druckparesen an der Handwurzel vielfach ohne Beteiligung des sensiblen R. palmaris superficialis einher. Die so entstandenen rein motorischen Lähmungen, die oft auch den Ast zum Hypothenar verschonen, erzeugen vielfach differentialdiagnostische Schwierigkeiten. Das Vorliegen einer rein motorischen Parese mit Atrophie der kleinen Handmuskeln erweckt immer wieder den Verdacht auf eine spinale Muskelatrophie. Auf die Intaktheit des M. palmaris brevis wurde schon hingewiesen. Ist der Hypothenar ausgespart, so ist der Kleinfinger in Abduktionsstellung. In fortgeschrittenen Fällen weist der Gegensatz zwischen dem sehr stark atrophischen I. Spatium interosseum und dem mehr oder weniger intakten Hypothenar auf die richtige Fährte.

Ursächlich können Arbeitsinstrumente, beispielsweise Messer, Holzbearbeitungswerkzeuge, Schmiedehammer, pneumatische Werkzeuge usw. zu einer chronischen Druckschädigung an der Handwurzel führen. Die *Radfahrerlähmungen* stellen ebenfalls Ulnarisdruckparesen an der Handwurzel dar, manchmal mit Medianusschädigungen vergesellschaftet. Ausnahmsweise kann einmal eine Narbe nach Weichteilverletzung des Hypothenars oder gar nach einer Hohlhandphlegmone nach langem beschwerdefreiem Intervall zu einer Spätparese führen. Ein Ganglion der Handwurzel, selten auch ein Tophus bei Gicht, können eine distale Ulnarisparese erzeugen. In vereinzelten Fällen ist eine von äußeren Faktoren unabhängige, chronische mechanische Beeinträchtigung des Nerven im Bereich zwischen Os pisiforme und Hamulus ossis hamati, der sogenannten „loge de Gujon", angenommen worden.

Therapeutisch wird man je nach den ätiologischen Faktoren lediglich weitere Druckschädigungen vermeiden. Bei unbedingt notwendiger Weiterführung der Tätigkeit wird eine kräftige Polsterung der Handvola, ausnahmsweise die operative Exploration mit Entfernen eines Ganglions oder mit Neurolyse in Frage kommen.

Differentialdiagnose
Diese umfaßt in erster Linie die untere Armplexuslähmung, eine Lä-

sion des Fasciculus medialis und die Schädigung der Wurzeln C8 und Th1. Bei der distalen, rein motorischen Parese durch Läsion des R. profundus wird zu Unrecht oft eine spinale Muskelatrophie diagnostiziert. Eine Flexionsstellung der zwei ulnaren Finger bei Dupuytren-Kontraktur geht immer mit der typischen Verdickung der Palmaraponeurose bzw. mit Veränderungen der Haut einher und läßt die Hyperextension im Grundgelenk, die wir bei Interosseusparesen immer sehen, vermissen. Allerdings findet sich bei Dupuytren-Kontraktur oft und wahrscheinlich kausal damit im Zusammenhang eine Ulnarisluxation am Ellenbogen. Dasselbe gilt für die Kamptodaktylie und die Klinodaktylie, beides Deformitäten des Kleinfingers. Eine Blockierung der Fingergelenke in bestimmten Stellungen, die eine Lähmung vortäuschen kann, findet sich gelegentlich auf rein mechanischer Basis: Bei Läsion der seitlichen Verankerungen des Streckapparates dorsal an den Grund- oder Interphalangealgelenken der Finger (z. B. bei rheumatischen Erkrankungen, aber auch bei abnormer Bindegewebsschlaffheit) kann die Streckersehne bei Gelenksflexion seitlich am Gelenk vorbeirutschen und ventral von dessen Bewegungsachse zu liegen kommen. Jeder Versuch, aktiv zu strecken, führt dann zu einer verstärkten Flexion, manchmal mit dyston anmutenden fixierten Fingerhaltungen.

Plexus lumbosacralis

Anatomisch setzt er sich aus den Wurzeln L 1 bis S 3 zusammen. Er liegt vor äußeren Wirkungen gut geschützt im Retroperitonealraum. Aus ihm gehen vor allem hervor:

- der aus dem Foramen suprapiriforme austretende N. gluteaeus superior,
- der N. glutaeus inferior und
- der N. ischiadicus, die beide aus dem Foramen infrapiriforme austreten,
- der durch das Foramen obturatorium das Becken verlassende N. obturatorius
- und der durch die Lacuna musculorum unter dem Leistenband austretende N. femoralis.

Klinisch sind die Lähmungsbilder sehr unterschiedlich, je nach befallenem Anteil des Beinplexus (778). In Tab. 10.**2** ist der klinische Aspekt der Plexusläsionen sowie der Läsionen einzelner peripherer Nerven der unteren Extremitäten zusammenfassend dargelegt.

Lähmungsursachen (778, 862) sind meist retroperitoneale raumfordernde Prozesse (Tumormetastasen, Lymphome, lokale Malignome vorwiegend des Rektums, des Urogenitalsystemes und des weiblichen Genitales), dann aber auch Hämatome (s. unten) oder Aneurysmata. Auch Schädigungen durch Röntgenbestrahlungen und intraarterielle Chemotherapie kommen vor (862). Diagnostisch sehr hilfreich sind die Ultraschalltomographie und vor allem die Computertomographie.

Nervus genitofemoralis und Nervus ilioinguinalis

Anatomie: Die beiden Nerven stammen aus den Segmenten L 1/L 2 bzw. L 1. Die kutane Ausbreitung dieser vor allem sensiblen Nerven im Leisten- und Genitalbereich ist aus der Abb. 2.**1** ersichtlich.

Klinisches Bild: Läsionen des N. genitofemoralis und des N. ilioinguinalis führen vor allem zu *Sensibilitätsausfällen* in der Leiste, an der proximalen Innenseite des Oberschenkels sowie am Skrotum bzw. Labium majus. Der Kremasterreflex fehlt. Der partielle Ausfall der Abdominalmuskulatur fällt klinisch nicht ins Gewicht. *Schmerzsyndrome* stehen oft ganz im Vordergrund. Bei Genitofemoralisläsionen kommt es zum Bild der sehr intensiven *Spermatikus-*neuralgie. Bei Ilioinguinalisläsionen zwingen hartnäckige Schmerzen in der Leiste den Patienten, im Stehen und im Liegen mehr oder weniger dauernd zur Schmerzvermeidung eine antalgische Stellung einzunehmen mit leicht flektiertem und einwärtsrotiertem Hüftgelenk *(Ilioinguinalissyndrom).*

Ursächlich können diese Nerven, z. B. bei Herniotomien, der Ilioinguinalis vor allem bei Nephrektomien, eventuell bei retrozökalen Appendektomien, direkt verletzt oder in die Operationsnarbe eingebacken werden. Dieser letztere Nerv kann auch spontan bei seinem Durchtritt durch die Bauchwandmuskulatur

Tabelle 10.2 Übersicht über die Läsionen des Beinplexus und der peripheren Nerven an den unteren Extremitäten (778)

Nerv	Betroffene Muskeln	Sensibilitätsausfall	Funktion	Besondere Teste	Ätiologie	Bemer-kungen	Differentialdiagnose
Plexus lumbalis L1–L4	vor allem Hüftbeuger (Rotatoren des Hüftgelenkes), Adduktoren des Oberschenkels, Kniestrecker		s. Muskeln		traumatisch retroperitonäale Prozesse (Tumoren, Hämatome), Hockstellung, Diabetes mellitus		

1 N. iliohypogastricus
2 N. cutaneus femoris post.
3 N. cutaneus femoris lat.
4 N. obturatorius
5 N. ilioinguinalis

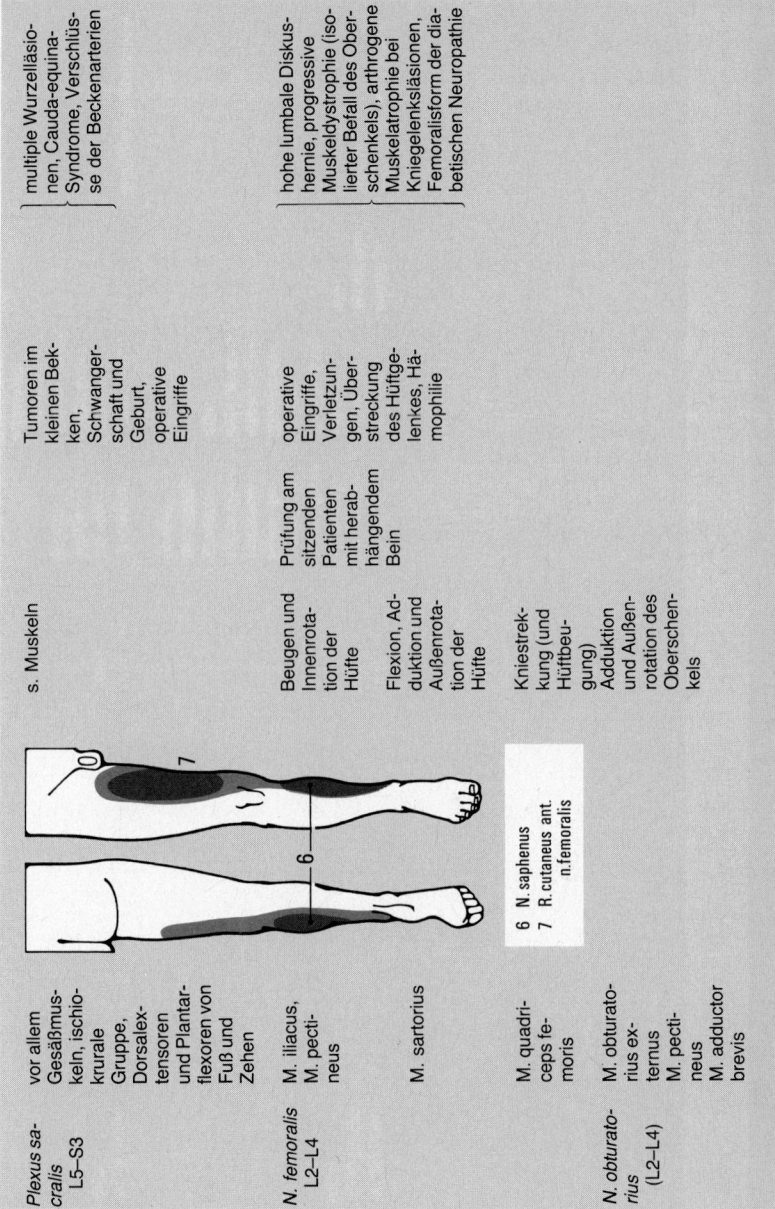

	Muskeln	Funktion	Prüfung	Ursachen	Differentialdiagnose
Plexus sacralis L5–S3	vor allem Gesäßmuskeln, ischiokrurale Gruppe, Dorsalextensoren und Plantarflexoren von Fuß und Zehen	s. Muskeln		Tumoren im kleinen Becken, Schwangerschaft und Geburt, operative Eingriffe	multiple Wurzelläsionen, Cauda-equina-Syndrome, Verschlüsse der Beckenarterien
N. femoralis L2–L4	M. iliacus, M. pectineus	Beugen und Innenrotation der Hüfte	Prüfung am sitzenden Patienten mit herabhängendem Bein	operative Eingriffe, Verletzungen, Überstreckung des Hüftgelenkes, Hämophilie	hohe lumbale Diskushernie, progressive Muskeldystrophie (isolierter Befall des Oberschenkels), arthrogene Muskelatrophie bei Kniegelenksläsionen, Femoralisform der diabetischen Neuropathie
	M. sartorius	Flexion, Adduktion und Außenrotation der Hüfte			
	M. quadriceps femoris	Kniestreckung (und Hüftbeugung)			
N. obturatorius (L2–L4)	M. obturatorius externus M. pectineus M. adductor brevis	Adduktion und Außenrotation des Oberschenkels			

6 N. saphenus
7 R. cutaneus ant. n. femoralis

Fortsetzung S. 444

Tabelle 10.2   (Fortsetzung)

Nerv	Betroffene Muskeln	Sensibilitätsausfall	Funktion	Besondere Teste	Ätiologie	Bemerkungen	Differentialdiagnose
	M. adductor longus M. adductor magnus		Adduktion des Oberschenkels				
	M. gracilis		Adduktion des Oberschenkels sowie Innenrotation und Flexion Kniegelenk				
N. cutaneus femoris lateralis L2–L3	Ø		rein sensibel	Druckdolenz knapp medial der Spina iliaca anterior inferior, Beschwerden beim Überstrecken des Hüftgelenkes	mechanische, chronische Schädigung an der Durchtrittsstelle durch das Leistenband	Meralgia paraesthetica	hohe lumbale Diskushernie
N. ilioinguinalis L1 (–L2)	Ø		v. a. sensibel	Überstrekken des Hüftgelenkes	chronische, mechanische Schädigung beim Durchtritt durch die Brustwandmuskeln		Hüftgelenksaffektionen

8 N. suralis
9 N. tibialis
10 N. plantaris lat.
11 N. plantaris med.

N. glutaeus superior L4–S1	M. gluteaus medius M. gluteaus minimus	Innenrotation der Hüfte bei leichter Beugestellung	Abduzieren des Beines bei Seitenlage. Absinken des Beckens auf Gegenseite beim Gehen (positiver Trendelenburg)	traumatisch, vor allem Spritzenlähmung	Beckengürtelform der progressiven Muskeldystrophie
	M. tensor fasciae latae	Abduktion im Hüftgelenk			
N. glutaeus inferior L5–S2	M. gluteaus maximus	Strecken der Hüfte	Bauchlage, Kniebeugen 90 Grad, Abheben des Oberschenkels von der Unterlage		Muskeldystrophie
N. tibialis L4–S3	M. gastrocnemius M. plantaris	Plantarflexion des Fußes (und Kniebeugung)	Flexion des Knies, erste 15 Grad	traumatisch in Kniekehle, u. U. isoliert bei Ischiadikusverletzungen	Diskushernie L5/S1
	M. soleus				
	M. popliteus	Beugung im Kniegelenk	Knie in Beugestellung 90 Grad		

Fortsetzung S. 446

Tabelle 10.2 (Fortsetzung)

Nerv	Betroffene Muskeln	Sensibilitätsausfall	Funktion	Besondere Teste	Ätiologie	Bemerkungen	Differentialdiagnose
	M. tibialis posterior		Supination und Plantarflexion des Fußes	Zehenbeuger nicht betätigen			
	M. flexor digitorum longus		Flexion der Endphalangen				
	M. flexor hallucis longus						
	M. flexor digitorum brevis		Flexion der Mittelphalangen				
	M. flexor hallucis brevis						
	M. abductor hallucis						
	M. abductor digiti minimi						
	M. adductor hallucis						
	M. quadratus plantaris						

12 N. peronaeus comm.
13 N. peronaeus superf.
14 N. suralis
15 N. peronaeus prof.

Nerv	Muskel	Funktion	Gang	Ursache	Prognose	
N. peronaeus communis L4–S2	Mm. lumbricales					
	Mm. interossei					
	M. tibialis anterior	Dorsalextension des Fußes				Diskushernie L4/L5, andere Wurzelläsionen, Polyneuropathien, peronäale Muskelatrophie, distale Muskelatrophie bei Myopathien (Steinert), (Arteria-) Tibialis-anterior-Syndrom
	M. extensor digitorum longus	Extension der Endphalangen und des Fußes	Hackengang	direktes Trauma, Frakturen der Fibula,		
	M. extensor hallucis longus					
N. peronaeus profundus	M. peronaeus tertius	Extension der Grundphalangen	Steppergang	Druckparese,	gute Prognose	
	M. extensor digitorum brevis				selten	
	M. extensor hallucis brevis			serogenetische Lähmung		
N. peronaeus superficialis	M. peronaeus longus	Eversion und Plantarflexion des Fußes				
	M. peronaeus brevis					

chronisch komprimiert werden. Die Therapie besteht in der Neurolyse, eventuell in der Resektion proximal von der Kompressionsstelle.

Nervus femoralis

Anatomie: Der Nerv stammt aus den Segmenten L2 bis L4, durchläuft den Plexus lumbalis und verläuft somit zwischen dem M. iliacus – den er innerviert – und dem M. psoas. Er verläßt mit letzterem zusammen unter dem Leistenband das Becken durch die Lacuna musculorum. Am Oberschenkel versorgt er vor allem den M. quadriceps femoris und sensibel die Haut an der Vorderseite des Oberschenkels und an der Innenseite des Unterschenkels (N. saphenus).

Klinisches Bild: Bei Läsion des N. femoralis steht *motorisch* der Ausfall aller Kniestrecker (Treppensteigen!) mit Abschwächung oder oft Fehlen des Patellarsehnenreflexes im Vordergrund. Auch die Hüftflexion ist vermindert, da ein Teil des Quadrizeps auch ein Hüftbeuger ist. Dies ist noch ausgeprägter bei Schädigung im Beckeninneren mit Befall des M. iliopsoas. Eine *Sensibilitätsstörung* findet sich an der Oberschenkelvorderseite und ventromedial am Unterschenkel (N. saphenus).

Läsionsursachen: In seinem intraabdominellen Verlauf oder unter dem Leistenband kann der Nerv gelegentlich einmal durch ein *Psoashämatom* oder bei einem *operativen Eingriff* (Appendektomie, Herniotomie, Hysterektomie) verletzt werden. In vereinzelten Fällen führt eine plötzliche Überstreckung des Hüftgelenkes zu einer Femoralisläsion infolge Zerrung. Die Prognose ist in diesen letzteren Fällen schlecht. Unter den peripheren Nervenläsionen bei hämorrhagischer Diathese finden sich auffallend oft Femoralisparesen. Auch der *N. saphenus* kann einmal isoliert bei seinem *Durchtritt durch die Fascia cruris* chronisch komprimiert werden, wobei Schmerzen an der Vorder-Innen-Seite des Unterschenkels und ein entsprechender Sensibilitätsausfall bestehen. Neuropathia patellae s. S. 489.

Differentialdiagnose: Diese umfaßt vor allem eine Quadrizepslähmung bei Läsion der Wurzeln L3 oder L4. Dies ist meist auf eine Diskushernie L2/L3 oder L3/L4 zurückzuführen, wobei das stets vorhandene vertebrale Syndrom, das gleichzeitige Vorliegen anderer radikulärer motorischer Ausfälle, eine radikuläre Sensibilitätsstörung und manchmal das Röntgenbild der Wirbelsäule eine Differenzierung erlauben. Bei einer monoradikulären Quadrizepsparese fehlt der Patellarsehnenreflex nie ganz. Eine isolierte (beidseitige) Atrophie und rein motorische Parese der Oberschenkelstreckmuskeln kann selten einmal Ausdruck einer Myopathie im höheren Lebensalter sein. Die proximale diabetische Neuropathie kann als (einseitige) Femoralislähmung imponieren. Bei Inaktivität und Kniegelenkläsionen kann eine „arthritische Muskelatrophie" des Oberschenkels vorkommen. Bei Säuglingen kann es infolge wiederholter intramuskulärer Injektionen in den Quadrizeps zu einer Kontraktur der Kniestrecker kommen, zu deren Behebung eine Tenotomie der Quadrizepssehne empfohlen wird (707). Gegenüber einer Muskelatrophie muß auch eine Veränderung des subkutanen Fettgewebes im ventralen Oberschenkelbereich abgegrenzt werden: Bei Diabetikern, die sich Insulin spritzen, kommt es zu einer Lipoatrophie. Horizontale bandförmige Atrophien des Unterhautfettgewebes (Lipoatrophia semicircularis) fanden sich früher bei Wäscherinnen und heute vor allem bei Frauen, deren stehende Tätigkeit ein häufiges Sichanlehnen, zum Beispiel an einer Möbelkante, mit sich bringt (398).

Nervus cutaneus femoris lateralis (Meralgia paraesthetica)

Anatomie: Der N. cutaneus femoris lateralis (L2–L3) ist rein sensibel. Er verläßt das Becken knapp medial von der Spina iliaca anterior superior. Er dringt hier zwischen den Fasern des Leistenbandes, d. h. also des verdickten unteren Randes der Aponeurose des M. obliquus externus, hindurch. An dieser Stelle ist er von den sehnigen Fasern des Leistenbandes eng umschlossen und macht einen Knick von 90 Grad, wobei er aus einem mehr oder weniger horizontalen Verlauf im Beckeninneren in einen vertikalen Verlauf übergeht. Phylogenetisch ist dies im Zusammenhang mit dem aufrechten Gang des Menschen zu verstehen.

Klinisches Bild: Eine akute Läsion des rein sensiblen Nerven führt zu einem Sensibilitätsausfall an der Vorder-Außen-Seite des Oberschenkels. Häufiger allerdings ist die chronische Läsion. Diese führt zur sogenannten *Meralgia paraesthetica* (245, 778). Die Patienten klagen über Parästhesien und ziehende, manchmal brennende Schmerzen an der Vorder-Außen-Seite des Oberschenkels. Die Beschwerden sind fast immer bei Streckstellung des Hüftgelenkes ausgeprägter und verschwinden teilweise oder ganz bei Beugung, z. B. wenn der Fuß auf eine erhöhte Unterlage gestellt wird. Männer sind dreimal so häufig befallen wie Frauen, und in etwa $\frac{1}{10}$ der Fälle treten die Beschwerden beidseitig auf. Oft schließt sich an das parästhetische Stadium eine dauernde Hyp- oder Anästhesie und Analgesie im Ausbreitungsgebiet des Nerven (s. Abb. 2.**1**) an. Fälle mit intermittierendem Verlauf sind nicht selten. Nebst der typischen Sensibilitätsstörung findet sich in $\frac{3}{4}$ der Fälle auch eine Druckdolenz an der Durchtrittsstelle des Nerven durch das Leistenband, zwei Querfinger medial von der Spina iliaca anterior superior. Oft werden die Beschwerden bei Hyperextension des Hüftgelenkes und somit bei Dehnung des Nerven („umgekehrtes Lasègue-Zeichen") verstärkt. Nur etwa $\frac{1}{4}$ der Patienten wird spontan beschwerdefrei.

Läsionsursachen: Der Nerv kann bei seinem Durchtritt durch das Leistenband *direkt verletzt* werden, gelegentlich iatrogen bei Spanentnahmen oder bei Hüftoperationen. Wesentlich häufiger allerdings ist eine *chronische mechanische Schädigung*, ein Kompressionssyndrom im Leistenband selber. Diese Läsion findet dort statt, wo der N. cutaneus femoris lateralis zwischen den Fasern des Leistenbandes hindurchtritt und in rechtem Winkel nach kaudal abbiegt. Hierbei spielen die eingangs erwähnten anatomischen Besonderheiten die Hauptrolle, manchmal aber auch zusätzliche besondere Momente. Diese können z. B. in beengenden Kleidungsstücken oder Gurten, abnormem Fettansatz (Hängebauch), intensiver Beanspruchung der am Leistenband ansetzenden Mm. obliquus internus und externus sowie transversus abdominis (Schwangerschaft, Märsche, heftige Anstrengungen, Störungen des harmonischen Ablaufs des Gehaktes bei Erkrankungen des Bewegungsapparates usw.) oder auch in ungewöhnlich lange dauernder Streckhaltung des Hüftgelenkes beim Liegen auf dem Rücken (Krankenlager, Schla-fen auf dem nackten Boden usw.) bestehen. Dies führt dann zu der oben beschriebenen Meralgia paraesthetica.

Therapie: In den meisten Fällen von Meralgia paraesthetica ist die subjektive Beeinträchtigung nur geringfügig. Lediglich vereinzelt sind die Beschwerden so intensiv, daß ein aktiveres Vorgehen erforderlich wird. Nebst Vermeidung der erwähnten zusätzlichen äußeren Momente wird man mitunter Hydrocortison-Injektionen oder eine Neurolyse an der Durchtrittsstelle des N. cutaneus femoris lateralis durch das Leistenband vornehmen müssen.

Differentialdiagnose: Vor allem muß an eine hohe lumbale Diskushernie gedacht werden, die aber wohl aufgrund ihrer vertebralen Symptomatologie, andersartiger Verteilung der Sensibilitätsstörungen und motorischen Ausfälle richtig erkannt werden wird.

Nervus obturatorius

Anatomie: Der aus den Wurzeln L2–L4 stammende Nerv verläßt das Becken durch das Foramen obturatorium. Er versorgt vor allem die Adduktorenmuskeln und sensibel die Haut an der distalen Innenseite des Oberschenkels.

Klinisch führt eine Obturatoriusläsion dementsprechend zu einer Lähmung für die Adduktion des Oberschenkels, zu einer Abschwächung des Adduktorenreflexes und zu einem Sensibilitätsausfall im oben er-wähnten Bereich. Wenn eine Reizung des Nerven vorliegt, kann ein Schmerzsyndrom an der Knieinnenseite auftreten *(Howship-Romberg-Phänomen)*. Dieses muß differentialdiagnostisch gegenüber einer Erkrankung des Kniegelenkes abgegrenzt werden.

Läsionsursachen sind eine Beckenfraktur, ein Tumor oder eine Hernia obturatoria.

Nervi glutaei

Anatomisch stammt der *N. glutaeus superior* aus den Wurzeln L 4 bis S 1. Er versorgt die Hüftabduktoren, d. h. die Mm. glutaei medius und minimus sowie den M. tensor fasciae latae. Er tritt durch das Foramen suprapiriforme aus dem Becken aus. Der *N. glutaeus inferior* (L 5–S 2) innerviert den M. glutaeus maximus, den wichtigsten Hüftstrecker. Er verläßt das Becken dorsal vom N. ischiadicus durch das Foramen infrapiriforme.

Klinisch sinkt bei Ausfall der Hüftabduktoren das Becken beim Gehen jeweils auf die Seite des Schwungbeines ab (Trendelenburg-Zeichen). Ist die Parese nur partiell, dann vermag der Patient durch Hinüberneigen des Rumpfes auf die Seite des Standbeines hin das Absinken des Beckens zu verhindern (Duchenne-Hinken) (Abb. 10.**13**). Der Ausfall des M.

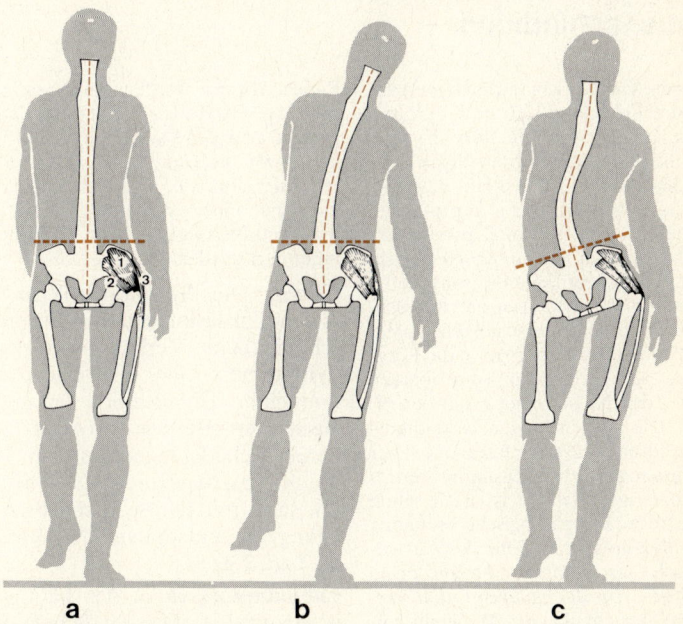

a   b   c

1 = M. glutaeus medius
2 = M. glutaeus minimus
3 = M. tensor fasciae latae

Abb. 10.**13a–c** Gangstörung bei Schwäche der rechtsseitigen Hüftabduktoren. **a** Normales Verhalten. **b** Bei leichter Parese wird durch Hinüberneigen des Oberkörpers auf die Seite des Standbeines ein Absinken des Beckens verhindert (Duchenne-Hinken). **c** Bei starker Parese sinkt das Becken auf die Seite des Schwungbeines hin ab (positives Trendelenburg-Zeichen)

glutaeus maximus hat eine Streck-schwäche der Hüfte zur Folge, die sich z. B. in der Unfähigkeit, auf einen Stuhl zu steigen oder eine Treppenstufe zu ersteigen, äußert. **Lähmungsursachen** sind z. B. ein di-rektes Trauma, eine Entbindungs-lähmung, dann aber auch intraglu-täale Injektionen (Spritzenlähmun-gen s. unten).

Differentialdiagnostisch muß eine radikuläre Läsion erwogen werden. Zum Beispiel findet man bei lumbo-sakraler Diskushernie mit einem S1-Syndrom eine partielle Glutaeus-maximus-Parese. Im weiteren muß an den Befall der Beckengürtelmus-kulatur bei progressiver Muskeldys-trophie sowie den Watschelgang bei (kongenitaler) Hüftgelenkluxation gedacht werden.

Nervus ischiadicus

Anatomie: Der N. ischiadicus stammt aus den Wurzeln L 4 bis S 3. Er ist der kräftig-ste und längste periphere Nerv. Er wird aus sämtlichen Anteilen des Plexus lum-bosacralis gebildet und verläßt das Bek-ken durch das Foramen infrapiriforme. Proximal am Oberschenkel gehen vom Ischiadikusstamm die motorischen Äste zu den Kniebeugern und der sensible N. cutaneus femoris posterior ab. In wech-selnder Höhe des Oberschenkels, späte-stens aber vor dem Übertritt in die Fossa poplitea, teilt er sich in seine beiden Endäste, den N. peronaeus und den N. tibialis. Die zu den beiden Ischiadikus-ästen gehörenden Nervenfasern sind aber weit proximal im Nervenstamm bereits gebündelt, und vielfach ist auch schon eine deutliche morphologische Trennung der zwei Hauptäste in Höhe des Austrit-tes durch das Foramen infrapiriforme feststellbar. Aus der *Tibialisportion* wer-den am Oberschenkel der M. semitendi-nosus, der M. semimembranosus, der lange Kopf des M. biceps femoris und ein Teil des M. adductor magnus versorgt. Die *Peronäusportion* entläßt Rr. muscu-lares zum Caput breve musculi bicipitis und Rr. articulares zum Kniegelenk. Der N. ischiadicus innerviert also *motorisch* die ischiokrurale Muskulatur und sämtli-che Muskeln des Unterschenkels und des Fußes. *Sensibel* werden vom N. ischiadi-cus ein großer Teil der Haut an der latera-len und dorsalen Fläche des Unterschen-kels sowie die Haut des Fußes versorgt, mit Ausnahme der medialen Knöchelre-gion und eines schmalen Streifens am medialen Fußrand, die vom N. saphenus innerviert werden.

Klinik: Die Symptomatologie bei Ischiadikusläsion setzt sich in unter-schiedlichem Verhältnis aus den Symptomen einer Peronäusparese und einer Tibialisläsion (s. unten) zusammen. Bei weit proximal gele-genen Schädigungen können auch die Äste zu den Kniebeugern betrof-fen sein, mit Parese und Abschwä-chung der entsprechenden Reflexe (s. Tab. 2.**1**).

Lähmungsursachen: Am häufigsten ist ein direktes *Trauma* (Schuß- oder Stichverletzung), dann Beckenfrak-turen (insbesondere Luxationsfrak-turen mit Absprengung des Aze-tabulums) oder eine Luxation des Hüftgelenkes verantwortlich. Wir sahen *Drucklähmungen* bei tief und lang Bewußtlosen. Eine *ischämische Ischiadikusläsion* kommt z. B. im

Rahmen einer Arteriitis vor (731). Die iatrogene Läsion durch intraglu-

täale Injektionen soll unten als Spritzenlähmung beschrieben werden.

Nervus peronaeus

Anatomie: Der aus den Wurzeln L4–S2 stammende N. peronaeus schlingt sich aus der Fossa poplitea kommend knapp distal vom Fibulaköpfchen nach lateral. Er liegt hier der Fibula direkt an und teilt sich in die Nn. peronaeus superficialis und profundus. Ersterer versorgt die Mm. peronaei, deren Ausfall eine Elevation des lateralen Fußrandes unmöglich macht. Sensibel innerviert er die Haut über dem lateralen Fußrand und über dem größten Teil des Fußrückens.

Klinisches Bild: Eine Parese des N. peronaeus ist eine der häufigsten peripheren Nervenlähmungen. Das typische Bild der Peronaeus-(profundus-)Parese ist der *Steppergang:* Der Ausfall der Extensoren von Fuß und Zehen bewirkt einen Fallfuß, so daß der Patient das betreffende Bein bei jedem Schritt stark anheben muß, damit beim Vorwärtsschwingen die Fußspitze nicht am Boden schleift. Wenn auch der N. peronaeus superficialis befallen ist, dann sinkt zugleich auch der laterale Fußrand bei jedem Schritt hinunter, was besonders von hinten gut sichtbar ist.

Läsionsursachen

Trauma

Fibulaköpfchenfrakturen sind nicht selten von einer Peronäusparese begleitet. Bei *Luxation des Kniegelenkes* wird der N. peronaeus manchmal lädiert, wobei vielfach eine tiefgreifende Schädigung vorliegt. Bei *Mißtritt* mit Distorsion des Sprunggelenkes und plötzlicher Dehnung des

Nerven kann akut eine Peronäuslähmung auftreten.

Druckparesen

Das häufigste ist eine Läsion des Nerven im Bereiche des *Fibulaköpfchens.* Das Übereinanderschlagen der Beine, die ungeschickte Lagerung eines Bewußtlosen oder Bewegungsbehinderten, der Druck durch einen Gipsverband oder bestimmte Betätigungen in kniender Stellung können zu Drucklähmungen des N. peronaeus führen. Gefährdet sind besonders magere Individuen. Die Prognose solcher Drucklähmungen ist im allgemeinen gut. Ein *Ganglion* im Bereich des Tibiofibulargelenkes kann den N. peronaeus chronisch schädigen. Wir haben mehrere Male eine Druckschädigung von Hautästen am *Fußrücken* durch zu enges Schuhwerk, meist hohe Berg- oder Skischuhe, gesehen, wobei Dysästhesien und Hypästhesien auftreten. Eine sensible Lähmung der medialen Fläche der *Hallux-Endphalanx* entsteht durch den Druck harter Schuhe bei osteophytischer Veränderung des Processus unguicularis und bei Hallux valgus. Ein Schmerzsyndrom des N. ischiadicus, das Piriformis-Syndrom, wird auf S. 488 beschrieben werden.

Spritzenlähmungen (1063)

Ursächlich werden Spritzenlähmungen durch Injektionen in den oder in

der Nähe des N. ischiadicus verursacht. Sie haben aber in den meisten
Fällen vor allem Paresen des lateral
im Ischiadikusstamm gelegenen N.
peronaeus zur Folge. Aus diesem
Grund seien sie hier angeführt. Das
Auftreten einer Spritzenlähmung ist
vor allem von der Injektionsstelle
abhängig, und es muß immer wieder
darauf hingewiesen werden, daß eine Injektion nur im oberen äußeren
Quadranten der Glutäalmuskulatur
und mit Nadelrichtung senkrecht zur
Körperoberfläche (nicht nach dorso-
medial oder gar nach kaudal und
medial) appliziert werden darf. Die
verwendeten   Injektionslösungen
spielen im Vergleich zum Ort der
Injektion eine nur unbedeutende
Rolle, und es sind mit den verschie-
densten Medikamenten schon Schäden gesetzt worden.

Pathologisch-anatomisch kommt es
zu einer intensiven Fremdkörperre-
aktion um den Nerven herum, wobei
dichte narbige Bindegewebsstränge
entstehen und die Fibrose auch zwischen die Nervenfaserbündel eindringen kann.

Klinik: In etwa ⅔ der Fälle tritt eine
Parese unmittelbar im Anschluß an
die Injektion auf. Nur bei etwa ⅙ der
Patienten ist die Lähmung von einem
Sofortschmerz begleitet. Bei etwa
10% der Fälle kommt es erst nach
einem freien Intervall von Stunden
oder gar Tagen zu Paresen. Im Vordergrund steht neben den Lähmungserscheinungen,   die   meist
24–48 Stunden nach Beginn ihr Maximum erreicht haben, ein Schmerzsyndrom, das oft kausalgiforme Züge annimmt.

Prophylaxe und Therapie: Eine in-
traglutäale Injektion sollte ausschließlich in den oberen äußeren
Quadranten der Gesäßregion und
mit Injektionsrichtung senkrecht zur
Körperoberfläche appliziert werden.
Ist eine Spritzenlähmung aufgetreten, dann sollte sofort chirurgisch
exploriert, der Nerv und seine Umgebung von Resten der Injektions-
flüssigkeit befreit und allfällige Ad-
häsionen gelöst werden.

Differentialdiagnose

Allgemeine Differentialdiagnose

Zahlreiche Ursachen können zu einem Bild führen, das zunächst wie
eine Läsion des peripheren Pero-
näusstammes aussieht. Hierzu gehört vor allem eine Diskushernie L 4/
L 5 mit Läsion der 5. Lumbalwurzel,
die sich u. a. in einer besonders ausgeprägten Schwäche des Streckers
der Großzehe und oft in einem Sensibilitätsausfall des Fußrückens äußert
(„vertebrale   Peronäuslähmung").
Diese Sensibilitätsstörung reicht entsprechend dem Dermatom meist
weit nach proximal. Vertebrales
Syndrom und die radikuläre Verteilung der Ausfälle sollten eine Differenzierung ermöglichen. Viele der
Polyneuropathien beginnen distal an
den unteren Extremitäten und können u. a. zum Bild einer Peronäusparese mit Steppergang führen. Spätstadien einer neuralen (peronäalen)
Muskelatrophie Charcot-Marie-
Tooth (S. 317) weisen nebst den Zeichen einer Peronäusparese auch eine
Wadenmuskelatrophie und -parese,
fehlende Achillessehnenreflexe und
selten   distale   Sensibilitätsausfälle

auf. Fast regelmäßig ist bei diesem familiären Leiden auch ein Hohlfuß vorhanden. Die Muskelatrophien und die rein motorische Parese bei der Dystrophia myotonica Steinert sind meist auch von anderen Zeichen dieses dominant erblichen Leidens begleitet.

Tibialis-anterior-Syndrom (778)

Dieses durch eine Ischämie der Fuß- und Zehenextensoren in der Tibialisloge verursachte Syndrom wird besonders oft mit einer peripheren Peronäusparese verwechselt.

Pathogenetisch handelt es sich um eine ischämische Nekrose der Muskeln in der Tibialisloge (Mm. tibialis anterior, extensor hallucis longus und extensor digitorum longus). Die Loge ist allseitig straff durch Knochen und bindegewebige Wände umschlossen, so daß eine Ausdehnung der darin enthaltenen Strukturen nicht möglich ist. Wenn durch eine primäre Ischämie, z. B. durch Gefäßthrombose, Embolie oder Verschluß einer proximal gelegenen Arterie, ein Ödem entsteht, so bringt dieses eine Kompression der Kapillaren und dadurch eine Zunahme der Ischämie mit sich. Ein solcher Circulus vitiosus kann aber auch dadurch ausgelöst werden, daß durch eine Unterschenkelfraktur oder ein traumatisches bzw. postoperatives Hämatom in der Loge selber eine Raumforderung und dadurch eine Druckerhöhung entsteht. Auch kann durch eine Überbeanspruchung der Muskulatur (Märsche, Fußballspiel usw.) eine Gewebsschwellung bewirkt werden.

Klinisch ist es durch einen intensiven Schmerz in der Prätibialregion sowie durch Schwellung und Rötung daselbst charakterisiert. Zugleich beginnt eine motorische Schwäche für die Dorsalextension von Fuß und Zehen, die innerhalb von Stunden zu einer vollständigen Parese werden kann. Da in der Tibialisloge auch der N. peronaeus profundus verläuft und durch Ischämie ebenfalls geschädigt wird, treten eine neurogene Lähmung der Mm. extensores digitorum und hallucis brevis am Fußrücken sowie eine Sensibilitätsstörung über dem I. Spatium interosseum hinzu. In manchen Fällen ist auch der N. peronaeus superficialis ischämisch geschädigt, da er manchmal von einem Ast aus der A. tibialis anterior versorgt wird. Es kommt dann zusätzlich zu einer (neurogenen) Parese der Mm. peronaei mit entsprechendem Sensibilitätsausfall. In frühen Stadien entspricht also das Lähmungsbild an und für sich durchaus demjenigen einer N.-peronaeus-Parese. Eine Differenzierung ist höchstens aufgrund der zusätzlichen anamnestischen Angaben, der intensiven Schmerzen in der Tibialisloge und des oft fehlenden Pulses der A. dorsalis pedis möglich. Letzteres allerdings ist keineswegs ein obligates Symptom.

Erholung beobachtet man spontan in der Regel nur beim neurogenen Anteil der Parese, während die Muskeln der Tibialisloge bindegewebig umgewandelt werden und sich retrahieren. Sie fühlen sich dementsprechend in späteren Stadien hölzern hart an, das Sprunggelenk kann nicht über einen Winkel von 90 Grad plantarflektiert werden, und die Großzehe gerät infolge Verkürzung des M. extensor hallucis longus in Hammerzehenstellung.

Elektromyographisch findet sich in den nekrotischen Muskelpartien keine Aktivität („silent EMG"). Im M. extensor digitorum brevis und in den Mm. peronaei hingegen besteht das Bild einer neurogenen Parese.

Therapeutisch kann einzig bei sehr frühzeitiger Erkennung ein Erfolg erwartet werden. Nur die operative Spaltung der Fascia cruris anterior innerhalb der ersten 24–48 Stunden hat einige Aussicht, die Muskeln vor einer irreversiblen ischämischen Nekrose zu bewahren.

Nervus tibialis

Anatomie: Der N. tibialis stammt aus den Wurzeln L4–S3. Seine Fasern sind im Ischiadikusstamm medial gelegen. Er innerviert alle Plantarflexoren von Fuß und Zehen sowie alle kleinen Fußmuskeln mit Ausnahme der Mm. extensores breves am Fußrücken. Sensibel versorgt er die Haut an der Ferse sowie an der Fußsohle. Er ist besonders reich an vegetativen Fasern.

Klinik: Eine Läsion des N. tibialis hat einen Ausfall aller Flexoren des Fußes und der Zehen zur Folge. Schon bei leichter Teilparese ist der Fußspitzengang erschwert und der Achillessehnenreflex abgeschwächt. Bei ausgeprägter Lähmung nimmt der Fuß durch das Überwiegen der peronäusinnervierten Mm. peronaei eine Valgusstellung ein. Die Zehen können nicht mehr gespreizt und nicht mehr maximal flektiert werden. Die Sensibilität der Fußsohle ist beeinträchtigt.

Läsionsursachen: Der Nerv ist in der Kniekehle gut geschützt. Eine Läsion ist hier selten, kommt aber beispielsweise bei Schußverletzungen vor. Der Ischiadikusstamm oder einer seiner beiden Äste kann bei suprakondylären Femurfrakturen lä

diert werden. Bei Kniegelenkluxationen wird der N. tibialis weitaus seltener betroffen als der N. peronaeus. Bei einer Tibiafraktur am Übergang vom proximalen zum mittleren Drittel mit genügender dorsaler Knickung oder Dislokation der Fragmente kann der Stamm des N. tibialis lädiert werden. In solchen Fällen ist die primäre Exploration berechtigt. Treten erst im Verlauf der Frakturheilung sensible Störungen und motorische Paresen auf, die auf perineurale Narbenbildungen zurückgehen, ist ebenfalls eine operative Neurolyse gerechtfertigt. Ähnlich ist die Situation bei Frakturen des distalen Tibiadrittels. Bei gewissen Berufskategorien, die dauernde tretende Bewegungen (z. B. Töpfer) ausführen müssen, kann es aufgrund der anatomischen Beziehungen der Nn. tibialis und peronaeus zu den Muskeln der Knieregion durch chronische mechanische Beanspruchung zu Paresen kommen.

Tarsaltunnelsyndrom

Im Gefolge einer *Fraktur der Knöchelgegend,* oft auch bloß einer Dis torsio pedis oder aber sehr selten auch ohne spezielle traumatische Ursache kann es zu einer chronischen Läsion des N. tibialis im Bereich des Malleolus internus unter dem Retinaculum mm. flexorum (Lig. laciniatum) kommen. Man spricht dann von einem Tarsaltunnelsyndrom. Durch Kompression des N. tibialis bzw. seiner beiden Äste, der Nn. plantares lateralis und medialis, kommt es **klinisch** zu schmerzhaften Mißempfindungen der Fußsohle. Diese werden durch das Gehen verstärkt. Objektiv finden sich Sensibilitätsstörungen im Ausbreitungsgebiet der Nn. plantares, verminderte oder fehlende Schweißsekretion an der Fußsohle und eine Parese der kleinen Fußsohlenmuskeln. Auf der betroffenen Seite können die Zehen nicht so gut gespreizt werden wie auf der gesunden Seite. Oft besteht eine Druckdolenz entsprechend dem Verlaufe des N. tibialis. Außer dieser durch objektiv faßbare neurologische Ausfälle gekennzeichneten Form gibt es Fälle, in welchen lediglich schmerzhafte Sensationen der Fußsohle beim Gehen vorliegen. Die Beschwerden verschwinden bei einer *Anästhesierung des N. tibialis* hinter dem Malleolus internus, wobei dieser Test als Diagnostikum verwendet werden kann. Die Diagnose kann *elektromyographisch* bestätigt werden. **Therapeutisch** ist die operative Freilegung des Nervenstammes unter dem Retinaculum musculi flexorum gerechtfertigt. Man findet eine vermehrte pannusartige Gewebsreaktion und manchmal eine Pseudoneurombildung des Nervenstammes.

Mortonneuralgie

Die Mortonneuralgie (Metatarsalgia Morton) wird durch ein spindeliges Pseudoneurom eines N. digitalis verursacht. Dieses liegt meist im 3. oder 4. Interdigitalraum, knapp vor der Aufteilung des Nerven. **Klinisch** klagen die Patienten subjektiv über neuralgiforme, oft brennende Schmerzen an der Fußsohle, die meist in der Region des Köpfchens des 3. und 4. Metatarsale und in den entsprechenden zwei Zehen lokalisiert werden. Der Schmerz tritt zunächst beim Gehen auf, mit der Zeit kann sich aber ein Dauerschmerz einstellen, der sich dann auch nach proximal zu ausdehnt. Die Beschwerden werden sehr oft als „Spreizfußbeschwerden" falsch gedeutet. Bei der Untersuchung kann durch Druck von der Sohle her oder durch Verschieben der Köpfchen der entsprechenden Metatarsalia gegeneinander ein intensiver Schmerz ausgelöst werden. Durch eine Leitungsanästhesie des plantaren Nerven an seiner Gabelungsstelle im 3. Interdigitalspalt von dorsal her mit Procain werden die Beschwerden schlagartig behoben und gleichzeitig die Diagnose bestätigt. **Therapeutisch** kann in leichten Fällen durch das Tragen geeigneter Schuhe, durch Schuheinlagen mit retrokapitaler Abstützung und durch vorübergehende Entlastung manchmal eine Besserung erreicht werden. Beim Fortbestehen der unangenehmen neuralgiformen Schmerzen muß das Neurom exzidiert werden.

11. Kopf- und Gesichtsschmerzen

(68, 463, 611, 1037, 1185)

Kopfschmerzen können sowohl eine Begleiterscheinung anderer definierter Erkrankungen sein als auch eine Krankheit an sich darstellen. Beson- ders dieser letzteren Kategorie von Kopfschmerzen sollen die nachfolgenden Ausführungen gewidmet sein.

Allgemeines

Schmerzempfindliche Strukturen im Kopf- und Gesichtsbereich

Das Gehirn selber ist nicht schmerzempfindlich. Hingegen finden sich Schmerzrezeptoren in allen extrakraniellen Weichteilen und im intrakraniellen Raum in Teilen der basalen Dura und Pia, in den venösen Sinus und deren unmittelbaren Zuflüssen, in den Arterien der Dura, den basalen Gehirnarterien sowie den Nerven mit sensiblen Afferenzen. Grundsätzlich können also Schmerzen im Kopf- oder Gesichtsbereich durch Druck oder Zug an den oben genannten schmerzempfindlichen intrakraniellen Strukturen, insbesondere durch Dehnung der intrakraniellen extrazerebralen Arterien oder durch Vorgänge am extrakraniellen Anteil des Kopfes zustande kommen.

Anamneseerhebung beim Kopfwehpatienten: Sehr oft vermag schon eine präzise Schilderung der Kopfschmerzen dem Arzt die richtige ätiologische Diagnose zu vermitteln. Systematisch müssen folgende Punkte erfragt werden:

- *Familiäre* Belastung mit Kopfschmerzen (Art derselben) oder Epilepsie?
- *Seit wann* bestehen Kopfschmerzen?
- *Art* derselben,
  - Beginn zu welcher Tageszeit,
  - Raschheit der Zunahme („Anfall"),
  - Lokalisation,
  - Schmerzcharakter,
  - auslösende und begünstigende Momente,
  - Beziehung der Schmerzintensität zu Tageszeiten,
  - Dauer der Schmerzperioden,
  - Begleiterscheinungen vor bzw. während des Anfalles, im besonderen Augensymptome, Parästhesien, Gesichtsrötung, Augentränen, Blässe, Übelkeit, Erbrechen, Polyurie.
- *Häufigkeit.*
- *Bisherige Therapie* und andere Gegenmaßnahmen und deren Wirksamkeit. Schmerzmittelabusus?
- *Beeinträchtigung* der beruflichen Tätigkeit und des Alltages?
- *Allgemeine Symptome* außerhalb des Kopfwehanfalles,

- Gedächtnisstörungen,
- neurologische Störungen,
- Gewichtsabnahme,
- Müdigkeit,
- Herz- und Kreislaufbeschwerden,
- Nierenleiden,
- epileptische Anfälle.
- *Persönlichkeit* und Lebensweise des Patienten,
  - Charakter,
  - berufliche Belastung,

- Konflikte,
- Lebensgewohnheiten,
- Gifte und Genußmittel.

Einteilung der Kopf- und Gesichtsschmerzen

Zunächst wird eine Einteilung **nach ätiologischen Gesichtspunkten** in Tab. 11.**1** wiedergegeben. In der Tab. 11.**2** hingegen sind die Kopfschmerzen im Hinblick auf die differentialdiagnostische Aufgabe des

Tabelle 11.**1** Einteilung der wichtigsten Kopf- und Gesichtsschmerzen nach ätiologischen Gesichtspunkten

1. *Vasomotorisches Kopfweh*
   - Cephalaea vasomotorea
   - echte Migräne
     Migraine ophtalmique
     Migraine accompagnée
     Migraine ophtalmoplégique
     abdominelle Migräne
     basiläre Migräne
     dysphrenische Migräne
   - Erythroprosopalgie (Horton-Neuralgie, „cluster headache")
   - seltenere Formen
     „ice-cream headache"
     akutes (postkoitales) Kopfweh
     Karotidodynie
     Hustenkopfweh

2. *Kopfweh bei organischen vaskulären Erkrankungen*
   - vaskulärer zerebraler Insult
   - Subarachnoidalblutung
   - Arteriitis cranialis

3. *Kopfweh bei intrakranieller Raumforderung*
   - Hirntumor
   - Subduralhämatom
   - Hirnabszeß

4. *Kopfweh bei Störungen der Liquorzirkulation*
   - Liquorabflußbehinderung
   - Liquorunterdruck

5. *Spondylogene Kopfschmerzen*
   - Zervikalspondylose
   - Migraine cervicale
   - nach Schleudertrauma der Halswirbelsäule

6. *Spannungskopfweh* („psychogenes" Kopfweh)

7. *Andere, „nicht neurologische" Kopfweharten*
   - arterielle Hypertonie
   - entzündliche intrakranielle Erkrankungen
   - toxisch-medikamentös
   - ORL-Affektionen
   - Augenaffektionen
   - zahnärztliche Affektionen

8. *Gesichtsneuralgien und atypische Gesichtsschmerzen*
   - echte Neuralgien
     Trigeminusneuralgie
     Glossopharyngeusneuralgie
     Aurikulotemporalisneuralgie
     Sluder-Neuralgie
   - Mandibulargelenks-„Neuralgie" (Costen-Syndrom)
   - atypische Gesichtsschmerzen

Tabelle 11.2   Differentialdiagnostik der Kopf- und Gesichtsschmerzen

Charakteristika	Diagnose	Lokalisation	Dauer	Zeitpunkt des Auftretens und Auslösung	Begleiterscheinungen	Befunde	Bemerkungen
Wiederholte, anfallsartige (akute) Kopfschmerzen	Migräne	oft halbseitig, Kopf und Schläfe, Seite wechselnd	Stunden bis Tage	Wetter, Spannung, Menses	Erbrechen, Flimmerskotome, evtl. fokale Symptome	neurologisch o. B., EEG evtl. pathologisch	u. U. Zunahme unter Ovulationshemmern
	Erythroprosopalgie (Horton-Neuralgie)	Schläfen-Augen-Region, immer einseitig und gleiche Seite	½ Stunde bis wenige Stunden	oft „Fahrplan", oft nachts	Rötung, Gesicht, Augentränen, Erbrechen	o. B.	DD: Nasoziliarisneuralgie
	Hochdruckkrisen	diffus	Minuten bis Stunden	unregelmäßig	evtl. Erbrechen, Verwirrtheit	Hypertonie, Fundusveränderungen. Insulte	beachte Phäochromozytom
Wiederholte, anfallsartige, intensive Gesichtsschmerzen	Trigeminusneuralgie	II.-III. Trigeminusast, immer gleiche Seite	Sekunden	Trigger-Punkt (Berühren, Kauen, Sprechen)	Verziehen des Gesichts	o. B.	
	Aurikulotemporalisneuralgie	präaurikulär	Minuten	Kauen	lokales Schwitzen und Hautrötung	o. B.	oft nach Parotiserkrankungen
	Nasoziliarisneuralgie	innerer Augenwinkel	Minuten bis Stunden	lokaler Druck, Kauen	Konjunktivitis, Tränen	o. B.	evtl. Dauerschmerz. DD: Sluder, Horton

	Sluder-Neuralgie	innerer Augenwinkel	Minuten		Niesreiz	gelegentlich Sinusitis	DD: Nasoziliarisneuralgie
	Glossopharyngikusneuralgie	Zungengrund und Tonsillarnischen	Sekunden	Schluckakt, Trigger-Punkt		o. B.	
	Neuralgie des Ganglion geniculi	Gehörgang und Gaumendach	Sekunden	oft nach Herpes oticus	evtl. Geschmacksempfindungen und Speichelfluß	o. B.	
	atypische Gesichtsschmerzen	halbe Gesichtsseite, diffus	mehr oder weniger Dauerschmerz		gelegentlich Rötung und Schwitzen	o. B.	oft brennender Charakter, sehr therapieresistent
Schlagartig auftretende Kopfschmerzen	Subarachnoidalblutung	diffus (selten okzipital oder halbseitig)	tagelang	beim Pressen	evtl. Bewußtseinsstörung, Erbrechen	Meningismus, evtl. Herdsymptome	CT
	intrazerebrale Blutung	halbseitig	tagelang		evtl. Erbrechen	Herdsymptome	CT
	intermittierende Liquorabflußbehinderung	diffus (evtl. halbseitig)	Minuten bis Stunden	evtl. plötzlich bei Lagewechsel	Erbrechen, Benommenheit, Verwirrtheit	evtl. Meningismus	u. U. verschwinden bei Lagewechsel
Chronische, meist diffuse Kopfschmerzen	Hustenkopfschmerz	diffus		Husten, Pressen		evtl. Prozeß hintere Schädelgrube	evtl. nach Trauma
	vasomotorisches Kopfweh	diffus	Stunden bis Tage	Spannung, Alkohol			evtl. posttraumatisch

Fortsetzung S. 462

Tabelle 11.2 (Fortsetzung)

Charakteristika	Diagnose	Lokalisation	Dauer	Zeitpunkt des Auftretens und Auslösung	Begleiterscheinungen	Befunde	Bemerkungen
	Kopfweh bei Hypertonie	diffus	Stunden bis Tage	Maximum am Morgen	evtl. intermittierende neurologische Symptome	Hypertonie	
	Kopfweh bei intrakraniellem raumforderndem Prozeß	diffus, seltener lokalisiert	Dauerkopfweh		evtl. Erbrechen und Hirndruckzeichen	evtl. Herdsymptome, Stauungspapillen	
	posttraumatische Kopfschmerzen	diffus	Tage	zunehmend nach Alkoholgenuß, Sonnenexposition, Erschütterungen		meist o. B.	Anamnese!
	Allgemeinerkrankungen toxisch-medikamentös, psychogen, Depression	diffus	mehr oder weniger dauernd		je nach Ätiologie		CO, Blei, Brom, Ovulationshemmer
Subakute, meist langdauernde, diffuse Kopfschmerzen	Meningitis, Enzephalitis	diffus	mehr oder weniger andauernd		je nach Grundleiden	Meningismus, evtl. Herdsymptome	

zerebrale Zirkulationsstörungen	diffus oder lokalisiert	Stunden bis Tage		evtl. Erbrechen oder Bewußtseinsstörungen	evtl. Herdsymptome	Vorkrankheit beachten
postinfektiöse Kopfschmerzen	diffus	Tage				
Liquorunterdrucksyndrom	diffus	Stunden	beim Stehen oder Sitzen	evtl. Erbrechen	LP! Druckmessung, Aspirieren. Eiweiß im Liquor erhöht	verschwindet beim Liegen und beim Druck auf Jugularvenen
Kopfschmerzen bei Zervikalspondylose	okzipital, evtl. halbseitig, nach vorne ausstrahlend	Stunden bis Tage	langdauernde gleiche Kopfhaltung, Lesen, Nachtruhe	Nackenschmerzen, evtl. Brachialgien	Dolenz Okzipitalpunkte, evtl. zervikale radikuläre Ausfälle	meist ältere Patienten, evtl. nach Schleudertrauma HWS. Zu oft diagnostiziert!
Arteriitis cranialis	oft temporal	dauernd			Dolenz Temporalarterien, hohe Senkung	meist alte Personen
Augenaffektionen	frontotemporal	Stunden und Tage	nach Lesen am Abend			
ORL-Erkrankungen	je nach Ursache	oft morgens		je nach Grunderkrankung		
dentogene Kopfschmerzen	Gesicht, Temporalregion	mehr oder weniger andauernd	Kauakt, Kalt- oder Warmeinwirkung		z. B. Costen-Syndrom	

Chronische, lokalisierte Kopfschmerzen

Arztes nach phänomenologischen Gesichtspunkten eingeteilt.

Untersuchung des Kopfwehpatienten: Obwohl in den meisten Fällen die Untersuchungsbefunde normal sein werden, müssen dieselben dennoch sorgfältig und vollständig erhoben werden:

– Allgemeinmedizinischer Status unter besonderer Beachtung von
  - Blutdruck,
  - Kreislauffunktionen,
  - Nierenfunktionen,
  - Infekte,
  - Meningitis,
  - Hinweis für Malignome,
  - ORL-Affektionen.

– Neurostatus, insbesondere
  - Hirndruckzeichen,
  - fokale zerebrale Symptome,
  - Meningismus,
  - Hirnnervenausfälle.
– Psychischer Status, namentlich
  - psychoorganisches Syndrom,
  - neuropsychologisches Defizit,
  - Bewußtseinstrübungen,
  - Depression,
  - neurotische Störungen,
  - aktuelle Konfliktsituationen.

Vasomotorische Kopfschmerzen

Pathogenese

Wahrscheinlich spielen drei Faktoren zum Teil komplementär beim vasomotorischen Kopfweh und insbesondere bei der Migräne eine pathogenetische Rolle.

Vasomotorisch-humorale Faktoren: Diese sind evident. In einer ersten Phase soll eine Vasokonstriktion zu fokalen ischämischen Hirnrindenerscheinungen führen (1185). Damit werden die neurologischen Ausfälle bei der Migraine accompagnée erklärt. Neuere Strömungsmessungen intrakranieller Gefäße haben dies allerdings in Zweifel gezogen. In einer zweiten Phase kommt es zu einer Vasodilatation, wobei die Dehnung der großen extrakraniellen Äste zum meist einseitigen, oft pulsierenden Schmerz führt. Da allerdings die Ka-

pillaren hierbei eng sind, erscheint der Patient blaß. Lediglich bei der Horton-Neuralgie (S. 470) führt eine Dilatation der Kapillaren zur Rötung des Gesichtes. Die dritte Phase mit ödematöser Durchtränkung des periarteriellen Gewebes ist von einem dumpfen Dauerschmerz begleitet. Diese Veränderungen am Gefäßsystem sind z. T. durch humorale Vorgänge verursacht bzw. von solchen begleitet, wobei dem Serotonin eine besondere Bedeutung zukommt (1185). Aus nicht geklärten Gründen, z. T. auch exogen verursacht, wird zu Beginn eines Anfalls Serotonin aus den Depots der Darmwand, des Gehirns, vor allem aber aus den Blutplättchen und den Mastzellen freigesetzt. Es ist in dieser Phase im Serum vermehrt und verursacht die initiale intrakranielle Vasokonstriktion. Es erhöht aber – zusammen mit dem aus den Mastzellen ebenfalls freigesetzten Histamin – auch die Kapillarpermeabilität. Dies begünstigt die Transsudation eines Plasmakinins, des Neurokinins, und dieses letztere setzt die Schmerzschwelle herab. Der Austritt des Serotonins und die damit verbundene Senkung des Serotoninspiegels im Blut lösen wiederum in dieser zweiten Phase die Dehnung der Gefäßwände und damit den Schmerz aus. Das Serotonin wird durch Monoaminoxydasen abgebaut und als 5-Hydroxyindolessigsäure im Urin ausgeschieden. Andere Autoren (463) schreiben der passageren Eröffnung von arteriovenösen Anastomosen eine Rolle beim Zustandekommen der Migränesymptome zu. Es wird angenommen, daß hierbei das Blut durch die Kurzschlüsse vorzeitig abfließt und die distal von den Anastomosen gelegenen Kapillaren nicht mehr versorgt.

Thrombozyten. Bei Migränikern scheint eine Störung der Aggregationseigenschaften der Blutplättchen ebenfalls eine Rolle zu spielen (591) und gibt auch einen therapeutischen Ansatz.

Zentralnervöse Faktoren. Diese werden in letzter Zeit wieder mehr in den Vordergrund gerückt (611). Vom Zwischenhirn ausgehende Impulse werden für den anfallsartigen Charakter, für die begleitenden vegetativen Phänomene, für die epilepsieähnlichen EEG-Veränderungen und für die Halbseitigkeit des Migränekopfwehs verantwortlich gemacht.

Cephalaea vasomotorea

(463, 611, 1037, 1185)

Terminologie: Es handelt sich um das „gewöhnliche Kopfweh". Im angelsächsischen Sprachbereich wird diese Kopfwehform auch als „common migraine" bezeichnet und zum Teil auch unter das „tension headache", den Spannungskopfschmerz, subsumiert.

Klinik: Die vasomotorische Cephalaea ist die häufigste chronische Kopfwehform. Es handelt sich um einen meist diffusen *Schmerz* mit gelegentlichem Maximum über Stirne, Schläfe oder Scheitel, oft von dumpfem, eventuell pulsierendem Charakter. Er nimmt beim Bücken oder Pressen zu. Der Schmerz tritt zu unbestimmten Tageszeiten auf, jedoch besonders häufig am Morgen beim Erwachen oder bald nach dem Aufstehen. In der Regel finden sich keine Begleitsymptome. Allerdings kommen auch Übergänge zur Migräne (s. unten) vor. Es werden vor allem Personen im jüngeren oder mittleren Lebensalter betroffen, beide Geschlechter etwa gleich häufig, aber Frauen oft subjektiv schwerer. Auslösend wirken oft Wetterwechsel, Schlafmanko, Alkoholabusus („Katerkopfweh") und psychische Spannungen. Den gleichen Charakter wie der vasomotorische Kopfschmerz hat das gewöhnliche *postkommotionelle Kopfweh* nach einem Schädeltrauma. Hier ist die Verschlimmerung durch Bücken, Erschütterungen, Lärmeinwirkung, Alkohol und Sonnenbestrahlung besonders eindrücklich. Allerdings kommen nach Schädeltrauma auch andere Kopfwehformen vor. Die neurologischen **Untersuchungsbefunde** sind bei der gewöhnlichen vasomotorischen Cephalaea normal. Es finden sich recht oft eine vegetative Dystonie, Obstipation, eventuell tetaniforme Züge.

Therapie: Diese besteht in einer Regulierung der Lebensweise, im Bekämpfen äußerer und innerer Spannungsursachen und auf der medikamentösen Ebene vor allem in der Anwendung von Sekalealkaloiden und eventuell Sedativa.

Migräne

(68, 463, 611, 938, 1037, 1185)

Pathogenese: Diese wurde auf S. 464 geschildert.

Epidemiologie: Bei Schulkindern wird die Häufigkeit der Migräne mit durchschnittlich ca. 5% angegeben, bei älteren Kindern mit einem Überwiegen der Mädchen. Bei Erwachsenen ergaben epidemiologische Untersuchungen die unerwartet hohen Häufigkeiten einer Migräne bei etwa 25% der Frauen und bei etwa 17% der Männer (1146). Der Migräniker ist in mehr als der Hälfte der Fälle sicher familiär mit Kopfweh, nicht immer aber mit typischer Migräne belastet. Frauen erkranken häufiger oder suchen zumindest häufiger ärztliche Hilfe als Männer.

Einteilung

Die Migräne ist einerseits durch die typischen Kopfwehattacken gekennzeichnet (klassische Migräne), andererseits aber können sehr unterschiedliche Begleitsymptome vor-

Tabelle 11.**3**   Einteilung der Migräne

Einfache (klassische) Migräne

Komplizierte Migräne
– Ophthalmische Migräne
– Migraine accompagnée mit
  • sensiblen Symptomen
  • motorischen Symptomen
  • Aphasie
– Migräne mit Jackson-Anfall
– Migräne mit Schwindel
  („vestibuläre" M.)
– mit ataktischen Symptomen
  („zerebelläre" M.)
– Migraine ophtalmoplégique
– Basiläre Migräne
– Dysphrenische Migräne
– Abdominelle Migräne
– Kardiale Migräne
– Migraine meningée

Erythroprosopalgie
(Karotidodynie)

handen sein bzw. ganz im Vordergrund stehen. In Tab. 11.**3** wurde eine entsprechende Einteilung versucht.

Einfache (klassische) Migräne

Klinik: Diese ist einzig durch das Kopfweh gekennzeichnet. Dies ist bei etwa der Hälfte der Migränekranken der Fall. Der Schmerz ist bei nur etwa 65% der Fälle wirklich „hemikraniell". Meist beginnt er in der Frontotemporalgegend und breitet sich dann auf die ganze Schädelhälfte aus. Er ist oft pochend, tiefsitzend, bohrend und wird durch äußere Reize, wie Licht und Lärm, verstärkt. Die Patienten sind blaß, die Temporalarterie ist druckdolent. Der Schmerz erreicht rasch innerhalb einer bis mehrerer Stunden sein

Maximum, und in 60% der Fälle führt er zu Nausea und Erbrechen. Die Seite des Kopfwehanfalls ist bei vielen Patienten fast immer die gleiche, aber eine absolute Seitenkonstanz ist immer verdächtig auf eine symptomatische Form. Nicht selten finden sich vegetative Symptome wie Schwitzen, Bauchkoliken, Durchfälle, Tachykardie, Trockenheit im Mund, Oligurie und nach dem Anfall eine Harnflut. Die Anfallsdauer beträgt meist einige bis viele Stunden, und die Anfallshäufigkeit kann von einigen wenigen pro Jahr bis zu fast täglichen Anfällen variieren.

Auslösend können atmosphärische Einflüsse sein, dann aber auch photische Einflüsse, Menses, Entspannung und längere Bettruhe (Sonntagsmigräne, Ferienmigräne) sowie vor allem auch psychische Belastungen (Verantwortungen, Sorgen, Überforderungen, „Streß"). Auffallend oft wirkt die Einnahme von Ovulationshemmern auslösend für migräniforme Kopfschmerzen mit gewissen elektroenzephalographischen Anomalien. Letztere bleiben auch nach dem Absetzen der Medikation bestehen, so daß eine Prädisposition angenommen werden muß. Vereinzelt wirkt das pressorische Tyramin – das z. B. in gewissen Käsesorten enthalten ist und bei Einnahme von Monoaminooxydasehemmern zu Blutdruckkrisen führen kann – auslösend für Migräneanfälle (diätetische Migräne).

Untersuchungsbefund: Der *Neurostatus* ist bei der klassischen Migräne normal. Das *Elektroenzephalogramm* ist nur bei der Hälfte der Migräniker wirklich unauffällig. Die anderen zeigen unspezifische dysrhythmische Erscheinungen, fokale Störungen (meist jene mit Lähmungserscheinungen) und etwa 16% paroxysmale Hypersynchronien mit Thetawellen und eingestreuten Sharp waves, wie sie auch bei klinischer Epilepsie vorkommen. Für diese Form wurde der Begriff der hypersynchronen Cephalaea angewendet.

Therapie: Diese ist in ihren Grundzügen ähnlich derjenigen bei der vasomotorischen Cephalaea. Bei seltenen Anfällen während der Attacke ein Analgetikum oder ganz zu Beginn eines Anfalls ein Ergotaminkombinationspräparat, z. B. Ergosanol oder Cafergot, 1 Supp. oder 2 Tabletten, Migrex, 1 Supp. Selten wird man 0,5–1 mg Dihydergot i. v. geben müssen. Zur Verminderung der Anfallshäufigkeit über einige Wochen 3 × 2,5 mg Dihydergot oder 3 × 10 bis 3 × 25 Tropfen Hydergin bzw. 3–4 × 20 mg Propranolol (Inderal, Dociton). Pizotifen (Sandomigran) innerhalb 10 Tagen von 1 auf 3 Dragees täglich steigernd, oder Clonidin, 3 × 1 täglich, bzw. der MAO-Hemmer Phenelzinsulfat (Nardil), 3 × 15 mg täglich. Ebenfalls prophylaktisch können Aggregationshemmer, z. B. 2 × 0,5 g Acidum acetylosalicylicum, gegeben werden. Bei spannungsbedingter Migräne Opipramol (Insidon), 3 × 50 mg täglich. Besonders in chronifizierten Fällen ein Prostaglandinsynthesehemmer. Speziell die Fälle mit einer Hypersynchronie im EEG, aber nicht nur diese, können auf Antiepileptika, z. B. 3 × 0,05 g Diphenylhydantoin, ansprechen. Das Vermeiden von spannungssteigernden Drogen, wie Kaffee und andere Exzitantien, und eine vernünftige Lebensweise mit Entspannung sind nützlich.

Komplizierte Migräne

Hierunter fassen wir alle jene Migränen zusammen, bei welchen mehr oder weniger oft zusätzliche Erscheinungen einen Anfall begleiten. Diese bestehen in zum Teil eindrücklichen neurologischen Ausfällen. Den besonderen Erscheinungen dieser Migräneformen liegt ein Vasospasmus zugrunde, dessen Pathogenese oben beschrieben wurde. Die Begleiterscheinungen können gelegentlich als einziges Symptom einen Anfall ausmachen. Man spricht dann von „migraine sans migraine". Auch für die komplizierte Migräne kommen gleiche auslösende Momente wie bei der einfachen Migräne in Frage. Treten bei Frauen unter Ovulationshemmern erstmals Zeichen einer komplizierten Migräne auf oder nehmen solche stark zu, dann muß das Absetzen der hormonalen Antikonzeption empfohlen werden. Es scheint eine überdurchschnittliche Häufung von Epilepsien, besonders Temporallappenepilepsien, bei Migränepatienten zu bestehen. Die Therapie entspricht derjenigen bei der klassischen Migräne.

Ophthalmische Migräne

Diese häufigste Form, von den Angelsachsen auch als „klassische Migräne" bezeichnet, ist dadurch gekennzeichnet, daß dem eigentlichen Kopfwehanfall visuelle Symptome vorausgehen. Dies ist bei etwa ⅓ der Migräniker der Fall. Typisch sind die Flimmerskotome, wobei die Patienten zunächst farbige, blitzende, von einem Zentrum zur Peripherie des homonymen Gesichtsfeldes fortschreitende, zackig begrenzte Figuren sehen (Fortifikationsspektren). Diese breiten sich innerhalb von 5–15 Minuten bis zur Peripherie aus und hinterlassen ein vorübergehendes Skotom. Seltener sind durch retinale Ischämie bedingte horizontale Gesichtsfeldausfälle. Auf derartige Flimmerskotome folgt dann der oben beschriebene, kontralateral zum homonymen Gesichtsfeldausfall auftretende Kopfwehanfall. Selten bleibt das Flimmerskotom einzige Manifestation des Anfalls ohne andere Erscheinungen und ohne Kopfweh. Wahrscheinlich kann auch eine Amaurosis fugax (S. 76) ohne gleichzeitiges Kopfweh als Migränemanifestation auftreten. In diesem Rahmen ist auch einmal eine dauernde Optikusschädigung möglich.

Ophthalmoplegische Migräne

Sie ist durch das Auftreten von Augenmuskelparesen, meist eine Okulomotoriuslähmung, homolateral zum Kopfwehanfall gekennzeichnet. Die Rückbildung der Parese benötigt bis zu Monaten. Hinter diesem Bild dürften sich wohl meistens symptomatische Kopfwehformen verbergen, z. B. ein Aneurysma der A. communicans posterior (S. 95) oder ein Prozeß im Sinus cavernosus. Einseitige, aber seitenwechselnde Pupillenerweiterung kommt vor (767).

Migraine accompagnée

Hierunter verstehen wir etwas restriktiv eine Hemikranie, die von anderen als den oben schon beschriebenen zerebralen Reiz- oder Ausfallserscheinungen begleitet bzw. eingeleitet wird. Es kommen Parästhesien vor, meist an den oberen Extremitäten, jedoch auch im Gesicht. Diese können auch während des gleichen Anfalls die Seite wechseln bzw. beide Seiten zugleich betreffen. Es finden sich motorische Mono- und Hemiparesen („hemiplegische Migräne"), Aphasien, homonyme Gesichtsfelddefekte und Sensibilitätsstörungen, aber auch motorische Jackson-Anfälle. Meist folgt den erwähnten Störungen bald der typische Kopfwehanfall, der dann die ätiologische Diagnose erlaubt. Dieser geht aber nicht so selten den neurologischen Ausfällen voraus. Er kann kontralateral oder aber auch homolateral zu den neurologischen Symptomen lokalisiert sein. Diese Form der Migräne tritt besonders oft erstmals auch bei Kindern auf und stellt in fast der Hälfte der Fälle die erste Migränemanifestation überhaupt dar (938). Die neurologischen Ausfälle bilden sich meist innerhalb einer Stunde oder rascher zurück. Gelegentlich bleiben sie aber wesentlich länger bestehen, und es kann ausnahmsweise auch zu Dauerausfällen kommen. Das EEG zeigt nach einem Anfall einer Migraine accompagnée einen massiven Herdbefund, der erst nach Tagen verschwindet. In einem Anfall von Migraine accompagnée findet sich nicht so selten eine Liquorpleozytose (72, 940).

Migräne des Basilarisgebietes

Hierbei spielen sich die vasospastischen Begleiterscheinungen der meist okzipitalen Kopfwehattacken im Ausbreitungsgebiet der A. basilaris ab. Sicher sind hier manche Fälle von ophthalmischer Migräne oder von beidseitigem Visusverlust einzuordnen, dann aber auch jene mit Schwindel, Gangataxie, Dysarthrie oder Tinnitus. Auch beidseits auftretende Parästhesien der Hände, des Kopfes und der Zunge gehören möglicherweise hierher. In dieser Kategorie finden sich auffallend viele Frauen, und der Beginn ist fast immer in jugendlichem Alter. Oft wird ein Migräneanfall von Bewußtlosigkeit begleitet, und es können im Anfall im EEG typische epileptische Entladungen auftreten. Die basiläre Migräne spricht therapeutisch besonders gut auf Antiepileptika an.

Alternierende Hemiplegie des Kindesalters (586)

Möglicherweise ist dies eine besondere Form der basilären Migräne. Sie beginnt meist im ersten Lebensjahr und geht mit einer progredienten psychomotorischen Retardierung einher. Es treten Anfälle von Hemiplegie auf, deren Seite wechselt und die von 15 Minuten bis zu Tagen andauern können. Sie werden von dystonen Anfällen, choreoathetotischen Bewegungen, tonischen Krisen, Nystagmus und Reizbarkeit begleitet. Naloxan soll therapeutisch wirksam sein, ebenso der Calciumantagonist Flunarizin (188).

Besondere Formen der komplizierten Migräne

Es seien die vor allem bei Kindern nicht seltenen *abdominellen Krisen* erwähnt, dann die psychischen Begleiterscheinungen, wie abnorme Stimmungsschwankungen (Angst, Depressionen), Denkstörungen, Verwirrtheits- und Erregungszustände, die bis zu eigentlichen „Migränepsychosen" führen können („dysphrenische Migräne"). Außer den schon erwähnten Jackson-Anfällen können auch außerhalb der Migräneattacke bei diesen Patienten gehäuft – in etwa 5–6% der Fälle – echte epileptische Manifestationen, so z. B. Grand-mal-Anfälle, vorkommen. Als kardiale Migräne wurde eine Form bezeichnet, bei welcher mit oder ohne gleichzeitigem Kopfwehanfall bei Migränikern Präkordialschmerzen auftraten, im Anfall mit unspezifischen T-Wellen-Veränderungen im EKG. Beide Symptome sprachen auf Betablocker an (635).

Erythroprosopalgie (Horton-Neuralgie, Histaminkopfweh, Cluster headache)

(593, 673, 718)

Dieses halbseitige vasomotorische Kopfweh hat manche Ähnlichkeit mit der Migräne, aber auch gewisse eigene Charakteristika.

Charakteristika der Kopfwehattakken: Diese sind diagnostisch entscheidend. Das Kopfweh tritt sehr rasch auf, erreicht schon nach etwa 20 Minuten sein Maximum und klingt innerhalb von 1–2 Stunden vollständig ab. Es handelt sich um einen sehr intensiven, stechenden, umschrieben lokalisierten Schmerz in der Orbital- und Supraorbitalregion. Er tritt konstant immer auf der gleichen Seite auf. Manchmal besteht Fotophobie und Nausea. Etwa ⅓ der Patienten wird durch den Anfall zu ganz bestimmten Zeiten nachts aus dem Schlaf geweckt, und die meisten haben zeitweise ein bis drei Anfälle innerhalb von 24 Stunden. Perioden von einer bis mehreren Wochen mit gehäuften Anfällen („Cluster" = Haufen, Büschel) wechseln ab mit monatelangen oder jahrelangen beschwerdefreien Intervallen.

Untersuchungsbefund im Anfall: In typischer Weise finden sich eine Rötung des Auges, Tränenfluß sowie eine verstopfte Nase und oft eine Gesichtsrötung. Dies alles ist homolateral zum Schmerz.

Übergangsformen zur typischen Migräne sind nicht so selten, sei es, daß bei ein und demselben Patienten diese zwei Typen einander ablösen, sei es, daß die entsprechenden Attackencharakteristika sowohl die eine wie die andere Form aufweisen (673, 718).

Bei 20% der Patienten finden sich andere Kopfwehanfälle in der Familie.

Chronisches Cluster headache: In etwas paradoxer Weise bezeichnet man damit jene seltenen Fälle von Erythroprosopalgie ohne anfallsfreie Intervalle (888). Diese Form spricht regelmäßig auf Indometacin an.

Therapeutisch sind neben den Mutterkornalkaloiden und Pizotifen (s. oben) Serotoninhemmer besonders wirksam, z. B. Methysergid (Deseril retard), 3 × 1 täglich, während 1–2 Monaten. Man beachte aber die Gefahr einer retroperitonealen Fibrose bei langdauernder Medikation. Bei der chronischen Form sind Indometacin und Lithium wirksam.

Differentialdiagnose: Dieses Beschwerdebild muß im besonderen gegenüber gewissen Gesichtsneuralgien abgegrenzt werden, namentlich die Trigeminusneuralgie (S. 476), die Nasoziliarneuralgie (S. 478) und die Sluder-Neuralgie (S. 478).

Seltenere vasomotorische Kopfwehformen

Karotidodynie (827, 897)

Diese Form hat gewisse Analogien zur Erythroprosopalgie. Es werden fast nur Frauen befallen, die Schmerzen sind immer auf der gleichen Seite, sitzen meist in der seitlichen Halsregion und gelegentlich in der Maxillar- oder Periorbitalgegend. Auf einen dumpfen, dauernden Grundschmerz pfropfen sich akute Attacken von Minuten bis zu Stunden Dauer, bis zu mehrmals täglich, auf. Im Anfall ist die ipsilaterale A. carotis dolent, pulsiert stark, und diese Region erscheint geschwollen. Die Schmerzen reagieren auf die gleichen Medikamente wie die Migräne und Horton-Neuralgie. Besonders

wirksam ist das Indometacin, eventuell in Kombination mit einem trizyklischen Antidepressivum (827).

„Ice-cream headache"

Es ist dies eine besondere Form von vasomotorischen Kopfschmerzen. Kältereize am Gaumen lösen nach 20–30 Sekunden meist temporal lokalisierte, u. U. intensive Kopfschmerzen aus, die nach ca. 20 Sekunden wieder abklingen.

Hustenkopfschmerz

Diese Form von Cephalaea wird durch Husten, manchmal durch Pressen und Bücken ausgelöst. Sie dauert jeweils nur wenige Sekunden. Sie kann harmlos sein, jedoch auch Ausdruck eines raumfordernden oder anderen (z. B. arachnitischen) Prozesses in der hinteren Schädelgrube. Auch sonst kann beim Hirndruck der Kopfschmerz durch Husten verstärkt werden.

Postkoitales Kopfweh

Es ist dies ein Kopfschmerz, der beim Koitus, aber auch sonst bei anderen plötzlichen Drucksteigerungen, auftreten kann. Er setzt schlagartig und intensiv ein und dauert über Minuten bis Stunden an (969). Bevor nicht der normale Liquor die Differenzierung erlaubt, wird man zunächst immer an eine akute Subarachnoidalblutung denken (610). Eine Beziehung zur Migräne („meningeale Form der Migräne") wird diskutiert (969).

Kopfweh bei organischen vaskulären Erkrankungen

Kraniale Arterienverschlüsse

Bei *intrakraniellen Arterienverschlüssen* sind Kopfschmerzen nur gelegentlich vorhanden. Sie können z. B. bei *Karotisverschlüssen* in der Orbitalregion, bei basilären Prozessen diffus oder ringförmig um

den Schädel verteilt sein. Mit sehr intensiven, halbseitigen Gesichtsschmerzen geht das spontane dissezierende Aneurysma der A. carotis interna einher (123) (S. 95).

Arterielle Hypertonie

Es ist nicht gesichert, daß der Hypertoniker außerhalb einer hypertonischen Krise häufiger als der Normotoniker an Kopfweh leidet. Sind Kopfschmerzen aber vorhanden, dann lassen sich diese vom vasomotorischen Kopfweh in ihrer Erscheinungsform nicht unterscheiden. Sie treten beim Hypertoniker häufiger schon in den frühen Morgenstunden beim Erwachen auf und sind dann meist diffus den ganzen Tag mehr oder weniger ausgeprägt vorhanden. Entscheidend ist die Blutdruckmessung und die allgemeine neurologische und internistische Untersuchung. Das Auftreten von Papillenödem beim schweren Hypertoniker erfordert die Abgrenzung gegenüber Kopfschmerzen bei Hirntumoren.

Phäochromozytom

Hier setzen die Kopfschmerzen abrupt ein. Die Attacken, von wenigen Minuten bis zu höchstens einer Stunde Dauer, sind meist von Schwitzen, Herzklopfen und Blässe begleitet und werden nicht selten durch Bücken, Drehen, Anstrengungen oder Aufregungen ausgelöst.

Arteriitis cranialis (Arteriitis temporalis, Horton-Syndrom) (769)

Pathogenese: Der Arteriitis cranialis liegt eine Riesenzellarteriitis zugrunde. Diese beruht auf einem Autoimmunprozeß und ist durch typische Veränderungen der Media und der Elastica interna der großen und mittleren Gefäße charakterisiert. Sie befällt fast ausschließlich Äste der A. carotis externa, gelegentlich andere größere Körperarterien und nur ganz ausnahmsweise Äste der Carotis interna.

Klinik: Betroffen sind praktisch immer Patienten von über 50 Jahren. *Kopfweh* ist oft zunächst das einzige Symptom. Es ist äußerst intensiv, meist in der Schläfen- und Stirnregion lokalisiert, ein- oder häufiger beidseitig. Es handelt sich um einen zermürbenden Dauerschmerz oder um Schmerzen beim Kauakt („intermittent claudication of the jaw"). Vielfach erscheinen die *Temporalarterien* dick und geschlängelt, sind dolent und pulsieren nicht mehr. In Ausnahmefällen allerdings können die Gefäße durchaus unauffällig sein. Auch Kopfschmerzen mit anderer als temporaler Lokalisation kommen vor. Da es sich aber bei der Riesenzellarteriitis um einen generalisierten Prozeß handelt, können sehr wohl auch Erkrankungen ohne Kopfweh, aber mit **anderen Symptomen** vorkommen, insbesondere Optikusbefall, retinale Arterienverschlüsse, Augenmuskelparesen, Polyneuropathien usw. Auch Fälle von granulomatöser Riesenzellarteriitis mit Befall des zentralen Nervensystems können zur Gruppe der Arteriitis cranialis gehören. **Allgemeinsymptome** wie Müdigkeit, Appetitverlust, Abmagerung, Nachtschweiß und subfebrile Temperaturen sind sehr häufig. Sie begleiten auch eine weitere Hauptmanifestation der Riesenzellarteriitis, nämlich die Polymyalgia rheumatica. Diese weist Schmerzen im Bereich der großen Gelenke, insbesondere der proximalen Gliedmaßenabschnitte, auf. Gefürchtetste Komplikation der Riesenzellarteriitis ist die plötzliche Erblindung durch Verschluß hinterer langer Ziliararterien.

Hilfsuntersuchungen: Die Blutsenkungsgeschwindigkeit ist praktisch ausnahmslos sehr stark erhöht mit Werten von mehr als 50 mm in der ersten Stunde. Ausnahmen kommen selten vor (944). Entscheidend ist die Biopsie aus der A. temporalis, die auch bei normal pulsierendem Gefäß bei entsprechendem klinischem Verdacht gerechtfertigt ist. Es müssen Stufenschnitte angefertigt werden.

Differentialdiagnose: Diese umfaßt einerseits andere Ursachen ungewohnter Kopfschmerzen bei älteren Menschen. Andererseits kann die A. temporalis superficialis bei Verschluß einer A. carotis interna als Kollaterale verdickt und pulsierend erscheinen (774a). Schließlich findet sich selten bei Jugendlichen eine schmerzhafte Schwellung der A. temporalis mit ausgeprägter Eosinophilie. Dieser Prozeß kann auch andere Organe befallen und wird als juvenile Arteriitis der Temporalarterie mit Eosinophilie bezeichnet (126a).

Therapie: Corticosteroide, z. B. 1 mg Prednison pro kg Körpergewicht täglich, sollte bis zur Normalisierung der Blutsenkungsgeschwindigkeit verabreicht werden. Anschließend Dosisreduktion, aber weitere Medikation während vieler Monate, oft über Jahre. Der Wiederanstieg der Blutsenkung zeigt das Wiederaufflackern des Prozesses, der meist erst nach mehreren Jahren „ausgebrannt" ist. Das Abwarten des Biopsiebefundes sollte aber – im Hinblick auf die oft plötzlich auftretenden schweren Augenkomplikationen – den Beginn der Therapie nicht hinauszögern.

Spondylogene Kopfschmerzen und Migraine cervicale

Pathogenese: Bei pathologischen Veränderungen im Bereich der oberen zervikalen Wirbel kann es zu Schmerzprojektionen in kraniale Richtung kommen. Im Hinblick auf die große Häufigkeit spondylotischer Veränderungen der Halswirbelsäule im Röntgenbild wird die Diagnose spondylogener Kopfschmerzen wahrscheinlich nicht immer zu Recht gestellt. Es sollte hierfür gefordert werden:

– gleichzeitiges Vorkommen anderer lokaler, radikulärer oder vegetativer Symptome einer Spondylose (S. 396)
– oder ein Schleudertrauma der Halswirbelsäule (whiplash injury), z. B. im Rahmen einer Auffahrkollision (S. 396),
– zumindest aber eine charakteristische Art des Kopfschmerzes (s. unten).

Klinik: Der typische spondylogene Kopfschmerz ist meist, aber nicht immer halbseitig. Er ist entweder im Nacken lokalisiert oder strahlt von okzipital nach frontal aus, und die

Patienten machen bei der Beschreibung die Bewegung des „Helmabstreifens". Die Schmerzen können auch im Gesicht empfunden werden. Sie treten nicht selten bei bestimmten Kopfbewegungen und Kopfstellungen (langes Lesen) oder nachts bei ungünstiger Lagerung des Kopfes auf. In der Anamnese findet sich oft ein akuter Tortikollis. Objektiv stellt man bei den meist älteren Patienten eine Druckdolenz der Halswirbelsäule und der paravertebralen Nackenmuskulatur fest sowie eine Einschränkung der Beweglichkeit des Kopfes. Im Röntgenbild lassen sich eine Spondylose und Spondylarthrose sowie eine Deformierung der Unkovertebralgelenke nachweisen.

Therapie: Sie ist schwierig. In akuten Fällen, besonders wenn sie einen Tortikollis begleiten, kann eine Extensionsbehandlung versucht werden. Der sofortige Erfolg einer kurzen manuellen Extension kann auch differentialdiagnostisch verwertet werden. Später, und bei chronischen Fällen, Ruhigstellung der Halswirbelsäule mit einem Filz- oder Plastikkragen, richtige Lagerung des Kopfes in der Nacht, lokale Wärme, Myotonolytika und Antirheumatika.

Andere (symptomatische) Kopfwehformen

Kopfschmerzen bei intrakraniellen raumfordernden Prozessen

Diese sind als Früh- oder Leitsymptome bei rund der Hälfte aller Tumorpatienten vorhanden, jedoch besonders häufig bei Tumoren der hinteren Schädelgrube. Es besteht bei Großhirntumoren eine häufige, aber nicht absolute Übereinstimmung zwischen der Seite des pathologischen Prozesses und der Seite des Kopfschmerzes. Die ätiologische Diagnose muß sich auf die übrigen Untersuchungsbefunde stützen. Besonders bei Kleinhirntumoren im Kindesalter allerdings kann lange der Kopfschmerz einziges Symptom sein.

Kopfschmerz bei intermittierender Liquorabflußbehinderung

(S. 37 u. 40)

Der Schmerz tritt meist schlagartig mit maximaler Intensität auf, ist von Übelkeit und Erbrechen und manchmal von einem kurzen Bewußtseinsverlust begleitet. Gelegentlich besteht Opisthotonus. Der Anfall kann Sekunden oder Minuten dauern, selten länger, und klingt meist etwas weniger rasch als er einsetzte wieder ab. Jeder Prozeß, der intermittierend den Liquorabfluß im Sinne eines Ventilmechanismus behindert, kann zu solchen Attacken führen. Besonders charakteristisch allerdings ist dies bei den *Kolloidzysten des III. Ventrikels* und anderen intraventrikulären Tumoren. Hier können auch kurzdauernde Zustände plötzlicher Beinschwäche mit Hinstürzen auftreten („drop seizures"), die ohne Kopfschmerzen oder Bewußtseinsverlust einhergehen können.

Aliquorrhoe (Hypoliquorrhoe, akute Pseudomeningitis)

Wir verstehen darunter ein Liquorunterdrucksyndrom, das entweder nach Schädeltraumata, bei subduralem Hämatom und Hygrom oder auch spontan auftreten kann (163). Letzteres kommt besonders oft bei Frauen vor. Charakteristisch ist ein sehr intensives Kopfweh, das bei Orthostase auftritt und beim Liegen abnimmt und auch bei Druck auf die Jugularvenen verschwinden kann. Es treten nicht selten Benommenheit und Erbrechen hinzu. Man findet einen u. U. sehr ausgeprägten Meningismus bei sonst normalem Neurostatus. Bei der Lumbalpunktion am liegenden Patienten ist der Druck unter 5 cm Wasser und u. U. so niedrig, daß der Liquor nicht spontan abtropft. Man muß aspirieren. Die Liquorfarbe ist oft xanthochrom, das Eiweiß auf Werte bis zu 1000 mg/100 ml vermehrt. Therapeutisch Bettruhe, reichliche Flüssigkeitszufuhr und Infusionen von 0,45%iger Natriumchloridlösung.

Augenbedingte Cephalaea

Diese findet sich bei Brechungsanomalien, vor allem aber bei Heterophorien im Kindesalter. Sie tritt im Laufe des Tages auf und verschwindet auf entsprechende augenärztliche Maßnahmen hin. Beim akuten Glaukomanfall ist der intensive, vor allem frontale Kopfschmerz von Erbrechen, Bradykardie und Sehstörungen begleitet.

Kopfweh bei ORL-Affektionen

Infekte im Bereich der Nebenhöhlen können zu hartnäckigen, oft lokalisierten Kopfschmerzen führen. Dasselbe gilt für chronische Otitiden und raumfordernde Prozesse im Nasen-Rachen-Raum. Eine Supraorbitalneuralgie kann lokalisierte Stirnkopfschmerzen verursachen. Sie kann entweder Folge einer Sinusitis frontalis oder aber mechanischen Ursprungs sein. Eine besondere Form ist jene, die auf das Tragen zu eng ansitzender Schwimmbrillen zurückgeht („Goggle-Headache") (501).

Kopfweh bei Allgemeinerkrankungen

Dieses kann besonders bei gewissen Infektionskrankheiten sehr ausgeprägt sein, z. B. beim Q-Fieber. Es kann den eigentlichen akuten Infekt recht lange überdauern. Chronischer Eisenmangel, z. B. bei Blutungsanämie, kann mit hartnäckigem Kopfweh einhergehen. Beim ätiologisch ungeklärten und wohl uneinheitlichen Morgagni-Morel-Syndrom älterer Frauen ist eine Hyperostosis frontalis interna mit Adipositas, Hirsutismus, Störungen des Kohlenhydratstoffwechsels mit Diabetes mellitus, Kopfschmerzen sowie Schlaf- und Gleichgewichtsstörungen kombiniert.

Psychogenes Kopfweh

Nicht jedes Kopfweh bei gestreßten Individuen oder beim Vorliegen von persönlichen Konfliktsituationen ist ein psychogenes Kopfweh. Diese Diagnose wird heute wohl zu oft gestellt. Psychogene Momente sollen beim sogenannten *Spannungskopfweh* (1185) („tension headache") eine wichtige Rolle spielen. Darunter wird nicht immer ganz zwanglos eine Gruppe von vorwiegend okzipitalen Kopfschmerzen verstanden, die man auf eine mehr oder weniger dauernde krampfartige Kontraktion der Nackenmuskeln, eben bei psychischen Spannungszuständen, zurückführt. Eine Abgrenzung gegenüber einer echten *Okzipitalneuralgie* ist nicht immer leicht, wobei diese letztere wohl auch zu oft diagnostiziert wird. Die operative Exhairese des N. occipitalis major ist hier selten erfolgreich (463). Kopfweh kann übrigens auch eine *beginnende Psychose* ankündigen.

Gesichtsneuralgien

Allgemeine Charakteristika: Neuralgien sind Schmerzen mit Lokalisation im Ausbreitungsgebiet eines bestimmten peripheren Nerven. Die Schmerzen haben in der Regel einen reißenden und bohrenden Charakter. Gerade im Gesichtsbereich treten oft kurzdauernde, blitzartige, seltener langdauernde, intensive Schmerzattacken auf. Diese können nicht selten durch Berühren bestimmter Stellen in der Peripherie („Trigger-Punkt") oder durch bestimmte Handlungen, wie Sprechen, Schlucken, Kauen usw. ausgelöst werden. Neben den häufigeren idiopathischen Fällen ohne faßbare Ursache stehen die symptomatischen Formen, die lediglich Ausdruck eines pathologischen Prozesses (Tumor, Entzündung, Verwachsungen usw.) in der Umgebung eines peripheren sensiblen Nerven sind. Nur bei diesen letzteren und keineswegs bei allen ist das Schmerzsyndrom von objektivierbaren neurologischen Symptomen begleitet. Im übrigen aber ist für die Diagnosestellung eine peinlich genaue Anamnese das entscheidende.

Trigeminusneuralgie (350)

Pathophysiologie: Man nimmt an, daß wegen lädierter Myelinscheiden Erregungen von taktilen auf Schmerzfasern überspringen (Eph-apsen). Diese Läsionen werden auf mechanische Faktoren in Zusammenhang mit dem Alterungsprozeß oder aber auf die Einwirkung von pulsierenden Gefäßschlingen an der Wurzeleintrittszone zurückgeführt (911). Bei den symptomatischen Formen im Rahmen eines organischen Prozesses in Trigeminusnähe sind andere mechanische Faktoren hierfür verantwortlich.

Klinik
Idiopathische, essentielle Trigeminusneuralgie

Von dieser sind nur ältere Individuen von mindestens 50 Jahren befallen. Die Schmerzen sind meistens im 2. oder 3. Trigeminusast, also im Oberkiefer- und Unterkieferbereich (Mandibularisneuralgie), lokalisiert. Aus diesem Grunde suchen die Patienten oft zunächst den Zahnarzt auf. Die Schmerzen sind, zumindest anfänglich, immer einseitig und immer in der gleichen Zone lokalisiert. Sie schießen blitzartig ein, dauern meist nur wenige Sekunden und sind von kaum erträglicher Intensität. Sie können sich alle paar Minuten, also bis zu 100mal täglich, wiederholen. Manche Patienten werden dadurch an den Rand des Selbstmordes getrieben. Während zu Beginn zwischen den einzelnen Schmerzattacken die Patienten vollständig beschwerdefrei sind, kann nach längerer Krankheitsdauer auch zwischen den Anfällen ein dumpfer Schmerz bestehen bleiben, und die Attacken können auch länger dauern. Oft werden die Schmerzepisoden durch Kauen oder Sprechen oder durch Berührung einer bestimmten Stelle im Gesichts- oder Mundbereich ausgelöst (Trigger-Punkte). Manche Patienten wagen deshalb kaum mehr den Mund aufzutun, essen nicht mehr und wagen nicht mehr zu sprechen. Bei dieser idiopathischen Form ist der neurologische Befund normal. Nach Perioden gehäufter Schmerzanfälle kann der Patient wiederum Monate bis Jahre beschwerdefrei sein. Rückfälle kommen im gleichen, aber auch in einem anderen Trigeminusast vor, und bei ca. 3% der Fälle werden – meist zeitlich gestaffelt – doppelseitige Neuralgien beobachtet.

Symptomatische Formen

Diese kommen z. B. im Rahmen einer multiplen Sklerose (S. 254) oder bei Raumforderungen in Trigeminusnähe vor und weisen oft gewisse Besonderheiten auf. Dazu gehören jüngeres Alter des Patienten, Doppelseitigkeit der Neuralgien, Dauerbeschwerden oder objektivierbare neurologische Ausfälle. Vereinzelt können aber auch symptomatische Formen in ihrem Anfallscharakter genau einer idiopathischen Form entsprechen.

Therapie: Bei den symptomatischen Formen wird die Grundursache angegangen. Die häufigeren idiopathischen Formen werden zunächst *medikamentös,* vor allem mit Carbamazepin, behandelt: langsam steigernd 3–5 × 200 mg täglich. Bei Unverträglichkeit Versuch mit einem anderen Antiepileptikum (Clonazepam [Rivotril]) bis 4 × 2 mg täglich; Diphenylhydantoin, 2–3 × 100 mg. Anstelle des Carbamazepin oder zusammen mit demselben ist gelegentlich auch Baclofen wirksam (349). Beim Versagen der konservativen Therapie muß ein *neurochirurgischer Eingriff* durchgeführt werden. Früher wurde vor allem die Infiltration des Ganglion Gasseri (Ganglion semilunare), die Elektrokoagulation nach Kirschner oder die retroganglionäre Neurotomie nach Spiller-Frazier vorgenommen. Heute wird vor allem die differentielle Thermokoagulation des Ganglion Gasseri durchgeführt (1080). Im Hinblick auf die pathogene Rolle einer Gefäßschlinge im intrakraniellen Verlauf des Nervenstammes, im besonderen der Wurzeleintrittszone, wird die Exploration empfohlen, ähnlich wie beim hemifazialen Spasmus (504, 911, 971).

Aurikulotemporalisneuralgie

Bei dieser Neuralgie ist der Schmerz präaurikulär und in der Schläfenregion lokalisiert. Diese Form ist wesentlich seltener. Sie tritt in der Regel mit einer Latenz von Tagen bis Monaten nach einer Erkrankung oder einer anderen Läsion der Parotis auf, gelegentlich aber auch ohne eine solche. Man nimmt an, daß infolge einer Schädigung des Nerven durch Fehlregenerationen parasympathische Fasern für die Parotis in die sensiblen Hautäste und die Schweißdrüsen einwachsen. Durch den Kauakt bzw. durch gustatorische Reize, besonders durch saure oder heiße Speisen, treten brennende Schmerzen, eine Hautrötung und starkes Schwitzen im Ausbreitungsgebiet des Nerven (Geschmacksschwitzen), also vor allem präaurikulär, auf. Da die Schmerzen beim Kauen an Intensität zunehmen, ist eine Verwechslung mit einer Mandibularisneuralgie (s. oben) und mit einem Costen-Syndrom (S. 479) naheliegend.

Nasoziliarisneuralgie

Auch diese Form ist nicht häufig. Die Schmerzursache wird in einer Veränderung im Ganglion ciliare gesucht. Es treten entweder anfallsartige oder dauernde Schmerzen im Nasenbereich, im inneren Augenwinkel und im Augapfel auf, mit Rötung der Stirne, Schwellung der Nasenschleimhaut und eventuell mit Konjunktivitis und Tränenfluß. Die Schmerzen können von Trigger-Zonen, z. B. im inneren Augenwinkel, oder durch Kauen provoziert werden, so daß nicht selten zu Unrecht eine Trigeminusneuralgie angenommen wird. Das Schmerzsyndrom kann auch einmal symptomatisch bei Karotisaneurysma vorkommen. Eine lokale Applikation von 5%igem Cocain an der Nasenmuschel kupiert gelegentlich schlagartig die Schmerzen und kann deshalb auch als Diagnostikum dienen. Da gelegentlich lokale Entzündungen vorliegen, ist ein Therapieversuch mit Antibiotika und Cortison berechtigt.

Sluder-Neuralgie

Dies ist ein dem soeben beschriebenen ähnliches Schmerzsyndrom, das auf Veränderungen des Ganglion pterygopalatinum zurückgeht. Man findet gelegentlich Entzündungsprozesse in der Keilbeinhöhle, den Siebbeinzellen oder dem Sinus maxillaris. Charakteristisch ist der in vielen Fällen auftretende anfallsartige Niesreiz.

Glossopharyngeusneuralgie

(951)

Auch diese Neuralgieform ist selten. Sie betrifft besonders häufig ältere Menschen, kann aber grundsätzlich in jedem Alter auftreten. Sie ist durch blitzartig auftretende, intensive Schmerzattacken und seltener durch Dauerschmerzen charakterisiert. Diese sind streng einseitig und werden im Zungengrund, in der Tonsillargegend und im Hypopharynx empfunden. Es kommt aber zu Irradiationen gegen das Ohr zu, so daß eine Differenzierung gegenüber der Aurikulotemporalisneuralgie notwendig ist. Das Schlukken, besonders kalter Flüssigkeiten, kann intensive Schmerzanfälle auslösen, ebenso das Reden oder das Herausstrekken der Zunge. Trigger-Punkte finden sich im Tonsillar- und Rachenbereich. Diese Neuralgieform ist selten auch beidseitig und kann in ca. 10% der Fälle mit einer Trigeminusneuralgie kombiniert sein. Ausnahmsweise kann sie von Synkopen begleitet sein (773). Spontane Rückbildung ist nicht selten. Medikamentöse Therapie wie bei Trigeminusneuralgie. Die chirurgische Behandlung ist fast immer erfolgreich mit Resektion des Nerven sowie der oberen Vaguswurzeln (951).

Neuralgie des Ganglion geniculi

Diese wurde ursprünglich als Folge einer Herpesinfektion dieses Ganglions mit Bläscheneruption im Bereich des Tragus und des Mastoids sowie peripherer Fazialislähmung beschrieben (Ramsay Hunt). Die Genikulatumneuralgie kann aber sehr wohl auch ohne Herpesbläschen und ohne gleichzeitige Fazialislähmung auftreten. Die Schmerzen werden präaurikulär und im äußeren Gehörgang lokalisiert, aber auch tief im Gaumendach, im Oberkiefer sowie retroaurikulär im Mastoid. Sie treten lanzinierend anfallsartig auf und können von abnormen Geschmacksempfindungen der vorderen Zungenhälfte sowie starkem Speichelfluß begleitet sein.

Weitere Gesichtsneuralgien

Neuralgie des N. laryngeus superior

Diese seltene Form verursacht heftige, anfallsartige einseitige Schmerzen über der Membrana thyreohyoidea.

Neuralgie des R. auricularis des N. vagus

Sie ist durch subokzipitale sowie in der Schultergegend lokalisierte Schmerzen und durch akute retroaurikuläre Schmerzen bei lokalem Druck charakterisiert.

Subokzipitalneuralgie

Diese Diagnose wird zu häufig bei Hinterhaupts- und Nackenschmerzen gestellt.

Mandibulargelenkssyndrom (Costen-Syndrom)

Pathogenese: Dieses Schmerzsyndrom hat neuralgiformen Charakter und geht auf eine Funktionsstörung des Kiefergelenkes zurück. Es handelt sich vor allem um eine fehlerhafte Okklusion des Gebisses. Gelegentlich liegt eine primäre Erkrankung des Kiefergelenkes oder der Muskulatur vor, meist aber kommt es zu vorzeitigen Zahnkontakten und dadurch reflektorisch zu einer kompensierenden Adaptation des Muskelspiels und einer veränderten Stellung und Mechanik der Kiefergelenke.

Klinik: Meist sind Frauen im jüngeren und mittleren Lebensalter betroffen. Die Patienten klagen zunächst über präaurikulär lokalisierte *Schmerzen,* die beim Kauen verstärkt werden. Etwa die Hälfte der Patienten klagt auch über Gesichts- und Kopfschmerzen, die wohl in der Präaurikulargegend ihr Maximum haben, jedoch auch nach frontal, in den Unterkiefer und nach okzipital ausstrahlen können. Derartige Symptome sind in der Mehrzahl der Fälle einseitig. Die Schmerzen werden gelegentlich durch den Kauakt ausgelöst oder verstärkt. Weniger häufig sind Schwindel, Tinnitus oder Gehörverminderung sowie Augenflimmern, bukkofaziale Dystonien, Zahnschmerzen oder Schluckbeschwerden. Bei der **Untersuchung** stehen eine Druckdolenz des Kiefergelenkes, eventuell eine Behinderung im Mundöffnen und -schließen sowie der zahnärztliche Befund einer fehlerhaften Okklusion im Vordergrund. Nach unserer Erfahrung wird diese Diagnose zu oft gestellt.

Therapie: Kausal wirkt nur eine odontologische Behandlung. Anästhesierungen und Hydrocortison-Injektionen in das Kiefergelenk können symptomatisch wirksam sein. Auch bei habituellem Bruxismus (Zähneknirschen) können Muskelschmerzen im Gesicht auftreten.

Atypische Gesichtsschmerzen (378)

Man versteht unter diesem Begriff eine etwas diffus lokalisierte Schmerzsymptomatologie von brennendem und quälendem Charakter. Dies kann gelegentlich ohne faßbare Ursachen, manchmal aber nach kleinen und unkomplizierten zahnärztlichen Eingriffen auftreten. Es handelt sich um einen wechselnd intensiven, einseitigen und stets gleichseitigen Dauerschmerz mit Exazerbationen, der besonders bei Frauen im mittleren Lebensalter vorkommt. Er wird in der Regel nicht von objektivierbaren Befunden begleitet. Der quälende Charakter des Schmerzes läßt den Patienten besonders nach Hilfe drängen, was oft zu einer Eskalation von zahnärztlichen und kieferchirurgischen Eingriffen verleitet. Selten bestehen eine Rötung des Gesichts, ein Horner-Syndrom und eine Druckdolenz der A. carotis, so daß dann auch von „Sympathalgien" die Rede ist. Manchmal verbirgt sich hinter solchen Beschwerdebildern eine Karotidodynie (S. 471). Die Therapie ist äußerst undankbar. Ergotamintartrat, Serotoninhemmer, Indometazin und trizyklische Antidepressiva werden versucht.

12. Verschiedene Schmerzsyndrome von Rumpf und Extremitäten

Weil Schmerzen oft neurogenen Ursprungs sind, hat der Neurologe häufig Schmerzsyndrome zu interpretieren. Dies verpflichtet ihn, auch nicht primär neurogene Schmerzen mit in seine Überlegungen einzubeziehen. Der nachfolgende Abschnitt soll zugleich einen Beitrag zur Differentialdiagnostik der Schmerzsyndrome darstellen.

Schulter-Arm-Schmerzen (Zervikobrachialgien)
(770, 772, 778)

Zervikale Diskushernien und Zervikalspondylose

Bei dieser häufigen Ursache von Schmerzsyndromen sind für die Diagnose der Tortikollis, die Nackenschmerzen, ein Hustenschmerz, eventuell eine radikuläre Verteilung von Parästhesien oder die Sensibilitätsausfälle sowie segmentale Störungen der Motorik und der Reflexe wegleitend.

Prozesse im Bereich der oberen Thoraxapertur

Das *Skalenussyndrom mit und ohne Halsrippe* (S. 424) geht mit den Zeichen einer unteren Armplexuspparese sowie einer Kompression der A. subclavia einher. Die äußerst intensiven Schmerzen bei *Tumor der Lungenspitze,* insbesondere beim *Pancoast-Tumor* (S. 425), werden bald von Zeichen einer progredienten unteren Armplexuspparese sowie eines Befalls des Halssympathikus begleitet.

Neuralgische Schulteramyotrophie (S. 426)

Sie ist durch den akut über Nacht auftretenden Schulterschmerz und die anschließende motorische Parese von Schultermuskeln gekennzeichnet.

Brachialgia paraesthetica nocturna

Es ist dies in einem neurologischen Krankengut die häufigste Brachialgie. Sie ist in ihrer typischen Form so gut wie immer Ausdruck eines Karpaltunnelsyndroms (S. 434). Die unangenehmen Mißempfindungen wecken den Patienten in der Nacht, wobei ein Schwellungs- und Steifigkeitsgefühl der Hand besteht. Oft erst nach Jahren treten objektive Zeichen einer Medianusschädigung im Karpalkanal hinzu.

Kausalgie

Dieses Schmerzsyndrom mit seinem brennenden Charakter tritt besonders nach Medianusverletzungen auf (S. 410).

Intramedulläre Prozesse

Besonders eine Syringomyelie des Halsmarkes kann auch von intensiven Armschmerzen begleitet sein.

Periarthropathia humeroscapularis

Dies ist wohl die häufigste Ursache eines Schulterschmerzes. Es liegen meist eine „Tendinitis" bzw. degenerative Veränderungen der Sehnen der kurzen Rotatoren des Schultergelenkes, im besonderen des M. supraspinatus, vor. Manchmal finden sich Kalkdepots, wobei diese die Bursa subdeltoidea reizen und so zu einer chronischen Bursitis führen. Nur wenig mehr als die Hälfte der Fälle weisen röntgenologisch eine Verkalkung auf. Klinische Symptome treten vor allem bei Patienten im mittleren und höheren Lebensalter auf. Auffallend häufig findet sich die Periarthritis humeroscapularis im Rahmen einer Koronarerkrankung, wobei die lokalen Schmerzen u. U. akut auftreten können. Schmerzauslösend wirkt die aktive Abduktion, wenn die schmerzhafte Zone der erkrankten Sehnen in Kontakt mit dem korakoakromialen Dach kommt. Wird der Arm hingegen passiv bei erschlaffter Schultermuskulatur gehoben, dann sinkt der Humeruskopf herunter, und die Bewegung ist praktisch schmerzfrei möglich. Vielfach findet sich ein lokaler Druckschmerz über der erkrankten Sehne und an der Gelenkkapsel.

Schulter-Hand-Syndrom (frozen shoulder)

Ursächlich folgt es manchmal auf eine Periarthropathia humeroscapularis, andere Male geht ein Herzinfarkt voraus oder ein Schultertrauma. Oft folgt das Syndrom einer Periode der Schulterinaktivität aus irgendeinem Grunde. Selten kann es auch beidseitig durch eine Phenobarbitalmedikation ausgelöst werden (114).

Klinisch handelt es sich hier um eine allmählich einsetzende schmerzhafte Einschränkung der Beweglichkeit des Schultergelenkes mit langwierigem Verlauf. Es finden sich deutliche arthrotische Veränderungen des Gelenkes sowie oft eine Tendosynovitis der langen Bizepssehne. Die Erkrankung befällt meist 40- bis 60jährige, vor allem auch Frauen mit kardiovaskulären Störungen. Während die Schmerzen allmählich zurückgehen, nimmt die Bewegungsbehinderung entsprechend zu. Oft bestehen gleichzeitig trophische Störungen.

Sudeck-Dystrophie der Hand

Diese begleitet nicht selten das soeben geschilderte Schulter-Hand-Syndrom. Sie kann nach einem mehr oder weniger schweren Trauma mit oder ohne Fraktur sich allmählich entwickeln. Sie ist durch Weichteilödeme, glatte, kühle, oft zyanotische Haut, eingeschränkte Beweglichkeit der Fingergelenke, fleckige Osteoporose der Knochen und intensive, oft brennende Schmerzen gekennzeichnet. Eine Behandlung mit 20–30 mg Guanethidinsulfat täglich ist oft erfolgreich (1082).

Epicondylitis humeri lateralis („Tennisellenbogen")

Diese Affektion ist charakterisiert durch eine Dolenz der Ursprungsstelle der langen Hand- und Fingerstrecker lateral am Ellenbogen. Sie ist Folge einer beruflichen oder sportlichen Überbeanspruchung dieser Muskeln. Ähnliches gilt für die *Styloiditis radii*.

Gichtschübe

Diese können äußerst intensive und lokalisierte Handschmerzen verursachen, die keineswegs nur am Daumengrundgelenk lokalisiert zu sein brauchen *(Chiragra)*.

Skapulaknarren (snapping scapula)

Diese Besonderheit im Schulterblattbereich kann Schmerzen, vor allem aber ein den Betroffenen beunruhigendes bewegungsabhängiges Geräusch verursachen. Es stellt eine Störung in der Beweglichkeit des Schulterblattes mit Bezug auf die Thoraxwand dar. Bei Bewegungen tritt ein tast- und manchmal hörbares knarrendes Geräusch auf. Es liegt eine lokale Veränderung des subskapulären Raumes vor, z. B. eine Bursa subscapularis, eine ventrale Knickung des Angulus superior scapulae oder eine Verdickung desselben (Tuberculum Luschkae) bzw. das seltene Os omovertebrale oder Tumoren.

Überlastungsbrachialgien

Man kann unter diesen **Begriff** jene Schmerzsyndrome zusammenfassen, die auf eine schmerzbedingte Bewegungshemmung von Muskeln zurückgehen. Man trifft sie vornehmlich dort an, wo Gelenkkapseln aus irgendwelchen Gründen schmerzhaft geworden sind. Hierbei treten oft schwere tonische und funktionelle Veränderungen der diese Gelenke bewegenden Muskeln auf. Diese Schmerzen sind bewegungsabhängig, und man spricht dann auch von „Muskelrheumatismus". **Klinisch** sind Schmerzen keineswegs das einzige Symptom einer arthrogenen Muskelbeeinflussung. Es kann hier vielmehr eine ganze Gruppe immer wiederkehrender typischer Eigenheiten des reflektorisch veränderten Muskels festgestellt werden, die in ihrer Gesamtheit vielfach als „Tendomyose" bezeichnet werden. Hierzu gehören eine bohrende, dumpfe, reißende Schmerzempfindung im Muskel selber, eine rasche Ermüdbar-

keit desselben, schmerzhafte Kontrakturen, gelegentlich sogar Faszikulieren und schließlich eine rigorartige Tonuserhöhung. Die Tendomyose wird durch verschiedene Faktoren ausgelöst. Zu ihnen gehören neben den erwähnten Gelenksveränderungen ein lokales Muskeltrauma und die funktionelle Überbeanspruchung des Muskels. Wenn derartige Schmerzsyndrome im Bereich der oberen Extremitäten sich einstellen, wird ganz allgemein daraus eine Brachialgie resultieren. Wegen der oft nach distal ausstrahlenden Schmerzprojektion spricht man auch von *pseudoradikulären Beschwerden* (157). Die **Therapie** wird einerseits in der Beseitigung von Reizursachen, z. B. in der Korrektur von arbeitsbedingten Haltungsfehlern und Überlastungen, bestehen oder in einer Ausschaltung von schmerzhaften Gelenkkapseln durch Procain- oder Hydrocortison-Injektionen.

Skapulokostalsyndrom

Dies ist wahrscheinlich nichts anderes als eine besondere Form einer vor allem proximal Schmerzen verursachenden Überlastungsbrachialgie. Es hat seine **Ursache** in einer gestörten funktionellen Beziehung zwischen Skapula und Brustkorb. Dies kann Folge einer Läsion der Schultergegend (sekundärer Typus), einer Lähmung oder Amputation der oberen Extremität (statischer Typus) oder von Haltungsfehlern bzw. einseitiger Überbeanspruchung gewisser Schultergürtelmuskeln (primärer Typus) sein. Letzteres ist das häufigste. **Klinisch** werden meist 35- bis 60jährige betroffen. Die Beschwerden sind in der Regel einseitig, und gewisse Berufsgattungen mit besonderen Haltungsgewohnheiten (Chauffeure, Schneider, Stenotypistinnen usw.) sind besonders oft betroffen. In der Regel setzen die Schmerzen allmählich ein, zunächst im Schulterbereich, dann mit Ausstrahlungen nach distal von pseudoradikulärem Charakter. Oft treten Schmerzen im Nacken und im Hinterhaupt, am Oberarm und im Deltoideusansatz sowie vorne am Brustkorb auf. Gelegentlich strahlen die Schmerzen bis in die Hand aus. Die Beschwerden können jahrelang dauern. Im Verlaufe eines Tages werden sie vielfach stärker. Oft findet sich am Margo medialis scapulae eine druckschmerzhafte, ziemlich eng umschriebene Zone. Diese läßt sich besonders dann nachweisen, wenn der Patient die Hand auf die Schulter der Gegenseite legt und die Skapula dadurch abduziert wird. Der Schmerz ist durch eine Injektion von Aqua bidestillata in dieser Zone auch in seinen Ausstrahlungen reproduzierbar. **Therapeutisch** werden Procain-Infiltrationen empfohlen. Schultergürtelgymnastik kann ebenfalls helfen, manchmal wird aber ein Wechsel der Beschäftigung notwendig.

Arteriopathien

Bei einem *Verschluß der A. subclavia,* z. B. im Rahmen eines Aortenbogensyndroms oder bei Halsrippen, können unter Arbeitsbelastung Armschmerzen auftreten, eine eigentliche *Claudicatio intermittens* des Armes. Beim Subclavian-steal-Syndrom können die belastungsabhängigen Armschmerzen von Schwindelbeschwerden begleitet sein (S. 82).

Vasomotorenstörungen

Das *Raynaud-Syndrom* (126) mit dem typischen, besonders bei Kälte auftretenden Blaßwerden einzelner Finger (doigts morts), der anschließenden Rötung und Zyanose und der gelegentlichen Ulzeration der Fingerspitzen kann mit Parästhesien, Spannungsgefühl und ziehenden Schmerzen der Finger selbst einhergehen. Meist sind jüngere Frauen betroffen. Neben der *idiopathischen Form (Raynaud-Krankheit)* finden sich *symptomatische Formen:* Bei Männern muß z. B. immer an eine Kollagenose, insbesondere an eine Sklerodermie gedacht werden.

Venenthrombosen

Beim *Paget-von-Schrötter-Syndrom* handelt es sich **pathogenetisch** um eine Kompression oder die hinzutretende vollständige Thrombose der V. axillaris bzw. subclavia. Den auslösenden Faktor stellt vielfach eine besonders intensive Betätigung eines Armes dar, gelegentlich aber kann auch ohne faßbare Ursache eine Armvenenthrombose sich einstellen. Eine seltene Ursache ist eine beidseitige, durch eine hyperostotische Spongiosklerose bedingte *sternoklavikuläre Hyperostose,* die mit lokalen Schmerzen einhergeht und bei welcher eine lokale Auftreibung des Schlüsselbeines auffällt (572). **Klinisch** sind Männer viel häufiger befallen, und die rechte Seite ist häufiger als die linke betroffen. In der Regel erkranken jüngere Individuen zwischen dem 20. und 30. Lebensjahr. Der Beginn ist akut oder mindestens innerhalb einiger Stunden rasch sich einstellend. Während einiger Tage ist das Beschwerdebild progredient. Meist findet sich neben Schulterschmerzen und Spannungsgefühl des Armes auch eine Schwellung desselben, eventuell mit Entfärbung. Die Venen springen oft deutlich hervor. Manchmal sind auch Parästhesien und eine motorische Schwäche vorhanden, und in der Axilla läßt sich gelegentlich die thrombosierte und schmerzhafte Vene tasten. Die Zirkulationszeit ist bei Injektion eines Testmittels in die Vene des betroffenen Armes stark verzögert. Die Venographie ist für die Diagnose entscheidend. Eine **Therapie** ist nicht immer nötig, da die akuten Symptome im Laufe von Tagen bis Wochen meist spontan abklingen. Immerhin sollte bei Fällen, die im akuten Stadium diagnostiziert werden, möglichst frühzeitig antikoaguliert werden. Eine operative Behandlung ist selten notwendig.

Glomustumoren

Diese kleinen Geschwülste gehen vom *Glomusorgan der Haut* aus. Dieses stellt arteriovenöse Anastomosen mit inniger Beziehung zu Fasern des vegetativen Nervensystems dar. Diese Organe sind an den Extremitätenenden, speziell an Fingern und Zehen, besonders zahlreich. Die hieraus sich entwickelnden, praktisch immer gutartigen Tumoren führen zu einem recht *typischen Beschwerdebild.* Anfänglich besteht lediglich eine lokale Druckdolenz des Geschwulstknötchens, das oft an den Fingern, nicht selten unter dem Nagel lokalisiert ist und bläulich durchschimmern kann. Der von hier ausgelöste Schmerz ist sehr intensiv und strahlt in die ganze Extremität aus. Daneben bestehen auch Spontanschmerzen, besonders bei herabhängendem Arm, die zu einer mehr oder weniger dauernd vorhandenen dumpfen Mißempfindung führen. Lokale vegetative Störungen begleiten gelegentlich diese Geschwülste. Die **Therapie** besteht in der chirurgischen Exstirpation.

Referred pain

In Schulter und obere Extremität können Schmerzen bei Erkrankungen innerer Organe projiziert werden. In den Arm ausstrahlende Thoraxschmerzen bei *Angina pectoris* sind dann gelegentlich nicht sofort richtig zu deuten, wenn sie in Ruhe wie bei der Prinzmetal-Angina auftreten (698). Bei *Gallenblasenaffektionen* werden Schmerzen in der rechten Schulter angegeben.

Schmerzsyndrome im Rumpf- und Rückenbereich

Schmerzsyndrome im Rumpfbereich werden oft Ausdruck einer internistischen oder chirurgischen Erkrankung eines inneren Organes sein. Daneben sollen aber einige Krankheitsbilder mit charakteristischen Zügen, z. T. aus dem rheumatologischen und orthopädischen Bereich, hier im Speziellen besprochen werden.

Gürtelförmige Schmerzen

Diese wecken immer den Verdacht auf eine *intraspinale Erkrankung,* z. B. einen Tumor, oder auf eine Wirbelaffektion mit einseitiger oder bilateraler Reizung thorakaler Wurzeln. Charakteristisch ist, wenn bei der Schmerzschilderung der Patient mit beiden Händen den gürtelartig von dorsal nach vorne ausstrahlenden Schmerz andeutet. Ein *Zoster* in thorakalen Segmenten wird sich bald auch durch die Bläscheneruption manifestieren. Die chronischen postherpetischen Schmerzen wurden auf S. 403 beschrieben. Sie sind sehr hartnäckig und sprechen gelegentlich auf trizyklische Antidepressiva an.

Abnorm bewegliche 10. (oder 9.) Rippe (1189)

Nach Thoraxtraumen kann es zu einem hartnäckigen Schmerzsyndrom im Bereich des Rippenbogens kommen. Dies tritt häufiger rechts als links auf, und es sind mehr Frauen als Männer betroffen. Auslösend wirken bestimmte Bewegungen, das Bücken oder das Heben von Lasten. Selten kann sich auch ein dumpfer Dauerschmerz einstellen, der oft brennenden Charakter hat. Entsprechend dem 9. Thorakalsegment kann sich auch eine Dysästhesie oder Hypästhesie nachweisen lassen. Vor allem tastet man aber am Rippenbogen, zwischen der parasternalen und der vorderen Axillarlinie das Ende des 10. Rippenknorpels, das nicht am Rippenbogen fixiert, sondern gegenüber der 9. Rippe frei beweglich ist. Die Verschiebung des freien Rippenendes bei der Untersuchung erzeugt einen akuten Schmerzanfall. Beschwerdefreiheit nach lokaler Anästhesierung sichert die Diagnose. Die Resektion des freien Rippenendes bringt Heilung.

Bauchwandschmerzen

Diese können akut durch eine *Blutung in den M. rectus abdominis*, z. B. bei gewissen Turnübungen (Bauchroller), auftreten. Ein *Kompressionssyndrom der Rr. ventrales* der kaudalen thorakalen Spinalnerven kann zu streng lokalisierten, bewegungsabhängigen Schmerzen führen. Diese sind eventuell begleitet von einem 5-frankenstückgroßen Sensibilitätsausfall. Der Schmerz verschwindet auf eine lokale Infiltration (577). Schmerzen in der lateralen und kaudalen Partie der Abdominalwand können Ausdruck einer *Spiegelischen Hernie* sein (109). Diese ist häufig durch die intakte Aponeurose des M. obliquus externus bedeckt und somit schwer diagnostizierbar.

Spondylarthritis ankylopoetica (Bechterew)

Es handelt sich um eine autosomal-dominant vererbte Erkrankung mit unvollständiger Penetranz, die vorwiegend jüngere männliche Erwachsene betrifft. Der häufige initiale Befall des Iliosakralgelenkes sowie der kleinen Wirbelgelenke und kostovertebraler Gelenke verursacht zu Beginn oft allmählich zunehmende Lumbalgien, nachts im Bett auftretend, nicht selten mit ischialgiformen Ausstrahlungen. Seltener sind Thoraxschmerzen, Fersenschmerzen sowie Schmerzen proximaler Gelenke. Eine Iritis, die oft beschleunigte Blutsenkungsreaktion und der Röntgenbefund an den Iliosakralgelenken und später an der Wirbelsäule sichern die Diagnose. (Kaudasyndrom bei Spondylarthritis ankylopoetica s. S. 402).

Spondylolisthesis

Pathogenetisch liegt eine Verlängerung der Interartikularportion oder gar eine Unterbrechung ihrer Kontinuität (Spondylolyse) vor. Der Wirbelkörper gleitet mitsamt seinen kranialen Gelenkfortsätzen nach ventral. Der Wirbelbogen mit den kaudalen Gelenkfortsätzen bleibt an Ort und Stelle. Die Spondylolisthesis betrifft in 80% der Fälle den 5., seltener den 4. oder den 3. Lumbalwirbel. Liegt eine ausgesprochene Verschiebung um eine ganze Wirbelbreite vor, so spricht man von einer *Spondyloptose*. Eine Spondylolisthesis findet sich bei einigen wenigen Prozenten der Bevölkerung. Die Häufigkeit eines entsprechenden pathologischen Röntgenbefundes bei sonst beschwerdefreien Patienten zeigt, daß die meisten Fälle lebenslänglich symptomlos bleiben. Höchstens 10% der Fälle mit positivem Röntgenbefund haben auch entsprechende Beschwerden. Beide Geschlechter werden etwa gleich häufig betroffen, wobei aber subjektive Beschwerden beim Mann doppelt so oft wie bei der Frau vorkommen. Dies spricht dafür, daß körperliche Beanspruchung beim Schmerzhaftwerden einer Spondylolisthesis eine Rolle spielt.

Beschwerden: Diese treten häufiger nach Abschluß des Wachstums als vorher auf, sind zunächst uncharakteristisch. Meist wird zunächst über eine unbestimmte Dolenz und ein Schwächegefühl in der Kreuzgegend geklagt, das sich besonders nach längerem Sitzen oder nach dem Tragen von Lasten einstellt. Objektiv ist die Beweglichkeit oft nicht eingeschränkt. Bei mageren Individuen kann eine Delle palpiert und gesehen werden. Das Becken richtet sich fast immer auf. Gelegentlich treten auch radikuläre Symptome auf, wobei aber ein eigentlicher Ischias selten ist.

Therapeutisch wird je nach Intensität der Beschwerden ein Dreipunkt-Stützmieder oder eine Spondylodese zu diskutieren sein, u. U. von ventral her.

Morbus Baastrup

Diese auch als Osteoarthritis interspinalis bezeichnete Affektion besteht in einer Sklerosierung der einander zugewendeten Flächen benachbarter lumbaler Dornfortsätze. Dies ist wohl kein selbständiges Krankheitsbild, sondern lediglich eine der sichtbaren Manifestationen anderer degenerativer Veränderungen der Lumbalwirbelsäule (Baastrup-Phänomen). Eine Dornresektion wird zu oft ausgeführt und ist höchstens dann berechtigt, wenn lumbale Hyperlordosierungsschmerzen, lokale Druckdolenz des Interspinalraumes, entsprechender Röntgenbefund und Schmerzbeseitigung durch lokale Anästhesierung vorhanden sind und wenn andere (häufigere) Schmerzursachen ausgeschlossen worden sind.

Sacroiliac strain (ISG-Syndrom)

Darunter versteht man eine Schmerzhaftigkeit des sakroiliakalen Bandapparates, wobei die Schmerzen sowohl lokal sind als auch in die Kreuzgegend und die Rückseite der Beine ausstrahlen. Das Beschwerdebild wird manchmal durch eine heftige Torsionsbewegung in Gang gebracht, die Schmerzen selber immer wieder durch Lastenheben und Aufrichten aus gebückter Haltung ausgelöst. Bei der Untersuchung finden sich ein lokaler Druckschmerz und eine Auslösung des Schmerzes durch Dehnung des Iliosakralgelenkes. Dies kann durch das Mennellsche Manöver bewirkt werden, wobei der Patient in Seitenlage das eigene Knie der gesunden Seite unter Flexion der Hüfte umfaßt und der Untersucher das gestreckte Bein der kranken Seite stark nach hinten zieht. Der Verdacht wird bestätigt, wenn die Beschwerden durch das Tragen eines Trochantergurtes gemildert werden.

Kokzygodynie

Man versteht darunter quälende, ziehende und brennende Schmerzen in der Gegend der Steißbeinspitze. Ursächlich kommen Stauchungstraumen der Steißbeingegend, Folgezustände nach operativen Eingriffen, gelegentlich Wurzeltaschen und Arachnoidalzysten (1204) und vor allem chronische Mikrotraumata (abnorm langes Sitzen auf harter Unterlage [„television bottom"]) in Frage. Neurologische Ausfälle sind meist nicht vorhanden. Bei der rektalen Untersuchung verursacht die Bewegung des Os coccygis Schmerzen. Entzündliche und tumoröse Veränderungen der Genital- und Analregion müssen ausgeschlossen werden.

Kompressionssyndrome spinaler Nervenäste

Gewisse Fälle von Schmerzen in der tiefen Lumbalregion werden mit einer Reizung der Rr. dorsales der Spinalnerven erklärt, dort wo diese in direktem Kontakt mit den Kapseln der kleinen Wirbelgelenke verlaufen. Es findet sich dann eine Druckdolenz des hinteren Gelenkfortsatzes sowie der Crista iliaca (678). Die Rr. dorsales der Spinalnerven durchdringen nach Innervation der paravertebralen Rückenmuskeln die sehnigen Ansätze derselben und die Faszie. Nicht nur die erwähnten Prozesse an den Wirbelgelenken, sondern auch haltungsbedingte, mechanische Beanspruchung der Nervenäste an der erwähnten Durchtrittsstelle, der Druck durch (lumbale) Fettgewebshernien an der Durchtrittsstelle durch die Faszie können zu hartnäckigen lokalen Schmerzsyndromen führen (912). Als *Notalgia paraesthetica* (876) werden lokalisierte Schmerzen paravertebral am Thorax bezeichnet, die ein Kompressionssyndrom des sensiblen Endastes der

Rr. dorsales darstellen. Diese Äste werden beim Durchtritt durch die Rückenfaszie mechanisch geschädigt. Manchmal kann ein lokales Trauma auslösend wirken. Eine entsprechende 5-frankenstückgroße Sensibilitätsstörung läßt sich nachweisen.

Becken- und Beinschmerzen (778, 783)

Unterleibsschmerzen

Diese können bei Frauen u. a. auf einer Varikose der Beckenvenen beruhen, die durch transuterine Venographie nachgewiesen werden kann (78).

Leistenschmerzen

Das *Ilioinguinalis-Syndrom* mit den Leistenschmerzen und der entsprechenden Flexions- und Innenrotationshaltung des Hüftgelenkes wurde auf S. 441 besprochen. Die *springende Iliopsoassehne* verursacht zwar ein hörbares Geräusch, aber nur selten nennenswerte Schmerzen. Beim langsamen Strecken der Hüfte aus der Flexionsstellung heraus mit gleichzeitigem Anspannen des M. iliopsoas gleitet die Sehne hörbar über die Eminentia iliopectinea (669). Man suche bei Leistenschmerzen immer auch nach *Hernien*.

Glutäalschmerzen

Nicht nur durch das soeben erwähnte Piriformissyndrom, sondern auch durch einen Reizzustand der Bursa ischiadica können Glutäalschmerzen entstehen. Letztere befindet sich zwischen dem M. glutaeus maximus und dem Tuber ischiadicum. Dies kann besonders bei Berufen, die langes Sitzen erfordern, zu Beschwerden führen („tailor's bottom").

Beim *Piriformissyndrom* ist das Auftreten intensiver lokaler Schmerzen in der Glutäalregion charakteristisch. Die Be-

schwerden entwickeln sich im Anschluß an ein Trauma der Gesäßgegend, strahlen zeitweise gegen das Sakrum, gegen das Hüftgelenk und manchmal das Bein hinunter aus und werden durch Bücken und Lastenheben verstärkt. Objektiv findet sich ein gut lokalisierbarer Druckschmerz im Bereich des Foramen ischiadicum majus sowie eine Schmerzhaftigkeit in der gleichen Zone bei forcierter Flexion und Innenrotation der Hüfte.

Hüftschmerzen

Für die *Koxarthrose* ist in erster Linie der Anlaufschmerz charakteristisch. Die Schmerzen können pseudoradikulär seitlich am Bein nach distal ausstrahlen („Generalstabsstreifen"). Der Gang erfolgt mit mehr oder weniger steif gehaltener Hüfte, und besonders die Rotationsbewegung der Gelenke (Prüfen an dem am Bettrand sitzenden Patienten) ist eingeschränkt. Von den zahlreichen *Bursae im Hüftbereich* können besonders drei durch Überbeanspruchung benachbarter Sehnen und Gelenke sowie durch Druck chronisch gereizt und schmerzhaft werden (251): Bursa trochanterica zwischen Trochanter major und Ansatz der Sehne des M. glutaeus maximus; Bursa iliopectinea zwischen M. iliopsoas und Eminentia iliopubica (iliopectinea). Bursa ischiadica s. oben. Die *Periarthropathia coxae* findet sich meist bei älteren Menschen. Intensive, bewegungsabhängige Schmerzen und eine lokale Druckdolenz im Hüftbereich stehen im Vordergrund, während die Hüftbeweglichkeit und das Röntgenbild normal sind. Selten kann letzteres später periartikuläre Verkalkungen zeigen.

Von einer *Algodystrophie der Hüfte* (262) werden meist ohne faßbare Ursachen, selten nach lokalen Einwirkungen im Beckenbereich, ausnahmsweise nach einem Eingriff an der Aorta (211) ganz vorwiegend Männer im mittleren Alter befallen. Innerhalb von Tagen bis wenigen Wochen nehmen lokale belastungsabhängige Schmerzen im Hüftbereich zu, die ein Schonhinken verursachen. Die Beweglichkeit des Hüftgelenkes bleibt normal. Radiologisch findet sich erst nach ein bis zwei Monaten eine Osteopenie des Femurkopfes bei erhaltenem Gelenkspalt. Innerhalb einiger weniger Monate bilden sich zunächst die klinischen Beschwerden und dann auch die Röntgenbefunde zurück.

Knieschmerzen

Nebst den bekannten orthopädisch-rheumatologischen lokalen Ursachen (251) sei z. B. die *Neuropathia patellae* erwähnt. So wird eine Kompression des R. infrapatellaris des N. saphenus bei seinem Durchtritt durch die Faszie bezeichnet. Dies kann zu Schmerzen unterhalb der Kniescheibe führen. Der N. obturatorius kann im Bereich des Foramen obturatorium gereizt werden, was zu Schmerzen an der Knieinnenseite *(Howship-Romberg-Syndrom)* führt (S. 450).

Unterschenkelschmerzen

Die intensiven Schmerzen an der Unterschenkelvorderseite bei der ischämischen Nekrose der Fuß- und Zehenextensoren mit entsprechender Parese, beim *Tibialis-anterior-Syndrom,* wurden auf S. 455 erwähnt. Die gewöhnlichen *nächtlichen Krampi* der Wadenmuskulatur, die „Crampi nocturni", sind harmlos, aber sehr lästig und schmerzhaft. Der Patient wird meist in den Morgenstunden durch einen intensiven, in der Regel einseitigen

Wadenschmerz geweckt. Der Fuß ist durch einen brettharten Kontraktionszustand der Wadenmuskulatur in Flexionshaltung blockiert. Er kann nicht aktiv dorsalextendiert werden. Das passive Dehnen der Wadenmuskulatur durch Stehen oder Gehen auf dem betroffenen Fuß bringt sofort Erleichterung. Besonders leicht treten die Beschwerden bei Abkühlung auf; sie können sich in jedem Alter einstellen. Die Pathogenese ist nicht gesichert. Vorbeugend kann manchmal das warme Zudecken der Beine oder das Unterlegen des Knie durch ein Kissen – wodurch eine Annäherung von Ursprung und Ansatz der Wadenmuskulatur entsteht – wirksam sein. *Symptomatische* Wadenkrämpfe zusammen mit Faszikulationen finden sich bei der myatrophischen Lateralsklerose (S. 230) oder aber nach Myelitis (320). Die Wadenkrämpfe sprechen meist gut auf Chininum sulfuricum, 200–400 mg, auf 250 mg Chloroquinphosphat, Tocopherol 3 × täglich 100 E (beides auch bei Restless legs wirksam), oder auf Diphenylhydramin (Benadryl), 25–75 mg täglich, an.

Schmerzen im Fußbereich

Ein *Kalkaneussporn* erzeugt lokale Schmerzen der Ferse beim Gehen und läßt sich im Röntgenbild nachweisen. Eine *Plantarfaszienentzündung* (Fasciitis plantaris) ist durch Druckdolenz des Fersenbeines und der daran zehenwärts anschließenden Faszie gekennzeichnet. Sie könnte z. B. mit einem Tarsaltunnelsyndrom verwechselt werden. Ein oft nach Distorsion des Fußes auftretendes *Tarsaltunnelsyndrom* bei chronischer Kompression des N. tibialis unter dem Retinaculum flexorum, d. h. hinter dem Malleolus internus, verursacht Fußschmerzen beim Gehen. Sensibilitätsstörungen der Fußsohle und eine Parese für das

Spreizen der Zehen bestätigen die Diagnose (S. 456). Ebenfalls durch das Gehen provoziert wird der Schmerz im Vorfuß bei der Morton-Metatarsalgie (S. 457).

Brennende Bein- und Fußschmerzen

Diese Gruppe umfaßt einige Syndrome, bei welchen das vegetative Nervensystem mit eine Rolle zu spielen scheint. Die *Erythromelalgie* (Erythermalgie) befällt sowohl Männer wie Frauen im mittleren Lebensalter. Die Patienten klagen über brennende, oft schmerzhafte Sensationen der Füße und Hände, besonders beim Gehen, dann aber auch im Bett unter der Decke. Wärme verstärkt die Beschwerden. Die schmerzhaften Teile sind oft gerötet oder zyanotisch, und die Haut fühlt sich heiß an. Lokale Kälte und Hochlagerung bringen oft Erleichterung. Therapeutisch wirkt auch das trizyklische Antidepressivum Clomipramin (107). Neben idiopathischen primären Formen finden sich symptomatische Fälle oft bei Schwermetallvergiftungen, Hypertonie oder Polycythaemia vera. Kaum von der Erythromelalgie zu unterscheiden ist das *Burning-feet-Syndrom,* das bei verschiedenen Polyneuropathien, u. a. auch bei einer hereditären sensorischen Neuropathie, vorkommen kann (284). Auf einer diskreten axonalen Degeneration peripherer Nerven beruht ein *Syndrom mit Muskelschmerzen und Faszikulationen* (215, 486). Es ist durch ziehende Muskelschmerzen, Krampi, brennende Sensationen und seltener Parästhesien der Beine, gelegentlich auch des Gliedergürtels und der Arme ge-

kennzeichnet. Körperliche Tätigkeit verstärkt die Beschwerden, Ruhe lindert sie. Gutartige Faszikulationen, meist in der Wade, sind immer vorhanden. Gelegentlich ist der ASR abgeschwächt. Das Beschwerdebild bleibt über Jahre unverändert.

Bewegungsunruhe der Beine

In dieser Gruppe ist das Syndrom der *Restless legs* („Anxietas tibiarum") wohl das häufigste. Es sind mehr Frauen als Männer betroffen, und in etwa ⅓ der Fälle läßt sich eine familiäre Häufung bei autosomal-dominantem Erbgang finden (122). Die Beschwerden bestehen in schwer definierbaren unangenehmen Sensationen, die etwa in der Mitte des Oberschenkels bis Mitte des Unterschenkels und immer beidseitig lokalisiert werden. Diese Mißempfindungen sind keine eigentlichen Schmerzen und auch keine Parästhesien. Sie treten vorwiegend gegen Abend und in der Nacht auf, in deutlicher Abhängigkeit vom Liegen oder vom Sitzen in einem weichen Stuhl (Polsterstuhl, Theaterbesuch, Fahrt im Erste-Klasse-Wagen). Die Temperatur hat keinen konstanten Einfluß. Charakteristisch ist das unbändige Bedürfnis, die Beine zu bewegen, wobei die Patienten unruhig werden und hin und her laufen. Gelegentlich ist das Syndrom mit myoklonischen Zuckungen der Beine in der Einschlafphase kombiniert (122). Objektive neurologische Ausfälle oder faßbare Störungen von seiten des Zirkulationsapparates fehlen. Beschwerdeschübe wechseln mit symptomfreien Perioden ab. Serumeisen s. S. 156. Therapeutisch ist meist eine Kombination von Vaso-dilatantien und Phenobarbital wirksam.

Als eigenständiges Syndrom werden Schmerzen der Beine beschrieben, verbunden mit einer dauernden, durch einen Willensakt nur vorüber-gehend zu beherrschenden *Bewe-gungsunruhe der Zehen*. Es werden traumatisch ausgelöste Fälle (999), aber auch Fälle im Rahmen einer Polyneuropathie (753) beschrieben. Dieser Störung liegt wahrscheinlich eine Läsion der afferenten Fasern in den Hinterwurzeln zugrunde, was zu Spontanentladungen und Erregung von Hinterwurzelfasern mit reflekto-rischen Bewegungen zugeordneter Muskeln führt (798). Nicht selten begleiten Schlafstörungen das Krankheitsbild. Eine Blockade des lumbalen Grenzstranges bringt nur vorübergehend Erleichterung, eine Grenzstrangresektion nur kurzdau-ernden Erfolg (1044).

Claudicatio intermittens

Bei organischen arteriellen Durchblu-tungsstörungen sind die ischämischen Schmerzen belastungsabhängig. Die *ech-te Claudicatio intermittens* kann je nach Ort des Gefäßverschlusses nur im Unter-schenkel sich manifestieren oder bei Bek-kenarterienprozessen auch Hüft- und Oberschenkelschmerzen verursachen. Sie können selbst in Amputationsstüm-pfen empfunden werden. Der Schmerz zwingt den Patienten zum Stillstehen („Schaufensterkrankheit"). Nach kürze-rem ruhigem Stehen kann er dann erneut eine Strecke gehen. Dies sowie der Be-fund an den Gefäßen (Palpation, Auskul-tation, Ratschow-Test, Oszillometrie und Dopplersonographie) sind für die Dia-gnose wegleitend. Es finden sich gele-gentlich aber auch Muskelatrophien. Meist liegt eine Arteriosklerose der Gefä-ße vor. Ein abnormer Verlauf der A. poplitea in der Kniekehle medial vom medialen Kopf des Gastroknemius kann auch bei jüngeren Individuen zu einer Claudicatio intermittens des Unterschen-kels beim Gehen führen und operativ korrigiert werden (1213). Die *Claudicatio intermittens der Cauda equina* bei engem lumbalem Spinalkanal verursacht beim Gehen meist beidseitige ischialgische Schmerzen und ist von Reflexverlust be-gleitet. Zur Schmerzlinderung genügt das bloße Stehenbleiben nicht: vielmehr muß der Patient die Stellung der Wirbelsäule verändern, z. B. Hinsitzen oder Nieder-kauern.

13. Myopathien (9, 106, 519, 1144)

Allgemeines

Definition: Als Myopathie bezeichnen wir eine Erkrankung, bei welcher der Muskel direkt vom Krankheitsprozeß betroffen wird. Der Muskelbefall kann entweder das Hauptmerkmal der Erkrankung sein, wie z. B. bei der progressiven Muskeldystrophie, oder er kann Teilsymptom einer generalisierten Affektion sein, beispielsweise als Myopathie bei Malignomen.

Elemente der Diagnostik:

– Oft, aber keineswegs immer, *bilateraler* Befall von Muskeln;
– rein *motorische* schlaffe Parese ohne Störung der Sensibilität;
– *Atrophien* sind oft vorhanden, können aber auch fehlen, z. B. bei der Myasthenia gravis oder wenn die Muskulatur durch Fettgewebe ersetzt wird;
– die *Reflexe* sind etwa parallel dem Ausmaß der Parese vermindert oder fehlen ganz;
– *Schmerzen* sind nur in gewissen Ausnahmefällen vorhanden (z. B. paroxysmale Myoglobinurie, ischämische Muskelnekrose, Myositis);

– *Faszikulationen fehlen* im Gegensatz zu den chronischen Vorderhornprozessen;
– das Auftreten und Fortschreiten der Paresen ist entweder schleichend oder *langsam progredient* und setzt nur in seltenen Ausnahmefällen sehr rasch ein (z. B. bei Dyskaliämien);
– in gewissen Fällen ist eine *familiäre Belastung* nachzuweisen;
– von den **Hilfsuntersuchungen** tragen am meisten zur Diagnostik bei:
  • Muskelbiopsie (9, 106),
  • Elektromyographie (473, 662),
  • Untersuchung der Enzyme,
  • immunologische Untersuchungen,
  • Elektrolytuntersuchungen,
  • Testung mit Cholinesterasehemmern,
  • Liquoruntersuchung (negativ),
  • allgemeine internistische und Laboratoriumsuntersuchungen (endokrinologisch, Stoffwechsel usw.).

Einteilung

In Tab. 13.**1** haben wir versucht, die Muskelkrankheiten soweit als möglich nach pathogenetischen und ätiologischen Gesichtspunkten zu gruppieren, zugleich aber auch vordergründige klinische Charakteristika bzw. Syndrome zu berücksichtigen.

Da bei vielen Myopathien der letztliche, pathogenetisch verantwortliche Defekt nicht bekannt ist, wird mit zunehmendem Fortschritt der Forschung eine Verschiebung innerhalb einer solchen Tabelle sicher stattfinden.

Tabelle 13.**1**   Einteilungsversuch der Myopathien (Systematik)

1. *Dystrophische Myopathien*
   a) Dystrophia musculorum progressiva
      – Typ I (fazioskapulohumerale Form)
      – Typ II (Rumpfgürtelformen)
      – Typ III (X-chromosomale Beckengürtelformen)
        • maligner Duchenne-Typ
        • benigner Becker-Typ
   b) Dystrophische Myotonie (Curschmann-Steinert)
   c) Andere muskeldystrophische Prozesse
      – Augenmuskeldystrophie
      – kongenitale Muskeldystrophie
      – distale Formen

2. *Syndrome mit gestörter Dekontraktion der Muskelfasern*
   a) Myotonia congenita (Thomsen)
   b) Paramyotonia congenita (Eulenburg)
   c) Neuromyotonie und Syndrom der dauernden Muskelfaseraktivität
   d) Stiff-man-Syndrom

3. *Myasthenia gravis pseudoparalytica*

4. *Myositiden*
   a) Polymyositis und Dermatomyositis
      – eigenständige Form
      – bei Kollagenosen
      – bei Malignomen
      – bei anderen Affektionen
        • Sarkoidose
   b) Infektiöse Myositiden

5. *Muskelsymptome als Stoffwechselerkrankung (mit bekannter Stoffwechselanomalie)*
   a) Muskelsymptome bei bekanntem Enzymdefekt
      – Glykogenosen
      – Säure-Maltase-Mangel
      – Muskelphosphorylasemangel (McArdle)
      – Carnitinmangel

Fortsetzung S. 494

Tabelle 13.1   (Fortsetzung)

b) Muskelsymptome bei Kaliumstoffwechselstörungen
   – hypokaliämische (familiäre) paroxysmale Lähmung
   – hyperkaliämische Lähmung (Adynamia episodica hereditaria)
   – symptomatische Hypokaliämien
c) Rhabdomyolysis (paroxysmale Myoglobinurie)

6. *Muskelsymptome bei anderen Grundleiden (mit unbekanntem Pathomechanismus)*
   a) Muskelsymptome bei Endokrinopathien
      – Störungen der Schilddrüsenfunktion
        • Hyperthyreose
        • Hypothyreose
      – Morbus Cushing
      – Akromegalie
      – Hyperparathyreoidismus
   b) bei Malignomen
   c) bei Kollagenkrankheit
   d) bei Infektionskrankheiten
      • Botulismus
      • Tetanus
   e) Mangelernährung

7. *Muskelsymptome bei exogenen Intoxikationen*
   a) Äthylalkohol
   b) Medikamente
   c) Andere toxische Substanzen

8. *Übrige Muskelerkrankungen und -symptome*

Dystrophische Myopathien

Dystrophia musculorum progressiva

(518, 519, 758, 1144)

Epidemiologie und Pathogenese: Die Dystrophia musculorum progressiva ist die am längsten bekannte erbliche Muskelerkrankung. Sie ist die häufigste Myopathie überhaupt, an der ca. 0,2–0,3‰ der Bevölkerung leiden. Aufgrund eines nicht näher bekannten, genetisch bedingten Defektes im Aufbau bzw. im Stoffwechsel der Muskelfasern kommt es zu einer klinisch progredienten Funktionsstörung und zu einem morphologischen Umbauprozeß des Muskels. Die Angabe, daß in der Verwandtschaft „keine Muskelkrankheiten" vorkommen, ist immer mit Vorbehalt zu registrieren und ohne eigene Untersuchung der Sippschaft nicht ohne weiteres im Sinne einer fehlenden Erblichkeit des Leidens zu verwerten. Der pathogenetische Mechanismus ist nicht endgültig geklärt (518). Es werden u. a. eine neurogene, vaskuläre und eine primär myogene Ursache diskutiert.

Charakteristika des Muskelbefalles: Die progressiven Muskeldystrophien sind durch eine *schleichend einsetzende* und nur ganz allmählich progrediente Schwäche gewisser Muskelgruppen gekennzeichnet. Der Zeitpunkt der Manifestation der Muskelfunktionsstörung hängt von der *Progredienz* des Leidens, von der Intensität desselben, von der physischen Beanspruchung des Individuums und von anderen variablen Faktoren ab. Ein merkliches Fortschreiten des Leidens wird jeweils innerhalb vieler Monate oder gar Jahre wahrgenommen. Die Lokalisation des Prozesses ist so gut wie immer zunächst in den stammnahen Muskeln, d. h. den Muskeln des Schultergürtels, den Oberarmmuskeln, den Gesäßmuskeln, den Hüftbeugern und besonders auch den Kniestreckern. Erst im Laufe der Zeit werden dann auch andere Muskelgruppen allmählich mit erfaßt. Die Muskulatur wird in mehr oder weniger *symmetrischer* Weise betroffen. Schmerzen oder Gefühlsstörungen sind nie vorhanden, und der Allgemeinzustand ist zunächst nicht beeinträchtigt. Durch den Untergang der erkrankten Fasern in den betreffenden Muskeln kommt es zu einem Schwund der Muskulatur, was als *Atrophie* imponieren kann. Vielfach allerdings wird der Untergang von Muskelgewebe durch eine Zunahme des Fettgewebes und des Bindegewebes kompensiert, so daß besonders bei gewissen kindlichen Formen der Muskeldystrophie trotz ausgeprägter Muskelschwäche die Muskelmasse scheinbar normal oder gar vermehrt *(Pseudohypertrophie der Waden)* sein kann. In einem Muskel können Teile atrophisch sein, während daneben Zonen von erhaltenem kontraktilem Gewebe vorhanden sind („boules musculaires"). Der Befall bestimmter Muskeln hat gewisse *charakteristische Haltungseigentümlichkeiten* und *Bewegungsstörungen* zur Folge, die dem Geübten die Diagnose erlauben. Bei Betroffensein der Gesichtsmuskeln fällt eine rüsselartige Vorstülpung der Lippen auf („Tapirschnauze"). Die Lähmung der Schultergürtelmuskeln bedingt vielfach ein flügelartiges Hervortreten der Schulterblätter. Erkrankte Kinder, die man unter den Achseln fassen will, um sie aufzuheben, gleiten gewissermaßen zwischen den Händen des Untersuchers durch („lose Schultern"). Der Befall der Bauch- und Rückenmuskulatur führt zur sogenannten „Wespentaille" und zwingt andererseits den Patienten, mit hohem Kreuz zu gehen. Die Lähmung der Gesäßmuskeln äußert sich durch einen watschelnden, entenartigen Gang, wodurch ein positives Trendelenburg-Zeichen oder Duchenne-Hinken (S. 451 und Abb. 10.**13**) entsteht. Wegen der Lähmung der Kniestrecker müssen sich die Patienten beim Aufstehen mit Hilfe der Arme an den eigenen Beinen hochstemmen (Gowers-Zeichen).

Befall anderer Organe: Dies tritt gegenüber dem Muskelbefall in den Hintergrund, kann aber bei gezielter Suche doch immer wieder nachgewiesen werden. So ist eine Beteiligung des Herzmuskels häufig, obwohl diese kaum je zu einer Herzinsuffizienz führt. Auch akute Magendilatationen werden beschrieben. Muskeldystrophische Kinder weisen nicht selten einen Intelligenzdefekt auf.

Hilfsuntersuchungen: Das *Elektromyogramm* liefert einen entscheidenden Beitrag zur Diagnostik (S. 223). Die *Muskelbiopsie* (9, 106) ist bei muskeldystrophischen Prozessen in charakteristischer Weise verändert. Das Muskelstück sollte aus einem klinisch sicher befallenen, aber nicht maximal atrophischen oder paretischen Muskel entnommen werden. In der Regel wird in Lokalanästhesie (ohne Adrenalinzusatz) biopsiert. Das entnommene Stück soll groß genug sein (1 × 1 × 2 cm) und ein paralleles Bündel von Muskelfasern enthalten. Nach kurzer Fixierung soll mit einem Rasiermesser eine Zerlegung des biopsierten Stükkes so vorgenommen werden, daß histologisch später exakte Querschnitte und exakte Längsschnitte angefertigt werden können. Die konventionellen Färbungen ergeben bei Myopathie das auf S. 226 beschriebene histologische Bild. Die histochemischen Untersuchungen erlauben die Differenzierung der zwei Fasertypen (Typ I und II), die Erfassung einer Abweichung vom üblichen Mosaikmuster, den Nachweis eines Fehlens der Muskelphosphorylase bei der McArdleschen Krankheit (S. 516) usw. Im *Serum* ist die Kreatinkinase erhöht, manchmal auf sehr hohe Werte von einigen 100 oder mehr Einheiten. Sie ist allerdings auch bei Polymyositiden sehr stark erhöht. Auch zahlreiche andere Faktoren können zu einem mehr oder weniger starken Anstieg der Kreatinkinase führen, namentlich sportliche Belastung, Muskeltrauma, epileptische Krämpfe, akute Alkoholintoxikation, Hypothyreose, arterielle Embolien, Herzinfarkt, gewisse Medikamente, wie z. B. Clofibrat und anderes mehr (201).

Einzelne Formen der Muskeldystrophie

Nach genetischen und klinischen Gesichtspunkten läßt sich die progressive Muskeldystrophie in drei Haupttypen und fünf Untergruppen unterteilen (106, 519, 758, 1144), deren Charakteristika in Tab. 13.**2** dargestellt sind.

Fazioskapulohumerale Form (Typ I)

Diese wird autosomal-dominant *vererbt*. Sie kann also beide Geschlechter befallen. Da die Expressivität sehr unterschiedlich ist, können bei oberflächlicher Betrachtung und ungenügender genetischer Nachforschung auch scheinbar isolierte Fälle auftreten und als rezessiv betrachtet werden. Es treten ca. 4 Fälle auf 1 Million Geburten auf. Die Krankheit manifestiert sich **klinisch** im 2. oder 3. Lebensjahrzehnt, wobei zunächst Gesicht oder Schultergürtel betroffen werden. Die Serumkreatinkinase ist nur geringgradig erhöht. Der *Verlauf* ist außerordentlich langsam, so daß meist bis ins Alter Arbeitsfähigkeit besteht. Der Beckengürtel wird erst viel später und meist nur leicht betroffen, so daß die Gehfähigkeit erhalten bleibt und die Lebenserwartung nicht oder kaum verkürzt ist.

Tabelle 13.2 Einteilung der progressiven Muskeldystrophien nach Erbmodus, Klinik und Prognose (nach H. Moser 1985 [758])

Typ	Vererbung	Häufigkeit	Manifestationsalter	Klinik	Prognose
I. Fazioskapulohumerale Form	autosomal-dominant	4 auf 1 Mill.	2.–3. Jahrzehnt	Beginn im Gesicht und Schultergürtel	langsam progredient
II. Rumpfgürtelformen a) aszendierend b) deszendierend	autosomal-rezessiv sporadisch	38 auf 1 Mill.	sehr variabel 1. und 2. (–4.) Jahrzehnt	Beginn im Becken- oder Schultergürtel, z. T. faziale Beteiligung	variabel; Arbeitsfähigkeit deutlich eingeschränkt
III. X-chromosomale Beckengürtelformen	geschlechts-gebunden-rezessiv			Beginn im Beckengürtel, Pseudohypertrophie der Wadenmuskulatur	
a) Duchenne-Typ (maligne)		279 Knaben auf 1 Mill. männl. Geburten	a) Geh-Alter		a) rasch progredient, Exitus meist vor dem 20. Lebensjahr
b) Becker-Typ (benigne)		5mal seltener als die maligne	b) 1.–2. Jahrzehnt		b) langsam progredient, gutartig
IV. Kongenitale Formen a) Typ de Lange (maligne) b) Typ Batten-Turner (benigne)	autosomal-rezessiv		pränatal	Atrophien und Kontrakturen z. T. schon bei Geburt vorhanden	a) rasche Verschlechterung, Exitus oft schon im Säuglingsalter b) gutartig, stationär oder langsam progredient
V. Distale Formen	autosomal-dominant		variabel, 1.–4. Jahrzehnt	Befall zuerst der distalen Extremitätenmuskeln	
VI. Okuläre Formen	autosomal-dominant		variabel	Befall der äußeren Augenmuskulatur, z. T. auch der Gesichtsmuskulatur und des Schultergürtels	meist gutartig, langsam progredient
VII. Okulopharyngeale Form	autosomal-dominant		3.–4. Jahrzehnt	progressive Ptose, Ophthalmoplegie und Dysphagie	

Rumpfgürtelform (Typ II)

Sie wird autosomal-rezessiv *vererbt*. Die Häufigkeit beträgt 38 Fälle auf 1 Million. Es kommen aber auch echte sporadische Fälle vor (27 Fälle auf 1 Million). Der *Krankheitsbeginn* ist sehr variabel vom 1. bis zum 4. Jahrzehnt. Meist liegt er aber im 1. und 2. Jahrzehnt. Bei den *Fällen mit fazialer Beteiligung* ist im Gegensatz zur dominanten fazioskapulohumeralen Form der Beginn nicht selten früher und im Beckengürtelbereich. Bei den *Fällen ohne faziale Beteiligung* können etwa gleich häufig zuerst der Beckengürtel oder zuerst der Schultergürtel betroffen sein und dementsprechend der Verlauf ein aszendierender oder deszendierender sein. *Progredienz* und Verteilung der Ausfälle sind sehr unterschiedlich. Der M. deltoideus ist – im Gegensatz zu den Polymyositiden und den spinalen Muskelatrophien – oft ausgespart. Es kommen Kontrakturen und selten auch eine Wadenhypertrophie vor. Unter Umständen kann ein zu dieser Krankheitsgruppe gehörendes Mädchen klinisch wie eine Patientin mit Duchenne-Form (s. unten) erscheinen. Im Serum ist die Kreatinkinase in der Regel erhöht, aber nicht so stark wie bei den Duchenne-Fällen. Der *Verlauf* ist langsam, und eine schwere Behinderung tritt meist erst nach vielen Jahren auf, führt allerdings zu einer Beeinträchtigung der Gehfähigkeit und der Arbeitsfähigkeit und im Mittel zu einer Verkürzung der Lebenserwartung. Vielleicht stellen gewisse seltene isolierte Dystrophien der Oberschenkelmuskeln Sonderformen dieses Typus dar.

Maligne Form der Duchenne-Dystrophie (Typ IIIa)

Sie wird geschlechtsgebunden-rezessiv *vererbt* und befällt nur Knaben. Sie ist die häufigste Muskeldystrophie-Form, wobei 279 Knaben auf 1 Million männliche Geburten erkranken und z. B. in der Schweiz im Kanton Bern 25 manifeste Kranke auf 1 Million lebender männlicher Individuen vorkommen. Sie ist 4- bis 5mal häufiger als die gutartige Form. **Klinisch** beginnt sie meist im 2.–6. Lebensjahr, aber es kommen wohl auch kongenitale Formen vor. Es sind zunächst die Beckengürtelmuskeln befallen, und meist findet sich eine ausgeprägte Wadenhypertrophie. Charakteristisch sind das hohle Kreuz und ein ausgeprägtes Gowers-Zeichen (s. oben). Die Krankheit schreitet rasch fort unter Befall der übrigen Beckengürtel- und Extremitätenmuskeln und führt innerhalb einiger Jahre zur Invalidität. Eine Herzbeteiligung ist nicht selten (237). Eine Reduktion der intellektuellen Funktionen ist nicht selten und geht im Ausmaß dem Muskelbefall parallel. Sie beruht wahrscheinlich auf einer genetisch verankerten, angeborenen Bildungsstörung des Gehirns (936). Die Kreatinkinasewerte im Serum zeigen zu Beginn exzessive Werte (mehrere 100 bis zu 1000 und mehr Einheiten), um später gegen die Norm abzusinken (781). Der *Tod* erfolgt in der Regel vor dem 20. Altersjahr. *Anlageträger* der Duchenne-Dystrophie – ebenso wie auch der Dystrophia myotonica – können neuerdings durch Untersuchung des DNA-Polymorphismus bestimmt werden.

Konduktorinnen der Duchenne-Dystrophie

Die *weiblichen Konduktorinnen* weisen sehr selten einmal klinische Muskelsymptome auf (759). Sie haben dann Wadenkrämpfe bei Belastung, eine Schwäche der unteren Extremitäten, nicht selten eine Wadenhypertrophie und eine in Ruhe erhöhte Kreatinphosphokinase. Diese sinkt um das 20. Altersjahr allerdings meist zur Norm ab (781). Aber auch klinisch symptomfreie Konduktorinnen können durch eine Kreatinkinasebestimmung nach Arbeitsbelastung, die Muskelbiopsie, das Elektromyogramm (977), durch Ultraschalluntersuchung des Muskels (942), das NMR und den Nachweis einer Kardiomyopathie im Elektrokardiogramm erfaßt werden. Die angeblich *bei Mädchen* beobachteten Formen sind bei genauer Analyse keine Duchenne-Fälle, sondern entweder andere Myopathien (z. B. autosomal-rezessive Rumpfgürtelformen) oder nichtmyopathische Muskelatrophien (853).

Benignere Form der Duchenne-Dystrophie (Becker-Typ) (80)

Diese ist etwa 5mal seltener als die maligne. Der Erkrankungsbeginn liegt selten schon im 1. Lebensjahrzehnt, die Gehfähigkeit bleibt bis ins 3. Jahrzehnt erhalten, und der Tod tritt im 4. oder 5. Lebensjahrzehnt ein. Die Kreatinkinasewerte liegen durchschnittlich etwas höher als bei der Rumpfgürtelform, aber deutlich niedriger als bei der malignen Duchenne-Form.

Therapie der progressiven Muskeldystrophien: Eine kausale Therapie ist nicht bekannt. Im Vordergrund steht die Pflege, heilgymnastische und eventuell orthopädische Behandlung. Medikamentös werden u. a. anabole Hormone, Nucleosid-Nucleotid-Gemische, Vitamin E usw. gegeben. Bei Duchenne-Dystrophie wurde durch Prednison, 2 mg/kg/Tag, bei etwa der Hälfte einer Serie über 2 Jahre angeblich eine zumindest vorübergehende Besserung der Kraft erzielt (275). Der Beweis einer echten therapeutischen Wirkung darf aber noch nicht als erwiesen betrachtet werden (782).

Dystrophia myotonica (Curschmann-Steinert)

(106, 519)

Pathogenese und Epidemiologie: Diese zweithäufigste erbliche Muskelerkrankung wird autosomal-dominant vererbt. Sie ist bei männlichen Heterozygoten zu 100%, bei weiblichen Heterozygoten zu 60% penetrant. Die Häufigkeit der Merkmalsträger beträgt in der Schweiz 50 Fälle auf 1 Million Einwohner. Männer sind etwas häufiger als Frauen manifest befallen.

Klinik des Muskelbefalles: Die Symptome werden meist – im Gegensatz zur Myotonia congenita Thomsen (s. unten) – zwischen dem 20. und 30. Jahr erstmals bemerkt. Sie können allerdings u. U. auch schon viel früher, eventuell auch schon im Kindesalter manifest werden. In Tab. 13.**3** sind die hauptsächlichsten Krankheitszeichen zusammengefaßt. Im Vordergrund stehen die *dystrophischen Muskelsymptome*. Es treten zunächst distal betonte Atrophien an

– Zweithäufigste Muskelerkrankung.
  50 auf 1 Million Einwohner
– Erblichkeit (autosomal-dominant)
– Manifestation meist im 3. Lebensjahrzehnt
– Distal beginnende Muskelatrophien und -schwächen
– Myotone Reaktion der Muskeln (Zunge!)
– Myopathische Gesichtszüge mit Ptose
– Glatze
– Katarakt, Blepharokonjunktivitis
– Hodenatrophie (Mensesstörungen)
– Beeinträchtigung der Arbeitsfähigkeit im 4.–5. Jahrzehnt. Lebenserwartung verkürzt

Vorderarmen und Unterschenkeln sowie an den Händen mit entsprechender Störung der Greiffunktion und des Gehaktes auf. Später werden auch proximale Muskeln betroffen. Recht früh zeigt sich auch eine Atrophie der Gesichtsmuskeln, wobei besonders die Mm. temporalis, orbicularis oculi und oris, der M. sternocleidomastoideus und die Schluckmuskulatur betroffen sind. Die eingefallenen Schläfengruben, die Ptose und die schlaffen Gesichtszüge der „Facies myopathica" haben zur Bezeichnung „Jammergestalt" Anlaß gegeben. Die Muskeln weisen außerdem bei allen Patienten eine *myotone Reaktion* auf, die weniger ausgeprägt als bei der Myotonia congenita ist und bei der Besprechung dieser letzteren beschrieben werden soll (S. 503). Sie stört den Patienten mit dystrophischer Myotonie kaum je nennenswert. Sie kann einmal

durch Propranolol manifestiert werden (116). Im Rahmen einer Allgemeinnarkose kann es zu einer langdauernden Beeinträchtigung der Muskelfunktion bei diesen Patienten kommen (1124).

Befall anderer Organe: Da ein weitgehend generalisierter dystrophischer Prozeß vorliegt, gehören zahlreiche *weitere klinische Erscheinungen* nebst den Muskelsymptomen zum Krankheitsbild. Es finden sich an den *Augen* nebst der Ptose ein seltener Lidschlag, Konvergenzspasmen und gelegentlich ein Pseudo-Graefe-Zeichen (S. 363), vor allem aber eine bei Spaltlampenuntersuchung praktisch konstante Kataraktbildung. Meist sind es bunte vordere oder hintere subkapsuläre Punkte, in späteren Stadien aber ist sie von einer senilen Katarakt nicht zu unterscheiden. Seltener ist eine Keratitis sowie eine Atrophie des Corpus ciliare mit vermindertem intraokulärem Druck. Es findet sich eine *Gehörverminderung* für hohe Frequenzen. *Endokrine Störungen* sind häufig, besonders eine Hodenatrophie. Bei Frauen sind vielfach Mensesstörungen vorhanden. Am *Herzen* sind zwar klinische Symptome selten, Störungen des Elektrokardiogrammes jedoch häufig (PR-Verlängerungen oder QRS-Verbreiterungen). Am *Verdauungstrakt* werden gestörte Kontraktionsverhältnisse am Ösophagus und am Magen sowie ein Sigma elongatum beschrieben, was für eine Beteiligung der glatten Muskulatur am dystrophischen Prozeß sprechen könnte. Es finden sich auch Zeichen einer *Zwischenhirnschädigung* mit dienzephal-somatischen und *psychopathologischen Veränderungen* im Sinne des hirnlokalen, aber auch des hirndiffusen Psychosyndroms und akute psychotische Schübe.

Hilfsuntersuchungen: Der Muskelbefall zeigt sich in der *Muskelbiopsie* (9, 106), wobei neben den allgemeinen dystrophischen Zeichen vor allem eine auffallend starke Zunahme zentraler Kerne, Ringfibrillen und Sarkoplasmamassen das Bild beherrschen. Im *Serum* ist die Kreatinkinase meist mäßig erhöht. Im *Elektromyogramm* finden sich Zeichen einer Myopathie, zugleich mit den charakteristischen myotonen Entladungen ("Sturzkampfbombergeräusch" im Lautsprecher). *Elektrophysiologisch* sind Zeichen eines Befalls peripherer Nerven vorhanden (836). Im *Elektroenzephalogramm* finden sich Anomalien mit verlangsamter hirnelektrischer Aktivität, und das *Computertomogramm des Schädels* zeigt eine allmählich zunehmende Ventrikelerweiterung.

Prognose und Therapie: Meist sind die Patienten im 4. und 5. Lebensjahrzehnt schon deutlich behindert und in ihrer Arbeitsfähigkeit beeinträchtigt. Die Lebenserwartung ist verkürzt. Therapeutisch ist keine kausale Behandlung möglich. Orthopädische Maßnahmen (Schiene zur Besserung des Stepperganges, Korrekturoperationen wegen der Fußdeformitäten) und Physiotherapie werden verordnet. Selten ist eine Behandlung der myotonen Komponente (s. unten) notwendig.

Myotonische Dysembryoplasie
(818)

Die Dystrophia myotonica kann schon bei der Geburt manifest sein. Sie ist dann meistens, aber keineswegs immer von Mutterseite vererbt. Sie kann sowohl Knaben wie Mädchen betreffen. Es bestehen von Geburt an Trinkschwierigkeiten und Schluckstörungen. Das Gesicht erscheint schlaff, paretisch und maskenhaft. Immer ist ein gotischer Gaumen vorhanden. Der Muskeltonus ist vermindert und die motorische Entwicklung verzögert. Die Mm. sternocleidomastoideus und temporalis sind atrophisch. Gelegentlich findet sich schon klinisch und deutlich im Elektromyogramm eine Myotonie. Fehlbildungen sind häufig (Fußdeformitäten, Skoliose, zu kleiner Unterkiefer [Mikrognathie] usw.).

Andere muskeldystrophische Prozesse

Okuläre Myopathien

Die isolierte (826) oder familiäre *Augenmuskeldystrophie* (75, 493) führt zu einer ganz allmählich über Jahre progredienten Einschränkung der Augenbewegungen und einer Ptose. In einem ophthalmologischen Krankengut machte diese Ätiologie fast ⅓ der Fälle mit erworbener Ptose aus (522). Bei Bulbusheberparese mit relativ besser erhaltener Lidheberfunktion kann auch eine Oberlidretraktion vorliegen (993). Die inneren Augenmuskeln werden nicht betroffen. Es sind wohl dies die Fälle, die früher als *progressive nukleäre Ophthalmoplegie von Graefe* bezeichnet wurden.

Mitochondriale Myopathien

Definition: Es handelt sich um Affektionen, welche vorwiegend, aber nicht ausschließlich die Muskeln betreffen und bei welchen morphologisch Anomalien der Mitochondrien (betreffend ihre Größe, die Cristae, Einlagerungen von Kristallinen, von Fett und Myelinkörpern) bestehen. Es liegt ihnen ein biochemischer Defekt zugrunde, dessen Nachweis eine Klassifizierung manchmal erlaubt. **Klinisch** sind die Symptome unspezifisch und sehr variabel. Meistens handelt es sich um eine proximale Muskelschwäche, die progredient ist und besonders häufig auch durch eine Ptose oder eine Störung der Augenmotilität begleitet wird. Häufig sind auch belastungsabhängige Muskelschmerzen, gelegentlich tritt auch eine Myoglobinurie auf.

Als ein Beispiel sei hier das *Kearns-Sayre-Syndrom* aufgeführt (93). Im Vordergrund steht zunächst eine progrediente Störung der Augenmotilität, verbunden mit einer Ptose. In manchen Fällen lassen sich bei genauer Untersuchung auch andere klinische Zeichen eines Muskelbefalls (z. B. der Nackenmuskeln oder Schultermuskeln) nachweisen und bioptisch bestätigen. Auffallend häufig finden sich histologisch Fasern von sehr unregelmäßiger Struktur („ragged red fibers") mit abnormen Mitochondrien und fetthaltigen Vakuolen (826), eventuell sogar familiär (493). Gelegentlich sind auch Schluckstörungen vorhanden („okulopharyngeale Dystrophie"). Auch Hörstörungen, Ataxie und erhöhtes Liquoreiweiß (396) als Ausdruck einer begleitenden Radikulopathie wurden beobachtet. Ein wichtiges diagnostisches Kriterium sind auch Pigmentstörungen in der Retina und Erregungsleitungsstörungen im Elektrokardiogramm (75, 826). Dieses vor dem 20. Altersjahr beginnende, sporadisch auftretende Syndrom führt im 2. radisch auftretende Syndrom führt im 2. bis 3. Jahrzehnt durch Herzblock zum Tode, sofern nicht ein Schrittmacher eingebaut wird. Zur Differentialdiagnose der Augenmotilitätsstörungen s. S. 359.

Distale Myopathien

Myopathia distalis tarda hereditaria Welander

Diese seltene Affektion beginnt beim Erwachsenen, aber in sehr unterschiedlichem Lebensalter. Es handelt sich um ein dominant erbliches, nicht geschlechtsgebundenes Leiden, das mit Paresen und Atrophien der Vorderarme und der Unterschenkel sowie der kleinen Fuß- und Handmuskeln einsetzt. Die Progredienz ist sehr langsam, und es geht fast 20 Jahre, bis die Arbeitsfähigkeit nennenswert beeinträchtigt ist. Elektromyogramm und Muskelbiopsie bestätigen die myopathische Natur des Leidens.

Hereditäre distale Myopathien mit Beginn in der Kindheit

Sie sind klinisch ähnlich. Eine Differenzierung gegenüber der neuralen Muskelatrophie Charcot-Marie-Tooth (S. 317), die auch rein motorische Ausfälle und ein myopathisches Bild in der Muskelbiopsie aufweisen kann (768), ist notwendig, ebenso gegenüber der ebenfalls distal beginnenden Dystrophia myotonica.

Kongenitale Muskeldystrophie

Bei dieser autosomal-rezessiv erblichen Erkrankung sind schon bei der Geburt die Zeichen einer Muskelschwäche vorhanden. Klinisch und bioptisch unterscheidet sich die ziemlich rasch progrediente Krankheit nicht von einer progressiven Muskeldystrophie.

Syndrome mit gestörter Dekontraktion der Muskelfasern

Myotonia congenita (Thomsen)

Erbgang und Pathophysiologie: Es handelt sich um eine autosomal-dominante Erkrankung mit einem hohen Grad an Penetranz, die genetisch nichts mit der Dystrophia myotonica Steinert zu tun hat. (Rezessive) Einzelfälle sind allerdings auch beschrieben. Die Myotonie beruht wahrscheinlich auf einer abnormen Eigenschaft der Muskelfasermembran selber, da sie auch nach Blokkierung und Degeneration des peripheren Nerven sowie nach Kurarisierung weiterbestehen kann. BECKER hat eine rezessiv erbliche, generalisierte Myotonie beschrieben.

Klinik: Die Erkrankung wird schon sehr früh manifest, gelegentlich schon „in der Wiege". Das Charakteristische ist die *myotone Reaktion,* an der alle quergestreiften Muskeln teilhaben. Die Muskeln zeigen nach aktiver Kontraktion, aber auch nach elektrischer oder durch Beklopfen ausgelöster Kontraktion eine verzögerte Erschlaffung. Ein fest umfaßter Gegenstand kann nicht plötzlich losgelassen werden, die Faust nicht rasch geöffnet werden, beim Beklopfen der Zunge mit der Kante eines Spatels bleibt lange eine Delle bestehen, und bei der elektrischen Reizung tritt schon bei niedrigen Strömen statt einer einzelnen Kathodenschließungszuckung ein Tetanus auf. Die Patienten können anfänglich nicht plötzliche Bewegungen ausführen, während nach mehrmaliger Wiederholung dies glatt gelingt. Es treten Augenmotilitätsstörungen durch myotone Spasmen der Augenmuskeln und ein Pseudo-Graefe-Zeichen (S. 363) auf. Die Kälte kann die myotonen Erscheinungen in sehr ausgesprochenem Maße verstärken. Es besteht jedoch keine eigentliche Parese und insbesondere keine Muskelatrophie. Die Muskulatur ist in vielen Fällen sogar besonders kräftig ausgebildet, so daß die Patienten einen geradezu athletischen Habitus haben. Die Intensität der Symptome nimmt im Laufe der Jahre eher ab, und die Patienten sind in der Regel in den meisten Berufen voll arbeitsfähig. Die Lebenserwartung ist nicht verkürzt.

Hilfsuntersuchungen: Das *Elektromyogramm* ist hochgradig charakteristisch. Über die Willkürkontraktion hinaus entladen sich noch während mehrerer Sekunden hochfrequente kleine Potentiale, die im Lautsprecher ein „Sturzkampfbombergeräusch" verursachen. Die *Muskelbiopsie* zeigt bei konventionellen Färbungen nichts diagnostisch Verwertbares, hingegen histochemisch ein Fehlen der Typ-IIb-Fasern (227).

Therapie: Wenn eine solche einmal notwendig ist, dann wirken durch Beeinflussung der schnellen Natriumkanäle in den Muskelfasern gewisse neuere Derivate der Lokalanästhetika (z. B. die Antiarrhythmika Tocainid-HCl, Xylotocan oder Mexiletin-HCl, Mexitil).

Differentialdiagnose: Hier sind einerseits Erkrankungen mit myotonen Störungen des Kontraktionsmechanismus, andererseits Affektionen mit Muskelhypertrophie zu berücksichtigen. Die *Dystrophia myotonica* zeigt eine spätere Manifestation der Symptome, dystrophische Zeichen an der Muskulatur, Katarakt und andere Besonderheiten. Man denke an die *Paramyotonie* (s. unten) und an die Adynamia episodica hereditaria (S. 320) mit ihrer Kaliumstoffwechselstörung. Das *Myxödem* kann zu Muskelhypertrophie und verlangsamter Dekontraktion nach Reflexauslösung führen, ebenso zu Muskelkrämpfen. Es spricht aber auf Thyroidea-Extrakte an. Im Kindesalter findet sich der *myxödematöse Athletismus (Kocher-Debré-Semelaigne-Syndrom),* charakterisiert sowohl durch die Zeichen der Hypothyreose als auch durch eine Hypertrophie der Extremitätenmuskeln, die kräftig oder auch schwach sein können. Beim autosomal-rezessiv erblichen *Schwartz-Jampel-Syndrom* ist eine Myotonie mit allgemeiner Muskelsteifigkeit, einem kleinen Mund, vollen Wangen und tiefliegenden Augen, einer hohen Stimme und einer perthesartigen Dysplasie der Femurköpfe kombiniert (865). Die Wadenhypertrophie bei der *Duchenne-Form der Dystrophia musculorum progressiva* ist wegen der begleitenden Schwäche anderer Muskeln leicht abzugrenzen, ebenso die gelegentlich auch mit Wadenhypertrophie einhergehende spinale Muskelatrophie Kugelberg-Welander. Die *Hypertrophia musculorum vera* kommt halbseitig und isoliert vor, tritt schon in der Kindheit oder Jugend auf und ist allmählich progredient. Manche Patienten zeigen auch myotone Phänomene, Schmerzen und vermehrte Schweißabsonderung (Hyperhidrose). Cornelia de Lange beschrieb eine *kongenitale Muskelhypertrophie* mit extrapyramidalem Rigor sowie gestörter Motorik bei Entwicklungsstörungen des Gebisses und Debilität. Das *Stiff-man-Syndrom* und die *Neuromyotonie* (s. unten) sind durch dauernde elektrische Muskelaktivität gekennzeichnet.

Paramyotonia congenita (Eulenburg)

Erbgang: Es handelt sich um eine autosomal-dominante Affektion mit fast vollständiger Penetranz.

Klinik: Die Patienten zeigen von Geburt an eine aktive und besonders durch Kälte provozierte Myotonie, dazu aber anfallsartige schlaffe Paresen, vor allem der proximalen Muskeln. Diese treten auch unabhängig von der Kälte auf und dauern Minuten bis Stunden. Manchmal besteht eine sogenannte Myotonia paradoxa (zunehmende Steifheit bei repetitiver Betätigung eines Muskels). Es finden sich weder Muskelatrophien noch Hypertrophien, keine Katarakt oder endokrine Störungen. Die Krankheitserscheinungen gehen im Laufe der Jahre eher zurück.

Therapie: Diese deckt sich mit derjenigen bei der Myotonia congenita (s. oben).

Differentialdiagnose: Da die myotonen Symptome sehr diskret sein können, u. U. nur an der Zunge nachweisbar sind oder gar nur in Kälte auftreten, da andererseits die paretischen Episoden auch ohne myotonische Erscheinungen auftreten können, wird die Abgrenzung von der Adynamia episodica hereditaria (S. 320) gelegentlich problematisch.

Neuromyotonie (Syndrom dauernder Muskelfaseraktivität)

Definition: Es handelt sich um eine erworbene Anomalie der Muskelfaserfunktion, die durch eine Steifigkeit der Muskulatur, spontanes feines Muskelwogen (Myokymien) und im EMG durch eine dauernde Aktivität gekennzeichnet ist. Verschiedene Bezeichnungen, wie Pseudomyotonie und Pseudotetanie, wurden in der Literatur verwendet.

Pathogenetisch handelt es sich um eine erworbene Affektion, wohl auf der Basis einer diskreten, nur elektrophysiologisch nachweisbaren Polyneuropathie (1119). Auch eine dominant erbliche Form wurde beschrieben (45).

Klinik (215, 497, 668, 1119): Es handelt sich um eine plötzlich auftretende und schubweise verlaufende Anomalie der Muskelfunktion. Es besteht eine dauernde Verkrampfung aller Skelettmuskeln, die verhärtet erscheinen, so daß jede Bewegung nur zähflüssig und gegen einen Widerstand der Antagonisten durchgeführt werden kann. In Spätstadien kann es zu Kontrakturen kommen. Muskelatrophien, die myotone Reaktion beim Beklopfen oder Dauerparesen fehlen. Man kann ein ständiges feines Muskelwogen beobachten. Charakteristisch ist im Elektromyogramm auch bei bestmöglicher Entspannung eine dauernde Aktivität von Potentialen unterschiedlicher Dauer, die nach Leitungsanästhesie des Nerven weiterbestehen, jedoch unter Kurarisierung – im Gegensatz zum Verhalten bei der Myotonie – verschwinden.

Prognose: Die ersten beschriebenen Fälle zeigten bei einer Kontrolle nach 14 Jahren (497) eine vollständige spontane Rückbildung aller Symptome.

Therapeutisch sind Antiepileptika, insbesondere Diphenylhydantoin, aber auch Carbamazepin prompt wirksam.

Differentialdiagnose: Eine Abgrenzung gegenüber Tetanus, den myotonen Syndromen und gegenüber dem Stiff-man-Syndrom (s. unten) ist notwendig (1119). Eine dauernde Muskelfaseraktivität wurde im Anschluß an eine Goldtherapie beschrieben (393). Beim Syndrom der Faszikulationen mit Muskelschmerzen (S. 490), dem wohl auch eine Polyneuropathie zugrunde liegen dürfte, stehen Schmerzen im Vordergrund, und es fehlt im EMG die dauernde Muskelfaseraktivität.

Stiff-man-Syndrom

Pathogenese: Abgesehen von einer ausnahmsweise familiären Form, handelt es sich um isolierte Fälle. Die pathogenetische Rolle eines gestörten Hemmechanismus der Renshaw-Zellen im Rückenmark wurde diskutiert. Pharmakologische Studien zeigen eine der Intensität der klinischen Symptome parallele Ausscheidung des Noradrenalinmetaboliten 3-Methoxy-4-hydroxyphenyl-Glykol im Urin (995). Dies spricht für die Rolle eines zentralen adrenergen Systems mit erregendem Effekt auf Motoneuronen, welcher durch L-Dopa gesteigert, therapeutisch aber durch Diazepam günstig beeinflußt wird. Phänomenologisch ähnliche Fälle scheinen Ausdruck einer Enzephalitis mit Lymphozytose im Liquor und entzündlichen Infiltraten im Rückenmark und Hirnstamm zu sein (1162).

Symptomatische exogene Myotonien s.
S. 504.

Klinik (1119): Die Symptome treten
meist im mittleren Lebensalter, häufiger
bei Männern als bei Frauen auf. Es stellt
sich eine progrediente und dauernde Steifigkeit der Muskulatur ein, beginnend am
Rücken und Nacken und später auf die
proximalen Extremitätenmuskeln über-
gehend. Die Patienten können sich kaum
bücken. Es treten außerdem auf äußere
Reize hin intensive und schmerzhafte
Muskelspasmen auf. Es finden sich weder
eigentliche Paresen noch Muskelatrophien. Die Sensibilität ist intakt, die Reflexe lebhaft, Pyramidenzeichen fehlen
oder sind zweifelhaft. Seltene Fälle zeigen durch exogene Reize auslösbare
myoklonische Zuckungen und wurden als
„jerking stiff man syndrome" (24) bezeichnet.

Hilfsuntersuchungen: Vereinzelte Fälle
haben reduzierende Substanzen im Urin.

Die Muskelbiopsien sind normal oder
uncharakteristisch verändert. Die meisten, aber nicht alle Patienten zeigen im
Elektromyogramm eine dauernde Entladung von normal konfigurierten Aktionspotentialen einzelner motorischer Einheiten. Wie beim Tetanus wird diese Tätigkeit nicht durch aktive Innervation der
Antagonisten gehemmt. Die Muskelsteifigkeit kann durch eine Leitungsanästhesie des peripheren Nerven, aber auch
durch eine spinale Anästhesie blockiert
werden.

Prognose: Diese ist zur Zeit nicht sicher
definiert.

Therapie: Diazepam wirkt günstig,
ebenso Baclofen (744).

Differentialdiagnose: Abgrenzung gegenüber der oben beschriebenen Neuromyotonie (1119) und gegenüber dem Tetanus.

Myasthenia gravis pseudoparalytica (Erb-Goldflam)
(299, 302, 459, 776, 826d)

Leitsymptome: Die Myasthenia gravis weist folgende Charakteristika
auf:

– zunehmende Ermüdung einzelner
 Muskeln bei zunehmender Belastung derselben. Somit vermehrte klinische Erscheinungen bei
 anstrengender Tätigkeit gegen
 Abend;
– Erholung innerhalb von Minuten
 oder Bruchteilen einer Stunde bei
 Ruhe;
– Befall von Muskeln, die nicht vom
 gleichen peripheren Nerven innerviert werden;
– besonders häufiger Beginn mit
 Augenmuskel-, Gaumensegel-
 und Schlundmuskelparesen;

– wechselnde Intensität der Symptome und gelegentlich schubartiger Verlauf;
– Fehlen von Sensibilitätsstörungen, Schmerzen, Faszikulationen
 oder Atrophien;
– sofortige Besserung oder gar Aufhebung der Paresen durch die Injektion eines Cholinesterasehemmers (S. 509), z. B. Edrophoniumchlorid;
– myasthenische Reaktion mit fort-
 schreitender Amplitudenabnah-
 me der Potentiale bei repetitiver
 Reizung, im besonderen elektromyographisch nachzuweisen (s.
 Abb. 13.**1**).

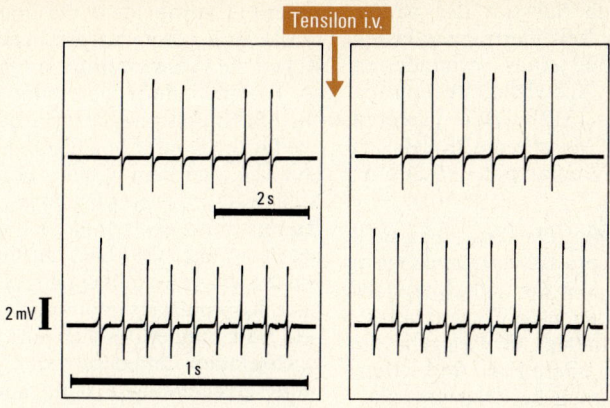

Abb. 13.1   Die Wirkung repetitiver Reizung des N. ulnaris auf die Kontraktion des M. abductor digiti minimi bei Myasthenia gravis. Links deutlicher Amplitudenabfall. Nach Tensilongabe Normalisierung

Pathophysiologie (104, 776, 1212): Auf dem Boden von Autoimmunvorgängen spielen sich molekulare Strukturänderungen des neuromuskulären Überganges, im besonderen der subsynaptischen Membran, ab, die aber auch wieder reversibel sein können. Zellgruppen in den Keimzentren des Thymus produzieren IgG-Globuline, zu denen auch die muskulären Antikörper gehören, wie sie bei ca. 40% der Myastheniker nachgewiesen werden können. Wahrscheinlich produziert der Thymus aber auch immunokompetente kleine Lymphozyten, Träger der zellständigen Immunreaktion. Wahrscheinlich führen Mutationen in den proliferierenden Thymuszellen zur Bildung solcher „forbidden clones", welche unter Mißachtung der Immuntoleranz gegen körpereigenes Gewebe zur Bildung von Autoimmunkörpern führen. Diese mu-

tierten Klone können im Thymus wie ein körperfremdes Gewebe eine Immunabwehr durch das Thymusgewebe selber hervorrufen. Aufgrund der Antigengemeinschaft zwischen Thymus, Schilddrüsen- und Muskelgewebe kann sich die in Gang gesetzte Autoimmunreaktion auch gegen diese zwei letztgenannten Gewebe richten. Die an die Gammaglobulinfraktion des Serums gebundene, den Immunprozeß vermittelnde Substanz kann transplazentar auf den Feten übergehen und die reversible, neonatale Myasthenie verursachen. Diese Substanz kann im Tierversuch nachgewiesen werden (88). In Übertragungsversuchen konnte die aktive Serumfraktion, die bei Mäusen zu klinischer und elektrophysiologischer Myasthenie sowie zu einer Verminderung der Acetylcholinrezeptoren führte, als IgG identifiziert werden (1106). Die Änderungen am anatomischen Substrat der neuromuskulären Reizübertragung lassen sich im Sinne einer verminderten Zahl von Acetylcholinrezeptoren nachweisen (312). Bei jüngeren Frauen mit Myasthenie findet sich gehäuft der Haplotyp der HLA B-8, Dw3-Drw3.

Epidemiologie: Die Prävalenz wird mit 3 Fällen pro 100 000 Einwohnern angegeben. Vor dem 40. Altersjahr erkranken weit mehr Frauen, bei der Altersmyasthenie überwiegen die Männer. Familiäre Fälle sind selten, jedoch kommen bei Blutsverwandten von Myasthenikern gehäuft andere Autoimmunkrankheiten vor.

Klinik: Die Erkrankung kann sich zwar *in jedem Alter* manifestieren, jedoch treten die ersten Krankheitserscheinungen gehäuft zwischen dem 20. und dem 40. Altersjahr auf. Bei Kindern myasthenischer Mütter besteht in 10–15% der Fälle eine angeborene, aber rasch abklingende Myasthenie der Muskeln (840), während eine echte angeborene Myasthenie eine große Seltenheit ist. *Subjektiv* bemerken die Patienten zunächst eine abnorme Ermüdbarkeit einzelner Muskeln, wobei kontinuierliche Betätigung mehr oder weniger rasch zu Paresen führt, die sich bei Muskelruhe innerhalb von Minuten oder Bruchteilen einer Stunde zurückbilden. Die Symptome treten entweder erst im Laufe des Tages auf oder nehmen gegen Abend zu. Bevorzugt werden besonders die Muskeln mit tonischer Funktion, speziell am Kopf und vor allem jene mit kleinen motorischen Einheiten (Lidheber, Gaumensegel, Augenmuskeln und besonders hier der Rectus

superior) sowie auch die Nackenmuskulatur. Dementsprechend bestehen die **Frühsymptome** oft in Ptose, Doppelbildern, näselnder Sprache, Schluckstörungen und Schwäche für die Kopfbewegungen. Es finden sich auch rein okuläre Formen. Meist erst später werden Paresen der Rumpf- und Extremitätenmuskeln manifest, die allerdings ausnahmsweise auch von Anfang an und auch ohne Kopfmuskelsymptome vorhanden sein können. Neben der rasch wechselnden Intensität der Lähmungserscheinungen ist diagnostisch auch die Tatsache wichtig, daß die betroffenen Muskeln von verschiedenen peripheren Nerven versorgt werden. Die Anfälle sind gelegentlich mehr oder weniger symmetrisch, können aber auch ganz willkürlich einzelne Muskeln oder Muskelgruppen betreffen. Bei der **klinischen Untersuchung** wird man in den meisten Fällen lediglich die geschilderte Funktionsstörung einzelner Muskelgruppen feststellen können, nämlich eine rasche und deutliche Kraftabnahme bei mehrmaliger Wiederholung einer Muskeltätigkeit. Bei okulären Formen fallen manchmal sakkadierte Augenbewegungen auf, die einen Nystagmus vortäuschen können, sowie eine Ermüdung bei prolongiertem Blick auf die Seite oder nach oben. Eine Ptose kann durch wiederholtes forciertes Schließen und Öffnen der Augen oder durch wiederholtes oder längerdauerndes Blicken nach oben (386) verstärkt werden (Simpson-Test). Etwa 10% der Patienten weisen im Verlauf der Erkrankung Muskelatrophien auf. Es wird das Vorkommen von Autoimmunkrankheiten bei Thymusanomalien zum Teil zugleich mit Myasthenie beschrieben, namentlich Thyreoiditis und Lupus erythematodes.

Hilfsuntersuchungen

Elektrophysiologische Untersuchungen

Im *Elektromyogramm* läßt sich die Abnahme der Potentialamplitude im Muskel bei repetitiver supramaximaler Reizung des zuführenden Nerven nachweisen, wobei deren Abfall durch die Injektion eines Cholinesterasehemmers verhindert werden kann (Abb. 13.**1**). Dies kann mit niedriger Reizfrequenz von 3/s nachgewiesen werden. Dieses Phänomen ist allerdings in klinisch nicht befallenen Muskeln oft nicht nachweisbar. Verfeinerte elektrodiagnostische Methoden bestehen z. B. im Nachweis einer initialen *posttetanischen Fazilitation* (473) oder in der Suche nach einem bei Myasthenikern fehlenden positiven *Staircase-Phänomen* (473, 662) oder in einem pathologischen *Jitter-Phänomen* (1049). Dies besteht in einer Asynchronie bei der Überleitung der Erregung vom Axon auf zwei der gleichen motorischen Einheit angehörende Muskelfasern. Bei quantitativer Auswertung eines provozierten optokinetischen Nystagmus zeigt sich beim Myastheniker nach Tensilon eine deutliche Zunahme desselben, nicht aber beim Gesunden oder bei Augenmuskelparesen anderer Ätiologie (1041).

Testinjektion eines Cholinesterasehemmers

Dieser Test kann am Krankenbett einfach durchgeführt werden. Man injiziert z. B. 10 mg, d. h. 1 ml Edrophoniumchlorid (Tensilon) intravenös innerhalb von 15 Sekunden. Der Effekt tritt nach etwa 30 Sekunden ein, dauert aber nur ca. 3 Minuten. Eine vorher deutliche Ptose z. B. verschwindet fast schlagartig während 1–2 Minuten. Bei der Augenmuskelmyasthenie mit Motilitätsstörung der Bulbi ist der Effekt des Tensilontestes allerdings oft gering. Man habe stets Atropinsulfat als Antidot bereit (1 mg intravenös, eventuell wiederholt). Wird der Test bei einem schon mit einem Cholinesterasehemmer behandelten Patienten angewendet, um den eventuellen Mehrbedarf an Medikamenten zu prüfen, so injiziert man üblicherweise 2 mg, d. h. 0,2 ml 1 Stunde nach der oralen Medikation intravenös. Es zeigt sich dann je nach Effekt, ob eine Erhöhung der Dosis notwendig ist oder ob allenfalls die Schwäche schon eine cholinergische Wirkung darstellt (s. unten). Die Myastheniker weisen übrigens eine ganz enorme Curare-Empfindlichkeit auf (Gefährdung durch Anästhesie mit Gabe von Muskelrelaxantien).

Immunologische Teste

Die wichtigste Stellung nimmt der Nachweis von *Antikörpern gegen Acetylcholinrezeptoren* im Serum ein (352, 646, 752). Diese sind für Myasthenie spezifisch und lassen sich bei etwas über 80% der Myastheniker nachweisen. Bei Patienten mit nur okulärer Form sind die Titer eher niedriger und fehlen gar in 50%. Aber auch unter den generalisierten Formen sind immerhin 17% seronegativ (1033a). Bei Patienten mit Thymomen sind sie höher (646). Ein hoher Titer wird bei besonders schweren Erkrankungen beobachtet und korreliert mit dem Vorhandensein von HLA-B8-Antigenen (553). Die Corticosteroid-Behandlung senkt den Titer, ebenso die Thymektomie. Klinische Besserung und Titerverlauf korrelieren zwar in vielen Fällen, sind aber keineswegs streng parallel.

Man kann im Serum von Myasthenikern vielfach mit serologischen Testen und mit Immunofluoreszenzmethoden das Vorkommen von *muskulären Antikörpern* nachweisen. Immunozytochemisch und durch Immunelektronenmikroskopie kann das Vorhandensein von *Immunkomplexen* (IgG und C3) *an der motorischen Endplatte von Myasthenikern* nachgewiesen werden, quantitativ in geringerem Maße beim schwerbetroffenen Patienten, wohl wegen der kleineren Zahl von Acetylcholinrezeptoren, über welche diese Individuen noch verfügen (302). Auch *blockierende Antikörper,* welche die Bindung von Alpha-Bungarotoxin an die Rezeptoren der Endplatten verhindern, finden sich bei etwa der Hälfte der Myastheniker (104). Ihr Titer korreliert weniger gut mit dem klinischen Zustand des Patienten.

Spontanverlauf: Dieser ist sehr unterschiedlich. Etwa ¼ der Patienten zeigt Remissionen, die im Durchschnitt 4½ Jahre andauern, aber auch bis zu 15 Jahren anhalten können. Die Mortalität ist in den ersten 2 Jahren am höchsten, nimmt dann sehr eindrücklich ab und beträgt insgesamt etwa 15–20%.

Therapie:

- Cholinesterasehemmer,
- Corticosteroide,
- Immunosuppressiva,
- Plasmapherese,
- Thymektomie,
- unterstützende Maßnahmen.

Cholinesterasehemmer: Diese älteste unter den Myasthenietherapien wird in individuell angepaßter Dosierung über den Tag verteilt. In erster Linie werden Pyridostigmin (Mestinon) und seltener Prostigmin verschrieben. Spironolacton kann als Adjuvans dienen. Der Myastheniker verträgt sehr hohe Dosen dieser Medikamente mit Ausnahme alter Patienten. Man kann z. B. bis zu 600 mg Pyridostigmin täglich verabreichen.

Bei Überdosierung kann es zu einer *cholinergischen Krise* kommen. Diese muß wegen der therapeutischen Konsequenzen (Verminderung bzw. vorübergehendes Absetzen der Medikamente, Atropin-Gaben) von einer *myasthenischen Krise* unterschieden werden. Bei der cholinergischen Krise führt eine Anhäufung des Acetylcholin im Organismus zu oft sehr eindrücklichen und dramatischen Erscheinungen. Der Nicotineffekt des überschüssigen Acetylcholins äußert sich vor allem in einem Depolarisationsblock der motorischen Endplatte mit Muskelschwäche. Dazu kommen unwillkürliche Muskelzuckungen, Faszikulationen und schmerzhafte Muskelkrämpfe. Als

Ausdruck des Muscarineffektes stellen sich Schwitzen, Nausea, Druckgefühl im Epigastrium, Bauchkrämpfe, verstärkte Darmmotilität und Dyspnoe ein. Psychisch fallen eine allgemeine Unruhe, Angst und Reizbarkeit auf. Letzteres kann allerdings verständlicherweise auch bei der myasthenischen Krise vorhanden sein. Wenn einmal eine klinische Unterscheidung nicht möglich ist, kann u. U. eine i. v. Injektion von 1–2 mg Tensilon helfen. Nur bei eindeutiger Behebung der Muskelschwäche darf aber auf eine myasthenische Krise geschlossen werden. Bei zweifelhaftem Effekt muß sofort mit der Therapie der cholinergischen Krise (Atropin i. v., 1 mg, eventuell wiederholt, oder Oxime) begonnen werden.

Corticosteroide: Prednison kann entweder von Anfang an hochdosiert, 100 mg jeden 2. Tag, oder aber langsam einschleichend, beginnend mit 20 mg täglich, verabreicht werden. Andere Autoren beginnen mit 60 mg Methylprednisolon i. m. täglich während 10 Tagen (160). Bei gutem Ansprechen wird über viele Wochen eine Erhaltungsdosis von 50–70 mg jeden 2. Tag verabreicht. Die Kuren können wiederholt werden. Sie scheinen nach Thymektomie wirksamer zu sein. Wegen der nicht seltenen anfänglichen Verschlechterung sollte die Behandlung unter optimaler permanenter Überwachung und Beatmungsmöglichkeit durchgeführt werden. Auch die bekanntlich schlecht auf Cholinesterasehemmer ansprechenden okulären Myasthenien reagieren gut auf die Corticosteroidtherapie (328).

Der Effekt tritt gelegentlich erst mit einer Latenz von bis zu 3 Wochen auf. Die früher angewendete ACTH-Therapie wird kaum mehr eingesetzt.

Immunosuppressiva: Primär bei alten Patienten, dann aber auch als Zusatztherapie bei ungenügender Wirksamkeit der Corticosteroide oder zum Einsparen derselben werden Immunosuppressiva angewendet, z. B. 6-Mercaptopurin, 50–75 mg täglich, oder Azathioprin, 100 mg täglich. Auch hier setzt die Wirkung oft erst nach einigen Wochen ein. Bei Myasthenie sind übrigens Benzodiazepine und einige andere Pharmaka (S. 525) kontraindiziert.

Plasmapherese: Diese ist zur raschen Überwindung besonders schwerwiegender myasthenischer Symptome oder zur Operationsvorbereitung berechtigt. Sie kann auch bei der myasthenischen Reaktion des Neugeborenen myasthenischer Mütter angewendet werden, wo auch Austauschtransfusionen empfohlen wurden (840).

Thymektomie: Diese stellt heute unter gewissen Voraussetzungen die Therapie der Wahl dar. Besonders eindrücklich sind die Erfolge bei Frauen unter 40 Jahren mit einem Krankheitsverlauf von weniger als 2 Jahren. In diesen Fällen wird die Prognose durch die Thymektomie eindrücklich gebessert. Die Exploration ist hier immer indiziert. Die Prognose ist bei nichtneoplastischem Thymus um so besser, je zahlreicher die Keimzentren in der exstirpierten

Drüse sind (970). Da bei Patienten von über 60 Jahren makroskopisch kein Thymusgewebe und mikroskopisch keine Keimzentren gefunden werden, ist theoretisch bei älteren Patienten kein Effekt der Thymektomie zu erwarten. Dennoch zeigen die konkreten Erfahrungen, daß auch die älteren Myastheniker erfolgreich thymektomiert werden (825). Die Erfolge sind besser, wenn vor und nach der Thymektomie mit Prednison behandelt wird. Die Operationsmortalität in einem größeren Krankengut beträgt nur etwa 3%. Sowohl Patienten mit einer röntgenologisch faßbaren Thymushyperplasie oder einem Thymom als auch Patienten, bei denen kein abnormes Thymusgewebe nachgewiesen werden konnte, sollten operiert werden. Die zeitweise angepriesene und schonende Exstirpation durch eine Mediastinoskopie ist wegen der Gefahr, abgesprengte Thymusreste in situ zu belassen, weitgehend wieder zugunsten der Sternotomie verlassen worden. Nach unserem Dafürhalten sollte jeder Myastheniker ohne formelle Kontraindikation mit begleitender Corticosteroidbehandlung thymektomiert werden. Der Effekt tritt oft erst mit Latenz bis zu 2 Jahren ein, ist schließlich aber je nach Statistik bei 70 und mehr % zu beobachten (451).

Differentialdiagnose

Myastheniforme Reaktion bei anderen Muskelaffektionen

Muskelschwäche mit starkem Wechsel des Lähmungsgrades in Abhängigkeit von der Muskeltätigkeit zeigen gewisse Myositiden, z. B. auch beim Sjögren-Syndrom, Fälle von Hypothyreoidismus (S. 522) und einzelne Patienten mit myatrophischer Lateralsklerose (S. 230).

Lambert-Eaton-Syndrom

Dies ist ein in der Hälfte der Fälle **ätiologisch** aufgrund eines Bronchialkarzinoms auftretendes myastheniformes Syndrom. Bei all diesen paraneoplastischen Fällen hat sich das Bronchuskarzinom spätestens 2 Jahre nach Beginn der myastheniformen Symptome deklariert. Besteht das Syndrom länger als 5 Jahre, ist es praktisch sicher nicht auf ein Lungenkarzinom zurückzuführen (826c). **Klinisch** finden sich zunächst eine Schwäche und rasche Ermüdbarkeit der Muskeln des Beckengürtels und der proximalen Beinmuskeln. Die Sehnenreflexe sind abgeschwächt oder fehlen. Bei Aktivität nimmt die Kraft vorübergehend während einiger Sekunden zu (Fazilitation). Die Hälfte der Patienten zeigt eine leichte Ptose, und viele klagen über einen trockenen Mund. Im Serum sind im Gegensatz zur Myasthenie die Antikörper gegen Acetylcholinrezeptoren nicht vermehrt (807, 826c, 1066). **Elektromyographisch** sind bei repetitiver Reizung die ersten Muskelaktionspotentiale niedrig, werden aber mit zunehmender Reizfrequenz wieder größer. Die Amplitude wird auch größer, wenn vorgängig der repetitiven Reizung der Muskel während einiger Sekunden maximal aktiv kontrahiert wurde. Es erfolgt kein Ansprechen auf Cholinesterasehemmer, jedoch liegt eine abnorme Empfindlichkeit auf Curare vor. Auch hier liegt eine Autoimmungenese vor (613). **Therapeutisch** ist einerseits Prednison wirksam (1066), ebenso aber Immunosuppression und Plasmapherese (807).

Medikamente

Sie können ebenfalls zu ausgesprochenen myastheniformen Reaktionen führen (534, 885). Dies gilt besonders für das z. B. bei primär-chronischer Polyarthritis verschriebene *Penicillamin* (167, 1006). Seine Auswirkungen sind symptomatologisch von einer echten Myasthenie nicht zu unterscheiden. Die Antikörper gegen Acetylcholinrezeptoren sind auch bei dieser symptomatischen Form vermehrt. Besonders oft treten okuläre Formen auf (1006). Die Symptome bilden sich in der Regel nach Absetzen der Medikation zurück, treten aber bei erneuter Penicillamingabe wiederum auf. Selten persistieren die Symptome trotz Absetzen der Medikation (167). Auch bei der Behandlung der Epilepsie mit *Diphenylhydantoin* kann das klinische Bild einer Myasthenie auftreten, ebenso bei Trimethadion-Applikation. Auch *Chloroquin* und Resochin, aber auch D-, L-Carnitin (213) erzeugen myastheniforme Bilder bei Normalen bzw. verschlechtern die Situation bei Myasthenikern. Magnesiumsalze, aber auch Lithiumsalze, Chlorpromazin und Benzodiazepine wirken sich bei Myasthenikern ebenfalls ungünstig aus.

Seltenere Ursachen sind Mangelernährung (S. 525) und gewisse Intoxikationen (S. 525).

Myositiden

Unter diesem Begriff werden einerseits echte, erregerbedingte Entzündungen der Muskulatur, andererseits vor allem auch nicht erregerbedingte Muskelerkrankungen mit den histologischen Charakteristika einer Entzündung subsumiert.

Polymyositis und Dermatomyositis

(9, 66, 124, 158, 454, 485, 832, 1144)

Definition und Pathogenese: Es handelt sich um eine generalisierte, meist symmetrische, mehr oder weniger rasch progrediente Erkrankung der Muskeln, mit dem histologischen Bild einer Gewebsentzündung. Folgende Untergruppen haben eine gewisse Eigenständigkeit:

– ohne faßbare Begleitkrankheit (Polymyositis im engeren Sinne),
– mit Hautbeteiligung (Dermatomyositis),
– bei Malignomen (66),
– bei Kollagenosen,
– im Kindesalter.

Allen liegt wohl ein immunpathologischer Prozeß zugrunde.

Klinik: Der Beginn ist in den meisten Fällen jenseits des 30. Jahres, jedoch erkranken auch Kinder. Frauen sind doppelt so häufig befallen wie Männer. Anfänglich bestehen gelegentlich Gelenkschmerzen, allgemeines Krankheitsgefühl und Fieber. Bald wird aber der Muskelbefall evident. Er ist stammnahe betont und symmetrisch mit entsprechender motorischer Schwäche, anfänglich manchmal von einer lokalen Dolenz der Muskeln begleitet. Eine meist lividfleckige Verfärbung der Haut kann den Muskelbefall begleiten (Dermatomyositis). Die Hautveränderungen können am Gesicht schmetterlingsförmig über dem Nasenrücken und den Wangen verteilt sein, aber auch z. B. an den Händen oder am Nagelfalz lokalisiert sein. Auch lokalisierte Lipodystrophie wurde beschrieben (832). Bei der kindlichen Dermatomyositis findet sich relativ oft eine Verkalkung des subkutanen Gewebes im Sinne einer Kalzinose (158). Die Progredienz des Prozesses kann rasch sein, er kann sich aber auch chronisch-schleichend entwickeln, so daß in diesem letzteren Fall eine Differenzierung von einer dystrophischen Myopathie nötig wird. Bei den symptomatischen Formen, die sowohl dem Bild einer reinen Myositis wie auch einer Dermatomyositis entsprechen können, werden sich die klinischen Zeichen des Grundleidens (Tumorzeichen, Organbefall bei Kollagenosen) nachweisen lassen. Beim seltenen *Shulman-Syndrom* (762b) handelt es sich um eine Fasziitis mit sklerodermaartigen Hautveränderungen, beschleunigter Blutsenkung, Hypereosinophilie und leichtem Fieber. Neben entzündlichen Infiltraten der Faszien findet sich selten auch eine begleitende Myositis. Es spricht prompt auf Steroide an.

Hilfsuntersuchungen: Im *Blut* kann die Blutkörperchensenkungsgeschwindigkeit erhöht sein und die Serumglobuline vermehrt. Die Rheumateste sind oft positiv. Die Kreatinkinase im Serum ist oft erhöht, bei akuten Fällen auf 1000 und mehr Einheiten. Das *Elektromyogramm* zeigt meist Veränderungen, die charakteristisch, wenn auch nicht

pathognomonisch sind: kurze polyphasische Potentiale, Fibrillationspotentiale und pseudomyotonische repetitive Entladungen. Die *Muskelbiopsie* ist entscheidend. Sie zeigt eine Degeneration von Einzelfasern, oft reichlich regenerierende Fasern, oft, aber nicht immer, Entzündungszellen sowie gelegentlich Bindegewebsvermehrung.

Therapie (454): Die Behandlungserfolge sind um so besser, je früher die Therapie mit Corticosteroiden einsetzt und je höher die initiale Dosis ist. Die Therapieerfolge sind gleichwertig, wenn die Behandlung innerhalb der ersten 24 Monate nach Beginn der Schwäche einsetzt. Initial sollte täglich 1 mg Prednison pro kg Körpergewicht während eines Monats verabreicht werden. Bei späterem Behandlungsbeginn kann immerhin die Progredienz oftmals zum Stillstand kommen und eine partielle Besserung erreicht werden. Immunosuppressiva werden beim Versagen der Corticosteroidtherapie angewendet, z. B. Methotrexat oder Cyclophosphamid (233). In akuten Fällen oder beim Nichtansprechen auf die oben genannte Medikation hat auch die Plasmapherese besonders bei kindlichen Fällen (145) ihren Platz.

Prognose: Etwa ¼ der Patienten kommt ad exitum. Rund die Hälfte derer, bei welchen die optimale Therapie (s. oben) eingesetzt werden konnte, wird geheilt oder weitgehend gebessert (454).

Andere Myositiden

Akute gutartige Myositis nach (viralem) Infekt

Diese wurde ursprünglich bei Kindern beschrieben (36). Meist nach einer grippalen Erkrankung mit Erscheinungen von seiten der oberen Luftwege tritt akut, mit Latenz von 1–2 Tagen, ein intensives Schmerzsyndrom vor allem der Oberschenkel- und der Wadenmuskulatur auf. Selten sind auch Rücken- und Armmuskeln betroffen. Eine nennenswerte Parese liegt nicht vor, bei den Kindern jedoch eine schmerzbedingte Bewegungshemmung. Die Kreatinkinase im Serum ist stark erhöht. Auch histologisch lassen sich myopathische Veränderungen nachweisen (134). Das ganze klingt meist innerhalb von 1–2 Wochen ab. Wir sahen ähnliches auch bei Erwachsenen.

Riesenzellpolymyositis

Es handelt sich um ein seltenes Syndrom mit Thymom, Myokarditis und gelegentlich Myasthenia-gravis-Symptomen mit Schilddrüsenanomalien (795).

Klimakterische Myopathie

Diese auch als „menopausal muscular dystrophy" bezeichnete Affektion ist möglicherweise auch zu den Polymyositiden zu rechnen.

Augenmuskelmyositis

Diese ist nur Teil einer nicht erregerbedingten entzündlichen Affektion des Orbitainhaltes (S. 362).

Erregerbedingte Myositiden

Besonders in den Tropen finden sich echte eitrige Myositiden, die auf einzelne Muskeln beschränkt sein können. Auch in unseren Breiten sind Myositiden durch *Toxoplasmen* oder *Trichinen* beschrieben worden (Verkalkungen!).

Myositis bei Sarkoidose

s. S. 363

Muskelsymptome bei Stoffwechselerkrankungen (mit bekannter Stoffwechselanomalie)

Muskelsymptome bei Enzymdefekt

Glykogenosen

Allgemeine Symptome: Mindestens vier Formen der Muskelbeteiligung bei Glykogenstoffwechselstörungen sind bekannt. Die kardiomuskuläre Form bei Kindern und Jugendlichen äußert sich in etwa der Hälfte der Fälle vor allem durch Muskelsymptome. Diese in ihrer körperlichen Entwicklung retardierten, geistig in der Regel aber normalen Kinder weisen eine Herzvergrößerung und eine abnorm große Zunge auf. Die Skelettmuskulatur zeigt eine Schwäche und kann extrem hypoton sein. Die Muskeleigenreflexe können fehlen. Der Glykogengehalt der Skelettmuskulatur, der normalerweise 0,5 g pro 100 ml beträgt, ist auf das 4- bis 8fache vermehrt. Dies kann in der Muskelbiopsie, z. B. in der Best-Carmin-Färbung gezeigt werden, wobei eine Vakuolisierung der Muskelfasern mit Verdrängung der Fibrillen durch Depots von Glykogen sichtbar wird.

Glykogenose Typ II (Pompe-Krankheit)

Diese ist gekennzeichnet durch einen Mangel an Säure-Maltase, die Glykogen zu Glucose hydrolisiert. Sie stellt einen autosomal-rezessiv vererbten Defekt der Glykogenolyse dar. Dies kann u. U. erst im Erwachsenenalter (47, 1057, 1107a) zu einer progredienten Muskelschwäche führen. In einzelnen Fällen ist im Erwachsenenalter klinisch und sogar bioptisch die Unterscheidung von einer spinalen Muskelatrophie nicht ganz einfach (883). Die Biopsie ergibt zahlreiche Vakuolen in beiden Muskelfasertypen. Ultrastrukturell und in Zellkulturen sind auch die membranumgrenzten Vakuolen mit Glykogengranula gefüllt. Eine muskuläre Ateminsuffizienz kann sich entwickeln, deren Behebung, z. B. durch intermittierende positive Druckbeatmung, den Patienten wieder arbeitsfähig machen kann (1107a).

Glykogenose Typ III

(Defekt des Debranching enzyme) und **Typ IV** (Mangel an Branching enzyme)

Sie zeigen vor allem eine Hepatomegalie, aber gelegentlich auch Muskelsymptome.

McArdle-Krankheit

Diese auch als *Glykogenose Typ V* bezeichnete angeborene Erkrankung ist in manchen Fällen (rezessiv) erblich. Sie ist durch einen Mangel an Phosphorylase im Muskel gekennzeichnet. Der Abbau des Muskelglykogens zu Glucose-1-Phosphat ist dadurch unmöglich. Die Patienten klagen meist seit Kindheit über schmerzhafte Muskelkrämpfe bei Anstrengungen, besonders Wadenkrämpfe beim Gehen. Myoglobinurie kommt vor. Einzelne Fälle zeigen mit zunehmendem Alter auch Dauerparesen, möglicherweise als Folge häufiger Muskelnekrosen mit Myoglobinurie. Bei der Untersuchung findet sich im Lähmungsanfall ein stummes Elektromyogramm. Im Venenblut einer Extremität findet man nach Muskeltätigkeit und unter ischämischen Bedingungen keine Zunahme der Milchsäure. Der Phosphorylasemangel kann biochemisch oder histochemisch nachgewiesen wer-

den. In anderen Organen scheint die Phosphorylase vorhanden zu sein, so daß z. B. auf Glucagon- oder Adrenalingaben ein normaler Blutzuckeranstieg durch Mobilisierung des Leberglykogens zustande kommt.

Fettspeichermyopathien (932)

Es sind dies seltene, **klinisch** nicht oder nur langsam progrediente Myopathien, die oft nach Geburt an Symptome machen. Unterschiedliche *biochemische Defekte* können zum histologischen Bild der Fettspeichermyopathie führen, was den unterschiedlichen Verlauf – von stationär bis intermittierend oder progredient (301) – erklärt. **Therapeutisch** sprechen gewisse Formen mit Carnitinmangel auf eine Carnitinzufuhr an (260), andere auf Cortisontherapie (300).

Myoglobinurien

Das Symptom der Myoglobinurie ist Ausdruck eines Unterganges von Muskelgewebe. Zahlreiche Ursachen kommen hierfür in Frage. Die zwei Haupttypen sind:

– *genetisch bedingte Fälle*
  • mit bekanntem und mit
  • nicht bekanntem Enzymdefekt,
– *sporadische Fälle*, z. B.
  • bei exzessiver Muskeltätigkeit,
  • physikalisch bedingter Muskelzerstörung, z. B. „crush injury"),
  • ischämischer Muskelnekrose,
  • medikamentös oder
  • exogen-toxisch (z. B. Haff-Krankheit),
  • stoffwechseltoxisch.

Myoglobinurie bei bekanntem Enzymdefekt

Hierzu gehören die zum Teil schon erwähnten Erkrankungen mit Muskelphosphorylasemangel sowie jene mit Carnitin-Palmityl-Transferase- und mit Lactat-Dehydrogenase-Mangel.

Myoglobinurie bei (noch) nicht bekanntem erblichem Enzymdefekt – Maligne Hyperthermie

(100, 634, 1002)

Es scheint sich um eine dominant-autosomal *vererbte Besonderheit* der Muskeln zu handeln, die allerdings klinisch meist stumm bleibt. In der *Biopsie* finden sich gewisse myopathische Charakteristika bzw. histochemische Abnormitäten, und im *Serum* weisen die Patienten zum Teil stark erhöhte Kreatinkinasewerte auf. Bei *Narkosen,* insbesondere bei stark wirkenden Inhalationsanästhetika (z. B. Halothane) und Muskelrelaxantien, wie Succinylcholin oder Curare, entwickelt sich meist bei Kindern (634) und jüngeren Erwachsenen akut das lebensbedrohliche *Krankheitsbild:* Schwierigkeiten bei der Intubation, Tachykardien, Arrhythmien, eventuell Herzstillstand, Hyperventilation, Rigor der Muskulatur und vor allem eine rasch auf Extremwerte ansteigende Hyperthermie. **Pathogenetisch** liegt dem Krankheitsbild eine erbliche Anomalie der ATPase-Verteilung an membranösen Strukturen zugrunde. Gewisse abnorm struktuierte Ca^{2+} speichernde Membranen scheinen die Ionen vermehrt freizusetzen. Unerklärt hohe Kreatinkinasewerte vor Narkosen sollten als Warnsignal dienen. Im akuten Stadium werden therapeutisch heute Dantrolen, 2,5 mg pro kg, schnell infundiert (1002).

Rhabdomyolysis (paroxysmale Myoglobinurie)

Bei dieser (erblichen) Form ist der *biochemische Defekt* noch nicht geklärt. **Klinisch** tritt immer wieder rasch unter Schmerzen, Fieber und Leukozytose eine Schwäche vorwiegend proximaler Muskeln auf. Meist ist keine Ursache faßbar,

manchmal gehen dem Krankheitsschub körperliche Anstrengungen oder ein Infekt voraus. In ⅔ der Fälle sind die Patienten beim ersten Krankheitsschub jünger als 20jährig, und Männer werden etwa 4mal so häufig wie Frauen befallen. Es liegt ein akuter Untergang der quergestreiften Muskeln vor, wobei deren Komponenten, also vor allem Glykogen, Myoglobin, Kreatin, Muskelenzyme und Kalium, in den Kreislauf gelangen. Das Myoglobin kann im Harn als rotbrauner Farbstoff in den ersten 3–5 Tagen nachgewiesen werden. Die Serumkreatinkinase ist massiv erhöht. Die Rückbildung der Paresen kann schon nach 1–2 Wochen einsetzen und über mehrere Monate andauern. *Histologisch* lassen sich neben Muskelfasernekrosen und entzündlichen Reaktionen schon nach wenigen Tagen reparative Vorgänge und massenhaft Regenerationen nachweisen.

Muskelsymptome bei Kaliumstoffwechsel-störungen

(356, 476, 734)

Allgemeine Charakteristika: Diese Gruppe von meist erblichen Myopathien ist durch das sehr rasche, anfallsartige Auftreten symmetrischer, hochgradiger Muskelparesen bis -paralysen gekennzeichnet, ohne sensible Ausfälle und begleitet von einer Verminderung (familiäre paroxysmale Lähmung) oder einer Vermehrung (Adynamia episodica hereditaria) des Serumkaliums. Es finden sich auch entsprechende EKG-Veränderungen. Die Besonderheiten der dyskaliämischen Lähmungen sind in Tab. 13.4 zusammengefaßt. Im weiteren kommen auch symptomatische, eventuell exogene Störungen des Kaliumstoffwechsels mit ent-

Tabelle 13.4 Dyskaliämische familiäre Lähmungen (aus *Mertens H. G.* 1985 [734])

	Hypokaliämische Lähmung „paroxysmale Lähmung"	Hyperkaliämische Lähmung „Adynamia" episodica hereditaria	Normokaliämische Lähmung und Adynamia periodica paramyotonica
Erbmodus	dominant-autosomal	dominant-autosomal	dominant-autosomal
Geschlechtsbeteiligung	♂ > ♀	♂ > ♀	♂ > ♀
Geschlechtsunterschiede	Männer schwerer betroffen	Männer schwerer betroffen	beide Geschlechter gleich betroffen
Krankheitsbeginn	2. Dekade	1. Dekade	1. Dekade
Lähmungshäufigkeit	alle 1–2 Monate	täglich-wöchentlich	alle 1–3 Monate
Lähmungsdauer	ca. 8–24 Stunden (–4 Tage)	ca 1–4 Stunden	2–20 Tage (–60 Tage)
Tageszeit	Lähmung aus dem Schlaf heraus	tagsüber, meist morgens	Lähmung aus dem Schlaf heraus
Manifestation	generalisierte Lähmung meist ohne Gesichts- und Atemmuskulatur	untere Gliedmaßen	häufig generalisiert
Elektrolyte vor dem Anfall	Na- und K-Retention	K-Ausschwemmung	–
Elektrolyte beim Abklingen des Anfalls	Na-Ausschwemmung	–	–
Serum-K⁺ im Anfall	erniedrigt (bis zu 1,8 mval/l)	erhöht (bis 7,3 mval/l)	normal bzw. ansteigend (bis 2,5 mval/l)
EKG im Anfall	abgeflachte, neg. T-Welle, U-Welle, ST-Senkung	hohe spitze T-Welle, ST-isoelektrisch	–
Muskulatur im Anfall	$H_2O\uparrow$, $Na^+\uparrow$ ($K\downarrow$) Vakuolen	$K\uparrow$ ($H_2O\uparrow$, $Na^+\uparrow$) Vakuolen	– Vakuolen

Aldosteron im Anfall	vermehrt	vermindert	–
Primäre Störung	Na^+-Einstrom in Muskeln	gestörte Rückresorption K^+	ebenso
Sekundäre Störung	Aldosteronausschüttung	–	–
Membranpotential	normal ($\downarrow$)	vermindert	–
Auslösende Momente	Nachtschlaf	Ruhe nach Arbeit	Ruhe nach Arbeit
Provokation	Na^+-Zufuhr$\uparrow$, NNR-Hormone, Muskelarbeit nach Adrenalininjektion, große Kohlenhydratzufuhr, Insulin	K^+-Zufuhr$\uparrow$, NNR-Blockade Alkohol, Fasten, feuchtkalte Witterung	K^+-Zufuhr$\uparrow$ Alkohol, Kälte
Anfallsverhütung	leichte Muskelarbeit, Na^+-Entzug, Spironolacton, Aldosteronblockade, Acetazolamid (6stdl. 250 mg)	leichte Muskelarbeit, hohe Na^+-Zufuhr, Aldosteron, Acetazolamid	leichte Muskelarbeit, hohe Na^+-Zufuhr, Fluorohydrocortison, Acetazolamid
Therapie im Anfall	Kalium 10–20 g KCl, 120 mval K^+ = 3 Tbl. Kalinor Brause	Ca^{++}, Glucose, NaCl, Kohlenhydrate	NaCl

sprechenden Muskelsymptomen und unter Umständen auch mit Myoglobinurie vor.

Periodische Lähmung (familiäre paroxysmale hypokaliämische Lähmung)
(356, 734)

Diese Affektion ist **klinisch** durch Lähmungsanfälle charakterisiert, die mit oder ohne positive Familienanamnese auftreten können. Die Störungen können in der auf eine ausgesprochene Muskelanstrengung folgenden Ruhepause auftreten, nach Abkühlung oder nach einer kohlenhydratreichen Mahlzeit. Die Lähmungen steigen meist rasch von den unteren Extremitäten auf und führen innerhalb von Stunden zu einer schlaffen Tetraparese oder Tetraplegie mit Reflexabschwächung oder Reflexverlust. Sie sind gelegentlich nicht symmetrisch und nicht selten von Parästhesien begleitet. Sensibilitätsstörungen fehlen. Das Zwerchfell sowie die Gesichts- und Kopfmuskulatur sind meist ausgespart, die Sphinkterfunktionen intakt, das Bewußtsein klar erhalten. Im Anfall findet sich ein vergrößerter Umfang der Muskulatur. Von den **Hilfsuntersuchungen** zeigt die Biopsie vor allem gekammerte Vakuolen innerhalb der Muskelfasern, die eine Ausweitung des endoplasmatischen Retikulums darstellen. Elektromyographisch sind Fibrillationspotentiale, Denervationszeichen und auf der Höhe des Anfalles gar keine Muskelaktivität mehr nachweisbar. Das Elektrokardiogramm ist in typischer Weise verändert (ST-Senke, T-Verbreiterung,

QT-Verlängerung). Vor allem aber besteht im Anfall fast immer eine Hypokaliämie. Der **Verlauf** ist meist durch eine spontane Rückbildung in umgekehrter Reihenfolge und mit der gleichen Geschwindigkeit wie das Auftreten der Lähmungen gekennzeichnet. Die Rückbildung ist fast schlagartig bei intravenöser Kaliumzufuhr. Ohne Therapie kann es aber auch zum Exitus kommen. Bei den familiären Lähmungen können Lähmungsattacken immer wieder auftreten, wobei es schließlich zu bleibenden Muskelveränderungen und Dauerlähmungen kommen kann.

Adynamia episodica hereditaria (Gamstorp) (356, 476)

Dieses autosomal-dominant *erbliche* Leiden mit mehr oder weniger voller Penetranz scheint in Schweden besonders häufig zu sein. Es hat **klinisch** manche Ähnlichkeit mit der zuletzt genannten Erkrankung, geht aber im Anfall mit einer *Hyperkaliämie* einher. Die ersten Lähmungsanfälle stellen sich in der frühen Kindheit ein. Die Anfallshäufigkeit ist hoch, bis mehrmals pro Woche, die Dauer der Anfälle kurz, meist weniger als eine Stunde. Im Laufe des Lebens werden die Patienten vielfach anfallsfrei. Anfallsauslösend können Anstrengung, Kälte und Fasten wirken. Die Anfälle steigen auch von den unteren Extremitäten auf, jedoch sind im Gegensatz zur periodischen Lähmung vielfach bulbäre Muskeln und Gesichtsmuskeln auch mitbetroffen. Die Reflexe sind vermindert oder fehlen. Vereinzelt, aber keineswegs immer, finden sich Myotoniezeichen, so daß eine Abgrenzung gegenüber der Paramyotonia (S. 504) notwendig wird. Parästhesien sind häufig. Das Kalium ist im Beginn des Anfalls erhöht, und auch kleine Kaliumgaben können anfallsauslösend wirken. Die **Prognose** ist immer gut. Als **Dauertherapie** werden Carboanhydrasehemmer verabreicht, z. B. Acetazolamid, 250 mg morgens und 125 später am Tag, täglich oder seltener. Gleichartige Ergebnisse werden mit Diclophenamid, 50 mg und 25 mg täglich oder seltener, erzielt.

Periodische Lähmung mit Normokaliämie

Dies ist ein seltenes, autosomal-dominantes Leiden mit wechselnder Penetranz.

Die **Anfälle** sind hier lang und schwer, können bis zu 3 Wochen dauern und treten mehrmals im Jahr auf. **Therapeutisch** wirkt NaCl in großen Mengen.

Symptomatische Hypokaliämien

Diese finden sich **ätiologisch** vor allem bei Nierenstörungen, Kaliumverlust durch den Darm, Kaliumverlust durch Ionenaustauschharze, bei primärem Aldosteronismus (Conn-Syndrom), medikamentös bei Gaben von Desoxycorticosteron oder bei übertriebener Einnahme von Extractum liquiriziae. Die auslösende Rolle einer Hyperthyreose wurde erwähnt. Die **Therapie** besteht in der Behandlung eines allfälligen Grundleidens und in der Anfallsbehandlung durch Kaliumzufuhr.

Muskelsymptome bei anderen Grundleiden (mit ungeklärtem Pathomechanismus)

Muskelsymptome bei Endokrinopathien
Hyperthyreose (762)

Chronische thyreotoxische Myopathie

Bei dieser findet sich eine vorwiegend proximale Muskelschwäche, besonders am Beckengürtel. Das Aufstehen aus der Hocke oder von einem niedrigen Schemel ist erschwert („signe du tabouret"). Mehr oder weniger deutlich findet sich dies wohl bei etwa der Hälfte der Hyperthyreosen. Selten kommen auch distale Atrophien vor. Auch Faszikulationen werden beschrieben (762),

so daß dann die Abgrenzung gegenüber einer myatrophischen Lateralsklerose notwendig ist. Die Reflexe sind lebhaft. Selten werden sogar Pyramidenzeichen beschrieben sowie andere Zeichen eines Befalles des zentralen Nervensystems bis zur „Basedow-Paraplegie" (314). In der Muskelbiopsie finden sich lymphozytäre Infiltrate. Eine vollständige Restitution tritt mit Normalisierung des Stoffwechsels ein.

Akute, letal endende thyreotoxische Myopathie

Diese Form ist sehr selten und soll von bulbären Symptomen begleitet sein.

Andere Auswirkungen der Hyperthyreose

Eine Thyreotoxikose kommt bei *Myasthenikern* signifikant gehäuft vor. Der Hypermetabolismus verschlechtert die myasthenische Störung. Weniger als 10% der Patienten mit *periodischer Lähmung* (s. oben) haben auch eine Thyreotoxikose, bei deren Behebung auch die Lähmungsanfälle ausbleiben. Wahrscheinlich wird eine latente Störung des Kaliumstoffwechsels durch die Hyperthyreose manifest.

Exophthalmische Ophthalmoplegie

Bei der nicht seltenen einseitigen Form gehen die Augenbewegungsstörungen – meist eine Parese des M. rectus superior – etwa parallel dem Exophthalmus. Sie können auch nach Thyreoidektomie auftreten und sind relativ schlecht beeinflußbar.

Hypothyreose

Nebst zentralnervösen Symptomen (S. 159) und einem Karpaltunnelsyndrom (S. 434) werden bei Unterfunktion der Schilddrüse auch Störungen der Muskeln beschrieben. Am häufigsten besteht eine *proximale Muskelschwäche* im Beckengürtel- und Schultergürtelbereich. Die Reflexe, insbesondere der Achillessehnenreflex, zeigen einen abnorm verzögerten Ablauf. Bei direktem Beklopfen eines Muskels kann es zu einer nur langsam zurückgehenden Wulstbildung kommen (Myödem). Es kann zu myastheniformen Symptomen kommen (1084). Histologisch finden sich subsarkolemmale mukoide Substanzen. Auf die Muskelhyperplasien bei kongenitalem Myxödem

wurde schon hingewiesen (S. 159). Diese Symptome bilden sich bei Normalisierung der hormonalen Verhältnisse vollständig zurück.

Muskelsymptome bei Morbus Cushing

Diese sind nicht selten. Meist liegt eine proximale Schwäche der Beinmuskeln und der Beckengürtelmuskulatur vor, gelegentlich mit Atrophien. Die Mm. glutaei sind besonders häufig befallen. Die Elektromyographie weist auf die Myopathie hin, die Muskelbiopsie zeigt Strukturänderungen von Einzelfasern, aber auch Gruppen atrophischer Fasern.

Akromegalie

(562, 869)

Bei dieser Affektion kommt es in einer Mehrzahl der Fälle zu einem Karpaltunnelsyndrom (S. 434), dann aber auch zu einer diskreten proximalen Muskelschwäche mit myopathischem Elektromyogramm, aber normalen Serumenzymen und Muskelbiopsie. Eine rasche Besserung des Karpaltunnelsyndromes, eine langsame Besserung der Myopathie folgt der Hypophysektomie (869).

Morbus Addison

Hier werden selten Muskelkontrakturen beschrieben, die sich rasch einstellen, mit Schmerzen einhergehen, vor allem die Muskeln der unteren Extremitäten und des Abdomens betreffen und sich nur sehr langsam zurückbilden (180).

Hyperparathyreoidismus

Auf die Muskelsymptome ist auf S. 161 schon hingewiesen worden.

Muskelsymptome bei Kollagenosen

Die nachfolgend aufgeführten Myopathien gehören in die Gruppe der Myositiden mit bekannter Ätiologie.

Wegener-Granulomatose

Diese verursacht nebst zentralnervösen und peripheren neurologischen Symptomen (S. 164 u. 330) insbesondere auch eine diffuse Muskelschwäche. Es finden sich myopathische Veränderungen der Muskelbiopsie mit entzündlichen Infiltraten, Fasernekrosen und Vakuolen.

Myopathie beim Lupus erythematodes

Diese muß neben die zentralnervösen Komplikationen dieser Krankheit (S. 163) gestellt werden. Es treten diffuse, recht intensive myalgische Schmerzen auf. Die Muskeln selber sind druckdolent. Eine gewisse Muskelschwäche besteht meistens, eigentliche Paresen nur selten. Diese sind dann meist proximal lokalisiert. In diesen Fällen ist im Elektromyogramm ein Bild wie bei einer Polymyositis vorhanden. Die Biopsie entspricht ebenfalls einer Myositis mit zelligen Infiltraten, besonders perivaskulär, so daß man an eine Periarteriitis nodosa denken könnte. Daneben bestehen Strukturänderungen von Einzelfasern und Vakuolenbildungen. Letzteres wird allerdings auch als typisches Merkmal der *Chloroquinwirkung* auf den Muskel beschrieben, das vielfach zur Therapie des Lupus erythematodes angewendet wird. Auch gleichzeitiges Vorkommen von Lupus erythematodes und Myasthenie wurde beobachtet.

Sjögren-Syndrom

Auch dies ist wahrscheinlich eine Autoimmunkrankheit. Es kann zu einer langsam progredienten Myopathie kommen (25), wobei die proximalen Muskeln befallen sind und auch Atrophien aufweisen. Elektromyographisch und in der Muskelbiopsie findet sich das Bild einer Myositis.

Seltenere Kollagenosen

Bei der *Sklerodermie* finden sich ähnliche Muskelsymptome wie bei Sjögren-Syndrom. Bei einer relativ gutartigen Form der Kollagenose, der „mixed connective tissue disease" oder dem Sharp-Syndrom mit gegen Ribonucleoproteine gerichteten Antikörpern, finden sich nebst Arthralgien und einem Raynaud-Syndrom auch Myositiden (1010). Die *Behçet-Krankheit* (S. 264) kann von einer Myopathie begleitet sein.

Muskelsymptome bei Malignomen

Myositis bei Malignomen (455)

Diese stellt zusammen mit den zentralnervösen Erscheinungen (S. 162) und den Polyneuropathien (S. 336) ein metaneoplastisches Syndrom dar. Es beruht wohl auf einer Stoffwechselwirkung und ist vom lokalen Tumorwachstum unabhängig. Klinisch handelt es sich meist um ältere Patienten mit einer langsam progredienten, proximal lokalisierten Muskelschwäche und -atrophie. Bei diesem klinischen Bild liegt bei Patienten von über 50 Jahren in etwa 70% der Männer und in 25% der Frauen ein Malignom vor. Wohl handelt es sich meistens um ein Bronchuskarzinom, aber es kommen auch andere maligne Tumoren in Frage. Die Muskelsymptome können 2 oder mehr Jahre den anderen klinischen Manifestationen der Geschwulst vorausgehen. Der elektromyographische und der muskelbioptische Befund entsprechen demjenigen einer Polymyositis (S. 513). Selten einmal bilden sich die Muskelsymptome nach Radikaloperationen des Tumors zurück.

Lambert-Eaton-Syndrom

Diese vor allem bei Bronchuskarzinom vorkommende myastheniforme Ermüdbarkeit der Muskeln ist auf S. 512 beschrieben worden.

Myopathie bei Sarkoidose

(520)

Häufigkeit: Etwa 60% aller Boeck-Sarkoidosen zeigen bioptisch oder autoptisch die typischen Granulome in der Muskulatur.

Klinisch können sowohl asymptomatische Granulome in der Muskulatur vorkommen als auch klinische Manifestationen einer Myopathie. Der Muskelbefall äußert sich als meist bilaterale und symmetrische, in der Regel proximal betonte Muskelschwäche und -atrophie. Gelegentlich sind die betroffenen Muskeln etwas dolent. Die Muskeleigenreflexe können abgeschwächt sein oder fehlen, die Sensibilität ist intakt. Ein Muskelbefall kann von anderen Organmanifestationen des Leidens begleitet sein, kann sich aber auch isoliert und ohne andere klinische Hinweise für eine Sarkoidose manifestieren. Auf die anderen neurologischen Symptome bei Sarkoidose ist auf S. 55 hingewiesen worden.

Hilfsuntersuchungen: Das Elektromyogramm weist auf eine Myopathie hin. Entscheidend für die Diagnose sind einerseits andere Organmanifestationen des Leidens (Hiluslymphome, okuläre Zeichen, Parotisschwellung, Hautveränderungen, negative Tuberkulinprobe usw.) und vor allem die Muskelbiopsie. Diese zeigt die typischen Granulome mit den Epitheloidzellen und den Langhans-Riesenzellen.

Verlauf: Dieser ist entweder sehr langsam progredient oder zeigt schubartige Verschlechterungen, abwechselnd mit vollständigen Remissionen.

Muskelsymptome bei exogenen Intoxikationen

Chronischer Alkoholismus

Akute alkoholische Myopathie

Diese eindrückliche Form der Muskelerkrankung beim chronischen Alkoholismus geht mit Muskelnekrosen, Schmerzen und entsprechender motorischer Schwäche einher. Die Kreatinkinase ist erhöht, und der Milchsäureanstieg bei ischämischer Muskelarbeit ist reduziert, ähnlich wie bei der McArdle-Krankheit (S. 516). Die Erscheinungen werden fast immer von anderen Zeichen des chronischen Alkoholismus begleitet (S. 157 und 332). Sie sind bei Alkoholabstinenz langsam reversibel.

Subakute oder chronische Myopathie

Diese stellt sich im Verlauf von Wochen und Monaten ein, mit Paresen und Atrophie der stammnahen Muskeln. Sie ist bei Alkoholabstinenz in der Regel reversibel, kann aber auch Dauerausfälle hinterlassen.

Hypokaliämische Myopathie bei Alkoholikern

(950)

Diese Form bildet möglicherweise ein selbständiges Krankheitsbild. Es tritt eine innerhalb Tagen rasch zunehmende Muskelschwäche, aber ohne Schmerzen auf. Schwellung oder Myoglobinurie fehlen. Sie ist immer von einer Hypokaliämie begleitet und durch Kaliumzufuhr korrigierbar.

Medikamente

(534, 612, 885)

Den *Cholesterinspiegel senkende Medikamente* (z. B. Diazacholesterol) können eine elektromyographisch und klinisch typische symptomatische Myotonie erzeugen. Vereinzelt treten auch eigentliche Paresen mit histologisch nachweisbaren Veränderungen der Muskelfasern auf. Die Symptome verschwinden mit dem Absetzen der Medikation. Eine Provokation der Myotonie bei einem Patienten mit dystrophischer Myotonie ist durch Propranolol möglich (116). Auf die vakuoläre Myopathie bei Chloroquin-Medikation (und Colchicin-Behandlung) wurde oben (S. 523) hingewiesen. *Penicillamin,* aber auch andere Pharmaka, führen zu myasthenischen Symptomen (S. 513). Während der Verabreichung von Betablockern wurde eine proximale Myopathie beschrieben (337). Bei *Steroidbehandlung,* vor allem mit Fluorohydrocortison, kommt es zunächst zu einer Schwäche der Gürtelmuskeln und der rumpfnahen Extremitätenmuskulatur. Im Elektromyogramm finden sich myopathische Veränderungen, und einzelne Muskelenzyme im Serum sind erhöht. In der Muskelbiopsie lassen sich Zeichen einer primären Myopathie nachweisen. Die klinischen Symptome sind bei Absetzen des Cortisons vollständig und sehr rasch reversibel.

Muskelsymptome bei anderen Affektionen

Mangelernährung und Muskelsymptome

Bei langdauernder *Mangelernährung,* z. B. in Kriegsgefangenenlagern, kann es zu myastheniformer Schwäche, besonders mit Ptose und Ermüdbarkeit der Nackenmuskulatur kommen (das japanische Kubisagari: „Einer, der den Kopf hängen läßt"). Bei *Vitamin-E-Mangel* kann nicht nur im Tierversuch eine schwere Myopathie erzeugt werden. Auch klinisch ist nebst anderen Symptomen (S. 331) eine Muskelschwäche beschrieben worden (1149). Bei Kindern kann bei chronischer Cholestase der Vitamin-E-Mangel zu einer chronisch-progredienten Myopathie führen, die durch Alpha-Tocopherol erfolgreich behandelt werden kann (399).

Dialyse

Bei Dialysepatienten wurde eine proximale Muskelschwäche beschrieben, die mit dem Vorliegen der gleichen HLA-A3-, -B7- und -B14-Antigene kombiniert war, wie sie bei der Hämochromatose vorliegen (141). In der Biopsie ließ sich in den Muskelfasern bzw. in Makrophagen Eisen nachweisen.

Ebenfalls bei dialysierten Urämikern kann eine proximale Muskelschwäche der Ausdruck eines sekundären Hyperparathyreoidismus mit Osteodystrophie sein und ist durch Parathyreoidektomie beherrschbar (624).

Weitere Muskelerkrankungen und -symptome

Kongenitale, nichtprogrediente Myopathien

Unter diesen Begriff sollen einige zum Teil histologisch gut definierte, zum Teil erbliche angeborene Muskelerkrankungen zusammengefaßt werden. Diese sind nicht oder wenig progredient. Sie wurden früher oder werden auch heute noch unter den unbefriedigenden Begriff der *Myatonia congenita* (Oppenheim-Krankheit, floppy infant) subsumiert.

Central core disease

Bei dieser meist erblichen, kongenitalen Anomalie der Muskulatur liegt eine Störung von Aufbau und Funktion der zentralen Fibrillen der einzelnen Muskelfasern vor. Die Kinder sind hypoton und zeigen eine proximal betonte motorische Schwäche. Das Gehenlernen erfolgt verspätet, eine Progredienz fehlt jedoch in den meisten Fällen. Die Reflexe sind vorhanden, die Sensibilität ist intakt, die Muskelmassen sind zwar wenig ausgeprägt, aber es besteht keine eigentliche Atrophie. Charakteristisch ist die Muskelbiopsie: Im Zentrum vieler Fasern findet man eine oder mehrere Gruppen von Fibrillen, die sich durch besondere färberische Eigenschaften auszeichnen. Sie sind stärker eosinophil als die umgebenden Fibrillen, und die Querstreifung ist in Längsschnitten gut erhalten. Sie ist allerdings gegenüber den umgebenden normalen Fibrillen verschoben, so daß die einzelnen periodischen Elemente nicht regelmäßig nebeneinander aufgereiht erscheinen. Das Vorhandensein der Querstreifung, das Fehlen einer dritten Intermediärzone zwischen Zentrum und Peripherie sowie das Fehlen sonstiger Denervationszeichen unterscheiden diese Zentralfibrillenveränderung von den „target fibers" bei Denervation.

Nemaline myopathy

Unter dieser Bezeichnung wurde eine ebenfalls erbliche, nichtprogrediente Myopathie beschrieben. Bei dieser finden sich bioptisch in den Muskelfasern stäbchenartige Strukturen, wohl aus Proteinmolekülen bestehend, die teils regellos, teils palisadenartig geordnet sind. Daneben sind fibrillenartige, segmental gegliederte Gebilde vorhanden. Eine Kombination von Central core disease und Nemaline myopathy bei ein und demselben Patienten kommt vor. Es ist fraglich, ob diesen seltenen bioptischen Befunden die Bedeutung einer spezifischen selbständigen Krankheitseinheit zukommt oder nicht sehr unterschiedliche genetisch verankerte Anomalien zu analogen histologischen Bildern führen können.

Megaconial und pleoconial myopathy

Unter diesem Namen wurden viele Fälle beschrieben, bei welchen sich elektronenmikroskopisch große Mitochondrien mit Einschlüssen finden. Dies dürfte jedoch keine eigene Erkrankung, sondern eine Reaktionsform der Muskelfaser bei einer Reihe von metabolischen Störungen darstellen.

Myotubular myopathy (106)

Dies ist eine Anomalie der Muskelfasern, die in mancher Beziehung einen embryonalen Aspekt aufweisen, im besonderen sind die Kerne in vielen Fasern zentral gelegen („centronuclear myopathy"). Klinisch liegt eine nichtprogrediente kongenitale Myopathie vor.

Kongenitale Muskeldystrophie

Diese allerdings progrediente Myopathie ist auf S. 502 beschrieben worden (623).

Weitere Muskelbesonderheiten

Manche Fälle von nichtprogredienter kongenitaler Myopathie sind ätiologisch nicht präzisiert. Möglicherweise gehört auch die *generalisierte Hypoplasie der Muskeln (Krabbe)* hierher. Eine Seltenheit ist eine Muskelaffektion, die als *Kiemenbogenmyopathie* („hypertrophic branchial myopathy") (681) bezeichnet werden könnte. Sie ist durch eine progrediente Hypertrophie von Masseter, Mm. temporalis und pterygoidei mit myopathischen Veränderungen des Muskels in der Biopsie charakterisiert. Wahrscheinlich in ihrer Ätiologie uneinheitlich ist die *Myosklerose* (136). Die Muskulatur ist hart, und es bilden sich Kontrakturen aus. In der Biopsie findet sich eine sehr ausgeprägte Zunahme des Bindegewebes und je nach Ursache der Erkrankung im Einzelfall z. B. entzündliche Veränderungen. Familiäre Fälle kommen vor. Mit D-Penicillamin, bis 750 mg täglich, wurden Erfolge erzielt.

Differentialdiagnose der Myopathien

Kindesalter

Hier ist eine Abgrenzung gegenüber den progredienten *nicht myopathischen Muskelschwächen* des Kindesalters nötig. Hierzu gehören z. B. die spinale Muskelatrophie Werdnig-Hoffmann und in gewissem Sinne auch die hypotonen zerebralen Kinderlähmungen. Die *Agenesie einzelner Muskeln,* am häufigsten des M. pectoralis, wird wegen ihres isolierten Charakters und der fehlenden Progredienz leicht zu erkennen sein. Die *Arthrogryposis multiplex* (415), eine kongenitale Deformität und Bewegungseinschränkung der Gelenke mit Muskelkontrakturen, kann Folge von früh wirksam werdenden Myopathien sein (276) oder auch auf eine anders verursachte Immobilisierung in utero zurückgehen. Die *Calcinosis universalis,* viel häufiger bei jugendlichen Frauen und Mädchen als bei Knaben auftretend, ist zunächst durch Muskelschwäche, dann durch Muskelschmerzen, schließlich durch diffuse Verkalkungen unter den Muskelfaszien und gestörtes Allgemeinbefinden gekennzeichnet.

Erwachsenenalter

Hier wird wiederum die *spinale Muskelatrophie* zu berücksichtigen sein. Eine *diabetische Amyotrophie* (S. 324) muß ebenfalls gegenüber einer chronischen Myopathie abgegrenzt werden. Die *Lipodystrophia progressiva* (Morgagni-Barraquer-Simons-Krankheit) ist ein seltener, symmetrischer, progredienter Schwund des subkutanen Fettgewebes in der oberen Körperpartie bei gleichzeitiger Zunahme an den abhängigen Körperteilen, etwa vom Nabel abwärts. Das Leiden tritt vorwiegend bei Frauen, am häufigsten im 1. oder 2. Lebensjahrzehnt in Erscheinung. Es beginnt mit der Abnahme des Fettgewebes im Gesicht, was zu einem totenkopfähnlichen Aussehen desselben führt. Der Prozeß schreitet dann nach kaudal fort, wobei der Verlauf sich über Monate, häufiger aber über Jahre erstreckt. Die Ätiologie ist nicht bekannt. Manches spricht für eine dienzephale Störung. Die *Myositis ossificans progressiva* ist ein Erbleiden mit multiplen echten Knochenneubildungen in der Muskulatur. Eine lokalisierte Knochenbildung in Muskeln, besonders in der Nachbarschaft der Hüft-, Schulter-, Ellenbogen- und Kniegelenke tritt als *Myositis ossificans* „neurotica" bei sehr unterschiedlichen Läsionen des Zentralnervensystems schon nach wenigen Wochen auf. Eine *arthrogene Muskelatrophie* findet sich in der Umgebung erkrankter Gelenke, im besonderen am Quadrizeps bei Kniegelenksaffektionen. Gewisse rein motorische Formen der *Polyradikulitis* Guillain-Barré (S. 307) können mit einer akuten Myopathie verwechselt werden.

Literatur

1 Aarli, J. A.: Nervous complications of measles. Clinical manifestations and prognosis. Europ. Neurol. 12: 79–93, 1974

2 Aaslid, R., Th. Markwalder, H. Nornes: Noninvasive transcranial Doppler ultrasound recording of flow velocity in basal cerebral arteries. J. Neurosurg. 57: 769–774, 1982

3 Aaslid, R., H. Nornes: Musical murmurs in human cerebral arteries after subarachnoid hemorrhage. J. Neurosurg. 60: 32–36, 1984

4 Achari, A. N., M. S. Anderson: Serum creatine phosphokinase in amyotrophic lateral sclerosis. Correlation with sex, duration, and skeletal muscle biopsy. Neurology (Minneap.) 24: 834–837, 1974

5 Acker, W., E. J. Aps, S. K. Majumdar et al.: The relationship between brain and liver damage in chronic alcoholic patients. J. Neurol. Neurosurg. Psychiat. 45: 984–987, 1982

6 Ackermann, R.: Erythema chronicum migrans und durch Zecken übertragene Meningopolyneuritis (Garin-Bujadoux-Bannwarth): Borrelien-Infektionen? Dtsch. med. Wschr. 108: 577–580, 1983

7 Adams, A. E.: Thalamische Funktionen und Syndrome. Dtsch. med. Wschr. 99: 2117–2121, 1974

8 Adams, H. P., N. F. Kassel, J. C. Torner, A. L. Sahs: CT and clinical correlations in recent aneurysmal subarachnoid hemorrhage: a preliminary report of the cooperative aneurysm study. Neurology (Minneap.) 33: 981–988, 1983

9 Adams, R. D.: Diseases of Muscle. A Study in Pathology, 3rd ed. Harper & Row, New York 1975

10 Adams, R. D., M. Victor: Principles of Neurology, 3rd ed. McGraw-Hill, New York 1985

11 Adams, R. D., G. Lyon: Neurology of Hereditary Metabolic Diseases of Children. Hemisphere, Washington, D. C. 1982

12 Adour, K. K.: Current concepts in neurology. Diagnosis and management of facial paralysis. New Engl. J. Med. 307: 348–351, 1982

13 Adour, K. K. et al.: Prednisone treatment of idiopathic facial paralysis (Bell's palsy). New Engl. J. Med. 287: 1268–1272, 1972

14 Adour, K. K., J. Wingerd: Idiopathic facial paralysis (Bell's palsy): factors affecting severity and outcome in 446 patients. Neurology (Minneap.) 24: 1112–1116, 1974

15 Adour, K. K. et al.: The true nature of Bell's palsy: analysis of 1000 consecutive patients. Laryngoscope (St. Louis) 88: 787–801, 1978

16 Afifi, A. K., Z. H. Rifai, K. B. Faris: Isolated, reversible, hypoglossal nerve palsy. Arch. Neurol. (Chic.) 41: 1218, 1984

17 Aggerbeck, L. P. et al.: Hypobetaliproteinemia: clinical and biochemical description of a new kindred with Friedreich's ataxia. Neurology (Minneap.) 24: 1051–1063, 1974

18 Aguayo, A. J. et al.: Peripheral nerve abnormalities in the Riley-Day syndrome: findings in a sural nerve biopsy. Arch. Neurol. (Chic.) 24: 106–116, 1971

19 Aho, K., K. Haapa: Facial atrophy during sotalol treatment. J. Neurol. Neurosurg. Psychiat. 45: 179, 1982

20 Aicardi, J., J. J. Chevrie: Atypical benign partial epilepsy of childhood. Develop. Med. Child Neurol. 24: 281–292, 1982

21 Aicher, F.: Die Phänomenologie des nach Klüver und Bucy benannten Syndroms beim Menschen. Fortschr. Neurol. Psychiat. 52: 375–397, 1984

22 Aita, J. A.: Neurocutaneous Diseases. Thomas, Springfield/Ill. 1966

23 Al-Din, A. N., Anderson Milne, E. R. Bikkerstaff: Brainstem encephalitis and the syndrome of Miller Fisher. A clinical study. Brain 105: 481–495, 1982

24 Alberca, R., M. Romero, J. Chaparro: Jerking stiff-man syndrome. J. Neurol. Neurosurg. Psychiat. 45: 1159–1160, 1982

25 Alexander, G. E., Th. T. Provost, M. B. Stevens, E. L. Alexander: Sjögren syndrome: Central nervous system manifestations. Neurology (Minneap.) 31: 1391–1396, 1981

25a Allen, C. M. C.: Predicting the outcome of acute stroke: a prognostic score. J. Neurol. Neurosurg. Psychiat. 47: 475–480, 1984

26 Alpert, J. N. et al.: Glossopharyngeal neuralgia, asystole and seizures. Arch. Neurol. (Chic.) 34: 233–235, 1977

27 Alter, M.: The digiti quinti signe of mild hemiparesis. Neurology (Minneap.) 23: 503–505, 1973

28 Alvord, E. C. et al.: Subarachnoid hemorrhage due to ruptured aneurysms. Arch. Neurol. (Chic.) 27: 273–284, 1972

29 Ambrose, J. et al.: An assessment of the accuracy of computerized transverse axial scanning (EMI-Scanner) in the diagnosis of intracranial tumour. A review of 366 patients. Brain 98: 569–582, 1975

30 Aminoff, M. J.: Acanthocytosis and neurological disease. Brain 95: 749–760, 1972

30a Aminoff, M. J.: Treatment of unruptured cerebral arteriovenous malformations. Neurology 37: 815–819, 1987

31 Anderson, D. C., S. Bundlie, G. L. Rockswold: Multimodality evoked potentials in closed head trauma. Arch. Neurol. (Chic.) 41: 369–374, 1984

32 Anderson, F. H., J. R. Lehrich: Lhermitte sign following head injury. Arch. Neurol. (Chic.) 29: 437–438, 1973

33 Anderson, F. M.: Occult spinal dysraphism: A series of 73 cases. Pediatrics 55: 826–835, 1975

34 Anderson, L. T. et al.: The effect of L-5-hydroxytryptophan on self-mutilation in Lesch-Nyhan disease: A negative report. Neuropädiatrie 7: 439–442, 1976

35 Annegers, J. F. et al.: Seizures after head trauma: a population study. Neurology (Minneap.) 30: 683–689, 1980

36 Antony, J. H. et al.: Benign acute childhood myositis. Neurology (Minneap.) 29: 1068–1071, 1979

37 Antony, J. H. et al.: Spasmus nutans – a mistaken identity. Arch. Neurol. (Chic.) 37: 373–375, 1980

38 Appenzeller, O., M. Kornfeld: Indifference to pain: A chronic peripheral neuropathy with mosaic Schwann cells. Arch. Neurol. (Chic.) 27: 322–339, 1972

39 Appenzeller, O., M. Kornfeld: Acute pandysautonomia. Arch. Neurol. (Chic.) 29: 335–339, 1973

40 Appenzeller, O.: The autonomic nervous system. An introduction to basic and clinical concepts. 3rd ed. Elsevier, Amsterdam 1982

41 Arieff, A. I., R. Guisado: Effects on the central nervous system of hypernatremic and hyponatremic states. Kidney int. 10: 104–116, 1976

42 Asbury, A. K.: Proximal diabetic neuropathy. Ann. Neurol. 2: 179–180, 1977

43 Asbury, A. K. et al.: Oculomotor palsy in diabetes mellitus. A clinicopathological study. Brain 93: 555–566, 1970

44 Aschoff, J. C.: Reconsideration of the oculomotor pathway. In: Neurosciences, Third Study Program, ed. by F. O. Schmitt, F. G. Worden. Massachusetts Inst. of Technology Press, Cambridge/Mass. 1974, pp. 305–310

45 Ashizawa, T., I. H. Butler, Y. Harati, S. Roongata: A dominantly inherited syndrome with continuous motor neuron discharges. Ann. Neurol. 13: 285–290, 1983

46 Ashworth, B., G. B. W. Tait: Trigeminal neuropathy in connective tissue disease. Neurology (Minneap.) 21: 609–614, 1971

47 Askanas, V. et al.: Adult-onset acid maltase deficiency. Morphologic and biochemical abnormalities reproduced in cultured muscle. New Engl. J. Med. 294: 573–578, 1976

47a Assal, G., E. Perentes, J.-P. Deruaz: Crossed aphasia in a right-handed patient. Postmortem findings Arch. Neurol. 38: 445–458, 1981

48 Asselman, P. et al.: Visual evoked responses in the diagnosis and management of patients suspected of multiple sclerosis. Brain 98: 261–282, 1975

49 Auberge, C., G. Ponsot, P. Gayraud et al.: Les hémiparalysies vélopalatines isolées et acquises chez l'enfant. Arch. franç. Pédiat. 36: 283–286, 1979

50 Auger, R. G.: Hemifacial spasm: clinical and electrophysiologic observations. Neurology (Minneap.) 29: 1261–1272, 1979

51 Auger, R. G., D. G. Piepgras, E. R. Laws et al.: Microvascular decompression of the facial nerve for hemifacial spasm: Clinical and electrophysiologic observations. Neurology (Minneap.) 31: 346–350, 1981

52 Aupy, M., J. M. Orgogozo, P. Loiseau et al.: Atteinte multiple des nerfs craniens révélant une périartérite noueuse. Relation avec le syndrome de Cogan. Rev. neurol. 136: 59–65, 1980

53 Azorin, J. M., M. Bouchacourt, T. Lavergne, S. Giudicelli: Syndrome malin des neuroleptiques. Efficacité de la bromocriptine. Presse méd. 13: 1702, 1984

54 Azzarelli, B., U. Roessmann: Diffuse „anoxic" myelopathy. Neurology (Minneap.) 27: 1049–1052, 1977

55 Babb, R. R., P. B. Eckman: Abdominal epilepsy. J. Amer. med. Ass. 222: 65–66, 1972

56 Baier, W. K.: The "startle disease" in brain-damaged patients: report of case. Neuropädiatrie 11: 72–75, 1980

57 Baier, W. K., Ulrike Beck, H. Doose et al.: Cerebellar atrophy following diphenylhydantoin intoxication. Neuropediatrics 15: 76–81, 1984

57a Ballard, P. A., J. W. Tetrud, J. W. Langston: Permanent human parkinsonism due to 1-methyl-4-phenyl-1,2,3,6-tetra-hydropyridine (MPTP): Seven cases. Neurology 35: 949–956, 1985

58 Baloh, R. W.: Dizziness, Hearing Loss and Tinnitus: The Essentials of Neurology. Davis, Philadelphia 1984

59 Bancaud, J., A. Bonis, S. Trottier et al.: L'épilepsie partielle continue: syndrome et maladie. Rev. neurol. 138: 803–814, 1982

60 Banerji, N. K., L. J. Hurwitz: Neurological manifestations in adult steatorrhoea (probable gluten enteropathy). J. neurol. Sci. 14: 125–141, 1971

61 Banerji, N. K., J. H. D. Millar: Paraplegia associated with cystinuria. J. neurol. Sci. 12: 101–104, 1971

62 Bank, W. J., G. Morrow: A familial spinal cord disorder with hyperglycinemia. Arch. Neurol. (Chic.) 27: 136–144, 1972

63 Bannister, R.: Autonomic Failure. A Textbook of Clinical Disorders of the Autonomic Nervous System. Oxford University Press, London 1983

64 Bannister, R.: Brain's Clinical Neurology, 6th ed. Oxford University Press, London 1985

65 Barbeau, A.: Six years of high-level levodopa therapy in severely akinetic parkinsonian patients. Arch. Neurol. (Chic.) 33: 333–338, 1976

66 Barnes, B. E.: Dermatomyositis and malignancy. A review of the literature. Ann. intern. Med. 84: 68–76, 1976

67 Barnett, H. J. M. et al.: Cerebral ischemic events associated with prolapsing mitral valve. Arch. Neurol. (Chic.) 33: 777–778, 1976

68 Barolin, G. S.: Kopfschmerz – Headache. Spatz, München 1977

69 Barraquer-Bordas, L. et al.: Neuropathie sensitive du trijumeau, pure, bilatérale, avec troubles trophiques oculaires. Apport d'une observation et révision du problème. Rev. neurol. 129: 222–226, 1973

70 Barrios, R. R. et al.: The study of ocular motility in the comatose patient. J. neurol. Sci. 3: 183–206, 1966

71 Bartels, M., B. Riffel, M. Stöhr: Tardive Dystonie: Eine seltene Nebenwirkung nach Neuroleptika-Langzeitbehandlung. Nervenarzt 53: 674–676, 1982

72 Bartleson, J. D., J. W. Swanson, J. P. Whisnant: A migrainious syndrome with cerebrospinal fluid pleocytosis. Neurology (Minneap.) 31: 1257–1262, 1981

73 Barua, A. R. et al.: Tetanus myopathy. Indian J. med. Res. 64: 673–679, 1976

74 Barza, M., St. G. Pauker: The decision to biopsy, treat, or wait in suspected herpes encephalitis. Ann. int. Med. 92: 641–649, 1980

75 Bastiaensen, L. A. K. et al.: Ocular myopathy. A case history with electron microscopy, biochemistry and review of literature. Ophthalmologica (Basel) 168: 325–347, 1974

76 Bauer, H.: Multiple Sklerose: Grundlagen und Hypothese der modernen Ursachenforschung. Z. Neurol. 198: 5–32, 1970

77 Baughman, F. A. et al.: Sex chromosome anomalies and essential tremor. Neurology (Minneap.) 23: 623–625, 1973

78 Beard, R. W., S. Pearce, J. H. Highman, P. W. Reginald: Diagnosis of pelvic varicosities in women with chronic pelvic pain. Lancet II: 946–949, 1984

79 Bebbington, E., C. Hopton, H. T. Locckett, R. J. Madeley: Epidemic syncope in jazz bands. Logistic aspects of an investigation. Community Medicine 2: 302–306, 1980

80 Becker, P. E.: Humangenetik, Bd. III/1. Thieme, Stuttgart 1964

81 Beer, G., R. B. Schwartz: Subakute Myelo-Optiko-Neuropathie (SMON) bei Thalliumintoxikation. Nervenarzt 53: 451–455, 1982

82 Behan, P. O., I. Bone: Hereditary chorea without dementia. J. Neurol. Neurosurg. Psychiat. 40: 687–691, 1977

83 Behse, F., F. Buchthal: Alcoholic neuropathy: Clinical, electrophysiological and biopsy findings. Ann. Neurol. 2: 95–110, 1977

83a Bell, E. J., R. A. McCartney, M. H. Riding: Coxsackie B viruses and myalgic encephalomyelitis. J. roy. Soc. Med. 81: 329–331, 1988

84 Bell, J. A., H. J. F. Hodgson: Coma after cardiac arrest. Brain 97: 361–372, 1974

85 Bellur, S. N.: Opsoclonus: its clinical value. Neurology (Minneap.) 25: 502–507, 1975

86 Bellur, S. N., V. Chandra, I. W. McDonald: Association of meningiomas with extraneural primary malignancy. Neurology (Minneap.) 29: 1165–1168, 1979

87 Ben Amor, M. et al.: Hérédoataxie cérébelleuse de Pierre Marie. Nouv. Presse méd. 1: 177–180, 1972

88 Bender, A. N. et al.: Myasthenia gravis: a serum factor blocking acetylcholine receptors of the human neuromuscular junction. Lancet I: 607–609, 1975

89 Benoist, M., A. Deburge, J. Busson: La chimionucléolyse dans le traitement des sciatiques par hernie discale. Presse méd. 13: 733–736, 1984

90 Benos, J.: Die neuropsychiatrische Symptomatik des Heroinismus. Fortschr. Neurol. Psychiat. 47: 499–519, 1979

91 Bentson, J. et al.: Steroids and apparent cerebral atrophy on computed tomography scans. J. comput. ass. Tomograph. 2: 16–23, 1978

92 Berciano, J.: Olivopontocerebellar atrophy. A review of 117 cases. J. neurol. Sci. 53: 253–272, 1982

93 Berenberg, R. A. et al.: Lumping of splitting? „Ophthalmoplegia-plus" or Kearns-Sayre syndrome? Ann. Neurol. 1: 37–54, 1977

94 Berger, G., W. Sprügel, W. Seyferth: Diagnostik extrakranieller Carotiserkrankungen. Dtsch. med. Wschr. 108: 86–93, 1983

95 Berger, J. R., W. A. Sheremata, E. Melamed: Paroxysmal dystonia as the initial manifestation of multiple sclerosis. Arch. Neurol. (Chic.) 41: 747–750, 1984

96 Berguer, R., R. B. Bauer: Vertebrobasilar Arterial Occlusive Disease. Medical and Surgical Management. Raven Press, New York 1984

97 Beringer, U.: Das Carpaltunnelsyndrom. Analyse von 231 Fällen mit Hinweisen auf die operativen Behandlungsergebnisse. Schweiz. med. Wschr. 102: 52–58, 1972

98 Berman, M., S. Feldmann, M. Alter et al.: Acute transverse myelitis: incidence and etiologic considerations. Neurology (Minneap.) 31: 966–971, 1981

99 Bernat, J. L., R. W. Hunter: The benign lateral medullary syndrome. Arch. Neurol. (Chic.) 35: 112–113, 1978

100 Bernhardt, D., H. Schiller: Maligne Hyperthermie in Allgemeinanaesthesie. Abnorme histochemische und elektronenoptische Muskelbefunde in Kombination mit pathologischen Serum-CPK-Werten als Beweis für das Vorliegen einer primären Myopathie. Anaesthesist 22: 367–372, 1973

101 Bernoulli, C., J. Siegfried, G. Baumgartner et al.: Danger of accidental person-to-person transmission of Creutzfeldt-Jakob disease by surgery. Lancet I: 478–479, 1977

102 Bernsmeier, A., A. Schrader, A. Struppler: Differentialdiagnose neurologischer Krankheitsbilder, (Bodechtel), 4. Aufl. Thieme, Stuttgart 1984 (vgl. 121)

103 Berry, M. P., R. D. T. Jenkin, C. W. Keen et al.: Radiation treatment for medulloblastoma. J. Neurosurg. 55: 43–51, 1981

103a Berthier, M., S. Starkstein, R. Leiguarda: Asymbolia for pain: A sensory-limbic disconnection syndrome. Ann. Neurol. 24: 41–49, 1988

104 Besinger, U. A., K. V. Toyka, M. Hömberg et al.: Myasthenia gravis: Long-term correlation of binding and bungarotoxin blocking antibodies against acetylcholine receptors with changes in disease severity. Neurology (Minneap.) 33: 1316–1321, 1983

105 Beth, H., H. Matiar-Vahar: Bulbäre Syndrome bei cervicalen Thorotrastomen. Nervenarzt 41: 226–232, 1970

106 Bethlem, J.: Myopathies. North-Holland Publishing Co., Amsterdam 1977

107 Beylot, J., B. Bioulac, C. Beylot et al.: Résultat favorable de la clomipramine dans un cas d'érithromélalgie rebelle. Tentative d'approche physiopathol. Ann. Méd. 223–226, 1980

108 Bhandari, Y. S., B. S. Narendra Sakari: Subdural empyema. A review of 37 cases. J. Neurosurg. 32: 35–39, 1970

109 Biaggi, J., K. Küpfer, H. Stirnemann: Die Spiegeli'sche Hernie. Schweiz. med. Wschr. 107: 119–121, 1977

110 Bicknell, J. M., J. V. Holland: Neurologic manifestations of Cogan syndrome. Neurology (Minneap.) 28: 278–281, 1978

111 Bird, T. D., D. Lagunoff: Neurological manifestations of Fabry disease in female carriers. Ann. Neurol. 4: 537–540, 1978

112 Birdsong, J. H., A. S. McKinney: Longrange motor performance changes in levodopa-treated patients with Parkinson's disease. Neurology (Minneap.) 24: 107–115, 1974

113 Bischoff, A.: Die alkoholische Polyneuropathie. Klinische, ultrastrukturelle und pathogenetische Aspekte. Dtsch. med. Wschr. 96: 317–322, 1971

114 Blanquart, F., G. Houdent, P. Deshayes: L'ago-dystrophie iatrogène gardénalique. Sem. Hôp. Paris 50: 499–503, 1974

115 Blau, I., I. Casson, A. Liebermann, E. Weiss: The not-so-benign Miller Fisher syndrome – a variant of the Guillain-Barré syndrome. Arch. Neurol. (Chic.) 37: 384–385, 1980

116 Blessing, W., J. C. Walsh: Myotonia precipitated by propranolol therapy. Lancet I: 73–74, 1977

117 Bobath, B.: Abnorme Haltungsreflexe bei Gehirnschäden, 2. Aufl. Thieme, Stuttgart 1976; 3. Aufl. 1984

118 Bochkov, N. P., Y. M. Lopukhin, N. P. Kuleshov et al.: Chromosomenbrüchigkeit bei Ataxia teleangiectasia – erhöhte Neoplasieanfälligkeit. Humangenetik 24: 115–128, 1974

119 Bockman, J. M., D. T. Kingsbury, M. P. McKinley et al.: Creutzfeldt-Jakob disease prion proteins in human brains. New Engl. J. Med. 312: 73–78, 1985

120 Boddie, H. G. et al.: Benign intracranial hypertension. A survey of the clinical and radiological features, and long-term prognosis. Brain 97: 313–326, 1974

121 Bodechtel, G.: Differentialdiagnose neurologischer Krankheitsbilder, 3. Aufl. Thieme, Stuttgart 1974; 4. Aufl. 1984 (vgl. 102)

122 Boghen, D., J.-M. Peyronnard: Myoclonus in familial restless legs syndrome. Arch. Neurol. (Chic.) 33: 368–370, 1976

123 Bogousslavsky, J., F. Regli, P. A. Despland: Anévrysmes disséquants spontanés de l'artère carotide interne. Evaluation prospective du pronostic et de la reperméabilisation artérielle dans 14 cas. Rev. neurol. 140: 625–636, 1984

123a Bogousslavsky, J., P.-A. Despand, F. Regli: Spontaneous carotid dissection with acute stroke. Arch. Neurol. 44: 137–140, 1987

123b Bogousslavsky, J., P. C. Gates, A. J. Fox, H. J. M. Barnett: Bilateral occlusion of vertebral artery: Clinical patterns and long-term prognosis. Neurology 36: 1309–1315, 1986

123c Bogousslasky, J., J. Miklossy, J. P. Deruaz et al.: Unilateral left paramedian infarction of thalamus and midbrain: a clinico-pathological study. J. Neurol. Neurosurg. Psychiat. 49: 686–694, 1986

124 Bohan, A., J. B. Peter: Polymyositis and dermatomyositis. New Engl. J. Med. 292: 344–347, 403–407, 1975

125 Boller, F. et al.: Optic ataxia: clinical-radiological correlations with the EMI-scan. J. Neurol. Neurosurg. Psychiat. 38: 954–958, 1975

126 Bollinger, A., P. Butti: Primäres und sekundäres Raynaud-Syndrom. Schweiz. med. Wschr. 106: 415–421, 1976

126a Bollinger, A., H.-J. Leu, U. Brunner: Juvenile temporal arteritis with hypereosinophilia. Klin. Wschr. 64: 526–529, 1986

127 Bolton, C. F. et al.: Ischaemic neuropathy in uraemic patients caused by bovine arteriovenous shunt. J. Neurol. Neurosurg. Psychiat. 42: 810–814, 1979

128 Bonduelle, M. et al.: Etude clinique et évolutive de cent vingt cinq cas de sclérose latérale amyotrophique. Limites nosographiques et associations morbides. Presse méd. 78: 827–832, 1970

129 Bonduelle, M., P. Bouygues, C. F. Degos et al.: Les formes bénignes de la sclérose en plaques. Rev. neurol. 135: 593–604, 1979

130 Boothby, J. A. et al.: Reversible forms of motor neuron disease. Lead neuritis. Arch. Neurol. (Chic.) 31: 18–23, 1974

131 Bosch, E. P. et al.: Ocular bobbing: The myth of its localizing value. Neurology (Minneap.) 25: 949–953, 1975

132 Botterell, E. H. et al.: Hypothermia, and interruption of carotid, or carotid and vertebral circulation, in the surgical management of intracranial aneurysms. J. Neurosurg. 13: 1–42, 1956

133 Bousser, M. G., E. Eschwege, M. Haguenau et al.: Essai coopératif contrôle „A.I. C.L.A.". Prévention secondaire des accidents ischémiques cérébraux liés à l'athérosclérose par l'aspirine et le dipyridamole. Rev. neurol. 139: 335–348, 1983

134 Bove, K. E., P. K. Hilton, J. Partin, M. K. Farrel: Morphology of acute myopathy associated with influenza B infection. Pediat. Pathol. 1: 51–66, 1983

135 Boyle, R. S., R. A. Shakir, A. I. Weir et al.: Inverted knee jerk: A neglected localising sign in spinal cord disease. J. Neurol. Neurosurg. Psychiat. 42: 1005–1007, 1979

135a Bradley, W. G.: Proximal chronic inflammatory polyneuropathy with multifunctional conduction block. Arch. Neurol. 45: 451–455, 1988

136 Bradley, W. G. et al.: The syndrome of myosclerosis. J. Neurol. Neurosurg. Psychiat. 36: 651–660, 1973

137 Bradley, W. G., F. Krasin: A new hypothesis of the etiology of amyotrophic lateral sclerosis. The DNA hypothesis. Arch. Neurol. (Chic.) 39: 677–680, 1982

138 Brainin, M., M. Omasits, A. Seiser: Angiome des Hirnstammes mit jahrelangem klinischen Verlauf. Nervenarzt 55: 659–664, 1984

139 Brandt, S. et al.: Encephalopathia myoclonica infantilis (Kinsbourne) and neuroblastoma in children. A report of three cases. Develop. Med. Child Neurol. 16: 286–294, 1974

140 Bray, P. F., J. F. Bale, R. E. Anderson, E. R. Kern: Progressive neurological disease associated with chronic cytomegalovirus infection. Ann. Neurol. 9: 499–502, 1981

141 Bregman, H., M. C. Gelfand, J. F. Winchester et al.: Iron-overload-associated myopathy in patients on maintenance haemodialysis: A histocompatibility-linked disorder. Lancet II: 876–879, 1980

142 Brennan, R. W., R. M. Bergland: Acute cerebellar hemorrhage. Analysis of clinical findings and outcome in 12 cases. Neurology (Minneap.) 27: 527–532, 1977

143 Brenneis, M., G. Harrer, H. Selzer: Zur Temperaturempfindlichkeit von Multiple Sklerose-Kranken. Fortschr. Neurol. Psychiat. 47: 320–325, 1979

144 Breuninger, H.: Behandlung des Morbus Menière. Dtsch. med. Wschr. 96: 1506–1507, 1971

145 Brewer, E. J., E. H. Giannini, B. D. Rossen et al.: Plasma exchange therapy of a childhood onset dermatomyositis patient. Arthr. and Rheum. 23: 509–513, 1980

146 Brewer, N. S. et al.: Brain abscess: A review of recent experience. Ann. intern. Med. 82: 571–576, 1975

146a Brin, F., R. E. Gregg, T. A. Pedley et al.: Vitamin E deficiency and neurologic disease: Clinical and electrophysiologic evaluation in 24 patients. J. Neurol. Suppl. to Vol. 232: 180 only, 1985

147 Brinkmann, K., H. Schaefer: Der Elektrounfall. Springer, Berlin 1982

148 Brodaty, D. O. Bical, J. Bachet et al.: Les paralysies phréniques induites par le froid en chirurgie cardiaque. Nouv. Presse méd. 10: 3137–3140, 1981

149 Brody, J. A., R. Detels: Subacute sclerosing panencephalitis: A zoonosis following aberrant measles. Lancet II: 500–501, 1970

150 Bronisch, F. W.: Die Reflexe und ihre Untersuchung in Klinik und Praxis, 4. Aufl. Thieme, Stuttgart 1973; 5. Aufl. 1979

151 Bronisch, F. W.: Multiple Sklerose. 5 Fortbildungsvorträge, 3. Aufl. Enke, Stuttgart 1975

152 Broser, F.: Topische und klinische Diagnostik neurologischer Krankheiten. Urban & Schwarzenberg, München 1975

153 Broser, F. et al.: Chlorierte Acetylene als Ursache einer irreparablen Trigeminusstörung bei zwei Patienten. Dtsch. Z. Nervenheilk. 197: 163–170, 1970

154 Brown, E. L., E. G. Knox: Epidemiological approach to Parkinson's disease. Lancet I: 974–976, 1972

154a Brown, K. W., E. Glen Sarah, T. White: Low serum iron status and akathisia. Lancet I: 1234–1236, 1987

155 Brown, M., A. K. Asbury: Diabetic neuropathy. Ann. Neurol. 15: 2–12, 1984

155a Brown, R. D., O. Wiebers, G. Forbes et al.: The natural history of unruptured intracranial arteriovenous malformations. J. Neurosurg. 68: 352–357, 1988

156 Brudny, J. et al.: Sensory feedback therapy as a modality of treatment in central nervous system disorders of voluntary movement. Neurology (Minneap.) 24: 925–932, 1974

157 Brügger, A.: Die Erkrankungen des Bewegungsapparates und seines Nervensystems. Grundlagen und Differentialdiagnose. Ein interdisziplinäres Handbuch für die Praxis. Fischer, Stuttgart 1977

158 Bruguier, A., P. Texier, W. Sluzewski et al.: Les calcinoses des dermatomyositis infantiles. A propos de 10 cas. Helv. paediat. Acta 39: 47–54, 1984

159 Brunner, G., G. Schnaberth: Epileptische Manifestationen bei Inselzelladenom. Nervenarzt 51: 630–632, 1980

160 Brunner, N. G. et al.: Corticosteroids in management of severe, generalized myasthenia gravis. Effectiveness and comparison with corticotropin therapy. Neurology (Minneap.) 22: 603–610, 1972

161 Brust, J. C. M.: Transient ischemic attacks: natural history and anticoagulation. Neurology (Minneap.) 27: 701–707, 1977

162 Bruyn, G. W., P. J. Vinken: Handbook of Clinical Neurology. North-Holland Publishing Co., Amsterdam 1969–1982

163 Buchler, P., F. G. Kubina: Spontane (essentielle) Aliquorrhoe. Nervenarzt 52: 361–363, 1981

164 Buchs, S., P. Pfister: Die Letalität und die Gefährlichkeit von 14 eitrigen Meningitisarten in der Vor-Ampicillin- und in der Ampicillin-Aera. Schweiz. med. Wschr. 114: 136–140, 1984

165 Buchtahl, F., F. Behse: Peroneal muscular atrophy (PMA) and related disorders. 1. Clinical manifestations as related to biopsy findings, nerve conduction and electromyography. Brain 100: 41–66, 1977

166 Buck-Gramcko, D.: Ischämische Kontrakturen an Unterarm und Hand. Handchirurgie 6: 141–158, 1974

167 Bucknall, R. C. et al.: Myasthenia gravis associated with penicillamine treatment for rheumatoid arthritis. Brit. med. J. I: 600–602, 1975

168 Budka, H. et al.: Adult adrenoleukodystrophy. Spastic paraplegia associated with Addison's disease: Adult variant of adreno-leukodystrophy. J. Neurol. 213: 237–250, 1976

169 Buge, A. et al.: Encéphalopathies myocloniques par les sels de bismuth. Six cas observés lors de traitements oraux au long cours. Nouv. Presse méd. 3: 2315–2320, 1974

169a Bühlmann, A. A.: Dekompressionskrankheit des Rückenmarks. Resultate der Früh- und Spätbehandlung. Schweiz. med. Wschr. 115: 796–800, 1985

170 Bulens, C. et al.: Benign intracranial hypertension. J. neurol. Sci. 40: 147–157, 1979

171 Burke, D. et al.: The action of a GABA derivative in human spasticity. J. neurol. Sci. 14: 199–208, 1971

172 Burns, R. et al.: Reversible encephalopathy possibly associated with bismuth subgallate ingestion. Brit. med. J. I: 220–223, 1974

173 Busis, S. N.: Vertigo in children. Pediat. Ann. 5: 15–22, 1976

174 Busse, O., D. Stolke, B. U. Seidel: Die postoperative Discitis intervertebralis lumbalis. Nervenarzt 47: 604–608, 1976

175 Busse, O., Th. Grumme, A. L. Agnoli: Abszeßbildung nach zerebraler Massenblutung und ischämischem Infarkt. Akt. Neurol. 8: 69–72, 1981

176 Caflisch, U., O. Tönz, U. B. Schaad et al.: Die Zecken-Meningoradikulitis – eine Spirochätose. Schweiz. med. Wschr. 114: 630–634, 1984

177 Calne, D. B.: Parkinsonism. Physiology. Pharmacology and Treatment. Arnold, London 1970

178 Calne, D. B.: Therapeutics in Neurology. Blackwell, Oxford 1975

179 Calne, D. B. et al.: Treatment of parkinsonism with bromocriptine. Lancet II: 1355–1356, 1974

180 Cambier, J., M. Masson, P. Delaporte: Le syndrome de contracture abdomino-crurale au cours de la maladie d'Addison. Presse méd. 78: 2281–2282, 1970

181 Cameron, M. M.: Chronic subdural haematoma: a review of 114 cases. J. Neurol. Neurosurg. Psychiat. 41: 834–839, 1978

182 Campbell, J. N., D. M. Long: Peripheral nerve stimulation in the treatment of intractable pain. J. Neurosurg. 45: 692–699, 1976

183 Caplan, L. R., C. Schoene: Clinical features of subcortical arteriosclerotic encephalopathy (Binswanger disease). Neurology (Minneap.) 28: 1206–1215, 1978

184 Capute, A. J. et al.: Primitive Reflex Profile. Monographs in Developmental Pediatrics, vol. I. University Park Press, Baltimore 1978

185 Carlier, G., M. Reznik, G. Franck et al.: Etude anatomo-clinique d'une forme infantile de la maladie de Huntington. Acta neurol. belg. 74: 36–63, 1974

186 Carpenter, S. et al.: The ultrastructural characteristics of the abnormal cytosomes in Batten-Kufs' disease. Brain 100: 137–156, 1977

187 Cartlidge, N. E. F. et al.: Carotid and vertebral-basilar transient cerebral ischemic attacks. A community study. Mayo Clin. Proc. 52: 117–120, 1977

188 Casaer, P., M. Azou: Flunarizine in alternating hemiplegia in childhood. Lancet II: 579, 1984

188a Cassel, G. H., B. C. Cole: Mycoplasmas as agents of human disease. New Engl. J. Med. 304: 80–89, 1981

189 Castaigne, P. et al.: La maladie de Marchiafava-Bignami: Etude anatomoclinique de dix observations. Rev. neurol. 125: 179–196, 1971

190 Castaigne, P. et al.: Atrophie optique post-hémorragique. Presse méd. 5: 1631–1633, 1976

191 Castaigne, P., P. Brunet, J. J. Hauw, J. M. Léger: Système nerveux periphérique et pan-artérite noueuse. Revue de 27 cas. Rev. neurol. 140: 343–352, 1984

192 Castaigne, P., R. Escourolle, F. Chain et al.: Sclérose concentrique de Balo. Rev. neurol. 140: 479–487, 1984

193 Cavanagh, N. P. C., A. Eames, R. J. Galvin et al.: Hereditary sensory neuropathy with spastic paraplegia. Brain 102: 79–94, 1979

194 Caveness, W. F. et al.: The nature of posttraumatic epilepsy. J. Neurosurg. 50: 545–553, 1979

195 Celesia, G. G., R. F. Daly: Visual electroencephalographic computer analysis (VECA). A new electrophysiologic test for the diagnosis of optic nerve lesions. Neurology (Minneap.) 27: 637–641, 1977

196 Ch'ien, L. T., R. M. Boehm, H. Robinson et al.: Characteristic early electroencephalographic changes in herpes simplex encephalitis. Clinical and virologic studies. Arch. Neurol. (Chic.) 34: 361–364, 1977

197 Chapoy, P., C. Angelini, S. Cederbaum: Déficit systémique en carnitine. Place dans le syndrome de Reye. Nouv. Presse méd. 10: 499–502, 1981

198 Charron, L. et al.: Sensory neuropathy associated with primary biliary cirrhosis. Arch. Neurol. (Chic.) 37: 84–87, 1980

199 Chatrian, G. E. et al.: Congenital insensitivity at noxious stimuli. Arch. Neurol. (Chic.) 32: 141–145, 1975

200 Chaves-Carballo, E. et al.: Encephalopathy and fatty infiltration of the viscera (Reye-Johnson syndrome). A 17-year experience. Mayo Clin. Proc. 50: 209–215, 1975

201 Chemnitz, G.: Erhöhte Kreatinkinase-Aktivität. Dtsch. med. Wschr. 109: 1172–1173, 1984

202 Cherington, M.: Botulism: 10-year experience. Arch. Neurol. (Chic.) 30: 432–437, 1974

203 Cherington, M., S. Ginsburg: Wound botulism. Arch. Surg. 110: 436–438, 1975

204 Cheson, B. D., A. Z. Bluming, J. Alroy: Cogan's syndrome: A systemic vasculitis. Amer. J. Med. 60: 549–555, 1976

205 Chester, E. M. et al.: Hypertensive encephalopathy: A clinicopathologic study of 20 cases. Neurology (Minneap.) 28: 928–939, 1978

206 Chiappa, K. H., C. Yiannikas: Evoked potentials in clinical medicine. Raven Press, New York 1983

207 Chokroverty, S., F. A. Rubino: „Pure" motor hemiplegia. J. Neurol. Neurosurg. Psychiat. 38: 896–899, 1975

208 Chokroverty, S. et al.: Pure motor hemiplegia due to pyramidal infarction. Arch. Neurol. (Chic.) 32: 647–648, 1975

209 Chokroverty, S. et al.: The syndrome of diabetic amyotrophy. Ann. Neurol. 2: 181–194, 1977

210 Christie, R., C. Bay, I. A. Kaufman: Lesch-Nyhan disease: clinical experience with 19 patients. Develop. Med. Child Neurol. 24: 293–306, 1982

211 Churcher, M. D.: Algodystrophy after aortic bifurcation surgery. Lancet II: 131–133, 1984

212 Chusid, J. G.: Correlative Neuroanatomy & Functional Neurology, 18th ed. Lange, Los Altos, California 1982

213 Clair, F., S. Caillat, J. C. Soufir et al.: Syndrome myasthénique induit par la D,L-carnitins chez un hémodialysé chronique. Presse méd. 13: 1154–1155, 1984

214 Clarke, C. R. A., M. J. G. Harrison: Neurological manifestations of Paget's disease. J. neurol. Sci. 38: 171–178, 1978

215 Coers, Ch., N. Telerman-Toppet, J. Durdu: Neurogenic benign fasciculations, pseudomyotonia and pseudotetany. Arch. Neurol. (Chic.) 38: 282–287, 1981

216 Cohn, D. F., M. Streifler, E. Schujman: Das motorische Neuron im chronischen Lathyrismus. Nervenarzt 48: 127–129, 1977

217 Cohn, D. F., E. Avrahami: Intraventricular haemorrhage, CT and arteriographic findings in thirty-five patients. J. Neurol. 230: 137–140, 1983

218 Cole, M. et al.: Experimental ammonia encephalopathy in the primate. Arch. Neurol. (Chic.) 26: 130–136, 1972

219 Collins, R. C. et al.: Neurologic manifestations of intravascular coagulation in patients with cancer. A clinicopathologic analysis of 12 cases. Neurology (Minneap.) 25: 795–806, 1975

220 Compston, D. A. S. et al.: Factors influencing the risk of multiple slerosis developing in patients with optic neuritis. Brain 101: 495–511, 1978

221 Confavreux, Ch.: Sclérose en plaques. Conceptions étiopathogéniques actuelles. Presse méd. 13: 1889–1894, 1984

222 Cook, S. D., P. C. Dowling: The role of autoantibody and immune complexes in the pathogenesis of Guillain-Barré syndrome. Ann. Neurol. 9 (Suppl.): 70–79, 1981

223 Cooper, P. R.: Head Injury. Williams & Wilkins, Baltimore 1982

224 Corbett, J. J., P. J. Savino, H. St. Thompson et al.: Visual loss in pseudotumor cerebri. Follow-up of 57 patients from five to 41 years and a profile of 14 patients with permanent severe visual loss. Arch. Neurol. (Chic.) 39: 461–474, 1982

225 Couch, J. R., S. A. Weiss: Gliomatosis cerebri. Report of four cases and review of the literature. Neurology (Minneap.) 24: 504–511, 1974

226 Cos-Klazinga, M., L. J. Endtz: Peripheral nerve involvement in pernicious anaemia. J. neurol. Sci. 45: 367–371, 1980

226a Crawford, P. M., C. R. Wet, D. W. Chadwick et al.: Arteriovenous malformations of the brain: natural history in unoperated patients. J. Neurol. Neurosurg. Psychiat. 49: 1–10, 1986

227 Crews, J. et al.: Muscle pathology of myotonia congenita. J. neurol. Sci. 28: 449–457, 1976

228 Critchley, E.: Clinical manifestations of essential tremor. J. Neurol. Neurosurg. Psychiat. 35: 365–372, 1972

229 Crockard, H. A. et al.: Hydrocephalus as a cause of dementia: evaluation by computerised tomography and intracranial pressure monitoring. J. Neurol. Neurosurg. Psychiat. 40: 736–740, 1977

230 Crocker, J. F. S. et al.: Insecticide and viral interaction as a cause of fatty visceral changes and encephalopathy in the mouse. Lancet II: 22–24, 1974

231 Cruz Martinez, A., M. C. Perez Conde, M. T. Ferrer et al.: Neuromuscular disorders in a new toxic syndrome: electrophysiological study. A preliminary report. Muscle Nerve 7: 12–22, 1984

232 Cummings, J. L., J. W. Gittinger: Central dazzle. A thalamic syndrome? Arch. Neurol. (Chic.) 38: 372–374, 1981

233 Currie, S., J. N. Walton: Immunosuppressive therapy in polymyositis. J. Neurol. Neurosurg. Psychiat. 34: 447–452, 1971

233a Dalakas, M. C., G. Elder, M. Hallet et al.: A long-term follow-up study of patients with postpoliomyelitis neuromuscular symptoms. New Engl. J. Med. 314: 959–963, 1986

234 Dalakas, M. C., W. K. Engel: Polyneuropathy with monoclonal gammopathy: studies of 11 patients. Ann. Neurol. 1: 45–52, 1981

235 Dalakas, M. C., W. K. Engel: Chronic relapsing (dysimmune) polyneuropathy: pathogenesis and treatment. Ann. Neurol. 9 (Suppl.): 134–143, 1981

236 Dalakas, M. C., H. Teräväinen, W. K. Engel: Tremor as a feature of chronic relapsing and dysgammaglobulinemic polyneuropathies. Incidence and management. Arch. Neurol. (Chic.) 41: 711–714, 1984

237 Danilowicz, D., M. Tutkowski, D. Myung, D. Schively: Echocardiography in Duchenne dystrophy. Muscle Nerve 3: 298–303, 1980

238 Danks, D. M. et al.: Menke's kinky hair syndrome. An inherited defect in copper absorption with widespread effects. Pediatrics 50: 188–201, 1972

238a DaSilva, J. A. G., C. E. G. DaSilva: Postoperative Komplikationen bei 126 Fällen basilärer Impressionen und Arnold-Chiarischer Mißbildung. Neurochirurgia 24: 153–157, 1981

239 Dastur, D. K., D. K. Manghani, B. O. Osuntokun et al.: Neuromuscular and related changes in malnutrition. J. neurol. Sci. 55: 207–230, 1982

240 Daun, H., G. Hartwich: Die Vincristin-Polyneuritis. Fortschr. Neurol. Psychiat. 39: 151–165, 1971

241 David, D. J., D. E. Poswillo, D. Simpson: The Craniosynostoses. Springer, Berlin 1982

242 Davis, Ch. H., V. M. Joglekar: Cerebellar astrocytomas in children and young adults. J. Neurol. Neurosurg. Psychiat. 44: 820–828, 1981

243 Davis, L. E., D. B. Drachman: Myeloma neuropathy. Arch. Neurol. (Chic.) 27: 507–511, 1972

244 Davis, L. E., J. C. Standefer, M. Kornfeld: Acute thallium poisoning: toxicological and morphological studies of the nervous system. Ann. Neurol. 1: 38–44, 1981

244a Davis, P. H., C. Bergeron, D. R. McLachlan: Atypical presentation of progressive supranuclear palsy. Ann. Neurol. 17: 337–343, 1985

245 Dawson, D. M., M. Hallett, L. H. Millender: Entrapment Neuropathies. Little, Brown & Company, Boston 1983

246 de Anquin, C. E.: Spina bifida occulta with engagement of the fifth lumbar spinous process. A cause of low back pain and sciatica. J. Bone Jt. Surg. 41B: 486–490, 1959

247 De Bono, D. P., C. P. Warlow: Potential sources of emboli in patients with presumed transient cerebral or retinal ischaemia. Lancet I, 343–345, 1981

248 De Bray, J. M., J. Emile, M. Basle et al.: Chorée fibrillaire de Morvan. Rev. neurol. 135: 827–833, 1979

249 De Jong, R. N.: The Neurologic Examination. 3rd ed. Hoeber Medical Division, London 1967

250 De Smet, Y., M. Ruberg, M. Serdarn et al.: Confusion dementia and anticholinergics in Parkinson's disease. J. Neurol. Neurosurg. Psychiat. 45: 1161–1164, 1982

251 Debrunner, A. M.: Orthopädie. Die Störungen des Bewegungsapparates in Klinik und Praxis. Huber, Bern 1983

252 Delaney, P.: Gouty neuropathy. Arch. Neurol. (Chic.) 40: 823–824, 1983

253 Dement, W. C., M. Carskadon, R. Ley: The prevalence of narcolepsy II. Sleep Res. 2: 147, 1973

254 Derome, P. J., A. Visot: La dysplasie fibreuse crânienne (fibrous dysplasia of the skull). Neuro-chirurgie 29, Suppl. 1, 1983

255 Deruty, R. et al.: Tentatives de revascularisation cérébrale par Anastomose extra-intracranienne dans certaines ischémies. Neuro-chirurgie 20: 345–368, 1974

256 Desai, B. T., J. R. Porter, J. K. Penry: Psychogenic seizures. A study of 42 attacks in 6 patients, with intensive monitoring. Arch. Neurol. (Chic.) 39: 202–209, 1982

257 Detels, R., V. A. Clark, N. Valdiviezo et al.: Factors associated with a rapid course of multiple sclerosis. Arch. Neurol. (Chic.) 39: 337–341, 1982

258 Devoize, J. D., F. Rigal, A. Eschalier, A. d'Ambrosio: Aspects cliniques et pharmacologiques de l'effet antalgique des antidépresseurs tricycliques. Presse méd. 13: 2806–2809, 1984

258a Devoize, J. L., J. Rouanet, P. Cellerier et al.: Paralysie bénigne des quatre derniers nerfs crâniens. Presse méd. 14: 1328–1330, 1985

259 DeWitt, L. D., F. S. Buonanno, J. P. Kistler et al.: Central pontine myelinolysis: Demonstration by nuclear magnetic resonance. Neurology (Minneap.) 34: 570–576, 1984

259a Diaz Espejo, C. E., F. V. Chaves, B. S. Ramis: Chronic intracranial hypertension secondary to neurobrucellosis. J. Neurol. 234: 59–61, 1987

260 Di Donato, St., D. Pelucchetti, M. Rimoldi et al.: Systemic carnitine deficiency: Clinical, biochemical and morphological cure with L-carnitine. Neurology (Minneap.) 34: 157–162, 1984

261 Di Lorenzo, N., A. Fortuna, B. Guidetti: Craniovertebral junction malformations. J. Neurosurg. 57: 603–608, 1982

262 Diethelm, U., M. Cadalbert, A. Huggler: Zur transitorischen Algodystrophie der Hüfte. Schweiz. med. Wschr. 110: 1159–1163, 1980

263 Digre, K. B., M. W. Varner, J. J. Corbett: Pseudotumor cerebri and pregnancy. Neurology (Minneap.) 34: 721–729, 1984

264 Dix, M. R. et al.: Progressive supranuclear palsy (the Steele-Richardson-Olszwewski syndrome). A report of 9 cases with particular reference to the mechanism of the oculomotor disorder. J. neurol. Sci. 13: 237–256, 1971

264a Dobyns, W. B., N. P. Goldstein, H. Gordon: Clinical spectrum of Wilson's disease (Hepatolenticular degeneration). Mayo Clin. Proc. 54: 35–42, 1979

265 Donaldson, I. M., E. A. Espiner: Disseminated lupus erythematosus presenting as chorea gravidarum. Arch. Neurol. (Chic.) 25: 240–244, 1971

266 Donaldson, I. M., J. Cuningham: Persisting neurologic sequelae of lithium carbonate therapy. Arch. Neurol. (Chic.) 40: 747–751, 1983

267 Donat, J. R., R. Auger: Familial periodic ataxia. Arch. Neurol. (Chic.) 36: 568–569, 1979

268 Donnan, G. A., F. W. Sharbrough, J. P. Whisnant: Carotid occlusive disease. Effect of

bright light on visual evoked response. Arch. Neurol. (Chic.) 39: 687–689, 1982

269 Doose, H., E. Völzke: Petit mal status in early childhood and dementia. Neuropädiatrie 10: 10–14, 1979

270 Dorndorf, W.: Schlaganfälle (Klinik und Therapie), 2. Aufl. Thieme, Stuttgart 1983

271 Dowling, P. et al.: Cytomegalovirus complement fixation antibody in Guillain-Barré syndrome. Neurology (Minneap.) 27: 1153–1156, 1977

272 Dowling, P. C., S. D. Cook: Role of infection in Guillain-Barré Syndrome: Laboratory confirmation of herpes virus in 41 cases. Ann. Neurol. 9 (Suppl.): 44–55, 1981

273 Doyle, F. H., J. M. Pennock, J. S. Orr et al.: Imaging of the brain by nuclear magnetic resonance. Lancet II: 53–57, 1981

274 Doyle, P. W., G. Gibson, C. L. Dolman: Herpes zoster ophthalmicus with contralateral hemiplegia: Identification of cause. Ann. Neurol. 14: 84–85, 1983

275 Drachman, D. B. et al.: Prednisone in Duchenne muscular dystrophy. Lancet II: 1409–1412, 1974

276 Drachman, D. B. et al.: Experimental arthrogryposis caused by viral myopathy. Arch. Neurol. (Chic.) 33: 362–367, 1976

277 Dravet, C., B. B. Dalla, E. Mesdjian et al.: Dyskinésies paroxystiques au cours de traitements par la diphenylhydantoine. Rev. neurol. 136: 1–14, 1980

278 Drury, I., J. P. Whisnant, W. M. Garraway: Primary intracerebral hemorrhage: Impact of CT on incidence. Neurology (Minneap.) 34: 653–657, 1984

279 Dumermuth, G.: Elektroencephalographie im Kindesalter. Einführung und Atlas, 3. Aufl. Thieme, Stuttgart 1976

280 Dvorak, J., F. von Orelli: Wie häufig sind Komplikationen nach Manipulationen der Halswirbelsäule? Praxis 71: 64–69, 1982

281 Dyck, P. J. et al.: Histologic and lipid studies of sural nerves in inherited hypertrophic neuropathy: Preliminary report of a lipid abnormality in nerve and liver in Déjerine-Sottas disease. Mayo Clin. Proc. 45: 286–327, 1970

282 Dyck, P. J. et al.: Chronic inflammatory polyradiculoneuropathy. Mayo Clin. Proc. 50: 621–637, 1975

283 Dyck, P. J., P. C. O'Brien, K. F. Oviatt, et al.: Prednisone improves chronic inflammatory demyelinating polyradiculoneuropathy more than no treatment. Ann. Neurol. 11: 136–141, 1982

284 Dyck, P. J., Ph. A. Low, J. C. Stevens: Burning feet as the only manifestation of dominantly inherited sensory neuropathy. Mayo Clin. Proc. 58: 426–429, 1983

285 Dyck, P. J., P. K. Thomas, E. H. Lambert,

R. Bunge: Peripheral Neuropathy, vol. II, 2nd ed. Saunders, Philadelphia 1984

286 Dyken, P., O. Kolar: Dancing eyes, dancing feet: Infantile polymyocoinia. Brain 91: 305–320, 1968

287 Dyken, P. P., A. Swift, R. H. DuRant: Long-term follow-up of patients with subacute sclerosing panencephalitis treated with Inosiplex. Ann. Neurol. 11: 359–365, 1982

288 Eames, R. A., L. S. Lange: Clinical and pathological study of ischaemic neuropathy. J. Neurol. Neurosurg. Psychiat. 30: 215–266, 1967

289 Earnest, M. P.: Neurologic Emergencies. Churchill-Livingstone, Edinburgh 1983

290 Easton, J. D., D. G. Sherman: Somatic anxiety attacks and propranolol. Arch. Neurol. (Chic.) 33: 689–691, 1976

291 Ebeling, U., H. J. Reulen: Der laterale lumbale Bandscheibenvorfall. Nervenarzt 54: 521–524, 1983

292 Ebstein, R. P. et al.: A familial study in serum dopamine-beta-hydroxylase levels in torsion dystonia. Neurology (Minneap.) 24: 684–687, 1974

293 Edwards, P. D. et al.: Chorea, polycythaemia and cyanotic heart disease. J. Neurol. Neurosurg. Psychiat. 39: 729–739, 1975

294 Eggers, C., J. Hamer: Hydrosyringomyelia in childhood: clinical aspects, pathogenesis and therapy. Neuropädiatrie 10: 87–99, 1979

295 Eisenstein, S.: Injection for disc prolapse – whatever happened to chymopapain? S. Afr. med. J. 66: 201–203, 1984

296 Ell, J. J., D. Uttley, J. R. Silver: Acute myelopathy in association with heroin addiction. J. Neurol. Neurosurg. Psychiat. 44: 448–450, 1981

297 Ell, J., D. Prasher, P. Rudge: Neuro-otological abnormalities in Friedreich's ataxia. J. Neurol. Neurosurg. Psychiat. 47: 26–32, 1984

298 Elsberg, Ch. A., F. Kennedy: A peculiar and undescribed disease of the roots of the cauda equina. J. nerv. ment. Dis. 40: 787, 1913

299 Engel, A. G.: Myasthenia gravis and myasthenic syndromes. Ann. Neurol. 16: 519–534, 1984

300 Engel, A. G., R. G. Siekert: Lipid storage myopathy responsive to prednisone. Arch. Neurol. (Chic.) 27: 174–181, 1972

301 Engel, A. G. et al.: Carnitine deficiency: clinical, morphological, and biochemical observations in a fatal case. J. Neurol. Neurosurg. Psychiat. 40: 313–322, 1977

302 Engel, W. K. et al.: Myasthenia gravis. Ann. intern. Med. 81: 225–246, 1974

303 Engel, W. K., P. van den Bergh, V. Askanas: Subcutaneous thyrotropin-releasing hormone seems ready for wider trials in treating lower motor neuron-produced weakness and spasticity. Ann. Neurol. 16: 109–110, 1984

304 Espir, M. L. E., P. Millac: Treatment of paroxysmal disorders in multiple sclerosis with carbamazepine (Tegretol). J. Neurol. Neurosurg. Psychiat. 33: 528–531, 1970

305 Esses, S. I., W. J. Peters: Electrical burns; pathophysiology and complications. Canad. J. Surg. 24: 11–14, 1981

306 Esslen, E., U. Fisch: Zur Lokalisation der Nervenschädigung bei der idiopathischen Fazialisparese und zur Frage der Dekompression. Schweiz. med. Wschr. 101: 386–387, 1971

307 Evans, D. E. et al.: Cardiac arrhythmias resulting from experimental head injury. J. Neurosurg. 45: 609–616, 1976

308 Evarts, E. V., H. T. Teräväinen, D. E. Beuchert, D. B. Calne: Pathophysiology of motor performance in Parkinson's disease. In: Dopaminergic Ergot Derivatives and Motor Functions, ed. by K. Fuxe, D. G. Calne. Pergamon Press, Oxford, 1979, 45–59

308a Everet, D., G. Lawrenson: Tinnitus. Ciba Foundation symposium 85. Pitman, London 1981

309 Faden, A.: Neurological sequelae of malignant external otitis. Arch. Neurol. (Chic.) 32: 204–205, 1976

310 Fager, Ch. A.: Results of adequate posterior decompression in the relief of spondylotic cervical myelopathy. J. Neurosurg. 38: 684–692, 1973

311 Fahn, S., S. B. Bressman: Should levodopa therapy for parkinsonism be started early or late? Evidence against early treatment. Canad. J. neurol. Sci. 11: 200–206, 1984

312 Fambrough, D. M. et al.: Neuromuscular junction in myasthenia gravis: Decreased acetylcholine receptors. Science 182: 293–295, 1973

313 Farrel, D. A.: Trigeminal neuropathy in progressive systemic sclerosis. Amer. J. Med. 73: 57–62, 1982

314 Feibel, J. H., J. F. Campa: Thyrotoxic neuropathy (Basedow's paraplegia). J. Neurol. Neurosurg. Psychiat. 39: 491–497, 1976

315 Feinsod, M., W. F. Hoyt: Subclinical optic neuropathy in multiple sclerosis. How early VER components reflect axon loss and conduction defects in optic pathways. J. Neurol. Neurosurg. Psychiat. 38: 1109–1114, 1975

316 Feinsod, M. et al.: Visually evoked response. Use in neurologic evaluation of posttraumatic subjective visual complaints. Arch. Ophthal. 94: 237–240, 1976

317 Feldman, R. G., C. E. Pippenger: The relation of anticonvulsant drug levels to complete seizure control. J. clin. Pharmacol. 16: 51–59, 1976

318 Feldman, Y. M., J. A. Nikitas: Syphilis serology today. Arch. Derm. 116: 84–89, 1980

319 Feldmeyer, J. J., J. Bogousslavsky, F. Regli: Asterixis uni- ou bilatéral en cas de lésion thalamique ou pariétale: un trouble moteur afférentiel? Schweiz. med. Wschr. 114: 167–171, 1984

320 Ferell, M. R., G. Smallberg, L. D. Lewis et al.: A benign motor neuron disorder: delayed cramps and fasciculation after poliomyelitis or myelitis. Ann. Neurol. 11: 423–427, 1982

321 Fidler, St. M. et al.: Choreoathetosis as a manifestation of thyrotoxicosis. Neurology (Minneap.) 21: 55–57, 1971

322 Fields, W. S.: Selection of stroke patients for vascular surgery. Z. ges. Neurol. Psychiat. 201: 95–96, 1972

323 Finelli, P. F. et all.: Whipple's disease with predominantly neuroophthalmic manifestations. Ann. Neurol. 1: 247–252, 1977

324 Finelli, P. F. et al.: Adult celiac disease presenting as cerebellar syndrome. Neurology (Minneap.) 30: 245–249, 1980

325 Fisch, U., E. Esslen: Total intratemporal exposure of the facial nerve. Pathologic findings in Bell's palsy. Arch. Otolaryng. 95: 335–341, 1972

326 Fischbeck, K. H., R. B. Layzer: Paroxysmal choreoathetosis associated with thyrotoxicosis. Ann. Neurol. 6: 453–454, 1979

327 Fischbeck, K. H., R. P. Simon: Neurological manifestations of accidental hypothermia. Ann. Neurol. 10: 384–387, 1981

328 Fischer, K. C., R. J. Schwartzman: Oral corticosteroids in the treatment of ocular myasthenia gravis. Neurology (Minneap.) 24: 795–798, 1974

328a Fischer, P. A., W. Enzensberger: Neurological complications in AIDS. J. Neurol. 324: 269–279, 1987

329 Fisher, C. M.: An unusual variant of acute idiopathic polyneuritis (syndrome of ophthalmoplegia, ataxia and areflexia). New Engl. J. Med. 255: 57–65, 1956

329a Fisher, C. M.: Binswanger's encephalopathy: a review. J. Neurol. 236: 65–79, 1989

330 Fisher, M., R. Long Randall, D. A. Drachmann: Hand muscle atrophy in multiple sclerosis. Arch. Neurol. (Chic.) 40: 811–815, 1983

331 Fleischer, K.: Geschmacksverlust nach Tonsillektomie. Dtsch. med. Wschr. 106: 1274–1275, 1981

332 Flügel, K. A. Transitorische globale Amnesie – ein paroxysmales amnestisches Syndrom. Fortschr. Neurol. Psychiat. 43: 471–485, 1975

333 Foley, K., J. B. Posner: Does pseudotumor cerebri cause the empty sella syndrome? Neurology (Minneap.) 25: 565–569, 1975

334 Foltz, E., J. D. Loeser: Craniosynostosis. J. Neurosurg. 43: 48–57, 1975

335 Fontana, A. et al.: IgA deficiency, epilepsy and hydantoin medication. Lancet II: 228–231, 1976

336 Ford, F. R.: Diseases of the nervous system. In: Infancy, Childhood and Adolescence, 6th ed. Thomas, Springfield/Ill. 1973

337 Forfar, J. C., G. J. Brown, R. E. Cull: Proximal myopathy during beta-blockade. Brit. med. J. 2: 1331–1332, 1979

338 Fragerberg, S. E.: Diabetic neuropathy. A clinical and histological study on the significance of vascular affections. Acta med. scand. 164, Suppl. 345: 1–80, 1959

339 Frank, G.: Amnestische Episoden. Springer, Berlin 1981

340 Frank, Y., R. E. Kravath, K. Inoue et al.: Sleep apnea and hypoventilation syndrome associated with acquired nonprogressive dysautonomia: clinical and pathological studies in a child. Ann. Neurol. 1: 18–27, 1981

341 Fraser, J. G., P. C. Harborow: Labyrinthine window rupture. J. Laryng. 89: 1–7, 1975

342 Freemon, F.: Akinetic mutism and bilateral anterior cerebral artery occlusion. J. Neurol. Neurosurg. Psychiat. 34: 693–698, 1971

343 Freund, H.-J., K. Kendel: Vincristin zur Behandlung der Spastik. Dtsch. med. Wschr. 96: 1155–1159, 1971

344 Frick, M., H. Rösler, M. Mumenthaler, K. Steinsiepe: Der prognostische Wert des Radiozisternogramms für die Shuntoperation beim Hydrocephalus communicans internus. Fortschr. Röntgenstr. 121: 634–643, 1974

345 Friede, R. L.: Alexander disease and related conditions. In: Developmental Neuropathology. Springer, Berlin 1975, pp. 458–464

346 Friedhoff, A. J., Th. N. Chase: Advances in Neurology, vol. XXXV. Raven Press, New York 1982

347 Friedman, E. et al.: Menkes disease: neurophysiological aspects. J. Neurol. Neurosurg. Psychiat. 41: 505–510, 1978

348 Friedman, G., S. Harrison: Mucocoele of the sphenoidal sinus as a cause of recurrent oculomotor nerve palsy. J. Neurol. Neurosurg. Psychiat. 33: 172–179, 1970

349 Fromm, G. H., Ch. F. Terrence, A. S. Chattha: Baclofen in the treatment of trigeminal neuralgia: Double-blind study and long-term follow-up. Ann. Neurol. 15: 240–244, 1984

350 Fromm, G. H., Ch. F. Terrence, J. C. Maroon: Trigeminal neuralgia. Current concepts regarding etiology and pathogenesis. Arch. Neurol. (Chic.) 41: 1204–1207, 1984

351 Fujii, N., T. Tabira, H. Shibasaki et al.: Acute autonomic and sensory neuropathy associated with elevated Epstein-Barr virus antibody titer. J. Neurol. Neurosurg. Psychiat. 45: 656–657, 1982

352 Fulpius, B. W.: Characterization, isolation and purification of cholinergic receptors. In: Motor Innervation of Muscle, ed. by S. Thesleff. Academic Press, New York 1976, p. 1

353 Gadoth, N., R. Dagan, U. Sandbank et al.: Permanent tetraplegia as a consequence of tetanus neonatorum. J. neurol. Sci. 51: 273–278, 1981

354 Galbraith, J. G., V. W. Barr: Epidural abscess and subdural empyema. Advanc. Neurol. 6: 257–267, 1974

355 Galvin, R. J. et al.: A possible means of monitoring the progress of demyelination in multiple sclerosis: effect of body temperature on visual perception of double light flashes. J. Neurol. Neurosurg. Psychiat. 39: 861–865, 1976

356 Gamstorp, I.: Intermittierende Muskellähmungen und Kaliumstoffwechsel. Nervenarzt 43: 1–8, 1972

357 Gandolfi, A., D. Horoupian, I. Rapin et al.: Deafness in Cockayne's syndrome: morphological, morphometric and quantitative study of the auditory pathway. Ann. Neurol. 15: 135–143, 1984

358 Gänshirt, H.: Der Hirnkreislauf. Physiologie, Pathologie, Klinik. Thieme, Stuttgart 1972

359 Gänshirt, H., R. Keuler: Intracerebrale Blutungen. Nervenarzt 51: 201–206, 1980

360 Garcia, C. A., R. H. Fleming: Reversible corticospinal tract disease due to hyperthyroidism. Arch. Neurol. (Chic.) 34: 647–648, 1977

361 Gardner, W. J.: Hydrodynamic mechanism of syringomyelia; its relationship to myelocele. J. Neurol. Neurosurg. Psychiat. 28: 247–259, 1965

362 Gardner, W. J. et al.: Terminal ventriculostomy for syringomyelia. J. Neurosurg. 46: 609–617, 1977

363 Gardner-Thorpe, Ch., S. Benjamin: Peripheral neuropathy after disulfiram administration. J. Neurol. Neurosurg. Psychiat. 34: 253–259, 1971

364 Gastaut, J. L., B. Michel: La neuropathie mentonnière. Presse méd. 13: 1071–1074, 1984

365 Geisler, L. S.: Das Pickwick-Syndrom. Dtsch. med. Wschr. 96: 212–216, 1971

366 Gendelman, H. E., J. S. Wolinsky, R. T. Johnson, N. J. Pressman: Measles encephalomyelitis: Lack of evidence of viral invasion of the central nervous system and quantitative study of the nature of demyelination. Ann. Neurol. 15: 353–360, 1984

366a Gentilini, M., E. DeRenzi, G. Crisi: Bilateral paramedian thalamic artery infarcts: report of eight cases. J. Neurol. Neurosurg. Psychiat. 50: 900–909, 1987

366b Geraghty, J. J., J. Jankovic, W. J. Zetusky: Association between essential tremor and Parkinson's disease. Ann. Neurol. 17: 329–333, 1985

367 Gerstenbrand, F.: Das traumatische apallische Syndrom. Springer, Wien 1967

368 Gerster, J. C., S. Guggi, H. Perroud, R. Bovet: Lyme arthritis appearing outside the United States: a case report from Switzerland. Brit. Med. J. 283: 951–952, 1981

369 Gettelfinger, D. M., E. Kokmen: Superior sagittal sinus thrombosis. Arch. Neurol. (Chic.) 34: 2–6, 1977

370 Gibbels, E.: Tabellarische Anleitung zur Differentialdiagnose der Polyneuropathien. Fortschr. Neurol. Psychiat. 48: 31–66, 1980

371 Gibbels, E., G. Schliep: Fragen der Ätiologie, Pathogenese, Syndromgenese und Therapie bei der diabetischen Polyneuropathie. Dargestellt aufgrund des neueren Schrifttums und einer Analyse von 120 eigenen Fällen. Fortschr. Neurol. Psychiat. 39: 579–629, 1971

372 Gill, G. V., D. R. Bell: Persisting nutritional neuropathy amongst former war prisoners. J. Neurol. Neurosurg. Psychiat. 45: 861–865, 1982

373 Gilles de la Tourette, G.: Etude sur une affection nerveuse, caracterisée par de l'incoordination motrice, accompagnée d'echolalie et de coprolalie. Arch. Neurol. (Paris) 9: 19–42, 158–200, 1885

374 Gilsanz, V. et al.: Controlled trial of glycerol versus dexamethasone in the treatment of cerebral oedema in acute cerebral infarction. Lancet I: 1049–1051, 1975

375 Girard, P. L., M. Dumas, R. Escourolle et al.: Angéite granulomateuse à cellules géantes du système nerveux central. Rev. neurol. 132: 369–382, 1976

376 Giuffré, R., P. Curatolo: Cranial dermal sinuses in childhood and adolescence. Neurochirurgia (Stuttg.) 21: 72–75, 1978

377 Gjorup Lone: Obstetrical lesion of the brachial plexus. Acta neurol. scand. 42: Suppl. 18, 1966

378 Glaser, M. A.: Atypical neuralgia, so called. A critical analysis of one hundred and forty-three cases. Arch. Neurol. Psychiat. (Chic.) 20: 537–558, 1928

379 Godwin-Austen, R. B., J. Smith: Comparison of the effects of bromocriptine and levodopa in Parkinson's disease. J. Neurol. Neurosurg. Psychiat. 40: 479–482, 1977

380 Goldhammer, Y., J. L. Smith: Acquired intermittent Brown's syndrome. Neurology (Minneap.) 24: 666–668, 1974

381 Goldschmidt, B. et al.: Mycoplasma antibody in Guillain-Barré syndrome and other neurological disorders. Ann. Neurol. 7: 108–112, 1980

382 Gomez Manuel, R.: Tuberous sclerosis. Raven Press, New York 1979

383 Gonsette, R. E. et al.: Intensive immunosuppression with cyclophosphamide in multiple sclerosis. J. Neurol. 214: 173–181, 1977

384 Gonyea, E. F.: The spectrum of primary blastomycotic meningitis: a review of central

nervous system blastomycosis. Ann. Neurol. 3: 26–39, 1978

384a Goodman, J. M., W. L. Zink, D. F. Cooper: Hemilingual paralysis caused by spontaneous carotid artery dissection. Arch. Neurol. 40: 653–654, 1983

385 Gordon, R. M., A. Silverstein: Neurologic manifestations in progressive systemic sclerosis. Arch. Neurol. (Chic.) 22: 126–134, 1970

386 Gorelick, Ph. B., M. Rosenberg, R. J. Pagano: Enhanced ptosis in myasthenia gravis. Arch. Neurol. (Chic.) 38: 351, 1981

387 Gottstein, U., I. Sedlmeyer, A. Heuss: Behandlung der akuten zerebralen Mangeldurchblutung mit niedermolekularem Dextran. Therapie-Ergebnisse einer retrospektiven Studie. Dtsch. med. Wschr. 101: 223–227, 1976

388 Gottwald, W.: Melkersson-Rosenthal-Syndrom. Fortschr. Med. 99: 249–252, 1981

389 Gourie-Devi, M., T. S. Suresh, S. K. Shankar: Monomelic amyotrophy. Arch. Neurol. (Chic.) 388–394, 1984

389a Grandas, F., J. Elston, N. Quinn et al.: Blepharospasm: A review of 264 patients. J. Neurol. Neurosurg. Psychiat. 51: 767–772, 1988

390 Greenberg, J. O. et al.: Idiopathic normal pressure hydrocephalus. A report of 73 patients. J. Neurol. Neurosurg. Psychiat. 40: 336–341, 1977

391 Greenfield, J. G.: Greenfield's Neuropathology, 4th ed., ed. by J. H. Adams, J. A. N. Corsellis, L. W. Duchen, Arnold, London 1984

392 Griggs, R. C., R. T. Moxley, R. A. Lafrance, J. McQuillen: Hereditary paroxysmal ataxia: Response to acetazolamide. Neurology (Minneap.) 28: 1259–1264, 1978

393 Grisold, W., B. Mamoli: The syndrome of continuous muscle fibre activity following gold therapy. J. Neurol. 231: 244–249, 1984

394 Grob, U., E. Ketz: Posttraumatische Epilepsie nach Schädelimpressionsbrüchen. Schweiz. med. Wschr. 104: 209–212, 1974

395 Grobe, Th., D. Raithel, M. Klupp, A. Schröder: Hämodynamische Wirksamkeit von Karotisstenosen und Langzeitverlauf nach Karotisoperation. Fortschr. Neurol. Psychiat. 52: 6–10, 1984

396 Groothuis, D. R., S. Schulman, R. Wollman et al.: Demyelinating radiculopathy in the Kearns-Sayre Syndrome: A clinicopathological study. Ann. Neurol. 8: 373–380, 1980

397 Grote, W.: Neurochirurgie. Thieme, Stuttgart 1975

398 Gschwandtner, W. R., H. Münzberger: Lipoatrophia semicircularis. Ein Beitrag zu bandförmig-circulären Atrophien des subcutanen Fettgewebes im Extremitätenbereich. Hautarzt 25: 222–227, 1974

399 Guggenheim, M. A., S. P. Ringel: Progressive neuromuscular disease in children with chronic cholestasis and vitamin E deficiency: Diagnosis and treatment with alpha tocopherol. Pediatrics 1: 51–58, 1982

400 Guidetti, B., F. M. Gagliardi: Epidermoid and dermoid cysts. Clinical evaluation and late surgical results. J. Neurosurg. 47: 12–18, 1977

401 Guillain, G. et al.: Sur un syndrome de radiculo-névrite avec hyperalbuminose du liquide céphalo-rachidien sans réaction cellulaire. Bull. Soc. méd. Hôp. Paris 40: 1462–1470, 1916

402 Guilleminault, Ch., W. C. Dement: 235 cases of excessive daytime sleepiness. Diagnosis and tentative classification. J. neurol. Sci. 31: 13–27, 1977

403 Guiloff, R. J., P. K. Thomas, M. Contreras et al.: Linkage of autosomal dominant type I hereditary motor and sensory neuropathy to the Duffy locus on chromosome 1. J. Neurol. Neurosurg. Psychiat. 45: 669–674, 1982

404 Gumbinas, M. et al.: Progressive spastic paraparesis and adrenal insufficiency. Arch. Neurol. (Chic.) 33: 678–680, 1976

405 Gunby, P.: Chymopapain: tropical tree to surgical suite. J. Amer. med. Ass. 249: 1115–1123, 1983

406 Gurney, M. E., A. C. Belton, N. Cashman, J. P. Antel: Inhibition of terminal axonal sprouting by serum from patients with amyotrophic lateral sclerosis. New Engl. J. Med. 311: 933–939, 1984

407 Gusella, J. F. et al.: A polymorphic DNA marker genetically linked to Huntington's disease. Nature 206: 234–238, 1983

408 Guthkelch, A. N.: Diastematomyelia with median septum. Brain 97: 729–742, 1974

409 Gutzwiller, F., P. J. Grob, I. Boppart, Ph. Marguerat: Früherfassung kindlicher Mißbildungen des Rückenmarkes und des Gehirns: Das AFP-Screening – Ergebnisse einer Studie bei 16000 schwangeren Frauen in der Schweiz. Schweiz. Ärzteztg. 66: 274–283, 1985

410 Hackett, E. R. et al.: Optic neuritis in systemic lupus erythematosus. Arch. Neurol. (Chic.) 31: 9–11, 1974

411 Haerer, A. R., W. A. Dallas, B. S. Schoenberg: Prevalence of essential tremor. Results from the Copiah county study. Arch. Neurol. (Chic.) 39: 750–751, 1982

412 Hagberg, B., J. Aicardi, K. Dias, O. Ramos: A progressive syndrome of autism, dementia, ataxie and loss of purposeful hand use in girls: Rett's syndrome: report of 35 cases. Ann. Neurol. 14: 471–479, 1983

413 Hagedorn, H.-J.: Syphilisantikörper im Liquor cerebrospinalis und ihre diagnostische

Bedeutung. Dtsch. med. Wschr. 105: 155–161, 1980

414 Hagel, K., H. Freytag, H. Kindt: Das Kleine-Levin-Critchley Syndrom. Ein Beitrag zu seiner differentialdiagnostischen Klärung. Fortschr. Neurol. Psychiat. 48: 267–278, 1980

415 Hageman, G., J. Willemse: Arthrogryposis multiplex congenita. Neuropediatrics 14: 6–11, 1983

416 Hallen, O. et al.: Neurologische Erkrankungen bei chronischem Alkoholismus. Nervenarzt 42: 57–65, 1971

417 Hallenbeck, J. M. et al.: Mechanisms underlying spinal cord damage in decompression sickness. Neurology (Minneap.) 25: 308–316, 1975

418 Haller, J. S., J. A. Fabara: Tick paralysis. Case report with emphasis on neurological toxicity. Amer. J. Dis. Child. 124: 915–917, 1972

419 Halliday, A. M., E. Halliday: Cortical evoked potentials in patients with benign essential myoclonus and progressive myoclonic epilepsy. Electroenceph. clin. Neurophysiol. 29: 106–107, 1970

420 Halliday, A. M. et al.: Visual evoked response in diagnosis of multiple sclerosis. Brit. med. J. 4: 661–664, 1973

421 Hallpike, J. F., C. W. M. Adams, W. W. Tourtellotte: Multiple Sclerosis. Pathology, Diagnosis and Management. Chapman & Hall, London 1983

422 Halpert, J., P. Larroque, J. Heyraud, J.-L. Lesbordes: Encéphalopathie aiguë hypercalcémique iatrogène. Nouv. Presse méd. 35: 3152, 1978

423 Hamburger, F. A., F. Hollwich: Augenmuskellähmungen, 2. Aufl. Enke, Stuttgart 1977

424 Hamel, E. et al.: Cervial myelopathy. Neurosurg. Rev. 1: 101–110, 1978

425 Hammar, C.-H., F. Regli: Zerebellare Ataxie infolge Hypothyreose beim Erwachsenen. Dtsch. med. Wschr. 100: 1504–1506, 1975

426 Hancock, D. O.: A study of 49 patients with acute spinal extradural abscess. Paraplegia 10: 285–288, 1973

427 Hansen, K., H. Schliack: Segmentale Innervation. Ihre Bedeutung für Klinik und Praxis, 2. Aufl. Thieme, Stuttgart 1962

428 Hanson, P. A., R. Chodos: Hemiparetic seizures. Neurology (Minneap.) 28: 920–923, 1978

429 Hara, M., K. Takeuchi: A temporal study of survival of patients with pontine gliomas. J. Neurol. (Brux.) 216: 189–196, 1977

430 Harada, H., S. Nishikawa, K. Takahashi: Epidemiology of Parkinson's disease in a Japanese city. Arch. Neurol. (Chic.) 40: 151–154, 1983

431 Harding, A. E.: Idiopathic late onset cerebellar ataxie. J. neurol. Sci. 51: 259–271, 1981

432 Harding, A. E.: Hereditary „pure" spastic paraplegia: a clinical and genetic study of 22 families. J. Neurol. Neurosurg. Psychiat. 44: 871–883, 1981

433 Harding, A. E.: Friedreich's ataxia: A clinical and genetic study of 90 families with an analysis of early diagnosis criteria and intrafamilial clustering of clinical features. Brain 104: 589–620, 1981

434 Harding, A. E.: Classification of the hereditary ataxias and paraplegias. Lancet I: 1151–1155, 1983

435 Harding, A. E., P. K. Thomas: Autosomal recessive forms of hereditary motor and sensory neuropathy. J. Neurol. Neurosurg. Psychiat. 43: 669–678, 1980

436 Harding, A. E., P. K. Thomas: The clinical features of hereditary motor and sensory neuropathy types I and II. Brain 103: 259–280, 1980

437 Harding, A. E., P. K. Thomas: Peroneal muscular atrophy with pyramidal features. J. Neurol. Neurosurg. Psychiat. 47: 168–172, 1984

438 Hardy- A. G., A. B. Rossier: Spinal cord injuries. Thieme, Stuttgart 1975

439 Harik, S. I., M. J. Post: Computer tomography in Wilson disease. Neurology (Minneap.) 31: 107–110, 1981

440 Harper, C.: Wernicke's encephalopathy: a more common disease than realised. J. Neurol. Neurosurg. Psychiat. 42: 226–231, 1979

441 Harrington, D. O.: The Visual Fields. A Textbook and Atlas of Clinical Perimetry, 3rd ed. Mosby, Saint Louis 1971

442 Harrison, M. S., C. Ozsahinoglu: Positional vertigo: Aetiology and clinical significance. Brain 95: 369–372, 1972

443 Hartmann, A., E. Alberti: Differentiation of communicating hydrocephalus and presenile dementia by continuous recording of cerebrospinal fluid pressure. J. Neurol. Neurosurg. Psychiat. 40: 630–640, 1977

444 Hartmann, A., P. Berlit, D. Olbert, H. Krastel: Neurologische Komplikationen bei Morbus Behçet. Akt. Neurol. 9: 78–82, 1982

445 Hase, U., H.-J. Reulen: Läsionen des Plexus brachialis. de Gruyter, Berlin 1985

446 Hassan, I.: Cauda equina syndrome in ankylosing spondylitis: a report of six cases. J. Neurol. Neurosurg. Psychiat. 39: 1172–1177, 1976

447 Haymaker, W., J. W. Kernohan: The Landry-Guillain-Barré syndrome. Medicine (Baltimore) 28: 59–141, 1949

448 Haymaker, W., B. Woodhall: Peripheral Nerve Injuries, 2nd ed. Saunders, Philadelphia 1959

449 Haynes, F., M. I. Kaiser-Kupper, P. Mason et al.: Cogan syndrome: Studies in thirteen pa-

tients, long-term follow-up, and a review of the literature. Medicine (Baltimore) 59: 426–441, 1980

450 Heimann, H., D. Naumann: Alkohol und Nervensystem. Therapiewoche 31: 4706–4710, 1981

451 Heiser, J. C., R. B. Rutherford, S. P. Riagel: Thymectomy for myasthenia gravis. A changing perspective. Arch. Surg. 117: 533–537, 1982

452 Henkin, R. I.: Syndrome of acute zinc loss. Cerebellar dysfunction, mental changes, anorexia, and taste and smell dysfunction. Arch. Neurol. (Chic.) 32: 745–751, 1975

453 Hennerici, M., W. Rautenberg, St. Mohr: Stroke risk from symptomless extracranial arterial disease. Lancet II, 1180–1183, 1982

454 Henriksson, K. G., P. Sandstedt: Polymyositis – treatment and prognosis. A study of 107 patients. Acta neurol. scand. 65: 280–300, 1982

455 Henson, R. A., H. Ulrich: Cancer and the Nervous System: The Neurological Manifestation of Systemic Malignant Disease. Blackwell, Oxford 1982

456 Herberhold, C.: Störungen des Riechsinnes. Dtsch. Ärztebl. 75: 2901–2907, 1978

457 Herold, S., R. von Kummer, Ch. Jaeger: Follow-up of spontaneous intracerebral haemorrhage by computed tomography. J. Neurol. 228: 267–276, 1982

458 Hertel, G. et al.: Die Syringomyelie. Klinische Verlaufsbeobachtungen bei 323 Patienten. Nervenarzt 44: 1–13, 1973

459 Hertel, G., H.-G. Mertens, K. Ricker, K. Schimrigk: Myasthenia gravis und andere Störungen der neuromuskulären Synapse. Thieme, Stuttgart 1977

460 Herzberg, L., E. Bayliss: Spinal-cord syndrome due to non-compressive Paget's disease of bone: A spinal-artery steal phenomenon reversible with calcitonin. Lancet II: 13–15, 1980

461 Hess, Ch. W., Ch. Scharfetter, M. Mumenthaler: Klinik der Narkolepsie-Kataplexie-Syndrome. Nervenarzt 55: 391–401, 1984

462 Hess, K.: Lage- und Lagerungsnystagmus aus neurologischer Sicht. Akt. Neurol. 10: 113–117, 1983

463 Heyck, H.: Der Kopfschmerz. Differentialdiagnostik und Therapie für die Praxis, 5. Aufl. Thieme, Stuttgart 1982

464 Heyman, A. et al.: Risk of stroke in asymptomatic persons with cervical arterial bruits. New Engl. J. Med. 297: 838–841, 1980

465 Heyman, A., W. E. Wilkinson, B. J. Hurwitz, C. S. Haynes: Risk of ischemic heart disease in patients with TIA. Neurology (Minneap.) 34: 626–630, 1984

466 Hilal, S. K., J. W. Jichelsen: Therapeutic percutaneous embolization for extraaxial vascular lesions of the head, neck, and spine. J. Neurosurg. 43: 275–287, 1975

467 Hilt, D. C., D. Buchholz, A. Krumholz et al.: Herpes zoster ophthalmicus and delayed contralateral hemiparesis caused by cerebral angiitis: diagnosis and management approaches. Ann. Neurol. 14: 543–553, 1983

468 Hilton-Jones, D., J. R. Ponsford, N. Graham: Transient visual obscurations, without papilloedema. J. Neurol. Neurosurg. Psychiat. 45: 832–834, 1982

469 Hindfelt, B., O. Nilsson: The prognosis of ischemic stroke in young adults. Acta neurol. scand. 55: 123–130, 1977

470 Hoes, M. J. A. J. M., G. W. Bruyn, G. J. Velevoye: The Tolosa-Hunt syndrome – literature review: 7 new cases and a hypothesis. Cephalalgia 1: 181–184, 1981

471 Holman, R. R., V. Mayon-White, C. Orde-Peckar et al.: Prevention of deterioration of renal and sensory-nerve function by more intensive management of insulin-dependent diabetic patients. Lancet I: 204–208, 1983

472 Holmes, G. L., B. A. Shaywitz: Strumpell's pure familial spastic paraplegia: case study and review of the literature. J. Neurol. Neurosurg. Psychiat. 40: 1003–1008, 1977

472a Hoogenraad, T. U., C. J. v. d. Hamer, J. v. Hattum: Effective treatment of Wilson's disease with oral zinc sulphate: two case reports. Brit. med. J. 289: 273–276, 1984

473 Hopf, H. Ch., A. Struppler: Elektromyographie. Lehrbuch und Atlas. Thieme, Stuttgart 1974

474 Hopkins, A. P., P. K. P. Narvey: Chronic benign lymphocytic meningitis. J. neurol. Sci. 18: 443–453, 1973

475 Hopmann, G., H. Wanke: Höchstdosierte Atropinbehandlung bei schwerer Alkylphosphatvergiftung. Dtsch. med. Wschr. 99: 2106–2108, 1974

475a Hormes, J. T., C. M. Filley, N. L. Rosenberg: Neurologic sequelae of chronic solvent vapor abuse. Neurology 36: 698–702, 1986

476 Hoskins, B. et al.: Hyperkalemic periodic paralysis. Effects of potassium, exercise glucose, and acetazolamide on blood chemistry. Arch. Neurol. (Chic.) 32: 519–523, 1975

477 Hösli, P. et al.: Hair-roots in screening and diagnosis of Tay-Sachs disease. Lancet I: 285–287, 1977

478 Hossain, M.: Neurological and psychiatric manifestations in idiopathic hypoparathyroidism: response to treatment. J. Neurol. Neurosurg. Psychiat. 33: 153–156, 1970

479 Houdart, R. et al.: La chirurgie d'urgence dans les traumatismes vertébromédullaires fermés. Nouv. Presse méd. 2: 2331–2334, 1973

480 Hougaard, K. et al.: Regional cerebral blood flow in focal cortical epilepsy. Arch. Neurol. (Chic.) 33: 527–535, 1976

481 Houston, Ch. S., J. Dickinson: Cerebral form of high-altitude illness. Lancet II: 758–761, 1975

482 Hoyt, W. F., J. R. Keane: Superior oblique myokymia. Report and discussion on five cases of benign intermittent uniocular microtremor. Arch. Ophthal. 84: 461–467, 1970

483 Huber, A.: Eye Symptoms in Brain Tumors, 3rd ed. Mosby, St. Louis 1976

483a Huber, A., M. Meyer: Anwendung von Botulintoxin in der Ophthalmologie. Klin. Mbl. Augenheilk. 188: 89–94, 1986

484 Hudgins, W. R.: The predictive value of myelography in the diagnosis of ruptured lumbar discs. J. Neurosurg. 32: 152–162, 1970

485 Hudson, P., J. N. Walton: Polymyositis and other inflammatory myopathies. In: Handbook of Clinical Neurology, vol. 41, ed. by P. S. Vinken, G. W. Bruyn. North Holland Publishing Co., Amsterdam 1979, pp. 51–93

486 Hudson, A. J. et al.: The muscular painfasciculation syndrome. Neurology (Minneap.) 28: 1105–1109, 1978

487 Hughes, R. A. C., M. Kadlubowski, A. Hufschmidt: Treatment of acute inflammatory polyneuropathy. Ann. Neurol. 9 (Suppl.): 125–133, 1981

488 Huhn, A.: Die Thrombosen der intrakraniellen Venen und Sinus. Schattauer, Stuttgart 1965

489 Huhn, A., L. Daniels: Die Syntropie von Encephalomyelitis disseminata und Trigeminusneuralgie. Fortschr. Neurol. Psychiat. 41: 477–496, 1973

490 Hunt, W. E.: Tolosa-Hunt syndrome: one cause of painful ophthalmoplegia. J. Neurosurg. 44: 544–549, 1976

491 Huracek, J., K. Zuppinger, K. Karbowski: Epileptische Manifestationen bei Typ-1-Diabetes. Schweiz. Rundsch. Med. Praxis 73: 753–757, 1984

492 Hutchinson, W. M.: Acute optic neuritis and the prognosis for multiple sclerosis. J. Neurol. Neurosurg. Psychiat. 39: 283–289, 1976

493 Iannaccone, S. T. et al.: Familial progressive external ophthalmoplegia and ragged-red fibers. Neurology (Minneap.) 24: 1033–1038, 1974

494 Illis, L. S., F. M. Taylor: Neurological and electroencephalographic sequelae of tetanus. Lancet I: 826–830, 1971

495 Innes, S. G. B.: Encephalomyelitis resembling benign myalgic encephalomyelitis. Lancet I: 969–971, 1970

496 Iqbal, A., J. J.-F. Oger, B. G. W. Arnason: Cell-mediated immunity in idiopathic polyneuritis. Ann. Neurol. 9 (Suppl.) 65–69, 1981

497 Isaacs, H., J. J. A. Heffron: The syndrome of continuous muscle-fibre activity cured: further studies. J. Neurol. Neurosurg. Psychiat. 37: 1231–1235, 1974

498 Iwakuma, T., A. Matsumoto, N. Nakamura: Hemifacial spasm. Comparison of three different operative procedures in 110 patients. J. Neurosurg. 57: 753–756, 1982

499 Jabre, J. F., R. W. Bryan: Bent-knee pulling in the diagnosis of upper lumbar root lesions. Arch. Neurol. (Chic.) 39: 669–670, 1982

500 Jacobs, L. et al.: The lesions producing paralysis of downward but not upward gaze. Arch. Neurol. (Chic.) 28: 319–323, 1973

500a Jacobson, D. M., Ch. F. Terrence, O. M. Reinmuth: The neurologic manifestations of fat embolism. Neurology 36: 847–851, 1986

501 Jacobson, R. I.: More „goggle headache": supraorbital neuralgia. New Engl. J. Med. 308: 1363, 1983

502 Jaffe, H. W., K. Choi, P. A. Thomas et al.: National case-control study of Kaposi's sarcoma and pneumocystis carinii pneumonia in homosexual men. I. Epidemiologic results. Ann. intern. Med. 99: 145–151, 1983

502a Jane, J. A., M. D. Neal, F. Kassell: The natural history of aneurysms and arteriovenous malformations. J. Neurosurg. 62: 321–323, 1985

503 Jankovic, J., J. Ford: Blepharospasm and orofacial-cervical dystonia: clinical and pharmacological findings in 100 patients. Ann. Neurol. 31: 402–411, 1983

504 Jannetta, P. J.: Observations on the etiology of trigeminal neuralgia, hemifacial spasm, acoustic nerve dysfunction and glossopharyngeal neuralgia. Definitive microsurgical treatment and results in 117 patients. Neurochirurgia (Stuttg.) 20: 145–154, 1977

505 Janz, D.: Die Epilepsien. Spezielle Pathologie und Therapie, 2. Aufl. Thieme, Stuttgart 1969

506 Janz, D.: Über das Risiko von Mißbildungen und Entwicklungsstörungen bei Kindern von Eltern mit Epilepsie. Nervenarzt 50: 555–562, 1979

507 Janz, D.: Epidemiologie und Klassifikation von Epilepsien und epileptischen Anfällen. Akt. Neurol. 6: 189–196, 1979

508 Jatzkewitz, H.: Zerebrale Sphingolipidosen als angeborene Stoffwechselstörungen. Dtsch. med. Wschr. 95: 131–139, 1970

509 Jefferson, A., J. Clark: Treatment of benign intracranial hypertension by dehydrating agents with particular reference to the measurement of the blind spot area as a means of recording improvement. J. Neurol. Neurosurg. Psychiat. 39: 627–639, 1976

510 Jellinger, K.: Durchblutungsstörungen des Rückenmarks. Nervenarzt 43: 549–556, 1972

511 Jellinger, K., K. W. Sturm: Delayed radiation myelopathy in man. Report of twelve necropsy cases. J. neurol. Sci. 14: 389–408, 1971

512 Jemsek, J., S. B. Greenberg, L. Taber et al.: Herpes zoster-associated encephalitis: clinico-pathologic report of 12 cases and review of the

literature. Medicine (Baltimore) 62: 81–97, 1983

513 Jenkyn, L. R. et al.: The nuchocephalic reflex. J. Neurol. Neurosurg. Psychiat. 38: 561–566, 1975

514 Jennett, B.: Early traumatic epilepsy. Incidence and significance after nonmissile injuries. Arch. Neurol. (Chic.) 30: 394–398, 1974

515 Jenzer, G.: Epilepsie und Schwangerschaft. Praxis 67: 848–853, 1978

516 Jenzer, G. et al.: Autonomic dysfunction in botulism B: a clinical report. Neurology (Minneap.) 25: 150–153, 1975

517 Jenzer, G., L. Fierz: Visible „angular pulse" with internal carotid occlusion. J. Neurol. 214: 151–153, 1977

518 Jerusalem, F.: Hypotheses and recent findings concerning aetiology and pathogenesis of the muscular dystrophies. J. Neurol. 213: 155–162, 1976

519 Jerusalem, F.: Muskelerkrankungen. Thieme, Stuttgart 1979

520 Jerusalem, F., P. Imbach: Granulomatöse Myositis und Muskelsarkoidose. Klinische und bioptisch-histologische Diagnose. Dtsch. med. Wschr. 95: 2184–2190, 1970

521 Jestico, J. V., P. D. M. Ellis: Changes in nystagmus on raising body temperature in clinically suspected and proved multiple sclerosis. Brit. med. J. II: 970–972, 1976

522 Johnson, C. C., T. Kuwabara: Oculopharyngeal muscular dystrophy. Amer. J. Ophthal. 77: 872–879, 1974

523 Johnson, K. P., B. J. Nelson: Multiple sclerosis: diagnostic usefulness of cerebrospinal fluid. Ann. Neurol. 2: 425–431, 1977

524 Johnson, P. C. et al.: Paraneoplastic vasculitis of nerve: a remote effect of cancer. Ann. Neurol. 5: 437–444, 1979

525 Johnson, R. T.: Current Therapy in Neurologic Disease. 1985–1986. Decker, Philadelphia 1985

526 Johnson, W. G., St. Fahn: Treatment of vascular hemiballism and hemichorea. Neurology (Minneap.) 27: 634–636, 1977

527 Johnson, W. G., H. J. Wigger, H. R. Karp et al.: Juvenile spinal muscular atrophy: A new hexosaminidase deficiency phenotype. Ann. Neurol. 11: 11–16, 1982

528 Jones, A. M., J. Biller, A. R. Cowley et al.: Extracranial carotid artery arterisclerosis. Diagnosis with continuous-wave Doppler and real-time ultrasound studies. Arch. Neurol. (Chic.) 39: 393–394, 1982

529 Jones, D. A.: Volkmann's ischemia. Surg. clin. N. Amer. 50: 329–342, 1970

530 Jones, M. W., J. C. E. Kaufmann: Vertebrobasilar artery insufficiency in rheumatoid atlantoaxial subluxation. J. Neurol. Neurosurg. Psychiat. 39: 122–128, 1976

531 Jörg, J., W. Daust, R. Körfer: Neue Aspekte zur Zusammenhangsfrage kardialer und spinaler Kreislaufstörungen. Nervenarzt 47: 112–117, 1976

531a Kaell, A. T., M. Shetty, B. C. P. Lee: The diversity of neurologic events in systemic lupus erythematosus. Prospective clinical and computed tomographic classification of 82 events in 71 patients. Arch. Neurol. 43: 273–276, 1986

532 Kaeser, H. E.: Behandlung der Polyneuritiden. Dtsch. med. Wschr. 96: 1442–1443, 1971

533 Kaeser, H. E.: Zur Frage der Behandlung der chronisch-progredienten Strahlenmyelopathie. Dtsch. med. Wschr. 105: 446–447, 1980

534 Kaeser, H. E.: Drug-induced myasthenic syndromes. Acta neurol. scand. 70, Suppl. 100: 39–45, 1984

535 Kaeser, H. E., R. Wüthrich: Zur Frage der Neurotoxizität der Oxychinoline. Dtsch. med. Wschr. 95: 1685–1688, 1970

536 Kaeser, H. E., R. Dietrich, R. Kocher: Zerebrospinale Toxoplasmose. Aktuelles zum Erregernachweis, der Klinik und Therapie. Schweiz. med. Wschr. 107: 1482–1487, 1977

537 Kales, A. et al.: Successful treatment of narcolepsy with propranolol. A case report. Arch. Neurol. (Chic.) 36: 650–651, 1979

538 Kales, A., R. J. Cadieux, C. R. Soldatos et al.: Narcolepsy – Cataplexy. Arch. Neurol. (Chic.) 39: 164–168, 1982

539 Kanchandani, R., J. G. Howe: Lhermitte's sign in multiple sclerosis: a clinical survey and review of the literature. J. Neurol. Neurosurg. Psychiat. 45: 308–312, 1982

540 Kaneko, M. et al.: Early surgical treatment for hypertensive intracerebral hemorrhage. J. Neurosurg. 46: 579–583, 1977

541 Kapoor, W. N., M. Karpf, Y. Maher et al.: Syncope of unknown origin. The need for a more costeffective approach to its diagnostic evaluation. J. Amer. med. Ass. 247: 2687–2691, 1982

542 Kapoor, W. N., M. Karpf, S. Wieand et al.: A prospective evaluation and follow-up of patients with syncope. New Engl. J. Med. 309: 197–204, 1983

543 Karbowski, K.: Nomenklaturwandel in der Epileptologie. Nutzen oder Schaden? Nervenarzt 52: 17–18, 1981

544 Karbowski, K.: Der Schwindel aus interdisziplinärer Sicht. Springer, Berlin 1981

544a Karbowski, K.: Epileptische Anfälle, Phänomenologie, Differentialdiagnose und Therapie. Springer, Heidelberg 1985

545 Karbowski, K. et al.: Electroencephalographic aspects of Lennox syndrome. Europ. Neurol. 4: 301–311, 1970

546 Kark, P. R. et al.: Physostigmine in familial ataxias. Neurology (Minneap.) 27: 70–72, 1977

547 Kark, R. A. P., M. Rodriguez-Budelli: Pyruvate dehydrogenase deficiency in spinocerebellar degenerations. Neurology (Minneap.) 29: 126–131, 1979

548 Karp, H. R. et al.: Transient cerebral ischemia. Prevalence and prognosis in a biracial rural community. J. Amer. med. Ass. 225: 125–128, 1973

549 Karyofilis, A. et al.: Heredopathia atactica polyneuritiformis. Fortschr. Neurol. Psychiat. 38: 321–330, 1970

550 Kaufman, M. D., L. C. Hopkins, B. J. Hurwitz: Progressive sensory neuropathy in patients without carcinoma: A disorder with distinctive clinical and electrophysiological findings. Ann. Neurol. 9: 237–242, 1981

550a Kawakami, Y., K. Tabuchi, R. Ohnishi et al.: Primary central nervous system lymphoma. J. Neurosurg. 62: 522–527, 1985

551 Keane, J. R.: Bilateral sixth nerve palsy. Analysis of 125 cases. Arch. Neurol. (Chic.) 33: 681–683, 1976

552 Keane, J. R.: Tonic pupils with acute ophthalmoplegic polyneuritis. Ann. Neurol. 2: 393–396, 1977

552a Keane, J. R.: Acute bilateral ophthalmoplegia: 60 cases. Neurology 36: 279–281, 1986

553 Keesey, J., F. Naiem, J. Lindstrom et al.: Acetylcholine receptor antibody titer and HLA-B8 antigen in myasthenia gravis. Arch. Neurol. (Chic.) 39: 73–77, 1982

554 Kellaway, P. et al.: Precise characterization and quantification of infantile spasms. Ann. Neurol. 6: 214–218, 1979

555 Keller, H., G. Baumgartner: Doppler-Ultraschallsonographie: eine nicht-belastende Untersuchungsmethode zur Diagnose und Therapiekontrolle von Karotisstenosen. Schweiz. med. Wschr. 104: 1281–1291, 1974

556 Keller, H., A. Müller, W. Meier et al.: Transorale Doppler-Sonographie unter Schleimhautanästhesie zur Beurteilung der Strömungsverhältnisse in den Aa. vertebrales (Vertebralis-Doppler). Dtsch. med. Wschr. 100: 943–946, 1975

557 Kelly, J. J. et al.: The natural history of peripheral neuropathy in primary systemic amyloidosis. Ann. Neurol. 6: 1–7, 1979

558 Kelly jr., J. J., R. A. Kyle, J. M. Miles et al.: The spectrum of peripheral neuropathy in myeloma. Neurology (Minneap.) 31: 24–31, 1981

559 Kern, S., K. Hess, H. Schiller: Katamnesen ungeklärter Trigeminus-Neuropathien. Schweiz. Arch. Neurol. Neurochir. Psychiat. 130: 13–24, 1982

560 Kerschensteiner, M., K. Poeck, W. Huber et al.: Die Untersuchung auf Aphasie. Akt. Neurol. 2: 151–157, 1975

560a Kesselring, J.: Neurologic manifestations in acquired immune deficiency syndrome (AIDS). Dtsch. med. Wschr. 111: 1068–1073, 1986

561 Kessler, J. T.: Congenital narrowing of the cervical spinal canal. J. Neurol. Neurosurg. Psychiat. 38: 1218–1224, 1975

562 Khaleeli, A., R. D. Levy, R. Edwards et al.: The neuromuscular features of acromegaly: a clinical and pathological study. J. Neurol. Neurosurg. Psychiat. 47: 1009–1015, 1984

562a Kim, R. C., H. R. Smith, M. L. Henbest et al.: Nonhemorrhagic venous infarction of the spinal cord. Ann. Neurol. 15: 379–385, 1984

563 Kime, R. C., H. R. Smith, M. L. Henbest, B. H. Choi: Nonhemorrhagic venous infarction of the spinal cord. Ann. Neurol. 15: 379–385, 1984

564 Kirschbaum, W. R.: Jakob-Creutzfeldt disease. Elsevier, Amsterdam 1968

565 Kiwak, K. J., M. J. Deray, W. D. Shields: Torticollis in three children with syringomyelia and spinal cord tumor. Neurology (Minneap.) 33: 946–948, 1983

566 Klapatek, J.: Extrapyramidaler Tremor und Vitamin B6 in hohen Dosen. Eine therapeutische Anmerkung. Nervenarzt 41: 251–255, 1970

567 Klawans, H. L., J. L. Topel: Parkinsonism as a falling sickness. J. Amer. med. Ass. 230: 1555–1557, 1974

568 Knight, A. H., E. G. Rhind: Epilepsy and pregnancy: a study of 153 pregnancies in 59 patients. Epilepsia (Amst.) 16: 99–110, 1975

569 Kocen, R. S., P. K. Thomas: Peripheral nerve involvement in Fabry's disease. Arch. Neurol. (Chic.) 22: 81–88, 1970

570 Koch, G.: Microcephalie. Exogen bedingte und erbliche Formen. Dtsch. Ärztebl. 71: 3313–3322, 1974

571 Kocher, R., M.-E. Linder, D. Stula: Primäre Hirntumoren in einer psychiatrischen Klinik. Der informierte Arzt 5: 43–44, 1984

572 Köhler, H., E. Uehlinger, J. Kutzner et al.: Sterno-kosto-klavikuläre Hyperostose. Ein bisher nicht beschriebenes Krankheitsbild. Dtsch. med. Wschr. 100: 1519–1523, 1975

573 Kokmen, E.: Dementia – Alzheimer type. Mayo Clin. Proc. 59: 35–42, 1984

574 Kolenda, K.-D.: Geschmacksstörungen und Leberparenchymschäden bei der Behandlung mit Thiamazol. Dtsch. med. Wschr. 101: 84–86, 1976

574a Kollegger, H., R. Schmoliner, P. Dal-Bianco: Der Mitralklappenprolaps als Risikofaktor für den juvenilen Insult. Nervenarzt 59: 629–635, 1988

575 Kölmel, H. W. et al.: Meningosis leucaemica des Erwachsenen. Klinik, Liquorcytologie, Therapie. Nervenarzt 44: 527–536, 1973

576 Kölmel, H. W., G. Beck-Mannagetta: Intrakranielle Drucksteigerung und Stauungspapille bei Polyradikulitis. Nervenarzt 52: 460–463, 1981

577 Komàr, J., B. Varga: Syndrome of the rectus abdominis muscle. A peripheral neurological condition causing abdominal diagnostic problems. J. Neurol. 210: 121–125, 1975

578 Komàr, J., M. Szegavari: Der peripher-neurologische Hintergrund des Schreibkrampfes: mittlere N. medianus-Läsion. Nervenarzt 54: 322–325, 1983

578a Kömpf, D.: Der benigne pseudovestibuläre Kleinhirninsult. Nervenarzt 57: 163–166, 1986

579 Kondo, K. et al.: Parkinson's disease. Genetic analysis and evidence of a multifactorial etiology. Mayo Clin. Proc. 48: 465–475, 1973

580 Kondo, K., Y. Kuriowa: A case control study of Creutzfeldt-Jakob disease: association with physical injuries. Ann. Neurol. 11: 377–381, 1982

581 Kopell, H. P., W. A. L. Thompson: Peripheral Entrapment Neuropathies. Williams & Wilkins, Baltimore 1963

582 Koprowski, H., V. ter Meulen: Multiple sclerosis and parainfluenza 1 virus. History of the isolation of the virus and expression of phenotypic differences between the isolated virus and Sendai virus. J. Neurol. 208: 175–190, 1975

583 Korczyn, A.: Bell's palsy and diabetes mellitus. Lancet I: 108–109, 1971

584 Kori, S. H., K. M. Foley, J. B. Posner: Brachial plexus lesions in patients with cancer: 100 cases. Neurology (Minneap.) 31: 45–50, 1981

585 Kozin, F. et al.: Neuro-Behçet disease: two cases and neuroradiologic findings. Neurology (Minneap.) 27: 1148–1152, 1977

586 Krägeloh, I., J. Aicardi: Alternating hemiplegia in infants: report of five cases. Develop. Med. Child. Neurol. 22: 784–791, 1980

587 Krayenbühl, H., G. Yasargil: Zerebrale Angiographie für Klinik und Praxis. Hrg. P. Huber. 3. Aufl. Thieme, Stuttgart 1979

588 Kristoferitsch, W., G. Spiel, P. Wessely: Zur Meningopolyneuritis (Garin-Bujadoux, Bannwarth). Klinik und Laborbefunde. Nervenarzt 54: 640–646, 1983

589 Krüger, G.: Wismut-Enzephalopathie. Fortschr. Neurol. Psychiat. 52: 24–31, 1984

590 Krüger, K. W.: Lupus erythematodes und Zentralnervensystem. Nervenarzt 55: 165–172, 1984

591 Kruglak, L., I. Nathan, A. D. Korczyn et al.: Platelet aggregability, disaggregability and sertonin uptake in migraine. Cephalalgia 4: 221–225, 1984

592 Krumholz, A., E. Niedermeyer: Psychogenic seizures: a clinical study with follow-up data. Neurology (Minneap.) 33: 498–502, 1983

593 Kudrow, L.: Cluster headache. Mechanisms and management. Oxford University Press, London 1980

594 Kugelberg, E., L. Welander: Heredofamilial juvenile muscular atrophy simulating muscular dystrophy. Arch. Neurol. Psychiat. (Chic.) 75: 500–509, 1956

595 Kuhl, W.: Vestibulär-zerebrale Synkopen. Dtsch. med. Wschr. 105: 41–42, 1980

596 Kunze, K., R. Gothe: Neurophysiological investigations in tick paralysis. 4th. International Congress of Electromyography, Brussels 12.–15. 9. 1971, Abstracts p. 86–87

597 Kuritzky, A., R. Hering, G. Goldhammer, M. Bechar: Clonidine treatment in paroxysmal localized hyperhidrosis. Arch. Neurol. (Chic.) 41: 1210–1211, 1984

598 Kurland, L. T., J. G. Kurtze, I. D. Goldberg: Epidemiology of Neurologic and Sense Organ Disorders. Harvard University Press, Cambridge/Massachusetts 1973

599 Kurtzke, J. F.: The current neurologic burden of illness and injury in the United States. Neurology (Minneap.) 32, 1207–1214, 1982

600 Kurtzke, J. F.: Rating neurologic impairment in multiple sclerosis: An expanded disability status scale (EDSS). Neurology (Minneap.) 33: 1444–1452, 1983

601 Kurtzke, J. F., G. W. Beebe, B. Nagler et al.: Studies on the natural history of multiple sclerosis. 5. Long-term survival in young men. Arch. Neurol. (Chic.) 22: 215–225, 1970

602 Kurtzke, J. F., G. W. Beebe, B. Nagler et al.: Studies on the natural history of multiple sclerosis. 6. Clinical and laboratory findings at first diagnosis. Acta neurol. scand. 48: 19–46, 1972

603 Kurtzke, J. F., K. Hyllested: Multiple sclerosis in the Faroe Islands: I. Clinical and epidemiological features. Ann. Neurol. 5: 6–21, 1979

604 Kutt, H.: Interactions of antiepileptic drugs. Epilepsia (Amst.) 16: 393–402, 1975

605 Kyllermann, M., G. Steen: Intermittently progressive dyskinetic syndrome in glutaric aciduria. Neuropädiatrie 8: 397–404, 1977

605a Labauge, R., M. Boukobza, M. Pages et al.: Occlusion de l'artère vertébrale. Rev. Neurol. 143: 490–509, 1987

606 Labauge, R., M. Boukocza, J. Zinzner et al.: Hématomes spontanés du cervelet. Vingt-huit observations personnelles. Rev. neurol. 139: 193–204, 1983

607 Lackner, K., R. Janson, Th. Franken et al.: Digitale Subtraktionsangiographie (DAS). Dtsch. med. Wschr. 108: 350–355, 1983

608 Ladurner, G., E. Jeindl, G. Schneider: Die Beziehung zwischen multiplen Infarkten und vaskulärer (Multiinfarkt-)Demenz. Fortschr. Neurol. Psychiat. 51: 124–127, 1983

609 Lamoureux, G. et al.: Cerebrospinal fluid proteins in multiple sclerosis. Neurology (Minneap.) 25: 537–546, 1975

610 Lance, J. W.: Headaches related to sexual activity. J. Neurol. Neurosurg. Psychiat. 39: 1226–1230, 1976

611 Lance, J. W.: Mechanism and Management of Headache, 4th ed. Butterworths, London 1982

611a Landrieu, P., Jacqueline Selva, F. Alvarez et al.: Peripheral nerve involvement in children with chronic cholestasis and vitamin E deficiency. A clinical, electrophysiological and morphological study. Neuropediatrics 16: 194–201, 1985

612 Lane, R. J. M., P. A. Routledge: Drug-induced neurological disorders. Drugs 26: 124–247, 1983

613 Lang, B., J. Newsom-Davis, D. Wra, D. Vincent: Autoimmune etiology for myasthenic Eaton-Lambert syndrome. Lancet II: 224–226, 1981

614 Langohr, H. D., M. Stöhr, F. Petruch: An open and double-blind cross-over study of the efficacy of clomipramine (Anafranil) in patients with painful mono- and polyneuropathies. Europ. Neurol. 21: 309–317, 1982

615 Laplane, D., V. Meininger, J. Bancaud et al.: Contribution à l'étude anatomo-clinique des phénomenes d'évitement. Rev. neurol. 135: 775–787, 1979

616 Laplane, D., M. Baulac, D. Widlöcher, B. Dubois: Pure psychic akinesia with bilateral lesions of basal ganglia. J. Neurol. Neurosurg. Psychiat. 47: 377–385, 1984

617 Lapresle, J., G. Said: Ophtalmoplégie douloureuse, alternante et récidivante. Rev. neurol. 131: 583–588, 1975

618 Lapresle, J., R. Metreau: Atteintes trigéminales révélatrices d'une syringomyélie et d'une malformation de la charnière occipitovertébrale. Nouv. Presse méd. 7: 103–104, 1978

619 Lapresle, J., I. Fernandez-Machola, P. Lasjaunias: L'atteinte trigéminale sensitive au cours de la paralysie faciale périphérique essentielle. Nouv. Presse méd. 9: 291–293, 1980

620 Lascelles, R. G. et al.: Infectious mononucleosis presenting as acute cerebellar syndrome. Lancet II: 707–709, 1973

621 Lascelles, R. G. et al.: The thoracic outlet syndrome. Brain 100: 601–612, 1977

622 Layzer, R. B.: Myeloneuropathy after prolonged exposure to nitrous oxide. Lancet II, 1227–1230, 1978

623 Lazaro, R. P. et al.: Congenital muscular dystrophy: case reports and reapraisal. Muscle Nerve 2: 349–355, 1979

624 Lazaro, R. P., H. S. Kirshner: Proximal muscle weakness in uremia. Arch. Neurol. (Chic.) 37: 555–558, 1980

625 Le Beau, J. et al.: Sur le prognostic des abcès du cerveau. Neuro-chirurgie 18: 181–188, 1972

626 Lechtenberg, R., A. Shulmann: The neurologic implications of tinnitus. Arch. Neurol. (Chic.) 41: 718–721, 1984

627 Lecuire, J. et al.: A propos de 641 interventions pour névralgies sciatiques par hernies discales. Etude statistique des résultats par ordinateur. Neuro-chirurgie 19: 501–512, 1973

628 Lederman, R. J., Ch. E. Henry: Progressive dialysis encephalopathy. Ann. Neurol. 4: 199–204, 1978

629 Lee, M. C. et al.: Superficial temporal to middle cerebral artery anastomosis. Arch. Neurol. (Chic.) 36: 1–4, 1979

630 Lees, A. J., M. Robertson, M. R. Trimble et al.: A clinical study of Gilles de la Tourette syndrome in the United Kingdom. J. Neurol. Neurosurg. Psychiat. 47: 1–8, 1984

631 Léger, J. M., S. Dancea, P. Brunet, J. J. Hauw: Polyneuropathie au cours d'un traitement par le carbimazole. Rev. neurol. 140: 652–656, 1984

632 Leibel, R. L., V. E. Shih, S. I. Goodman et al.: Glutaric acidemia: A metabolic disorder causing progressive choreoathetosis. Neurology (Minneap.) 30: 1163–1168, 1980

633 Leibowitz, S., R. A. C. Hughes: Immunology of the Nervous System. Arnold, London 1983

634 Lenard, H. G., D. Kettler: Malignant hyperpyrexia and myopathy. Neuropädiatrie 6: 7–12, 1975

635 Leon-Sotomayor, L. A.: Cardiac migraine: report of twelve cases. Angiology 25: 161–171, 1974

636 Lesoine, W.: Das stylo-kerato-hyoidale Syndrom. Dtsch. Ärztebl. 38: 2381–2386, 1976

637 Levin, B., J. B. Posner: Swallow syncope. Report of a case and review of the literature. Neurology (Minneap.) 22: 1086–1093, 1972

638 Levine, D. P., C. B. Lauter, A. M. Lerner: Simultaneous serum and CSF antibodies in herpes simplex virus encephalitis. J. Amer. med. Ass. 240: 356–360, 1978

639 Levy, N. L. et al.: A blood test for multiple sclerosis based on the adherence of lymphocytes to measles-infected cells. New Engl. J. Med. 294: 1423–1427, 1976

639a Lewis, R. A., A. J. Summer, M. J. Brown et al.: Multifocal demyelinating neuropathy with persistent conduction block. Neurology 32: 958–964, 1982

640 Leys, D., F. Lesoin, A. Destee et al.: Les épidurites aiguës à germes banals. Vingt-trois observations. Presse méd. 13: 597–599, 1984

641 Lhermitte, F., R. Marteau, E. Roullet, H. de Saxcé: Traitement prolongé de la sclérose en plaques par l'azathioprine a doses moyennes. Bilan de quinze années d'expérience. Rev. neurol. 140: 553–558, 1984

642 Lieberman, A. et al.: The antiparkinsonian efficacy of bromocriptine. Neurology (Minneap.) 26: 405–408, 1976

643 Lieberman, A. et al.: Dementia in Parkinson disease. Ann. Neurol. 6: 355–359, 1979

644 Lincoln, N. B., G. P. Mulley, A. C. Jones et al.: Effectiveness of speech therapy for aphasic stroke patients. A randomised controlled trial. Lancet I: 1197–1200, 1984

644a Lindegaard, K.-F., S. J. Mork, G. E. Eide: Statistical analysis of clinicopathological features, radiotherapy, and survival in 170 cases of oligodendroglioma. J. Neurosurg. 67: 224–230, 1987

645 Lindsay, J., Ch. Pimstedt, P. Richards: Long-term outcome in children with temporal lobe seizures. V: indications and contraindications for neurosurgery. Develop. Med. Child Neurol. 26: 25–32, 1984

646 Lindstrom, J. M. et al.: Antibody to acetylcholine receptor in myasthenia gravis. Neurology (Minneap.) 26: 1054–1059, 1976

647 Link, H. et al.: Immunoglobulin abnormalities and measles antibody response in chronic myelopathy. Arch. Neurol. (Chic.) 33: 26–32, 1976

648 Lipinski, C. G.: Die benigne Epilepsie im Kindesalter mit Rolando-Sharp-Wave-Fokus. Nervenarzt 51: 579–581, 1980

649 Little, J. R., C. S. MacCarty: Colloid cysts of the third ventricle. J. Neurosurg. 39: 230–235, 1974

650 Livingston, S.: Comprehensive Management of Epilepsy in Infancy, Childhood and Adolescence. Thomas, Springfield/Ill. 1972

651 Lockman, L. A. et al.: Relief of pain of Fabry's disease by diphenylhydantoin. Neurology (Minneap.) 23: 871–875, 1973

652 Loewenfeld, I. E., H. St. Thompson: Mechanism of tonic pupil. Ann. Neurol. 10: 275–276, 1981

653 Löffel, N. B. et al.: The Landry-Guillain-Barré syndrome. Complications, prognosis and natural history in 123 cases. J. neurol. Sci. 33: 71–79, 1977

654 Logue, V.: Angiomas of the spinal cord: review of the pathogenesis, clinical features and resultat of surgery. J. Neurol. Neurosurg. Psychiat. 42: 1–11, 1979

655 Loiseau, P., P. Henry, P. Jallon et al.: Encéphalopathies myocloniques iatrogènes aux sels de Bismuth. J. neurol. Sci. 27: 133–143, 1976

656 Loiseau, P., A. Brachet-Liermain, M. Legroux et al.: Intérêt du dosage des anticonvulsivants dans le traitement des épilepsies. Nouv. Presse méd. 6: 813–817, 1977

657 Loiseau, P., J. M. Orgogozo: An unrecognised syndrome of benign focal epileptic seizures in teenagers. Lancet II: 1070–1071, 1978

658 Loizou, L. A., B. E. Kendall, J. Marshall: Subcortical arteriosclerotic encephalopathy: a clinical and radiological investigation. J. Neurol. Neurosurg. Psychiat. 44: 294–304, 1981

659 Lott, I. T., Th. Coulombe, R. V. Di Paolo: Vitamin B6-Dependent seizures: Pathology and chemical findings in brain. Neurology (Minneap.) 28: 47–54, 1978

660 Low, P. A. et al.: The sympathetic nervous system in alcoholic neuropathy. A clinical and pathological study. Brain 98: 357–364, 1975

661 Low, P. A. et al.: The splanchnic autonomic outflow in Shy-Drager syndrome and idiopathic orthostatic hypotension. Ann. Neurol. 4: 511–514, 1978

662 Ludin, H.-P.: Electromyography in Practice. Thieme, Stuttgart 1980

663 Ludin, H. P.: Das Parkinson-Syndrom. Sandoz, Basel 1984

663a Ludin, H. P.: Das Parkinsonsyndrom. Kohlhammer, Stuttgart 1988

663b Ludin, H. P.: Der Tremor, Klinik und Therapie. Ther. Umsch. 45: 19–23, 1988

664 Ludin, H. P., F. Bass-Verrey: Study of deterioration in long-term treatment of parkinsonism with L-Dopa plus decarboxylase inhibitor. J. neur. Transm. 38: 249–258, 1976

665 Ludin, H. P., W. Tackmann: Sensory Neurography. Thieme, Stuttgart 1981

666 Ludin, H. P., W. Tackmann: Polyneuropathien. Thieme, Stuttgart 1984

667 Luessenhop, A. J., L. Rosa: Cerebral arteriovenous malformations. Indications for and results of surgery and the role of intravascular techniques. J. Neurosurg. 60: 14–22, 1984

668 Lütschg, J. et al.: Thy syndrome of „continuous muscle fibre activity". Arch. Neurol. (Chic.) 35: 198–205, 1978

669 Lyons, J. C., L. F. A. Peterson: The snapping iliopsoas tendon. Mayo Clin. Proc. 59: 327–329, 1984

670 Macris, S. G.: Methylphenidate of hiccups. Anesthesiology 34: 200–201, 1971

671 Madersbacher, H.: Zur Diagnostik neurogener Blasenentleerungsstörungen. Urologe A 13: 276–280, 1974

672 Maeder, R. P., M. Mumenthaler, H. Markwalder: Symptomatische zervikale Syringomyelie. Dtsch. med. Wschr. 95: 164–168, 1970

673 Maendly, R., M. Mumenthaler, J. M. Martinez-Lage: Die Erythroprosopalgie. Übersicht mit Einschluß 224 eigener Beobachtungen. Dtsch. med. Wschr. 107: 186–191, 1982

674 Magnaes, B.: Klinik des Opsoklonus. Nervenarzt 47: 29–33, 1976

675 Magnaes, B.: Communicating hydrocephalus in adults. Diagnostic tests and results of treatment with medium pressure shunts. Neurology (Minneap.) 28: 478–484, 1978

676 Magnaes, B.: Cerebrospinal fluid hydrome-chanics in adult patients with benign noncommunicating hydrocephalus: one-hour test shunting and balanced cerebrospinal fluid infusion test to select patients for intracranial bypass operation. Neurosurgery 11: 769–775, 1982

677 Maia, M.: Sjögren-Larsson syndrome in two sibs with peripheral nerve involvement and albuminaemia. J. Neurol. Neurosurg. Psychiat. 37: 1306–1315, 1974

678 Maigne, R. et al.: Lombalgies basses d'origine dorso-lombaire: traitement chirurgical par excision des capsules articulaires postérieures. Nouv. Presse méd. 7: 565–568, 1978

678a Malin, J. P., E. Stark, U. Wurster: Borrelio-se-Radikulitis der Cauda equina. Akt. Neurol. 16: 201–203, 1989

678b Malouf, Renée, J. C. M. Brust: Hypoglyce-mia: Causes, neurological manifestations, and outcome. Ann. Neurol. 17: 421–430, 1985

679 Mamoli, B., H. P. Ludin: Electrophysiological investigations in a case of cephalic tetanus. J. Neurol. 214: 251–255, 1977

680 Mamoli, B. et al.: Recurrent Bell's palsy. Etiology, frequency, prognosis. J. Neurol. 216: 119–125, 1977

681 Mancall, E. L. et al.: Hypertrophic branchial myopathy. Idiopathic enlargement of the masticatory muscles as a neglected myopathic disorder. Neurology (Minneap.) 24: 1166–1170, 1974

682 Manz, F.: Konservative Behandlung des leichten Karpaltunnelsyndroms. Infiltration des Karpalkanals mit Corticoid-Kristallsuspension (Celestan R. Depot). Nervenarzt 45: 387–388, 1974

683 Marcea, J. T.: Das Raeder-Syndrom. Nervenarzt 50: 563–569, 1979

684 Marchac, D., D. Renier: Craniofacial surgery for craniosynostosis. Little, Brown & Co., Boston 1983

685 Mariani, C. et al.: Bilateral perisylvian softenings: bilateral anterior opercular syndrome (Foix-Chavany-Marie syndrome). J. Neurol. (Brux.) 223: 269–284, 1980

686 Markakis, E., R. Heyer, L. Stoeppler, H. Werry: Die Aplasie der perisylvischen Region. Neurochirurgia (Stuttg.) 22: 211–220, 1979

687 Markand, O. N., B. P. Garg, D. D. Weaver: Familial startle disease (hyperexplexia). Electrophysiologic studies. Arch. Neurol. (Chic.) 41: 71–74, 1984

688 Markham, Ch. H., S. G. Diamond: Evidence to support early levodopa therapy in Parkinson disease. Neurology (Minneap.) 31: 125–131, 1981

689 Marsden, C. D.: Blepharospasm-oromandibular dystonia syndrome (Brueghel's syndrome). A variant of adult-onset torsion dysto-nia? J. Neurol. Neurosurg. Psychiat. 39: 1204–1209, 1976

690 Marsden, C. D., M. J. G. Harrison: Idiopathic torsion dystonia (dystonia musculorum deformans). A review of forty-two patients. Brain 97: 793–810, 1974

691 Marsden, C. D., S. Fahn: Movement Disorders. Butterworth, London 1982

692 Marshall, J.: The Management of Cerebrovascular Disease, 3rd ed. Churchill, London 1976

693 Martin, J. R.: Herpes simplex virus type 1 and 2 and multiple sclerosis. Lancet II: 777–781, 1981

694 Masdeu, J. C., F. A. Rubino: Management of lobar intracerebral hemorrhage: medical or surgical. Neurology (Minneap.) 34: 381–383, 1984

695 Masters, C. L., J. O. Harris, D. C. Gajdusek et al.: Creutzfeldt-Jakob disease: Patterns of worldwide occurance and the significance of familial and sporadic cases. Ann. Neurol. 5: 177–188, 1979

696 Masucci, E. F., J. F. Kurtzke, N. Saini: Myo-rhythmia: a widespread movement disorder. Cliniocpathological correlations. Brain 107: 53–79, 1984

697 Masui, Y., T. Mozai, K. Kakehi: Functional and morphometric study of the liver in motor neuron disease. J. Neurol. 232: 15–19, 1985

698 Mathey, D., R. Montz, P. Hanrath et al.: Kurzfristige regionale Myokardischämie und ihre Folgen bei Prinzmetal-Angina-pectoris. Dtsch. med. Wschr. 103: 969–971, 1978

698a Mathis, J., Ch. W. Hess: Das Schlaf-Apnoe-Syndrom. Schweiz. Rdsch. Med. Prax. 77: 908–919, 1988

699 Matsumoto, A., K. Watanabe, T. Negoro et al.: Long-term prognosis after infantile spasms: a statistical study of prognostic factors in 200 cases. Develop. Med. Child Neurol. 23: 51–65, 1981

700 Matthes, A.: Epilepsie. Diagnostik und Therapie für Klinik und Praxis, 3. Aufl. Thieme, Stuttgart 1977; 4. Aufl. 1984

701 Matthews, W. B.: Paroxysmal symptoms in MS. J. Neurol. Neurosurg. Psychiat. 38: 617–623, 1975

702 Matthews, W. B., M. Esiri: The migrant sensory neuritis of Wartenberg. J. Neurol. Neurosurg. Psychiat. 46: 1–4, 1983

703 Mattle, H.: Neurologische Manifestationen der gestörten Osmolalität. Schweiz. med. Wschr. 115: 882–889, 1985

704 Maxion, H. et al.: Der Spasmus facialis – Klinischer Bericht über 25 Patienten. Nervenarzt 42: 590–595, 1971

705 May, W. E.: Nutritional sensory neuronopathy. An emerging new syndrome. Arch. Neurol. (Chic.) 41: 559–560, 1984

706 McAlpine, D. et al.: Multiple Sclerosis. A Reappraisal, 2nd ed. Livingstone, Edinburgh 1972

707 McCloskey, J. R., S. M. K. Chung: Quadriceps contracture as a result of multiple intramuscular injection. Amer. J. Dis. Child. 131: 416–417, 1977

708 McCormick, D. P.: Herpes-simplex virus as cause of Bell's palsy. Lancet I: 937–939, 1972

709 McCormick, G. F., Ch.-Sh. Zee, J. Heiden: Cysticercosis cerebri. Review of 127 cases. Arch. Neurol. (Chic.) 39: 534–539, 1982

710 McFarland, H. R. et al.: Papulosis atrophicans maligna (Köhlmeier-Degos disease): A disseminated occlusive vasculopathy. Ann. Neurol. 3: 388–392, 1978

711 McFarlin, D. E., H. F. McFarland: Multiple sclerosis. New Engl. J. Med. 307: 1183–1188; 1246–1251, 1982

712 McFarlin, D. A., J. O. Susac: Hoquet diabolique: intractable hiccups as a manifestation of multiple sclerosis. Neurology (Minneap.) 29: 797–801, 1979

713 McLeod, J. G.: Electrophysiological studies in the Guillain-Barré syndrome. Arch. Neurol. 9 (Suppl.): 20–27, 1981

714 McLeod, J. G. et al.: Acute idiopathic polyneuritis. J. neurol. Sci. 27: 145–162, 1976

715 McNamara, J. O. et al.: The value of carotid endarterectomy in treating transient cerebral ischemia of the posterior circulation. Neurology (Minneap.) 27: 682–684, 1977

716 Meador, K. J., Th. R. Swift: Tinnitus from intracranial hypertension. Neurology (Minneap.) 34: 1258–1261, 1984

717 Mechelse, K. et al.: Bell's palsy: prognostic criteria and evaluation of surgical decompression. Lancet II: 57–59, 1971

718 Medina, J. L., S. Diamond: The clinical link between migraine and cluster headaches. Arch. Neurol. (Chic.) 34: 470–472, 1977

719 Meek, D., L. S. Wolfe, E. Andermann, F. Andermann: Juvenile progressive dystonia: A new phenotype of GM2 gangliosidosis. Ann. Neurol. 15: 348–352, 1984

720 Mehta, A. J., S. S. Seshia: Orbicularis oculi reflex in brain death. J. Neurol. Neurosurg. Psychiat. 39: 784–787, 1976

721 Meienberg, O.: Störungen der Pupillenmotorik. Akt. Neurol. 5: 245–252, 1978

722 Meienberg, O.: Sparing of the temporal crescent in homonymous hemianopsia and its significance for visual orientation. Neuro-Ophthalm. 2: 129–134, 1981

723 Meienberg, O.: Lesion site in Fisher's syndrome. Arch. Neurol. (Chic.) 41: 250–251, 1984

724 Meienberg, O., K. Karbowski: Die Epilepsia partialis continua Kozevnikov. Zur Klinik und Pathophysiologie. Dtsch. med. Wschr. 102: 781–784, 1977

725 Meienberg, O., G. Kommerell: Die Pupillenprüfung mit dem „swinging flashlight-Test". Alternierende tangentiale Belichtung der Augen zur Erfassung geringgradiger Opticusläsionen. Nervenarzt 49: 197–200, 1978

726 Meienberg, O., E. Ryffel: Supranuclear eye movement disorders in Fisher's syndrome of ophthalmoplegia, ataxia and areflexia. Arch. Neurol. (Chic.) 40: 402–405, 1983

727 Meier, C.: Polyneuropathy in paraproteinaemia. J. Neurol. 232: 204–214, 1985

728 Meier, C., H. P. Ludin, A. Bischoff: Polyneuropathien bei Hypothyreose. Akt. Neurol. 8: 114–118, 1981

729 Meier, C., C. Moll: Hereditary neuropathy with liability to pressure palsies. Report of two families and review of the literature. J. Neurol. 228: 73–95, 1982

730 Meier, C., W. Tackmann: Die hereditären motorisch-sensiblen Neuropathien. Fortschr. Neurol. Psychiat. 50: 349–365, 1982

731 Meier, C., H. P. Ludin, M. Mumenthaler: Die vaskulitische Ischiasneuritis. Nervenarzt 53: 196–199, 1982

732 Meier, C., M. Vandevelde, A. Steck, A. Zurbriggen: Demyelinating polyneuropathy associated with monoclonal IgM-paraproteinaemia. J. neurol. Sci. 63: 353–367, 1983

733 Melamed, N., S. Satya-Murti: Cerebellar hemorrhage. A review and reappraisal of benign cases. Arch. Neurol. (Chic.) 41: 425–428, 1984

734 Mertens, H. G.: Störungen des Stoffwechsels, bei welchen Muskelsymptome im Vordergrund stehen. Periodische Lähmungen bei Dyskaliämien. In: Innere Medizin in Praxis und Klinik, 3. Aufl. Bd. II, hrsg. von H. Hornbostel, W. Kaufmann, W. Siegenthaler. Thieme, Stuttgart 1985

735 Mertin, J., M. Kremer, S. C. Knight et al.: Double-blind controlled trial of immunosuppression in the treatment of multiple sclerosis. Final report. Lancet II: 351–354, 1982

736 Merx, W., S. Effert, P. Hanrath et al.: Hyperaktiver Carotissinusreflex. Diagnostischer Wert und Prognose im höheren Lebensalter. Dtsch. med. Wschr. 106: 135–140, 1981

737 Messert, B., W. W. Orrison, M. J. Hawkins, C. E. Quaglieri: Central pontine myelinolysis. Considerations on etiology, diagnosis and treatment. Neurology (Minneap.) 29: 147–160, 1979

738 Messiha, F. S., A. D. Kenny: Parkinson's disease. Neurophysiological, clinical and related aspects. Plenum Press, New York 1977

739 Metha, D., R. Khatib, S. Patel: Carcinoma of the breast and meningioma: association and management. Cancer 51: 1937–1940, 1983

740 Metzger, J., A. Buge, G. Rancurel et al.: Aspects tomodensitométriques de trois obser-

vations d'encéphalopathies bismuthiques aiguës. Rev. neurol. 134: 619–624, 1978

741 Meyer-Rienecker, H. J., B. Hitzschke: Lymphocytic meningoradiculitis (Bannwarth's syndrome). In: Handbook of Clinical Neurology, vol. 34/2, ed. by P. J. Vinken, G. W. Bruyn. North-Holland Publishing Co., Amsterdam 1978, pp. 571–586

742 Michel, D., M. Tommasi, B. Laurent et al.: Dégénérescence striato-nigrique. A propos de deux observations anatomo-cliniques. Rev. neurol. 132: 3–22, 1976

743 Michel, E. M., B. T. Troost: Palinopsia: cerebral localization with computed tomography. Neurology (Minneap.) 30: 887–889, 1980

743a Miller, D. H., P. Rudge, G. Johnson et al.: Serial gadolinium enhanced magnetic resonance imaging in multiple sclerosis. Brain 111: 927–939, 1988

744 Miller, F., H. Korsvik: Baclofen in the treatment of stiff-man syndrome. Ann. Neurol. 9: 511–512, 1981

745 Millikan, C. H.: Cerebral vasospasm and ruptured intracranial aneurysm. Arch. Neurol. (Chic.) 32: 433–449, 1975

745a Mimaki, T., N. Itoh, J. Abe et al.: Neurological manifestations in xeroderma pigmentosum. Ann. Neurol. 20: 70–75, 1986

746 Minder-von Goumoëns, I.: Polycythaemie, Polyglobulie und neurologische Symptome. Praxis 60: 423–429, 1971

747 Mitsumoto, H., A. J. Wilbourn, S. H. Subramony: Generalized myokymia and gold therapie. Arch. Neurol. (Chic.) 39: 449–450, 1982

748 Mizuno, T., Y. Yugari: Prophylactic effect of L-5-hydroxytryptophan on self-mutilation in the Lesch-Nyhan syndrome. Neuropädiatrie 6: 13–23, 1975

749 Moeschlin, S. (s. a. 757): Klinik und Therapie der Vergiftungen, 5. Aufl. Thieme, Stuttgart 1972; 6. Aufl. 1980

749a Mokri, B., D. G. Piepgrad, O. Wayne Houser: Traumatic dissections of the extracranial internal carotid artery. J. Neurosurg. 68: 189–197, 1988

750 Mokri, B., Th. M. Sundt, O. W. Houser: Spontaneous internal carotid dissection, hemicrania and Horner's syndrome. Arch. Neurol. (Chic.) 36: 677–680, 1979

751 Mollaret, P.: La méningite endothélio (?) – leucocytaire multirécurrente bénigne. Rev. neurol. 133: 225–244, 1977

752 Monnier, V. M., B. W. Fulpius: A radioimmunoassay for the quantitative evaluation of antihuman acetylcholine receptor antibodies in myasthenia gravis. Clin. exp. Immunol. 29: 16–22, 1977

753 Montagna, P., F. Cirignotta, T. Sacquegna et al.: „Painful legs and moving toes" associated with polyneuropathy. J. Neurol. Neurosurg. Psychiat. 46: 399–403, 1983

753a Montero, C. G., A. J. Martinez: Neuropathology of heart transplantation: 23 cases. Neurology 36: 1149 only, 1986

754 Morariu, M. A.: Progressive supranuclear palsy and normal pressure hydrocephalus. Neurology (Minneap.) 29: 1544–1546, 1979

755 Moretti, G., P. Caffarra, M. Parma: Transient topographical amnesia. Ital. J. neurol. Sci. 4: 361, 1983

756 Morris, H. H. et al.: Neuroleptic malignant syndrome. Arch. Neurol. (Chic.) 37: 462–463, 1980

757 Moeschlin, S. (s. a. 749): Therapie-Fibel der inneren Medizin für Klinik und Praxis, 6. Aufl. Thieme, Stuttgart 1982

758 Moser, H.: Klinik der Muskelkrankheiten. In: Innere Medizin in Praxis und Klinik, 3. Aufl., Bd. II, hrsg. von H. Hornbostel, W. Kaufmann, W. Siegenthaler. Thieme, Stuttgart 1985, S. 8.8ff

759 Moser, H., A. E. H. Emery: The manifesting carrier in Duchenne muscular dystrophy. Clin. Genet. 5: 271–284, 1974

760 Moser, H. W., A. E. Moser, I. Singh, B. P. O'Neill: Adrenoleukodystrophy: survey of 303 cases: biochemistry, diagnosis and therapy. Ann. Neurol. 16: 628–641, 1984

761 Moshell, A. N. et al.: Radiosensitivity in Huntington's disease: implications for pathogenesis and presymptomatic diagnosis. Lancet I: 9–11, 1980

762 Mottiert, D., G. Bergeret, M. F. Perreaut et al.: Myopathie thyroïdienne chronique simulant une sclérose latérale amyotrophique. Presse méd. 10: 1655, 1981

762a Mouret, J., P. Sanchez, J. Taillard: Treatment of narcolepsy with L-tyrosine. Lancet II: 1458–1459, 1988

762b Moutsopoulos, H. M., B. L. Webber, N. A. Pavlidis: Diffuse fasciitis with eosinopilia: a clinicopathologic study. Amer. J. Med. 68: 701–709, 1980

763 Muenter, M. D.: Should levodopa therapy be started early or late? Canad. J. neurol. Sci. 11: 195–199, 1984

764 Mulder, D. W.: The Diagnosis and Treatment of Amyotrophic Lateral Sclerosis. Mifflin, Boston 1980

765 Mulder, D. W., F. M. Howard: Patient resistance and prognosis in amyotrophic lateral sclerosis. Mayo Clin. Proc. 51: 537–541, 1976

766 Müller, W.: Die Lyme-Arthritis. Erythemamigrans-Arthritis. Schweiz. med. Wschr. 114: 265–269, 1984

767 Müller-Jensen, A.: Einseitige und seitenwechselnde Ophthalmoplegia interna bei seitenwechselnder Hemikranie. Nervenarzt 46: 97–99, 1975

768 Mumenthaler, M.: Myopathy in neuropathy. In: Muscle Diseases. Excerpta Medica International Congress Series No. 199. Excerpta Medica, Amsterdam 1970, pp. 585–598

769 Mumenthaler, M.: Giant-cell arteritis. Cranial arteritis, polymyalgia rheumatica. J. Neurol. 218: 219–236, 1978

770 Mumenthaler, M.: Der Schulter-Arm-Schmerz, 2. Aufl. Huber, Bern 1982

771 Mumenthaler, M.: Die besonderen neurologischen Nystagmusformen. Akt. Neurol. 10: 128–131, 1983

772 Mumenthaler, M.: Neurologische Differentialdiagnostik. Syndrome und Leitsymptome, 3. Aufl. Thieme, Stuttgart 1988

773 Mumenthaler, M.: Synkopen und Sturzanfälle. Thieme, Stuttgart 1984

774 Mumenthaler, M.: Neuropathies due to physical agents. In: Handbook of Clinical Neurology, ed. by P. J. Vinken, G. W. Bruyn. North-Holland Publishing Co., Amsterdam 1985 (im Druck)

774a Mumenthaler, M.: Didaktischer Atlas der klinischen Neurologie, 2. Aufl., Springer, Berlin 1986

775 Mumenthaler, M., Ch. Probst: Das Querschnittssyndrom mit schlaffer Paraplegie. Beitrag zu den vasculären Rückenmarksläsionen anhand von 12 eigenen Beobachtungen. Z. ges. Neurol. Psychiat. 201: 6–23, 1972

776 Mumenthaler, M., J. Lütschg: Die Myasthenia gravis pseudoparalytica. Diagnostische und therapeutische Aspekte anhand von 60 eigenen Beobachtungen. Schweiz. Arch. Neurol. Neurochir. Psychiat. 118: 23–56, 1976

777 Mumenthaler, M. et al.: Transient global amnesia after clioquinol: five personal observations from outside Japan. J. Neurol. Neurosurg. Psychiat. 42: 1084–1090, 1979

778 Mumenthaler, M., H. Schliack: Läsionen peripherer Nerven. Diagnostik und Therapie, 5. Aufl. Thieme, Stuttgart 1987

779 Mumenthaler, M., Th. Treig: Amnestische Episoden. Analyse von 111 eigenen Beobachtungen. Schweiz. med. Wschr. 114, 1163–1170, 1984

780 Mumenthaler, Manuela, M. Mumenthaler, C. Meier: Amnestische Episoden. In: Status psychomotoricus und seine Differentialdiagnose, hrsg. von K. Karbowski. Huber, Bern 1980

781 Munsat, Th. L. et al.: Serum enzyme alterations in neuromuscular disorders. J. Amer. med. Ass. 226: 1536–1543, 1973

782 Munsat, Th. L., J. N. Walton: Prednisone in Duchenne muscular dystrophy. Lancet I: 276–277, 1975

783 Münzenberg, K. J.: Schmerzen im Bein. Edition Medizin, Weinheim 1982

784 Müri, R. M.: The clinical spectrum of internuclear ophthalmoplegia in multiple sclerosis. Diss., Bern 1984

785 Murphy, M. J., L. W. Lyon, J. W. Taylor: Subacute arsenic neuropathy: clinical and electrophysiological observations. J. Neurol. Neurosurg. Psychiat. 44: 896–900, 1981

786 Myers, R. H., D. Boldman, E. D. Bird et al.: Maternal transmission in Huntington's disease. Lancet I: 208–210, 1983

787 Myllylä, V. V., A. Saarinen, P. Ylöstalo, E. Hokkanen: Efficacy of small doses of bromocriptine in Parkinson's disease. Curr. ther. Res. 33: 144–149, 1983

788 Nadeau, St. E., J. D. Trobe: Pupil sparing in oculomotor palsy: a brief review. Ann. Neurol. 13: 143–148, 1983

789 Nadel, A. M., W. P. Wilson: Dialysis encephalopathy: a possible seizure disorder. Neurology (Minneap.) 26: 1130–1134, 1976

790 Nadjmi, M., U. Piepgras, H. Vogelsang: Kranielle Computertomographie. Thieme, Stuttgart 1981

791 Nagao, H., K. Kida, H. Matsuda et al.: Alexander disease: Clinical, electrodiagnostic and radiographic studies. Neuropediatrics 12: 22–32, 1981

792 Nakae, K. et al.: Relation between subacute myelo-optic neuropathy (SMON) and clioquinol: Nationwide survey. Lancet I: 171–173, 1973

793 Nakamura, Y., Y. Kanta Inoue: Pathogenicity of virus associated with subacute myelo-optico-neuropathy. Lancet I: 223–226, 1972

794 Nakano, K. K. et al.: The cervical myelopathy associated with rheumatoid arthritis: analysis of 32 patients, with 2 postmortem cases. Ann. Neurol. 3: 144–151, 1978

795 Namba, T. et al.: Idiopathic giant cell polymyositis. Report of a case and review of the syndrome. Arch. Neurol. (Chic.) 31: 27–30, 1974

796 Narins, R. G., E. R. Jones, M. C. Stom et al.: Diagnostic strategies in disorders of fluid, electrolyte and acid-base homeostasis. Amer. J. Med. 72: 496–520, 1982

797 Nass, R., A. Chutorian: Dysaesthesias and dysautonomia: a self-limited syndrome of painful dysaesthesias and autonomic dysfunction in childhood. J. Neurol. Neurosurg. Psychiat. 45: 162–165, 1982

798 Nathan, P. W.: Painful legs and moving toes: evidence on the site of the lesion. J. Neurol. Neurosurg. Psychiat. 41: 934–939, 1978

799 Nausieda, P. A. et al.: Chorea induced by oral contraceptives. Neurology (Minneap.) 29: 1605–1609, 1979

800 Nee, L. E. et al.: Gilles de la Tourette syndrome: Clinical and family study of 50 cases. Ann. Neurol. 7: 41–49, 1980

801 Nelson, K. B., G. D. Eng: Congenital hypoplasia of the depressor anguli oris muscle: differentiation from congenital facial palsy. J. Pediat. 81: 16–20, 1972

802 Nelson, K. B., J. H. Ellenberg: Predictors of epilepsy in children who have experienced febrile seizures. New Engl. J. Med. 295: 1029–1033, 1976

803 Neundörfer, B.: Differentialtypologie der Polyneuritiden und Polyneuropathien. Schriftenreihe Neurologie, Bd. XI. Springer, Berlin 1973

804 Neundörfer, B., H. Kuhn: Roussy-Lévy-Syndrom. Nervenarzt 47: 153–156, 1976

805 Nevsimalova-Bruhova S., B. Roth: Heredofamilial aspects of narcolepsy and hypersomnia. Schweiz. Arch. Neurol. Neurochir. Psychiat. 110: 45–54, 1972

806 Newman, R. P., W. R. Kinkel: Paroxysmal choreoathetosis due to hypoglycemia. Arch. Neurol. (Chic.) 41: 341–342, 1984

807 Newsom-Davis, J., N. M. F. Murray: Plasma exchange and immunosuppressive drug treatment in the Lambert-Eaton myasthenic syndrome. Neurology (Minneap.) 34: 480–485, 1984

808 Niedermeyer, E.: Epilepsy Guide. Diagnosis and Treatment of Epileptic Seizure Disorders. Urban & Schwarzenberg, München 1983

809 Nishioka, H., C. Torner, C. J. Graf et al.: Cooperative study of intracranial aneurysms and subarachnoid hemorrhage: a long-term prognostic study. Ruptured intracranial aneurysms managed conservatively. Arch. Neurol. (Chic.) 41: 1142–1146, 1984

810 Nishioka, H., J. C. Torner, C. J. Graf et al.: Cooperative study of intracranial aneurysms and subarachnoid hemorrhage: a long-term prognostic study. Subarachnoid hemorrhage of undetermined etiology. Arch. Neurol. (Chic.) 41: 1147–1151, 1984

811 Nordgren, R. E. et al.: Seven cases of cerebromedullospinal disconnection: the locked-in syndrome. Neurology (Minneap.) 21: 1140–1148, 1971

812 Norris, jr., F. H.: The remote effects of cancer on the nervous system. Z. ges. Neurol. Psychiat. 201: 201–210, 1972

813 Noseworthy, J., D. Paty, Th. Wonnacott et al.: Multiple sclerosis after age 50. Neurology (Minneap.) 33: 1537–1544, 1983

814 Notter, O.: Das Tolosa-Hunt Syndrom. Fortschr. Neurol. Psychiat. 44: 429–440, 1977

815 Nukada, H., M. Pollock, S. Allpress: Experimental cold injury to peripheral nerve. Brain 104: 779–811, 1981

816 Nutt, J. G., J. P. Hammerstad: Blepharospasm and oromandibular dystonia (Meige's syndrome) in sisters. Ann. Neurol. 9: 189–191, 1981

817 Nyland, H., R. Matre, S. Mork: Immunological characterization of sural nerve biopsies from patients with Guillain-Barré syndrome. Ann. Neurol. 9 (Supp.), 80–86, 1981

818 O'Brien, T. A., P. S. Harper: Course prognosis and complications of childhood-onset myotonic dystrophy. Dev. Med. Child. Neurol. 26: 62–67, 1984

819 O'Neill, B. P.: Passive ocular proptosis. J. Neurol. Neurosurg. Psychiat. 40: 1198–1202, 1977

820 O'Sullivan, D. J. et al.: Multiple progressive intracranial arterial occlusion (moyamoya disease). J. Neurol. Neurosurg. Psychiat. 40: 853–860, 1977

821 Obeso, J. A., J. F. Marti-Masso, W. Astudillo et al.: Treatment of hemiballism with reserpine. Ann. Neurol. 4: 581, 1978

822 Oh, S. J.: Subacute demyelinating polyneuropathy responding to corticosteroid treatment. Arch. Neurol. (Chic.) 35: 509–516, 1978

823 Ohta, T. et al.: Sinus pericranii. J. Neurosurg. 42: 704–712, 1975

824 Okada, F. et al.: Two cases of acute pandysautonomia. Arch. Neurol. (Chic.) 32: 146–151, 1975

825 Olanow, C. W., J. M. R. Lande, A. D. Roses: Thymectomy in late-onset myasthenia gravis. Arch. Neurol. (Chic.) 39: 82–83, 1982

826 Olson, W. et al.: Oculocraniosomatic neuromuscular disease with „ragged-red" fibers. Histochemical and ultrastructural changes in limb muscles of a groupe of patients with idiopathic progessive external ophthalmoplegia. Arch. Neurol. (Chic.) 26: 193–211, 1972

826a Omasitis, M., M. Brainin: Zur primär chronischen Neurobrucellose. Fortschr. Neurol. Psychiat. 55: 291–293, 1987

826b O'Neill, J. H., K. R. Mills, N. M. F. Murray: McArdle's sign in multiple sclerosis. J. Neurol. Neurosurg. Psychiat. 50: 1691–1693, 1987

826c O'Neill, J. H., N. M. F. Murray, J. Newsom-Davis: The Lambert-Eaton myasthenic syndrome (a review of 50 cases). Brain 111: 577–596, 1988

826d Oosterhuis, H. J. G. H.: Myasthenia gravis. In: Clinical Neurology and Neurosurgery Monographs. Livingstone, Edinburgh 1984

827 Orfei, R., O. Meienberg: Carotidynia: report of eight cases and prospective evaluation of therapy. J. Neurol. 230: 65–72, 1983

828 Osterman, P. O., C. E. Westerberg: Paroxysmal attacks in MS. Brain 98: 189–202, 1975

829 Ott, K. M. et al.: Cerebellar hemorrhage: diagnosis and treatment. A review of 56 cases. Arch. Neurol. (Chic.) 31: 160–167, 1974

830 Ouvrier, R. A.: Progressive dystonia with marked diurnal fluctuation. Ann. Neurol. 4: 412–417, 1978

831 Ouvrier, R. A., J. G. McLeod, G. J. Morgan et al.: Hereditary motor and sensory neuropathy of neuronal type with onset in early childhood. J. neurol. Sci. 51: 181–197, 1981

832 Palliyath, S., C. A. Garcia: Multifocal interstitial myositis associated with localized lipoatrophy. A benign course. Arch. Neurol. (Chic.) 39: 722–724, 1982

833 Pamphlett, R., R. Mackenzie: Severe peripheral neuropathy due to lithium intoxication. J. Neurol. Neurosurg. Psychiat. 45: 656–661, 1982

834 Pampiglione, G. E., E. J. Moynahan: The tuberous sclerosis syndrome: clinical and EEG studies in 100 children. J. Neurol. Neurosurg. Psychiat. 39: 666–673, 1976

835 Pampus, I., I. Seidenfaden: Die posttraumatische Epilepsie. Fortschr. Neurol. Psychiat. 42: 329–384, 1974

836 Panayiotopoulos, C. P., S. Scarpalezos: Dystrophia myotonica. Peripheral nerve involvement and pathogenetic implications. J. neurol. Sci. 27: 1–16, 1976

837 Park, T. S., H. J. Hoffmann, E. B. Hendrick et al.: Medulloblastoma: clinical presentation and management. J. Neurosurg. 58: 543–552, 1983

838 Parkes, J. D. et al.: Controlled trial of amantadine hydrochloride in Parkinson's disease. Lancet I: 259–262, 1970

839 Parkin, P. J., R. Hierons, W. I. McDonald: Bilateral optic neuritis. A long-term follow-up. Brain 107: 951–964, 1984

839a Parry, G. J., S. Clarke: Multifocal acquired demyelinating neuropathy masquerading as motor neuron disease. Muscle & Nerve 11: 103–107, 1988

840 Pasternak, J. F.: J. Hageman, M. A. Adams et al.: Exchange transfusion in neonatal myasthenia. J. Pediat. 99: 644–646, 1981

841 Patten, B. M. et al.: Multiple sclerosis associated with defects in neuromuscular transmission. J. Neurol. Neurosurg. Psychiat. 35: 385–394, 1972

842 Patten, B. M., M. Pages: Severe neurological disease associated with hyperparathyreoidism. Ann. Neurol. 15: 453–456, 1984

843 Paul, K. S., R. N. Lye, F. A. Strang, J. Dutton: Arnold Chiari malformation. J. Neurosurg. 58: 183–187, 1983

844 Paulson, G. W.: Benign essential tremor in childhood. Symptoms, pathogenesis, treatment. Clin. Pediat. (Phila.) 15: 67–75, 1976

845 Payk, T. R.: Psychopathologische Besonderheiten bei Kranken mit Encephalomyelitis disseminata („Multiple Sklerose"). Nervenarzt 44: 378–380, 1973

846 Pearn, J.: Neuromuscular paralysis caused by tick envenomation. J. neurol. Sci. 34: 37–42, 1977

847 Pearn, J. H. et al.: A clinical and genetic study of spinal muscular atrophy of adult onset. Brain 101, 591–606, 1978

848 Pearson, J.: Familial dysautonomia. J. auton. nerv. Syst. 1.: 119–126, 1979

849 Pedersen, E.: Epidemic vertigo. Clinical picture, epidemiology and relation to encephalitis. Brain 82: 566–580, 1959

850 Peele, T. L.: The Neuroanatomic Basis for Clinical Neurology, 3rd ed. McGraw-Hill, New York 1977

851 Peiffer, J. et al.: Alcohol embryo and fetopathy. J. Neurol. 41: 125–137, 1979

852 Pena, S. D. J.: Giant axonal neuropathy: An inborn error of organization of intermediate filaments. Muscle Nerve 5: 166–172, 1982

853 Penn, A. S. et al.: Muscular dystrophy in young girls. Neurology (Minneap.) 20: 247–259, 1970

854 Pépin, B., J. Frenay, B. Goldstein et al.: Syndrome syringomyélique après méningite tuberculeuse (A propos de quatre observations). Rev. neurol. 133: 697–708, 1977

855 Perentes, E., F. Donati: La méningo-encéphalite herpétique. Rev. méd. Suisse rom. 101: 713–728, 1981

856 Perret, E.: Gehirn und Verhalten. Neuropsychologie des Menschen. Huber, Bern 1973

857 Perret, G., H. Nishioka: Report on the cooperative study of intracranial aneurysms and subarachnoid hemorrhage. Section VI. Arteriovenous malformations. An analysis of 545 cases of craniocerebral arteriovenous malformations and fistulae reported to the cooperative study. J. Neurosurg. 25: 467–490, 1966

858 Perry, Th. L. et al.: Hereditary mental depression and parkinsonism with taurine deficiency. Arch. Neurol. (Chic.) 32: 108–113, 1975

859 Pestel, M.: Sclérose en plaques et assurance-vie. Nouv. Presse méd. 5: 1071–1073, 1976

860 Peters, B. H. et al.: Neurologic and psychologic manifestations of decompression illness in divers. Neurology (Minneap.) 27: 125–127, 1977

861 Petitti, D. B., J. Wingerd: Use of oral contraceptives, cigarette smoking and risk of subarachnoid hemorrhage. Lancet II: 234–235, 1978

862 Pettigrew, L. C., J. P. Glass, M. Maor, J. Zornoza: Diagnosis and treatment of lumbosacral plexopathies in patients with cancer. Arch. Neurol. (Chic.) 41: 1282–1285, 1984

863 Pfaltz, C. R.: Schwindel aus hals-nasen-ohrenärztlicher Sicht. Ther. Umsch. 41: 689–693, 1984

864 Pfeiffer, J.: Stoffwechselkrankheiten des Gehirns. Dtsch. Ärztebl. 45: 2931–2942, 1972

865 Pfeiffer, R. A., H. Bauer, C. Petersen: Das Syndrom von Schwartz-Jampel (Myotonia chondrodystrophica). Helv. paediat. Acta 32: 251–261, 1977

866 Pfister, H. W., K. Einhäupl, V. Preac-Mursic et al.: The spirochetal etiology of lymphocytic meningoradiculitis of Bannwarth (Bannwarth's syndrome). J. Neurol. 231: 141–144, 1984

867 Philipp, M., N. Seyfeddinipur, A. Marneros et al.: Epileptische Anfälle beim Delirium tremens. Nervenarzt 47: 192–197, 1976

868 Philippon, J. et al.: Résultats de la dérivation du liquide céphalorachidien dans l'hydrocéphalie à pression normale de l'adulte. Rev. neurol. 130: 333–342, 1974

869 Pickett, J. B. E. et al.: Neuromuscular complications of acromegaly. Neurology (Minneap.) 25: 638–645, 1975

870 Pilz, H.: Clinical, morphological and biochemical aspects of sphingolipidoses. Neuropädiatrie 1: 383–427, 1970

871 Pilz, H. et al.: Neurologische Symptome bei Fabryscher Krankheit. Angiokeratoma corporis diffusum. Z. ges. Neurol. Pschiat. 202: 307–322, 1972

872 Pirovino, M., J. Meier, M. Meyer et al.: Malignes Neuroleptika-Syndrom. Dtsch. med. Wschr. 109: 378–381, 1984

873 Piscol, K.: Die Durchblutung des Rückenmarkes und ihre klinische Relevanz. Schriftenreihe Neurologie, Bd. XIII. Springer, Berlin 1972

874 Plaitakis, A. et al.: Glutamate dehydrogenase deficiency in three patients with spinocerebellar syndrome. Ann. Neurol. 7: 297–303, 1980

875 Plaitakis, A., S. Berl, M. D. Yahr: Neurological disorders associated with deficience of glutamate dehydrogenase. Ann. Neurol. 15: 144–153, 1984

875a Plaitakis, A., J. T. Caroscio: Abnormal glutamate metabolism in amyotrophic lateral sclerosis. Ann. Neurol. 22: 575–579, 1987

875b Plaitakis, A., J. Smith, J. Mandeli et al.: Pilot trial of branched-chain aminoacids in amyotrophic lateral sclerosis. Lancet I: 1015–1018, 1988

876 Pleet, A. B., E. W. Massey: Notalgia paresthetica. Neurology (Minneap.) 28: 1310–1313, 1978

877 Plum, F., J. B. Posner: The Diagnosis of Stupor and Coma, 3rd ed. Davis, Philadelphia 1980

878 Poeck, K.: Die Differentialdiagnose Migraine accompagnée und sensible Jackson-Anfälle. Dtsch. med. Wschr. 97: 637–641, 1972

879 Poeck, K.: Neuropsychologische Symptome ohne eigenständige Bedeutung. Akt. Neurol. 2: 199–208, 1975

880 Poeck, K.: Studies on language comprehension in hemispherectomy, split brain and aphasic patients. A possible contribution to the knowledge of the psychological mechanisms of speech comprehension. Experimental Brain Research Supplementum II: Hearing Mechanisms and Speech. Springer, Berlin 1979

881 Poeck, K.: Klinische Neuropsychologie. Thieme, Stuttgart 1982

882 Poeck, K.: Neurologie. Ein Lehrbuch für Studierende und Ärzte, 6. Aufl. Springer, Berlin 1982

883 Pongratz, D., H. Kötzner, G. Hübner et al.: Adulte Form des Mangels an saurer Maltase unter dem Bild einer progressiven spinalen Muskelatrophie. Dtsch. med. Wschr. 109: 537–541, 1984

883a Pönkä, A.: The occurrence and clinical picture of serologically verified Mycoplasma pneumoniae infections with emphasis on central nervous system, cardiac and joint manifestations. Ann. clin. Res. 11, Suppl. 24: 1–60, 1979

884 Porter, J., H. Jick: Drug-induced anaphylaxis, convulsions, deafness and extrapyramidal symptoms. Lancet I: 587–588, 1977

885 Poser, S., W. Poser: Toxische Wirkungen von Arzneimitteln auf das Zentralnervensystem. Nervenarzt 54: 615–623, 1983

886 Posner, J., N. L. Chernick: Intracranial metastases from systemic cancer. Advanc. Neurol. 19: 579–592, 1978

887 Powell, H. C., M. Rodriguez, R. A. C. Hughes: Microangiopathy of vasa nervorum in dysglobulnemic neuropathy. Ann. Neurol. 15: 386–394, 1984

888 Price, R. W., J. B. Posner: Chronic paroxysmal hemicrania: a disabling headache syndrome responding to indomethacin. Ann. Neurol. 3: 183–184, 1978

889 Prill, A., E. Volles: Zentralnervöse Manifestationen der akuten und chronischen Niereninsuffizienz. Dtsch. med. Wschr. 97: 1953–1957, 1972

890 Prineas, J. W.: Pathology of the Guillain-Barré syndrome. Ann. Neurol. 9 (Suppl.): 6–19, 1981

891 Puvanendran, K. et al.: Delayed facial palsy after head injury. J. Neurol. Neurosurg. Psychiat. 40: 342–350, 1977

892 Quandt, J., H. Sommer: Neurologie. Grundlagen und Klinik, 2. Aufl. VEB Thieme, Leipzig 1983

893 Rabe, F.: Isolierte Ageusie. Ein neues Symptom als Nebenwirkung von Medikamenten. Nervenarzt 41: 23–27, 1970

894 Radanov, B.: Schwindel mit dem Schwindel? Psychiatrische Aspekte. Ther. Umsch. 41: 715–719, 1984

894 Radü, E. W., V. Skorpil, H. E. Kaeser: Facial myokymia. Europ. Neurol. 13: 499–512, 1975

896 Raman, P. T., G. M. Taori: Prognostic significance of electrodiagnostic studies in the Guillain-Barré syndrome. J. Neurol. Neurosurg. Psychiat. 39: 163–170, 1976

897 Raskin, N. H., S. Prusiner: Carotidynia. Neurology (Minneap.) 27: 43–46, 1977

898 Rau, H. et al.: Hydrocephalus communicans. Beitrag zur Klinik der ätiologisch ungeklärten Liquorzirkulationsstörungen. J. Neurol. 207, 279–287, 1974

899 Rebollo, M., J. F. Val, F. Garijo et al.: Livedo reticularis and cerebrovascular lesions (Sneddon's syndrome). Brain 106: 965–979, 1983

900 Rechthand, E., D. R. Cornbiath, B. J. Stern, J. O. Meyerhoff: Chronic demyelinating polyneuropathy in systemic lupus erythematosus. Neurology (Minneap.) 34: 1375–1377, 1984

901 Refsum, S.: Heredopathia atactica polyneuritiformis: phytanic acid storage disease (Refsum's disease) with particular reference to therapeutic and pathogenetic aspects. In: The Nervous System, vol. II, ed. by D. B. Tower. The Clinical Neurosciences. Raven Press, New York 1975, pp. 229–234

902 Regli, F.: Die flüchtigen ischämischen zerebralen Attacken. Natürlicher Verlauf und Pathogenese. Dtsch. med. Wschr. 96: 525–530, 1971

903 Regli, F. et al.: Der see-saw-Nystagmus. Nervenarzt 42: 316–319, 1971

904 Reik, L., A. C. Steere, N. H. Bartenhaben et al.: Neurologic abnormalities of Lyme disease. Medicine (Baltimore) 58: 281–294, 1979

905 Reisner, Th., E. Maida: Computerized tomography in multiple sclerosis. Arch. Neurol. (Chic.) 37: 475–477, 1980

906 Reker, U., H. Rudert: Akute isolierte Vestibularisstörung. HNO (Berl.) 25: 122–126, 1977

907 Remillard, G. et al.: Facial asymmetry in patients with temporal lobe epilepsy. Neurology (Minneap.) 27: 109–114, 1977

907a Reulecke, Monika, M. Dumas, C. Meier: Specific antibody activity against neuroendocrine tissue in a case of POEMS syndrome with IgG gammopathy. Neurology 38: 614–616, 1988

908 Reulen, J. P. H., E. A. C. M. Sander, L. A. H. Hogenhuis: Eye movement disorders in multiple sclerosis and optic neuritis. Brain 106: 121–140, 1983

909 Riccardi, V. M., J. J. Mulvihill: Neurofibromatosis. Genetics, cell biology and biochemistry. Advances in Neurology, vol. II. Raven Press, New York 1981

910 Rice, G. P. A. et al.: Familial stroke syndrome associated with mitral valve prolapse. Ann. Neurol. 7: 130–134, 1980

911 Richards, P., H. Shawdon, R. Illingworth: Operative findings on microsurgical exploration of the cerebello-pontine angle in trigeminal neuralgia. J. Neurol. Neurosurg. Psychiat. 46: 1098–1101, 1983

912 Richter, H. R.: Einklemmungsneuropathien der Rami dorsales als Ursache von akuten und chronischen Rückenschmerzen. Ther. Umsch. 34: 435–438, 1977

912a Ridley, A.: The neuropathy of acute intermittent porphyria. Quart. J. Med., New Series 38: 307–333, 1969

913 Rieben, F. W.: Hustensynkope. Dtsch. med. Wschr. 105: 360–362, 1980

914 Riikonen, R.: A long-term follow-up study of 214 children with the syndrome of infantile spasms. Neuropediatrics 13: 14–23, 1982

915 Riley, C. M.: Familial dysautonomia. Advanc. Pediat. 9: 157–190, 1957

916 Ring, J. et al.: Intensive immunosuppression in the treatment of multiple sclerosis. Lancet II: 1093–1096, 1974

917 Ritter, G., S. Poser: Epilepsie und multiple Sklerose. Münch. med. Wschr. 116: 1983–1986, 1974

918 Robbins, J. H., K. H. Kraemer, M. A. Lutzner et al.: Xeroderma pigmentosum. An inherited disease with sun sensitivity, multiple cutanous neoplasms and abnormal DNA repair. Ann. intern. Med. 80: 221–248, 1974

919 Robert, F., M. Mumenthaler: Kriterien des Hirntodes. Schweiz. med. Wschr. 107: 335–341, 1977

920 Roberton, D. M., D. H. Mellor: Asymmetrical palatal paresis in childhood: a transient cranial mononeuropathy? Develop. Med. Child. Neurol. 24: 842–849, 1982

921 Robertson jr., W. C., D. B. Clark, W. R. Markesbery: Review of 38 cases of subacute sclerosing panencephalitis: Effect of amantadine on the natural course of the disease. Ann. Neurol. 8: 422–425, 1980

922 Rohmer, F.: Les méningoradiculites: données cliniques, électromyographiques et étiologiques à propos de 36 observations. Limites nosologiques. Rev. neurol. 130: 415–431, 1974

923 Rollinson, R. D., B. S. Gilligan: Postanoxic action myoclonus (Lange-Adams syndrome) responding to Valproate. Arch. Neurol. (Chic.) 36: 44–45, 1979

924 Roman, G. et al.: Neurological manifestations of hereditary hemorrhagic teleangiectasia (Rendu-Osler-Weber disease): Report of 2 cases and review of the literature. Ann. Neurol. 4: 130–144, 1978

925 Rompf, G.: Zum elektiven Befall des Zentralnervensystems durch Lupus erythematodes. Fortschr. Neurol. Psychiat. 39: 229–245, 1971

926 Romy, M. et al.: De la fréquence des anévrismes artériels intracranies et de leur rupture, d'après une serie d'autopsie de routine. Neuro-chirurgie 19: 611–626, 1973

927 Roos, R. P., M. V. Viola, R. Wollmann: Amyotropic lateral sclerosis with antecedent poliomyelitis. Arch. Neurol. (Chic.) 37: 312–313, 1980

928 Ropper, A. H., D. C. Poskanzer: The prognosis of acute and subacute transverse myelopathy based on early signs and symptoms. Ann. Neurol. 4: 51–59, 1978

929 Ropper, A. H., B. T. Shahani: Pain in Guillain-Barré syndrome. Arch. Neurol. (Chic.) 41: 511–514, 1984

930 Rosen, J. A.: Prolonged azathioprine treatment of nonremitting multiple sclerosis. J. Neurol. Neurosurg. Psychiat. 42: 338–344, 1979

931 Rosenberg, R. N.: The Treatment of Neurological Disease. SP Medical Books, New York 1979

932 Rosenberg, R. N.: Biochemical genetics of neurologic disease. New Engl. J. Med. 305: 1181–1193, 1981

933 Rosenberger, K.: Vaskuläre Polyneuropathien bei primär chronischer Polyarthritis. Fortschr. Neurol. Psychiat. 45: 536–544, 1977

934 Rosenhamer, H. J., B. P. Silfverskiöld: Slow tremor and delayed brainstem auditory evoked responses in alcoholics. Arch. Neurol. (Chic.) 37: 293–296, 1980

935 Rosenstock, H. A. et al.: Chronic manganism. Neurologic and laboratory studies during treatment with levodopa. J. Amer. med. Ass. 217: 1354–1358, 1971

936 Rosman, N. P.: The cerebral defect and myopathy in Duchenne muscular dystrophy. A comparative clinicopathological study. Neurology (Minneap.) 20: 329–335, 1970

937 Rossi, L. N. et al.: Guillain-Barré syndrome in children with special reference to the natural history of 38 personal cases. Neuropediatrics 7: 42–51, 1976

938 Rossi, L. N., M. Mumenthaler, F. Vasella: Complicated migraine (migraine accompagnée) in children. Neuropädiatrie 11: 27–35, 1980

939 Rossi, L. N., F. Vasella, M. Mumenthaler: Obstetrical lesions of the brachial plexus: natural history in 34 personal cases. Europ. Neurol. 21: 1–7, 1982

940 Rossi, L. N., F. Vasella, M. Mumenthaler et al.: Benign migraine-like syndrome with CSF pleocytosis in children. Dev. Med. Child Neurol. 1985

940a Roth, G., J. Rohr, M. R. Magistris et al.: Motor neuropathy with proximal multifocal persistent conduction block, fasciculations and myokymia. Europ. Neurol. 25: 416–423, 1986

941 Rothrock, J. F., P. C. Johnson, S. M. Rothrock, R. Merkley: Fulminant polyneuritis after overdose of disulfiram and ethanol. Neurology (Minneap.) 34: 357–359, 1984

942 Rott, H.-D., D. Mulz: Muskeldystrophie Duchenne: Konduktorinnenerfassung mit Ultraschall. Dtsch. med. Wschr. 107: 1678–1681, 1982

943 Rougemont, D., M. G. Bousser, B. Wechsler et al.: Manifestations neurologiques de la maladie de Behçet (Vingt-quatre observations). Rev. neurol. 138: 493–505, 1982

944 Rouhani, F.: Artérite temporale giganto-cellulaire à vitesse de sédimentation basse. Schweiz. med. Wschr. 114: 54–56, 1984

945 Rosseaux, P., M. H. Bernard, B. Scherpereel et al.: Thrombose des sinus veineux intracraniens. Neuro-chirurgie 24: 197–203, 1978

946 Rowland, L. P.: Advances in Neurology, vol. 36: Human Motor Neuron Disease. Raven Press, New York 1982

947 Rowland, L. P.: Merritt's Textbook of Neurology, 7th ed. Lea & Febiger, Philadelphia 1984

948 Rowland, L. P.: Looking for the cause of amyotrophic lateral sclerosis. New Engl. J. Med. 311: 979–981, 1984

949 Rowland, L. P., R. Defendini, W. Sherman et al.: Macroblogulinemia with peripheral neuropathy simulating motor neuron disease. Ann. Neurol. 11: 532–536, 1982

950 Rubenstein, A. E., S. F. Wainapel: Acute hypokalemic moypathy in alcoholism. A clinical entity. Arch. Neurol. (Chic.) 34: 553–555, 1977

950a Ruel, M., Y. Keravel, B. Mignot et al.: Les cevernomes cérébraux: une malformation vasculaire rare. Presse méd. 15: 1029–1032, 1986

951 Rushton, J. G., J. C. Stevens, R. H. Miller: Glossophyngeal (vasoglossopharyngeal) neuralgia. Arch. Neurol. (Chic.) 38: 201–205, 1981

952 Russell, D. S., L. J. Rubinstein: Pathology of Tumours of the Nervous System, 4th ed. Arnold, London 1977

953 Russell, J. A., M. D. M. Shaw: Chronic abscess of the brain stem. J. Neurol. Neurosurg. Psychiat. 40: 625–629, 1977

954 Russell, W. R.: The Traumatic Amnesias. Oxford University Press, London 1971

955 Rüther, E. et al.: Zur Symptomatologie des narkoleptischen Syndroms. Nervenarzt 43: 640–643, 1972

956 Ryan, M. S., T. K. F. Taylor: Acute spinal cord compression in Scheuermann's disease. J. Bone Jt. Surg. 64, 409–412, 1982

957 Saadi, A. A., M. Palutke, G. K. Kumar: Chromosome abnormality in ataxia teleangiectasia. Hum. Genet. 55, 23–29, 1980

958 Sabouraud, O., J. Oger, F. Darcel, M. Madigand: Immunosuppression au long cours dans la sclérose en plaques: évaluation des traitements commencés avant 1972. Rev. neurol. 140: 125–130, 1984

959 Sabra, A. F., M. Hallett, L. Sudarsky, W. Mullally: Treatment of action tremor in multiple sclerosis with isoniazid. Neurology (Minneap.) 32: 913, 1982

960 Sackellares, J. Ch., Th. R. Swift: Shoulder enlargement as the presenting sign in syringomyelia. J. Amer. med. Ass. 236: 2878–2879, 1979

961 Saenz-Lope, E., F. J. Herranz, J. C. Masdeu: Startle epilepsy: A clinical study. Ann. Neurol. 16: 78–81, 1984

962 Saffer, D. et al.: Carbohydrate metabolism in motor neurone disease. J. Neurol. Neurosurg. Psychiat. 40: 533–537, 1977

963 Sagar, H. J., C. P. Warlow, P. W. E. Sheldon, M. M. Esiri: Multiple sclerosis with clinical and radiological features of cerebral tumour. J. Neurol. Neurosurg. Psychiat. 45: 802–808, 1982

964 Sage, J. I., R. L. Van Uitert, F. E. Lepore: Alcoholic myelopathy without substantial liver disease. A syndrome of progressive dorsal and lateral column dysfunction. Arch. Neurol. (Chic.) 41: 999–1001, 1984

965 Said, G.: Les dystonies. Nouv. Presse méd. 1: 527–532, 1972

966 Sakai, T., S. Mawatari, H. Iwashita et al.: Choreoacanthocytosis. Clues to clinical diagnosis. Arch. Neurol. (Chic.) 38: 335–338, 1981

967 Salazar, O. M., H. Castro-Vita, P. vanHoutte et al.: Improved survival in cases of intracranial ependymoma after radiation therapy. Late report and recommendations. J. Neurosurg. 59: 652–659, 1983

968 Salisachs, P.: Charcot-Marie-Tooth disease associated with „essential tremor". Report of 7 cases and a review of the literature. J. neurol. Sci. 28: 17–40, 1976

969 Salloum, A., M. Lobel, J. Reiher: Accès céphalalgiques simulant une hémorragie méningée. Rev. neurol. 133: 131–138, 1977

970 Sambrook, M. A. et al.: Myasthenia gravis: clinical and histological features in relation to thymectomy. J. Neurol. Neurosurg. Psychiat. 39: 38–43, 1976

971 Samii, M., P. J. Jannetta: The Cranial Nerves. Springer, Berlin 1981

972 Sanchez, J. E., V. F. Lopez: Sex-linked sudanophilic leukodystrophy with adrenocortical atrophy (so-called Schilder's disease). Report of a case and review of the literature. Neurology (Minneap.) 26: 261–269, 1976

973 Sandok, B. A. et al.: Guidelines for the management of transient ischemic attacks. Mayo Clin. Proc. 53: 665–674, 1978

974 Satran, R.: Déjerine-Sottas disease revisited. Arch. Neurol. (Chic.) 37: 67–68, 1980

974a Satya-Murti, S., L. Howard, G. Kohel: The spectrum of neurologic disorder from vitamin E deficiency. Neurology 36: 917–921, 1986

975 Sawaya, R., R. L. McLauren: Dandy-Walker syndrome. J. Neurosurg. 55: 89–98, 1981

976 Sayk, J., F.-M. Loebe: Therapie neurologischer Erkrankungen, 2. Aufl. VEB Fischer, Jena 1974

977 Scarlato, G. et al.: Quantitative EMG and histological carrier detection of Duchenne muscular dystrophy. J. Neurol. 216: 235–249, 1977

978 Schadé, J. P., D. H. Ford: Basic Neurology, 2nd ed. Elsevier, Amsterdam 1975

978a Scharf, D.: Neurocysticercosis. Two hundred thirty-eight cases from a California hospital. Arch. Neurol. 45: 777–780, 1988

979 Schaumburg, H. H., P. S. Spencer, P. K. Thomas: Disorders of Peripheral Nerves. Davis, Philadelphia 1983

980 Scheid, W.: Lehrbuch der Neurologie, 4. Aufl. Thieme, Stuttgart 1980; 5. Aufl. 1983

981 Scherer, H.: Das Gleichgewicht. Praktische Gleichgewichtsdiagnostik, Teil 1. Springer, Berlin 1984

982 Schiff, H. B., M. P. Alexander, A. Naeser, A. M. Galaburda: Aphemia. Clinical-anatomic correlations. Arch. Neurol. (Chic.) 40: 720–727, 1983

983 Schiffman, S. S.: Taste and smell in disease. New Engl. J. Med. 308: 1275–1279 und 1337–1343, 1983

984 Schiffter, R.: Die internukleären Ophthalmoplegien. Nervenarzt 46: 116–127, 1975

985 Schiffter, R., H. Schliack: Über ein charakteristisches neurologisches Syndrom bei Ischämien in der Arteria-carotis-interna-/-cerebrimedia-Strombahn. (Ergebnisse von Schweißsekretionstest nach Schlaganfällen.) Fortschr. Neurol. Psychiat. 42: 555–562, 1974

986 Schilt, U.: Der virologische Untersuchungsgang. Ther. Umsch. 37: 891–899, 1980

986a Schlegel, U.: Neurosarkoidose; Diagnostik und Therapie. Fortschr. Neurol. Psychiat. 55: 1–15, 1987

987 Schlenska, G. K.: Zur Symptomatik, Diagnostik und Therapie der zentralnervösen Erwachsenen-Toxoplasmose. Fortschr. Neurol. Psychiat. 46: 287–294, 1978

988 Schliack, H.: Zur Therapie der idiopathischen Fazialislähmung. Dtsch. Ärztebl. 70: 562–565, 1973

989 Schliack, H.: Ninhydrin-Schweißtest nach Moberg. Dtsch. med. Wschr. 101: 1336, 1976

990 Schliack, H., R. Schiffter: Umschriebene Störungen der Schweißsekretion als diagnostisches Kriterium. Med. Welt 22: 1421–1425, 1971

991 Schliep, G., U. Ritter: Klinik der Syringomyelie. Fortschr. Neurol. Psychiat. 39: 53–82, 1971

992 Schmidley, J. W., R. P. Simon: Postictal Pleocytosis. Ann. Neurol. 9: 81–83, 1981

993 Schmidt, D., G. Kommerell: Lidretraktion bei chronisch progressiver okulärer Muskeldystrophie (v. Graefe). Klin. Mbl. Augenheilk. 167: 314–317, 1975

994 Schmidt, D.: Behandlung der Epilepsie. Medikamentös, psychosozial, operativ. Thieme, Stuttgart 1981; 2. Aufl. 1984

995 Schmidt, R. T. et al.: A pharmacologic study of the stiff-man syndrome. Neurology (Minneap.) 25: 622–626, 1975

995a Schmidt, R., R. Ackermann: Durch Zecken übertragene Meningo-Polyneuritis (Garin-Bujadoux-Bannwarth). Erythema-Chronicum-migrans-Krankheit des Nervensystems. Fortschr. Neurol. Psychiat. 53: 145–153, 1985

996 Schneider, E., P. A. Fischer, P. Jacobi, A. Grotz: Exogene Psychosen beim Parkinsonsyndrom. Häufigkeit und Entstehungsbedingungen. Fortschr. Neurol. Psychiat. 52: 207–214, 1984

997 Schneider, H. et al.: The Lennox syndrome. A clinical study of 40 children. Europ. Neurol. 4: 289–300, 1970

998 Schonberger, L. B., E. S. Hurwitz, P. Katona et al.: Guillain-Barré syndrome: Its epidemiology and associations with influenza vaccination. Ann. Neurol. 9 (Suppl.): 31–38, 1981

999 Schott, G. D.: Painful legs and moving toes: the role of trauma. J. Neurol. Neurosurg. Psychiat. 44: 344–346, 1981

1000 Schulte, F. J.: Intracranial tumors in childhood-concepts of treatment and prognosis. Neuropediatrics 15: 3–12, 1984

1001 Schulte, F. J., M. Vollrath: Treatment of haemophilus influenzae meningitis. Neuropädiatrie 5: 349–352, 1974

1002 Schulte-Sasse, U., H. J. Eberlein: Maligne Hyperthermie – eine jetzt beherrschbare, potentiell letale Narkosekomplikation. Dtsch. med. Wschr. 106: 1405–1408, 1981

1003 Schwarz, J. et al.: Außenrotation des Beines bei gesunden und hemiparetischen Probanden. Z. ges. Neurol. Psychiat. 207: 327–334, 1974

1003a Scot, A. B., R. A. Kennedy, H. A. Stubbs: Botulinum A toxin as a treatment for blepharospasm. Arch. Ophthalmol. 103: 347–350, 1985

1003b Scrimgeour, E. M., D. C. Gajdusek: Involvement of the central nervous system in Schistosoma Mansoni and S. Haematobium infection. A review. Brain, 108: 1023–1038, 1985

1004 Segawa, M., A. Hosaka, F. Miyagawa: Hereditary progressive dystonia with marked diurnal fluctuation. Advanc. Neurol. 14: 215–233, 1976

1005 Seiler, R.: Die Kombinationstherapie der undifferenzierten supratentoriellen Astrozytome. Schweiz. med. Wschr. 107: 836–840, 1977

1006 Seitz, D., H. Ch. Hopf, R. W. C. Janzen et al.: Penicillamin-induzierte Myasthenie bei chronischer Polyarthritis. Dtsch. med. Wschr. 101: 1153–1158, 1976

1007 Selhorst, J. B. et al.: Diphenylhydantoininduced cerebellar degeneration. Arch. Neurol. (Chic.) 27: 453–456, 1972

1008 Shapiro, S. et al.: Anticonvulsants and parenteral epilepsy in the development of birth defects. Lancet I: 272–275, 1976

1009 Sharf, B., E. Bental: Pancreatic encephalopathy. J. Neurol. Neurosurg. Psychiat. 34: 357–361, 1971

1010 Sharp, G. C. et al.: Mixed connective tissue disease. An apparently distinct rheumatic disease syndrome associated with a specific antibody to an extractable nuclear antigen (ENA). Amer. J. Med. 52: 148–159, 1972

1011 Shaw, M. D. M., J. A. Russell: Cerebellar abscess. A review of 47 cases. J. Neurol. Neurosurg. Psychiat. 38: 429–435, 1975

1011a Shaw, Pamela J., D. Bates, N. E. F. Dartlidge et al.: Neurological complications of coronary artery bypass graft surgery; six month follow-up study. Brit. med. J. 293: 165–167, 1986

1012 Sheehy, M. P., C. D. Marsden: Writer's cramp – a focal dystonia. Brain 105, 461–480, 1982

1013 Shephard, R. H.: Prognosis of spontaneous (non-traumatic) subarachnoid haemorrhage of unknown cause. A personal series 1958–1980. Lancet I: 777–779, 1984

1014 Shuman, R. M. et al.: The biology of childhood ependymomas. Arch. Neurol. (Chic.) 32: 731–739, 1975

1015 Shy, G. M., G. A. Drager: A neurological syndrome associated with orthostatic hypotension. Arch. Neurol. (Chic.) 2: 511–527, 1960

1016 Sima, A. A. F., D. M. Robertson: Involvement of peripheral nerve and muscle in Fabry's disease. Arch. Neurol. (Chic.) 35: 291–301, 1978

1016a Simard, J. M., F. Garcia-Bengochea, W. E. Ballinger et al.: Cavernous angioma: A review of 126 collected and 12 new clinical cases. Neurosurgery 18: 162–172, 1986

1017 Simpson, J.: Listeria monocytogenes meningitis: an opportunistic infection. J. Neurol. Neurosurg. Psychiat. 34: 657–663, 1971

1018 Singer, W. D.: Transient Gilles de la Tourette Syndrome after chronic neuroleptic withdrawal. Develop. Med. Child Neurol. 4: 518–530, 1981

1019 Singhal, B. S., D. K. Dastur: Eales' disease with neurological involvement. Part 1, Clinical features in 9 patients. J. neurol. Sci. 27: 313–321, 1976

1020 Sipe, J. C.: Leigh's syndrome. The adult form of subacute necrotizing encephalomyelopathy with predilection for the brainstem. Neurology (Minneap.) 23: 1030–1038, 1973

1021 Sköldenberg, B., M. Forsgren, K. Alestig et al.: Acyclovir versus vidarabine in herpes simplex encephalitis. Randomised multicentre study in consecutive swedish patients. Lancet II: 707–711, 1984

1022 Skouteli, H., V. Dubowitz: Fasciculation of the eyelids: An additional clue to clinical diagnosis in spinal muscular atrophy. Neuropediatrics 15: 145–146, 1984

1023 Smith, R. R., St. C. Boone, R. W. Crowell et al.: Stroke and the extracranial vessels. Raven Press, New York 1984

1024 Snider, W. D., D. M. Simpson, S. Nielsen et al.: Neurological complications of acquired immune deficiency syndrome: analysis of 50 patients. Ann. Neurol. 14: 403–418, 1983

1025 Snow, R. M., W. W. Dismukes: Cryptococcal meningitis. Arch. intern. Med. 135: 1155, 1975

1026 Snyder, B. D. et al.: Neurological status and prognosis after cardiopulmonary arrest. A retrospective study. Neurology (Minneap.) 27: 807–811, 1977

1027 So, E. L., J. F. Toole, P. Dalal, D. M. Moody: Cephalic fibromuscular dysplasia in 32 patients. Clinical findings and radiologic features. Arch. Neurol. (Chic.) 38: 619–622, 1981

1028 Sobue, I. et al.: Myeloneuropathy with abdominal disorders in Japan. A clinical study of 752 cases. Neurology (Minneap.) 21: 168–173, 1971

1029 Sobue, I. et al.: Myeloneuropathy with abdominal disorders in Japan. Neuropathologic findings in seven autopsied cases. Neurology (Minneap.) 22: 1034–1039, 1972

1030 Soffer, D. et al.: Paroxysmal choreoathetosis as a presenting symptom in idiopathic hypoparathyroidism. J. Neurol. Neurosurg. Psychiat. 40: 692–694, 1977

1031 Soffer, D., H. W. Grotzsky, I. Rapin, K. Suzuki: Cockayne syndrome: Unusual neuropathological findings and review of the literature. Ann. Neurol. 6: 340–348, 1979

1032 Sokol, R. J.: Alcohol and abnormal outcomes of pregnancy. Amer. J. med. Ass. 125: 143–148, 1981

1033 Solingen, L. D. et al.: Subclinical eye movement disorders in patients with multiple sclerosis. Neurology (Minneap.) 27: 614–619, 1977

1033a Soliven, B. C., D. J. Lange, A. S. Penn: Seronegative myasthenia gravis. Neurology 38: 514–516, 1988

1034 Solomon, G. E., M. Engel, H. L. Hecht, A. R. Rapoport: Progessive dyskinesia due to internal cerebral vein thrombosis. Neurology (Minneap.) 32: 769–772, 1982

1035 Soloway, S. S., J. C. Moench: Progressive and treatable cerebellar ataxia in macroglobulinemia. Neurology (Minneap.) 30: 536–538, 1980

1036 Sorensen, S. C., R. T. Eagan, M. Scott: Meningeal carcinomatosis in patients with primary breast or lung cancer. Mayo Clin. Proc. 59: 91–94, 1984

1037 Soyka, D.: Kopfschmerz. Edition Medizin, Basel 1984

1038 Sparacio, R. R. et al.: Hypernatremia and chorea. A report of two cases. Neurology (Minneap.) 26: 46–50, 1976

1039 Spatz, R.: Klassifikation epileptischer Anfälle. Münchn. med. Wschr. 124: 689–690, 1982

1040 Spector, G. J. et al.: Neurologic manifestations of glomus tumors in the head and neck. Arch. Neurol. (Chic.) 33: 270–274, 1976

1041 Spector, R. H. et al.: Edrophonium infrared optokinetic nystagmography in the diagnosis of myasthenia gravis. Neurology (Minneap.) 25: 317–321, 1975

1042 Spector, R. H. et al.: Phenytoin-induced ophthalmoplegia. Neurology (Minneap.) 26: 1031–1034, 1976

1043 Spiess, H.: Schädigungen am peripheren Nervensystem durch ionisierende Strahlen. Monographien aus dem Gesamtgebiet der Neurologie. Springer, Berlin 1972

1044 Spillane, J. D. et al.: Painful legs and moving toes. Brain 94: 541–556, 1971

1045 Spillane, J. D., H. Urich: Trigeminal neuropathy with nasal ulceration: report of two cases and one necropsy. J. Neurol. Neurosurg. Psychiat. 39: 105–113, 1976

1046 Staehelin Jensen, T.: Transient global amnesia in childhood. Develop. Med. Child Neurol. 22: 654–667, 1980

1047 Staehelin Jensen, T., B. de Fine Olivarius: Transient global amnesia – its clinical and pathophysiological basis and prognosis. Acta neurol. scand. 63: 220–230, 1981

1048 Stahl, St. M., Ph. A. Berger: Bromocriptine in dystonia. Lancet II: 745, 1981

1049 Stalberg, E. et al.: Neuromuscular transmission in myasthenia gravis studied with single fibre electromyography. J. Neurol. Neurosurg. Psychiat. 37: 540–547, 1974

1050 Stamm, T., D. Lubach: Livedo racemosa generalisata und zerebrale Durchblutungsstörungen. Akt. Neurol. 8: 59–61, 1981

1051 Stark, J. R., R. A. Henson, S. J. W. Evans: Spinal metastases. A retrospective survey from a general hospital. Brain 105: 189–213, 1982

1051a Starosta-Rubinstein, S., Anne B. Young, Karen Kluin: Clinical assessment of 31 patients with Wilson's disease. Correlations with structural changes on magnetic resonance imaging. Arch. Neurol. 44: 365–370, 1987

1052 Steck, A. J., C. Meier, M. Vandevelde, F. Regli: Polyneuropathies et gammapathies: une forme avec anticorps anti-glycoproteine MAG. Rev. neurol. 140: 28–36, 1984

1053 Steck, A. J., N. Murray, J. C. Justafre et al.: Passive transfer studies in demyelinating neuropathy with IgM monoclonal antibodies to myelin associated glycoprotein. J. Neurol. Neurosurg. Psychiat. 48: 927–929, 1985

1054 Steele, J. C. et al.: Progressive supranuclear palsy. Arch. Neurol. (Chic.) 10: 333–359, 1964

1055 Steele, J. C., A. Vasuvat: Recurrent multiple cranial nerve palsies: A distinctive syndrome of cranial polyneuropathy. J. Neurol. Neurosurg. Psychiat. 33: 828–832, 1970

1056 Steere, A. C., S. E. Malawista, J.-H. Newman et al.: Antibiotic therapy in Lyme disease. Ann. intern. Med. 93: 1–8, 1980

1057 Stefan, H., D.-K. Böker, J. Müller, F. Gullotta: Glykogenose Typ II (Morbus Pompe) als Myopathie des Erwachsenen. Dtsch. med. Wschr. 102: 1512–1514, 1977

1057a Steiger, H.-J.: Zur Behandlung der traumatischen Karotisdissektion. Neurochirurgia 31: 128–133, 1988

1057b Steiger, H.-J., R. V. Markwalder, H.-J. Reulen: Das zerebrale Kavernom als Ursache von rezidivierenden Hirnblutungen und epileptischen Anfällen. Schweiz. med. Wschr. 118: 471–477, 1988

1058 Stein, S. C., T. W. Langfitt: Normalpressure hydrocephalus. Predicting the results of cerebrospinal fluid shunting. J. Neurosurg. 41: 463–470, 1974

1059 Stephenson, J. B. P.: Reflex anoxic seizures („white breath-holding"): non-epileptic vagal attacks. Arch. Dis. Childh. 53: 193–200, 1978

1060 Sterman, A. A. et al.: The acute sensory neuronopathy syndrome: a distinct clinical entity. Ann. Neurol. 7: 354–358, 1980

1060a Stern, B. J., A. Krumholz, C. Johns et al.: Sarcoidosis and its neurological manifestations. Arch. Neurol. 42: 909–917, 1985

1061 Stevens, D. L., W. B. Matthews: Cryptogenic drop-attacks: An affliction of women. Brit. med. J. I: 439–442, 1973

1062 Stober, T., K. Schimrigk, S. Dietzsch, T. Thielen: Intrathecal thyrotropin-releasing hormone therapy of amyotrophic lateral sclerosis. J. Neurol. 232: 13–14, 1985

1063 Stöhr, M.: Iatrogene Nervenläsionen. Thieme, Stuttgart 1980

1064 Stöhr, M., J. Dichgans, H. C. Diener, U. W. Buettner: Evozierte Potentiale. Springer, Berlin 1982

1065 Störtebecker, P.: Motor Neuron Disorder. Deficiency of Arterial Blood Supply to Spinal Cord and Brain Stem. Störtebecker Foundation for Research, Stockholm 1983

1066 Streib, E. W., A. D. Rothner: Eaton-Lambert myasthenic syndrome: long-term treatment of three patients with Prednisone. Ann. Neurol. 10: 448–453, 1981

1067 Stucki, P., W. Hadorn: Lehrbuch der Therapie, 7. Aufl. Huber, Bern 1983

1068 Sturm, W., W. Hartje, V. J. Kitteringham et al.: Die psychologische Diagnose allgemeiner hirnorganischer Leistungsstörungen. Akt. neurol. 2: 141–150, 1975

1069 Suchenwirth, R.: Gibt es ein Syndrom der Arteria sulcocommissuralis? Nervenarzt 44: 604–605, 1973

1070 Suchenwirth, R. M. A.: Beitrag zum Problem Morbus Behçet und Nervensystem. 10jährige Verlaufsbeobachtung mit Schwangerschaft. Fortschr. Neurol. Psychiat. 52: 41–47, 1984

1071 Sunderland, S.: Nerves and Nerve Injuries, 2nd ed. Livingstone, Edinburgh, 1978

1072 Supino,Viterbo, V. et al.: Toxic encephalopathy due to ingestion of bismuth salts: clinical and EEG studies of 45 patients. J. Neurol. Neurosurg. Psychiat. 40: 748–752, 1977

1073 Susac, J. O. et al.: Superior oblique myokymia. Arch. Neurol. (Chic.) 29: 432–434, 1973

1074 Sutcher, H. D. et al.: Orofacial dyskinesia. A dental dimension. J. Amer. med. Ass. 216: 1459–1463, 1970

1075 Suter, C. C., B. F. Westmoreland, F. W. Sharbrough, R. C. Hermann jr.: Electroencephalographic abnormalities in interferon encephalopathy: a preliminary report. Mayo Clin. Proc. 59: 847–850, 1984

1076 Sutherland, J. M. et al.: The Epilepsies: Modern Diagnosis and Treatment, 2nd ed. Churchill-Livingston, Edinburgh 1974

1077 Swank, R. L.: Mutliple sclerosis: twenty years on low fat diet. Arch. Neurol. (Chic.) 23: 460–474, 1970

1078 Swanson, J. W., J. J. Kelly jr., W. M. McConahey: Neurologic aspects of thyroid dysfunction. Mayo Clin. Proc. 56: 504–512, 1981

1079 Swash, M. et al.: Treatment of involuntary movement disorders with tetrabenazine. J. Neurol. Neurosurg. Psychiat. 35: 186–191, 1972

1080 Sweet, W. H., J. G. Wespsic: Controlled thermocoagulation of trigeminal ganglion and rootlets for differential destruction of pain fibers. J. Neurosurg. 40: 143–146, 1974

1081 Syndyk, R., M. J. W. Brennan: „Lhermitte's sign" as a presenting symptom of subacute combined degeneration of the cord. Ann. Neurol. 13: 215–216, 1983

1082 Tabira, T., H. Shibasaki, Y. Kuroiwa: Reflex sympathetic dystrophy (causalgia) treatment with guanethidine. Arch. Neurol. (Chic.) 40: 430–432, 1983

1082a Taddei, Isabelle M., H.-P. Ludin: Der essentielle Tremor: Eine katamnestische Untersuchung. Schw. Arch. Neurol. Neurochir. Psychiat. 139: 33–46, 1988

1083 Tahmoush, A. J. et al.: Hartnup disease. Clinical, pathological and biochemical observations. Arch. Neurol. (Chic.) 33: 797–807, 1976

1084 Takamori, M. et al.: Myasthenic syndromes in hypothyroidism. Electrophysiological study of neuromuscular transmission and muscle contraction in two patients. Arch. Neurol. (Chic.) 26: 326–335, 1972

1085 Tal, Y. et al.: Dandy-Walker syndrome: Analysis of 21 cases. Develop. Med. Child. Neurol. 22: 189–201, 1980

1086 Tanaka, H. et al.: Cardiac involvement in the Kugelberg-Welander syndrome. Amer. J. Cardiol. 38: 528–532, 1976

1087 Tator, Ch. H., K. Meguro, D. W. Rowed: Favorable results with syringosubarachnoid shunts for treatment of syringomyelia. J. Neurosurg. 56: 517–523, 1982

1088 Tenny, R. T., E. R. Laws, B. R. Younge, J. A. Rush: The neurosurgical management of optic glioma. Results in 104 patients. J. Neurosurg. 57: 452–458, 1982

1089 Teräväinen, H. et al.: Effect of propranolol on essential tremor. Neurology (Minneap.) 26: 27–30, 1976

1090 Terrence, Ch. F. et al.: Unexpected, unexplained death in epileptic patients. Neurology (Minneap.) 25: 594–598, 1975

1091 Terry, R. D., R. Katzmann: Senile dementia of the Alzheimer type. Ann. Neurol. 14: 497–506, 1983

1092 Teuscher, U., O. Meienberg: Ischemic oculomotor nerve palsy. J. Neurol. 232: 144–149, 1985

1093 Teychenne, P. F., D. Bergsrud, A. Racy, B. Vern: Low dose bromocriptine therapy in Parkinson's disease. Res. Clin. Forums 3: 37–48, 1981

1094 Thaler, M. M. et al.: Reye's syndrome due to a novel protein-tolerant variant of ornithine-transcarbamylase deficiency. Lancet II: 438–440, 1974

1095 Thomalske, G. et al.: Zur chirurgischen Behandlung der cervicalen Myelopathie. Nervenarzt 43: 520–524, 1972

1096 Thomas, J. E. et al.: Epilepsia partialis continua. A review of 32 cases. Arch. Neurol. (Chic.) 34: 266–275, 1977

1097 Thomas, P. K., H. H. Schaumburg, P. S. Spencer et al.: Central distal axonopathy syndromes: Newly recognized models of naturally occuring human degenerative disease. Ann. Neurol. 15: 313–315, 1984

1098 Thompson, B. M., J. J. Corbett, L. B. Kline, H. S. Thompson: Pseudo-Horner's syndrome. Arch. Neurol. (Chic.) 39: 108–111, 1982

1099 Tobin, W. D., D. D. Layton: The diagnosis and natural history of spinal cord arteriovenous malformations. Mayo Clin. Proc. 51: 637–646, 1976

1100 Todorov, A. B.: Clinical Neurology. The Resident's Guide. Thieme-Stratton, New York 1983

1101 Toglia, J. U.: Acute flexion-extension injury of the neck. Electronystagmographic study of 309 patients. Neurology (Minneap.) 26: 808–814, 1976

1102 Tomashefsky, A. F. et al.: Acute autonomic neuropathy. Neurology (Minneap.) 22: 251–255, 1972

1103 Toole, J. F. et al.: Transient ischemic attacks: a prospective study of 225 patients. Neurology (Minneap.) 28: 746–753, 1978

1104 Toole, J. F., H. J. M. Barnett, V. Hachinski et al.: Cerebrovascular Disorders, 3rd ed. Raven Press, New York 1984

1105 Tosi, C., F. Regli, J. Wenk: Die Creutzfeldt-Jakob'sche Krankheit. Klinische, epidemiologische, pathogenetische und ätiologische Gesichtspunkte. Fortschr. Neurol. Psychiat. 48: 353–384, 1980

1106 Toyka, K. V. et al.: Myasthenia gravis. New Engl. J. Med. 296: 125–131, 1977

1107 Traub, R., D. C. Gajdusek, C. J. Gibbs: Transmissible virus dementia. The relation of transmissible spongiform encephalopathy to Creutzfeld-Jakob disease. In: Aging and Dementia, ed. by W. L. Smith, M. Kinsbowne. New York 1977

1107a Trend, P. St., C. M. Wiles, G. T. Spencer et al.: Acid maltase deficiency in adults; diagnosis and management in five cases. Brain 108: 845–860, 1985

1108 Trouillas, P., G. Aimard: Le syndrome prémonitoire de l'hémorrhagie méningée. Nouv. Presse méd. 1: 2235–2236, 1972

1109 Tuck, R. R., J. G. McLeod: Autonomic dysfunction in Guillain-Barré syndrome. J. Neurol. Neurosurg. Psychiat. 44: 983–990, 1981

1110 Twomey, J. A., M. L. E. Espir: Paroxysmal symptoms as the first manifestations of multiple sclerosis. J. Neurol. Neurosurg. Psychiat. 43: 296–304, 1980

1111 Ucar, S. et al.: Increased intracranial pressure associated with spinal cord tumours. Neurochirurgia (Stuttg.) 19: 265–268, 1976

1112 Ueno, T., N. Takahata: Chronic brainstem encephalitis with mental symptoms and ataxia. J. Neurol. Neurosurg. Psychiat. 41: 516–524, 1978

1112a Uldry, P. A., F. Regli, A. Uske. Ramollissements cérébelleux. Présentation clinique et évaluation en tomodensitométrie cérébrale. Schweiz. med. Wschr. 116: 34–41, 1986

1113 Ullrich, J.: Das Fisher-Syndrom. Zur Symptomatik und Nosologie einer Sonderform der Polyradiculoneuritis. Nervenarzt 46: 417–421, 1975

1114 Ulrich, J.: Die cerebralen Entmarkungskrankheiten im Kindesalter. Diffuse Hirnsklerosen. Schriftenreihe Neurologie, Bd. VI. Springer, Berlin 1971

1115 Ulrich, J.: Grundriß der Neuropathologie. Springer, Berlin 1975

1116 Ungar-Sargon, J. Y., R. E. Lovelace, J. C. M. Brust: Spastic paraplegia-paraparesis. J. neurol. Sci. 46: 1–12, 1980

1117 Utterback, R. A. et al.: Pancreatic function in amyotrophic lateral sclerosis. J. Neurol. Neurosurg. Psychiat. 33: 544–547, 1970

1118 Vahar-Matiar, H. et al.: Zur ektodermalen Dysplasie Typ Bloch-Sulzberger sc. Incontinentia pigmenti. Nervenarzt 45: 88–93, 1974

1119 Valli, G., S. Barbieri, S. Cappa et al.: Syndromes of abnormal muscular activity: overlap between continuous muscle fibre activity and the stiff man syndrome. J. Neurol. Neurosurg. Psychiat. 46: 241–247, 1983

1120 Valli, G., S. Barbieri, P. Sergi et al.: Evidence of motor neuron involvement in chronic respiratory insufficiency. J. Neurol. 47: 1117–1121, 1984

1121 Valpey, R. et al.: Acute and chronic progressive encephalopathy due to gasoline sniffing. Neurology (Minneap.) 28: 507–510, 1978

1122 Van den Bergh, R.: Neurochirurgische Behandlung der Syringomyelie. In: Spinale raumfordernde Prozesse, hrsg. von W. Schiefer, H. Wieck. Perimed, Erlangen 1976, S. 333–338

1123 Van der Ark, G. D.: Cardiovascular changes with acute subdural hematoma. Surg. Neurol. 3: 305–308, 1975

1124 van Staveren, G., R. M. Kosanin: Anesthesia in myotonic dystrophy. Rev. Anesthesiol. 10: 26–27, 1983

1125 Van Woert, M., V. H. Sethy: Therapy of intention myoclonus with L-5-hydroxytryptophan and a peripheral decarboxylase inhibitor, MK 486. Neurology (Minneap.) 25: 135–140, 1975

1126 Van Zandycke, M., J.-J. Martin, L. Vande Gaer, P. van den Heyning: Facial myokymia in the Guillain-Barré syndrome: a clinicopathologic study. Neurology (Minneap.) 32: 744–748, 1982

1127 Vanasse, M. et al.: Shuddering attacks in children: an early clinical manifestation of essential tremor. Neurology (Minneap.) 26: 1027–1030, 1976

1128 Vassella, F.: Benigne Epilepsien beim Kind und beim Jugendlichen. Praxis 68: 691–695, 1979

1128a Vassella, F., J. Lütschg, M. Mumenthaler: Cogan's congenital ocular motor apraxia in two successive generations. Develop. Med. Child. Neurol. 14: 788–796, 1972

1129 Vermeulen, M., K. W. Lindsay, G. D. Murray et al.: Antifibrinolytic treatment in subarachnoid hemorrhage. New Engl. J. Med. 311: 432–437, 1984

1130 Vlahovitch, B., J. M. Fuentes, Y. Coucair et al.: Valeur pronostique indissociable des fonctions spinothalamique et corticospinale dans les traumatismes médullaires graves. Neuro-chirugie 23: 55–72, 1977

1131 Vom Brocke, I., F. Regli: Die idiopathische Trigeminusneuropathie. Schweiz. med. Wschr. 104: 1029–1031, 1974

1132 Von Torklus, D.: Zervikaler Schwindel. Orthop. Prax. 14: 167–172, 1978

1133 von Wartburg, J.-P., R. Bühler: Alcoholism and aldehydism: new biomedical concepts. Lab. Invest. 50: 5–15, 1984

1134 Vroom, F. Q., M. Greer: Mercury vapour intoxication. Brain 95: 305–318, 1972

1135 Wadia, R. S. et al.: Neurological manifestations of organophosphorous insecticide poisoning. J. Neurol. Neurosurg. Psychiat. 37: 841–847, 1974

1136 Wahle, H.: Behandlung und Rehabilitation bei Patienten mit Querschnittslähmungen. In: Klinik der Gegenwart, Bd. I, hrsg. von H. E. Bock, W. Gerok, F. Harmann. Urban & Schwarzenberg, München 1977, S. 161–182

1137 Walker, J. E., J. D. Cook, P. Harrison, P. Stastny: HLA and the response of lymphocytes to viral antigens in patients with multiple sclerosis. Hum. Immunol. 4: 71–78, 1982

1138 Wall, M., H. S. Wray: The one-and-a-half syndrome – A unilateral disorder of the pontine tegmentum: a study of 20 cases and review of the literature. Neurology (Minneap.) 33: 971–980, 1983

1139 Wallace, D. C.: A new manifestation of Leber's disease and a new explanation for the agency responsible for its unusual pattern of inheritance. Brain 93: 121–132, 1970

1140 Walls, T. J., R. A. Jones, N. E. F. Cartlidge, M. Saunders: Alexander's disease with Rosenthal fibre formation in an adult. J. Neurol. Neurosurg. Psychiat. 47: 399–403, 1984

1141 Walser, H., H. Mattle, H. M. Keller: Komabeurteilung mit Hilfe evozierter Hirnpotentiale. Schweiz. med. Wschr. 113: 1757–1765, 1983

1142 Walsh, F. B., W. F. Hoyt: Clinical Neuro-Ophthalmology, 4th ed. Williams & Wilkins, Baltimore 1982

1143 Walsh, J.: The neuropathy of multiple myeloma. An electrophysiological and histological study. Arch. Neurol. (Chic.) 25: 404–414, 1971

1144 Walton, J. N.: Disorders of Voluntary Muscle, 5th ed. Churchill-Livingstone, Edinburgh 1988

1144a Waespe, W., J. Hayek, W. Wichmann et al.: Die olivo-ponto-zerebelläre Atrophie als wichtige Differentialdiagnose ataktischer Gangstörungen beim älteren Patienten. Schweiz. med. Wschr. 118: 1032–1038, 1988

1145 Wassmann, H., K. H. Holbach, A. P. Bonatelli et al.: Stenose des Spinalkanals bei Chondrodystrophie. Nervenarzt 48: 342–344, 1977

1146 Waters, W. E., P. J. O'Connor: Prevalence of migraine. J. Neurol. Neurosurg. Psychiat. 38: 613–616, 1975

1147 Webster, D. D.: Critical analysis of the disability in Parkinson's disease. Mod. Treatm. 5: 257–282, 1968

1148 Weder, B., M. Mumenthaler: Neurolues in einer Schweizerischen Neurologischen Universitätsklinik. Nervenarzt 54: 633–639, 1983

1149 Weder, B., O. Meienberg, E. Wildi, C. Meier: Neurological disorder of vitamin-E deficiency in acquired intestinal malabsorption. Neurology (Minneap.) 34: 1561–1565, 1984

1150 Weidmann, P.: Die orthostatische Hypotonie. Schweiz. med. Wschr. 114: 246–260, 1984

1151 Weiner, L. P.: Possible role of androgen receptors in amyotrophic lateral sclerosis. Hypothesis A. Arch. Neurol. (Chic.) 37: 129–131, 1980

1151a Weingeist, T. A., E. J. Goldman, J. C. Folk et al.: Terson's syndrome. Ophthalmol. 93: 1435–1442, 1986

1152 Weisberg, L.: Multiple spontaneous intracerebral hematomas: clinical and computed tomographic correlations. Neurology (Minneap.) 7: 897–900, 1981

1153 Weisberg, L. A. et al.: Empty sella syndrome as complication of benign intracranial hypertension. J. Neurosurg. 43: 177–180, 1975

1153a Weiss, M., M. Schmid, T. Hess et al.: Extrapulmonale Komplikationen der Mycoplasma pneumoniae-Infektion. Dtsch. med. Wschr. 112: 1896–1901, 1987

1154 Wende, S., B. Ludwig, T. Kishikawa et al.: The value of CT in diagnosis and prognosis of different inborn neurodegenerative disorders in childhood. J. Neurol. 231: 57–70, 1984

1155 Werlin, S. L., B. J. D'Souza, W. J. Hogan et al.: Sandifer syndrome: an unappreciated clinical entity. Develop. Med. Child Neurol. 22: 374–378, 1980

1156 West, T., R. J. Davies, R. E. Kelly: Horner's syndrome and headache due to carotid artery disease. Brit. Med. J. 1: 818–820, 1976

1157 Westmoreland, F. et al.: Alpha-coma. Electroencephalographic, clinical, pathologic and etiologic correlations. Arch. Neurol. (Chic.) 32: 713–718, 1975

1158 Wheeler, S. D., J. Ochoa: Poliomyelitis-like syndrome associated with asthma. A case report and review of the literature. Arch. Neurol. (Chic.) 37: 52–53, 1980

1159 Whisnant, J. P. et al.: The effect of anticoagulant therapy on the prognosis of patients with transient cerebral ischemic attacks in a community. Rochester, Minnesota, 1955 through 1969. Mayo Clin. Proc. 48: 844–848, 1973

1160 Whitaker, J. N. et al.: Hereditary sensory neuropathy. Association with increased synthesis of immunoglobulin A. Arch. Neurol. (Chic.) 30: 359–371, 1974

1161 White, K. T., Th. R. Fleming, E. R. Laws: Single metastasis to the brain. Mayo Clin. Proc. 56: 424–428, 1981

1162 Whiteley, A. M. et al.: Progressive encephalomyelitis with rigidity – its relation to „subacute myoclonic spinal neuronitis" and to the „stiff man syndrome". Brain 99: 27–42, 1976

1163 Whitley, R. J.: Adenine arabinoside therapy of biopsy-proved herpes simplex encephalitis. New Engl. J. Med. 297: 289–294, 1977

1164 Whitley, R. J., S.-J. Soong, M. S. Hirsch et al.: Herpes simplex encephalitis. Vidarabine therapy and diagnostic problems. New Engl. J. Med. 304: 313–318, 1981

1165 Wiebers, D. O. et al.: The ophthalmologic manifestations of Wilson's disease. Mayo Clin. Proc. 52: 409–416, 1977

1166 Wiebers, D. O., W. N. Folger, G. S. Forbes et al.: Ophthalmodynamometry and ocular pneumoplethysmography for detection of carotid occlusive disease. Arch. Neurol. (Chic.) 39: 690–691, 1982

1167 Wiederholt, W. C.: Therapy for Neurologic Disorders. Wiley, New York 1982

1168 Wiederholt, W. C., R. G. Siekert: Neurological manifestations of sarcoidosis. Neurology (Minneap.) 15: 1147–1154, 1965

1169 Wieser, H. G., Ch. Probst, G. Costabile: Das gekreuzte Laségue'sche Zeichen. Schweiz. Arch. Neurol. Neurochir. Psychiat. 116: 315–324, 1975

1170 Wiesner, H., M. Mumenthaler: Schleuderverletzungen der Halswirbelsäule. Eine katamnestische Studie. Arch. orthop. Unfall-Chir. 81: 13–36, 1975

1171 Williams, F. J. B., J. M. Walshe: Wilson's disease. An analysis of the cranial computerized tomographic appearances found in 60 patients and the changes in response to treatment with chelating agents. Brain 104: 735–752, 1981

1172 Willner, J. P., G. A. Graboski, R. E. Gordon et al.: Chronic GM$_2$ gangliosidosis masquerading as atypical Friedreich ataxia: clinical, morphologic and biochemical studies of nine cases. Neurology (Minneap.) 7: 787–798, 1981

1173 Wills, M. R., J. Savory: Aluminium poisoning: dialysis encephalopathy, osteomalacia and anaemia. Lancet II: 29–33, 1983

1174 Willvonseder, R. et al.: A hereditary disorder with dementia, spastic dysarthria, vertical eye movement paresis, gait disturbance, splenomegaly and abnormal copper metabolism. Neurology (Minneap.) 23: 1039–1049, 1973

1175 Windorfer jr., A., W. Sauer: Drug interactions during anticonvulsant therapy in childhood: diphenylhydantoin, primidone, phenobarbitone, clonazepam, nitrazepam, carbamazepine and dipropylacetate. Neuropädiatrie 8: 29–41, 1977

1176 Winkelmann, W.: L-Dopa-Langzeitbehandlung einer Torsionsdystonie. J. Neurol. 208: 319–323, 1975

1177 Winn, H. R. et al.: The long-term prognosis in untreated cerebral aneurysms: I. The incidence of late hemorrhage in cerebral aneurysm: A 10-year evaluation of 364 patients. Ann. Neurol. 1: 358–370, 1977

1178 Wisniewski, H. M., A. B. Keith: Chronic relapsing experimental allergic encephalomyelitis: an experimental model of multiple sclerosis. Ann. Neurol. 1: 144–148, 1977

1179 Wisniewski, K., M. Dambska, J. H. Sher, Q. Quazi: A clinical neuropathological study of the fetal alcohol syndrome. Neuropediatrics 14: 197–201, 1983

1180 Wolf, P.: Nomenklatur und Klassifikation epileptischer Anfälle und Syndrome. Nervenarzt 50: 547–554, 1979

1181 Wolf, P.: Familiäre episodische Ataxie. Nervenarzt 51: 355–358, 1980

1182 Wolf, P., H. Assmus: Paroxysmale Dysarthrie und Ataxie. Ein pathognomonisches Anfallssyndrom bei multipler Sklerose. J. Neurol. 208, 27–38, 1974

1183 Wolf, Ph. A. et al.: Epidemiologic assessment of chronic atrial fibrillation and risk of stroke: The Framingham study. Neurology (Minneap.) 28: 973–977, 1978

1184 Wolf, S. M. et al.: Treatment of Bell palsy with prednisone: a prospective, randomized study. Neurology (Minneap.) 28: 158–161, 1978

1185 Wolff, H. G.: Headache and Other Head Pain. 3rd ed. Oxford University Press, London 1972

1186 Wolfgram, F., L. Myers: Amyotrophic lateral sclerosis: effect of serum on anterior horn cells in tissue culture. Science 179: 579–580, 1973

1187 Wolstenholme, G. E. W., M. O'Connor: Alzheimer's Disease and Related Conditions. Ciba Foundation Symposium, London. Churchill, London 1970

1188 Wood, J. H. et al.: Normal-pressure hydrocephalus: Diagnosis and patient selection for shunt surgery. Neurology (Minneap.) 24: 517–526, 1974

1189 Wright, J. T.: Slipping-rib syndrome. Lancet II: 632, 1980

1189a Wrobel, C. J., E. H. Oldfield, G. Dicchiro et al.: Myelopathy due to intracranial dural arteriovenous fistulas draining intrathecally into spinal medullary veins. Report of three cases. J. Neurosurg. 69: 934–939, 1988

1190 Yahr, M. D. et al.: Autopsy findings in parkinsonism following treatment with levodopa. Neurology (Minneap.) Suppl. 22, Nr. 5, part 2: 56–71, 1972

1191 Yahr, M. D., A. T. Frontera: Acute autonomic neuropathy, its occurence in infectious mononucleosis. Arch. Neurol. (Chic.) 32: 132–133, 1975

1191a Yamamoto, I., M. Matsumae, A. Ikeda: Thoracic spinal stenosis: experience with seven cases. J. Neurosurg. 68: 37–40, 1988

1192 Yasargil, M. G., Microneurosurgery, Vol. I. Microsurgical Anatomy of the Basal Cisterns and Vessels of the Brain. Thieme, Stuttgart 1984

1193 Yasargil, M. G.: Microneurosurgery, vol. II. Clinical Considerations, Surgery of the Intracranial Aneurysms and Results. Thieme, Stuttgart 1984

1194 Yasargil, M. G. et al.: Hydrocephalus following spontaneous subarachnoid hemorrhage. Clinical features and treatment. J. Neurosurg. 39: 474–479, 1973

1195 Yase, Y.: The pathogenesis of amyotrophic lateral sclerosis. Lancet I: 292–296, 1972

1196 Yiannikas, C., J. G. McLeod, J. C. Walsh: Peripheral neuropathy associated with polycythemia vera. Neurology (Minneap.) 33: 139–143, 1983

1197 Young, A. C. et al.: Mental change as an early feature of multiple sclerosis. J. Neurol. Neurosurg. Psychiat. 39: 1008–1013, 1976

1198 Young, I. R., A. S. Hall, C. A. Pallis et al.: Nuclear magnetic resonance imaging of the brain in multiple sclerosis. Lancet II: 1063–1066, 1981

1199 Young, R. R. et al.: Pure pan-dysautonomia with recovery. Description and discussion of diagnostic criteria. Brain 98: 613–636, 1975

1199a Younger, D. S., S. Chou, A. P. Hays et al.: Primary lateral sclerosis. A clinical diagnosis reemerges. Arch. Neurol. 45: 1304–1307, 1988

1200 Zahn, J. R.: Incidence and characteristics of voluntary nystagmus. J. Neurol. Neurosurg. Psychiat. 41: 617–623, 1978

1201 Zeh, W.: Progressive Paralyse. Verlaufs- und Korrelationsstudien. Thieme, Stuttgart 1984

1202 Ziegler, D. K.: Prolonged relief of dystonic movements with diazepam. Neurology (Minneap.) 31: 1457–1458, 1981

1203 Ziegler, D. K. et al.: Correlation of bruits over the carotid artery with angiographically demonstrated lesions. Neurology (Minneap.) 21: 860–865, 1971

1204 Ziegler, D. K., S. Batnitzky: Coccygodynia caused by perineural cyst. Neurology (Minneap.) 34: 829–830, 1984

1205 Zschocke, St.: Pathogenese epileptischer Reaktionen beim arteriovenösen Angiom des Gehirns. Beitrag zur Frage epileptischer Reaktionen bei zerebralen Durchblutungsstörungen. Fortschr. Neurol. Psychiat. 42: 433–453, 1974

1206 Zülch, K. J.: Brain Tumors, their Biology and Pathology, 2nd English ed. based on 4th German ed. Springer, New York 1965

1207 Zülch, K. J.: Trigiminal paresthesias in cervical 5/6 disk involvement. In: The Cranial Nerves, ed. by M. Samii, P. J. Jannetta, Springer, Berlin 1981, pp. 359–360

1208 Editorial: Glycerol in acute cerebral infarction. Lancet II: 1246–1247, 1975

1209 Editorial: Bingswanger's encephalopathy. Lancet I: 923, 1981

1210 Editorial: Extracranial-intracranial anastomosis. Lancet I, 1384–1385, 1979

1211 Editorial: Le vertige de menière. Nouv. Presse mèd. 2: 857, 1973

1212 Editorial: Myasthenia gravis. Lancet I: 1227–1228, 1975

1213 Editorial: Vascular troubles in the popliteal fossa. Lancet I: 347–348, 1980

1214 Editorial: Proposal for revised seizure classification. Epilepsie 22: 493–495, 1981

1215 Editorial: Neuroleptic malignant syndrome. Lancet I: 545–547, 1984

1216 N. N.: Encephalopathy and fatty infiltration of viscera in children. Leading article. Lancet II: 473–474, 1969

1217 N. N.: Carotid endarterectomy and T.I.A. s. Editorial Lancet I: 51–52, 1974

1218 N. N.: Diabetic neuropathy: a preventable complication. Editorial. Lancet II, 583–584, 1972

1219 The Canadian Cooperative Study Group: a randomized trial of aspirin and sulfinpyrazone in treatened stroke. New Engl. J. Med. 299: 53–59, 1978

1220 EC/IC Bypass Study Group: Failure of extracranial-intracranial arterial bypass to reduce the risk of ischemic stroke. New Engl. J. Med. 313: 1191–1223, 1985

1221 Report on cooperative Study of intracranial aneurysms and subarachnoid hemorrhage, Section V, part II. Natural history of subarachnoidal hemorrhages, intracranial aneurysms and arteriovenous malformations. J. Neurosurg. 25: 321–368, 1966

1222 Drugs for epilepsy. The medical Letter on Drugs and Therapeutics 28: 1–4, 1989

Sachverzeichnis

Halbfette Seitenzahlen weisen auf Schwerpunkte und schematische Darstellungen hin.

Notizen

Notizen

Notizen